4년 개정

# 의료관계법규

의료관계법규교육연구회

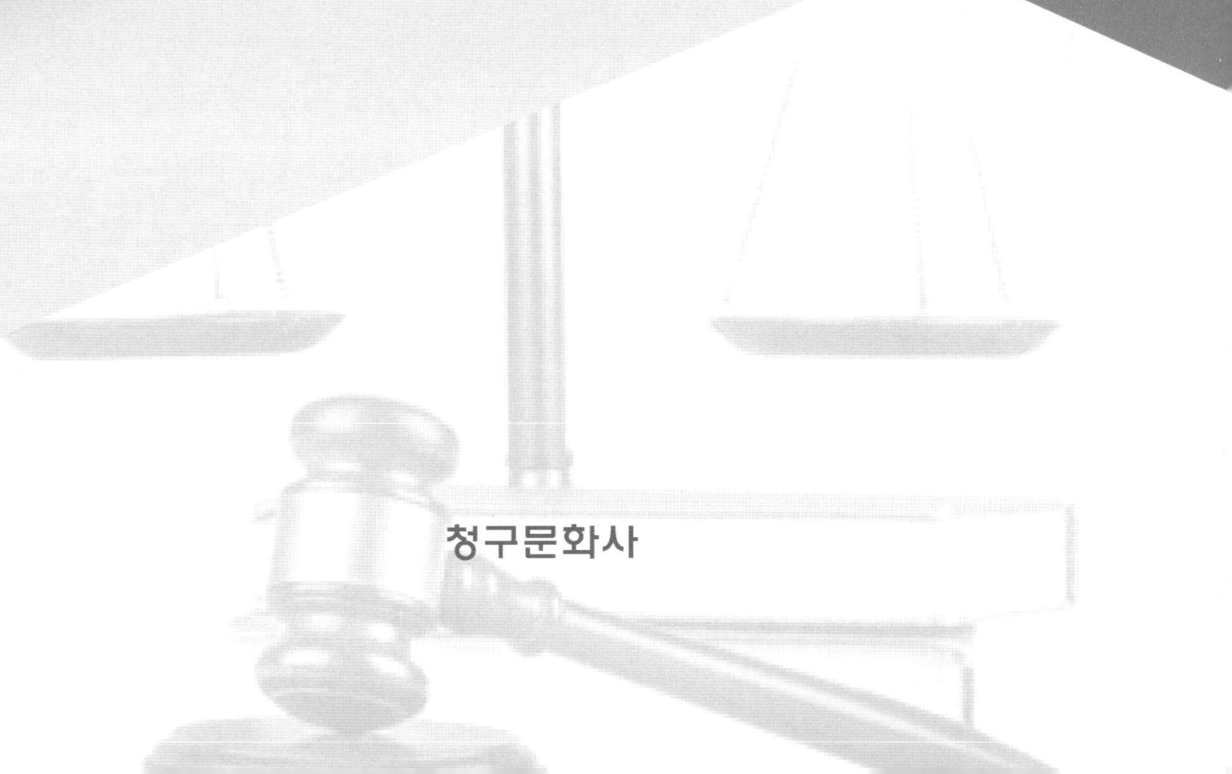

청구문화사

# 머 리 말

이 책은 의료기사(방사선사 · 임상병리사 · 치과기공사 · 치과위생사 · 안경사)의 국가시험 준비를 위하여 발간하였다.

법의 목적은 정의의 실현에 있으며, 어느 특정의 전문영역에서 이러한 목적에 부합되게 정의가 실현되도록 하기 위해서는 그 준칙이 되는 관계법규가 제시하는 바를 충분히 이해하고, 관계법규의 내용 변화를 신속하게 파악할 필요가 있다.

코로나바이러스감염증-19(COVID-19)의 전 세계적인 유행 이후, 의료, 보건 환경은 급속도로 변화하고 있으며, 그에 따른 관계 법령의 개정도 활발하게 이루어지고 있다. 또한 '비대면'으로 정의되는 새로운 환경의 등장, 개인위생에 대한 인식 강화, m-RNA 백신과 같은 신기술의 발전으로 보건의료분야 역시 적지 않은 법령의 개정이 있어 왔으며, 앞으로도 이러한 추세는 지속될 것으로 보인다.

이러한 추세에 발맞춰 이 책에서는 가장 최근까지의 개정 법령을 가능한 빠짐없이 정리하고자 노력하였다. 또한 의료관계법규의 내용을 일목요연하게 파악할 수 있도록 법률, 시행령, 시행규칙을 재편집하였다.

이 책의 구성은

첫째, 의료기사 등의 국가시험분야인 「의료법」, 「의료기사 등에 관한 법률」, 「지역보건법」, 「감염병의 예방 및 관리에 관한 법률」, 「혈액관리법」, 「구강보건법」을 차례로 수록하였으며, 이에 관련된 법규들도 참고를 위하여 수록하였다.

둘째, 각 분야별 법률의 해설에서는 각 법률의 각 조문 아래에, 관련된 시행령과 시행규칙을 수록하여 한 눈에 법규의 내용이 파악되도록 하였다.

셋째, 예상문제를 통하여 국가시험에 충분히 대비할 수 있도록 하였다.

아무쪼록 이 책을 통하여 독자들의 목적이 충분히 달성될 수 있기를 바란다.

끝으로 이 책의 출판을 선뜻 받아들여 적극 협조하여 주시고, 또한 매년 개정판의 발간에 따른 여러 가지 어려움에도 성원을 아끼지 않으신 靑丘文化社 李相泰사장님과 직원 여러분께도 깊은 감사를 드린다.

2024년 3월

저자 씀

# 차 례

# I.

# 의료법(醫療法)

1. 의료법 해설

2. 의료법 요약

3. 의료법 예상문제

# 1. 의료법(醫療法) 해설

## 의료법 [시행 2024. 1. 23.] [법률 제20105호, 2024. 1. 23., 일부개정]

의료인 등이 약국개설자로부터 처방전 알선 등의 목적으로 경제적 이익 등을 요구 · 취득하거나 의료기관으로 하여금 받게 하는 행위를 금지함.

## 의료법 시행령 [시행 2023. 11. 20.] [대통령령 제33875호, 2023. 11. 17., 일부개정]

면허가 취소된 의료인에 대한 면허 재교부 요건으로 대통령령으로 정하는 교육프로그램의 이수를 추가하는 내용으로 「의료법」이 개정(법률 제19421호, 2023. 5. 19. 공포, 11. 20. 시행)됨에 따라, 교육프로그램의 내용을 환자 권리의 이해와 의료인의 역할과 윤리 등으로 정하여 40시간 이상 이수하도록 하고, 한국보건복지인재원 · 의사회 · 한의사회 및 간호사회 등의 기관 중 보건복지부장관이 지정하여 고시하는 기관이 교육프로그램을 실시하도록 하며, 교육프로그램의 실시에 드는 비용은 교육프로그램을 이수하는 사람이 부담하도록 하는 등 법률에서 위임된 사항과 그 시행에 필요한 사항을 정하려는 것임.

## 의료법 시행규칙[시행 2023. 11. 17.] [보건복지부령 제976호, 2023. 11. 17., 타법개정]

지방자치단체 수행 사무에 관한 지방의 자율성을 제고하고 중앙행정기관과 지방자치단체의 관계를 상호 협력적인 방향으로 설정하기 위하여 종전에는 시 · 도지사가 공중보건업무수행에 소요되는 인원을 보건복지부장관에게 '보고'하도록 하던 것을, 앞으로는 '통보'하도록 하는 등의 내용으로 「공중보건장학을 위한 특례법 시행규칙」 등 8개의 법령을 개정하려는 것임.

# 제1장 총 칙

**제1조(목적)** 이 법은 모든 국민이 수준 높은 의료 혜택을 받을 수 있도록 국민의료에 필요한 사항을 규정함으로써 국민의 건강을 보호하고 증진하는 데에 목적이 있다.

**[영]제1조(목적)** 이 영은 「의료법」에서 위임된 사항과 그 시행에 필요한 사항을 규정함을 목적으로 한다.

**[규칙]제1조(목적)** 이 규칙은 「의료법」 및 같은 법 시행령에서 위임된 사항과 그 시행에 필요한 사항을 규정함을 목적으로 한다.

**제2조(의료인)** ① 이 법에서 "의료인"이란 보건복지부장관의 면허를 받은 의사·치과의사·한의사·조산사 및 간호사를 말한다.

② 의료인은 종별에 따라 다음 각 호의 임무를 수행하여 국민보건 향상을 이루고 국민의 건강한 생활 확보에 이바지할 사명을 가진다.

1. 의사는 의료와 보건지도를 임무로 한다.
2. 치과의사는 치과 의료와 구강 보건지도를 임무로 한다.
3. 한의사는 한방 의료와 한방 보건지도를 임무로 한다.
4. 조산사는 조산(助産)과 임산부 및 신생아에 대한 보건과 양호지도를 임무로 한다.
5. 간호사는 다음 각 목의 업무를 임무로 한다.
   가. 환자의 간호요구에 대한 관찰, 자료수집, 간호판단 및 요양을 위한 간호
   나. 의사, 치과의사, 한의사의 지도하에 시행하는 진료의 보조
   다. 간호 요구자에 대한 교육·상담 및 건강증진을 위한 활동의 기획과 수행, 그 밖의 대통령령으로 정하는 보건활동
   라. 제80조에 따른 간호조무사가 수행하는 가목부터 다목까지의 업무보조에 대한 지도

**[영]제2조(간호사의 보건활동)** 「의료법」(이하 "법"이라 한다) 제2조제2항제5호다목에서 "대통령령으로 정하는 보건활동"이란 다음의 보건활동을 말한다.

1. 「농어촌 등 보건의료를 위한 특별조치법」 제19조에 따라 보건진료 전담공무원으로서 하는 보건활동
2. 「모자보건법」 제10조제1항에 따른 모자보건전문가가 행하는 모자보건 활동
3. 「결핵예방법」 제18조에 따른 보건활동
4. 그 밖의 법령에 따라 간호사의 보건활동으로 정한 업무

### [판 례] 서울북부지법 2007.10.25, 선고, 2007노767, 판결 : 상고

□ **판시사항**

① 조산사의 의료법상 임무 범위
② 조산사가 자궁절개시술의 경험이 있는 산모에게 자연분만(브이백)을 권유하여 별다른 준비 없이 조산원에서 분만 도중 자궁파열로 태아가 사망한 사안에서, 조산사의 업무상 과실을 인정한 사례

□ **판결요지**

① 의료법 제2조 제2항 제4호에 의하면 조산사는 정상분만하는 경우에 분만에 조력하는 행위와 임부 및 신생아에 대한 보건과 양호지도만을 그 임무로 하고 있으므로, 이상분만으로 인하여 해산부와 신생아에게 이상현상이 생겼을 때에 그 원인을 진단하고 이에 대처하는 조치를 강구하는 것은 의료행위를 임무로 하는 산부인과 의사 등 타종 의료인의 임무 범위에 속한다.
② 자궁절개시술에 의한 분만을 시행할 준비가 되어 있지 않은 조산원의 조산사가 지도의사의 자문도 받지 아니한 채 이미 자궁절개시술에 의한 두 번의 출산경험이 있는 산모에게 자궁파열의 위험이 많은 자연분만(브이백)을 권유하여 분만하게 하고, 분만중 이상징후가 나타났음에도 즉시 병원으로 후송하여 적절한 조치를 받도록 하지 아니하여 산모의 자궁파열로 태아가 사망한 사안에서, 태아사망 등에 대한 위 조산사의 업무상 과실을 인정한 사례.

### [판 례] 대법원 2022. 12. 22. 선고 2016도21314 전원합의체 판결

□ **판시사항**

[1] 한의사가 진단용 의료기기를 사용하는 것이 한의사의 '면허된 것 이외의 의료행위'에 해당하는지 판단하는 기준
[2] 한의사가 초음파 진단기기를 한의학적 진단의 보조수단으로 사용하는 것이 한의사의 '면허된 것 이외의 의료행위'에 해당하는지 여부(소극)

□ **판결요지**

[1] [다수의견] 한의사가 의료공학 및 그근간이 되는 과학기술의 발전에 따라 개발·제작된 진단용 의료기기를 사용하는 것이 한의사의 '면허된 것 이외의 의료행위'에 해당하는지는 관련 법령에 한의사의 해당 의료기기 사용을 금지하는 규정이 있는지, 해당 진단용 의료기기의 특성과 그 사용에 필요한 기본적·전문적 지식과 기술 수준에 비추어 한의사가 진단의 보조수단으로 사용하게 되면 의료행위에 통상적으로 수반되는 수준을 넘어서는 보건위생상 위해가 생길 우려가 있는지, 전체 의료행위의 경위·목적·태양에 비추어 한의사가 그 진단용 의료기기를 사용하는 것이 한의학적 의료행위의 원리에 입각하여 이를 적용 내지 응용하는 행위와 무관한 것임이 명백한지 등을 종합적으로 고려하여 사회통념에 따라 합리적으로 판단하여야 한다. 이는 대법원 2014. 2. 13. 선고 2010도10352 판결의 '종전 판단 기준'과 달리, 한방의료행위의 의미가 수범자인 한의사의 입장에서 명확하고 엄격하게 해석되어야 한다는 죄형법정주의 관점에서, 진단용 의료기기가 한의학적 의료행위 원리와 관련 없음이 명백한 경우가 아닌 한 형사처벌 대상에서 제외됨을 의미한다.
[대법관 안철상, 대법관 이동원의 반대의견] 한의사의 현대적 진단기기 사용이 의료법상 허용되는 한방의료행위에 해당하는지는 그러한 진단행위 자체의 학문적 기초가 되는 원리가 한의학인지 양의학인지, 진단은 치료를 위한 준비단계라는 점에서 한의사가 학문적인 기초가 달라 제대로 훈련받지 않은 진단기기를 사용하여 양의학적 진단행위를 함으로써 오진(誤診)으로 적절한 치료를 제공하지 못하는 등 보건위생상 위해가 생길 우려가 있는지에 따라 결정되어야 한다.
[2] [다수의견] 한의사가 진단용 의료기기를 사용하는 것이 한의사의 '면허된 것 이외의 의료행위'에 해당하는지에 관한 새로운 판단 기준에 따르면, 한의사가 초음파 진단기기를 사용하여 환자의 신체 내부를 촬영하여 화면에 나타난 모습을 보고 이를 한의학적 진단의 보조수단으로 사용하는 것은 한의사의 '면허된 것 이외의 의료행위'에 해당하지 않는다고 보는 것이 타당하다. 이유는 다음과 같다.

(가) 한의사의 초음파 진단기기 사용을 금지하는 취지의 규정은 존재하지 않는다.
(나) 초음파 진단기기가 발전해온 과학기술문화의 역사적 맥락과 특성 및 그 사용에 필요한 기본적·전문적 지식과 기술 수준을 감안하면, 한의사가 한방의료행위를 하면서 진단의 보조수단으로 이를 사용하는 것이 의료행위에 통상적으로 수반되는 수준을 넘어서는 보건위생상 위해가 생길 우려가 있는 경우에 해당한다고 단정하기 어렵다.
(다) 전체 의료행위의 경위·목적·태양에 비추어 한의사가 초음파 진단기기를 사용하는 것이 한의학적 의료행위의 원리에 입각하여 이를 적용 또는 응용하는 행위와 무관한 것임이 명백히 증명되었다고 보기도 어렵다.
[대법관 안철상, 대법관 이동원의 반대의견] 다수의견은, 한방의료에도 현대 과학기술이 적용된 의료기기의 사용이 허용되어야 하고 나아가 그 사용을 장려할 필요도 있다는 점에서, 수긍할 수 있는 부분이 있다. 그러나 다음과 같은 이유로 다수의견에 선뜻 동의하기 어렵다.
첫째, 우리의 의료체계는 양방과 한방을 엄격히 구분하는 양방·한방 이원화 원칙을 취하고 있고, 의료법은 의사와 한의사를 구별하여 각각의 면허를 부여하고 있으므로, 한의사가 초음파 진단기기를 서양의학(이하 '양의학'이라 한다)적인 방법으로 사용한다면 이는 이원적 의료체계에 반하는 것으로 의료법상 무면허 의료행위에 해당한다.
둘째, 양의학·한의학의 학문적 원리와 진찰방법에는 근본적 차이가 있어 한의사가 초음파 진단기기를 부가적으로 사용하였더라도 이를 한의학적 진단행위로 볼 수 없고, 아울러 한의과 대학의 교육정도 등을 감안하면 제대로 훈련받지 않은 한의사가 초음파 진단기기를 사용할 경우 오진 등 보건위생상 위해가 생길 우려가 높다.
셋째, 한의사의 초음파 진단기기 사용을 허용할 것인지는 그 필요성이 인정된다고 하더라도 국민의 건강을 보호하고 증진하는 방향으로 제도적·입법적으로 해결함이 바람직하고, 그러한 정비가 이루어지기 전까지는 한의사의 초음파 진단기기 사용을 무면허 의료행위로 규제하는 것은 불가피하다.

**제3조(의료기관)** ① 이 법에서 "의료기관"이란 의료인이 공중(公衆) 또는 특정 다수인을 위하여 의료 · 조산의 업(이하 "의료업"이라 한다)을 하는 곳을 말한다.

② 의료기관은 다음 각 호와 같이 구분한다.

1. 의원급 의료기관: 의사, 치과의사 또는 한의사가 주로 외래환자를 대상으로 각각 그 의료행위를 하는 의료기관으로서 그 종류는 다음 각 목과 같다.
   가. 의원
   나. 치과의원
   다. 한의원
2. 조산원: 조산사가 조산과 임산부 및 신생아를 대상으로 보건활동과 교육 · 상담을 하는 의료기관을 말한다.
3. 병원급 의료기관: 의사, 치과의사 또는 한의사가 주로 입원환자를 대상으로 의료행위를 하는 의료기관으로서 그 종류는 다음 각 목과 같다.
   가. 병원
   나. 치과병원
   다. 한방병원
   라. 요양병원(「장애인복지법」 제58조제1항제4호에 따른 의료재활시설로서 제3조의2의 요건을 갖춘 의료기관을 포함한다. 이하 같다)
   마. 정신병원
   바. 종합병원

③ 보건복지부장관은 보건의료정책에 필요하다고 인정하는 경우에는 제2항제1호부터 제3호까지의 규정에 따른 의료기관의 종류별 표준업무를 정하여 고시할 수 있다.

④ 내지 ⑧ 삭제 〈2009.1.30.〉

**참고**

장애인복지법

**제58조 (장애인복지시설)** ① 장애인복지시설의 종류는 다음 각 호와 같다.

4. 장애인 의료재활시설: 장애인을 입원 또는 통원하게 하여 상담, 진단·판정, 치료 등 의료재활서비스를 제공하는 시설

**제3조의2(병원등)** 병원·치과병원·한방병원 및 요양병원(이하 "병원등"이라 한다)은 30개 이상의 병상(병원·한방병원만 해당한다) 또는 요양병상(요양병원만 해당하며, 장기입원이 필요한 환자를 대상으로 의료행위를 하기 위하여 설치한 병상을 말한다)을 갖추어야 한다.

**제3조의3(종합병원)** ① 종합병원은 다음 각 호의 요건을 갖추어야 한다.

1. 100개 이상의 병상을 갖출 것
2. 100병상 이상 300병상 이하인 경우에는 내과·외과·소아청소년과·산부인과 중 3개 진료과목, 영상의학과, 마취통증의학과와 진단검사의학과 또는 병리과를 포함한 7개 이상의 진료과목을 갖추고 각 진료과목마다 전속하는 전문의를 둘 것
3. 300병상을 초과하는 경우에는 내과, 외과, 소아청소년과, 산부인과, 영상의학과, 마취통증의학과, 진단검사의학과 또는 병리과, 정신건강의학과 및 치과를 포함한 9개 이상의 진료과목을 갖추고 각 진료과목마다 전속하는 전문의를 둘 것

② 종합병원은 제1항제2호 또는 제3호에 따른 진료과목(이하 이 항에서 "필수진료과목"이라 한다) 외에 필요하면 추가로 진료과목을 설치·운영할 수 있다. 이 경우 필수진료과목 외의 진료과목에 대하여는 해당 의료기관에 전속하지 아니한 전문의를 둘 수 있다.

**제3조의4(상급종합병원 지정)** ① 보건복지부장관은 다음 각 호의 요건을 갖춘 종합병원 중에서 중증질환에 대하여 난이도가 높은 의료행위를 전문적으로 하는 종합병원을 상급종합병원으로 지정할 수 있다.

1. 보건복지부령으로 정하는 20개 이상의 진료과목을 갖추고 각 진료과목마다 전속하는 전문의를 둘 것
2. 제77조제1항에 따라 전문의가 되려는 자를 수련시키는 기관일 것
3. 보건복지부령으로 정하는 인력·시설·장비 등을 갖출 것
4. 질병군별 환자구성 비율이 보건복지부령으로 정하는 기준에 해당할 것

② 보건복지부장관은 제1항에 따른 지정을 하는 경우 제1항 각 호의 사항 및 전문성 등에

대하여 평가를 실시하여야 한다.

③ 보건복지부장관은 제1항에 따라 상급종합병원으로 지정받은 종합병원에 대하여 3년마다 제2항에 따른 평가를 실시하여 재지정하거나 지정을 취소할 수 있다.

④ 보건복지부장관은 제2항 및 제3항에 따른 평가업무를 관계 전문기관 또는 단체에 위탁할 수 있다.

⑤ 상급종합병원 지정 · 재지정의 기준 · 절차 및 평가업무의 위탁 절차 등에 관하여 필요한 사항은 보건복지부령으로 정한다.

**제3조의5(전문병원 지정)** ① 보건복지부장관은 병원급 의료기관 중에서 특정 진료과목이나 특정 질환 등에 대하여 난이도가 높은 의료행위를 하는 병원을 전문병원으로 지정할 수 있다.

② 제1항에 따른 전문병원은 다음 각 호의 요건을 갖추어야 한다.

1. 특정 질환별·진료과목별 환자의 구성비율 등이 보건복지부령으로 정하는 기준에 해당할 것
2. 보건복지부령으로 정하는 수 이상의 진료과목을 갖추고 각 진료과목마다 전속하는 전문의를 둘 것

③ 보건복지부장관은 제1항에 따라 전문병원으로 지정하는 경우 제2항 각 호의 사항 및 진료의 난이도 등에 대하여 평가를 실시하여야 한다.

④ 보건복지부장관은 제1항에 따라 전문병원으로 지정받은 의료기관에 대하여 3년마다 제3항에 따른 평가를 실시하여 전문병원으로 재지정할 수 있다.

⑤ 보건복지부장관은 제1항 또는 제4항에 따라 지정받거나 재지정받은 전문병원이 다음 각 호의 어느 하나에 해당하는 경우에는 그 지정 또는 재지정을 취소할 수 있다. 다만, 제1호에 해당하는 경우에는 그 지정 또는 재지정을 취소하여야 한다.

1. 거짓이나 그 밖의 부정한 방법으로 지정 또는 재지정을 받은 경우
2. 지정 또는 재지정의 취소를 원하는 경우
3. 제4항에 따른 평가 결과 제2항 각 호의 요건을 갖추지 못한 것으로 확인된 경우

⑥ 보건복지부장관은 제3항 및 제4항에 따른 평가업무를 관계 전문기관 또는 단체에 위탁할 수 있다.

⑦ 전문병원 지정·재지정의 기준·절차 및 평가업무의 위탁 절차 등에 관하여 필요한 사항은 보건복지부령으로 정한다.

# 제2장 의료인

## 제1절 자격과 면허

**제4조(의료인과 의료기관의 장의 의무)** ① 의료인과 의료기관의 장은 의료의 질을 높이고 의료관련감염(의료기관 내에서 환자, 환자의 보호자, 의료인 또는 의료기관 종사자 등에게 발생하는 감염을 말한다. 이하 같다)을 예방하며 의료기술을 발전시키는 등 환자에게 최선의 의료서비스를 제공하기 위하여 노력하여야 한다.

② 의료인은 다른 의료인 또는 의료법인 등의 명의로 의료기관을 개설하거나 운영할 수 없다.

③ 의료기관의 장은 「보건의료기본법」 제6조·제12조 및 제13조에 따른 환자의 권리 등 보건복지부령으로 정하는 사항을 환자가 쉽게 볼 수 있도록 의료기관 내에 게시하여야 한다. 이 경우 게시 방법, 게시 장소 등 게시에 필요한 사항은 보건복지부령으로 정한다.

④ 삭제

⑤ 의료기관의 장은 환자와 보호자가 의료행위를 하는 사람의 신분을 알 수 있도록 의료인, 제27조제1항 각 호 외의 부분 단서에 따라 의료행위를 하는 같은 항 제3호에 따른 학생, 제80조에 따른 간호조무사 및 「의료기사 등에 관한 법률」 제2조에 따른 의료기사에게 의료기관 내에서 대통령령으로 정하는 바에 따라 명찰을 달도록 지시·감독하여야 한다. 다만, 응급의료상황, 수술실 내인 경우, 의료행위를 하지 아니할 때, 그 밖에 대통령령으로 정하는 경우에는 명찰을 달지 아니하도록 할 수 있다.

⑥ 의료인은 일회용 의료기기(한 번 사용할 목적으로 제작되거나 한 번의 의료행위에서 한 환자에게 사용하여야 하는 의료기기로서 보건복지부령으로 정하는 의료기기를 말한다. 이하 같다)를 한 번 사용한 후 다시 사용하여서는 아니 된다.

**과태료 : 제92조** 100만원 이하의 과태료

☞ 제3항, 제5항

**참고**

**보건의료기본법**

**제6조(환자 및 보건의료인의 권리)** ① 모든 환자는 자신의 건강보호와 증진을 위하여 적절한 보건의료서비스를 받을 권리를 가진다.

② 보건의료인은 보건의료서비스를 제공할 때에 학식과 경험, 양심에 따라 환자의 건강보호를 위하여 적절한 보건의료기술과 치료재료 등을 선택할 권리를 가진다. 다만, 이 법 또는 다른 법률에 특별한 규정이 있는 경우에는 그러하지 아니하다.

**제12조(보건의료서비스에 관한 자기결정권)** 모든 국민은 보건의료인으로부터 자신의 질병에 대한 치료 방법, 의학적 연구 대상 여부, 장기이식(臟器移植) 여부 등에 관하여 충분한 설명을 들은 후 이에 관한 동의 여부를 결정할 권리를 가진다.

**제13조(비밀 보장)** 모든 국민은 보건의료와 관련하여 자신의 신체상 · 건강상의 비밀과 사생활의 비밀을 침해받지 아니한다.

**[영]제2조의2(명찰의 표시 내용 등)** ① 법 제4조제5항 본문에 따라 의료행위를 하는 사람의 신분을 알 수 있도록 명찰을 달도록 하는 경우에는 다음 각 호의 구분에 따른다.

1. 명찰의 표시 내용: 다음 각 목의 구분에 따른 사항을 포함할 것
   가. 의료인: 의료인의 종류별 명칭 및 성명. 다만, 법 제77조제1항에 따른 전문의의 경우에는 전문과목별 명칭 및 성명을 표시할 수 있다.
   나. 법 제27조제1항제3호에 따른 학생: 학생의 전공분야 명칭 및 성명
   다. 법 제80조에 따른 간호조무사: 간호조무사의 명칭 및 성명
   라. 「의료기사 등에 관한 법률」 제2조에 따른 의료기사: 의료기사의 종류별 명칭 및 성명
2. 명찰의 표시 방법: 의복에 표시 또는 부착하거나 목에 거는 방식 그 밖에 이에 준하는 방식으로 표시할 것
3. 명찰의 제작 방법: 인쇄, 각인(刻印), 부착, 자수(刺繡) 또는 이에 준하는 방법으로 만들 것
4. 명찰의 규격 및 색상: 명찰의 표시 내용을 분명하게 알 수 있도록 할 것

② 제1항에 따른 명찰의 표시 내용, 표시 방법, 제작 방법 및 명찰의 규격·색상 등에 필요한 세부 사항은 보건복지부장관이 정하여 고시한다.

③ 법 제4조제5항 단서에서 "대통령령으로 정하는 경우"란 다음 각 호의 어느 하나에 해당하는 시설 내에 있는 경우를 말한다.

1. 격리병실
2. 무균치료실
3. 제1호 또는 제2호와 유사한 시설로서 보건복지부장관이 병원감염 예방에 필요하다고 인정하여 고시하는 시설

**[규칙]제1조의2(입원 환자의 방문 기준)** 의료기관의 장은 법 제4조제1항에 따라 입원 환자를 보호하고 의료관련감염(의료기관 내에서 환자, 환자의 보호자, 의료인 또는 의료기관 종사자 등에게 발생하는 감염을 말한다. 이하 같다)을 예방하기 위하여 필요하다고 인정하는 경우에는 외부인의 입원 환자에 대한 방문 기준을 별도로 마련하여 운영할 수 있다.

**[규칙]제1조의3(환자의 권리 등의 게시)** ① 「의료법」(이하 "법"이라 한다) 제4조제3항 전단에서 "「보건의료기본법」 제6조·제12조 및 제13조에 따른 환자의 권리 등 보건복지부령으로 정하는 사항"이란 별표 1과 같다.

② 의료기관의 장은 법 제4조제3항 후단에 따라 제1항에 따른 사항을 접수창구나 대기실 등 환자 또는 환자의 보호자가 쉽게 볼 수 있는 장소에 게시하여야 한다.

**[규칙]제3조의2(재사용이 금지되는 일회용 의료기기)** 법 제4조제6항에서 "보건복지부령으로 정하는 의료기기"란 다음 각 호의 의료기기를 말한다.

1. 사람의 신체에 의약품, 혈액, 지방 등을 투여 · 채취하기 위하여 사용하는 주사침, 주사기, 수액용기와 연결줄 등을 포함하는 수액세트
2. 제1호에 준하는 의료기기로서 감염 또는 손상의 위험이 매우 높아 보건복지부장관이 재사용을 금지할 필요가 있다고 인정하는 의료기기

**제4조의2(간호 · 간병통합서비스 제공 등)** ① 간호·간병통합서비스란 보건복지부령으로 정하는 입원 환자를 대상으로 보호자 등이 상주하지 아니하고 간호사, 제80조에 따른 간호조무사 및 그 밖에 간병지원인력(이하 이 조에서 "간호·간병통합서비스 제공인력"이라 한다)에 의하여 포괄적으로 제공되는 입원서비스를 말한다.

② 보건복지부령으로 정하는 병원급 의료기관은 간호·간병통합서비스를 제공할 수 있도록 노력하여야 한다.

③ 제2항에 따라 간호·간병통합서비스를 제공하는 병원급 의료기관(이하 이 조에서 "간호·간병통합서비스 제공기관"이라 한다)은 보건복지부령으로 정하는 인력, 시설, 운영 등의 기준을 준수하여야 한다.

④ 「공공보건의료에 관한 법률」 제2조제3호에 따른 공공보건의료기관 중 보건복지부령으로 정하는 병원급 의료기관은 간호·간병통합서비스를 제공하여야 한다. 이 경우 국가 및 지방자치단체는 필요한 비용의 전부 또는 일부를 지원할 수 있다.

⑤ 간호·간병통합서비스 제공기관은 보호자 등의 입원실 내 상주를 제한하고 환자 병문안에 관한 기준을 마련하는 등 안전관리를 위하여 노력하여야 한다.

⑥ 간호·간병통합서비스 제공기관은 간호·간병통합서비스 제공인력의 근무환경 및 처우 개선을 위하여 필요한 지원을 하여야 한다.

⑦ 국가 및 지방자치단체는 간호·간병통합서비스의 제공·확대, 간호·간병통합서비스 제공인력의 원활한 수급 및 근무환경 개선을 위하여 필요한 시책을 수립하고 그에 따른 지원을 하여야 한다.

**[규칙]제1조의4(간호 · 간병통합서비스의 제공 환자 및 제공 기관)** ① 법 제4조의2제1항에서 "보건복지부령으로 정하는 입원 환자"란 다음 각 호의 어느 하나에 해당하는 입원 환자를 말한다.

1. 환자에 대한 진료 성격이나 질병 특성상 보호자 등의 간병을 제한할 필요가 있는 입원 환자
2. 환자의 생활 여건이나 경제 상황 등에 비추어 보호자 등의 간병이 현저히 곤란하다고 인정되는 입원 환자
3. 그 밖에 환자에 대한 의료관리상 의사·치과의사 또는 한의사가 간호·간병통합서비스가 필요하다고 인정하는 입원 환자

② 법 제4조의2제2항에서 "보건복지부령으로 정하는 병원급 의료기관"이란 병원, 치과병원, 한방병원 및 종합병원을 말한다.

③ 법 제4조의2제3항에서 "보건복지부령으로 정하는 인력, 시설, 운영 등의 기준"이란 별표 1의2에 따른 기준을 말한다.

④ 법 제4조의2제4항 전단에서 "보건복지부령으로 정하는 병원급 의료기관"이란 병원, 치과병원, 한방병원 및 종합병원을 말한다. 다만, 다음 각 호의 어느 하나에 해당하는 의료기관은 제외한다.

1. 「군보건의료에 관한 법률」 제2조제4호에 따른 군보건의료기관
2. 「치료감호법」 제16조의2제1항제2호에 따라 법무부장관이 지정하는 국립정신의료기관

**[규칙]제1조의5(간호 · 간병통합서비스의 제공 절차)** ① 법 제4조의2에 따라 간호·간병통합서비스를 제공받으려는 경우에는 간호·간병통합서비스에 대한 의사·치과의사 또는 한의사의 의견서 및 환자의 동의서(환자가 동의할 수 없는 불가피한 사유가 있는 경우에는 보호자의 동의서를 말한다)를 첨부하여 의료기관의 장에게 신청하여야 한다.

② 제1항에도 불구하고 의료기관의 장은 입원 환자에 대한 진료 및 관리의 특성상 간호·간병통합서비스가 특히 필요하다고 인정하는 경우에는 입원 환자의 동의(환자가 동의할 수 없는 불가피한 사유가 있는 경우에는 보호자의 동의를 말한다)를 받아 간호·간병통합서비스를 제공할 수 있다.

③ 제1항 및 제2항에 따른 간호·간병통합서비스의 제공 절차 및 방법 등에 필요한 세부 사항은 보건복지부장관이 정하여 고시한다.

**제4조의3(의료인의 면허 대여 금지 등)** ① 의료인은 제5조(의사 · 치과의사 및 한의사를 말한다), 제6조(조산사를 말한다) 및 제7조(간호사를 말한다)에 따라 받은 면허를 다른 사람에게 대여하여서는 아니 된다.

② 누구든지 제5조부터 제7조까지에 따라 받은 면허를 대여받아서는 아니 되며, 면허 대여를 알선하여서도 아니 된다.

**벌칙 : 제87조의2** 5년 이하의 징역이나 5천만원 이하의 벌금

☞ 대여한 사람, 대여받은 사람, 대여를 알선한 사람

**제5조(의사 · 치과의사 및 한의사 면허)** ① 의사 · 치과의사 또는 한의사가 되려는 자는 다음 각 호의 어느 하나에 해당하는 자격을 가진 자로서 제9조에 따른 의사 · 치과의사 또는 한의사 국가시험에 합격한 후 보건복지부장관의 면허를 받아야 한다.

1. 「고등교육법」 제11조의2에 따른 인정기관(이하 "평가인증기구"라 한다)의 인증(이하 "평가인증기구의 인증"이라 한다)을 받은 의학 · 치의학 또는 한의학을 전공하는 대학을 졸업하고 의학사 · 치의학사 또는 한의학사 학위를 받은 자
2. 평가인증기구의 인증을 받은 의학 · 치의학 또는 한의학을 전공하는 전문대학원을 졸업하고 석사학위 또는 박사학위를 받은 자
3. 외국의 제1호나 제2호에 해당하는 학교(보건복지부장관이 정하여 고시하는 인정기준에 해당하는 학교를 말한다)를 졸업하고 외국의 의사 · 치과의사 또는 한의사 면허를 받은 자로서 제9조에 따른 예비시험에 합격한 자

② 평가인증기구의 인증을 받은 의학 · 치의학 또는 한의학을 전공하는 대학 또는 전문대학원을 6개월 이내에 졸업하고 해당 학위를 받을 것으로 예정된 자는 제1항제1호 및 제2호의 자격을 가진 자로 본다. 다만, 그 졸업예정시기에 졸업하고 해당 학위를 받아야 면허를 받을 수 있다.

③ 제1항에도 불구하고 입학 당시 평가인증기구의 인증을 받은 의학 · 치의학 또는 한의학을 전공하는 대학 또는 전문대학원에 입학한 사람으로서 그 대학 또는 전문대학원을 졸업하고 해당 학위를 받은 사람은 같은 항 제1호 및 제2호의 자격을 가진 사람으로 본다.

**제6조(조산사 면허)** 조산사가 되려는 자는 다음 각 호의 어느 하나에 해당하는 자로서 제9조에 따른 조산사 국가시험에 합격한 후 보건복지부장관의 면허를 받아야 한다.

1. 간호사 면허를 가지고 보건복지부장관이 인정하는 의료기관에서 1년간 조산 수습과정을 마친 자
2. 외국의 조산사 면허(보건복지부장관이 정하여 고시하는 인정기준에 해당하는 면허를 말한다)를 받은 자

**[규칙]제3조(조산 수습의료기관 및 수습생 정원)** ① 법 제6조제1호에 따른 조산(助産) 수습의료기관으로 보건복지부장관의 인정을 받을 수 있는 의료기관은 「전문의의 수련 및 자격인정 등에 관한 규정」에 따른 산부인과 수련병원 및 소아청소년과 수련병원으로 한다. 〈개정 2010. 3. 19., 2012. 8. 2., 2023. 9. 22.〉

② 제1항에 따라 수습의료기관으로 인정받으려는 자는 별지 제1호서식의 조산 수습의료기관 인정신청서에 다음 각 호의 서류를 첨부하여 보건복지부장관에게 제출하여야 한다. 〈개정 2010. 3. 19.〉

1. 수습생 모집계획서 및 수습계획서와 수습과정의 개요를 적은 서류
2. 신청일이 속하는 달의 전달부터 소급하여 1년간의 월별 분만 실적을 적은 서류

③ 삭제 〈2023. 9. 22.〉

④ 삭제 〈2023. 9. 22.〉

⑤ 삭제 〈2023. 9. 22.〉

**제7조(간호사 면허)** ① 간호사가 되려는 자는 다음 각 호의 어느 하나에 해당하는 자로서 제9조에 따른 간호사 국가시험에 합격한 후 보건복지부장관의 면허를 받아야 한다.

1. 평가인증기구의 인증을 받은 간호학을 전공하는 대학이나 전문대학[구제(舊制) 전문학교와 간호학교를 포함한다]을 졸업한 자
2. 외국의 제1호에 해당하는 학교(보건복지부장관이 정하여 고시하는 인정기준에 해당하는 학교를 말한다)를 졸업하고 외국의 간호사 면허를 받은 자

② 제1항에도 불구하고 입학 당시 평가인증기구의 인증을 받은 간호학을 전공하는 대학 또는 전문대학에 입학한 사람으로서 그 대학 또는 전문대학을 졸업하고 해당 학위를 받은 사람은 같은 항 제1호에 해당하는 사람으로 본다.

**제8조(결격사유 등)** 다음 각 호의 어느 하나에 해당하는 자는 의료인이 될 수 없다. 〈개정 2007. 10. 17., 2018. 3. 27., 2018. 8. 14., 2020. 4. 7., 2023. 5. 19.〉

1. 「정신건강증진 및 정신질환자 복지서비스 지원에 관한 법률」 제3조제1호에 따른 정신질환자. 다만, 전문의가 의료인으로서 적합하다고 인정하는 사람은 그러하지 아니하다.
2. 마약 · 대마 · 향정신성의약품 중독자
3. 피성년후견인 · 피한정후견인

4. 금고 이상의 실형을 선고받고 그 집행이 끝나거나 그 집행을 받지 아니하기로 확정된 후 5년이 지나지 아니한 자
5. 금고 이상의 형의 집행유예를 선고받고 그 유예기간이 지난 후 2년이 지나지 아니한 자
6. 금고 이상의 형의 선고유예를 받고 그 유예기간 중에 있는 자

**참고**

**정신건강증진 및 정신질환자 복지서비스 지원에 관한 법률**

**제3조(정의)** 이 법에서 사용하는 용어의 뜻은 다음과 같다.

1. "정신질환자"란 망상, 환각, 사고(思考)나 기분의 장애 등으로 인하여 독립적으로 일상생활을 영위하는 데 중대한 제약이 있는 사람을 말한다.

**제9조(국가시험등)** ① 의사 · 치과의사 · 한의사 · 조산사 또는 간호사 국가시험과 의사 · 치과의사 · 한의사 예비시험(이하 "국가시험등"이라 한다)은 매년 보건복지부장관이 시행한다.

② 보건복지부장관은 국가시험등의 관리를 대통령령으로 정하는 바에 따라 「한국보건의료인국가시험원법」에 따른 한국보건의료인국가시험원에 맡길 수 있다.

③ 보건복지부장관은 제2항에 따라 국가시험등의 관리를 맡긴 때에는 그 관리에 필요한 예산을 보조할 수 있다.

④ 국가시험등에 필요한 사항은 대통령령으로 정한다.

**[영]제3조(국가시험등의 범위)** ① 법 제9조제1항에 따른 의사 · 치과의사 · 한의사 · 조산사(助産師) 또는 간호사 국가시험(이하 "국가시험"이라 한다)은 각각 의학 · 치의학 · 한방의학 · 조산학 · 간호학 및 보건의약 관계 법규에 관하여 의사 · 치과의사 · 한의사 · 조산사 또는 간호사로서 갖추어야 할 지식과 기능에 관하여 행한다.

② 법 제9조제1항에 따른 의사 · 치과의사 · 한의사 예비시험(이하 "예비시험"이라 한다)은 법 제5조제1항제3호에 해당하는 자격을 가진 자가 제1항에 따른 국가시험에 응시하는 데에 필요한 지식과 기능에 관하여 실시하되, 1차 시험과 2차 시험으로 구분하여 실시한다.

③ 예비시험에 합격한 자는 다음 회의 국가시험부터 그 예비시험(1차 시험과 2차 시험을 포함한다)을 면제한다.

**[영]제4조(국가시험등의 시행 및 공고 등)** ① 보건복지부장관은 매년 1회 이상 국가시험과 예비시험(이하 "국가시험등"이라 한다)을 시행하여야 한다.

② 보건복지부장관은 국가시험등의 관리에 관한 업무를 「한국보건의료인국가시험원법」에 따른 한국보건의료인국가시험원(이하 "국가시험등관리기관"이라 한다)이 시행하도록 한다.

③ 국가시험등관리기관의 장은 국가시험등을 실시하려면 미리 보건복지부장관의 승인을 받아 시험 일시, 시험 장소, 시험과목, 응시원서 제출기간, 그 밖에 시험의 실시에 관하여 필요한 사항을 시험 실시 90일 전까지 공고하여야 한다. 다만, 시험장소는 지역별 응시인원이 확정된 후 시험 실시 30일 전까지 공고할 수 있다.

④ 제3항에도 불구하고 국가시험등관리기관의 장은 국민의 건강 보호를 위하여 긴급하게 의료인력을 충원할 필요가 있다고 보건복지부장관이 인정하는 경우에는 제3항에 따른 공고기간을 단축할 수 있다.

**[영]제5조(시험과목 등)** 국가시험등의 시험과목, 시험방법, 합격자 결정방법, 그 밖에 시험에 관하여 필요한 사항은 보건복지부령으로 정한다.

**[규칙]제2조(시험과목 · 시험방법 등)** 「의료법 시행령」(이하 "영"이라 한다) 제5조에 따른 의사·치과의사·한의사·조산사(助産師) 또는 간호사 국가시험(이하 "국가시험"이라 한다)의 시험과목, 시험방법 및 합격자 결정방법은 별표 1의3과 같고, 의사·치과의사·한의사 예비시험(이하 "예비시험"이라 한다)의 시험과목, 시험방법 및 합격자 결정방법은 별표 2와 같다.

**[영]제6조(시험위원)** 국가시험등관리기관의 장은 국가시험등을 실시할 때마다 시험과목별로 전문지식을 갖춘 자 중에서 시험위원을 위촉한다.

**[영]제7조(국가시험등의 응시 및 합격자 발표)** ① 국가시험등에 응시하려는 자는 국가시험등관리기관의 장이 정하는 응시원서를 국가시험등관리기관의 장에게 제출하여야 한다.
② 국가시험등관리기관의 장은 국가시험등의 합격자를 결정하여 발표한다.

**[영]제9조(관계기관 등에의 협조요청)** 국가시험등관리기관의 장은 국가시험등의 관리 업무를 원활하게 수행하기 위하여 필요한 경우에는 국가 · 지방자치단체 또는 관계 기관 · 단체에 시험 장소 및 시험 감독의 지원 등 필요한 협조를 요청할 수 있다.

**제10조(응시자격 제한 등)** ① 제8조 각 호의 어느 하나에 해당하는 자는 국가시험등에 응시할 수 없다.
② 부정한 방법으로 국가시험등에 응시한 자나 국가시험등에 관하여 부정행위를 한 자는 그 수험을 정지시키거나 합격을 무효로 한다.
③ 보건복지부장관은 제2항에 따라 수험이 정지되거나 합격이 무효가 된 사람에 대하여 처분의 사유와 위반 정도 등을 고려하여 대통령령으로 정하는 바에 따라 그 다음에 치러지는 이 법에 따른 국가시험등의 응시를 3회의 범위에서 제한할 수 있다.

**[영]제9조의2(국가시험등 응시제한)** 법 제10조제3항에 따른 국가시험등의 응시제한 기준은 별표 1과 같다.

**제11조(면허 조건과 등록)** ① 보건복지부장관은 보건의료 시책에 필요하다고 인정하면 제5조에서 제7조까지의 규정에 따른 면허를 내줄 때 3년 이내의 기간을 정하여 특정 지역이나 특정 업무에 종사할 것을 면허의 조건으로 붙일 수 있다.

> ② 보건복지부장관은 제5조부터 제7조까지의 규정에 따른 면허를 내줄 때에는 그 면허에 관한 사항을 등록대장에 등록하고 면허증을 내주어야 한다.
> ③ 제2항의 등록대장은 의료인의 종별로 따로 작성 · 비치하여야 한다.
> ④ 면허등록과 면허증에 필요한 사항은 보건복지부령으로 정한다.

**[영]제8조(면허증 발급)** ① 국가시험에 합격한 자는 합격자 발표 후 보건복지부령으로 정하는 서류를 첨부하여 보건복지부장관에게 면허증 발급을 신청하여야 한다.
② 제1항에 따라 면허증 발급을 신청한 자에게는 그 종류별로 보건복지부령으로 정하는 바에 따라 면허증을 발급한다.

**[규칙]제4조(면허증 발급)** ① 영 제8조제1항에서 "보건복지부령으로 정하는 서류"란 다음 각 호의 서류를 말한다.
1. 다음 각 목의 구분에 따른 서류. 다만, 법률 제8366호 의료법 전부개정법률 부칙 제9조에 해당하는 자는 이를 증명할 수 있는 서류를 추가하여 제출하여야 한다.
   가. 법 제5조제1항제1호 또는 제2호에 해당하는 자: 의학사·치과의학사·한의학사의 학위증 사본 또는 의학·치의학·한의학전문대학원의 석사학위증이나 박사학위증 사본
   나. 법 제5조제1항제3호에 해당하는 자: 의학사·치과의학사·한의학사의 학위증 사본 또는 의학·치의학·한의학전문대학원의 석사학위증이나 박사학위증 사본과 그 면허증 사본
   다. 법 제6조제1호에 해당하는 자 : 조산수습과정 이수증명서
   라. 법 제6조제2호에 해당하는 자 : 면허증 사본
   마. 법 제7조제1호에 해당하는 자 : 졸업증명서
   바. 법 제7조제2호에 해당하는 자 : 졸업증명서와 그 면허증 사본
2. 법 제8조제1호 본문에 해당하는 자가 아님을 증명하는 의사의 진단서 또는 법 제8조제1호 단서에 해당하는 자임을 증명하는 전문의의 진단서
3. 법 제8조제2호에 해당하는 자가 아님을 증명하는 의사의 진단서
4. 응시원서의 사진과 같은 사진(가로 3.5센티미터, 세로 4.5센티미터) 2장

② 보건복지부장관은 영 제8조제2항에 따라 면허증 발급을 신청한 자에게 그 종류에 따라 별지 제2호서식의 면허증을 발급한다.
③ 제2항에 따른 면허증은 영 제8조제1항에 따른 면허증 발급을 신청한 날부터 14일 이내에 발급하여야 한다. 다만, 법 제5조제1항제3호 및 법 제7조제2호에 해당하는 자의 경우에는 외국에서 면허를 받은 사실 등에 대한 조회가 끝난 날부터 14일 이내에 면허증을 발급한다.
④ 영 제4조제2항에 따라 보건복지부장관이 시험관리능력이 있다고 인정하여 지정·고시하는 관계 전문기관(이하 "국가시험등관리기관"이라 한다)의 장은 법 제9조에 따른 국가시험등(이하 "국가시험등"이라 한다)을 실시하면 합격자 발표를 한 후 그 합격자에 대한 다음 각 호의 사항을 보건복지부장관에게 보고하여야 한다.
1. 성명, 성별 및 주민등록번호
2. 출신 학교 및 졸업 연월일
3. 합격번호 및 합격 연월일

4. 국적(외국인만 해당한다)

**[영]제10조(면허의 조건)** ① 법 제11조제1항에서 "특정 지역"이란 보건복지부장관이 정하는 보건의료 취약지를 말하고, "특정 업무"란 국·공립 보건의료기관의 업무와 국·공·사립 보건의학연구기관의 기초의학 분야에 속하는 업무를 말한다.

② 법 제11조제1항에 따라 특정 지역이나 특정 업무에 종사하는 의료인에게는 예산의 범위에서 수당을 지급한다.

③ 법 제11조제1항에 따른 면허 조건의 이행 방법과 종사명령의 절차 등에 관하여 필요한 사항은 보건복지부령으로 정한다.

**[규칙]제5조(면허등록대장 등)** ① 법 제11조제2항에 따른 등록대장은 별지 제3호서식의 면허등록대장에 따른다.

② 의료인은 제1항의 등록대장의 기재 사항이나 면허증의 기재 사항이 변경될 때에는 등록대장의 기재 사항 정정이나 면허증 갱신을 신청하여야 한다.

③ 제2항에 따라 등록대장의 기재 사항 정정 등을 신청하려는 자는 별지 제4호서식의 면허등록대장 정정(면허증 갱신) 신청서에 다음 각 호의 서류를 첨부하여 보건복지부장관에게 제출하여야 한다.

1. 면허증
2. 사진(신청 전 6개월 이내에 모자 등을 쓰지 않고 촬영한 천연색 상반신 정면사진으로 가로 3.5센티미터, 세로 4.5센티미터의 사진을 말한다) 2장(면허증 갱신을 신청하는 경우에만 첨부한다)
3. 변경 사실을 증명할 수 있는 서류

**[규칙]제6조(면허증의 재발급)** ① 의료인이 면허증을 잃어버렸거나 면허증이 헐어 못쓰게 되어 재발급받으려는 경우에는 별지 제5호서식의 신청서(전자문서로 된 신청서를 포함한다)에 다음 각 호의 서류를 첨부하여 보건복지부장관에게 제출하여야 한다.

1. 면허증이 헐어 못쓰게 된 경우에는 그 면허증
2. 사진(신청 전 6개월 이내에 모자 등을 쓰지 않고 촬영한 천연색 상반신 정면사진으로 가로 3.5센티미터, 세로 4.5센티미터의 사진을 말한다) 2장

② 법 제65조제2항에 따라 취소된 면허를 재발급받으려는 자는 별지 제5호서식의 신청서에 면허취소의 원인이 된 사유가 소멸하거나 개전의 정이 현저하다고 인정될 수 있는 서류와 사진(신청 전 6개월 이내에 모자 등을 쓰지 않고 촬영한 천연색 상반신 정면사진으로 가로 3.5센티미터, 세로 4.5센티미터의 사진을 말한다) 2장을 첨부하여 특별시장 · 광역시장 · 특별자치시장 · 도지사 또는 특별자치도지사(이하 "시 · 도지사"라 한다)를 거쳐 보건복지부장관에게 제출해야 한다.

**[규칙]제7조(수수료 등)** ① 의료인의 면허에 관한 수수료는 다음 각 호와 같다.

1. 면허증 발급 수수료 : 2천원

2. 면허증의 갱신 또는 재발급 수수료 : 2천원
3. 등록증명 수수료 : 500원(정보통신망을 이용하여 발급받는 경우 무료)

② 제4조에 따라 면허증을 발급하는 경우에는 제1항제1호의 수수료를 징수하지 아니한다.

③ 국가시험등에 응시하려는 자는 법 제85조제1항에 따라 국가시험등관리기관의 장이 보건복지부장관의 승인을 받아 결정한 수수료를 현금으로 내야 한다. 이 경우 수수료의 금액 및 납부방법 등은 영 제4조제3항에 따라 국가시험등관리기관의 장이 공고한다.

④ 제1항의 수수료는 면허관청이 보건복지부장관인 경우에는 수입인지로 내고, 시·도지사인 경우에는 해당 지방자치단체의 수입증지로 내야 한다.

⑤ 제3항 및 제4항에 따른 수수료는 정보통신망을 이용하여 전자화폐나 전자결제 등의 방법으로 낼 수 있다.

**[규칙]제8조** (삭제) 〈2015.1.2.〉

**제12조(의료기술 등에 대한 보호)** ① 의료인이 하는 의료 · 조산 · 간호 등 의료기술의 시행(이하 "의료행위"라 한다)에 대하여는 이 법이나 다른 법령에 따로 규정된 경우 외에는 누구든지 간섭하지 못한다.

② 누구든지 의료기관의 의료용 시설 · 기재 · 약품, 그 밖의 기물 등을 파괴 · 손상하거나 의료기관을 점거하여 진료를 방해하여서는 아니 되며, 이를 교사하거나 방조하여서는 아니 된다.

③ 누구든지 의료행위가 이루어지는 장소에서 의료행위를 행하는 의료인, 제80조에 따른 간호조무사 및 「의료기사 등에 관한 법률」 제2조에 따른 의료기사 또는 의료행위를 받는 사람을 폭행·협박하여서는 아니 된다.

**벌칙 : 제87조의2** 제3항

☞ 상해 : 7년 이하의 징역 또는 1천만원 이상 7천만원 이하의 벌금

☞ 중상해 : 3년 이상 10년 이하의 징역

☞ 사망 : 무기 또는 5년 이상의 징역

**벌칙 : 제87조의2** 5년 이하의 징역이나 5천만원 이하의 벌금

☞ 제2항 및 제3항 위반시

☞ 제3항의 죄는 피해자의 명시한 의사에 반하여 공소를 제기할 수 없다.(반의사불벌죄)

**벌칙 : 제90조의2** 「형법」상 감경규정에 관한 특례

☞ 음주로 인한 심신장애 상태에서 제3항 위반시

☞ 「형법」 제10조제1항(심신장애로 인하여 사물을 변별할 능력이 없거나 의사를 결정할 능력이 없는 자의 행위는 벌하지 아니한다.)을 적용하지 아니할 수 있다.

**제13조(의료기재 압류 금지)** 의료인의 의료 업무에 필요한 기구 · 약품, 그 밖의 재료는 압류하지 못한다.

**제14조(기구 등 우선공급)** ① 의료인은 의료행위에 필요한 기구·약품, 그 밖의 시설 및 재료를 우선적으로 공급받을 권리가 있다.
② 의료인은 제1항의 권리에 부수(附隨)되는 물품, 노력, 교통수단에 대하여서도 제1항과 같은 권리가 있다.

**제15조(진료거부 금지 등)** ① 의료인 또는 의료기관 개설자는 진료나 조산 요청을 받으면 정당한 사유 없이 거부하지 못한다.
② 의료인은 응급환자에게 「응급의료에 관한 법률」에서 정하는 바에 따라 최선의 처치를 하여야 한다.

**벌칙 : 제89조** 1년 이하의 징역 또는 1천만원 이하의 벌금
☞ 제1항

**참고**

**응급의료에 관한 법률**
**제2조 (정의)** 이 법에서 사용하는 용어의 뜻은 다음과 같다.
1. "응급환자"란 질병, 분만, 각종 사고 및 재해로 인한 부상이나 그 밖의 위급한 상태로 인하여 즉시 필요한 응급처치를 받지 아니하면 생명을 보존할 수 없거나 심신에 중대한 위해(危害)가 발생할 가능성이 있는 환자 또는 이에 준하는 사람으로서 보건복지부령으로 정하는 사람을 말한다.
2. "응급의료"란 응급환자가 발생한 때부터 생명의 위험에서 회복되거나 심신상의 중대한 위해가 제거되기까지의 과정에서 응급환자를 위하여 하는 상담·구조(救助)·이송·응급처치 및 진료 등의 조치를 말한다.
3. "응급처치"란 응급의료행위의 하나로서 응급환자의 기도를 확보하고 심장박동의 회복, 그 밖에 생명의 위험이나 증상의 현저한 악화를 방지하기 위하여 긴급히 필요로 하는 처치를 말한다.
4. "응급의료종사자"란 관계 법령에서 정하는 바에 따라 취득한 면허 또는 자격의 범위에서 응급환자에 대한 응급의료를 제공하는 의료인과 응급구조사를 말한다.
5. "응급의료기관"이란 「의료법」 제3조에 따른 의료기관 중에서 이 법에 따라 지정된 권역응급의료센터, 전문응급의료센터, 지역응급의료센터 및 지역응급의료기관을 말한다.
6. "구급차등"이란 응급환자의 이송 등 응급의료의 목적에 이용되는 자동차, 선박 및 항공기 등의 이송수단을 말한다.
7. "응급의료기관등"이란 응급의료기관, 구급차등의 운용자 및 응급의료지원센터를 말한다.
8. "응급환자이송업"이란 구급차등을 이용하여 응급환자 등을 이송하는 업(業)을 말한다.

**제6조 (응급의료의 거부금지 등)** ① 응급의료기관등에서 근무하는 응급의료종사자는 응급환자를 항상 진료할 수 있도록 응급의료업무에 성실히 종사하여야 한다.
② 응급의료종사자는 업무 중에 응급의료를 요청받거나 응급환자를 발견하면 즉시 응급의료를 하여야 하며 정당한 사유 없이 이를 거부하거나 기피하지 못한다.

**제60조 (벌칙)** ③ 다음 각 호의 어느 하나에 해당하는 사람은 3년 이하의 징역 또는 3천만원 이하의 벌금에 처한다.
1. 제6조제2항을 위반하여 응급의료를 거부 또는 기피한 응급의료종사자

**제16조(세탁물 처리)** ① 의료기관에서 나오는 세탁물은 의료인·의료기관 또는 특별자치시장·특별자치도지사·시장·군수·구청장(자치구의 구청장을 말한다. 이하 같다)에게 신고한 자가 아니면 처리할 수 없다.
② 제1항에 따라 세탁물을 처리하는 자는 보건복지부령으로 정하는 바에 따라 위생적으로 보관·운반·처리하여야 한다.
③ 의료기관의 개설자와 제1항에 따라 의료기관세탁물처리업 신고를 한 자(이하 이 조에서 "세탁물처리업자"라 한다)는 제1항에 따른 세탁물의 처리업무에 종사하는 사람에게 보건복지부령으로 정하는 바에 따라 감염 예방에 관한 교육을 실시하고 그 결과를 기록하고 유지하여야 한다.
④ 세탁물처리업자가 보건복지부령으로 정하는 신고사항을 변경하거나 그 영업의 휴업(1개월 이상의 휴업을 말한다)·폐업 또는 재개업을 하려는 경우에는 보건복지부령으로 정하는 바에 따라 특별자치시장·특별자치도지사·시장·군수·구청장에게 신고하여야 한다.
⑤ 제1항에 따른 세탁물을 처리하는 자의 시설·장비 기준, 신고 절차 및 지도·감독, 그 밖에 관리에 필요한 사항은 보건복지부령으로 정한다.

**벌칙 : 제90조** 500만원 이하의 벌금
☞ 제1항, 제2항

**과태료 : 제92조** 300만원 이하의 과태료
☞ 제3항 교육 미실시

**과태료 : 제92조** 100만원 이하의 과태료
☞ 제3항 교육 미기록 및 미유지
☞ 제4항에 따른 변경이나 휴업·폐업 또는 재개업 미신고

**제17조(진단서 등)** ① 의료업에 종사하고 직접 진찰하거나 검안(檢案)한 의사[이하 이 항에서는 검안서에 한하여 검시(檢屍)업무를 담당하는 국가기관에 종사하는 의사를 포함한다], 치과의사, 한의사가 아니면 진단서 · 검안서 · 증명서를 작성하여 환자(환자가 사망하거나 의식이 없는 경우에는 직계존속 · 비속, 배우자 또는 배우자의 직계존속을 말하며, 환자가 사망하거나 의식이 없는 경우로서 환자의 직계존속 · 비속, 배우자 및 배우자의 직계존속이 모두 없는 경우에는 형제자매를 말한다) 또는 「형사소송법」 제222조제1항에 따라 검시(檢屍)를 하는 지방검찰청검사(검안서에 한한다)에게 교부하지 못한다. 다만, 진료 중이던 환자가 최종 진료 시부터 48시간 이내에 사망한 경우에는 다시 진료하지 아니하더라도 진단서나 증명서를 내줄 수 있으며, 환자 또는 사망자를 직접 진찰하거나 검안한 의사 · 치과의사 또는 한의사가 부득이한 사유로 진단서 · 검안서 또는 증명서를 내줄 수 없으면 같은 의료기관에 종사하는 다른 의사 · 치과의사 또는 한의사가 환자의 진료기록부 등에 따라 내줄 수 있다.
② 의료업에 종사하고 직접 조산한 의사 · 한의사 또는 조산사가 아니면 출생 · 사망 또는 사산 증명서를 내주지 못한다. 다만, 직접 조산한 의사 · 한의사 또는 조산사가 부득이한 사유로 증명서를 내줄 수 없으면 같은 의료기관에 종사하는 다른 의사 · 한의사 또는 조산사가

> 진료기록부 등에 따라 증명서를 내줄 수 있다.
> ③ 의사 · 치과의사 또는 한의사는 자신이 진찰하거나 검안한 자에 대한 진단서 · 검안서 또는 증명서 교부를 요구받은 때에는 정당한 사유 없이 거부하지 못한다.
> ④ 의사 · 한의사 또는 조산사는 자신이 조산(助産)한 것에 대한 출생 · 사망 또는 사산 증명서 교부를 요구받은 때에는 정당한 사유 없이 거부하지 못한다.
> ⑤ 제1항부터 제4항까지의 규정에 따른 진단서, 증명서의 서식 · 기재사항, 그 밖에 필요한 사항은 보건복지부령으로 정한다.

**벌칙 : 제89조** 1년 이하의 징역 또는 1천만원 이하의 벌금

☞ 제1항 · 제2항(제1항 단서 후단 및 제2항 단서 제외)

**벌칙 : 제90조** 500만원 이하의 벌금

☞ 제3항 · 제4항

**[규칙]제9조(진단서의 기재 사항)** ① 법 제17조제1항에 따라 의사·치과의사 또는 한의사가 발급하는 진단서에는 별지 제5호의2서식에 따라 다음 각 호의 사항을 적고 서명날인 하여야 한다.

1. 환자의 성명, 주민등록번호 및 주소
2. 병명 및 「통계법」 제22조제1항 전단에 따른 한국표준질병·사인 분류에 따른 질병분류기호(이하 "질병분류기호"라 한다)
3. 발병 연월일 및 진단 연월일
4. 치료 내용 및 향후 치료에 대한 소견
5. 입원·퇴원 연월일
6. 의료기관의 명칭·주소, 진찰한 의사·치과의사 또는 한의사(부득이한 사유로 다른 의사 등이 발급하는 경우에는 발급한 의사 등을 말한다)의 성명·면허자격·면허번호

② 질병의 원인이 상해(傷害)로 인한 것인 경우에는 별지 제5호의3서식에 따라 제1항 각 호의 사항 외에 다음 각 호의 사항을 적어야 한다.

1. 상해의 원인 또는 추정되는 상해의 원인
2. 상해의 부위 및 정도
3. 입원의 필요 여부
4. 외과적 수술 여부
5. 합병증의 발생 가능 여부
6. 통상 활동의 가능 여부
7. 식사의 가능 여부
8. 상해에 대한 소견
9. 치료기간

③ 제1항의 병명 기재는 「통계법」 제22조제1항 전단에 따라 고시된 한국표준질병 · 사인 분류에 따른다.

④ 진단서에는 연도별로 그 종류에 따라 일련번호를 붙이고 진단서를 발급한 경우에는 그 부본(副本)을 갖추어 두어야 한다.

**[규칙]제10조(사망진단서 등)** 법 제17조제1항에 따라 의사·치과의사 또는 한의사가 발급하는 사망진단서 또는 시체검안서는 별지 제6호서식에 따른다.

**[규칙]제11조(출생증명서, 사산 또는 사태증명서)** 법 제17조제2항에 따라 의사·한의사 또는 조산사가 발급하는 출생증명서는 별지 제7호서식에 따르고, 사산(死産) 또는 사태(死胎) 증명서는 별지 제8호서식에 따른다.

**제17조의2(처방전)** ① 의료업에 종사하고 직접 진찰한 의사, 치과의사 또는 한의사가 아니면 처방전[의사나 치과의사가 「전자서명법」에 따른 전자서명이 기재된 전자문서 형태로 작성한 처방전(이하 "전자처방전"이라 한다)을 포함한다. 이하 같다]을 작성하여 환자에게 교부하거나 발송(전자처방전에 한정한다. 이하 이 조에서 같다)하지 못하며, 의사, 치과의사 또는 한의사에게 직접 진찰을 받은 환자가 아니면 누구든지 그 의사, 치과의사 또는 한의사가 작성한 처방전을 수령하지 못한다.

② 제1항에도 불구하고 의사, 치과의사 또는 한의사는 다음 각 호의 어느 하나에 해당하는 경우로서 해당 환자 및 의약품에 대한 안전성을 인정하는 경우에는 환자의 직계존속 · 비속, 배우자 및 배우자의 직계존속, 형제자매 또는 「노인복지법」 제34조에 따른 노인의료복지시설에서 근무하는 사람 등 대통령령으로 정하는 사람(이하 이 조에서 "대리수령자"라 한다)에게 처방전을 교부하거나 발송할 수 있으며 대리수령자는 환자를 대리하여 그 처방전을 수령할 수 있다.

1. 환자의 의식이 없는 경우
2. 환자의 거동이 현저히 곤란하고 동일한 상병(傷病)에 대하여 장기간 동일한 처방이 이루어지는 경우

③ 처방전의 발급 방법 · 절차 등에 필요한 사항은 보건복지부령으로 정한다.

**벌칙 : 제89조** 1년 이하의 징역 또는 1천만원 이하의 벌금

☞ 제1항 · 제2항(처방전을 교부하거나 발송한 경우만을 말한다)

**벌칙 : 제90조** 500만원 이하의 벌금

☞ 제1항·제2항(처방전을 수령한 경우만을 말한다)

**[영]제10조의2(대리수령자의 범위)** 법 제17조의2제2항 각 호 외의 부분에서 "환자의 직계존속 · 비속, 배우자 및 배우자의 직계존속, 형제자매 또는 「노인복지법」 제34조에 따른 노인의료복지시설에서 근무하는 사람 등 대통령령으로 정하는 사람"이란 다음 각 호의 사람을 말한다.

1. 환자의 직계존속 · 비속 및 직계비속의 배우자
2. 환자의 배우자 및 배우자의 직계존속
3. 환자의 형제자매

4. 「노인복지법」 제34조에 따른 노인의료복지시설에서 근무하는 사람
4의2. 「장애인복지법」 제58조제1항제1호의 장애인 거주시설에서 근무하는 사람
5. 그 밖에 환자의 계속적인 진료를 위해 필요한 경우로서 보건복지부장관이 인정하는 사람

**[규칙]제11조의2(처방전의 대리수령 방법)** ① 법 제17조의2제2항에 따른 대리수령자(이하 "대리수령자"라 한다)가 처방전을 수령하려는 때에는 의사, 치과의사 또는 한의사에게 별지 제8호의2서식의 처방전 대리수령 신청서를 제출해야 한다. 이 경우 다음 각 호의 서류를 함께 제시해야 한다.

1. 대리수령자의 신분증(주민등록증, 여권, 운전면허증, 그 밖에 공공기관에서 발행한 본인임을 확인할 수 있는 신분증을 말한다. 이하 같다) 또는 그 사본
2. 환자와의 관계를 증명할 수 있는 다음 각 목의 구분에 따른 서류
   가. 영 제10조의2제1호부터 제3호까지의 규정에 해당하는 사람: 가족관계증명서, 주민등록표 등본 등 친족관계임을 확인할 수 있는 서류
   나. 영 제10조의2제4호에 해당하는 사람: 「노인복지법」 제34조에 따른 노인의료복지시설에서 발급한 재직증명서
   다. 영 제10조의2제4호의2에 해당하는 사람: 「장애인복지법」 제58조제1항제1호의 장애인 거주시설에서 발급한 재직증명서
3. 환자의 신분증 또는 그 사본. 다만, 「주민등록법」 제24조제1항에 따른 주민등록증이 발급되지 않은 만 17세 미만의 환자는 제외한다.

② 의사, 치과의사 또는 한의사는 제1항에 따라 제출받은 처방전 대리수령 신청서를 제출받은 날부터 1년간 보관해야 한다.

**제18조(처방전 작성과 교부)** ① 의사나 치과의사는 환자에게 의약품을 투여할 필요가 있다고 인정하면 「약사법」에 따라 자신이 직접 의약품을 조제할 수 있는 경우가 아니면 보건복지부령으로 정하는 바에 따라 처방전을 작성하여 환자에게 내주거나 발송(전자처방전만 해당된다)하여야 한다.

② 제1항에 따른 처방전의 서식, 기재사항, 보존, 그 밖에 필요한 사항은 보건복지부령으로 정한다.

③ 누구든지 정당한 사유 없이 전자처방전에 저장된 개인정보를 탐지하거나 누출·변조 또는 훼손하여서는 아니 된다.

④ 제1항에 따라 처방전을 발행한 의사 또는 치과의사(처방전을 발행한 한의사를 포함한다)는 처방전에 따라 의약품을 조제하는 약사 또는 한약사가 「약사법」 제26조제2항에 따라 문의한 때 즉시 이에 응하여야 한다. 다만, 다음 각 호의 어느 하나에 해당하는 사유로 약사 또는 한약사의 문의에 응할 수 없는 경우 사유가 종료된 때 즉시 이에 응하여야 한다.

1. 「응급의료에 관한 법률」 제2조제1호에 따른 응급환자를 진료 중인 경우
2. 환자를 수술 또는 처치 중인 경우
3. 그 밖에 약사의 문의에 응할 수 없는 정당한 사유가 있는 경우

⑤ 의사, 치과의사 또는 한의사가 「약사법」에 따라 자신이 직접 의약품을 조제하여 환자에게 그

> 의약품을 내어주는 경우에는 그 약제의 용기 또는 포장에 환자의 이름, 용법 및 용량, 그 밖에 보건복지부령으로 정하는 사항을 적어야 한다. 다만, 급박한 응급의료상황 등 환자의 진료 상황이나 의약품의 성질상 그 약제의 용기 또는 포장에 적는 것이 어려운 경우로서 보건복지부령으로 정하는 경우에는 그러하지 아니하다.

**벌칙 : 제87조의2** 5년 이하의 징역 또는 5천만원 이하의 벌금
☞ 제3항

**벌칙 : 제90조** 500만원 이하의 벌금
☞ 제4항

**[규칙]제12조(처방전의 기재 사항 등)** ① 법 제18조에 따라 의사나 치과의사는 환자에게 처방전을 발급하는 경우에는 별지 제9호서식의 처방전에 다음 각 호의 사항을 적은 후 서명(「전자서명법」에 따른 전자서명을 포함한다)하거나 도장을 찍어야 한다. 다만, 제3호의 사항은 환자가 요구한 경우에는 적지 않는다.
1. 환자의 성명 및 주민등록번호
2. 의료기관의 명칭, 전화번호 및 팩스번호
3. 질병분류기호
4. 의료인의 성명·면허종류 및 번호
5. 처방 의약품의 명칭(일반명칭, 제품명이나 「약사법」 제51조에 따른 대한민국약전에서 정한 명칭을 말한다)·분량·용법 및 용량
6. 처방전 발급 연월일 및 사용기간
7. 의약품 조제시 참고 사항
8. 「국민건강보험법 시행령」 별표 2에 따라 건강보험 가입자 또는 피부양자가 요양급여 비용의 일부를 부담하는 행위·약제 및 치료재료에 대하여 보건복지부장관이 정하여 고시하는 본인부담 구분기호
9. 「의료급여법 시행령」 별표 1 및 「의료급여법 시행규칙」 별표 1의2에 따라 수급자가 의료급여 비용의 전부 또는 일부를 부담하는 행위·약제 및 치료재료에 대하여 보건복지부장관이 정하여 고시하는 본인부담 구분기호

② 의사나 치과의사는 환자에게 처방전 2부를 발급하여야 한다. 다만, 환자가 그 처방전을 추가로 발급하여 줄 것을 요구하는 경우에는 환자가 원하는 약국으로 팩스·컴퓨터통신 등을 이용하여 송부할 수 있다.

③ 의사나 치과의사는 환자를 치료하기 위하여 필요하다고 인정되면 다음 내원일(內院日)에 사용할 의약품에 대하여 미리 처방전을 발급할 수 있다.

④ 제1항부터 제3항까지의 규정은 「약사법」 제23조제4항에 따라 의사나 치과의사 자신이 직접 조제할 수 있음에도 불구하고 처방전을 발행하여 환자에게 발급하려는 경우에 준용한다.

**[규칙]제13조(약제용기 등의 기재사항)** ① 법 제18조제5항 본문에서 "보건복지부령으로 정하는 사항"이란 다음 각 호의 사항을 말한다.

1. 약제의 내용·외용의 구분에 관한 사항
2. 조제자의 면허 종류 및 성명
3. 조제 연월일
4. 조제자가 근무하는 의료기관의 명칭·소재지

② 법 제18조제5항 단서에서 "보건복지부령으로 정하는 경우"란 다음 각 호의 경우를 말한다.

1. 급박한 응급의료상황으로서 환자에 대한 신속한 약제 사용이 필요한 경우
2. 주사제의 주사 등 해당 약제의 성질상 환자에 대한 즉각적 사용이 이루어지는 경우

**[판 례] 대법원 2013.4.11, 선고, 2011도14690, 판결**

□ **판시사항**

의사 등이 처방전에 환자로 기재한 사람이 아닌 제3자를 진찰하고도 환자의 성명 및 주민등록번호를 허위로 기재하여 처방전을 작성·교부한 행위가 의료법 제17조 제1항에 위배되는지 여부(적극)

□ **판결요지**

의사나 치과의사(이하'의사 등'이라고 한다)와 약사 사이의 분업 내지 협업을 통한 환자의 치료행위는 의사 등에 의하여 진료를 받은 환자와 약사에 의한 의약품 조제와 복약지도의 상대방이 되는 환자의 동일성을 필수적 전제로 하며, 그 동일성은 의사 등이 최초로 작성한 처방전의 기재를 통하여 담보될 수밖에 없으므로, 의사 등이 의료법 제18조에 따라 작성하는 처방전의 기재사항 중 의료법 시행규칙 제12조 제1항 제1호에서 정한 '환자의 성명 및 주민등록번호'는 치료행위의 대상을 특정하는 요소로서 중요한 의미를 가진다고 보아야 한다. 따라서 의사 등이 의료법 제17조 제1항에 따라 직접 진찰하여야 할 상대방은 처방전에 환자로 기재된 사람을 가리키고, 만일 의사 등이 처방전에 환자로 기재한 사람이 아닌 제3자를 진찰하고도 환자의 성명 및 주민등록번호를 허위로 기재하여 처방전을 작성·교부하였다면, 그러한 행위는 의료법 제17조 제1항에 위배된다고 보아야 한다.

**제18조의2(의약품정보의 확인)** ① 의사 및 치과의사는 제18조에 따른 처방전을 작성하거나 「약사법」 제23조제4항에 따라 의약품을 자신이 직접 조제하는 경우에는 다음 각 호의 정보(이하 "의약품정보"라 한다)를 미리 확인하여야 한다.

1. 환자에게 처방 또는 투여되고 있는 의약품과 동일한 성분의 의약품인지 여부
2. 식품의약품안전처장이 병용금기, 특정연령대 금기 또는 임부금기 등으로 고시한 성분이 포함되는지 여부
3. 그 밖에 보건복지부령으로 정하는 정보

② 제1항에도 불구하고 의사 및 치과의사는 급박한 응급의료상황 등 의약품정보를 확인할 수 없는 정당한 사유가 있을 때에는 이를 확인하지 아니할 수 있다.

③ 제1항에 따른 의약품정보의 확인방법·절차, 제2항에 따른 의약품정보를 확인할 수 없는 정당한 사유 등은 보건복지부령으로 정한다.

**[규칙]제13조의2(의약품정보의 확인)** ① 법 제18조의2제1항제3호에서 "보건복지부령으로 정하는 정보"란 다음 각 호의 어느 하나에 해당하는 정보를 말한다.

1. 「약사법」 제39조 및 제71조에 따른 회수 또는 폐기 등의 대상이 되는 의약품인지 여부
2. 「의약품 등의 안전에 관한 규칙」 별표 제4의3 제14호에 따라 안전성 속보 또는 안전성 서한을 전파한 의약품인지 여부

3. 그 밖에 제1호 및 제2호에 준하는 의약품으로서 보건복지부장관 또는 식품의약품안전처장이 의약품의 안전한 사용을 위하여 그 확인이 필요하다고 공고한 의약품인지 여부

② 의사 및 치과의사는 법 제18조의2제1항에 따라 같은 항 각 호의 정보(이하 이 조에서 "의약품정보"라 한다)를 미리 확인하려는 경우에는 보건복지부장관이 정하는 바에 따라 「약사법」 제23조의3제1항에 따른 의약품안전사용정보시스템(이하 "정보시스템"이라 한다)을 통하여 확인할 수 있다. 다만, 정보시스템의 물리적 결함이나 손상, 그 밖의 불가피한 사유로 해당 정보시스템을 사용할 수 없는 경우에는 보건복지부장관이 정하는 방법으로 확인할 수 있다.

③ 의사 및 치과의사는 법 제18조의2제2항에 따라 다음 각 호의 어느 하나에 해당하는 경우에는 의약품정보를 확인하지 아니할 수 있다.

1. 급박한 응급의료상황인 경우
2. 긴급한 재해구호상황인 경우
3. 그 밖에 제1호 및 제2호에 준하는 경우로서 보건복지부장관이 정하여 고시하는 경우

**제19조(정보 누설 금지)** ① 의료인이나 의료기관 종사자는 이 법이나 다른 법령에 특별히 규정된 경우 외에는 의료·조산 또는 간호업무나 제17조에 따른 진단서·검안서·증명서 작성·교부 업무, 제18조에 따른 처방전 작성·교부 업무, 제21조에 따른 진료기록 열람· 사본 교부 업무, 제22조제2항에 따른 진료기록부등 보존 업무 및 제23조에 따른 전자의무기록 작성·보관·관리 업무를 하면서 알게 된 다른 사람의 정보를 누설하거나 발표하지 못한다.

② 제58조제2항에 따라 의료기관 인증에 관한 업무에 종사하는 자 또는 종사하였던 자는 그 업무를 하면서 알게 된 정보를 다른 사람에게 누설하거나 부당한 목적으로 사용하여서는 아니 된다.

**벌칙 : 제88조** 3년 이하의 징역이나 3천만원 이하의 벌금

☞ 친고죄

**참고**

- **친고죄**(親告罪) : 피해자 기타 법률이 정한 고소권자의 고소 또는 고발이 없으면 기소(起訴)되지 않는 범죄, 기소하는 것이 오히려 불명예 등 본인의 불이익이 되는 경우와 피해가 경미하여 피해자의 의사를 무시하면서까지 기소할 필요가 없는 경우가 있다.

**제20조(태아 성 감별 행위 등 금지)** ① 의료인은 태아 성 감별을 목적으로 임부를 진찰하거나 검사하여서는 아니 되며, 같은 목적을 위한 다른 사람의 행위를 도와서도 아니 된다.

② 의료인은 임신 32주 이전에 태아나 임부를 진찰하거나 검사하면서 알게 된 태아의 성(性)을 임부, 임부의 가족, 그 밖의 다른 사람이 알게 하여서는 아니 된다.

**벌칙 : 제88조의2** 2년 이하의 징역 또는 2천만원 이하의 벌금

☞ **제66조**에 의한 면허 자격정지 사유

**[판 례] 헌법재판소 2008.7.31, 2004헌마1010, 2005헌바90(병합)**

【판시사항】

① 구 의료법 제19조의2 제2항이 태아의 성별에 대하여 이를 고지하는 것을 금지하는 것이 의료인의 직업수행의 자유와 태아 부모의 태아성별에 대한 접근을 방해받지 않을 권리를 침해하는 것인지 여부(적극)

② 의료법 제20조 제2항에 대한 심판대상 확장과 헌법불합치결정의 필요성

【판결요지】

① 이 사건 규정의 태아 성별 고지 금지는 낙태, 특히 성별을 이유로 한 낙태를 방지함으로써 성비의 불균형을 해소하고 태아의 생명권을 보호하기 위해 입법된 것이다. 그런데 임신 기간이 통상 40주라고 할 때, 낙태가 비교적 자유롭게 행해질 수 있는 시기가 있는 반면에, 낙태를 할 경우 태아는 물론, 산모의 생명이나 건강에 중대한 위험을 초래하여 낙태가 거의 불가능하게 되는 시기도 있는데, 성별을 이유로 하는 낙태가 임신 기간의 전 기간에 걸쳐 이루어질 것이라는 전제 하에, 이 사건 규정이 낙태가 사실상 불가능하게 되는 임신 후반기에 이르러서도 태아에 대한 성별 정보를 태아의 부모에게 알려 주지 못하게 하는 것은 최소침해성 원칙을 위반하는 것이고, 이와 같이 임신후반기 공익에 대한 보호의 필요성이 거의 제기되지 않는 낙태 불가능 시기 이후에도 의사가 자유롭게 직업수행을 하는 자유를 제한하고, 임부나 그 가족의 태아 성별 정보에 대한 접근을 방해하는 것은 기본권 제한의 법익 균형성 요건도 갖추지 못한 것이다. 따라서 이 사건 규정은 헌법에 위반된다 할 것이다.

② 한편, 국회는 2007. 4. 11. 법률 제8366호로 이 사건 의료법을 전부 개정하여 위 19조의2 제2항을 제20조 제2항에서 규정하고 있으나 내용에는 변함이 없으므로 이 규정 역시 의료인의 직업수행의 자유와 태아 부모의 태아성별 정보에 대한 접근을 방해받지 않을 권리를 침해하므로 헌법에 위반된다.

그런데 위와 같은 이 사건 심판대상 규정들에 대해 단순위헌결정을 할 경우 태아의 성별 고지 금지에 대한 근거 규정이 사라져 법적 공백상태가 발생하게 될 것이므로 헌법불합치결정을 하기로 한다. 따라서 의료법 제20조 제2항은 입법자가 2009. 12. 31.을 기한으로 새 입법을 마련할 때까지 잠정 적용하기로 하며, 구 의료법 제19조의2 제2항은 이미 개정되어 효력을 상실하고 있지만, 2005헌바90 당해사건과 관련하여서는 여전히 그 효력을 유지하고 있다고 할 것이므로 당해사건과 관련하여 그 적용을 중지하고, 국회가 의료법 규정을 개정하면 그 개정법률을 적용해야 한다.

**제21조(기록 열람 등)** ① 환자는 의료인, 의료기관의 장 및 의료기관 종사자에게 본인에 관한 기록(추가기재·수정된 경우 추가기재·수정된 기록 및 추가기재·수정 전의 원본을 모두 포함한다. 이하 같다)의 전부 또는 일부에 대하여 열람 또는 그 사본의 발급 등 내용의 확인을 요청할 수 있다. 이 경우 의료인, 의료기관의 장 및 의료기관 종사자는 정당한 사유가 없으면 이를 거부하여서는 아니 된다.

② 의료인, 의료기관의 장 및 의료기관 종사자는 환자가 아닌 다른 사람에게 환자에 관한 기록을 열람하게 하거나 그 사본을 내주는 등 내용을 확인할 수 있게 하여서는 아니 된다.

③ 제2항에도 불구하고 의료인, 의료기관의 장 및 의료기관 종사자는 다음 각 호의 어느 하나에 해당하면 그 기록을 열람하게 하거나 그 사본을 교부하는 등 그 내용을 확인할 수 있게 하여야 한다. 다만, 의사·치과의사 또는 한의사가 환자의 진료를 위하여 불가피하다고 인정한 경우에는 그러하지 아니하다.

1. 환자의 배우자, 직계 존속·비속, 형제·자매(환자의 배우자 및 직계 존속·비속, 배우자의 직계존속이 모두 없는 경우에 한정한다) 또는 배우자의 직계 존속이 환자 본인의 동의서와 친족관계임을 나타내는 증명서 등을 첨부하는 등 보건복지부령으로 정하는 요건을 갖추어 요청한 경우

2. 환자가 지정하는 대리인이 환자 본인의 동의서와 대리권이 있음을 증명하는 서류를 첨부하는 등 보건복지부령으로 정하는 요건을 갖추어 요청한 경우
3. 환자가 사망하거나 의식이 없는 등 환자의 동의를 받을 수 없어 환자의 배우자, 직계 존속·비속, 형제·자매(환자의 배우자 및 직계 존속·비속, 배우자의 직계존속이 모두 없는 경우에 한정한다) 또는 배우자의 직계 존속이 친족관계임을 나타내는 증명서 등을 첨부하는 등 보건복지부령으로 정하는 요건을 갖추어 요청한 경우
4. 「국민건강보험법」 제14조, 제47조, 제48조 및 제63조에 따라 급여비용 심사·지급·대상여부 확인·사후관리 및 요양급여의 적정성 평가·가감지급 등을 위하여 국민건강보험공단 또는 건강보험심사평가원에 제공하는 경우
5. 「의료급여법」 제5조, 제11조, 제11조의3 및 제33조에 따라 의료급여 수급권자 확인, 급여비용의 심사·지급, 사후관리 등 의료급여 업무를 위하여 보장기관(시·군·구), 국민건강보험공단, 건강보험심사평가원에 제공하는 경우
6. 「형사소송법」 제106조, 제215조 또는 제218조에 따른 경우

6의2. 「군사법원법」 제146조, 제254조 또는 제257조에 따른 경우

7. 「민사소송법」 제347조에 따라 문서제출을 명한 경우
8. 「산업재해보상보험법」 제118조에 따라 근로복지공단이 보험급여를 받는 근로자를 진료한 산재보험 의료기관(의사를 포함한다)에 대하여 그 근로자의 진료에 관한 보고 또는 서류 등 제출을 요구하거나 조사하는 경우
9. 「자동차손해배상 보장법」 제12조제2항 및 제14조에 따라 의료기관으로부터 자동차보험 진료수가를 청구받은 보험회사등이 그 의료기관에 대하여 관계 진료기록의 열람을 청구한 경우
10. 「병역법」 제11조의2에 따라 지방병무청장이 병역판정검사와 관련하여 질병 또는 심신장애의 확인을 위하여 필요하다고 인정하여 의료기관의 장에게 병역판정검사대상자의 진료기록·치료 관련 기록의 제출을 요구한 경우
11. 「학교안전사고 예방 및 보상에 관한 법률」 제42조에 따라 공제회가 공제급여의 지급 여부를 결정하기 위하여 필요하다고 인정하여 「국민건강보험법」 제42조에 따른 요양기관에 대하여 관계 진료기록의 열람 또는 필요한 자료의 제출을 요청하는 경우
12. 「고엽제후유의증 등 환자지원 및 단체설립에 관한 법률」 제7조제3항에 따라 의료기관의 장이 진료기록 및 임상소견서를 보훈병원장에게 보내는 경우
13. 「의료사고 피해구제 및 의료분쟁 조정 등에 관한 법률」 제28조제1항 또는 제3항에 따른 경우
14. 「국민연금법」 제123조에 따라 국민연금공단이 부양가족연금, 장애연금 및 유족연금 급여의 지급심사와 관련하여 가입자 또는 가입자였던 사람을 진료한 의료기관에 해당 진료에 관한 사항의 열람 또는 사본 교부를 요청하는 경우

14의2. 다음 각 목의 어느 하나에 따라 공무원 또는 공무원이었던 사람을 진료한 의료기관에 해당 진료에 관한 사항의 열람 또는 사본 교부를 요청하는 경우

가. 「공무원연금법」 제92조에 따라 인사혁신처장이 퇴직유족급여 및 비공무상장해급여와 관련하여 요청하는 경우

나. 「공무원연금법」 제93조에 따라 공무원연금공단이 퇴직유족급여 및 비공무상장해급여와 관련하여 요청하는 경우

다. 「공무원 재해보상법」 제57조 및 제58조에 따라 인사혁신처장(같은 법 제61조에 따라 업무를 위탁받은 자를 포함한다)이 요양급여, 재활급여, 장해급여, 간병급여 및 재해유족급여와 관련하여 요청하는 경우

14의3. 「사립학교교직원 연금법」 제19조제4항제4호의2에 따라 사립학교교직원연금공단이 요양급여, 장해급여 및 재해유족급여의 지급심사와 관련하여 교직원 또는 교직원이었던 자를 진료한 의료기관에 해당 진료에 관한 사항의 열람 또는 사본 교부를 요청하는 경우

15. 「장애인복지법」 제32조제7항에 따라 대통령령으로 정하는 공공기관의 장이 장애 정도에 관한 심사와 관련하여 장애인 등록을 신청한 사람 및 장애인으로 등록한 사람을 진료한 의료기관에 해당 진료에 관한 사항의 열람 또는 사본 교부를 요청하는 경우

16. 「감염병의 예방 및 관리에 관한 법률」 제18조의4 및 제29조에 따라 질병관리청장, 시·도지사 또는 시장·군수·구청장이 감염병의 역학조사 및 예방접종에 관한 역학조사를 위하여 필요하다고 인정하여 의료기관의 장에게 감염병환자등의 진료기록 및 예방접종을 받은 사람의 예방접종 후 이상반응에 관한 진료기록의 제출을 요청하는 경우

17. 「국가유공자 등 예우 및 지원에 관한 법률」 제74조의8제1항제7호에 따라 보훈심사위원회가 보훈심사와 관련하여 보훈심사대상자를 진료한 의료기관에 해당 진료에 관한 사항의 열람 또는 사본 교부를 요청하는 경우

18. 「한국보훈복지의료공단법」 제24조의2에 따라 한국보훈복지의료공단이 같은 법 제6조제1호에 따른 국가유공자등에 대한 진료기록등의 제공을 요청하는 경우

④ 진료기록을 보관하고 있는 의료기관이나 진료기록이 이관된 보건소에 근무하는 의사·치과의사 또는 한의사는 자신이 직접 진료하지 아니한 환자의 과거 진료 내용의 확인 요청을 받은 경우에는 진료기록을 근거로 하여 사실을 확인하여 줄 수 있다.

⑤ 제1항, 제3항 또는 제4항의 경우 의료인, 의료기관의 장 및 의료기관 종사자는 「전자서명법」에 따른 전자서명이 기재된 전자문서를 제공하는 방법으로 환자 또는 환자가 아닌 다른 사람에게 기록의 내용을 확인하게 할 수 있다.

**제21조(기록 열람 등)** ① 환자는 의료인, 의료기관의 장 및 의료기관 종사자에게 본인에 관한 기록(추가기재·수정된 경우 추가기재·수정된 기록 및 추가기재·수정 전의 원본을 모두 포함한다. 이하 같다)의 전부 또는 일부에 대하여 열람 또는 그 사본의 발급 등 내용의 확인을 요청할 수 있다. 이 경우 의료인, 의료기관의 장 및 의료기관 종사자는 정당한 사유가 없으면 이를 거부하여서는 아니 된다.

②의료인, 의료기관의 장 및 의료기관 종사자는 환자가 아닌 다른 사람에게 환자에 관한 기록을 열람하게 하거나 그 사본을 내주는 등 내용을 확인할 수 있게 하여서는 아니 된다.

③ 제2항에도 불구하고 의료인, 의료기관의 장 및 의료기관 종사자는 다음 각 호의 어느 하

나에 해당하면 그 기록을 열람하게 하거나 그 사본을 교부하는 등 그 내용을 확인할 수 있게 하여야 한다. 다만, 의사·치과의사 또는 한의사가 환자의 진료를 위하여 불가피하다고 인정한 경우에는 그러하지 아니하다.

1. 환자의 배우자, 직계 존속·비속, 형제·자매(환자의 배우자 및 직계 존속·비속, 배우자의 직계존속이 모두 없는 경우에 한정한다) 또는 배우자의 직계 존속이 환자 본인의 동의서와 친족관계임을 나타내는 증명서 등을 첨부하는 등 보건복지부령으로 정하는 요건을 갖추어 요청한 경우
2. 환자가 지정하는 대리인이 환자 본인의 동의서와 대리권이 있음을 증명하는 서류를 첨부하는 등 보건복지부령으로 정하는 요건을 갖추어 요청한 경우
3. 환자가 사망하거나 의식이 없는 등 환자의 동의를 받을 수 없어 환자의 배우자, 직계 존속·비속, 형제·자매(환자의 배우자 및 직계 존속·비속, 배우자의 직계존속이 모두 없는 경우에 한정한다) 또는 배우자의 직계 존속이 친족관계임을 나타내는 증명서 등을 첨부하는 등 보건복지부령으로 정하는 요건을 갖추어 요청한 경우
4. 「국민건강보험법」 제14조, 제47조, 제48조 및 제63조에 따라 급여비용 심사·지급·대상여부 확인·사후관리 및 요양급여의 적정성 평가·가감지급 등을 위하여 국민건강보험공단 또는 건강보험심사평가원에 제공하는 경우
5. 「의료급여법」 제5조, 제11조, 제11조의3 및 제33조에 따라 의료급여 수급권자 확인, 급여비용의 심사·지급, 사후관리 등 의료급여 업무를 위하여 보장기관(시·군·구), 국민건강보험공단, 건강보험심사평가원에 제공하는 경우
6. 「형사소송법」 제106조, 제215조 또는 제218조에 따른 경우

6의2. 「군사법원법」 제146조, 제254조 또는 제257조에 따른 경우

7. 「민사소송법」 제347조에 따라 문서제출을 명한 경우
8. 「산업재해보상보험법」 제118조에 따라 근로복지공단이 보험급여를 받는 근로자를 진료한 산재보험 의료기관(의사를 포함한다)에 대하여 그 근로자의 진료에 관한 보고 또는 서류 등 제출을 요구하거나 조사하는 경우
9. 「자동차손해배상 보장법」 제12조제2항 및 제14조에 따라 의료기관으로부터 자동차보험진료수가를 청구받은 보험회사등이 그 의료기관에 대하여 관계 진료기록의 열람을 청구한 경우
10. 「병역법」 제11조의2에 따라 지방병무청장이 병역판정검사와 관련하여 질병 또는 심신장애의 확인을 위하여 필요하다고 인정하여 의료기관의 장에게 병역판정검사대상자의 진료기록·치료 관련 기록의 제출을 요구한 경우
11. 「학교안전사고 예방 및 보상에 관한 법률」 제42조에 따라 공제회가 공제급여의 지급여부를 결정하기 위하여 필요하다고 인정하여 「국민건강보험법」 제42조에 따른 요양기관에 대하여 관계 진료기록의 열람 또는 필요한 자료의 제출을 요청하는 경우
12. 「고엽제후유의증 등 환자지원 및 단체설립에 관한 법률」 제7조제3항에 따라 의료기관의 장이 진료기록 및 임상소견서를 보훈병원장에게 보내는 경우
13. 「의료사고 피해구제 및 의료분쟁 조정 등에 관한 법률」 제28조제1항 또는 제3항에 따

른 경우

14. 「국민연금법」 제123조에 따라 국민연금공단이 부양가족연금, 장애연금 및 유족연금 급여의 지급심사와 관련하여 가입자 또는 가입자였던 사람을 진료한 의료기관에 해당 진료에 관한 사항의 열람 또는 사본 교부를 요청하는 경우

14의2. 다음 각 목의 어느 하나에 따라 공무원 또는 공무원이었던 사람을 진료한 의료기관에 해당 진료에 관한 사항의 열람 또는 사본 교부를 요청하는 경우

가. 「공무원연금법」 제92조에 따라 인사혁신처장이 퇴직유족급여 및 비공무상장해급여와 관련하여 요청하는 경우

나. 「공무원연금법」 제93조에 따라 공무원연금공단이 퇴직유족급여 및 비공무상장해급여와 관련하여 요청하는 경우

다. 「공무원 재해보상법」 제57조 및 제58조에 따라 인사혁신처장(같은 법 제61조에 따라 업무를 위탁받은 자를 포함한다)이 요양급여, 재활급여, 장해급여, 간병급여 및 재해유족급여와 관련하여 요청하는 경우

14의3. 「사립학교교직원 연금법」 제19조제4항제4호의2에 따라 사립학교교직원연금공단이 요양급여, 장해급여 및 재해유족급여의 지급심사와 관련하여 교직원 또는 교직원이었던 자를 진료한 의료기관에 해당 진료에 관한 사항의 열람 또는 사본 교부를 요청하는 경우

14의4. 다음 각 목의 어느 하나에 따라 군인 또는 군인이었던 사람을 진료한 의료기관에 해당 진료에 관한 사항의 열람 또는 사본 교부를 요청하는 경우

가. 「군인연금법」 제54조제2항에 따라 국방부장관이 퇴직유족급여와 관련하여 요청하는 경우

나. 「군인 재해보상법」 제52조제2항에 따라 국방부장관(같은 법 제54조에 따라 권한을 위임받거나 업무를 위탁받은 자를 포함한다)이 공무상요양비, 장해급여 및 재해유족급여와 관련하여 요청하는 경우

15. 「장애인복지법」 제32조제7항에 따라 대통령령으로 정하는 공공기관의 장이 장애 정도에 관한 심사와 관련하여 장애인 등록을 신청한 사람 및 장애인으로 등록한 사람을 진료한 의료기관에 해당 진료에 관한 사항의 열람 또는 사본 교부를 요청하는 경우

16. 「감염병의 예방 및 관리에 관한 법률」 제18조의4 및 제29조에 따라 질병관리청장, 시·도지사 또는 시장·군수·구청장이 감염병의 역학조사 및 예방접종에 관한 역학조사를 위하여 필요하다고 인정하여 의료기관의 장에게 감염병환자등의 진료기록 및 예방접종을 받은 사람의 예방접종 후 이상반응에 관한 진료기록의 제출을 요청하는 경우

17. 「국가유공자 등 예우 및 지원에 관한 법률」 제74조의8제1항제7호에 따라 보훈심사위원회가 보훈심사와 관련하여 보훈심사대상자를 진료한 의료기관에 해당 진료에 관한 사항의 열람 또는 사본 교부를 요청하는 경우

18. 「한국보훈복지의료공단법」 제24조의2에 따라 한국보훈복지의료공단이 같은 법 제6조제1호에 따른 국가유공자등에 대한 진료기록등의 제공을 요청하는 경우

19. 「군인사법」 제54조의6에 따라 중앙전공사상심사위원회 또는 보통전공사상심사위원회가 전공사상 심사와 관련하여 전사자등을 진료한 의료기관에 대하여 해당 진료에 관한 사항

의 열람 또는 사본 교부를 요청하는 경우
④ 진료기록을 보관하고 있는 의료기관이나 진료기록이 이관된 보건소에 근무하는 의사 · 치과의사 또는 한의사는 자신이 직접 진료하지 아니한 환자의 과거 진료 내용의 확인 요청을 받은 경우에는 진료기록을 근거로 하여 사실을 확인하여 줄 수 있다. 〈신설 2009. 1. 30.〉
⑤ 제1항, 제3항 또는 제4항의 경우 의료인, 의료기관의 장 및 의료기관 종사자는 「전자서명법」에 따른 전자서명이 기재된 전자문서를 제공하는 방법으로 환자 또는 환자가 아닌 다른 사람에게 기록의 내용을 확인하게 할 수 있다. 〈신설 2020. 3. 4.〉
**[시행일: 2024. 5. 1.] 제21조**

**벌칙 : 제88조** 3년 이하의 징역 또는 3천만원 이하의 벌금
☞ 제2항, 친고죄

**벌칙 : 제90조** 500만원 이하의 벌금
☞ 제1항 후단

**[영]제10조의3(본인진료기록열람지원시스템의 구축 · 운영 등)** ① 보건복지부장관은 법 제21조제1항에 따라 환자가 본인에 관한 기록의 전부 또는 일부에 대하여 열람 또는 그 사본의 발급 등 내용의 확인을 전자적 방법으로 요청하거나 제공받을 수 있는 시스템(이하 "본인진료기록열람지원시스템"이라 한다)을 구축 · 운영할 수 있다.
② 보건복지부장관은 기록의 열람 등을 위하여 필요한 경우 본인진료기록열람지원시스템을 다음 각 호의 시스템과 전자적으로 연계하여 활용할 수 있다.
1. 법 제21조의2제3항에 따른 진료기록전송지원시스템
2. 법 제40조의3제1항에 따른 진료기록보관시스템
3. 그 밖에 환자의 진료기록 열람 지원 등에 필요한 시스템으로서 보건복지부장관이 정하여 고시하는 시스템

③ 보건복지부장관은 본인진료기록열람지원시스템의 기록을 안전하게 보호하기 위하여 물리적 · 기술적 대책을 포함한 보호대책을 수립해야 한다.
④ 제1항부터 제3항까지에서 규정한 사항 외에 본인진료기록열람지원시스템의 구축 · 운영에 필요한 사항은 보건복지부장관이 정하여 고시한다.
[본조신설 2023. 2. 28.]
[종전 제10조의3은 제10조의4로 이동 〈2023. 2. 28.〉]

**[영]제10조의4(환자에 관한 기록 열람 등)** 법 제21조제3항제15호에서 "대통령령으로 정하는 공공기관"이란 「국민연금법」 제24조에 따른 국민연금공단을 말한다.
[제10조의3에서 이동, 종전 제10조의4는 제10조의5로 이동 〈2023. 2. 28.〉]

**[규칙]제13조의3(기록 열람 등의 요건)** ① 법 제21조제3항제1호에 따라 환자의 배우자, 직계 존속 · 비속, 형제 · 자매(환자의 배우자 및 직계 존속 · 비속, 배우자의 직계존속이 모두 없는

경우에 한정한다. 이하 같다) 또는 배우자의 직계 존속(이하 이 조에서 “친족”이라 한다)이 환자에 관한 기록의 열람이나 그 사본의 발급을 요청할 경우에는 다음 각 호의 서류(전자문서를 포함한다. 이하 이 조에서 같다)를 갖추어 의료인, 의료기관의 장 및 의료기관 종사자에게 제출해야 한다.

1. 기록 열람이나 사본 발급을 요청하는 자의 신분증 사본
2. 가족관계증명서, 주민등록표 등본 등 친족관계임을 확인할 수 있는 서류. 다만, 환자의 형제·자매가 요청하는 경우에는 환자의 배우자 및 직계존속·비속, 배우자의 직계 존속이 모두 없음을 증명하는 자료를 함께 제출하여야 한다.
3. 환자가 자필서명한 별지 제9호의2서식의 동의서. 다만, 환자가 만 14세 미만의 미성년자인 경우에는 제외한다.
4. 삭제 〈2021.6.30.〉

② 법 제21조제3항제2호에 따라 환자가 지정하는 대리인이 환자에 관한 기록의 열람이나 그 사본의 발급을 요청할 경우에는 다음 각 호의 서류를 갖추어 의료인, 의료기관의 장 및 의료기관 종사자에게 제출하여야 한다.

1. 기록열람이나 사본발급을 요청하는 자의 신분증 사본
2. 환자가 자필 서명한 별지 제9호의2서식의 동의서 및 별지 제9호의3서식의 위임장. 이 경우 환자가 만 14세 미만의 미성년자인 경우에는 환자의 법정대리인이 작성하여야 하며, 가족관계증명서 등 법정대리인임을 확인할 수 있는 서류를 첨부하여야 한다.
3. 환자의 신분증 사본. 다만, 「주민등록법」 제24조제1항에 따른 주민등록증이 발급되지 않은 만 17세 미만의 환자는 제외한다.

③ 법 제21조제3항제3호에 따라 환자의 동의를 받을 수 없는 상황에서 환자의 친족이 환자에 관한 기록의 열람이나 그 사본 발급을 요청할 경우에는 별표 2의2에서 정하는 바에 따라 서류를 갖추어 의료인, 의료기관의 장 및 의료기관 종사자에게 제출하여야 한다.

④ 의료인, 의료기관의 장 및 의료기관 종사자는 환자가 본인에 관한 기록의 열람이나 그 사본의 발급을 요청하는 경우 요청인이 환자 본인임을 확인해야 한다.

⑤ 제1항 및 제3항에 따라 친족이 환자에 관한 기록의 열람이나 그 사본의 발급을 요청하는 경우 그 요청자는 신분증 사본의 제출을 갈음하여 다음 각 호의 어느 하나에 해당하는 방법으로 본인확인 절차를 거칠 수 있다.

1. 휴대전화를 통한 본인인증 등 「정보통신망 이용촉진 및 정보보호 등에 관한 법률」 제23조의3에 따른 본인확인기관에서 제공하는 본인확인의 방법
2. 「전자서명법」 제2조제3호에 따른 공인전자서명 또는 같은 법 제2조제8호에 따른 공인인증서를 통한 본인확인의 방법
3. 「정보통신망 이용촉진 및 정보보호 등에 관한 법률 시행령」 제9조의2제1항제1호에 따른 바이오정보를 통한 본인확인의 방법

**제21조의2(진료기록의 송부 등)** ① 의료인 또는 의료기관의 장은 다른 의료인 또는 의료기관의 장으로부터 제22조 또는 제23조에 따른 진료기록의 내용 확인이나 진료기록의 사본 및

환자의 진료경과에 대한 소견 등을 송부 또는 전송할 것을 요청받은 경우 해당 환자나 환자 보호자의 동의를 받아 그 요청에 응하여야 한다. 다만, 해당 환자의 의식이 없거나 응급환자인 경우 또는 환자의 보호자가 없어 동의를 받을 수 없는 경우에는 환자나 환자 보호자의 동의 없이 송부 또는 전송할 수 있다.

② 의료인 또는 의료기관의 장이 응급환자를 다른 의료기관에 이송하는 경우에는 지체 없이 내원 당시 작성된 진료기록의 사본 등을 이송하여야 한다.

③ 보건복지부장관은 제1항 및 제2항에 따른 진료기록의 사본 및 진료경과에 대한 소견 등의 전송 업무를 지원하기 위하여 전자정보시스템(이하 이 조에서 "진료기록전송지원시스템"이라 한다)을 구축·운영할 수 있다.

④ 보건복지부장관은 진료기록전송지원시스템의 구축·운영을 대통령령으로 정하는 바에 따라 관계 전문기관에 위탁할 수 있다. 이 경우 보건복지부장관은 그 소요 비용의 전부 또는 일부를 지원할 수 있다.

⑤ 제4항에 따라 업무를 위탁받은 전문기관은 다음 각 호의 사항을 준수하여야 한다.

1. 진료기록전송지원시스템이 보유한 정보의 누출, 변조, 훼손 등을 방지하기 위하여 접근 권한자의 지정, 방화벽의 설치, 암호화 소프트웨어의 활용, 접속기록 보관 등 대통령령으로 정하는 바에 따라 안전성 확보에 필요한 기술적·관리적 조치를 할 것
2. 진료기록전송지원시스템 운영 업무를 다른 기관에 재위탁하지 아니할 것
3. 진료기록전송지원시스템이 보유한 정보를 제3자에게 임의로 제공하거나 유출하지 아니할 것

⑥ 보건복지부장관은 의료인 또는 의료기관의 장에게 보건복지부령으로 정하는 바에 따라 제1항 본문에 따른 환자나 환자 보호자의 동의에 관한 자료 등 진료기록전송지원시스템의 구축·운영에 필요한 자료의 제출을 요구하고 제출받은 목적의 범위에서 보유·이용할 수 있다. 이 경우 자료 제출을 요구받은 자는 정당한 사유가 없으면 이에 따라야 한다.

⑦ 그 밖에 진료기록전송지원시스템의 구축·운영 등에 필요한 사항은 보건복지부령으로 정한다.

⑧ 누구든지 정당한 사유 없이 진료기록전송지원시스템에 저장된 정보를 누출·변조 또는 훼손하여서는 아니 된다.

⑨ 진료기록전송지원시스템의 구축·운영에 관하여 이 법에서 규정된 것을 제외하고는 「개인정보 보호법」에 따른다.

**벌칙 : 제87조의2** 5년 이하의 징역 또는 5천만원 이하의 벌금

☞ 제5항, 제8항

**벌칙 : 제90조** 500만원 이하의 벌금

☞ 제1항·제2항

**과태료 : 제92조** 200만원 이하의 과태료

☞ 제6항 후단

**[영]제10조의5(진료기록전송지원시스템 구축 · 운영 업무의 위탁)** ① 보건복지부장관은 법 제21조의2제4항 전단에 따라 같은 조 제3항에 따른 진료기록전송지원시스템(이하 "진료기록전송지원시스템"이라 한다)의 구축·운영에 관한 업무를 다음 각 호의 전문기관에 위탁할 수 있다.

1. 「공공기관의 운영에 관한 법률」 제4조에 따른 공공기관 중 그 설립목적이 보건의료 또는 사회보장과 관련되는 공공기관
2. 위탁 업무 수행에 필요한 조직·인력 및 전문성 등을 고려하여 보건복지부장관이 정하여 고시하는 전문기관

② 보건복지부장관은 법 제21조의2제4항 전단에 따라 진료기록전송지원시스템의 구축·운영업무를 위탁하려는 경우에는 그 위탁 기준·절차 및 방법 등에 관한 사항을 미리 공고하여야 한다.

③ 보건복지부장관은 법 제21조의2제4항 전단에 따라 진료기록전송지원시스템의 구축·운영 업무를 위탁한 경우에는 그 위탁 내용 및 수탁자 등에 관한 사항을 관보에 고시하고, 보건복지부의 인터넷 홈페이지에 게재하여야 한다.

④ 법 제21조의2제4항 전단에 따라 진료기록전송지원시스템의 구축·운영 업무를 위탁받은 전문기관은 사업운영계획, 사업집행현황, 자금운용계획 및 자금집행내역 등에 관한 사항을 보건복지부장관에게 보고하여야 한다.

⑤ 제2항부터 제4항까지의 규정에 따른 위탁 기준 등의 공고, 위탁 내용 등의 고시 또는 위탁 업무의 보고 등에 필요한 세부 사항은 보건복지부장관이 정하여 고시한다.

[제10조의4에서 이동, 종전 제10조의5는 제10조의6으로 이동 〈2023. 2. 28.〉]

**[영]제10조의6(진료기록전송지원시스템 보유 정보의 안전성 확보 조치)** ① 법 제21조의2제4항 전단에 따라 진료기록전송지원시스템의 구축·운영 업무를 위탁받은 전문기관은 법 제21조의2제5항제1호에 따라 진료기록전송지원시스템이 보유한 정보의 안전성 확보를 위하여 다음 각 호의 조치를 하여야 한다.

1. 진료기록전송지원시스템이 보유한 정보의 안전성 확보를 위한 관리계획의 수립·시행
2. 진료기록전송지원시스템이 보유한 정보에 대한 접근 통제 및 접근 권한의 제한
3. 진료기록전송지원시스템에의 불법 접근을 차단하기 위한 방화벽·침입차단시스템 및 침입탐지시스템의 설치·운영
4. 진료기록전송지원시스템이 보유한 정보를 안전하게 저장·전송할 수 있는 암호화 기술 등의 개발·관리
5. 진료기록전송지원시스템이 보유한 정보에 대한 보안프로그램의 설치·갱신
6. 진료기록전송지원시스템에 대한 접속기록의 보관·관리
7. 진료기록전송지원시스템이 보유한 정보에 대한 위·변조 방지 프로그램 등의 설치·갱신
8. 진료기록전송지원시스템과 연결되어 운영되는 다른 정보시스템에 대한 보안체계의 마련·실시
9. 그 밖에 제1호부터 제8호까지의 규정에 준하는 조치로서 진료기록전송지원시스템의 보유 정보에 대한 안전성 확보를 위하여 보건복지부장관이 특히 필요하다고 인정하는 조치

② 제1항에 따른 진료기록전송지원시스템 보유 정보의 안전성 확보 조치에 필요한 세부 사항은 보건복지부장관이 정하여 고시한다.
[제10조의5에서 이동, 종전 제10조의6은 제10조의7로 이동 〈2023. 2. 28.〉]

**[규칙]제13조의4(진료기록전송지원시스템의 구축·운영)** ① 보건복지부장관은 법 제21조의2제3항에 따른 진료기록전송지원시스템(이하 "진료기록전송지원시스템"이라 한다)의 효율적 운영을 위하여 필요하다고 인정하는 경우에는 다음 각 호의 조치를 할 수 있다.
1. 진료기록전송지원시스템과 연결되어 있는 다른 정보시스템과의 호환성 및 보안성에 대한 점검·관리
2. 진료기록전송지원시스템의 평가 및 개선에 관한 기준의 수립·시행
3. 진료기록전송지원시스템에 관한 이용매뉴얼의 작성·배포
4. 그 밖에 제1호부터 제3호까지의 조치에 준하는 것으로서 진료기록전송지원시스템의 효율적 운영에 특히 필요하다고 보건복지부장관이 인정하는 조치

② 보건복지부장관은 법 제21조의2제6항 전단에 따라 의료인 또는 의료기관의 장에게 자료제출을 요구하는 경우에는 제출자료의 범위, 이용목적, 이용범위 및 제출방법 등이 포함된 서면(전자문서를 포함한다)으로 하여야 한다.

## 제2절 권리와 의무

**제22조(진료기록부 등)** ① 의료인은 각각 진료기록부, 조산기록부, 간호기록부, 그 밖의 진료에 관한 기록(이하 "진료기록부등"이라 한다)을 갖추어 두고 환자의 주된 증상, 진단 및 치료 내용 등 보건복지부령으로 정하는 의료행위에 관한 사항과 의견을 상세히 기록하고 서명하여야 한다.

② 의료인이나 의료기관 개설자는 진료기록부등[제23조제1항에 따른 전자의무기록(電子醫務記錄)을 포함하며, 추가기재 · 수정된 경우 추가기재 · 수정된 진료기록부등 및 추가기재 · 수정 전의 원본을 모두 포함한다. 이하 같다]을 보건복지부령으로 정하는 바에 따라 보존하여야 한다.

③ 의료인은 진료기록부등을 거짓으로 작성하거나 고의로 사실과 다르게 추가기재 · 수정하여서는 아니 된다.

④ 보건복지부장관은 의료인이 진료기록부등에 기록하는 질병명, 검사명, 약제명 등 의학용어와 진료기록부등의 서식 및 세부내용에 관한 표준을 마련하여 고시하고 의료인 또는 의료기관 개설자에게 그 준수를 권고할 수 있다.

**벌칙 : 제88조** 3년 이하의 징역이나 3천만원이하의 벌금
☞ 제3항

**벌칙 : 제90조** 500만원 이하의 벌금
☞ 1항, 2항

**[규칙]제14조(진료기록부 등의 기재사항)** ①법 제22조제1항에 따라 진료기록부, 조산기록부 및 간호기록부에 기록해야 할 의료행위에 관한 사항과 의견은 다음 각 호와 같다. 〈개정 2013. 10. 4., 2023. 3. 2.〉

1. 진료기록부
   가. 진료를 받은 사람의 주소 · 성명 · 연락처 · 주민등록번호 등 인적사항
   나. 주된 증상. 이 경우 의사가 필요하다고 인정하면 주된 증상과 관련한 병력(病歷) · 가족력(家族歷)을 추가로 기록할 수 있다.
   다. 진단결과 또는 진단명
   라. 진료경과(외래환자는 재진환자로서 증상 · 상태, 치료내용이 변동되어 의사가 그 변동을 기록할 필요가 있다고 인정하는 환자만 해당한다)
   마. 치료 내용(주사 · 투약 · 처치 등)
   바. 진료 일시(日時)
2. 조산기록부
   가. 조산을 받은 자의 주소 · 성명 · 연락처 · 주민등록번호 등 인적사항
   나. 생 · 사산별(生 · 死産別) 분만 횟수
   다. 임신 후의 경과와 그에 대한 소견
   라. 임신 중 의사에 의한 건강진단의 유무(결핵 · 성병에 관한 검사를 포함한다)
   마. 분만 장소 및 분만 연월일시분(年月日時分)
   바. 분만의 경과 및 그 처치
   사. 산아(産兒) 수와 그 성별 및 생 · 사의 구별
   아. 산아와 태아부속물에 대한 소견
   자. 삭제 〈2013. 10. 4.〉
   차. 산후의 의사의 건강진단 유무
3. 간호기록부
   가. 간호를 받는 사람의 성명
   나. 체온 · 맥박 · 호흡 · 혈압에 관한 사항
   다. 투약에 관한 사항
   라. 섭취 및 배설물에 관한 사항
   마. 처치와 간호에 관한 사항
   바. 간호 일시(日時)

② 의료인은 진료기록부, 조산기록부, 간호기록부 및 그 밖의 진료에 관한 기록(법 제23조제1항에 따른 전자의무기록을 포함한다. 이하 "진료기록부등"이라 한다)을 한글로 기록하도록 노력해야 한다. 〈신설 2013. 10. 4., 2023. 3. 2.〉

③ 삭제 〈2019.10.24.〉

**[규칙]제15조(진료에 관한 기록의 보존)** ① 의료인이나 의료기관 개설자는 법 제22조제2항에 따른 진료기록부등을 다음 각 호에 정하는 기간 동안 보존하여야 한다. 다만, 계속적인 진료를 위하여 필요한 경우에는 1회에 한정하여 다음 각 호에 정하는 기간의 범위에서 그 기간

을 연장하여 보존할 수 있다.
1. 환자 명부 : 5년
2. 진료기록부 : 10년
3. 처방전 : 2년
4. 수술기록 : 10년
5. 검사내용 및 검사소견기록 : 5년
6. 방사선 사진(영상물을 포함한다) 및 그 소견서 : 5년
7. 간호기록부 : 5년
8. 조산기록부: 5년
9. 진단서 등의 부본(진단서·사망진단서 및 시체검안서 등을 따로 구분하여 보존할 것) : 3년

② 제1항의 진료에 관한 기록은 마이크로필름이나 광디스크 등(이하 이 조에서 "필름"이라 한다)에 원본대로 수록하여 보존할 수 있다.

③ 제2항에 따른 방법으로 진료에 관한 기록을 보존하는 경우에는 필름촬영책임자가 필름의 표지에 촬영 일시와 본인의 성명을 적고, 서명 또는 날인하여야 한다.

**제23조(전자의무기록)** ① 의료인이나 의료기관 개설자는 제22조의 규정에도 불구하고 진료기록부등을 「전자서명법」에 따른 전자서명이 기재된 전자문서(이하 "전자 의무기록"이라 한다)로 작성 · 보관할 수 있다.

② 의료인이나 의료기관 개설자는 보건복지부령으로 정하는 바에 따라 전자의무기록을 안전하게 관리·보존하는 데에 필요한 시설과 장비를 갖추어야 한다.

③ 누구든지 정당한 사유 없이 전자의무기록에 저장된 개인정보를 탐지하거나 누출 · 변조 또는 훼손하여서는 아니 된다.

④ 의료인이나 의료기관 개설자는 전자의무기록에 추가기재 · 수정을 한 경우 보건복지부령으로 정하는 바에 따라 접속기록을 별도로 보관하여야 한다.

**벌칙 : 제87조의2** 5년 이하의 징역 또는 5천만원 이하의 벌금

☞ 제3항

**벌칙 : 제90조** 500만원 이하의 벌금

☞ 제4항

**[규칙]제16조(전자의무기록의 관리 · 보존에 필요한 시설과 장비 등)** ① 의료인이나 의료기관의 개설자는 법 제23조제2항에 따라 전자의무기록(電子醫務記錄)을 안전하게 관리 · 보존하기 위하여 다음 각 호의 시설과 장비를 갖추어야 한다.
1. 전자의무기록의 생성 · 저장과 전자서명을 검증할 수 있는 장비
2. 전자서명이 있은 후 전자의무기록의 변경 여부 확인 등 전자의무기록의 이력관리를 위하여 필요한 장비
3. 전자의무기록의 백업저장장비

4. 네트워크 보안에 관한 시설과 장비(제1호부터 제3호까지에 따른 장비가 유무선 인터넷과 연결된 경우에 한정한다)
5. 법 제23조의2제1항에 따른 전자의무기록시스템(이하 "전자의무기록시스템"이라 한다) 보안에 관한 시설과 장비
6. 전자의무기록 보존장소에 대한 다음 각 목의 어느 하나에 해당하는 물리적 접근 방지 시설과 장비
   가. 출입통제구역 등 통제 시설
   나. 잠금장치
7. 의료기관(법 제49조에 따라 부대사업을 하는 장소를 포함한다) 외의 장소에 제1호에 따른 전자의무기록의 저장장비 또는 제3호에 따른 백업저장장비를 설치하는 경우에는 다음 각 목의 시설과 장비
   가. 전자의무기록 시스템의 동작 여부와 상태를 실시간으로 점검할 수 있는 시설과 장비
   나. 전자의무기록 시스템에 장애가 발생한 경우 제1호 및 제2호에 따른 장비를 대체할 수 있는 예비 장비
   다. 폐쇄회로 텔레비전 등의 감시 장비
   라. 재해예방시설

② 의료인이나 의료기관 개설자는 법 제23조제4항에 따라 전자의무기록에 추가기재 · 수정을 한 경우 제1항제2호에 따른 장비에 접속 기록을 별도로 보관하여야 한다

③ 제1항 각 호에 따라 갖추어야 하는 시설과 장비 및 제2항에 따른 접속 기록 보관에 관한 구체적인 사항은 보건복지부장관이 정하여 고시한다.

**[판 례] 서울행법 2009.10.8, 선고, 2009구합28766, 판결 : 확정**

□ **판시사항**

① 의료인 등이 보존하여야 할 진료기록부 등의 범위 및 보존연한에 관하여 규정하고 있는 의료법 시행규칙 제15조 제1항 각 호의 규정이 한정적, 열거적인 것인지 여부(적극)

② 초음파 검사 사진이 의료법 시행규칙 제15조 제1항 제6호에 정한 방사선사진에 준용되는지 여부(소극)

③ 종합병원 산부인과 의사가 분만실에 내원한 환자에 대하여 초음파 검사를 실시하고도 초음파사진을 보존하지 않았다고 하여 15일간 의사면허를 정지하는 처분을 한 사안에서, 그 처분이 위법하다고 한 사례

□ **판결요지**

① 의료법 제22조 제2항은 의료인 등이 보존하여야 한 진료기록부 등의 범위 및 보존연한에 관하여 시행규칙에 위임하고, 그에 따라 의료법 시행규칙 제15조 제1항에서 제1호에서 제9호까지 보존하여야 할 진료에 관한 기록을 구체적으로 특정하여 규정하고 있는 위 각 규정의 규정형식, 그 밖에 수범자인 의료인의 입장에서 광범한 진료에 관한 기록 중 보존의무를 부담하는 진료기록의 범위를 예측할 수 있도록 하여야 할 필요성이 매우 큰 점, 더욱이 의료법은 의료법 제22조 제2항에 위반하여 진료기록부 등을 보존하지 않은 의료인에 대하여 행정적 제재뿐만 아니라 형사처벌까지 가능하도록 하고 있는 점 등을 감안하면, 의료법 시행규칙 제15조 제1항 각 호의 규정은 한정적, 열거적인 것이라고 보아야 한다.

② 초음파 검사는 방사선 검사와 그 기능, 원리 및 작용방식 등이 상이하여, 의료법 제22조 규정의 취지와 함께 환자 및 태아의 상태에 관한 객관적 정보를 남은 것으로서 초음파 검사 사진이 가지는 의미와 보존의 필요성이 매우 크다는 사정만으로 초음파 검사 사진이 의료법 시행규칙 제15조 제1항 제6호에 정한 방사선사진에 준용된다고 볼 수 없다.

③ 종합병원 산부인과 레지던트로 근무하던 의사가 분만실에 내원한 환자에 대하여 초음파 검사를 실시하고도 초음파 사진을 보존하지 않았다고 하여 의료법 제22조 제2항의 위반을 이유로 15일간 의사면허를 정

지하는 처분을 한 사안에서, 의료법 제22조 제2항의 위임에 따라 진료기록부 등의 범위 및 보존연한에 관하여 규정하고 있는 같은 법 시행규칙 제15조 제1항 각 호의 규정이 한정적, 열거적인 것이고, 초음파 검사는 방사선 검사와 그 기능, 원리 및 작용방식 등이 서로 달라 초음파 검사 사진이 위 시행규칙 제15조 제1항 제6호에 정한 방사선사진에 준용된다고 볼 수 없으므로, 위 시행규칙 제15조 제1항에서 초음파 검사 사진을 보존하여야 할 진료에 관한 기록의 하나로 명시하지 않은 이상 의사가 초음파 사진을 보존하지 않았다고 하여 의료법 제22조 제2항에 따른 보존의무를 위반하였다고 볼 수 없어, 이를 전제로 한 위 처분이 위법하다고 한 사례.

**제23조의2(전자의무기록의 표준화 등)** ① 보건복지부장관은 전자의무기록이 효율적이고 통일적으로 관리·활용될 수 있도록 기록의 작성, 관리 및 보존에 필요한 전산정보처리시스템(이하 이 조에서 "전자의무기록시스템"이라 한다), 시설, 장비 및 기록 서식 등에 관한 표준을 정하여 고시하고 전자의무기록시스템을 제조·공급하는 자, 의료인 또는 의료기관 개설자에게 그 준수를 권고할 수 있다.

② 보건복지부장관은 전자의무기록시스템이 제1항에 따른 표준, 전자의무기록시스템 간 호환성, 정보 보안 등 대통령령으로 정하는 인증 기준에 적합한 경우에는 인증을 할 수 있다.

③ 제2항에 따라 인증을 받은 자는 대통령령으로 정하는 바에 따라 인증의 내용을 표시할 수 있다. 이 경우 인증을 받지 아니한 자는 인증의 표시 또는 이와 유사한 표시를 하여서는 아니 된다.

④ 보건복지부장관은 다음 각 호의 어느 하나에 해당하는 경우에는 제2항에 따른 인증을 취소할 수 있다. 다만, 제1호에 해당하는 경우에는 인증을 취소하여야 한다.

1. 거짓이나 그 밖의 부정한 방법으로 인증을 받은 경우
2. 제2항에 따른 인증 기준에 미달하게 된 경우

⑤ 보건복지부장관은 전자의무기록시스템의 기술 개발 및 활용을 촉진하기 위한 사업을 할 수 있다.

⑥ 제1항에 따른 표준의 대상, 제2항에 따른 인증의 방법·절차 등에 필요한 사항은 대통령령으로 정한다.

**벌칙 : 제89조** 1년 이하의 징역이나 1천만원 이하의 벌금

☞ 제3항 후단

**[영]제10조의7(전자의무기록의 표준화)** 법 제23조의2제1항에 따라 보건복지부장관이 정하여 고시하는 표준의 대상은 다음 각 호와 같다.

1. 법 제23조제1항에 따른 전자의무기록(電子醫務記錄)(이하 "전자의무기록"이라 한다)의 서식 · 용어 및 내용 등에 관한 사항
2. 법 제23조제2항에 따라 전자의무기록의 안전한 관리 · 보존에 필요한 시설 및 장비에 관한 사항
3. 법 제23조의2제1항에 따른 전자의무기록시스템(이하 "전자의무기록시스템"이라 한다)의 구조 · 형태 및 기능 등에 관한 사항
4. 그 밖에 제1호부터 제3호까지의 규정에 준하는 대상으로서 전자의무기록의 효율적 · 통

일적 관리·활용을 위하여 보건복지부장관이 특히 필요하다고 인정하는 대상
[제10조의6에서 이동, 종전 제10조의7은 제10조의8로 이동 〈2023. 2. 28.〉]

**[영]제10조의8(전자의무기록시스템의 인증)** ① 전자의무기록시스템의 인증 기준은 다음 각 호와 같다.

1. 법 제23조의2제1항에 따라 보건복지부장관이 정하여 고시하는 표준에 적합할 것
2. 전자의무기록시스템 간 전자적 전송에 필요한 호환성이 확보될 것
3. 전자의무기록시스템에 대한 관리적·기술적·물리적 정보 보안이 확보될 것
4. 그 밖에 제1호부터 제3호까지의 규정에 준하는 기준으로서 전자의무기록시스템의 기능·구조 및 형태 등을 고려하여 보건복지부장관이 특히 필요하다고 인정하는 기준

② 법 제23조의2제2항에 따라 전자의무기록시스템의 인증을 받으려는 자는 전자의무기록시스템 인증 신청서(전자문서로 된 신청서를 포함한다)에 다음 각 호의 서류(전자문서로 된 서류를 포함한다)를 첨부하여 보건복지부장관에게 제출하여야 한다.

1. 제1항에 따른 인증 기준에 적합함을 증명하는 서류
2. 전자의무기록시스템 설계서
3. 전자의무기록시스템 설명서 및 성능진단 결과서
4. 그 밖에 제1호부터 제3호까지의 규정에 준하는 서류로서 전자의무기록시스템의 인증을 위하여 보건복지부장관이 특히 필요하다고 인정하여 고시하는 서류

③ 보건복지부장관은 제2항에 따른 인증 신청의 전문적 검토를 위하여 필요하다고 인정하는 경우에는 보건의료 또는 정보통신 관련 기관·법인·단체 또는 전문가 등에게 자료 또는 의견의 제출을 요청할 수 있다.

④ 보건복지부장관은 제2항에 따른 인증 신청에 대하여 그 인증 여부를 결정한 경우에는 신청인에게 서면으로 그 결과를 알려야 한다.

⑤ 보건복지부장관은 법 제23조의2제2항에 따라 전자의무기록시스템의 인증을 한 경우에는 신청인에게 인증서를 발급하고, 그 인증 내용을 보건복지부의 인터넷 홈페이지 등에 게재하여야 한다.

⑥ 제1항부터 제5항까지에서 규정한 사항 외에 전자의무기록시스템의 인증 기준, 인증 절차, 인증 방법 및 변경 인증 등에 필요한 세부 사항은 보건복지부장관이 정하여 고시한다.
[제10조의7에서 이동, 종전 제10조의8은 제10조의9로 이동 〈2023. 2. 28.〉]

**[영]제10조의9(전자의무기록시스템의 인증 표시)** ① 법 제23조의2제2항에 따라 전자의무기록시스템의 인증을 받은 자는 같은 조 제3항 전단에 따라 인증의 내용을 표시하려는 경우에는 그 표시 내용, 표시 크기, 표시 색상 및 표시 도안 등에 관하여 보건복지부장관이 정하여 고시하는 기준에 따라 표시하여야 한다.

② 보건복지부장관은 법 제23조의2제3항 전단에 따른 인증 내용의 표시 사항에 대하여 그 보완이나 개선이 필요하다고 인정하는 경우에는 전자의무기록시스템의 인증을 받은 자에 대하여 그 보완이나 개선에 필요한 사항을 권고할 수 있다.
[제10조의8에서 이동, 종전 제10조의9는 제10조의10으로 이동 〈2023. 2. 28.〉]

**제23조의3(진료정보 침해사고의 통지)** ① 의료인 또는 의료기관 개설자는 전자의무기록에 대한 전자적 침해행위로 진료정보가 유출되거나 의료기관의 업무가 교란·마비되는 등 대통령령으로 정하는 사고(이하 "진료정보 침해사고"라 한다)가 발생한 때에는 보건복지부장관에게 즉시 그 사실을 통지하여야 한다.

② 보건복지부장관은 제1항에 따라 진료정보 침해사고의 통지를 받거나 진료정보 침해사고가 발생한 사실을 알게 되면 이를 관계 행정기관에 통보하여야 한다.

**과태료 : 제92조** 300만원 이하의 과태료

☞ 제1항

**[영]제10조의10(진료정보 침해사고의 유형)** ① 법 제23조의3제1항에서 "진료정보가 유출되거나 의료기관의 업무가 교란·마비되는 등 대통령령으로 정하는 사고"란 다음 각 호의 어느 하나에 해당하는 사고를 말한다.

1. 진료정보의 도난·유출
2. 진료정보의 파기·손상·은닉·멸실
3. 전자의무기록시스템의 교란·마비

[제10조의9에서 이동, 종전 제10조의10은 제10조의11로 이동 〈2023. 2. 28.〉]

**[규칙]제16조의2(진료정보 침해사고의 통지 방법)** ① 의료인 또는 의료기관 개설자는 법 제23조의3제1항에 따른 진료정보 침해사고(이하 "진료정보 침해사고"라 한다)가 발생한 경우 다음 각 호의 사항을 서면, 전화, 팩스, 전자우편 또는 이와 유사한 방법으로 보건복지부장관에게 통지해야 한다.

1. 의료기관의 명칭
2. 진료정보 침해사고의 발생일시
3. 진료정보의 유출 범위 등 피해내역
4. 진료정보 침해사고의 대응을 위한 기술지원 요청사항

**제23조의4(진료정보 침해사고의 예방 및 대응 등)** ① 보건복지부장관은 진료정보 침해사고의 예방 및 대응을 위하여 다음 각 호의 업무를 수행한다.

1. 진료정보 침해사고에 관한 정보의 수집·전파
2. 진료정보 침해사고의 예보·경보
3. 진료정보 침해사고에 대한 긴급조치
4. 전자의무기록에 대한 전자적 침해행위의 탐지·분석
5. 그 밖에 진료정보 침해사고 예방 및 대응을 위하여 대통령령으로 정하는 사항

② 보건복지부장관은 제1항에 따른 업무의 전부 또는 일부를 전문기관에 위탁할 수 있다.

③ 제1항에 따른 업무를 수행하는 데 필요한 절차 및 방법, 제2항에 따른 업무의 위탁 절차 등에 필요한 사항은 보건복지부령으로 정한다.

**[영]제10조의11(진료정보 침해사고의 예방 및 대응을 위한 조치)** 법 제23조의4제1항제5호에서 "대통령령으로 정하는 사항"이란 다음 각 호의 사항을 말한다.
1. 의료기관의 전자의무기록시스템에 대한 취약점 점검
2. 의료인 또는 의료기관 개설자에 대한 교육 및 훈련
3. 그 밖에 전자의무기록의 안전성 및 신뢰성을 확보하기 위해 필요한 사항으로서 보건복지부장관이 정하여 고시하는 사항

[제10조의10에서 이동, 종전 제10조의11은 제10조의12로 이동 〈2023. 2. 28.〉]

**[규칙]제16조의3(진료정보 침해사고에 대한 긴급조치)** ① 보건복지부장관은 의료인, 의료기관 개설자 또는 관계 행정기관 등을 통해 진료정보 침해사고가 발생한 사실을 알게 된 경우 그 피해의 확산을 방지하기 위하여 법 제23조의4제1항제3호에 따라 다음 각 호의 조치를 할 수 있다.
1. 의료기관의 전자의무기록시스템에 대한 접속경로의 차단 요청
2. 진료정보 침해사고의 원인 · 경위 등에 관한 조사. 이 경우 현장조사에 관한 사항은 해당 의료기관의 장과 미리 협의해야 한다.

② 의료인 또는 의료기관의 개설자는 특별한 사유가 없으면 제1항에 따른 조치에 협조해야 한다.

**[규칙]제16조의4(진료정보 침해사고의 예방 및 대응을 위한 업무의 위탁)** 보건복지부장관은 법 제23조의4제2항에 따라 같은 조 제1항 각 호에 따른 진료정보 침해사고의 예방 및 대응을 위한 업무를 「사회보장급여의 이용 · 제공 및 수급권자 발굴에 관한 법률」 제29조에 따른 한국사회보장정보원에 위탁한다.

**제23조의5(부당한 경제적 이익등의 취득 금지)** ① 의료인, 의료기관 개설자(법인의 대표자, 이사, 그 밖에 이에 종사하는 자를 포함한다. 이하 이 조에서 같다) 및 의료기관 종사자는 「약사법」 제47조제2항에 따른 의약품공급자로부터 의약품 채택·처방유도·거래유지 등 판매촉진을 목적으로 제공되는 금전, 물품, 편익, 노무, 향응, 그 밖의 경제적 이익(이하 "경제적 이익등"이라 한다)을 받거나 의료기관으로 하여금 받게 하여서는 아니 된다. 다만, 견본품 제공, 학술대회 지원, 임상시험 지원, 제품설명회, 대금결제조건에 따른 비용할인, 시판 후 조사 등의 행위(이하 "견본품 제공등의 행위"라 한다)로서 보건복지부령으로 정하는 범위 안의 경제적 이익등인 경우에는 그러하지 아니하다.

② 의료인, 의료기관 개설자 및 의료기관 종사자는 「의료기기법」 제6조에 따른 제조업자, 같은 법 제15조에 따른 의료기기 수입업자, 같은 법 제17조에 따른 의료기기 판매업자 또는 임대업자로부터 의료기기 채택·사용유도·거래유지 등 판매촉진을 목적으로 제공되는 경제적 이익등을 받거나 의료기관으로 하여금 받게 하여서는 아니 된다. 다만, 견본품 제공등의 행위로서 보건복지부령으로 정하는 범위 안의 경제적 이익등인 경우에는 그러하지 아니하다.

③ 의료인, 의료기관 개설자(의료기관을 개설하려는 자를 포함한다) 및 의료기관 종사자는 「약사법」 제24조의2에 따른 약국개설자로부터 처방전의 알선 · 수수 · 제공 또는 환자 유인의

목적으로 경제적 이익등을 요구 · 취득하거나 의료기관으로 하여금 받게 하여서는 아니 된다. 〈신설 2024. 1. 23.〉

**벌칙 : 제88조** 3년 이하의 징역이나 3천만원 이하의 벌금

☞ 이 경우 취득한 경제적 이익등은 몰수하고, 몰수할 수 없을 때에는 그 가액을 추징

**[규칙]제16조의5(경제적 이익 등의 범위)** 법 제23조의3제1항 단서 및 제2항 단서에서 "보건복지부령으로 정하는 경제적 이익등"이란 별표 2의3과 같다.

**[판 례] 대법원 2017. 9. 12. 선고 2017도10476 판결**

□ **판시사항**

'의약품 채택·처방유도 등 판매촉진'을 목적으로 제공되는 경제적 이익의 수수를 금지하고 있는 구 의료법 제23조의2 제1항에서 판매촉진 목적이 있는지 판단하는 기준 및 실제로 대상 의약품이 채택되거나 처방이 증가될 것을 요건으로 하는지 여부(소극)

□ **판결요지**

구 의료법(2015. 12. 29. 법률 제13658호로 개정되기 전의 것) 제23조의2 제1항은 '의약품 채택·처방유도 등 판매촉진'을 목적으로 제공되는 경제적 이익의 수수를 금지하고 있다(위 조항은 2015. 12. 29. 법률 제13658호로 개정된 의료법에서 '의약품 채택·처방유도·거래유지 등 판매촉진'이라는 내용으로 개정된 후 2016. 12. 20. 법률 제14438호로 개정된 법에서 제23조의3 제1항으로 옮겨져 시행되고 있다). 위 조항에서 판매촉진 목적이 있는지는 단순히 경제적 이익을 제공하는 사람의 주관적인 의사 이외에도 제공자와 수령자의 관계, 주고받은 경제적 가치의 크기와 종류, 금품 등을 주고받은 경위와 시기 등 여러 사정을 종합하여 판단하여야 하고, 실제로 대상 의약품이 채택되거나 처방이 증가될 것을 요건으로 하는 것은 아니다.

**제24조(요양방법 지도)** 의료인은 환자나 환자의 보호자에게 요양방법이나 그 밖에 건강관리에 필요한 사항을 지도하여야 한다.

**제24조의2(의료행위에 관한 설명)** ① 의사·치과의사 또는 한의사는 사람의 생명 또는 신체에 중대한 위해를 발생하게 할 우려가 있는 수술, 수혈, 전신마취(이하 이 조에서 "수술등"이라 한다)를 하는 경우 제2항에 따른 사항을 환자(환자가 의사결정능력이 없는 경우 환자의 법정대리인을 말한다. 이하 이 조에서 같다)에게 설명하고 서면(전자문서를 포함한다. 이하 이 조에서 같다)으로 그 동의를 받아야 한다. 다만, 설명 및 동의 절차로 인하여 수술등이 지체되면 환자의 생명이 위험하여지거나 심신상의 중대한 장애를 가져오는 경우에는 그러하지 아니하다.

② 제1항에 따라 환자에게 설명하고 동의를 받아야 하는 사항은 다음 각 호와 같다.

1. 환자에게 발생하거나 발생 가능한 증상의 진단명
2. 수술등의 필요성, 방법 및 내용
3. 환자에게 설명을 하는 의사, 치과의사 또는 한의사 및 수술등에 참여하는 주된 의사, 치과의사 또는 한의사의 성명
4. 수술등에 따라 전형적으로 발생이 예상되는 후유증 또는 부작용

5. 수술등 전후 환자가 준수하여야 할 사항
③ 환자는 의사, 치과의사 또는 한의사에게 제1항에 따른 동의서 사본의 발급을 요청할 수 있다. 이 경우 요청을 받은 의사, 치과의사 또는 한의사는 정당한 사유가 없으면 이를 거부하여서는 아니 된다.
④ 제1항에 따라 동의를 받은 사항 중 수술등의 방법 및 내용, 수술등에 참여한 주된 의사, 치과의사 또는 한의사가 변경된 경우에는 변경 사유와 내용을 환자에게 서면으로 알려야 한다.
⑤ 제1항 및 제4항에 따른 설명, 동의 및 고지의 방법·절차 등 필요한 사항은 대통령령으로 정한다.

**과태료 : 제92조** 300만원 이하의 과태료
☞ 제1항, 제4항

**[영]제10조의12(의료행위에 관한 설명)** ① 법 제24조의2제1항 본문에 따라 의사·치과의사 또는 한의사가 환자(환자가 의사결정능력이 없는 경우 환자의 법정대리인을 말한다. 이하 이 조에서 같다)로부터 받는 동의서에는 해당 환자의 서명 또는 기명날인이 있어야 한다.
② 법 제24조의2제4항에 따라 의사·치과의사 또는 한의사가 수술·수혈 또는 전신마취의 방법·내용 등의 변경 사유 및 변경 내용을 환자에게 서면으로 알리는 경우 환자의 보호를 위하여 필요하다고 인정하는 때에는 보건복지부장관이 정하는 바에 따라 구두의 방식을 병행하여 설명할 수 있다.
③ 의사·치과의사 또는 한의사는 법 제24조의2제1항 본문에 따른 서면의 경우에는 환자의 동의를 받은 날, 같은 조 제4항에 따른 서면은 환자에게 알린 날을 기준으로 각각 2년간 보존·관리하여야 한다.
[제10조의11에서 이동 〈2023. 2. 28.〉]

**제25조(신고)** ① 의료인은 대통령령으로 정하는 바에 따라 최초로 면허를 받은 후부터 3년마다 그 실태와 취업상황 등을 보건복지부장관에게 신고하여야 한다.
② 보건복지부장관은 제30조제3항의 보수교육을 이수하지 아니한 의료인에 대하여 제1항에 따른 신고를 반려할 수 있다.
③ 보건복지부장관은 제1항에 따른 신고 수리 업무를 대통령령으로 정하는 바에 따라 관련 단체 등에 위탁할 수 있다.

**자격정지 : 제66조 제4항**
☞ 보건복지부장관은 의료인이 제25조에 따른 신고를 하지 아니한 때에는 신고할 때까지 면허의 효력을 정지할 수 있다.

**[영]제11조(신고)** ① 법 제25조제1항에 따라 의료인은 그 실태와 취업상황 등을 제8조 또는 법 제65조에 따라 면허증을 발급 또는 재발급 받은 날부터 매 3년이 되는 해의 12월 31일까지 보건복지부장관에게 신고하여야 한다. 다만, 법률 제10609호 의료법 일부개정법률 부

칙 제2조제1항에 따라 신고를 한 의료인의 경우에는 그 신고한 날부터 매 3년이 되는 해의 12월 31일까지 신고하여야 한다.

② 법 제25조제3항에 따라 보건복지부장관은 제1항에 따른 신고 수리 업무를 법 제28조에 따른 의사회 · 치과의사회 · 한의사회 · 조산사회 및 간호사회(이하 "중앙회"라 한다)에 위탁한다.

③ 제1항에 따른 신고의 방법 및 절차 등에 관하여 필요한 사항은 보건복지부령으로 정한다.

**[규칙]제17조(의료인의 실태 등의 신고 및 보고)** ① 법 제25조제1항 및 영 제11조제1항에 따라 의료인의 실태와 취업상황 등을 신고하려는 사람은 별지 제10호서식의 의료인의 실태 등 신고서를 작성하여 법 제28조에 따른 중앙회(이하 "중앙회"라 한다)의 장(이하 "각 중앙회장"이라 한다)에게 제출하여야 한다.

② 제1항에 따른 신고를 받은 각 중앙회장은 신고인이 제20조에 따른 보수교육(補修教育)을 이수하였는지 여부를 확인하여야 한다.

③ 각 중앙회장은 제1항에 따른 신고 내용과 결과를 반기별로 보건복지부장관에게 보고하여야 한다. 다만, 법 제66조제4항에 따라 면허의 효력이 정지된 의료인이 제1항에 따른 신고를 한 경우에는 그 내용과 결과를 지체 없이 보건복지부장관에게 보고하여야 한다.

**제26조(변사체 신고)** 의사 · 치과의사 · 한의사 및 조산사는 사체를 검안하여 변사(變死)한 것으로 의심되는 때에는 사체의 소재지를 관할하는 경찰서장에게 신고하여야 한다.

**벌칙 : 제90조** 500만원 이하의 벌금

## 제3절 의료행위의 제한

**제27조(무면허 의료행위 등 금지)** ① 의료인이 아니면 누구든지 의료행위를 할 수 없으며 의료인도 면허된 것 이외의 의료행위를 할 수 없다. 다만, 다음 각 호의 어느 하나에 해당하는 자는 보건복지부령으로 정하는 범위에서 의료행위를 할 수 있다.

1. 외국의 의료인 면허를 가진 자로서 일정 기간 국내에 체류하는 자
2. 의과대학, 치과대학, 한의과대학, 의학전문대학원, 치의학전문대학원, 한의학전문대학원, 종합병원 또는 외국 의료원조기관의 의료봉사 또는 연구 및 시범사업을 위하여 의료행위를 하는 자
3. 의학 · 치과의학 · 한방의학 또는 간호학을 전공하는 학교의 학생

② 의료인이 아니면 의사 · 치과의사 · 한의사 · 조산사 또는 간호사 명칭이나 이와 비슷한 명칭을 사용하지 못한다.

③ 누구든지 「국민건강보험법」이나 「의료급여법」에 따른 본인부담금을 면제하거나 할인하는 행위, 금품 등을 제공하거나 불특정 다수인에게 교통편의를 제공하는 행위 등 영리를 목적으

로 환자를 의료기관이나 의료인에게 소개·알선·유인하는 행위 및 이를 사주하는 행위를 하여서는 아니 된다. 다만, 다음 각 호의 어느 하나에 해당하는 행위는 할 수 있다.

1. 환자의 경제적 사정 등을 이유로 개별적으로 관할 시장·군수·구청장의 사전승인을 받아 환자를 유치하는 행위
2. 「국민건강보험법」 제109조에 따른 가입자나 피부양자가 아닌 외국인(보건복지부령으로 정하는 바에 따라 국내에 거주하는 외국인은 제외한다)환자를 유치하기 위한 행위

④ 제3항제2호에도 불구하고 「보험업법」 제2조에 따른 보험회사, 상호회사, 보험설계사, 보험대리점 또는 보험중개사는 외국인환자를 유치하기 위한 행위를 하여서는 아니 된다.

⑤ 누구든지 의료인이 아닌 자에게 의료행위를 하게 하거나 의료인에게 면허 사항 외의 의료행위를 하게 하여서는 아니 된다.

**벌칙 : 제87조의2** 5년 이하의 징역 또는 5천만원 이하의 벌금

☞ 제1항, 제5항

**벌칙 : 제88조** 3년 이하의 징역 또는 3천만원 이하의 벌금

☞ 제3항, 제4항

**벌칙 : 제90조** 500만원 이하의 벌금

☞ 제2항

**[판 례] 청주지법 2009.11.9, 선고, 2009고정747, 판결 : 항소**

□ **판시사항**

한의사가 한방물리치료를 처방하여 물리치료사에게 한방물리치료를 하게 한 것이 의료법에 위배되는지 여부(소극)

□ **판결요지**

의료법과 의료기사 등에 관한 법률 규정에 비추어, 한의사의 물리치료사에 대한 물리치료 지시행위가 당연히 금지된다거나 물리치료사에게 처방을 하여 물리치료행위를 하도록 지시한 한의사에 대하여 직접적으로 형사처벌 규정인 의료법 제87조 제1항 제2호의 규정이 적용된다고 해석할 수는 없다. 또한, 한의사가 수행할 수 있는 한방의료행위에 한방물리요법은 당연히 포함되고, 물리치료사는 온열치료, 전기치료, 광선치료 등 기타 물리치료적 치료업무에 종사하게 되는데, 이는 의사가 지시하는 양방물리치료행위뿐만 아니라 한의사가 수행할 수 있는 한방물리치료행위도 포함된다고 볼 여지가 크다. 한편, 의료법에서 규정하고 있는 '면허받은 외의 의료행위'의 규정을 해석하는 경우에는 '의료행위의 범위'가 주로 문제되고, 의료인이 수행한 '의료행위의 방법'에 대하여는 상당한 재량이 인정되어야 한다. 따라서 한의사가 자신의 업무범위 내인 한방물리치료행위를 수행하는 때에 그 능력을 갖춘 자를 고용하여 처방에 따른 보조업무를 시켰다고 하여 이러한 행위가 당연히 '면허받은 외의 의료행위'에 해당한다고 단정하기는 어렵다.

**[판 례] 대법원 2018. 6. 19. 선고 2017도19422 판결**

□ **판시사항**

[1] 무면허 의료행위를 엄격히 금지하는 의료법 제27조 제1항에서 정한 '의료행위'의 의미와 범위

[2] 의료기사 등에 관한 법률 제1조, 제2조, 제3조 및 같은 법 시행령 제2조가 의료기사의 면허를 가진 사람에게 의사 또는 치과의사의 지도에 따라 의료행위 중 위 시행령 제2조 제1항에서 정한 일정한 분야의 업무를 할 수 있도록 허용하는 취지 / 의료기사가 의료기사 등에 관한 법률 및 같은 법 시행령에서 정한 업무의 범위와 한계를 벗어나는 의료행위를 한 경우, 무면허 의료행위에 해당하는지 여부(적극) 및 의사

나 치과의사의 지시나 지도에 따라 이루어졌더라도 마찬가지인지 여부(적극)

[3] 치과의사 피고인 甲과 치과위생사 피고인 乙이 공모하여, 환자의 충치에 대한 복합레진 충전 치료 과정에서 의료인 아닌 피고인 乙이 의료행위인 에칭과 본딩 시술을 함으로써 의료법을 위반하였다는 내용으로 기소된 사안에서, 제반 사정을 종합하면, 충치치료 과정에서 이루어지는 에칭과 본딩 시술은 의료기사 등에 관한 법률 및 같은 법 시행령이 허용하는 치과위생사의 업무 범위와 한계를 벗어나는 의료행위로서 의료인인 치과의사만 할 수 있고, 비록 피고인 乙이 피고인 甲의 지도나 감독 아래 이러한 시술을 하였더라도 무면허 의료행위에 해당한다고 한 사례

□ **판결요지**

[1] 의료법 제27조 제1항은 의료인에게만 의료행위를 허용하고, 의료인이라고 하더라도 면허된 의료행위만 할 수 있도록 하여, 무면허 의료행위를 엄격히 금지하고 있다. 여기서 '의료행위'란 의학적 전문지식을 기초로 하는 경험과 기능으로 진찰, 검안, 처방, 투약 또는 외과적 시술을 시행하여 하는 질병의 예방 또는 치료행위 및 그 밖에 의료인이 행하지 아니하면 보건위생상 위해가 생길 우려가 있는 행위를 의미한다. '의료인이 행하지 아니하면 보건위생상 위해가 생길 우려'는 추상적 위험으로도 충분하므로, 구체적으로 환자에게 위험이 발생하지 아니하였다고 해서 보건위생상의 위해가 없다고 할 수는 없다.

[2] 의료기사 등에 관한 법률(이하 '의료기사법'이라고 한다) 제1조, 제2조, 제3조 및 같은 법 시행령 제2조는 임상병리사, 방사선사, 물리치료사, 작업치료사, 치과기공사, 치과위생사를 의료기사로 분류하고, 의료기사의 면허를 가진 사람에게 의사 또는 치과의사의 지도에 따라 의료행위 중 위 시행령 제2조 제1항에서 정하는 일정한 분야의 업무를 할 수 있도록 허용하고 있다. 이는 의료인만이 의료행위를 할 수 있음을 원칙으로 하되, 의료행위 중에서 사람의 생명이나 신체 또는 공중위생에 위해를 발생시킬 우려가 적은 특정 분야에 관하여, 그 특정 분야의 의료행위가 인체에 가져올 수 있는 위험성 등에 대하여 지식과 경험을 획득하여, 그 의료행위로 인한 인체의 반응을 확인하고 이상 유무를 판단하며 상황에 대처할 수 있는 능력을 가졌다고 인정되는 사람에게 면허를 부여하고, 그들로 하여금 그 특정 분야의 의료행위를 의사의 지도에 따라서 제한적으로 행할 수 있도록 허용하는 취지라고 보아야 한다.

따라서 의료기사라 할지라도 의료기사법 및 같은 법 시행령이 정하고 있는 업무의 범위와 한계를 벗어나는 의료행위를 하였다면 무면허 의료행위에 해당하고, 이는 비록 의사나 치과의사의 지시나 지도에 따라 이루어졌더라도 마찬가지이다.

[3] 치과의사 피고인 甲과 치과위생사 피고인 乙이 공모하여, 환자의 충치에 대한 복합레진 충전 치료 과정에서 의료인 아닌 피고인 乙이 의료행위인 에칭과 본딩 시술을 함으로써 의료법을 위반하였다는 내용으로 기소된 사안에서, 제반 사정을 종합하면, 충치예방을 위해 시술되는 치면열구전색술(이른바 '실런트') 과정에서 이루어지는 에칭과 본딩 시술과 달리, 충치치료 과정에서 이루어지는 에칭과 본딩 시술은 의료기사 등에 관한 법률 및 같은 법 시행령이 허용하고 있는 치과위생사의 업무 범위와 한계를 벗어나는 의료행위로서 의료인인 치과의사만이 할 수 있고, 비록 피고인 乙이 피고인 甲의 지도나 감독 아래 이러한 시술을 하였더라도 무면허 의료행위에 해당한다고 한 사례.

## [판 례] 대법원 2019. 4. 25. 선고 2018도20928 판결

□ **판시사항**

[1] 공소사실이나 범죄사실의 동일성 여부를 판단하는 기준

[2] 인터넷 성형쇼핑몰 형태의 통신판매 사이트를 운영하는 피고인들이 '병원 시술상품을 판매하는 배너광고를 게시하면서 배너의 구매 개수와 시술후기를 허위로 게시하였다.'는 표시·광고의 공정화에 관한 법률 위반죄의 범죄사실로 각 벌금형의 약식명령을 받아 확정되었는데, '영리를 목적으로 병원 시술상품을 판매하는 배너광고를 게시하는 방법으로 병원에 환자들을 소개·유인·알선하고, 그 대가로 환자들이 지급한 진료비 중 일정 비율을 수수료로 의사들로부터 지급받았다.'는 의료법 위반 공소사실로 기소된 사안에서, 공소사실에 따른 의료법 위반죄는 유죄로 확정된 표시·광고의 공정화에 관한 법률 위반죄의 범죄사실과 동일성이 있다고 보기 어렵고, 1죄 내지 상상적 경합관계에 있다고 볼 수도 없으므로, 표시·광고의 공정화에 관한 법률 위반죄의 약식명령이 확정되었다고 하여 그 기판력이 공소사실에까지 미치는 것은 아니라고 한 사례

[3] 영리를 목적으로 환자를 의료기관이나 의료인에게 소개·알선·유인하는 행위 등을 금지하는 의료법 제27조 제3항 본문에서 정한 '소개·알선' 및 '유인'의 의미

[4] 인터넷 성형쇼핑몰 형태의 통신판매 사이트를 운영하는 피고인 甲 주식회사의 공동대표이사인 피고인 乙, 丙이 의사인 피고인 丁과 약정을 맺고, 위 사이트를 통하여 환자들에게 피고인 丁이 운영하는 戊 의원 등에서 시행하는 시술상품 쿠폰을 구매하게 하는 방식으로 戊 의원 등에 환자들을 소개·알선·유인하고 그에 대한 대가로 시술쿠폰을 이용하여 시술받은 환자가 지급한 진료비 중 일정 비율을 수수료로 戊 의원 등으로부터 받아 영리를 목적으로 환자를 병원에 소개·알선·유인하는 행위를 하였고, 피고인 丁은 피고인 乙, 丙이 위와 같이 영리를 목적으로 환자를 의원에 소개·알선·유인하는 행위를 사주하였다고 하여 의료법 위반으로 기소된 사안에서, 공소사실을 유죄로 인정한 원심판단이 정당하다고 한 사례

□ **판결요지**

의료법과 의료기사 등에 관한 법률 규정에 비추어, 한의사의 물리치료사에 대한 물리치료 지시행위가 당연히 금지된다거나 물리치료사에게 처방을 하여 물리치료행위를 하도록 지시한 한의사에 대하여 직접적으로 형사처벌 규정인 의료법 제87조 제1항 제2호의 규정이 적용된다고 해석할 수는 없다. 또한, 한의사가 수행할 수 있는 한방의료행위에 한방물리요법은 당연히 포함되고, 물리치료사는 온열치료, 전기치료, 광선치료 등 기타 물리치료적 치료업무에 종사하게 되는데, 이는 의사가 지시하는 양방물리치료행위뿐만 아니라 한의사가 수행할 수 있는 한방물리치료행위도 포함된다고 볼 여지가 크다. 한편, 의료법에서 규정하고 있는 '면허받은 외의 의료행위'의 규정을 해석하는 경우에는 '의료행위의 범위'가 주로 문제되고, 의료인이 수행한 '의료행위의 방법'에 대하여는 상당한 재량이 인정되어야 한다. 따라서 한의사가 자신의 업무범위 내인 한방물리치료행위를 수행하는 때에 그 능력을 갖춘 자를 고용하여 처방에 따른 보조업무를 시켰다고 하여 이러한 행위가 당연히 '면허받은 외의 의료행위'에 해당한다고 단정하기는 어렵다.

**[규칙]제18조(외국면허 소지자의 의료행위)** 법 제27조제1항제1호에 따라 외국의 의료인 면허를 가진 자로서 다음 각 호의 어느 하나에 해당하는 업무를 수행하기 위하여 국내에 체류하는 자는 그 업무를 수행하기 위하여 필요한 범위에서 보건복지부장관의 승인을 받아 의료행위를 할 수 있다.

1. 외국과의 교육 또는 기술협력에 따른 교환교수의 업무
2. 교육연구사업을 위한 업무
3. 국제의료봉사단의 의료봉사 업무

**[규칙]제19조(의과대학생 등의 의료행위)** ① 법 제27조제1항제2호에 따른 의료행위의 범위는 다음 각 호와 같다.

1. 국민에 대한 의료봉사활동을 위한 의료행위
2. 전시 · 사변이나 그 밖에 이에 준하는 국가비상사태 시에 국가나 지방자치단체의 요청에 따라 행하는 의료행위
3. 일정한 기간의 연구 또는 시범 사업을 위한 의료행위

② 법 제27조제1항제3호에 따라 의학 · 치과의학 · 한방의학 또는 간호학을 전공하는 학교의 학생은 다음 각 호의 의료행위를 할 수 있다.

1. 전공 분야와 관련되는 실습을 하기 위하여 지도교수의 지도 · 감독을 받아 행하는 의료행위
2. 국민에 대한 의료봉사활동으로서 의료인의 지도 · 감독을 받아 행하는 의료행위
3. 전시 · 사변이나 그 밖에 이에 준하는 국가비상사태 시에 국가나 지방자치단체의 요청에 따라 의료인의 지도 · 감독을 받아 행하는 의료행위

**[규칙]제19조의2(유치행위를 할 수 없는 국내 거주 외국인의 범위)** 법 제27조제3항제2호에 따라 외국인환자를 유치할 수 있는 대상에서 제외되는 국내에 거주하는 외국인은 「국민건강

보험법」 제93조에 따른 가입자나 피부양자가 아닌 국내에 거주하는 외국인으로서 다음 각 호의 어느 하나에 해당하는 외국인을 말한다.

1. 「출입국관리법」 제31조에 따라 외국인등록을 한 사람[「출입국관리법 시행령」 제12조 및 별표 1에 따른 기타(G-1)의 체류자격을 가진 사람은 제외한다]
2. 「재외동포의 출입국과 법적지위에 관한 법률」 제6조에 따라 국내거소신고를 한 외국국적 동포

**제27조의2** 삭제 〈2015.12.22.〉

**[규칙]제19조의3 ~ 제19조의9** 삭제 〈2016.6.23.〉

## 제4절 의료인 단체

**제28조(중앙회와 지부)** ① 의사 · 치과의사 · 한의사 · 조산사 및 간호사는 대통령령으로 정하는 바에 따라 각각 전국적 조직을 두는 의사회 · 치과의사회 · 한의사회 · 조산사회 및 간호사회(이하 "중앙회"라 한다)를 각각 설립하여야 한다.

② 중앙회는 법인으로 한다.

③ 제1항에 따라 중앙회가 설립된 경우에는 의료인은 당연히 해당하는 중앙회의 회원이 되며, 중앙회의 정관을 지켜야 한다.

④ 중앙회에 관하여 이 법에 규정되지 아니한 사항에 대하여는「민법」중 사단법인에 관한 규정을 준용한다.

⑤ 중앙회는 대통령령으로 정하는 바에 따라 특별시·광역시·도와 특별자치도(이하 "시·도"라 한다)에 지부를 설치하여야 하며, 시·군·구(자치구만을 말한다. 이하 같다)에 분회를 설치할 수 있다. 다만, 그 외의 지부나 외국에 의사회 지부를 설치하려면 보건복지부장관의 승인을 받아야 한다.

⑥ 중앙회가 지부나 분회를 설치한 때에는 그 지부나 분회의 책임자는 지체 없이 특별시장 · 광역시장 · 도지사 · 특별자치도지사(이하 "시 · 도지사"라 한다) 또는 시장 · 군수 · 구청장에게 신고하여야 한다.

⑦ 각 중앙회는 제66조의2에 따른 자격정지 처분 요구에 관한 사항 등을 심의·의결하기 위하여 윤리위원회를 둔다.

⑧ 윤리위원회의 구성, 운영 등에 관한 사항은 대통령령으로 정한다.

**[영]제11조의2(윤리위원회의 구성)** ① 법 제28조제7항에 따른 윤리위원회(이하 "윤리위원회"라 한다)는 위원장 1명을 포함한 11명의 위원으로 구성한다.

② 위원장은 위원 중에서 각 중앙회의 장이 위촉한다.

③ 위원은 다음 각 호의 사람 중에서 각 중앙회의 장이 성별을 고려하여 위촉하되, 제2호에 해당하는 사람이 4명 이상 포함되어야 한다.

1. 각 중앙회 소속 회원으로서 의료인 경력이 10년 이상인 사람
2. 의료인이 아닌 사람으로서 법률, 보건, 언론, 소비자 권익 등에 관하여 경험과 학식이 풍부한 사람

④ 위원의 임기는 3년으로 하며, 한 번만 연임할 수 있다.

**[영]제11조의3(윤리위원회의 운영 등)** ① 윤리위원회는 다음 각 호의 사항을 심의·의결한다.

1. 법 제66조의2에 따른 자격정지 처분 요구에 관한 사항
2. 각 중앙회 소속 회원에 대한 자격심사 및 징계에 관한 사항
3. 그 밖에 회원의 윤리 확립을 위해 필요한 사항으로서 각 중앙회의 정관으로 정하는 사항

② 윤리위원회의 회의는 위원장이 필요하다고 인정하는 경우나 각 중앙회의 장 또는 재적위원 3분의 1 이상이 요청하는 경우에 위원장이 소집한다. 이 경우 위원장은 회의 개최 7일 전까지 회의의 일시, 장소 및 안건을 각 위원에게 통보하여야 한다.

③ 윤리위원회의 회의는 재적위원 3분의 2 이상의 출석으로 개의(開議)하고, 출석위원 3분의 2 이상의 찬성으로 의결한다. 다만, 제1항제2호 및 제3호의 사항에 관한 정족수는 각 중앙회의 정관으로 달리 정할 수 있다.

④ 윤리위원회의 위원장은 제1항제1호 및 제2호의 사항에 관하여 심의·의결하려는 경우에는 해당 안건의 당사자에게 구술 또는 서면(전자문서를 포함한다)으로 의견을 진술할 기회를 주어야 한다.

⑤ 윤리위원회는 소관 심의·의결 사항을 전문적으로 검토하기 위하여 필요한 경우 보건복지부장관이 정하는 기준에 따라 분야별 전문자문단을 구성·운영할 수 있다.

⑥ 제1항부터 제5항까지에서 규정한 사항 외에 윤리위원회 또는 제5항에 따른 분야별 전문자문단의 운영에 필요한 사항은 각 중앙회의 정관으로 정한다.

**[영]제11조의4(윤리위원회 위원의 제척 등)** ① 윤리위원회의 위원은 다음 각 호의 어느 하나에 해당하는 경우 윤리위원회의 심의·의결에서 제척된다.

1. 위원이 윤리위원회의 심의·의결 안건(이하 이 조에서 "해당 안건"이라 한다)의 당사자인 경우
2. 위원이 해당 안건의 당사자와 친족이거나 친족이었던 경우
3. 위원이 해당 안건의 당사자가 최근 3년 이내에 소속되어 있었던 기관에 종사하거나 종사하였던 경우

② 해당 안건의 당사자는 위원에게 제1항의 제척사유가 있거나 그 밖에 심의·의결의 공정을 기대하기 어려운 사정이 있는 경우에는 그 사유를 서면으로 밝혀 윤리위원회에 기피신청을 할 수 있다.

③ 윤리위원회는 제2항에 따른 기피신청을 받은 경우 재적위원 과반수의 출석과 출석위원 과반수의 찬성으로 기피 여부를 의결한다. 이 경우 기피신청을 당한 위원은 그 의결에 참여하지 못한다.

④ 윤리위원회의 위원은 제1항 또는 제2항의 사유에 해당하는 경우 스스로 심의·의결에서 회피할 수 있다.

**[영]제15조(중앙회의 지부)** 법 제28조제5항에 따라 중앙회는 그 설립등기를 끝낸 날부터 3주일 이내에 특별시 · 광역시 · 도와 특별자치도에 각각 지부를 설치하여야 한다. 다만, 외국에 두는 의사회 지부는 이에 관한 정관 변경허가를 받은 날부터 10주일 이내에 설치하여야 한다.

**제29조(설립 허가 등)** ① 중앙회를 설립하려면 대표자는 대통령령으로 정하는 바에 따라 정관과 그 밖에 필요한 서류를 보건복지부장관에게 제출하여 설립 허가를 받아야 한다.
② 중앙회의 정관에 적을 사항은 대통령령으로 정한다.
③ 중앙회가 정관을 변경하려면 보건복지부장관의 허가를 받아야 한다.

**[영]제12조(중앙회의 설립 허가신청)** 법 제29조제1항에 따라 중앙회 설립 허가를 받으려면 다음 각 호의 서류를 갖추어 보건복지부장관에게 제출하여야 한다.

1. 정관
2. 사업계획서
3. 자산명세서
4. 설립결의서
5. 설립대표자의 선출 경위에 관한 서류
6. 임원의 취임승낙서와 이력서

**[영]제13조(정관기재사항 등)** 법 제29조제2항에 따라 중앙회의 정관에 적어야 할 사항은 다음과 같다.

1. 목적
2. 명칭
3. 중앙회 · 지부 · 분회의 소재지
4. 재산 또는 회계와 그 밖에 관리 · 운영에 관한 사항
5. 임원의 선임(選任)에 관한 사항
6. 회원의 자격 및 징계에 관한 사항
7. 정관 변경에 관한 사항
8. 공고 방법에 관한 사항
9. 윤리위원회의 운영 등에 관한 사항

**[영]제14조(정관변경의 허가신청)** 법 제29조제3항에 따라 중앙회가 정관 변경의 허가를 받으려면 다음 각 호의 서류를 갖추어 보건복지부장관에게 제출하여야 한다.

1. 정관 변경의 내용과 그 이유를 적은 서류
2. 정관 변경에 관한 회의록
3. 신구 정관대조표와 그 밖의 참고서류

**제30조(협조 의무)** ① 중앙회는 보건복지부장관으로부터 의료와 국민보건 향상에 관한 협조 요청을 받으면 협조하여야 한다.

> ② 중앙회는 보건복지부령으로 정하는 바에 따라 회원의 자질 향상을 위하여 필요한 보수(補修)교육을 실시하여야 한다.
> ③ 의료인은 제2항에 따른 보수교육을 받아야 한다.

**[규칙]제20조(보수교육)** ① 중앙회는 법 제30조제2항에 따라 다음 각 호의 사항이 포함된 보수교육을 매년 실시하여야 한다.

1. 직업윤리에 관한 사항
2. 업무 전문성 향상 및 업무 개선에 관한 사항
3. 의료 관계 법령의 준수에 관한 사항
4. 선진 의료기술 등의 동향 및 추세 등에 관한 사항
5. 그 밖에 보건복지부장관이 의료인의 자질 향상을 위하여 필요하다고 인정하는 사항

② 의료인은 제1항에 따른 보수교육을 연간 8시간 이상 이수하여야 한다.

③ 보건복지부장관은 제1항에 따른 보수교육의 내용을 평가할 수 있다.

④ 각 중앙회장은 제1항에 따른 보수교육을 다음 각 호의 기관으로 하여금 실시하게 할 수 있다.

1. 법 제28조제5항에 따라 설치된 지부(이하 "지부"라 한다) 또는 중앙회의 정관에 따라 설치된 의학·치의학·한의학·간호학 분야별 전문학회 및 전문단체
2. 의과대학·치과대학·한의과대학·의학전문대학원·치의학전문대학원·한의학전문대학원·간호대학 및 그 부속병원
3. 수련병원
4. 「한국보건복지인력개발원법」에 따른 한국보건복지인력개발원
5. 다른 법률에 따른 보수교육 실시기관

⑤ 각 중앙회장은 의료인이 제4항제5호의 기관에서 보수교육을 받은 경우 그 교육이수 시간의 전부 또는 일부를 보수교육 이수시간으로 인정할 수 있다.

⑥ 다음 각 호의 어느 하나에 해당하는 사람에 대하여는 해당 연도의 보수교육을 면제한다.

1. 전공의
2. 의과대학·치과대학·한의과대학·간호대학의 대학원 재학생
3. 영 제8조에 따라 면허증을 발급받은 신규 면허취득자
4. 보건복지부장관이 보수교육을 받을 필요가 없다고 인정하는 사람

⑦ 다음 각 호의 어느 하나에 해당하는 사람에 대하여는 해당 연도의 보수교육을 유예할 수 있다.

1. 해당 연도에 6개월 이상 환자진료 업무에 종사하지 아니한 사람
2. 보건복지부장관이 보수교육을 받기가 곤란하다고 인정하는 사람

⑧ 제6항 또는 제7항에 따라 보수교육이 면제 또는 유예되는 사람은 해당 연도의 보수교육 실시 전에 별지 제10호의2서식의 보수교육 면제·유예 신청서에 보수교육 면제 또는 유예 대상자임을 증명할 수 있는 서류를 첨부하여 각 중앙회장에게 제출하여야 한다.

⑨ 제8항에 따른 신청을 받은 각 중앙회장은 보수교육 면제 또는 유예 대상자 여부를 확인하고, 보수교육 면제 또는 유예 대상자에게 별지 제10호의3서식의 보수교육 면제·유예 확

인서를 교부하여야 한다.

**[규칙]제21조(보수교육계획 및 실적보고 등)** ① 각 중앙회장은 보건복지부장관에게 매년 12월 말일까지 다음 연도의 별지 제11호서식의 보수교육계획서를 제출하고, 매년 4월 말일까지 전년도의 별지 제12호서식의 보수교육실적보고서를 제출하여야 한다.
② 각 중앙회장은 보수교육을 받은 자에게 별지 제13호서식의 보수교육이수증을 발급 하여야 한다.

**[규칙]제22조(보수교육 실시방법 등)** 보수교육의 교과과정, 실시 방법과 그 밖에 보수교육을 실시하는 데에 필요한 사항은 각 중앙회장이 정한다.

**[규칙]제23조(보수교육 관계서류의 보존)** 제20조에 따라 보수교육을 실시하는 중앙회 등은 다음 각 호의 서류를 3년간 보존하여야 한다.
1. 보수교육 대상자명단(대상자의 교육 이수 여부가 명시되어야 한다)
2. 보수교육 면제자명단
3. 그 밖에 이수자의 교육 이수를 확인할 수 있는 서류

**제31조** 삭제 〈2011.4.7.〉

**제32조(감독)** 보건복지부장관은 중앙회나 그 지부가 정관으로 정한 사업 외의 사업을 하거나 국민보건 향상에 장애가 되는 행위를 한 때 또는 제30조제1항에 따른 요청을 받고 협조하지 아니한 경우에는 정관을 변경하거나 임원을 새로 뽑을 것을 명할 수 있다.

# 제3장 의료기관

## 제1절 의료기관의 개설

**제33조(개설 등)** ①의료인은 이 법에 따른 의료기관을 개설하지 아니하고는 의료업을 할 수 없으며, 다음 각 호의 어느 하나에 해당하는 경우 외에는 그 의료기관 내에서 의료업을 하여야 한다.
1. 「응급의료에 관한 법률」 제2조제1호에 따른 응급환자를 진료하는 경우
2. 환자나 환자 보호자의 요청에 따라 진료하는 경우
3. 국가나 지방자치단체의 장이 공익상 필요하다고 인정하여 요청하는 경우
4. 보건복지부령으로 정하는 바에 따라 가정간호를 하는 경우

5. 그 밖에 이 법 또는 다른 법령으로 특별히 정한 경우나 환자가 있는 현장에서 진료를 하여야 하는 부득이한 사유가 있는 경우

② 다음 각 호의 어느 하나에 해당하는 자가 아니면 의료기관을 개설할 수 없다. 이 경우 의사는 종합병원 · 병원 · 요양병원 · 정신병원 또는 의원을, 치과의사는 치과병원 또는 치과의원을, 한의사는 한방병원 · 요양병원 또는 한의원을, 조산사는 조산원만을 개설할 수 있다.

1. 의사, 치과의사, 한의사 또는 조산사
2. 국가나 지방자치단체
3. 의료업을 목적으로 설립된 법인(이하 "의료법인"이라 한다)
4. 「민법」이나 특별법에 따라 설립된 비영리법인
5. 「공공기관의 운영에 관한 법률」에 따른 준정부기관, 「지방의료원의 설립 및 운영에 관한 법률」에 따른 지방의료원, 「한국보훈복지의료공단법」에 따른 한국보훈복지의료공단

③ 제2항에 따라 의원 · 치과의원 · 한의원 또는 조산원을 개설하려는 자는 보건복지부령으로 정하는 바에 따라 시장 · 군수 · 구청장에게 신고하여야 한다.

④ 제2항에 따라 종합병원 · 병원 · 치과병원 · 한방병원 · 요양병원 또는 정신병원을 개설하려면 제33조의2에 따른 시 · 도 의료기관개설위원회의 심의를 거쳐 보건복지부령으로 정하는 바에 따라 시 · 도지사의 허가를 받아야 한다. 이 경우 시 · 도지사는 개설하려는 의료기관이 다음 각 호의 어느 하나에 해당하는 경우에는 개설허가를 할 수 없다.

1. 제36조에 따른 시설기준에 맞지 아니하는 경우
2. 제60조제1항에 따른 기본시책과 같은 조 제2항에 따른 수급 및 관리계획에 적합하지 아니한 경우

⑤ 제3항과 제4항에 따라 개설된 의료기관이 개설 장소를 이전하거나 개설에 관한 신고 또는 허가사항 중 보건복지부령으로 정하는 중요사항을 변경하려는 때에도 제3항 또는 제4항과 같다.

⑥ 조산원을 개설하는 자는 반드시 지도의사(指導醫師)를 정하여야 한다.

⑦ 다음 각 호의 어느 하나에 해당하는 경우에는 의료기관을 개설할 수 없다.

1. 약국 시설 안이나 구내인 경우
2. 약국의 시설이나 부지 일부를 분할 · 변경 또는 개수하여 의료기관을 개설하는 경우
3. 약국과 전용 복도 · 계단 · 승강기 또는 구름다리 등의 통로가 설치되어 있거나 이런 것들을 설치하여 의료기관을 개설하는 경우
4. 「건축법」 등 관계 법령에 따라 허가를 받지 아니하거나 신고를 하지 아니하고 건축 또는 증축 · 개축한 건축물에 의료기관을 개설하는 경우

⑧ 제2항제1호의 의료인은 어떠한 명목으로도 둘 이상의 의료기관을 개설 · 운영할 수 없다. 다만, 2 이상의 의료인 면허를 소지한 자가 의원급 의료기관을 개설하려는 경우에는 하나의 장소에 한하여 면허 종별에 따른 의료기관을 함께 개설할 수 있다.

⑨ 의료법인 및 제2항제4호에 따른 비영리법인(이하 이 조에서 "의료법인등"이라 한다)이 의료기관을 개설하려면 그 법인의 정관에 개설하고자 하는 의료기관의 소재지를 기재하여 대통령령으로 정하는 바에 따라 정관의 변경허가를 얻어야 한다(의료법인등을 설립할 때에는

설립 허가를 말한다. 이하 이 항에서 같다). 이 경우 그 법인의 주무관청은 정관의 변경허가를 하기 전에 그 법인이 개설하고자 하는 의료기관이 소재하는 시·도지사 또는 시장·군수·구청장과 협의하여야 한다.

⑩ 의료기관을 개설·운영하는 의료법인등은 다른 자에게 그 법인의 명의를 빌려주어서는 아니 된다.

**벌칙 : 제87조** 10년 이하의 징역이나 1억원 이하의 벌금

☞ 제2항 (의료기관을 개설하거나 운영하는 자)

**벌칙 : 제87조의2** 5년 이하의 징역 5천만원 이하의 벌금

☞ 제82조제3항에서 준용하는 경우만 : 제2항, 제8항

☞ 제10항

**벌칙 : 제88조** 3년 이하의 징역 또는 3천만원 이하의 벌금

☞ 제4항

**벌칙 : 제89조** 1년 이하의 징역이나 1천만원 이하의 벌금

☞ 제9항

**벌칙 : 제90조** 500만원 이하의 벌금

☞ 제1항

☞ 제3항(제82조제3항에서 준용하는 경우를 포함한다)

☞ 제5항(허가의 경우만을 말한다)

**과태료 : 제92조** 100만원 이하의 과태료

☞ 제5항(변경신고)

## [판 례] 헌법재판소 2007.12.27, 2004헌마1021

**【판시사항】**

① 의료법(2007.4.11. 법률 제8366호로 전부 개정된 것) 제33조 제2항 단서의 "의료인은 하나의 의료기관만을 개설할 수 있으며" 부분(이하 '이 사건 법률조항'이라 한다)이 (의사 및 한의사의) 복수면허 의료인의 기본권을 직접 침해하는지 여부에 관하여 직접성을 인정할 수 있는지 여부(적극)

② 이 사건 법률조항이 청구인들과 같은 복수면허 의료인들의 직업의 자유, 평등권을 침해하는지 여부(적극)

③ 헌법불합치결정을 하되 계속 적용을 명한 사례

**【판결요지】**

① 이 사건 법률조항은 의료인에게 '하나의' 의료기관만을 개설할 수 있도록 함으로써 의사 및 한의사의 복수면허 의료인이라고 하더라도, 양방 또는 한방 중 그 선택에 따라 어느 '하나의' 의료기관 이외에 다른 의료기관의 개설을 금지한다. 이는 의료기관 개설에 있어서 집행행위 이전에 미리 의료인의 법적 지위를 결정적으로 정하고 있을 뿐만 아니라, '하나를 초과하는' 의료기관을 개설하고자 할 경우 행정청에게 그 개설신고나 허가신청을 반려하거나 거부하도록 하여 행정청의 집행행위를 형식적인 것에 그치게 한다. 따라서 이 사건 법률조항은 집행행위가 예정되어 있음에도 예외적으로 기본권침해의 직접성을 인정할 수 있다.

② 의료인 면허를 취득한 것은 그 면허에 따른 직업선택의 자유를 회복한 것이고, 이렇게 회복된 자유에 대

하여 전문분야의 성격과 정책적 판단에 따라 면허를 실현할 수 있는 방법이나 내용을 정할 수는 있지만 이를 다시 전면적으로 금지하는 것은 입법형성의 범위 내라고 보기 어렵다. 환자가 양방과 한방 의료기관에서 순차적, 교차적으로 의료서비스를 받는 경우가 금지되지 않는 현실에서 복수면허 의료인은 양방 및 한방 의료행위 양쪽에 대하여 상대적으로 지식이 많거나 능력이 뛰어나고, 그가 행하는 양방 및 한방 의료행위의 내용과 그것이 인체에 미치는 영향 등에 대하여 더 유용한 정보를 취득하고 이를 분석하여 적절하게 대처할 수 있다고 평가될 수 있다. 양방 및 한방 의료행위가 중첩될 경우 인체에 미치는 영향에 대한 과학적 검증이 없다는 점을 고려한다 하여도 위험영역을 한정하여 규제를 하면 족한 것이지 진단 등과 같이 위험이 없는 영역까지 전면적으로 금지하는 것은 지나치다.

③ 복수면허 의료인이든, 단수면허 의료인이든 '하나의' 의료기관만을 개설할 수 있다는 점에서는 '같은' 대우를 받는다. 그런데 복수면허 의료인은 의과 대학과 한의과 대학을 각각 졸업하고, 의사와 한의사 자격 국가고시에 모두 합격하였다. 따라서 단수면허 의료인에 비하여 양방 및 한방의 의료행위에 대하여 상대적으로 지식 및 능력이 뛰어나거나, 그가 행하는 양방 및 한방의 의료행위의 내용과 그것이 인체에 미치는 영향 등에 대하여도 상대적으로 더 유용한 지식과 정보를 취득하고 이를 분석하여 적절하게 대처할 수 있다고 평가될 수 있다. 복수면허 의료인들에게 단수면허 의료인과 같이 하나의 의료기관만을 개설할 수 있다고 한 이 사건 법률조항은 '다른 것을 같게' 대우하는 것으로 합리적인 이유를 찾기 어렵다.

④ 이 사건 심판대상 법률조항은 복수면허 의료인인 청구인들의 직업의 자유, 평등권을 침해한다. 다만, 이 조항이 단수면허의 의료인에게도 적용되고, 위헌으로 선언되어 효력을 잃으면 의료인이 직접 의료행위를 수행할 수 있는 장소적 제한마저 풀리게 되어 법적 공백이 발생할 것이 명백하다. 또한 복수면허 의료인이 의사 및 한의사로서 각 직업을 모두 수행할 수 있도록 함에 있어서 어느 범위에서 어떠한 방식에 의할 것인지는 궁극적으로 입법자가 충분한 사회적 합의를 거쳐 형성해야 할 사항에 속한다. 따라서 이 조항에 대하여 2008.12.31.을 시한으로 계속 적용을 명하는 헌법불합치를 선언한다.

## [판 례] 대법원 2011.10.27, 선고, 2009도2629, 판결

**【판시사항】**

① 구 의료법 제30조 제2항(현행 제33조 제2항)에서 금지하는 '비의료인의 의료기관 개설행위'의 의미 및 의료인 아닌 자가 종전 개설자의 의료기관 개설·운영행위와 단절되는 새로운 개설·운영행위를 한 것으로 볼 수 있는 경우, 여기에 해당하는지 여부

② 의료인 아닌 피고인이 의료인인 남편 甲에 의하여 개설신고된 병원을 새로이 개설·운영하였다고 하여 구 의료법 위반으로 기소된 사안에서, 피고인이 일정 시점부터 甲을 배제하고 병원을 지배·관리함으로써 의료기관을 개설하여 같은 법 제66조 제3호, 제30조 제2항을 위반하였다고 본 원심판단에 비의료인의 의료기관 개설에 관한 법리오해의 위법이 있다고 한 사례

**【판결요지】**

① 구 의료법(2007.1.3. 법률 제8203호로 개정되기 전의 것. 이하 '의료법'이라고 한다) 제30조 제2항, 제66조 제3호에 의하여 금지되는 의료기관 개설행위는, 비의료인이 그 의료기관의 시설 및 인력의 충원·관리, 개설신고, 의료업의 시행, 필요한 자금의 조달, 그 운영성과의 귀속 등을 주도적인 입장에서 처리하는 것을 의미한다. 따라서 의료인의 자격이 없는 일반인이 필요한 자금을 투자하여 시설을 갖추고 유자격 의료인을 고용하여 그 명의로 의료기관 개설신고를 한 행위는 형식적으로만 적법한 의료기관의 개설로 가장한 것일 뿐 실질적으로는 의료인 아닌 자가 의료기관을 개설한 경우에 해당하고, 개설신고가 의료인 명의로 되었다거나 개설신고 명의인인 의료인이 직접 의료행위를 하였다 하여 달리 볼 수 없다. 한편 의료법 제30조 제3항, 제4항, 제6항 및 그 시행규칙 제22조의2, 제22조의3 등에서는 의료기관의 최초 개설에 따른 신고절차 외에 개설자의 변경에 따른 명의변경 등의 절차에 관하여도 규정하고 있다. 이러한 제반 규정의 내용 및 의미와 의료법의 입법 취지, 형벌법규의 해석론 등에 비추어 볼 때, 비의료인이 이미 개설된 의료기관의 의료시설과 의료진을 인수하고 개설자의 명의변경절차 등을 거쳐 그 운영을 지배·관리하는 등 종전 개설자의 의료기관 개설·운영행위와 단절되는 새로운 개설·운영행위를 한 것으로 볼 수 있는 경우에는 의료법 제30조 제2항에서 금지하는 비의료인의 의료기관 개설행위에 해당한다 할 것이다.

② 의료인 아닌 피고인이 의료인인 남편 甲에 의하여 개설신고된 병원을 새로이 개설·운영하였다고 하여 구 의료법(2007.1.3. 법률 제8203호로 개정되기 전의 것. 이하 '의료법'이라고 한다) 위반으로 기소된 사안에서, 피고인이 일정 시점부터 남편 甲을 배제하고 병원 운영을 계속하면서 수익금을 독점하였다 하여도, 당초 甲이 개설·운영하던 병원의 의료시설 및 의료진을 피고인이 인수하거나 새로 구비하고 개설자를 변경하여 실질적으로 새로운 의료기관을 개설한 경우에 해당한다고 볼 수 없고, 오히려 제반 사정과 피고인과 甲의 관계 및 양자 사이의 각종 소송 경과 등에 비추어 보면, 피고인의 위 조치는 그 실질에 있어 종전의 개설·운영 상태하에서 혼인관계의 파탄에 따른 이혼을 염두에 둔 운영 수익금의 귀속에 관한 일방적 권리 주장 및 행사에 불과한데도, 피고인이 위 시점부터 병원을 지배·관리함으로써 의료기관을 개설하여 의료법 제66조 제3호, 제30조 제2항을 위반하였다고 본 원심판결에 비의료인의 의료기관 '개설'에 관한 법리오해의 위법이 있다고 한 사례.

## [판 례] 대법원 2023. 10. 26. 선고 2022도90 판결

**【판시사항】**

[1] 의료법인 명의로 개설된 의료기관을 실질적으로 비의료인이 개설·운영하였다고 판단하기 위한 요건 및 이에 해당하는 것으로 인정할 수 있는 경우

[2] 적법하게 개설되지 아니한 의료기관의 실질 개설·운영자가 적법하게 개설된 의료기관인 것처럼 의료급여비용 지급을 청구하여 이에 속은 국민건강보험공단으로부터 의료급여비용 명목의 금원을 지급받아 편취한 경우의 피해자(=국민건강보험공단)

**【판결요지】**

[1] 의료법인 명의로 개설된 의료기관을 실질적으로 비의료인이 개설·운영하였다고 판단하려면, 비의료인이 의료법인 명의 의료기관의 개설·운영에 주도적으로 관여하였다는 점을 기본으로 하여, 비의료인이 외형상 형태만을 갖추고 있는 의료법인을 탈법적인 수단으로 악용하여 적법한 의료기관 개설·운영으로 가장하였다는 사정이 인정되어야 한다. 이러한 사정은 비의료인이 실질적으로 재산출연이 이루어지지 않아 실체가 인정되지 아니하는 의료법인을 의료기관 개설·운영을 위한 수단으로 악용한 경우, 의료법인의 재산을 부당하게 유출하여 의료법인의 공공성, 비영리성을 일탈한 경우에 해당되면 인정될 수 있다.

[2] 적법하게 개설되지 아니한 의료기관의 실질 개설·운영자가 적법하게 개설된 의료기관인 것처럼 의료급여비용의 지급을 청구하여 이에 속은 국민건강보험공단으로부터 의료급여비용 명목의 금원을 지급받아 편취한 경우, 국민건강보험공단을 피해자로 보아야 한다.

(가) 의료급여법 및 그 시행령, 시행규칙은, 의료급여에 관한 업무는 수급권자의 거주지를 관할하는 특별시장·광역시장·도지사와 시장·군수·구청장이 하고(법 제5조 제1항), 의료급여비용은 시·도에 설치된 의료급여기금에서 부담한다고 규정하면서도(법 제10조, 제25조), 의료급여비용의 지급 업무 등은 시장·군수·구청장이 국민건강보험공단에 위탁한다고 규정하고(법 제33조 제2항, 시행령 제20조 제2항), 시·도지사는 의료급여기금에서 보건복지부장관이 정하는 추정급여비용을 매월 20일까지 국민건강보험공단에 예탁하여야 한다고 규정한다(법 제27조 제1항, 시행규칙 제30조 제1항, 제31조 제1항).

(나) 위 관련 규정에 따라, 국민건강보험공단은 매월 시·도지사로부터 추정급여비용을 교부받아 이를 자신 명의의 계좌에 보관·관리하면서 의료급여비용 지급사유가 발생하면 자신의 권한과 책임하에서 자신의 명의로 의료기관에 의료급여비용을 직접 지급한다. 시·도지사 내지 시장·군수·구청장은 국민건강보험공단의 의료급여비용 지급 업무와 관련하여 구체적 지시를 하거나 관리감독을 하지 아니하고, 국민건강보험공단에 예탁한 추정급여비용을 사용수익하거나 처분할 수 있는 권한이 없다. 국민건강보험공단의 의료급여비용 지급으로 인한 법률적 효과는 추정급여비용을 예탁한 시·도지사나 의료급여비용 지급 업무를 위탁한 시장·군수·구청장이 아닌 자신의 명의로 의료급여비용 지급 업무를 수행하는 국민건강보험공단에 귀속된다. 따라서 추정급여비용을 보관·관리하면서 자신의 명의로 의료급여비용을 지급하는 국민건강보험공단이 의료급여비용 편취 범행의 피해자라고 보아야 한다. 의료급여비용이 시·도에 설치된 의료급여기금을 재원으로 지급된다거나, 의료급여비용 편취 범행으로 인한 재산상 손해가 최종적으로 국민건강보험공단에 귀속되지 않는다고 하여 달리 볼 것은 아니다.

**[영]제16조(의료법인 등의 의료기관 개설을 위한 정관변경 허가 등)** ① 법 제33조제2항제3호에 따른 의료법인(이하 "의료법인"이라 한다) 및 같은 항 제4호에 따른 비영리법인이 같은 조 제9항 전단에 따라 법인 설립허가 또는 정관 변경허가를 받으려는 경우에는 다음 각 호의 구분에 따른 서류를 주무관청에 제출하여야 한다.

1. 법인 설립허가를 받으려는 경우: 다음 각 목의 서류
   가. 의료기관의 개설·운영이 목적사업에 해당한다는 사실과 의료기관의 소재지가 반영된 정관안
   나. 의료기관 개설·운영을 위한 사업계획서 및 자금조달계획서
   다. 의료기관의 시설·장비 및 인력 등의 확보 계획서
   라. 법 제33조제2항제4호에 따른 비영리법인이 법인 설립허가 시 관계 법령에 따라 필요한 서류(비영리법인만 해당한다)
   마. 법 제48조제1항에 따른 의료법인 설립허가에 필요한 서류(의료법인만 해당한다)
   바. 그 밖에 의료기관의 개설·운영과 관련하여 보건복지부장관이 필요하다고 인정하여 고시하는 서류
2. 정관 변경허가를 받으려는 경우: 다음 각 목의 서류
   가. 의료기관의 개설·운영이 목적사업에 해당한다는 사실과 의료기관의 소재지가 반영된 정관변경안
   나. 제1호나목 및 다목의 서류
   다. 법 제33조제2항제4호에 따른 비영리법인이 정관 변경허가 시 관계 법령에 따라 필요한 서류(비영리법인만 해당한다)
   라. 법 제48조제3항에 따른 정관 변경허가에 필요한 서류(의료법인만 해당한다)
   마. 그 밖에 의료기관의 개설·운영과 관련하여 보건복지부장관이 필요하다고 인정하여 고시하는 서류

② 제1항 각 호의 서류(제1호라목·마목 및 제2호다목·라목은 제외한다)에 대한 작성기준, 작성방법 및 세부내용 등에 관한 사항은 보건복지부장관이 정하여 고시한다.

**[영]제20조(의료법인 등의 사명)** 의료법인과 법 제33조제2항제4호에 따라 의료기관을 개설한 비영리법인은 의료업(법 제49조에 따라 의료법인이 하는 부대사업을 포함한다)을 할 때 공중위생에 이바지하여야 하며, 영리를 추구하여서는 아니 된다.

**[규칙]제24조(가정간호)** ① 법 제33조제1항제4호에 따라 의료기관이 실시하는 가정간호의 범위는 다음 각 호와 같다.

1. 간호
2. 검체의 채취(보건복지부장관이 정하는 현장검사를 포함한다. 이하 같다) 및 운반
3. 투약
4. 주사
5. 응급처치 등에 대한 교육 및 훈련
6. 상담

7. 다른 보건의료기관 등에 대한 건강관리에 관한 의뢰

② 가정간호를 실시하는 간호사는「전문간호사 자격인정 등에 관한 규칙」에 따른 가정전문간호사이어야 한다.

③ 가정간호는 의사나 한의사가 의료기관 외의 장소에서 계속적인 치료와 관리가 필요하다고 판단하여 가정전문간호사에게 치료나 관리를 의뢰한 자에 대하여만 실시하여야 한다.

④ 가정전문간호사는 가정간호 중 검체의 채취 및 운반, 투약, 주사 또는 치료적 의료행위인 간호를 하는 경우에는 의사나 한의사의 진단과 처방에 따라야 한다. 이 경우 의사 및 한의사 처방의 유효기간은 처방일부터 90일까지로 한다.

⑤ 가정간호를 실시하는 의료기관의 장은 가정전문간호사를 2명 이상 두어야 한다.

⑥ 가정간호를 실시하는 의료기관의 장은 가정간호에 관한 기록을 5년간 보존하여야 한다. 이 규칙에서 정한 것 외에 가정간호의 질 관리 등 가정간호의 실시에 필요한 사항은 보건복지부장관이 따로 정한다.

**[규칙]제25조(의료기관 개설신고)** ① 법 제33조제3항에 따라 의원 · 치과의원 · 한의원 또는 조산원을 개설하려는 자는 별지 제14호서식의 의료기관 개설신고서(전자문서로 된 신고서를 포함한다)에 다음 각 호의 서류(전자문서를 포함한다)를 첨부하여 시장 · 군수 · 구청장(자치구의 구청장을 말한다. 이하 같다)에게 신고해야 한다. 〈개정 2009. 4. 29., 2010. 1. 29., 2010. 9. 1., 2015. 7. 24., 2016. 10. 6., 2017. 6. 21., 2021. 6. 30., 2022. 9. 14.〉

1. 개설하려는 자가 법인인 경우: 법인 설립 허가증 사본(「공공기관의 운영에 관한 법률」에 따른 준정부기관은 제외한다), 정관 사본 및 사업계획서 사본
2. 삭제 〈2021. 6. 30.〉
3. 건물평면도 사본 및 그 구조설명서 사본
4. 의료인 등 근무인원에 대한 확인이 필요한 경우: 면허(자격)증 사본. 다만, 제2항에 따라 행정정보의 공동이용으로 확인할 수 있는 경우는 제외한다.
5. 법 제36조제1호 · 제2호 · 제4호 및 제5호의 준수사항에 적합함을 증명하는 서류

② 제1항에 따라 신고서를 제출받은 시장 · 군수 · 구청장은 「전자정부법」 제36조제1항에 따른 행정정보의 공동이용을 통하여 다음 각 호의 서류를 확인해야 하며, 신고인(해당 의료기관에서 근무하는 사람을 포함한다)이 제2호 및 제3호의 서류 확인에 동의하지 않는 경우에는 그 사본을 첨부하도록 해야 한다. 〈신설 2022. 9. 14.〉

1. 개설하려는 자가 법인인 경우: 법인 등기사항증명서
2. 개설하려는 자가 의료인인 경우: 의료인 면허증
3. 의료인 등 근무인원에 대한 확인이 필요한 경우: 면허(자격)증

③ 시장 · 군수 · 구청장은 제1항에 따른 의료기관 개설신고를 받은 경우에는 다음 각 호의 사항을 확인해야 한다. 이 경우 제3호에 대해서는 「소방시설 설치 및 관리에 관한 법률」 제6조제8항 전단에 따라 그 확인을 요청해야 한다. 〈개정 2017. 6. 21., 2021. 6. 30., 2022. 9. 14., 2023. 9. 22.〉

1. 법 제4조제2항, 제33조제2항, 같은 조 제6항부터 제8항까지 및 제64조제2항에 따른 의료기관의 개설기준에 위배되는지 여부

2. 법 제36조제1호 · 제2호 · 제4호 및 제5호의 준수사항에 적합한지 여부
3. 「소방시설 설치 및 관리에 관한 법률 시행령」 별표 4에 따라 의료기관이 갖추어야 하는 소방시설에 적합한지 여부
4. 그 밖에 다른 법령에 따라 의료기관의 개설이 제한되거나 금지되는지 여부

④ 시장 · 군수 · 구청장은 제1항에 따른 의료기관 개설신고가 적법하다고 인정하는 경우에는 해당 신고를 수리하고, 별지 제15호서식의 의료기관 개설신고증명서를 발급하여야 한다. 〈개정 2015. 5. 29., 2017. 6. 21., 2022. 9. 14.〉

⑤ 시장 · 군수 · 구청장은 분기별 의료기관의 개설신고 수리 상황을 매 분기가 끝난 후 15일까지 시 · 도지사를 거쳐 보건복지부장관에게 통보해야 한다. 〈개정 2010. 3. 19., 2015. 5. 29., 2022. 9. 14., 2023. 11. 17.〉

⑥ 시장 · 군수 · 구청장은 제4항에 따라 의료기관 개설신고증명서를 발급한 경우에는 의료기관별로 관리카드를 작성 · 비치하여 신고 사항의 변경신고 및 행정처분 내용 등을 기록 · 관리하여야 한다. 〈개정 2015. 5. 29., 2022. 9. 14.〉

**[규칙]제26조(의료기관 개설신고사항의 변경신고)** ① 법 제33조제5항에 따라 의원 · 치과의원 · 한의원 또는 조산원 개설자가 그 개설 장소를 이전하거나 다음 각 호의 어느 하나에 해당하는 개설신고사항의 변경신고를 하려면 변경 사항을 확인할 수 있는 서류의 사본을 첨부하여 별지 제14호서식의 신고사항 변경신고서(전자문서로 된 신고서를 포함한다)를 시장 · 군수 · 구청장에게 제출하여야 한다. 이 경우 신고서를 제출받은 시장 · 군수 · 구청장은 「전자정부법」 제36조제1항에 따른 행정정보의 공동이용을 통해 의료기관 개설신고증명서를 확인해야 하며, 신고인이 의료기관 개설신고증명서 확인에 동의하지 않는 경우에는 그 사본을 첨부하도록 해야 한다.

1. 의료기관 개설자의 변경 사항
2. 의료기관 개설자가 입원, 해외 출장 등으로 다른 의사 · 치과의사 · 한의사 또는 조산사에게 진료하게 할 경우 그 기간 및 해당 의사 등의 인적 사항
3. 의료기관의 진료과목의 변동 사항
4. 진료과목 증감이나 입원실 등 주요 시설의 변경에 따른 시설 변동 내용
5. 의료기관의 명칭 변경 사항
6. 의료기관의 의료인 수

② 제1항에 따른 변경신고와 관련하여 그 변경사항에 대한 확인 방법 및 기준에 관하여는 제25조제3항을 준용한다. 다만, 같은 항 제3호의 경우에는 의료기관 개설장소의 이전이나 제1항제4호에 따른 시설 변동만 해당한다.

③ 시장 · 군수 · 구청장은 제1항에 따른 변경신고를 수리한 경우에 의료기관개설신고증명서의 기재사항을 고쳐쓸 필요가 있으면 이를 개서(改書)하여 주거나 재발급하여야 한다.

**[규칙]제27조(의료기관 개설허가)** ① 법 제33조제4항에 따라 종합병원 · 병원 · 치과병원 · 한방병원 · 요양병원 또는 정신병원의 개설허가를 받으려는 자는 별지 제16호서식의 의료기관 개설허가신청서(전자문서로 된 신청서를 포함한다)에 다음 각 호의 서류(전자문서를 포함한

다)를 첨부하여 시 · 도지사에게 제출해야 한다. 〈개정 2009. 4. 29., 2010. 1. 29., 2010. 9. 1., 2015. 7. 24., 2016. 10. 6., 2016. 12. 29., 2017. 6. 21., 2021. 6. 30., 2022. 9. 14.〉

1. 개설하려는 자가 법인인 경우: 법인설립허가증 사본(「공공기관의 운영에 관한 법률」에 따른 준정부기관은 제외한다), 정관 사본 및 사업계획서 사본
2. 개설하려는 자가 의료인인 경우: 사업계획서 사본
3. 건물평면도 사본 및 그 구조설명서 사본
4. 의료인 등 근무인원에 대한 확인이 필요한 경우: 면허(자격)증 사본. 다만, 제2항에 따라 행정정보의 공동이용으로 확인할 수 있는 경우는 제외한다.
5. 삭제 〈2021. 6. 30.〉
6. 법 제36조제1호 · 제2호 · 제4호 및 제5호의 준수사항에 적합함을 증명하는 서류

② 제1항에 따라 신청서를 제출받은 시 · 도지사는 「전자정부법」 제36조제1항에 따른 행정정보의 공동이용을 통하여 다음 각 호의 서류를 확인해야 한다. 다만, 신청인(해당 의료기관에서 근무하는 사람을 포함한다)이 제2호부터 제4호까지의 서류 확인에 동의하지 않는 경우에는 그 사본을 첨부하도록 해야 한다. 〈신설 2021. 6. 30., 2022. 9. 14.〉

1. 개설하려는 자가 법인인 경우: 법인 등기사항증명서
2. 개설하려는 자가 의료인인 경우: 의료인 면허증
3. 「전기안전관리법 시행규칙」 제18조제3항 본문에 따른 전기안전점검 확인서(종합병원만 해당한다)
4. 의료인 등 근무인원에 대한 확인이 필요한 경우: 면허(자격)증

③ 제1항에 따른 개설허가 신청과 관련하여 그 신청사항에 대한 확인 방법 및 기준에 관하여는 제25조제3항을 준용한다. 〈개정 2017. 6. 21., 2021. 6. 30., 2022. 9. 14.〉

④ 시 · 도지사는 제1항에 따라 의료기관의 개설허가를 한 때에는 지체 없이 별지 제17호서식의 의료기관 개설허가증을 발급하여야 한다. 〈개정 2015. 5. 29., 2021. 6. 30.〉

⑤ 시 · 도지사는 분기별 의료기관의 개설허가 상황을 매 분기가 끝난 후 15일까지 보건복지부장관에게 통보해야 한다. 〈개정 2010. 3. 19., 2015. 5. 29., 2021. 6. 30., 2023. 11. 17.〉

⑥ 시 · 도지사는 제4항에 따라 의료기관의 개설허가증을 발급한 때에는 의료기관별로 관리카드를 작성 · 비치하여 허가 사항의 변경허가 및 행정처분 내용 등을 기록 · 관리해야 한다. 〈개정 2015. 5. 29., 2021. 6. 30.〉.

**[규칙]제28조(의료기관 개설허가 사항의 변경허가)** ① 법 제33조제5항에 따라 의료기관의 개설허가를 받은 자가 그 개설 장소를 이전하거나 다음 각 호의 어느 하나에 해당하는 개설허가 사항의 변경허가를 받으려면 변경 사항을 확인할 수 있는 서류의 사본을 첨부하여 별지 제16호서식의 허가사항 변경신청서(전자문서로 된 신청서를 포함한다)를 시 · 도지사에게 제출해야 한다. 이 경우 신청서를 제출받은 시 · 도지사는 「전자정부법」 제36조제1항에 따른 행정정보의 공동이용을 통해 의료기관 개설허가증을 확인해야 하며, 신청인이 의료기관 개설허가증 확인에 동의하지 않는 경우에는 그 사본을 첨부하도록 해야 한다.

1. 의료기관 개설자의 변경 사항
2. 법 제3조제2항에 따른 의료기관의 종류 변경 또는 진료과목의 변동 사항
3. 진료과목 증감이나 입원실 등 주요시설 변경에 따른 시설 변동 내용
4. 의료기관의 명칭 변경 사항
5. 의료기관의 의료인 수

② 제1항에 따라 신청서를 제출받은 시 · 도지사는 종합병원의 개설 장소가 이전되는 경우, 같은 항 제2호에 따라 종합병원으로 변경되는 경우 또는 같은 항 제3호에 따라 종합병원의 주요시설 변경이 있는 경우 「전자정부법」 제36조제1항에 따른 행정정보의 공동이용을 통하여 「전기안전관리법 시행규칙」 제18조제3항 본문에 따른 전기안전점검 확인서를 확인해야 한다. 다만, 신청인이 확인에 동의하지 않는 경우에는 그 사본을 첨부하도록 해야 한다.

③ 제1항에 따른 개설허가 변경신청과 관련하여 그 변경사항에 대한 확인 방법 및 기준에 관하여는 제25조제3항을 준용한다. 다만, 같은 항 제3호의 경우에는 의료기관 개설장소의 이전, 제1항제2호 및 제3호에 따른 의료기관의 종류 변경 및 시설 변동만 해당한다.④ 시 · 도지사는 제1항에 따라 변경허가를 한 때에 의료기관 개설허가증을 고쳐쓸 필요가 있으면 이를 개서하여 주거나 재발급하여야 한다.

**[규칙]제31조(조산원의 지도의사)** 조산원의 개설자는 법 제33조제6항에 따라 지도의사(지도의사)를 정하거나 변경한 경우에는 지도의사신고서에 그 지도의사의 승낙서 및 면허증 사본을 첨부하여 관할 시장 · 군수 · 구청장에게 제출하여야 한다.

**제33조의2(의료기관개설위원회 설치 등)** ① 제33조제4항에 따른 의료기관 개설 허가에 관한 사항을 심의하기 위하여 시 · 도지사 소속으로 의료기관개설위원회를 둔다.

② 제1항의 의료기관개설위원회의 위원은 제28조에 따른 의사회 · 치과의사회 · 한의사회 · 조산사회 및 간호사회의 의료인으로서 경험이 풍부한 사람과 제52조에 따른 의료기관단체의 회원으로서 해당 지역 내 의료기관의 개설 · 운영 등에 관한 경험이 풍부한 사람으로 한다.

③ 의료기관개설위원회의 구성과 운영에 필요한 사항과 그 밖에 필요한 사항은 보건복지부령으로 정한다.

**[규칙]제27조의2(의료기관개설위원회의 구성 · 운영 등)** ① 법 제33조의2에 따른 의료기관개설위원회(이하 이 조에서 "위원회"라 한다)는 법 제33조제4항에 따른 개설허가(이하 이 조에서 "개설허가"라 한다)를 신청한 의료기관에 대하여 다음 각 호의 사항을 심의한다.

1. 제25조제3항 각 호의 사항
2. 법 제60조제1항에 따른 기본시책 및 같은 조 제2항에 따른 수급 및 관리계획에 적합한지 여부
3. 그 밖에 시 · 도지사가 위원회의 심의가 필요하다고 인정하는 사항

② 시 · 도지사는 제1항에도 불구하고 다음 각 호의 어느 하나에 해당하여 개설허가를 할 수 없음이 명확한 경우에는 위원회의 심의를 생략할 수 있다.

1. 제27조제1항에 따른 개설허가 신청서류의 전부 또는 일부를 제출하지 않은 경우

2. 국가나 지방자치단체가 의료기관을 개설하는 경우 등 시 · 도지사가 위원회의 심의가 필요하지 않다고 인정하는 경우

③ 위원회는 위원장 1명을 포함하여 15명 이내의 위원으로 성별을 고려하여 구성한다.

④ 위원장은 위원 중에서 호선(互選)한다.

⑤ 위원회의 위원의 임기는 2년으로 하되, 연임할 수 있다.

⑥ 제1항부터 제5항까지에서 규정한 사항 외에 위원회의 구성 · 운영 등에 필요한 사항은 특별시 · 광역시 · 특별자치시 · 도 · 특별자치도(이하 "시 · 도"라 한다)의 규칙으로 정한다.

**제33조의3(실태조사)** ① 보건복지부장관은 제33조제2항을 위반하여 의료기관을 개설할 수 없는 자가 개설 · 운영하는 의료기관의 실태를 파악하기 위하여 보건복지부령으로 정하는 바에 따라 조사(이하 이 조에서 "실태조사"라 한다)를 실시하고, 위법이 확정된 경우 그 결과를 공표하여야 한다. 이 경우 수사기관의 수사로 제33조제2항을 위반한 의료기관의 위법이 확정된 경우도 공표 대상에 포함한다.

② 보건복지부장관은 실태조사를 위하여 관계 중앙행정기관의 장, 지방자치단체의 장, 관련 기관 · 법인 또는 단체 등에 협조를 요청할 수 있다. 이 경우 요청을 받은 자는 특별한 사정이 없으면 이에 협조하여야 한다.

③ 실태조사의 시기 · 방법 및 결과 공표의 방법 등에 관하여 필요한 사항은 보건복지부령으로 정한다.

**[규칙]제28조의2(실태조사의 시기 · 방법)** ① 보건복지부장관은 법 제33조의3제1항 전단에 따른 의료기관을 개설할 수 없는 자가 개설 · 운영하는 의료기관에 대한 실태조사(이하 이 조에서 "실태조사"라 한다)를 매년 실시해야 한다.

② 실태조사는 현장조사, 문서열람 등의 방법으로 실시하며, 필요한 경우에는 조사 대상자에게 법 제61조에 따라 보고를 명하거나 법 제61조의2에 따라 자료의 제출 또는 의견의 진술 등을 요청할 수 있다.

③ 보건복지부장관은 실태조사 실시 결과 위법이 확정되면 법 제33조의3제1항 전단에 따라 다음 각 호의 사항을 관보 또는 보건복지부의 인터넷 홈페이지에 공표해야 한다.

1. 의료기관의 명칭 및 주소
2. 의료기관 개설자의 성명(개설자가 법인인 경우에는 법인명 및 대표자의 성명을 말한다)
3. 위반사항

④ 제1항부터 제3항까지에서 규정한 사항 외에 실태조사에 필요한 사항은 보건복지부장관이 정한다.

**제34조(원격의료)** ① 의료인(의료업에 종사하는 의사 · 치과의사 · 한의사만 해당한다)은 제33조제1항에도 불구하고 컴퓨터 · 화상통신 등 정보통신기술을 활용하여 먼 곳에 있는 의료인에게 의료지식이나 기술을 지원하는 원격의료(이하 "원격의료"라 한다)를 할 수 있다.

② 원격의료를 행하거나 받으려는 자는 보건복지부령으로 정하는 시설과 장비를 갖추어야

한다.
③ 원격의료를 하는 자(이하 "원격지의사"라 한다)는 환자를 직접 대면하여 진료하는 경우와 같은 책임을 진다.
④ 원격지의사의 원격의료에 따라 의료행위를 한 의료인이 의사 · 치과의사 또는 한의사(이하 "현지의사"라 한다)인 경우에는 그 의료행위에 대하여 원격지의사의 과실을 인정할 만한 명백한 근거가 없으면 환자에 대한 책임은 제3항에도 불구하고 현지의사에게 있는 것으로 본다.

**[규칙]제29조(원격의료의 시설 및 장비)** 법 제34조제2항에 따라 원격의료를 행하거나 받으려는 자가 갖추어야 할 시설과 장비는 다음 각 호와 같다.
1. 원격진료실
2. 데이터 및 화상(畵像)을 전송 · 수신할 수 있는 단말기, 서버, 정보통신망 등의 장비

**제35조(의료기관 개설 특례)** ① 제33조제1항·제2항 및 제8항에 따른 자 외의 자가 그 소속 직원, 종업원, 그 밖의 구성원(수용자를 포함한다) 이나 그 가족의 건강관리를 위하여 부속 의료기관을 개설하려면 그 개설 장소를 관할하는 시장·군수·구청장에게 신고하여야 한다. 다만, 부속 의료기관으로 병원급 의료기관을 개설하려면 그 개설 장소를 관할하는 시·도지사의 허가를 받아야 한다.
② 제1항에 따른 개설 신고 및 허가에 관한 절차·조건, 그 밖에 필요한 사항과 그 의료기관의 운영에 필요한 사항은 보건복지부령으로 정한다.

**벌칙 : 제88조** 3년 이하의 징역 또는 3천만원 이하의 벌금
☞ 제1항 단서

**벌칙 : 제90조** 500만원 이하의 벌금
☞ 제1항 본문

**[규칙]제32조(부속 의료기관의 개설 특례)** ① 법 제35조제1항에 따라 의료인 · 의료법인 · 국가 · 지방자치단체 · 비영리법인 또는 「공공기관의 운영에 관한 법률」에 따른 준정부기관 외의 자가 그 종업원 및 가족의 건강관리를 위하여 부속 의료기관을 개설하려면 별지 제20호서식의 부속 의료기관 개설신고서 또는 개설허가신청서에 다음 각 호의 서류를 첨부하여 시 · 도지사나 시장 · 군수 · 구청장에게 제출하여야 한다.
1. 건물평면도 사본 및 그 구조설명서 사본
2. 의료인 등 근무인원에 대한 확인이 필요한 경우: 면허(자격)증 사본 1부
3. 법 제36조제1호 · 제2호 · 제4호 및 제5호의 준수사항에 적합함을 증명하는 서류
② 부속 의료기관의 개설신고 및 개설허가에 따른 신고 수리 등에 관하여는 제25조제3항부터 제6항까지, 제26조, 제27조제3항부터 제6항까지 및 제28조의 규정을 각각 준용한다. 이 경우 "별지 15호서식"은 "별지 제15호의2서식"으로, "별지 제17호서식"은 "별지 제17호의2서식"으로 본다.

**제36조(준수사항)** 제33조제2항 및 제8항에 따라 의료기관을 개설하는 자는 보건복지부령으로 정하는 바에 따라 다음 각 호의 사항을 지켜야 한다.

1. 의료기관의 종류에 따른 시설기준 및 규격에 관한 사항
2. 의료기관의 안전관리시설 기준에 관한 사항
3. 의료기관 및 요양병원의 운영 기준에 관한 사항
4. 고가의료장비의 설치 · 운영 기준에 관한 사항
5. 의료기관의 종류에 따른 의료인 등의 정원 기준에 관한 사항
6. 급식관리 기준에 관한 사항
7. 의료기관의 위생 관리에 관한 사항
8. 의료기관의 의약품 및 일회용 의료기기의 사용에 관한 사항
9. 의료기관의 「감염병의 예방 및 관리에 관한 법률」 제41조제4항에 따른 감염병환자등의 진료 기준에 관한 사항
10. 의료기관 내 수술실, 분만실, 중환자실 등 감염관리가 필요한 시설의 출입 기준에 관한 사항
11. 의료인 및 환자 안전을 위한 보안장비 설치 및 보안인력 배치 등에 관한 사항
12. 의료기관의 신체보호대 사용에 관한 사항
13. 의료기관의 의료관련감염 예방에 관한 사항

**제36조(준수사항)** 제33조제2항 및 제8항에 따라 의료기관을 개설하는 자는 보건복지부령으로 정하는 바에 따라 다음 각 호의 사항을 지켜야 한다. 〈개정 2008. 2. 29., 2009. 1. 30., 2010. 1. 18., 2016. 5. 29., 2019. 4. 23., 2019. 8. 27., 2020. 3. 4., 2023. 10. 31.〉

1. 의료기관의 종류에 따른 시설기준 및 규격에 관한 사항
2. 의료기관의 안전관리시설 기준에 관한 사항
3. 의료기관 및 요양병원의 운영 기준에 관한 사항
4. 고가의료장비의 설치 · 운영 기준에 관한 사항
5. 의료기관의 종류에 따른 의료인 등의 정원 기준에 관한 사항
6. 급식관리 기준에 관한 사항
7. 의료기관의 위생 관리에 관한 사항
8. 의료기관의 의약품 및 일회용 의료기기의 사용에 관한 사항
9. 의료기관의 「감염병의 예방 및 관리에 관한 법률」 제41조제4항에 따른 감염병환자등의 진료 기준에 관한 사항
10. 의료기관 내 수술실, 분만실, 중환자실 등 감염관리가 필요한 시설의 출입 기준에 관한 사항
11. 의료인 및 환자 안전을 위한 보안장비 설치 및 보안인력 배치 등에 관한 사항
12. 의료기관의 신체보호대 사용에 관한 사항
13. 의료기관의 의료관련감염 예방에 관한 사항
14. 종합병원과 요양병원의 임종실 설치에 관한 사항

**[시행일: 2024. 8. 1.] 제36조제14호**

**[규칙]제33조** 삭제 〈2017.3.7.〉

**[규칙]제34조(의료기관의 시설기준 및 규격)** 법 제36조제1호에 따른 의료기관의 종류별 시설기준은 별표 3과 같고, 그 시설규격은 별표 4와 같다.

**[규칙]제35조(의료기관의 안전관리시설)** 의료기관을 개설하는 자는 법 제36조제2호에 따라 환자, 의료관계인, 그 밖의 의료기관 종사자의 안전을 위하여 다음 각 호의 시설을 갖추어야 한다.

1. 화재나 그 밖의 긴급한 상황에 대처하기 위하여 필요한 시설
2. 방충, 쥐막기, 세균오염 방지에 관한 시설
3. 채광·환기에 관한 시설
4. 전기·가스 등의 위해 방지에 관한 시설
5. 방사선 위해 방지에 관한 시설
6. 그 밖에 진료과목별로 안전관리를 위하여 필수적으로 갖추어야 할 시설

**[규칙]제35조의2(의료기관의 운영 기준)** 의료기관을 개설하는 자는 법 제36조제3호에 따라 다음 각 호의 운영 기준을 지켜야 한다.

1. 입원실의 정원을 초과하여 환자를 입원시키지 말 것
2. 입원실은 남·여별로 구별하여 운영할 것
3. 입원실이 아닌 장소에 환자를 입원시키지 말 것
4. 외래진료실에는 진료 중인 환자 외에 다른 환자를 대기시키지 말 것

**[규칙]제36조(요양병원의 운영)** ① 법 제36조제3호에 따른 요양병원의 입원 대상은 다음 각 호의 어느 하나에 해당하는 자로서 주로 요양이 필요한 자로 한다.

1. 노인성 질환자
2. 만성질환자
3. 외과적 수술 후 또는 상해 후 회복기간에 있는 자

② 제1항에도 불구하고 「감염병의 예방 및 관리에 관한 법률」 제41조제1항에 따라 질병관리청장이 고시한 감염병에 걸린 같은 법 제2조제13호부터 제15호까지에 따른 감염병환자, 감염병의사환자 또는 병원체보유자(이하 "감염병환자등"이라 한다) 및 같은 법 제42조제1항 각 호의 어느 하나에 해당하는 감염병환자등은 요양병원의 입원 대상으로 하지 아니한다.

③ 제1항에도 불구하고 「정신건강증진 및 정신질환자 복지서비스 지원에 관한 법률」 제3조제1호에 따른 정신질환자(노인성 치매환자는 제외한다)는 같은 법 제3조제5호에 따른 정신의료기관 외의 요양병원의 입원 대상으로 하지 아니한다.

④ 각급 의료기관은 제1항에 따른 환자를 요양병원으로 옮긴 경우에는 환자 이송과 동시에 진료기록 사본 등을 그 요양병원에 송부하여야 한다.

⑤ 요양병원 개설자는 요양환자의 상태가 악화되는 경우에 적절한 조치를 할 수 있도록 환자 후송 등에 관하여 다른 의료기관과 협약을 맺거나 자체 시설 및 인력 등을 확보하여야

한다.

⑥ 삭제 〈2020.2.28.〉

⑦ 요양병원 개설자는 휴일이나 야간에 입원환자의 안전 및 적절한 진료 등을 위하여 소속 의료인 및 직원에 대한 비상연락체계를 구축·유지하여야 한다.

**[규칙]제37조** 삭제 〈2015.1.2.〉

**[규칙]제38조(의료인 등의 정원)** ① 법 제36조제5호에 따른 의료기관의 종류에 따른 의료인의 정원 기준에 관한 사항은 별표 5와 같다.

② 의료기관은 제1항의 의료인 외에 다음의 기준에 따라 필요한 인원을 두어야 한다.

1. 병원급 의료기관에는 별표 5의2에 따른 약사 또는 한약사(법률 제8365호 약사법 전부개정법률 부칙 제9조에 따라 한약을 조제할 수 있는 약사를 포함한다. 이하 같다)를 두어야 한다.
2. 입원시설을 갖춘 종합병원 · 병원 · 치과병원 · 한방병원 또는 요양병원에는 1명 이상의 영양사를 둔다.
3. 의료기관에는 보건복지부장관이 정하는 바에 따라 각 진료과목별로 필요한 수의 의료기사를 둔다.
4. 종합병원에는 보건복지부장관이 정하는 바에 따라 필요한 수의 보건의료정보관리사를 둔다.
5. 의료기관에는 보건복지부장관이 정하는 바에 따라 필요한 수의 간호조무사를 둔다.
6. 종합병원에는 「사회복지사업법」에 따른 사회복지사 자격을 가진 자 중에서 환자의 갱생 · 재활과 사회복귀를 위한 상담 및 지도 업무를 담당하는 요원을 1명 이상 둔다.
7. 요양병원에는 시설 안전관리를 담당하는 당직근무자를 1명 이상 둔다.

③ 보건복지부장관은 간호사나 치과위생사의 인력 수급상 필요하다고 인정할 때에는 제1항에 따른 간호사 또는 치과위생사 정원의 일부를 간호조무사로 충당하게 할 수 있다.

**[규칙]제39조(급식관리)** 입원시설을 갖춘 종합병원 · 병원 · 치과병원 · 한방병원 · 요양병원 또는 정신병원을 개설하는 자는 법 제36조제6호에 따라 별표 6에서 정하는 바에 따라 환자의 식사를 위생적으로 관리 · 제공해야 한다.

**[규칙]제39조의2(의료기관의 위생관리 기준)** 의료기관을 개설하는 자는 법 제36조제7호에 따라 다음 각 호의 위생관리 기준을 지켜야 한다.

1. 환자의 처치에 사용되는 기구 및 물품(1회용 기구 및 물품은 제외한다)은 보건복지부장관이 정하여 고시하는 방법에 따라 소독하여 사용할 것
2. 감염의 우려가 있는 환자가 입원하였던 입원실 및 그 옷·침구·식기 등은 완전히 소독하여 사용할 것
3. 의료기관에서 업무를 수행하는 보건의료인에 대하여 손 위생에 대한 교육을 실시할 것

**[규칙]제39조의3(의약품 및 일회용 의료기기의 사용 기준)** 의료기관을 개설하는 자는 법 제36조제8호에 따라 의약품 및 일회용 의료기기의 사용에 관한 다음 각 호의 기준을 지켜야 한다.

1. 변질 · 오염 · 손상되었거나 유효기한 · 사용기한이 지난 의약품을 진열하거나 사용하지 말 것
2. 「의약품 등의 안전에 관한 규칙」 제62조제5호에 따라 규격품으로 판매하도록 지정 · 고시된 한약을 조제하는 경우에는 같은 조 제8호에 따른 품질관리에 관한 사항을 준수할 것(한의원 또는 한방병원만 해당한다)
3. 포장이 개봉되거나 손상된 일회용 주사 의료용품은 사용하지 말고 폐기할 것
4. 일회용 주사기에 주입된 주사제는 지체 없이 환자에게 사용할 것
5. 제3조의2에 따른 일회용 의료기기는 한 번 사용한 경우 다시 사용하지 말고 폐기할 것

**[규칙]제39조의4(감염병환자등의 진료 기준)** 의료기관을 개설하는 자는 법 제36조제9호에 따라 「감염병의 예방 및 관리에 관한 법률 시행령」 별표 2 제3호 및 제4호에 따른 입원 치료의 방법 및 절차를 지켜야 한다.

**[규칙]제39조의5(감염관리가 필요한 시설의 출입 기준)** ① 의료기관을 개설하는 자는 법 제36조제10호에 따라 수술실, 분만실, 중환자실(이하 이 조에서 "수술실등"이라 한다)에서 의료행위가 이루어지는 동안 다음 각 호에 해당하는 사람 외에는 수술실등에 출입하는 사람이 없도록 관리해야 한다.

1. 환자
2. 의료행위를 하는 의료인 · 간호조무사 · 의료기사
3. 환자의 보호자 등 의료기관의 장이 출입이 필요하다고 인정하여 승인한 사람으로서 감염관리 등 출입에 필요한 안내를 받은 사람

② 의료기관을 개설하는 자는 수술실등에 출입하는 사람의 이름, 출입 목적, 입실 · 퇴실 일시, 연락처 및 출입 승인 사실(제1항제3호의 사람만 해당한다) 등을 기록(전자기록을 포함한다)하여 관리하고 1년 동안 보존해야 한다. 다만, 환자의 경우 진료기록부, 조산기록부 및 간호기록부 등으로 해당 사실을 확인할 수 있으면 기록, 관리 및 보존을 생략할 수 있다.

③ 의료기관을 개설하는 자는 수술실등의 입구 등 눈에 띄기 쉬운 곳에 출입에 관한 구체적인 사항을 게시해야 한다.

**[규칙]제39조의6(보안장비 설치 및 보안인력 배치 기준 등)** 100개 이상의 병상을 갖춘 병원 · 정신병원 또는 종합병원을 개설하는 자는 법 제36조제11호에 따라 보안장비 설치 및 보안인력 배치 등에 관한 다음 각 호의 기준을 지켜야 한다.

1. 의료인 및 환자에 대한 폭력행위를 관할 경찰관서에 신고할 수 있는 비상경보장치를 설치할 것
2. 보안 전담인력을 1명 이상 배치할 것
3. 의료인 및 환자에 대한 폭력행위 예방 · 대응 매뉴얼을 마련하여 의료인 및 의료기관 종사자 등을 대상으로 교육을 실시할 것
4. 의료인 및 환자에 대한 폭력행위 예방을 위한 게시물을 제작하여 의료기관의 입구 등 눈에 띄기 쉬운 곳에 게시할 것

**[규칙]제39조의7(의료기관의 신체보호대 사용 기준)** 의료기관을 개설하는 자는 법 제36조제12호에 따라 의료기관에 입원한 환자의 안전을 위하여 별표 7에 따른 의료기관의 신체보호대 사용 기준을 지켜야 한다.

**[규칙]제39조의8(의료기관의 의료관련감염 예방을 위한 운영기준)** 의료기관을 개설하는 자는 법 제36조제13호에 따라 의료관련감염 예방을 위하여 다음 각 호의 기준을 지켜야 한다.

1. 의료관련감염 예방을 위한 자체 규정을 마련하고, 해당 규정의 이행 여부를 관리할 것
2. 의료기관 내 의료관련감염의 전파를 차단하기 위하여 환자격리 등 적절한 조치를 취할 것
3. 의료기관 이용자에게 의료관련감염에 대한 예방방법 및 주의사항을 안내할 것
4. 약물투여, 혈액채취 등 침습적(侵襲的) 시술은 무균 상태에서 할 것

**제36조의2(공중보건의사 등의 고용금지)** ① 의료기관 개설자는 「농어촌 등 보건의료를 위한 특별조치법」 제5조의2에 따른 배치기관 및 배치시설이나 같은 법 제6조의2에 따른 파견근무기관 및 시설이 아니면 같은 법 제2조제1호의 공중보건의사에게 의료행위를 하게 하거나, 제41조제1항에 따른 당직의료인으로 두어서는 아니 된다.

② 의료기관 개설자는 「병역법」 제34조의2제2항에 따라 군병원 또는 병무청장이 지정하는 병원에서 직무와 관련된 수련을 실시하는 경우가 아니면 같은 법 제2조제14호의 병역판정검사전담의사에게 의료행위를 하게 하거나 제41조제1항에 따른 당직의료인으로 두어서는 아니 된다.

**제37조(진단용 방사선 발생장치)** ①진단용 방사선 발생장치를 설치 · 운영하려는 의료기관은 보건복지부령으로 정하는 바에 따라 시장 · 군수 · 구청장에게 신고하여야 하며, 보건복지부령으로 정하는 안전관리기준에 맞도록 설치 · 운영하여야 한다.

② 의료기관 개설자나 관리자는 진단용 방사선 발생장치를 설치한 경우에는 보건복지부령으로 정하는 바에 따라 안전관리책임자를 선임하고, 정기적으로 검사와 측정을 받아야 하며, 방사선 관계 종사자에 대한 피폭관리(被曝管理)를 하여야 한다.

③ 제2항에 따라 안전관리책임자로 선임된 사람은 선임된 날부터 1년 이내에 질병관리청장이 지정하는 방사선 분야 관련 단체(이하 이 조에서 "안전관리책임자 교육기관"이라 한다)가 실시하는 안전관리책임자 교육을 받아야 하며, 주기적으로 보수교육을 받아야 한다.

④제1항과 제2항에 따른 진단용 방사선 발생장치의 범위 · 신고 · 검사 · 설치 및 측정기준 등에 필요한 사항은 보건복지부령으로 정하고, 제3항에 따른 안전관리책임자 교육 및 안전관리책임자 교육기관의 지정에 필요한 사항은 질병관리청장이 정하여 고시한다.

**과태료 : 제92조** 300만원 이하의 과태료

☞ 제1항, 제2항

**과태료 : 제92조** 100만원 이하의 과태료

☞ 제3항

**제38조(특수의료장비의 설치 · 운영)** ① 의료기관은 보건의료 시책상 적정한 설치와 활용이 필요하여 보건복지부장관이 정하여 고시하는 의료장비(이하 "특수의료장비"라 한다)를 설치·운영하려면 보건복지부령으로 정하는 바에 따라 시장·군수·구청장에게 등록하여야 하며, 보건복지부령으로 정하는 설치인정기준에 맞게 설치·운영하여야 한다.

② 의료기관의 개설자나 관리자는 제1항에 따라 특수의료장비를 설치하면 보건복지부령으로 정하는 바에 따라 보건복지부장관에게 정기적인 품질관리검사를 받아야 한다.

③ 의료기관의 개설자나 관리자는 제2항에 따른 품질관리검사에서 부적합하다고 판정받은 특수의료장비를 사용하여서는 아니 된다.

④ 보건복지부장관은 제2항에 따른 품질관리검사업무의 전부 또는 일부를 보건복지부령으로 정하는 바에 따라 관계 전문기관에 위탁할 수 있다.

**벌칙 : 제88조** 3년 이하의 징역 또는 3천만원 이하의 벌금

☞ 제3항

**제38조의2(수술실 내 폐쇄회로 텔레비전의 설치 · 운영)** ① 전신마취 등 환자의 의식이 없는 상태에서 수술을 시행하는 의료기관의 개설자는 수술실 내부에 「개인정보 보호법」 및 관련 법령에 따른 폐쇄회로 텔레비전을 설치하여야 한다. 이 경우 국가 및 지방자치단체는 폐쇄회로 텔레비전의 설치 등에 필요한 비용을 지원할 수 있다.

② 환자 또는 환자의 보호자가 요청하는 경우(의료기관의 장이나 의료인이 요청하여 환자 또는 환자의 보호자가 동의하는 경우를 포함한다) 의료기관의 장이나 의료인은 전신마취 등 환자의 의식이 없는 상태에서 수술을 하는 장면을 제1항에 따라 설치한 폐쇄회로 텔레비전으로 촬영하여야 한다. 이 경우 의료기관의 장이나 의료인은 다음 각 호의 어느 하나에 해당하는 정당한 사유가 없으면 이를 거부할 수 없다.

1. 수술이 지체되면 환자의 생명이 위험하여지거나 심신상의 중대한 장애를 가져오는 응급 수술을 시행하는 경우
2. 환자의 생명을 구하기 위하여 적극적 조치가 필요한 위험도 높은 수술을 시행하는 경우
3. 「전공의의 수련환경 개선 및 지위 향상을 위한 법률」 제2조제2호에 따른 수련병원등의 전공의 수련 등 그 목적 달성을 현저히 저해할 우려가 있는 경우
4. 그 밖에 제1호부터 제3호까지의 규정에 준하는 경우로서 보건복지부령으로 정하는 사유가 있는 경우

③ 의료기관의 장이나 의료인이 제2항에 따라 수술을 하는 장면을 촬영하는 경우 녹음 기능은 사용할 수 없다. 다만, 환자 및 해당 수술에 참여한 의료인 등 정보주체 모두의 동의를 받은 경우에는 그러하지 아니하다.

④ 제1항에 따라 폐쇄회로 텔레비전이 설치된 의료기관의 장은 제2항에 따라 촬영한 영상정보가 분실 · 도난 · 유출 · 변조 또는 훼손되지 아니하도록 보건복지부령으로 정하는 바에 따라 내부 관리계획의 수립, 저장장치와 네트워크의 분리, 접속기록 보관 및 관련 시설의 출입자 관리 방안 마련 등 안전성 확보에 필요한 기술적 · 관리적 및 물리적 조치를 하여야 한다.

⑤ 의료기관의 장은 다음 각 호의 어느 하나에 해당하는 경우를 제외하고는 제2항에 따라 촬영한 영상정보를 열람(의료기관의 장 스스로 열람하는 경우를 포함한다. 이하 이 조에서 같다)하게 하거나 제공(사본의 발급을 포함한다. 이하 이 조에서 같다)하여서는 아니 된다.
1. 범죄의 수사와 공소의 제기 및 유지, 법원의 재판업무 수행을 위하여 관계 기관이 요청하는 경우
2. 「의료사고 피해구제 및 의료분쟁 조정 등에 관한 법률」 제6조에 따른 한국의료분쟁조정중재원이 의료분쟁의 조정 또는 중재 절차 개시 이후 환자 또는 환자 보호자의 동의를 받아 해당 업무의 수행을 위하여 요청하는 경우
3. 환자 및 해당 수술에 참여한 의료인 등 정보주체 모두의 동의를 받은 경우

⑥ 누구든지 이 법의 규정에 따르지 아니하고 제2항에 따라 촬영한 영상정보를 탐지하거나 누출 · 변조 또는 훼손하여서는 아니 된다.

⑦ 누구든지 제2항에 따라 촬영한 영상정보를 이 법에서 정하는 목적 외의 용도로 사용하여서는 아니 된다.

⑧ 의료기관의 개설자는 보건복지부장관이 정하는 범위에서 제2항에 따라 촬영한 영상정보의 열람 등에 소요되는 비용을 열람 등을 요청한 자에게 청구할 수 있다.

⑨ 의료기관의 장은 제2항에 따라 촬영한 영상정보를 30일 이상 보관하여야 한다.

⑩ 제1항에 따른 폐쇄회로 텔레비전의 설치 기준, 제2항에 따른 촬영의 범위 및 촬영 요청의 절차, 제2항제1호부터 제3호까지의 규정에 따른 사유의 구체적인 기준, 제5항에 따른 열람 · 제공의 절차, 제9항에 따른 보관기준 및 보관기간의 연장 사유 등에 필요한 사항은 보건복지부령으로 정한다.

⑪ 이 법에서 정한 것 외에 폐쇄회로 텔레비전의 설치 · 운영 등에 관한 사항은 「개인정보 보호법」에 따른다.

**벌칙 : 제87조의2** 5년 이하의 징역 또는 5천만원 이하의 벌금
☞ 제5항, 제6항, 제7항

**벌칙 : 제88조** 3년 이하의 징역 또는 3천만원 이하의 벌금
☞ 제2항의 절차에 따르지 아니하고 의료행위를 하는 장면을 임의로 촬영

**벌칙 : 제88조의2** 2년 이하의 징역 또는 2천만원 이하의 벌금
☞ 제4항의 안전성 확보에 필요한 조치를 하지 아니하여 폐쇄회로 텔레비전으로 촬영한 영상정보를 분실 · 도난 · 유출 · 변조 또는 훼손당한 자

**벌칙 : 제90조** 500만원 이하의 벌금
☞ 제1항~제4항, 제9항

**[규칙]제39조의9(수술실 내 폐쇄회로 텔레비전의 설치기준)** 법 제38조의2제1항에 따른 폐쇄회로 텔레비전의 설치 기준은 별표 7의2와 같다.

[본조신설 2023. 9. 22.]
[종전 제39조의9는 제39조의18로 이동 〈2023. 9. 22.〉]

**[규칙]제39조의10(촬영의 범위)** 법 제38조의2제2항에 따른 촬영의 범위는 환자가 마취되는 시작 시점부터 환자가 수술실에서 퇴실하는 시점까지로 한다.
[본조신설 2023. 9. 22.]

**[규칙]제39조의11(촬영의 요청 절차 등)** ① 법 제38조의2제2항에 따라 환자의 보호자가 촬영을 요청하는 경우 환자가 의식이 있고 의사결정능력이 있는 상태에서는 환자의 의사에 반하여 촬영을 요청할 수 없다.
② 법 제38조의2제2항에 따라 촬영을 요청하려는 환자 또는 환자의 보호자는 별지 제20호의2서식의 수술 장면 촬영 요청서를 작성하여 의료기관의 장이나 의료인에게 제출해야 한다. 이 경우 다음 각 호의 서류(전자문서를 포함한다. 이하 이 조에서 같다)를 함께 제시해야 한다.
1. 촬영을 요청하는 자의 신분증 또는 그 사본
2. 환자 본인의 동의서. 다만, 환자가 동의할 수 없는 상태임을 의료기관의 장이나 의료인이 확인한 경우에는 제시하지 않을 수 있다.
3. 환자의 보호자임을 증명할 수 있는 서류
③ 의료기관의 장이나 의료인은 법 제38조의2제2항에 따라 전신마취 등 환자의 의식이 없는 상태에서 수술을 하는 장면을 촬영할 수 있음을 환자가 미리 알 수 있도록 의료기관 내부에 안내문을 게시하는 등의 방법으로 알려야 하며, 제2항에 따라 촬영을 요청하는 사람에게 별지 제20호의2서식의 수술 장면 촬영 요청서를 제공해야 한다.
④ 제2항에 따른 촬영을 요청받은 의료기관의 장이나 의료인은 법 제38조의2제2항 각 호의 어느 하나에 해당하는 사유가 없으면 수술 장면을 촬영해야 하며, 법 제38조의2제2항 각 호의 어느 하나에 해당하는 사유로 촬영을 거부하려는 경우에는 수술을 하기 전에 촬영을 요청한 자에게 촬영 거부 사유를 설명해야 한다.
⑤ 제2항에 따른 촬영을 요청받은 의료기관의 장이나 의료인은 제4항에 따라 촬영을 하거나 거부한 경우에는 다음 각 호의 사항이 포함된 촬영 요청 처리대장을 작성해야 한다.
1. 촬영 요청자의 성명 및 연락처
2. 촬영 요청의 내용
3. 촬영 실시 여부
4. 촬영 요청을 거부한 경우 그 거부의 구체적 사유
5. 녹음 요청의 내용 및 녹음 실시 여부(제39조의13에 따른 녹음 요청을 받은 경우에만 해당한다)
⑥ 의료기관의 장은 제5항에 따라 작성된 촬영 요청 처리대장을 3년 동안 보관해야 한다.
[본조신설 2023. 9. 22.]

**[규칙]제39조의12(촬영 거부의 사유)** ① 법 제38조의2제2항제1호부터 제3호까지의 규정에 따른 촬영 거부 사유의 구체적인 기준은 다음 각 호와 같다.

1. 법 제38조의2제2항제1호의 경우: 「응급의료에 관한 법률」 제2조제1호에 따른 응급환자를 수술하는 경우
2. 법 제38조의2제2항제2호의 경우
   가. 「상급종합병원의 지정 및 평가에 관한 규칙」 별표 제4호가목에 따른 전문진료 질병군에 해당하는 수술을 하는 경우
   나. 생명에 위협이 되거나 신체기능의 장애를 초래하는 질환을 가진 환자로서 보건복지부장관이 정하는 경우에 해당하는 환자를 수술하는 경우
3. 법 제38조의2제2항제3호의 경우: 「전공의의 수련환경 개선 및 지위 향상을 위한 법률」 제2조제3호에 따른 지도전문의가 전공의의 수련을 현저히 저해할 우려가 있다고 판단하는 경우. 이 경우 지도전문의는 판단의 이유를 제39조의11제5항제4호에 따라 촬영 요청 처리대장에 기록으로 남겨두어야 한다.

② 법 제38조의2제2항제4호에 따른 촬영 거부 사유는 다음 각 호와 같다.

1. 촬영을 하기 위해서는 수술을 예정대로 시행하기 불가능한 시점에 환자 또는 환자의 보호자가 촬영을 요청하는 경우
2. 천재지변, 통신장애, 전자적 침해행위 또는 그 밖의 불가항력적인 사유로 촬영이 불가능한 경우

[본조신설 2023. 9. 22.]

**[규칙]제39조의13(녹음의 요청)** ① 법 제38조의2제2항에 따라 환자 또는 환자의 보호자가 촬영을 요청하면서 녹음 기능을 사용하도록 함께 요청하는 경우에는 별지 제20호의2서식의 수술 장면 촬영 요청서와 함께 별지 제20호의3서식의 수술 장면 촬영 중 녹음 요청서를 의료기관의 장이나 의료인에게 제출해야 하며, 이를 제출받은 의료기관의 장이나 의료인은 수술에 참여하는 의료인 등 정보주체로부터 별지 제20호의4서식의 수술 장면 촬영 중 녹음 동의서를 제출받아 녹음 동의 여부를 확인해야 한다.

② 제1항에 따라 정보 주체 모두의 동의를 확인한 후 녹음을 하는 경우에는 폐쇄회로 텔레비전에 부가된 녹음 기능을 사용하거나 별도의 녹음기기를 사용할 수 있다. 다만, 수술 중 응급으로 의료인 등이 교체되거나 추가 투입되는 등의 사유로 녹음 동의를 하지 않은 의료인 등이 수술에 참여하게 되는 경우에는 녹음을 중단해야 한다.

[본조신설 2023. 9. 22.]

**[규칙]제39조의14(영상정보의 안전성 확보 조치)** 의료기관의 장은 법 제38조의2제4항에 따라 영상정보의 안전성 확보에 필요한 다음 각 호의 조치를 해야 한다.

1. 영상정보의 안전한 저장을 위한 조치로서 법정 보관 기한을 준수할 수 있도록 충분한 저장 용량을 확보하고 저장장치와 네트워크를 분리하는 조치
2. 영상정보 침해사고 발생에 대응하고 영상정보의 위조 및 변조를 방지하기 위한 조치로서 영상정보를 관리하는 컴퓨터 사용에 대한 암호를 설정하고 해당 컴퓨터 사용에 관한 기록이 남도록 설정하며, 그 기록을 보관 및 관리하는 조치
3. 영상정보에 대한 접근 통제 및 접근 권한의 제한 조치로서 접근 권한을 관리 책임자, 운

영 담당자 등 최소한의 인원에만 부여하고 영상정보가 재생되거나 열람이 이루어지는 장소로의 접근은 접근 권한이 부여된 자에 대해서만 허용하는 조치

4. 영상정보의 안전한 처리를 위한 조치로서 영상정보 처리에 대한 의료기관 내부 관리계획을 수립하고 시행하며 그 이행 상황을 점검하는 조치
5. 영상정보의 안전한 보관을 위한 조치로서 저장장치를 접근이 제한된 구획된 장소에 보관하거나 보관시설에 대한 잠금장치 또는 훼손 방지 장치를 구비하는 조치

[본조신설 2023. 9. 22.]

**[규칙]제39조의15(영상정보의 열람 · 제공 절차 등)** ① 법 제38조의2제5항제1호에 따라 열람 또는 제공을 요청할 수 있는 관계기관은 다음 각 호와 같다.

1. 수사기관(「사법경찰관리의 직무를 수행할 자와 그 직무범위에 관한 법률」에 따라 시명을 받은 특별사법경찰관리를 포함한다)
2. 법원

② 법 제38조의2제5항 각 호에 따라 의료기관의 장에게 영상정보의 열람 · 제공을 요청하는 자는 별지 제20호의5서식의 영상정보 열람 · 제공 요청서에 다음 각 호의 구분에 따른 서류를 첨부하여 의료기관의 장에게 제출해야 한다.

1. 법 제38조의2제5항제1호 또는 제2호에 따라 열람 · 제공을 요청하는 경우: 요청 권한이 있는 기관에 해당함을 증명하는 서류
2. 법 제38조의2제5항제3호에 따라 열람 · 제공을 요청하는 경우: 각 정보주체의 별지 제20호의6서식의 영상정보 열람 · 제공 동의서

③ 제2항에 따른 열람 · 제공 요청을 받은 의료기관의 장은 제4항에 따라 요청을 거부할 수 있는 경우가 아니면 열람 · 제공 요청을 받은 날부터 10일 이내에 서면, 전자우편, 문자메시지 등의 방법으로 열람 · 제공의 방법을 통지하고 열람하게 하거나 제공해야 한다.

④ 제2항에 따른 열람 · 제공 요청을 받은 의료기관의 장은 다음 각 호의 어느 하나에 해당하는 경우에는 열람 · 제공 요청을 거부할 수 있다. 이 경우 요청을 한 자에게 요청을 받은 날부터 10일 이내에 서면, 전자우편, 문자메시지 등의 방법으로 그 사유를 통지해야 한다.

1. 제2항제1호 또는 제2호의 서류를 제출하지 않은 경우
2. 법 제38조의2제9항에 따른 보관기간이 지나 영상정보를 파기한 경우
3. 천재지변 또는 그 밖의 불가항력적인 사유로 영상정보가 멸실되는 경우

⑤ 의료기관의 장은 제3항에 따라 열람하게 하거나 제공할 때 열람 · 제공을 요청한 자임을 관계 서류나 증표로 확인해야 한다.

[본조신설 2023. 9. 22.]

**[규칙]제39조의16(영상정보 열람 · 제공대장의 작성 및 보관)** ① 의료기관의 장은 제39조의15 제2항에 따라 영상정보의 열람 · 제공 요청을 받은 경우 또는 같은 조 제3항에 따라 열람하게 하거나 제공한 경우에는 다음 각 호의 사항이 포함된 영상정보 열람 · 제공대장을 작성해야 한다.

1. 영상정보 열람 · 제공 요청자의 성명 및 연락처

2. 열람·제공 요청 영상정보 파일의 명칭 및 내용
3. 영상정보 열람·제공의 목적
4. 영상정보 열람·제공을 거부한 경우 그 거부의 구체적 사유

② 의료기관의 장은 제1항에 따라 작성된 영상정보 열람·제공대장을 3년 동안 보관해야 한다.

[본조신설 2023. 9. 22.]

**[규칙]제39조의17(영상정보의 보관기준 등)** ① 의료기관의 장은 법 제38조의2제9항에 따라 30일 이상 보관하고 있는 영상정보를 제39조의14제4호에 따른 내부 관리계획에서 정한 주기에 따라 삭제해야 한다.

② 제1항에도 불구하고 의료기관의 장은 영상정보를 보관하고 있는 기간 동안 다음 각 호의 어느 하나에 해당하는 경우에는 영상정보 촬영일부터 30일이 지나더라도 해당 영상을 삭제해서는 안 된다.

1. 법 제38조의2제5항 각 호에 따라 영상정보의 열람·제공 요청을 받은 경우
2. 법 제38조의2제5항 각 호에 따라 영상정보의 열람·제공을 요청할 예정임을 이유로 별지 제20호의5서식의 영상정보 보관연장 요청서와 법 제38조의2제5항 각 호에 따른 업무 절차 준비 및 진행 예정을 증명할 수 있는 서류를 제출받은 경우

③ 제2항제2호에 따라 보관기간 연장을 요청하는 경우 연장기간은 요청일부터 30일 이내로 하며, 그 기간을 다시 연장하려는 경우에는 연장기간의 종료일까지 별지 제20호의5서식의 영상정보 보관연장 요청서를 제출해야 한다.

④ 제2항 각 호의 어느 하나에 해당하는 경우에는 해당 사유가 종료될 때까지 영상정보를 보관해야 한다.

[본조신설 2023. 9. 22.]

**제39조(시설 등의 공동이용)** ① 의료인은 다른 의료기관의 장의 동의를 받아 그 의료기관의 시설·장비 및 인력 등을 이용하여 진료할 수 있다.

② 의료기관의 장은 그 의료기관의 환자를 진료하는 데에 필요하면 해당 의료기관소속되지 아니한 의료인에게 진료하도록 할 수 있다.

③ 의료인이 다른 의료기관의 시설·장비 및 인력 등을 이용하여 진료하는 과정에서 발생한 의료사고에 대하여는 진료를 한 의료인의 과실 때문이면 그 의료인에게, 의료기관의 시설·장비 및 인력 등의 결함 때문이면 그것을 제공한 의료기관 개설자에게 각각 책임이 있는 것으로 본다.

**[판 례] 대법원 2010.9.30, 선고, 2010두8959, 판결**

**□ 판시사항**

① 의료법 제39조 제2항에 따라 의료기관의 장이 해당 의료기관에 소속되지 않은 의료인에게 진료하도록 하는 경우, 그 허용 범위

② 환자를 직접 진찰한 의사가 다른 사람의 이름으로 처방전을 작성하여 교부할 수 있는지 여부(소극)
③ 甲 안과의원을 개설하여 운영하고 있는 乙이 매주 화·목요일 오후와 토요일에 丙 안과의원을 개설하여 운영하고 있는 丁으로 하여금 甲 안과의원을 내원한 환자를 일률적으로 진료하도록 하고 甲의 이름으로 원외처방전을 발행하도록 한 것은 국민건강보험법 제85조 제1항 제1호에서 정한 '속임수나 그 밖의 부당한 방법으로 보험자·가입자 및 피부양자에게 요양급여비용을 부담하게 한 때'에 해당한다고 한 원심판단을 수긍한 사례

□ **판결요지**

① 의료법 제33조 제1항에서 의료인은 당해 의료기관 내에서 의료업을 하여야 한다는 원칙을 규정하는 한편, 제39조 제2항에서 환자에 대한 최적의 진료를 하도록 하기 위하여 필요한 경우 해당 의료기관에 소속되지 않은 전문성이 뛰어난 의료인을 초빙하여 진료하도록 허용한 것이라고 해석하여야 하므로, 의료법 제39조 제2항에 따른 진료는 그러한 범위 내에서 허용되고, 해당 의료기관에 소속되지 아니한 의료인이 사실상 그 의료기관에서 의료업을 하는 정도에 이르거나 해당 의료기관에 소속되지 아니한 의료인에게 진료하도록 할 필요성에 대한 구체적인 판단 없이 반복하여 특정 시기에 내원하는 환자를 일률적으로 진료하도록 하는 행위는 의료법 제39조 제2항에 의하여 허용되는 행위라고 볼 수 없다.
② 의료법 제17조 제1항 본문에 의료업에 종사하고 직접 진찰한 의사 등이 아니면 처방전 등을 작성하여 환자 등에게 교부하지 못한다고 규정하고, 구 의료법 시행규칙(2008.4.11. 보건복지가족부령 제11호로 전부 개정되기 전의 것) 제15조 제1항에 의하면 처방전을 교부하는 경우에는 처방전에 의료인의 성명·면허종류 및 번호 등을 기재한 후 서명 또는 날인하여야 한다고 규정하고 있으므로, 환자를 직접 진찰한 의사 등이 자신의 이름으로 처방전을 작성하여 교부하여야 하고 환자를 직접 진찰한 의사라고 하더라도 다른 사람의 이름으로 처방전을 작성하여 교부하는 것은 이러한 규정에 위배되는 것이다.
③ 甲 안과의원을 개설하여 운영하고 있는 안과 전문의 乙이 매주 화·목요일 오후와 토요일에 丙 안과의원을 개설하여 운영하고 있는 丁으로 하여금 甲 의원을 내원한 환자를 일률적으로 진료하도록 하고 乙의 이름으로 원외처방전을 발행하도록 한 것은 의료법 제39조 제2항에 의하여 허용되는 한계를 벗어나 위법하고 처방전 작성 및 교부에 관한 규정에도 위배되는 것으로서 국민건강보험법 제85조 제1항 제1호에서 규정하는 '속임수나 그 밖의 부당한 방법으로 보험자·가입자 및 피부양자에게 요양급여비용을 부담하게 한 때'에 해당한다고 본 원심판단을 수긍한 사례.

**제40조(폐업·휴업의 신고)** ① 의료기관 개설자는 의료업을 폐업하거나 1개월 이상 휴업(입원환자가 있는 경우에는 1개월 미만의 휴업도 포함한다. 이하 이 조에서 이와 같다)하려면 보건복지부령으로 정하는 바에 따라 관할 시장 · 군수 · 구청장에게 신고하여야 한다.

② 삭제 〈2020.3.4.〉

③ 시장 · 군수 · 구청장은 제1항에 따른 신고에도 불구하고 「감염병의 예방 및 관리에 관한 법률」 제18조 및 제29조에 따라 질병관리청장, 시 · 도지사 또는 시장 · 군수 · 구청장이 감염병의 역학조사 및 예방접종에 관한 역학조사를 실시하거나 같은 법 제18조의2에 따라 의료인 또는 의료기관의 장이 질병관리청장 또는 시 · 도지사에게 역학조사 실시를 요청한 경우로서 그 역학조사를 위하여 필요하다고 판단하는 때에는 의료기관 폐업 신고를 수리하지 아니할 수 있다.

④ 의료기관 개설자는 의료업을 폐업 또는 휴업하는 경우 보건복지부령으로 정하는 바에 따라 해당 의료기관에 입원 중인 환자를 다른 의료기관으로 옮길 수 있도록 하는 등 환자의 권익을 보호하기 위한 조치를 하여야 한다.

⑤ 시장 · 군수 · 구청장은 제1항에 따른 폐업 또는 휴업 신고를 받은 경우 의료기관 개설자가 제4항에 따른 환자의 권익을 보호하기 위한 조치를 취하였는지 여부를 확인하는 등 대통령령으로 정하는 조치를 하여야 한다.

**벌칙 : 제89조** 1년 이하의 징역이나 1천만원 이하의 벌금

☞ 정당한 사유 없이 제40조 제4항에 따른 권익보호조치를 하지 아니한 자

**과태료 : 제92조** 100만원 이하의 과태료

☞ 제1항 휴업 또는 폐업 미신고

**[영]제17조의2(폐업 · 휴업 시 조치사항)** 시장 · 군수 · 구청장(자치구의 구청장을 말한다. 이하 같다)은 법 제40조제1항에 따라 의료업의 폐업 또는 휴업 신고를 받은 경우에는 같은 조 제5항에 따라 다음 각 호의 사항에 대한 확인 조치를 해야 한다. 〈개정 2020. 2. 25., 2023. 2. 28.〉

1. 법 제16조제1항에 따라 의료기관에서 나온 세탁물의 적정한 처리를 완료하였는지 여부
2. 법 제40조의2제1항에 따라 법 제22조제1항에 따른 진료기록부등(전자의무기록을 포함한다. 이하 "진료기록부등"이라 한다)을 적정하게 넘겼거나 직접 보관하고 있는지 여부
3. 법 제40조제4항에 따라 환자의 권익 보호를 위한 조치를 하였는지 여부
4. 그 밖에 제1호부터 제3호까지의 규정에 준하는 사항으로서 의료업의 폐업 또는 휴업의 적정한 관리를 위하여 보건복지부장관이 특히 필요하다고 인정하는 사항

**[규칙]제30조(폐업 · 휴업의 신고)** ① 법 제40조에 따라 의료기관의 개설자가 의료업을 폐업하거나 휴업하려면 별지 제18호서식의 의료기관 휴업(폐업) 신고서에 다음 각 호의 서류를 첨부하여 관할 시장 · 군수 · 구청장에게 제출하여야 한다.

1. 의료업의 폐업 또는 휴업에 대한 결의서(법인만 해당한다) 1부
2. 영 제17조의2 각 호의 조치에 관한 서류

② 시장 · 군수 · 구청장은 매월의 의료기관 폐업신고의 수리 상황을 그 다음달 15일까지 보건복지부장관에게 통보해야 한다. 〈개정 2010. 3. 19., 2023. 11. 17.〉

③ 법 제33조제2항 및 제8항에 따라 의원 · 치과의원 · 한의원 또는 조산원을 개설한 의료인이 부득이한 사유로 6개월을 초과하여 그 의료기관을 관리할 수 없는 경우 그 개설자는 폐업 또는 휴업 신고를 하여야 한다.

④ 삭제 〈2023. 3. 2.〉

**[규칙]제30조의2(보건의료자원 통합신고포털을 통한 신고 등)** ① 시 · 도지사 및 시장 · 군수 · 구청장은 「국민건강보험법 시행규칙」 제12조의2제1항에 따른 전자민원창구(이하 "보건의료자원 통합신고포털"이라 한다)를 통하여 제25조부터 제28조까지의 규정, 제30조 및 제32조에 따른 의료기관 개설(변경)신고 · 개설(변경)허가 및 폐업 · 휴업의 신고 등에 관한 사무를 처리할 수 있다.

② 시 · 도지사 및 시장 · 군수 · 구청장은 제1항에 따라 처리한 사항(서면으로 신고 받거나 허가 신청 받아 처리한 사항을 포함한다)을 「국민건강보험법」 제62조에 따른 건강보험심사평가원(이하 "심사평가원"이라 한다)에 「국민건강보험법 시행규칙」 제12조의2제3항에 따른 방법으로 통보해야 한다. 이 경우 시 · 도지사 또는 시장 · 군수 · 구청장은 제25조제5항, 제

27조제5항, 제30조제2항 및 제32조제2항에 따라 보건복지부장관에게 보고한 것으로 본다.

③ 시 · 도지사 및 시장 · 군수 · 구청장은 심사평가원으로부터 「국민건강보험법 시행규칙」 제12조제4항제1호 또는 제2호에 따른 통보를 받은 경우에는 해당 의료기관의 개설자가 제26조제1항에 따른 의료기관 개설신고사항의 변경신고한 것으로 본다.

④ 시 · 도지사 및 시장 · 군수 · 구청장은 심사평가원으로부터 「국민건강보험법 시행규칙」 제12조제4항제3호에 따른 통보를 받은 경우에는 해당 의료기관의 개설허가를 받은 자가 제28조제1항에 따른 개설허가사항 변경신청서를 제출한 것으로 본다.

⑤ 의료기관의 개설자 또는 개설허가를 받은 자가 보건의료자원 통합신고포털을 통하여 변경신고를 하거나 변경허가를 신청하는 경우에는 제26조제1항 및 제28조제1항에도 불구하고 다음 각 호의 구분에 따라 서류의 제출을 생략할 수 있다.

1. 제26조제1항에 따른 개설신고사항의 변경신고(제32조제2항 전단에 따라 준용하는 경우를 포함한다)를 하는 경우: 의료기관 개설신고증명서
2. 제28조제1항에 따른 허가사항 변경신청(제32조제2항 전단에 따라 준용하는 경우를 포함한다)을 하는 경우: 의료기관 개설허가증

⑥ 시 · 도지사, 시장 · 군수 · 구청장 및 심사평가원은 제1항부터 제5항까지의 규정에 따른 업무를 위하여 불가피한 경우 「개인정보 보호법 시행령」 제19조제1호 또는 제4호에 따른 주민등록번호 또는 외국인등록번호가 포함된 자료를 처리할 수 있다.

**[규칙]제30조의3(폐업 · 휴업 시 조치사항)** 법 제40조제4항에 따라 의료기관 개설자는 의료업을 폐업 또는 휴업하려는 때에는 폐업 또는 휴업 신고예정일 14일 전까지 환자 및 환자 보호자가 쉽게 볼 수 있는 장소 및 인터넷 홈페이지(인터넷 홈페이지를 운영하고 있는 자만 해당한다)에 다음 각 호의 사항을 기재한 안내문을 각각 게시해야 한다. 다만, 입원 환자에 대해서는 폐업 또는 휴업 신고예정일 30일 전까지 환자 또는 그 보호자에게 직접 안내문의 내용을 알려야 한다. 〈개정 2023. 3. 2.〉

1. 폐업 또는 휴업 개시 예정일자
2. 진료기록부등의 이관 · 보관 또는 사본 발급 등에 관한 사항
3. 진료비 등의 정산 및 반환 등에 관한 사항
4. 입원 중인 환자의 다른 의료기관으로의 전원(轉院)에 관한 사항
5. 그 밖에 제1호부터 제4호까지에 준하는 사항으로서 환자의 권익 보호를 위하여 보건복지부장관이 특히 필요하다고 인정하여 고시하는 사항

**제40조의2(진료기록부등의 이관)** ① 의료기관 개설자는 제40조제1항에 따라 폐업 또는 휴업 신고를 할 때 제22조나 제23조에 따라 기록 · 보존하고 있는 진료기록부등의 수량 및 목록을 확인하고 진료기록부등을 관할 보건소장에게 넘겨야 한다. 다만, 의료기관 개설자가 보건복지부령으로 정하는 바에 따라 진료기록부등의 보관계획서를 제출하여 관할 보건소장의 허가를 받은 경우에는 직접 보관할 수 있다.

② 제1항에 따라 관할 보건소장의 허가를 받아 진료기록부등을 직접 보관하는 의료기관 개

설자는 보관계획서에 기재된 사항 중 보건복지부령으로 정하는 사항이 변경된 경우 관할 보건소장에게 이를 신고하여야 하며, 직접 보관 중 질병, 국외 이주 등 보건복지부령으로 정하는 사유로 보존 및 관리가 어려운 경우 이를 대행할 책임자를 지정하여 보관하게 하거나 진료기록부등을 관할 보건소장에게 넘겨야 한다.

③ 제1항에 따라 관할 보건소장의 허가를 받아 진료기록부등을 직접 보관하는 의료기관 개설자는 보관 기간, 방법 등 보건복지부령으로 정하는 사항을 준수하여야 한다.

④ 제1항에 따라 관할 보건소장의 허가를 받아 진료기록부등을 직접 보관하는 의료기관 개설자(제2항에 따라 지정된 책임자를 포함한다)의 기록 열람 및 보존에 관하여는 제21조 및 제22조제2항을 준용한다.

⑤ 그 밖에 진료기록부등의 이관 방법, 절차 등에 필요한 사항은 보건복지부령으로 정한다.

**과태료 : 제92조** 100만원 이하의 과태료

☞ 제1항 허가없이 진료기록부등을 관할 보건소장에게 넘기지 아니하거나 수량 및 목록 등을 거짓으로 보고

☞ 제2항 변경신고를 하지 아니하거나 거짓으로 변경신고

☞ 제2항 진료기록부등의 보존 및 열람을 대행할 책임자를 지정하지 아니하거나 진료기록부등을 관할 보건소장에게 넘기지 아니한 자

☞ 제3항 준수사항 위반

**[규칙]제30조의4(진료기록부등의 직접 보관 절차 등)** ① 폐업 또는 휴업의 신고를 하는 의료기관 개설자가 법 제40조의2제1항 단서에 따라 진료기록부등을 직접 보관하려면 별지 제19호서식의 진료기록 보관계획서에 다음 각 호의 서류를 첨부하여 폐업 또는 휴업 예정일 전까지 관할 보건소장의 허가를 받아야 한다.

1. 진료기록부등의 종류별 수량 및 목록
2. 진료기록부등에 대한 체계적이고 안전한 보관계획에 관한 서류
3. 법 제23조제1항에 따라 전자의무기록을 작성·보관한 의료기관 개설자의 경우에는 제16조제1항제1호부터 제6호까지의 규정에 해당하는 시설 및 장비를 보유하였음을 증명하는 서류. 다만, 법 제40조의3에 따른 진료기록보관시스템(이하 "진료기록보관시스템"이라 한다)을 통하여 진료기록부등을 직접 보관하려는 경우에는 제출을 생략할 수 있다.

② 제1항에 따라 허가받은 보관 기간을 연장하려는 의료기관 개설자는 해당 기간이 경과하기 전에 관할 보건소장에게 다시 허가를 받아야 한다.

③ 제2항에 따른 허가를 받지 않은 의료기관 개설자는 보관 기간이 경과하는 경우 즉시 관할 보건소장에게 진료기록부등을 이관해야 한다.

④ 법 제40조의2제2항에서 "보건복지부령으로 정하는 사항이 변경된 경우"란 다음 각 호의 어느 하나에 해당하는 경우를 말한다.

1. 진료기록부등의 보관 기간(제2항에 따라 보관 기간을 연장하는 경우는 제외한다), 보관 장소 또는 보관책임자가 변경된 경우
2. 진료기록부등의 종류별 수량 및 목록이 변경된 경우

3. 제1항제2호에 따라 제출한 진료기록부등의 보관계획이 변경된 경우
4. 제16조제1항제1호부터 제6호까지의 규정에 해당하는 시설 및 장비 보유 현황이 변경된 경우

⑤ 법 제40조의2제2항에서 "질병, 국외 이주 등 보건복지부령으로 정하는 사유"란 다음 각 호의 사유를 말한다.

1. 질병 또는 국외 이주
2. 의료인의 면허자격 정지 또는 면허 취소 처분
3. 성년후견의 개시
4. 그 밖에 의료기관 개설자가 진료기록부등을 직접 보관하기 어려운 사유로서 보건복지부장관이 인정하는 사유

⑥ 법 제40조의2제3항에서 "보관 기간, 방법 등 보건복지부령으로 정하는 사항"이란 다음 각 호의 사항을 말한다.

1. 제1항에 따라 허가받은 진료기록부등의 보관 기간
2. 제1항에 따라 허가받은 진료기록부등의 보관 장소ㆍ시설 등 보관 방법에 관한 사항

[본조신설 2023. 3. 2.]

**[규칙]제30조의5(진료기록부등의 이관 방법 및 절차 등)** ① 의료기관 개설자는 법 제40조의2제1항 본문, 같은 조 제2항 또는 이 규칙 제30조의4제3항에 따라 관할 보건소장에게 진료기록부등을 이관하는 경우 진료기록보관시스템을 이용하여 이관할 수 있다.

② 제1항에서 규정한 사항 외에 진료기록부등의 이관 방법 및 절차에 관하여 필요한 사항은 보건복지부장관이 정하여 고시한다.

[본조신설 2023. 3. 2.]

**제40조의3(진료기록보관시스템의 구축·운영)** ① 보건복지부장관은 제40조의2에 따라 폐업 또는 휴업한 의료기관의 진료기록부등을 보관하는 관할 보건소장 및 의료기관 개설자가 안전하고 효과적으로 진료기록부등을 보존ㆍ관리할 수 있도록 지원하기 위한 시스템(이하 "진료기록보관시스템"이라 한다)을 구축ㆍ운영할 수 있다.

② 제40조의2에 따라 폐업 또는 휴업한 의료기관의 진료기록부등을 보관하는 관할 보건소장 및 의료기관 개설자는 진료기록보관시스템에 진료기록부등을 보관할 수 있다.

③ 제2항에 따라 진료기록부등을 진료기록보관시스템에 보관한 관할 보건소장 및 의료기관 개설자(해당 보건소 및 의료기관 소속 의료인 및 그 종사자를 포함한다)는 직접 보관한 진료기록부등 외에는 진료기록보관시스템에 보관된 정보를 열람하는 등 그 내용을 확인하여서는 아니 된다.

④ 보건복지부장관은 제1항에 따른 진료기록보관시스템의 구축ㆍ운영 업무를 관계 전문기관 또는 단체에 위탁할 수 있다. 이 경우 보건복지부장관은 진료기록보관시스템의 구축ㆍ운영 업무에 소요되는 비용의 전부 또는 일부를 지원할 수 있다.

⑤ 제4항 전단에 따라 진료기록보관시스템의 구축ㆍ운영 업무를 위탁받은 전문기관 또는 단

체는 보건복지부령으로 정하는 바에 따라 진료기록부등을 안전하게 관리 · 보존하는 데에 필요한 시설과 장비를 갖추어야 한다.
⑥ 보건복지부장관은 진료기록보관시스템의 효율적 운영을 위하여 원본에 기재된 정보가 변경되지 않는 범위에서 진료기록부등의 형태를 변경하여 보존 · 관리할 수 있으며, 변경된 형태로 진료기록부등의 사본을 발급할 수 있다.
⑦ 누구든지 정당한 접근 권한 없이 또는 허용된 접근 권한을 넘어 진료기록보관시스템에 보관된 정보를 훼손 · 멸실 · 변경 · 위조 · 유출하거나 검색 · 복제하여서는 아니 된다.
⑧ 진료기록보관시스템의 구축 범위 및 운영 절차 등에 필요한 사항은 보건복지부령으로 정한다.

**벌칙 : 제87조의2** 5년 이하의 징역 또는 5천만원 이하의 벌금
☞ 제3항, 제7항

**[규칙]제30조의6(진료기록부등의 관리 · 보존에 필요한 시설 및 장비)** ① 법 제40조의3제4항 전단 및 영 제42조제5항에 따라 보건복지부장관으로부터 진료기록보관시스템의 구축 · 운영 업무를 위탁받는 기관은 진료기록부등을 안전하게 관리 · 보존하는 데에 필요한 다음 각 호의 시설과 장비를 갖추어야 한다.
1. 진료기록부등의 저장 및 그 동일성을 검증할 수 있는 장비
2. 진료기록부등의 백업 저장장비
3. 네트워크 보안에 관한 시설 및 장비(제1호 및 제2호에 해당하는 장비가 유무선 인터넷에 연결된 경우만 해당한다)
4. 전자의무기록시스템의 보안에 관한 시설과 장비
5. 진료기록부등의 보존장소에 대한 다음 각 목의 물리적 접근 방지 시설과 장비
   가. 출입통제구역 등 통제시설
   나. 잠금장치

② 제1항에 따라 갖추어야 하는 시설과 장비에 관한 구체적인 사항은 보건복지부장관이 정하여 고시한다.
[본조신설 2023. 3. 2.]

**[규칙]제30조의7(진료기록보관시스템의 운영)** ① 보건복지부장관은 진료기록보관시스템의 효율적인 운영을 위하여 진료기록보관시스템을 다음 각 호의 정보시스템과 전자적으로 연계하여 활용할 수 있다. 이 경우 연계를 통하여 수집할 수 있는 자료 또는 정보는 진료기록부등의 안전한 보관 및 효과적 발급에 필요한 자료 또는 정보로 한정한다.
1. 보건의료자원 통합신고포털
2. 「민원처리에 관한 법률」 제12조의2제3항에 따른 통합전자민원창구
3. 그 밖에 진료기록보관시스템의 효율적인 운영을 위하여 필요한 시스템으로서 보건복지부장관이 정하여 고시하는 시스템

② 제1항에서 규정한 사항 외에 진료기록보관시스템의 운영에 관하여 필요한 사항은 보건

복지부장관이 정하여 고시한다.
[본조신설 2023. 3. 2.]

**제41조(당직의료인)** ① 각종 병원에는 응급환자와 입원환자의 진료 등에 필요한 당직의료인을 두어야 한다.
② 제1항에 따른 당직의료인의 수와 배치 기준은 병원의 종류, 입원환자의 수 등을 고려하여 보건복지부령으로 정한다.

**벌칙 : 제90조** 500만원 이하의 벌금

**[규칙]제39조의18(당직의료인)** ① 법 제41조제2항에 따라 각종 병원에 두어야 하는 당직의료인의 수는 입원환자 200명까지는 의사·치과의사 또는 한의사의 경우에는 1명, 간호사의 경우에는 2명을 두되, 입원환자 200명을 초과하는 200명마다 의사·치과의사 또는 한의사의 경우에는 1명, 간호사의 경우에는 2명을 추가한 인원 수로 한다.
② 제1항에도 불구하고 법 제3조제2항제3호라목에 따른 요양병원에 두어야 하는 당직의료인의 수는 다음 각 호의 기준에 따른다.
1. 의사·치과의사 또는 한의사의 경우에는 입원환자 300명까지는 1명, 입원환자 300명을 초과하는 300명마다 1명을 추가한 인원 수
2. 간호사의 경우에는 입원환자 80명까지는 1명, 입원환자 80명을 초과하는 80명마다 1명을 추가한 인원 수
③ 제1항 및 제2항에도 불구하고 다음 각 호의 어느 하나에 해당하는 의료기관은 입원환자를 진료하는 데에 지장이 없도록 해당 병원의 자체 기준에 따라 당직의료인을 배치할 수 있다.
1. 「정신건강증진 및 정신질환자 복지서비스 지원에 관한 법률」 제3조제5호가목에 따른 정신병원
2. 「장애인복지법」 제58조제1항제4호에 따른 의료재활시설로서 법 제3조의2에 따른 요건을 갖춘 의료기관
3. 국립정신건강센터, 국립정신병원, 국립소록도병원, 국립결핵병원 및 국립재활원
4. 그 밖에 제1호부터 제3호까지에 준하는 의료기관으로서 보건복지부장관이 당직의료인의 배치 기준을 자체적으로 정할 필요가 있다고 인정하여 고시하는 의료기관
[제39조의9에서 이동 〈2023. 9. 22.〉]

**제41조의2(교육전담간호사)** ① 병원급 의료기관에는 신규 채용되거나 보임된 간호사, 간호대학생(이하 "신규간호사등"이라 한다)에게 직무수행에 필요한 지식, 기술 및 역량 등을 전수하고 적응을 지원하기 위하여 교육전담간호사 양성교육을 이수하는 등 보건복지부령으로 정하는 자격을 갖춘 교육전담간호사를 두어야 한다.
② 제1항에 따른 교육전담간호사는 다음 각 호의 직무를 수행한다.
1. 신규간호사등의 교육과정 기획 · 운영 · 평가

2. 신규간호사등의 교육 총괄 및 관리
3. 신규간호사등의 교육을 담당하는 인력의 관리 및 지도
4. 신규간호사등의 교육에 필요한 자원 확보 · 개발

③ 국가는 제1항에 따른 교육전담간호사 운영에 필요한 비용의 전부 또는 일부를 지원할 수 있다.

④ 제1항에 따른 교육전담간호사의 배치 대상과 기준은 의료기관의 종류 및 규모, 신규간호사등의 수 등을 고려하여 보건복지부령으로 정한다.

[본조신설 2023. 5. 19.]

**[시행일: 2024. 5. 20.] 제41조의2**

**제42조(의료기관의 명칭)** ① 의료기관은 제3조제2항에 따른 의료기관의 종류에 따르는 명칭 외의 명칭을 사용하지 못한다. 다만, 다음 각 호의 어느 하나에 해당하는 경우에는 그러하지 아니하다.

1. 종합병원 또는 정신병원이 그 명칭을 병원으로 표시하는 경우
2. 제3조의4제1항에 따라 상급종합병원으로 지정받거나 제3조의5제1항에 따라 전문병원으로 지정받은 의료기관이 지정받은 기간 동안 그 명칭을 사용하는 경우
3. 제33조제8항 단서에 따라 개설한 의원급 의료기관이 면허 종별에 따른 종별명칭을 함께 사용하는 경우
4. 국가나 지방자치단체에서 개설하는 의료기관이 보건복지부장관이나 시 · 도지사와 협의하여 정한 명칭을 사용하는 경우
5. 다른 법령으로 따로 정한 명칭을 사용하는 경우

② 의료기관의 명칭 표시에 관한 사항은 보건복지부령으로 정한다.

③ 의료기관이 아니면 의료기관의 명칭이나 이와 비슷한 명칭을 사용하지 못한다.

**벌칙 : 제90조** 500만원 이하의 벌금

☞ 제1항

**과태료 : 제92조** 100만원 이하의 과태료

☞ 제3항

**[규칙]제40조(의료기관의 명칭표시)** 법 제42조제2항에 따라 의료기관의 명칭 표시는 다음 각 호에 정하는 바에 따른다. 〈개정 2010. 1. 29., 2011. 2. 10., 2012. 4. 27., 2017. 3. 7., 2017. 6. 21., 2019. 10. 24., 2021. 6. 30., 2023. 9. 22.〉

1. 의료기관이 명칭을 표시하는 경우에는 법 제3조제2항에 따른 의료기관의 종류에 따르는 명칭(종합병원 · 정신병원의 경우에는 병원을 포함한다) 앞에 고유명칭을 붙인다. 이 경우 의료기관의 종류 명칭의 글자 크기는 고유명칭의 2분의 1 범위에서 크거나 작게 하되, 고유 명칭은 의료기관의 종류 명칭과 혼동할 우려가 있거나 특정 진료과목 또는 질환명과 비슷한 명칭을 사용하지 못한다.

2. 제1호에도 불구하고 법 제3조의4제1항에 따라 상급종합병원으로 지정받은 종합병원은 의료기관의 종류에 따른 명칭 대신 상급종합병원의 명칭을 표시할 수 있다.
3. 제1호에도 불구하고 법 제3조의5제1항에 따라 전문병원으로 지정받은 병원은 지정받은 특정 진료과목 또는 질환명을 표시할 수 있으며, 의료기관의 종류에 따른 명칭 대신 전문병원의 명칭을 표시할 수 있다.
4. 병원 · 한방병원 · 치과병원 · 의원 · 한의원 또는 치과의원의 개설자가 전문의인 경우에는 그 의료기관의 고유명칭 앞에 전문과목 및 전문의를 함께 표시하거나 의료기관의 고유명칭과 의료기관의 종류 명칭 사이에 인정받은 전문과목을 삽입하여 표시할 수 있다. 이 경우 전문과목에 "치과"가 포함된 치과병원 · 치과의원의 경우에는 제1호 전단에도 불구하고 의료기관의 종류 명칭에서 "치과"를 생략할 수 있다.
5. 제32조에 따른 부속 의료기관이 명칭을 표시하는 경우에는 의료기관의 종류에 따르는 명칭 앞에 그 개설기관의 명칭과 "부속"이라는 문자를 붙여야 한다.
6. 의료기관의 명칭표시판에는 다음 각 목의 사항만을 표시할 수 있다. 다만, 장소가 좁거나 그 밖에 부득이한 사유가 있는 경우에는 제41조제4항에도 불구하고 같은 조 제1항에 따른 진료과목을 명칭표시판에 함께 표시할 수 있다.
   가. 의료기관의 명칭
   나. 전화번호 및 주소(인터넷 홈페이지 주소를 포함한다)
   다. 진료에 종사하는 의료인의 면허 종류 및 성명
   라. 상급종합병원으로 지정받은 사실(법 제3조의4제1항에 따라 상급종합병원으로 지정받은 종합병원만 해당한다)
   마. 전문병원으로 지정받은 사실(법 제3조의5제1항에 따라 전문병원으로 지정받은 병원만 해당한다)
   바. 병원 · 한방병원 · 치과병원 · 의원 · 한의원 또는 치과의원의 개설자가 전문의인 경우에는 해당 개설자의 전문의 자격 및 전문과목
   사. 법 제58조제1항에 따라 의료기관 인증을 받은 사실
   아. 진료시간 및 진료일
7. 제6호가목에 따른 의료기관의 명칭은 한글로 표시하되, 외국어를 함께 표시할 수 있다.

**[규칙]제42조(의료기관의 명칭과 진료과목의 병행 표시 방법)** 제40조제6호 각 목 외의 부분 단서에 따라 의료기관의 명칭 표시판에 진료과목을 함께 표시하는 경우에는 진료과목을 표시하는 글자의 크기를 의료기관의 명칭을 표시하는 글자 크기의 2분의 1 이내로 하여야 한다.

**제43조(진료과목 등)** ① 병원 · 치과병원 또는 종합병원은 한의사를 두어 한의과 진료과목을 추가로 설치 · 운영할 수 있다.
② 한방병원 또는 치과병원은 의사를 두어 의과 진료과목을 추가로 설치 · 운영할 수 있다.
③ 병원 · 한방병원 · 요양병원 또는 정신병원은 치과의사를 두어 치과 진료과목을 추가로 설치 · 운영할 수 있다.
④ 제1항부터 제3항까지의 규정에 따라 추가로 진료과목을 설치 · 운영하는 경우에는 보건복

지부령으로 정하는 바에 따라 진료에 필요한 시설 · 장비를 갖추어야 한다.
⑤ 제1항부터 제3항까지의 규정에 따라 추가로 설치한 진료과목을 포함한 의료기관의 진료과목은 보건복지부령으로 정하는 바에 따라 표시하여야 한다. 다만, 치과의 진료과목은 종합병원과 제77조제2항에 따라 보건복지부령으로 정하는 치과병원에 한하여 표시할 수 있다.

**과태료 : 제92조** 100만원 이하의 과태료
☞ 제5항

**[규칙]제41조(진료과목의 표시)** ① 법 제43조에 따라 의료기관이 표시할 수 있는 진료과목은 다음 각 호와 같다.
1. 종합병원 : 제2호 및 제3호의 진료과목
2. 병원 · 정신병원이나 의원 : 내과, 신경과, 정신건강의학과, 외과, 정형외과, 신경외과, 심장혈관흉부외과, 성형외과, 마취통증의학과, 산부인과, 소아청소년과, 안과, 이비인후과, 피부과, 비뇨의학과, 영상의학과, 방사선종양학과, 병리과, 진단검사의학과, 재활의학과, 결핵과, 예방의학과, 가정의학과, 핵의학과, 직업환경의학과 및 응급의학과
3. 치과병원이나 치과의원 : 구강악안면외과, 치과보철과, 치과교정과, 소아치과, 치주과, 치과보존과, 구강내과, 영상치의학과, 구강병리과, 예방치과 및 통합치의학과
4. 한방병원이나 한의원 : 한방내과, 한방부인과, 한방소아과, 한방안 · 이비인후 · 피부과, 한방신경정신과, 한방재활의학과, 사상체질과 및 침구과
5. 요양병원 : 제2호 및 제4호의 진료과목

② 법 제43조제1항부터 제3항까지의 규정에 따라 추가로 진료과목을 설치한 의료기관이 표시할 수 있는 진료과목과 법 제43조제4항에 따라 추가로 설치한 진료과목의 진료에 필요한 시설 · 장비는 별표 8과 같다.
③ 의료기관이 진료과목을 표시하는 경우에는 제1항 및 제2항의 진료과목 중 그 의료기관이 확보하고 있는 시설·장비 및 의료관계인에 해당하는 과목만을 표시할 수 있다.
④ 의료기관의 진료과목 표시판에는 "진료과목"이라는 글자와 진료과목의 명칭을 표시하여야 한다.

**제44조** 삭제 〈2009.1.30〉

**제45조(비급여 진료비용 등의 고지)** ① 의료기관 개설자는 「국민건강보험법」 제41조제4항에 따라 요양급여의 대상에서 제외되는 사항 또는 「의료급여법」 제7조제3항에 따라 의료급여의 대상에서 제외되는 사항의 비용(이하 "비급여 진료비용"이라 한다)을 환자 또는 환자의 보호자가 쉽게 알 수 있도록 보건복지부령으로 정하는 바에 따라 고지하여야 한다.
② 의료기관 개설자는 보건복지부령으로 정하는 바에 따라 의료기관이 환자로부터 징수하는 제증명수수료의 비용을 게시하여야 한다.
③ 의료기관 개설자는 제1항 및 제2항에서 고지 · 게시한 금액을 초과하여 징수할 수 없다.

**[규칙]제42조의2(비급여 진료비용 등의 고지)** ① 법 제45조제1항에 따라 의료기관 개설자는 「국민건강보험법」 제41조제4항에 따라 요양급여의 대상에서 제외되는 사항 또는 「의료급여법」 제7조제3항에 따라 의료급여의 대상에서 제외되는 사항(이하 이 조에서 "비급여 대상"이라 한다)의 항목과 그 가격을 적은 책자 등을 접수창구 등 환자 또는 환자의 보호자가 쉽게 볼 수 있는 장소에 갖추어 두어야 한다. 이 경우 비급여 대상의 항목을 묶어 1회 비용으로 정하여 총액을 표기할 수 있다.

② 법 제45조제1항에 따라 의료기관 개설자는 비급여 대상 중 보건복지부장관이 정하여 고시하는 비급여 대상을 제공하려는 경우 환자 또는 환자의 보호자에게 진료 전 해당 비급여 대상의 항목과 그 가격을 직접 설명해야 한다. 다만, 수술, 수혈, 전신마취 등이 지체되면 환자의 생명이 위험해지거나 심신상의 중대한 장애를 가져오는 경우에는 그렇지 않다.

③ 법 제45조제2항에 따라 의료기관 개설자는 진료기록부 사본·진단서 등 제증명수수료의 비용을 접수창구 등 환자 및 환자의 보호자가 쉽게 볼 수 있는 장소에 게시하여야 한다.

④ 인터넷 홈페이지를 운영하는 의료기관은 제1항 및 제3항의 사항을 제1항 및 제3항의 방법 외에 이용자가 알아보기 쉽도록 인터넷 홈페이지에 따로 표시해야 한다.

⑤ 제1항부터 제4항까지에서 규정한 사항 외에 비급여 진료비용 등의 고지방법의 세부적인 사항은 보건복지부장관이 정하여 고시한다.

**참고**

**국민건강보험법**

**제41조(요양급여)**

④ 보건복지부장관은 제3항에 따라 요양급여의 기준을 정할 때 업무나 일상생활에 지장이 없는 질환에 대한 치료 등 보건복지부령으로 정하는 사항은 요양급여대상에서 제외되는 사항(이하 "비급여대상"이라 한다)으로 정할 수 있다.

**참고**

**의료급여법**

**제7조(의료급여의 내용 등)**

③ 보건복지부장관은 제2항에 따라 의료급여의 기준을 정할 때에는 업무 또는 일상생활에 지장이 없는 질환 등 보건복지부령으로 정하는 사항은 의료급여 대상에서 제외할 수 있다.

**제45조의2(비급여 진료비용 등의 보고 및 현황조사 등)** ① 의료기관의 장은 보건복지부령으로 정하는 바에 따라 비급여 진료비용 및 제45조제2항에 따른 제증명수수료(이하 이 조에서 "비급여진료비용등"이라 한다)의 항목, 기준, 금액 및 진료내역 등에 관한 사항을 보건복지부장관에게 보고하여야 한다.

② 보건복지부장관은 제1항에 따라 보고받은 내용을 바탕으로 모든 의료기관에 대한 비급여 진료비용등의 항목, 기준, 금액 및 진료내역 등에 관한 현황을 조사·분석하여 그 결과를 공개할 수 있다. 다만, 병원급 의료기관에 대하여는 그 결과를 공개하여야 한다.

> ③ 보건복지부장관은 제2항에 따른 비급여진료비용등의 현황에 대한 조사·분석을 위하여 필요하다고 인정하는 경우에는 의료기관의 장에게 관련 자료의 제출을 명할 수 있다. 이 경우 해당 의료기관의 장은 특별한 사유가 없으면 그 명령에 따라야 한다.
> ④ 제2항에 따른 현황조사·분석 및 결과 공개의 범위·방법·절차 등에 필요한 사항은 보건복지부령으로 정한다.

**과태료 : 제92조** 200만원 이하의 과태료
☞ 제1항, 제3항

**[규칙]제42조의3(비급여 진료비용 등의 보고 및 현황 조사 등)** ① 의료기관의 장은 법 제45조의2제1항에 따른 비급여진료비용등(이하 이 조에서 "비급여진료비용등"이라 한다)에 관한 다음 각 호의 구분에 따른 사항을 보건복지부장관에게 반기마다 보고해야 한다. 다만, 의료기관의 행정부담, 보고 내용의 활용 목적 등을 고려하여 보건복지부장관이 정하여 고시하는 바에 따라 의료기관별 또는 항목별로 보고 횟수를 달리 정할 수 있다.

1. 법 제45조제1항에 따른 비급여 진료비용: 「국민건강보험 요양급여의 기준에 관한 규칙」 별표 2에 따라 비급여 대상이 되는 행위·약제 및 치료재료 중 다음 각 목의 사항을 고려하여 보건복지부장관이 정하여 고시하는 사항
   가. 의료기관에서 실시·사용·조제하는 빈도
   나. 의료기관의 징수비용
   다. 환자의 수요
   라. 환자가 「국민건강보험법 시행령」 별표 2 제3호라목에 따른 희귀난치성질환자등이거나 같은 영 제21조제3항에 해당하는 경우, 법 제38조에 따른 특수의료장비를 사용하는 경우 등 구체적인 진료 상황
2. 법 제45조제2항에 따른 제증명수수료: 의료기관에서 발급하는 진단서·증명서 또는 검안서 등의 제증명서류 중 발급 빈도, 발급 비용 및 환자의 수요 등을 고려하여 보건복지부장관이 정하여 고시하는 사항

② 법 제45조의2제2항에 따라 보건복지부장관이 비급여진료비용등에 대한 현황을 조사·분석하고 그 결과를 공개하는 의료기관은 보건복지부장관이 정하여 고시하는 의료기관으로 한다.

③ 삭제 〈2021.6.30.〉

④ 보건복지부장관은 비급여진료비용등에 대한 심층적 조사·분석을 위하여 필요하다고 인정하는 경우에는 관계 전문기관이나 전문가 등에게 필요한 자료 또는 의견의 제출을 요청할 수 있다.

⑤ 보건복지부장관은 법 제45조의2제2항에 따라 비급여진료비용등의 현황에 대한 조사·분석 결과를 공개하는 경우에는 보건복지부장관이 지정하는 정보시스템에 게시하는 방법으로 한다.

⑥ 제1항부터 제5항까지의 규정에 따른 비급여진료비용등의 보고와 비급여진료비용등의 현황에 대한 조사·분석 및 공개의 범위, 방법 및 절차 등에 관하여 필요한 세부 사항은 보건

복지부장관이 정하여 고시한다.

**제45조의3(제증명수수료의 기준 고시)** 보건복지부장관은 제45조의2제2항에 따른 현황조사·분석의 결과를 고려하여 제증명수수료의 항목 및 금액에 관한 기준을 정하여 고시하여야 한다.

**제46조(환자의 진료의사 선택 등)** ① 환자나 환자의 보호자는 종합병원·병원·치과병원·한방병원·요양병원 또는 정신병원의 특정한 의사·치과의사 또는 한의사를 선택하여 진료를 요청할 수 있다. 이 경우 의료기관의 장은 특별한 사유가 없으면 환자나 환자의 보호자가 요청한 의사·치과의사 또는 한의사가 진료하도록 하여야 한다.

② 제1항에 따라 진료의사를 선택하여 진료를 받는 환자나 환자의 보호자는 진료의사의 변경을 요청할 수 있다. 이 경우 의료기관의 장은 정당한 사유가 없으면 이에 응하여야 한다.

③ 의료기관의 장은 환자 또는 환자의 보호자에게 진료의사 선택을 위한 정보를 제공하여야 한다.

④ 의료기관의 장은 제1항에 따라 진료하게 한 경우에도 환자나 환자의 보호자로부터 추가 비용을 받을 수 없다.

⑤ 내지 ⑥ 삭제 〈2018.3.27.〉

**제47조(의료관련감염 예방)** ① 보건복지부령으로 정하는 일정 규모 이상의 병원급 의료기관의 장은 의료관련감염 예방을 위하여 감염관리위원회와 감염관리실을 설치·운영하고 보건복지부령으로 정하는 바에 따라 감염관리 업무를 수행하는 전담 인력을 두는 등 필요한 조치를 하여야 한다.

② 의료기관의 장은 「감염병의 예방 및 관리에 관한 법률」 제2조제1호에 따른 감염병의 예방을 위하여 해당 의료기관에 소속된 의료인, 의료기관 종사자 및 「보건의료인력지원법」 제2조제3호의 보건의료인력을 양성하는 학교 및 기관의 학생으로서 해당 의료기관에서 실습하는 자에게 보건복지부령으로 정하는 바에 따라 정기적으로 교육을 실시하여야 한다.

③ 의료기관의 장은 「감염병의 예방 및 관리에 관한 법률」 제2조제1호에 따른 감염병이 유행하는 경우 환자, 환자의 보호자, 의료인, 의료기관 종사자 및 「경비업법」 제2조제3호에 따른 경비원 등 해당 의료기관 내에서 업무를 수행하는 사람에게 감염병의 확산 방지를 위하여 필요한 정보를 제공하여야 한다.

④ 질병관리청장은 의료관련감염의 발생·원인 등에 대한 의과학적인 감시를 위하여 의료관련감염 감시 시스템을 구축·운영할 수 있다.

⑤ 의료기관은 제4항에 따른 시스템을 통하여 매월 의료관련감염 발생 사실을 등록할 수 있다.

⑥ 질병관리청장은 제4항에 따른 시스템의 구축·운영 업무를 대통령령으로 정하는 바에 따라 관계 전문기관에 위탁할 수 있다.

⑦ 질병관리청장은 제6항에 따라 업무를 위탁한 전문기관에 대하여 그 업무에 관한 보고 또는 자료의 제출을 명할 수 있다.

⑧ 의료관련감염이 발생한 사실을 알게 된 의료기관의 장, 의료인, 의료기관 종사자 또는 환자 등은 보건복지부령으로 정하는 바에 따라 질병관리청장에게 그 사실을 보고(이하 이 조에서 "자율보고"라 한다)할 수 있다. 이 경우 질병관리청장은 자율보고한 사람의 의사에 반하여 그 신분을 공개하여서는 아니 된다.
⑨ 자율보고한 사람이 해당 의료관련감염과 관련하여 관계 법령을 위반한 사실이 있는 경우에는 그에 따른 행정처분을 감경하거나 면제할 수 있다.
⑩ 자율보고가 된 의료관련감염에 관한 정보는 보건복지부령으로 정하는 검증을 한 후에는 개인식별이 가능한 부분을 삭제하여야 한다.
⑪ 자율보고의 접수 및 분석 등의 업무에 종사하거나 종사하였던 사람은 직무상 알게 된 비밀을 다른 사람에게 누설하거나 직무 외의 목적으로 사용하여서는 아니 된다.
⑫ 의료기관의 장은 해당 의료기관에 속한 자율보고를 한 보고자에게 그 보고를 이유로 해고 또는 전보나 그 밖에 신분 또는 처우와 관련하여 불리한 조치를 할 수 없다.
⑬ 질병관리청장은 제4항 또는 제8항에 따라 수집한 의료관련감염 관련 정보를 감염 예방·관리에 필요한 조치, 계획 수립, 조사·연구, 교육 등에 활용할 수 있다.
⑭ 제1항에 따른 감염관리위원회의 구성과 운영, 감염관리실 운영, 제2항에 따른 교육, 제3항에 따른 정보 제공, 제5항에 따라 등록하는 의료관련감염의 종류와 그 등록의 절차·방법 등에 필요한 사항은 보건복지부령으로 정한다.

**벌칙 : 제88조** 3년 이하의 징역 또는 3천만원 이하의 벌금
☞ 제11항

**벌칙 : 제88조의2** 2년 이하의 징역 또는 2천만원 이하의 벌금
☞ 제12항, 자율보고를 한 사람에게 불리한 조치를 한 자

**[영]제18조(의료관련감염 감시 시스템 구축·운영 업무의 위탁)** ① 질병관리청장은 법 제47조제6항에 따라 같은 조 제4항에 따른 의료관련감염 감시 시스템(이하 "의료관련감염 감시 시스템"이라 한다)의 구축·운영 업무를 다음 각 호의 어느 하나에 해당하는 기관에 위탁할 수 있다.
1. 「정부출연연구기관 등의 설립·운영 및 육성에 관한 법률」에 따른 정부출연연구기관
2. 「고등교육법」 제2조에 따른 학교
3. 의료관련감염의 예방·관리 업무를 수행하는 「민법」 제32조 또는 다른 법률에 따라 설립된 비영리법인
4. 그 밖에 의료관련감염의 예방·관리 업무에 전문성이 있다고 질병관리청장이 인정하는 기관

② 질병관리청장은 법 제47조제6항에 따라 의료관련감염 감시 시스템의 구축·운영 업무를 위탁하려는 경우 그 위탁 기준·절차 및 방법 등에 관한 사항을 미리 공고해야 한다.
③ 질병관리청장은 법 제47조제6항에 따라 의료관련감염 감시 시스템의 구축·운영 업무를 위탁한 경우 그 위탁 내용 및 수탁자 등에 관한 사항을 관보에 고시하고, 질병관리청의 인터넷 홈페이지에 게시해야 한다.
④ 제2항 및 제3항에 따른 위탁 기준 등의 공고 및 위탁 내용 등의 고시 등에 필요한 세부사

항은 질병관리청장이 정하여 고시한다.

**[규칙]제43조(감염관리위원회 및 감염관리실의 설치 등)** ① 법 제47조제1항에서 "보건복지부령으로 정하는 일정 규모 이상의 병원급 의료기관"이란 100개 이상의 병상을 갖춘 병원급 의료기관을 말한다.

② 법 제47조제1항에 따른 감염관리위원회(이하 "위원회"라 한다)는 다음 각 호의 업무를 심의한다.

1. 의료관련감염에 대한 대책, 연간 감염예방계획의 수립 및 시행에 관한 사항
2. 감염관리요원의 선정 및 배치에 관한 사항
3. 감염병환자등의 처리에 관한 사항
4. 병원의 전반적인 위생관리에 관한 사항
5. 의료관련감염 관리에 관한 자체 규정의 제정 및 개정에 관한 사항
6. 내지 8. 삭제 〈2012.8.2.〉
9. 그 밖에 의료관련감염 관리에 관한 중요한 사항

③ 법 제47조제1항에 따른 감염관리실(이하 "감염관리실"이라 한다)은 다음 각 호의 업무를 수행한다.

1. 의료관련감염의 발생 감시
2. 의료관련감염 관리 실적의 분석 및 평가
3. 직원의 감염관리교육 및 감염과 관련된 직원의 건강관리에 관한 사항
4. 그 밖에 감염 관리에 필요한 사항

**[규칙]제44조(위원회의 구성)** ① 위원회는 위원장 1명을 포함한 7명 이상 15명 이하의 위원으로 구성한다.

② 위원장은 해당 의료기관의 장으로 하고, 부위원장은 위원 중에서 위원장이 지명한다.

③ 위원은 다음 각 호의 어느 하나에 해당하는 사람과 해당 의료기관의 장이 위촉하는 외부 전문가로 한다.

1. 감염관리실장
2. 진료부서의 장
3. 간호부서의 장
4. 진단검사부서의 장
5. 감염 관련 의사 및 해당 의료기관의 장이 필요하다고 인정하는 사람

④ 제3항 각 호에 해당하는 자는 당연직 위원으로 하되 그 임기는 해당 부서의 재직기간으로 하고, 위촉하는 위원의 임기는 2년으로 한다

**[규칙]제45조(위원회의 운영)** ① 위원회는 정기회의와 임시회의로 운영한다.

② 정기회의는 연 2회 개최하고, 임시회의는 위원장이 필요하다고 인정하는 때 또는 위원 과반수가 소집을 요구할 때에 개최할 수 있다.

③ 회의는 재적위원 과반수의 출석과 출석위원 과반수의 찬성으로 의결한다.

④ 위원장은 위원회를 대표하며 업무를 총괄한다.
⑤ 위원회는 회의록을 작성하여 참석자의 확인을 받은 후 비치하여야 한다.
⑥ 그 밖에 위원회의 운영에 필요한 사항은 위원장이 정한다.

**[규칙]제46조(감염관리실의 운영 등)** ① 법 제47조제1항에 따라 감염관리실에서 감염관리 업무를 수행하는 사람의 인력기준 및 배치기준은 별표 8의2와 같다.
② 제1항에 따라 감염관리실(종합병원, 150개 이상의 병상을 갖춘 병원, 치과병원 또는 한방병원만 해당한다)에 두는 인력 중 1명 이상은 감염관리실에서 전담 근무해야 한다.
③ 제1항에 따라 감염관리실에서 근무하는 사람은 별표 8의3에서 정한 교육기준에 따라 교육을 받아야 한다.

**[규칙]제46조의2(감염병 예방을 위한 정보 제공 등)** ① 의료기관의 장은 법 제47조제2항에 따라 「감염병의 예방 및 관리에 관한 법률」 제2조제1호에 따른 감염병(이하 이 조에서 "감염병"이라 한다) 예방을 위하여 다음 각 호의 사항에 관한 교육을 실시해야 한다.
1. 감염병의 감염 원인, 감염 경로 및 감염 증상 등 감염병의 내용 및 성격에 관한 사항
2. 감염병에 대한 대응조치, 진료방법 및 예방방법 등 감염병의 예방 및 진료에 관한 사항
3. 감염병 환자의 관리, 감염 물건의 처리, 감염 장소의 소독 및 감염병 보호장비 사용 등 감염병의 관리에 관한 사항
4. 「감염병의 예방 및 관리에 관한 법률」에 따른 의료기관, 보건의료인 또는 의료기관 종사자의 보고·신고 및 협조 등에 관한 사항
5. 그 밖에 감염병 예방 및 관리 등을 위하여 질병관리청장이 특히 필요하다고 인정하는 사항

② 의료기관의 장은 법 제47조제3항에 따라 감염병이 유행하는 경우 해당 의료기관 내에서 업무를 수행하는 사람에게 제1항의 교육을 2회 이상 실시해야 한다.
③ 의료기관의 장은 법 제47조제3항에 따라 감염병의 확산 및 방지에 필요한 정보를 다음 각 호의 방법으로 제공해야 한다.
1. 의료기관의 인터넷 홈페이지 게시
2. 매뉴얼·게시물 또는 안내문 등의 작성·비치
3. 그 밖에 질병관리청장이 신속하고 정확한 정보 제공을 위하여 적합하다고 인정하여 고시하는 방법

④ 의료기관의 장은 법 제47조제2항 및 제3항에 따라 교육 및 정보 제공을 위하여 필요하다고 인정하는 경우에는 질병관리청 또는 관할 보건소에 필요한 협조를 요청할 수 있다.
⑤ 제1항부터 제4항까지의 규정에 따른 감염병 예방 정보 교육 및 정보 제공의 내용·방법 및 절차 등에 필요한 세부 사항은 질병관리청장이 정하여 고시한다.

**[규칙]제46조의3(의료관련감염 감시 시스템의 등록 절차·방법)** ① 법 제47조제5항에 따라 의료기관이 같은 조 제4항에 따른 의료관련감염 감시 시스템(이하 "의료관련감염 감시 시스템"이라 한다)을 통하여 등록할 수 있는 의료관련감염의 종류는 다음 각 호와 같다.
1. 중환자실에서 발생한 감염

2. 수술한 부위의 감염
3. 그 밖에 질병관리청장이 정하여 고시하는 감염

② 제1항에서 규정한 사항 외에 의료관련감염 감시 시스템의 등록 절차 · 방법 등에 관한 세부적인 사항은 질병관리청장이 정하여 고시한다.

**[규칙]제46조의4(의료관련감염 자율보고의 절차 등)** ① 법 제47조제8항에 따른 자율보고(이하 "자율보고"라 한다)를 하려는 사람은 다음 각 호의 구분에 따른 보고서를 질병관리청장에게 제출해야 한다.

1. 의료기관의 장, 의료인 또는 의료기관 종사자: 별지 제21호서식의 의료관련감염 발생 보고서
2. 환자 또는 환자의 보호자: 별지 제21호의2서식의 의료관련감염 발생 보고서

② 법 제47조제10항에서 "보건복지부령으로 정하는 검증"이란 의료관련감염의 사실관계에 대한 확인을 말한다.

③ 제1항 및 제2항에서 규정한 사항 외에 자율보고의 접수 · 분석 등에 필요한 세부적인 사항은 질병관리청장이 정하여 고시한다.

**제47조의2(입원환자의 전원)** 의료기관의 장은 천재지변, 감염병 의심 상황, 집단 사망사고의 발생 등 입원환자를 긴급히 전원(轉院)시키지 않으면 입원환자의 생명·건강에 중대한 위험이 발생할 수 있음에도 환자나 보호자의 동의를 받을 수 없는 등 보건복지부령으로 정하는 불가피한 사유가 있는 경우에는 보건복지부령으로 정하는 바에 따라 시장·군수·구청장의 승인을 받아 입원환자를 다른 의료기관으로 전원시킬 수 있다.

**[규칙]제47조(입원환자의 전원)** ① 법 제47조의2에서 "환자나 보호자의 동의를 받을 수 없는 등 보건복지부령으로 정하는 불가피한 사유"란 환자가 의사표시를 할 수 없는 상태에 있거나 보호자와 연락이 되지 않아 환자나 보호자의 동의를 받을 수 없는 경우를 말한다.

② 의료기관의 장은 법 제47조의2에 따라 환자를 다른 의료기관으로 전원(轉院)시키려면 시장 · 군수 · 구청장에게 다음 각 호의 사항을 알리고 승인을 요청해야 한다.

1. 환자가 현재 입원 중인 의료기관과 전원시키려는 의료기관의 명칭 · 주소 · 전화번호
2. 환자 또는 보호자의 성명 · 주민등록번호 · 주소 · 전화번호
3. 전원일자
4. 전원사유

③ 제2항에 따라 승인을 요청받은 시장 · 군수 · 구청장은 지체 없이 승인 여부를 의료기관의 장에게 통보해야 한다.

④ 제3항에 따라 통보를 받은 의료기관의 장은 환자를 전원시키고 구두, 유선 또는 서면 등으로 제2항 각 호의 사항을 환자의 보호자에게 지체 없이 알려야 한다.

# 제2절 의료법인

**제48조(설립 허가 등)** ① 제33조제2항에 따른 의료법인을 설립하려는 자는 대통령령으로 정하는 바에 따라 정관과 그 밖의 서류를 갖추어 그 법인의 주된 사무소의 소재지를 관할하는 시·도지사의 허가를 받아야 한다.

② 의료법인은 그 법인이 개설하는 의료기관에 필요한 시설이나 시설을 갖추는 데에 필요한 자금을 보유하여야 한다.

③ 의료법인이 재산을 처분하거나 정관을 변경하려면 시·도지사의 허가를 받아야 한다.

④ 이 법에 따른 의료법인이 아니면 의료법인이나 이와 비슷한 명칭을 사용할 수 없다.

**벌칙 : 제90조** 500만원 이하의 벌금

☞ 제3항 · 제4항

**[영]제19조(의료법인의 설립허가신청)** 법 제48조제1항에 따라 의료법인을 설립하려는 자는 보건복지부령으로 정하는 의료법인설립허가신청서 및 관계 서류를 그 법인의 주된 사무소의 소재지를 관할하는 특별시장·광역시장·특별자치시장·도지사 또는 특별자치도지사(이하 "시·도지사"라 한다)에게 제출해야 한다.

**[규칙]제48조(설립허가신청서의 첨부서류)** 영 제19조에서 "보건복지부령으로 정하는 의료법인 설립허가신청서 및 관계 서류"란 별지 제29호서식의 의료법인 설립허가신청서 및 다음 각 호의 서류를 말한다. 이 경우 시·도지사는 「전자정부법」 제36조제1항에 따른 행정정보의 공동이용을 통하여 건물 등기사항증명서와 토지 등기사항증명서를 확인하여야 한다.

1. 의료법인을 설립하려는 자(이하 "설립발기인"이라 한다)의 성명·주소·약력(설립발기인이 법인 또는 조합인 경우에는 그 명칭·소재지, 대표자의 성명·주소와 정관 또는 조합규약 및 최근의 사업활동)을 적은 서류
2. 설립취지서
3. 정관
4. 재산의 종류·수량·금액 및 권리관계를 적은 재산목록(기본재산과 보통재산으로 구분하여 기재한다) 및 기부신청서(기부자의 재산을 확인할 수 있는 서류를 첨부하되, 시·도지사가 「전자정부법」 제36조제1항에 따른 행정정보의 공동이용을 통하여 첨부서류에 대한 정보를 확인할 수 있는 경우에는 그 확인으로 이를 갈음한다)
5. 부동산·예금·유가증권 등 주된 재산에 관한 등기소·금융기관 등의 증명서
6. 사업 시작 예정 연월일과 해당 사업연도 분(分)의 사업계획서 및 수지예산서
7. 임원 취임 예정자의 이력서(가로 3.5센티미터, 세로 4.5센티미터의 사진을 첨부한다)·취임승낙서 및 「가족관계의 등록 등에 관한 법률」 제15조제1항제2호에 따른 기본증명서
8. 설립 발기인이 둘 이상인 경우 그 대표자가 신청하는 경우에는 나머지 설립 발기인의 위임장

**[규칙]제49조(신청 서류의 보정 등)** ① 시 · 도지사는 별지 제29호서식의 의료법인 설립허가신청서에 첨부된 서류를 심사하면서 필요하다고 인정될 때에는 신청인에게 기간을 정하여 필요한 자료를 제출하게 하거나 설명을 요구할 수 있다.
② 시 · 도지사는 법 제48조제1항에 따른 의료법인 설립허가를 한 때에는 별지 제30호서식의 의료법인 설립허가증을 발급하여야 한다.

**[규칙]제50조(설립등기 등의 보고)** 의료법인은 「민법」 제49조부터 제52조까지의 규정에 따라 법인 설립 등기 등의 등기를 한 때에는 각 등기를 한 날부터 7일 이내에 해당 등기보고서를 시·도지사에게 제출하여야 한다. 이 경우 시·도지사는 「전자정부법」 제36조제1항에 따른 행정정보의 공동이용을 통하여 법인 등기사항증명서를 확인하여야 한다.

**[규칙]제52조(임원 선임의 보고 등)** ① 의료법인은 임원을 선임(選任)한 경우에는 선임한 날부터 7일 이내에 임원선임보고서(전자문서로 된 보고서를 포함한다)에 선임된 자에 관한 다음 각 호의 서류(전자문서를 포함한다)를 첨부하여 시 · 도지사에게 제출하여야 한다. 다만, 재임(再任)된 경우에는 제1호와 제3호의 서류만을 첨부하여 제출할 수 있다.
1. 임원 선임을 의결한 이사회의 회의록
2. 이력서(가로 3.5센티미터, 세로 4.5센티미터의 사진을 첨부한다)
3. 취임승낙서
② 삭제 〈2008.9.5.〉

**[규칙]제53조(재산의 증가 보고)** 의료법인은 매수(買受) · 기부수령이나 그 밖의 방법으로 재산을 취득한 경우에는 재산을 취득한 날부터 7일 이내에 그 법인의 재산에 편입시키고 재산증가보고서에 다음 각 호의 서류를 첨부하여 시 · 도지사에게 제출하여야 한다. 이 경우 시 · 도지사는 「전자정부법」 제36조제1항에 따른 행정정보의 공동이용을 통하여 건물 등기사항증명서와 토지 등기사항증명서를 확인(부동산 재산 증가의 경우에만 해당한다)하여야 한다.
1. 취득사유서
2. 취득한 재산의 종류 · 수량 및 금액을 적은 서류
3. 재산 취득을 확인할 수 있는 서류(건물 등기사항증명서와 토지 등기사항증명서로 확인할 수 있는 경우에는 그 확인으로 첨부서류를 갈음한다) 또는 금융기관의 증명서

**[규칙]제55조(서류 및 장부의 비치)** ① 의료법인은 「민법」 제55조에 규정된 것 외에 다음 각 호의 서류와 장부를 갖추어 두어야 한다.
1. 정관
2. 임직원의 명부와 이력서
3. 이사회 회의록
4. 재산대장 및 부채대장
5. 보조금을 받은 경우에는 보조금관리대장
6. 수입·지출에 관한 장부 및 증명서류

7. 업무일지
8. 주무관청 및 관계 기관과 주고받은 서류

② 재산목록과 제1항제1호부터 제5호까지의 서류는 영구 보존하고, 제6호의 서류는 10년 보존하며, 그 밖의 서류는 3년 이상 보존하여야 한다.

**[영]제21조(재산 처분 또는 정관 변경의 허가신청)** 법 제48조제3항에 따라 의료법인이 재산 처분이나 정관 변경에 대한 허가를 받으려면 보건복지부령으로 정하는 허가신청서 및 관계 서류를 그 법인의 주된 사무소의 소재지를 관할하는 시 · 도지사에게 제출하여야 한다. 다만, 법률 제4732호 의료법중개정법률 부칙 제11조에 해당하는 국가로부터 공공차관을 지원받은 의료법인의 경우에는 이를 시 · 도지사를 거쳐 보건복지부장관에게 제출하여야 한다.

**[규칙]제51조(정관변경허가신청)** 영 제21조에서 "보건복지부령으로 정하는 허가신청서 및 관계 서류"란 별지 제31호서식의 의료법인 정관변경 허가신청서 및 다음 각 호의 서류를 말한다.

1. 정관 변경 이유서
2. 정관개정안(신 · 구 정관의 조문대비표를 첨부하여야 한다.)
3. 정관 변경에 관한 이사회의 회의록
4. 정관 변경에 따라 사업계획 및 수지예산에 변동이 있는 경우에는 그 변동된 사업계획서 및 수지예산서(신 · 구 대비표를 첨부하여야 한다)

**[규칙]제54조(기본재산의 처분허가신청)** ① 영 제21조에 따라 의료법인이 기본재산을 매도 · 증여 · 임대 또는 교환하거나 담보로 제공(이하 "처분"이라 한다)하려는 경우에는 별지 제32호서식의 기본재산 처분허가신청서에 다음 각 호의 서류를 첨부하여 처분 1개월 전에 보건복지부장관 또는 시 · 도지사에게 제출하여야 한다. 이 경우 보건복지부장관 또는 시 · 도지사는 「전자정부법」 제36조제1항에 따른 행정정보의 공동이용을 통하여 건물 등기사항증명서와 토지 등기사항증명서를 확인하여야 한다.

② 제1항에도 불구하고 의료법인이 기본재산을 담보로 제공하려는 경우에는 제1항 각 호의 서류 외에 다음 각 호의 서류를 추가로 첨부하여 보건복지부장관 또는 시 · 도지사에게 제출하여야 한다.

1. 상환방법 및 상환계획
2. 피담보채권액 및 담보권자
3. 법인 부채현황 및 부채잔액증명원

③ 보건복지부장관 또는 시 · 도지사는 제1항의 신청에 따라 허가를 할 때에는 필요한 조건을 붙일 수 있다.

**[규칙]제56조(법인사무의 검사 · 감독)** ① 시·도지사는 의료법인을 감독하는 데에 필요하다고 인정될 때에는 의료법인에 관계되는 서류, 장부, 참고자료를 제출할 것을 명하거나, 소속 공무원에게 의료법인의 사무 및 재산 상황을 검사하게 할 수 있다.

② 제1항에 따라 의료법인의 사무 및 재산 상황을 검사하는 공무원은 그 권한을 증명하는 증표를 지니고 관계인에게 제시하여야 한다.

**제48조의2(임원)** ① 의료법인에는 5명 이상 15명 이하의 이사와 2명의 감사를 두되, 보건복지부장관의 승인을 받아 그 수를 증감할 수 있다.

② 이사와 감사의 임기는 정관으로 정하되, 이사는 4년, 감사는 2년을 초과할 수 없다. 다만, 이사와 감사는 각각 연임할 수 있다.

③ 이사회의 구성에 있어서 각 이사 상호 간에 「민법」 제777조에 규정된 친족관계에 있는 사람이 그 정수의 4분의 1을 초과해서는 아니 된다.

④ 다음 각 호의 어느 하나에 해당하는 사람은 의료법인의 임원이 될 수 없다.

1. 미성년자
2. 피성년후견인 또는 피한정후견인
3. 파산선고를 받은 사람으로서 복권되지 아니한 사람
4. 금고 이상의 형을 받고 집행이 종료되거나 집행을 받지 아니하기로 확정된 후 3년이 지나지 아니한 사람

⑤ 감사는 이사와 제3항에 따른 특별한 관계에 있는 사람이 아니어야 한다.

**제49조(부대사업)** ① 의료법인은 그 법인이 개설하는 의료기관에서 의료업무 외에 다음의 부대사업을 할 수 있다. 이 경우 부대사업으로 얻은 수익에 관한 회계는 의료법인의 다른 회계와 구분하여 계산하여야 한다.

1. 의료인과 의료관계자 양성이나 보수교육
2. 의료나 의학에 관한 조사 연구
3. 「노인복지법」 제31조제2호에 따른 노인의료복지시설의 설치·운영
4. 「장사 등에 관한 법률」 제29조제1항에 따른 장례식장의 설치·운영
5. 「주차장법」 제19조제1항에 따른 부설주차장의 설치·운영
6. 의료업 수행에 수반되는 의료정보시스템 개발·운영사업 중 대통령령으로 정하는 사업
7. 그 밖에 휴게음식점영업, 일반음식점영업, 이용업, 미용업 등 환자 또는 의료법인이 개설한 의료기관 종사자 등의 편의를 위하여 보건복지부령으로 정하는 사업

② 제1항제4호 · 제5호 및 제7호의 부대사업을 하려는 의료법인은 타인에게 임대 또는 위탁하여 운영할 수 있다.

③ 제1항 및 제2항에 따라 부대사업을 하려는 의료법인은 보건복지부령으로 정하는 바에 따라 미리 의료기관의 소재지를 관할하는 시·도지사에게 신고하여야 한다. 신고사항을 변경하려는 경우에도 또한 같다.

**과태료 : 제92조** 300만원 이하의 과태료

☞ 제3항

**[영]제22조(의료정보시스템 사업)** 법 제49조제1항제6호에서 "대통령령으로 정하는 사업"이란 다음 각 호의 사업을 말한다.

1. 전자의무기록을 작성·관리하기 위한 시스템의 개발·운영사업
2. 전자처방전을 작성·관리하기 위한 시스템의 개발·운영사업

3. 영상기록을 저장·전송하기 위한 시스템의 개발·운영사업

**[규칙]제60조(부대사업)** 법 제49조제1항제7호에서 "휴게음식점영업, 일반음식점영업, 이용업, 미용업 등 환자 또는 의료법인이 개설한 의료기관 종사자 등의 편의를 위하여 보건복지부령으로 정하는 사업"이란 다음 각 호의 사업을 말한다.

1. 휴게음식점영업, 일반음식점영업, 제과점영업, 위탁급식영업
2. 소매업 중 편의점, 슈퍼마켓, 자동판매기영업 및 서점

2의2. 의류 등 생활용품 판매업 및 식품판매업(건강기능식품 판매업은 제외한다). 다만, 의료법인이 직접 영위하는 경우는 제외한다.

3. 산후조리업
4. 목욕장업
5. 의료기기 임대·판매업. 다만, 의료법인이 직접 영위하는 경우는 제외한다.
6. 숙박업, 여행업 및 외국인환자 유치업
7. 수영장업, 체력단련장업 및 종합체육시설업
8. 장애인보조기구의 제조·개조·수리업
9. 다음 각 목의 어느 하나에 해당하는 업무를 하려는 자에게 의료법인이 개설하는 의료기관의 건물을 임대하는 사업
   가. 이용업 및 미용업
   나. 안경 조제·판매업
   다. 은행업
   라. 의원급 의료기관 개설·운영(의료관광호텔에 부대시설로 설치하는 경우로서 진료과목이 의료법인이 개설하는 의료기관과 동일하지 아니한 경우로 한정한다)

**[규칙]제61조(부대사업의 신고 등)** ① 법 제49조제3항 전단에 따라 부대사업을 신고하려는 의료법인은 별지 제22호서식의 신고서에 다음 각 호의 서류를 첨부하여 관할 시 · 도지사에게 제출해야 한다.

1. 삭제 〈2021.6.30.〉
2. 부대사업의 내용을 적은 서류
3. 부대사업을 하려는 건물의 평면도 및 구조설명서

② 제1항에 따른 신고를 받은 시·도지사는 별지 제23호서식의 신고증명서를 발급하여야 한다.

③ 제1항에 따라 신고한 내용을 변경하려는 자는 별지 제22호서식의 변경신고서에 다음 각 호의 서류를 첨부하여 관할 시·도지사에게 제출하여야 한다.

1. 제2항에 따라 발급받은 신고증명서
2. 변경 사항을 증명하는 서류

④ 제3항에 따라 변경신고를 받은 시·도지사는 부대사업 신고증명서에 제3항에 따라 변경한 사항을 적은 후 해당 의료법인에 발급하여야 한다.

**제50조(「민법」의 준용)** 의료법인에 대하여 이 법에 규정된 것 외에는 「민법」 중 재단법인에 관한 규정을 준용한다.

**[규칙]제57조(해산신고)** ① 의료법인이 해산(파산의 경우는 제외한다)한 경우 그 청산인은 법 제50조 및 「민법」 제86조에 따라 다음 각 호의 사항을 적은 의료법인 해산신고서를 시 · 도지사에게 제출하여야 한다.

1. 해산 연월일
2. 해산 사유
3. 청산인의 성명 및 주소
4. 청산인의 대표권을 제한한 경우에는 그 제한 사항

② 청산인이 제1항의 신고를 할 때에는 그 신고서에 다음 각 호의 서류를 첨부하여야 한다. 이 경우 시 · 도지사는 「전자정부법」 제36조제1항에 따른 행정정보의 공동이용을 통하여 법인 등기사항증명서를 확인하여야 한다.

1. 해산 당시의 재산목록
2. 잔여재산의 처분 방법의 개요를 적은 서류
3. 해산 당시의 정관
4. 삭제 〈2009.4.29.〉
5. 해산을 의결한 이사회의 회의록

③ 의료법인은 정관에서 정하는 바에 따라 그 해산에 관하여 시 · 도지사의 허가를 받아야 하는 경우에는 해산 예정 기일, 해산의 원인 및 청산인이 될 자의 성명 및 주소를 적은 의료법인 해산허가신청서에 다음 각 호의 서류를 첨부하여 시 · 도지사에게 제출하여야 한다.

1. 신청 당시의 재산목록 및 감정평가서
2. 잔여재산의 처분 방법의 개요를 적은 서류
3. 신청당시의 정관
4. 해산을 의결한 이사회의 회의록

**[규칙]제58조(잔여재산 처분의 허가)** 의료법인의 대표자 또는 청산인이 「민법」 제80조제2항에 따라 잔여재산의 처분에 대한 허가를 받으려면 다음 각 호의 사항을 적은 잔여재산 처분허가신청서에 해산 당시의 정관을 첨부하여 시 · 도지사에게 제출하여야 한다.

1. 처분 사유
2. 처분하려는 재산의 종류 · 수량 및 금액
3. 재산의 처분 방법 및 처분계획서

**[규칙]제59조** 삭제 〈2015.1.2.〉

**제51조(설립 허가 취소)** 보건복지부장관 또는 시·도지사는 의료법인이 다음 각 호의 어느 하나에 해당하면 그 설립 허가를 취소할 수 있다.

1. 정관으로 정하지 아니한 사업을 한 때
2. 설립된 날부터 2년 안에 의료기관을 개설하지 아니한 때
3. 의료법인이 개설한 의료기관이 제64조에 따라 개설허가를 취소당한 때
4. 보건복지부장관 또는 시 · 도지사가 감독을 위하여 내린 명령을 위반한 때
5. 제49조제1항에 따른 부대사업 외의 사업을 한 때

**제51조의2(임원 선임 관련 금품 등 수수의 금지)** 누구든지 의료법인의 임원 선임과 관련하여 금품, 향응 또는 그 밖의 재산상 이익을 주고받거나 주고받을 것을 약속해서는 아니 된다.

**벌칙 : 제89조** 1년 이하의 징역이나 1천만원 이하의 벌금

## 제3절 의료기관단체

**제52조(의료기관단체 설립)** ① 병원급 의료기관의 장은 의료기관의 건전한 발전과 국민보건 향상에 기여하기 위하여 전국 조직을 두는 단체를 설립할 수 있다.

② 제1항에 따른 단체는 법인으로 한다.

**제52조의2(대한민국의학한림원)** ① 의료인에 관련되는 의학 및 관계 전문분야(이하 이 조에서 "의학등"이라 한다)의 연구·진흥기반을 조성하고 우수한 보건의료인을 발굴·활용하기 위하여 대한민국의학한림원(이하 이 조에서 "한림원"이라 한다)을 둔다.

② 한림원은 법인으로 한다.

③ 한림원은 다음 각 호의 사업을 한다.

1. 의학등의 연구진흥에 필요한 조사·연구 및 정책자문
2. 의학등의 분야별 중장기 연구 기획 및 건의
3. 의학등의 국내외 교류협력사업
4. 의학등 및 국민건강과 관련된 사회문제에 관한 정책자문 및 홍보
5. 보건의료인의 명예를 기리고 보전(保全)하는 사업
6. 보건복지부장관이 의학등의 발전을 위하여 지정 또는 위탁하는 사업

④ 보건복지부장관은 한림원의 사업수행에 필요한 경비의 전부 또는 일부를 예산의 범위에서 지원할 수 있다.

⑤ 한림원에 대하여 이 법에서 정하지 아니한 사항에 관하여는 「민법」 중 사단법인에 관한 규정을 준용한다.

⑥ 한림원이 아닌 자는 대한민국의학한림원 또는 이와 유사한 명칭을 사용하지 못한다.

⑦ 한림원의 운영 및 업무수행에 필요한 사항은 대통령령으로 정한다.

**과태료 : 제92조** 100만원 이하의 과태료

☞ 제6항

**[영]제22조의2(대한민국의학한림원 운영 등)** ① 법 제52조의2제1항에 따른 대한민국의학한림원(이하 "한림원"이라 한다)의 사업연도는 정부의 회계연도에 따른다.

② 한림원은 보건복지부장관이 정하는 바에 따라 사업추진계획, 사업추진현황, 자금운용계획 및 자금집행내역 등에 관한 사항을 보건복지부장관에게 보고하여야 한다.

③ 한림원은 다양한 분야의 의료인과 관계 전문가 등이 그 조직 운영 및 업무수행 등에 균형 있게 참여할 수 있도록 필요한 조치를 강구·시행하여야 한다.

# 제4장 신의료기술평가

**제53조(신의료기술의 평가)** ① 보건복지부장관은 국민건강을 보호하고 의료기술의 발전을 촉진하기 위하여 대통령령으로 정하는 바에 따라 제54조에 따른 신의료기술평가위원회의 심의를 거쳐 신의료기술의 안전성 · 유효성 등에 관한 평가(이하 "신의료기술평가"라 한다)를 하여야 한다.

② 제1항에 따른 신의료기술은 새로 개발된 의료기술로서 보건복지부장관이 안전성 · 유효성을 평가할 필요성이 있다고 인정하는 것을 말한다.

③ 보건복지부장관은 신의료기술평가의 결과를 「국민건강보험법」 제64조에 따른 건강보험심사평가원의 장에게 알려야 한다. 이 경우 신의료기술평가의 결과를 보건복지부령으로 정하는 바에 따라 공표할 수 있다.

④ 그 밖에 신의료기술평가의 대상 및 절차 등에 필요한 사항은 보건복지부령으로 정한다.

**참고**

국민건강보험법

**제64조(법인격 등)** ① 심사평가원은 법인으로 한다.

② 심사평가원은 주된 사무소의 소재지에서 설립등기를 함으로써 성립한다.

**제54조(신의료기술평가위원회의 설치 등)** ① 보건복지부장관은 신의료기술평가에 관한 사항을 심의하기 위하여 보건복지부에 신의료기술평가위원회(이하 "위원회"라 한다)를 둔다.

② 위원회는 위원장 1명을 포함하여 20명 이내의 위원으로 구성한다.

③ 위원은 다음 각 호의 자 중에서 보건복지부장관이 위촉하거나 임명한다. 다만, 위원장은 제1호 또는 제2호의 자 중에서 임명한다.

1. 제28조제1항에 따른 의사회 · 치과의사회 · 한의사회에서 각각 추천하는 자
2. 보건의료에 관한 학식이 풍부한 자
3. 소비자단체에서 추천하는 자
4. 변호사의 자격을 가진 자로서 보건의료와 관련된 업무에 5년 이상 종사한 경력이 있는 자
5. 보건의료정책 관련 업무를 담당하고 있는 보건복지부 소속 5급 이상의 공무원

④ 위원장과 위원의 임기는 3년으로 하되, 연임할 수 있다. 다만, 제3항제5호에 따른 공무원의 경우에는 재임기간으로 한다.

⑤ 위원의 자리가 빈 때에는 새로 위원을 임명하고, 새로 임명된 위원의 임기는 임명된 날

부터 기산한다.
⑥ 위원회의 심의사항을 전문적으로 검토하기 위하여 위원회에 분야별 전문평가위원회를 둔다.
⑦ 그 밖에 위원회·전문평가위원회의 구성 및 운영 등에 필요한 사항은 보건복지부령으로 정한다.

**제55조(자료의 수집 업무 등의 위탁)** 보건복지부장관은 신의료기술평가에 관한 업무를 수행하기 위하여 필요한 경우 보건복지부령으로 정하는 바에 따라 자료 수집·조사 등 평가에 수반되는 업무를 관계 전문기관 또는 단체에 위탁할 수 있다.

# 제5장 의료광고

**제56조(의료광고의 금지 등)** ① 의료기관 개설자, 의료기관의 장 또는 의료인(이하 "의료인등"이라 한다)이 아닌 자는 의료에 관한 광고(의료인등이 신문 · 잡지 · 음성 · 음향 · 영상 · 인터넷 · 인쇄물 · 간판, 그 밖의 방법에 의하여 의료행위, 의료기관 및 의료인등에 대한 정보를 소비자에게 나타내거나 알리는 행위를 말한다. 이하 "의료광고"라 한다)를 하지 못한다.
② 의료인등은 다음 각 호의 어느 하나에 해당하는 의료광고를 하지 못한다.
1. 제53조에 따른 평가를 받지 아니한 신의료기술에 관한 광고
2. 환자에 관한 치료경험담 등 소비자로 하여금 치료 효과를 오인하게 할 우려가 있는 내용의 광고
3. 거짓된 내용을 표시하는 광고
4. 다른 의료인등의 기능 또는 진료 방법과 비교하는 내용의 광고
5. 다른 의료인등을 비방하는 내용의 광고
6. 수술 장면 등 직접적인 시술행위를 노출하는 내용의 광고
7. 의료인등의 기능, 진료 방법과 관련하여 심각한 부작용 등 중요한 정보를 누락하는 광고
8. 객관적인 사실을 과장하는 내용의 광고
9. 법적 근거가 없는 자격이나 명칭을 표방하는 내용의 광고
10. 신문, 방송, 잡지 등을 이용하여 기사(記事) 또는 전문가의 의견 형태로 표현되는 광고
11. 제57조에 따른 심의를 받지 아니하거나 심의받은 내용과 다른 내용의 광고
12. 제27조제3항에 따라 외국인환자를 유치하기 위한 국내광고
13. 소비자를 속이거나 소비자로 하여금 잘못 알게 할 우려가 있는 방법으로 제45조에 따른 비급여 진료비용을 할인하거나 면제하는 내용의 광고
14. 각종 상장 · 감사장 등을 이용하는 광고 또는 인증 · 보증 · 추천을 받았다는 내용을 사용하거나 이와 유사한 내용을 표현하는 광고. 다만, 다음 각 목의 어느 하나에 해당하는

경우는 제외한다.

가. 제58조에 따른 의료기관 인증을 표시한 광고

나. 「정부조직법」 제2조부터 제4조까지의 규정에 따른 중앙행정기관 · 특별지방행정기관 및 그 부속기관, 「지방자치법」 제2조에 따른 지방자치단체 또는 「공공기관의 운영에 관한 법률」 제4조에 따른 공공기관으로부터 받은 인증 · 보증을 표시한 광고

다. 다른 법령에 따라 받은 인증 · 보증을 표시한 광고

라. 세계보건기구와 협력을 맺은 국제평가기구로부터 받은 인증을 표시한 광고 등 대통령령으로 정하는 광고

15. 그 밖에 의료광고의 방법 또는 내용이 국민의 보건과 건전한 의료경쟁의 질서를 해치거나 소비자에게 피해를 줄 우려가 있는 것으로서 대통령령으로 정하는 내용의 광고

③ 의료광고는 다음 각 호의 방법으로는 하지 못한다.

1. 「방송법」 제2조제1호의 방송
2. 그 밖에 국민의 보건과 건전한 의료경쟁의 질서를 유지하기 위하여 제한할 필요가 있는 경우로서 대통령령으로 정하는 방법

④ 제2항에 따라 금지되는 의료광고의 구체적인 내용 등 의료광고에 관하여 필요한 사항은 대통령령으로 정한다.

⑤ 보건복지부장관, 시장 · 군수 · 구청장은 제2항제2호부터 제5호까지 및 제7호부터 제9호까지를 위반한 의료인등에 대하여 제63조, 제64조 및 제67조에 따른 처분을 하려는 경우에는 지체 없이 그 내용을 공정거래위원회에 통보하여야 한다.

**벌칙 : 제89조** 1년 이하의 징역이나 1천만원 이하의 벌금

☞ 제1항부터 제3항까지

**참고**

**방송법**

**제2조(용어의 정의)** 이 법에서 사용하는 용어의 뜻은 다음과 같다.

1. "방송"이라 함은 방송프로그램을 기획 · 편성 또는 제작하여 이를 공중(개별계약에 의한 수신자를 포함하며, 이하 "시청자"라 한다)에게 전기통신설비에 의하여 송신하는 것으로서 다음 각목의 것을 말한다.

가. 텔레비전방송 : 정지 또는 이동하는 사물의 순간적 영상과 이에 따르는 음성 · 음향 등으로 이루어진 방송프로그램을 송신하는 방송

나. 라디오방송 : 음성 · 음향 등으로 이루어진 방송프로그램을 송신하는 방송

다. 데이터방송 : 방송사업자의 채널을 이용하여 데이터(문자 · 숫자 · 도형 · 도표 · 이미지 그 밖의 정보체계를 말한다)를 위주로 하여 이에 따르는 영상 · 음성 · 음향 및 이들의 조합으로 이루어진 방송프로그램을 송신하는 방송(인터넷 등 통신망을 통하여 제공하거나 매개하는 경우는 제외한다. 이하 같다)

라. 이동멀티미디어방송 : 이동중 수신을 주목적으로 다채널을 이용하여 텔레비전방송 · 라디오방송 및 데이터방송을 복합적으로 송신하는 방송

### [판 례] 의료법 제56조 제1항 등 위헌소원[전원재판부 2015헌바75, 2015.12.23]

□ 판시사항

사전심의를 받지 아니한 의료광고를 금지하고 이를 위반한 경우 처벌하는 의료법(2009.1.30. 법률 제9386호로 개정된 것) 제56조 제2항 제9호 중 '제57조에 따른 심의를 받지 아니한 광고' 부분 및 의료법(2010.7.23. 법률 제10387호로 개정된 것) 제89조 가운데 제56조 제2항 제9호 중 '제57조에 따른 심의를 받지 아니한 광고'에 관한 부분(이하 '이 사건 법률규정들'이라 한다)이 사전검열금지원칙에 위배되는지 여부(적극)

□ 판결요지

헌법이 특정한 표현에 대해 예외적으로 검열을 허용하는 규정을 두지 않은 점, 이러한 상황에서 표현의 특성이나 규제의 필요성에 따라 언론·출판의 자유의 보호를 받는 표현 중에서 사전검열금지원칙의 적용이 배제되는 영역을 따로 설정할 경우 그 기준에 대한 객관성을 담보할 수 없다는 점 등을 고려하면, 헌법상 사전검열은 예외 없이 금지되는 것으로 보아야 하므로 의료광고 역시 사전검열금지원칙의 적용대상이 된다.

의료광고의 사전심의는 보건복지부장관으로부터 위탁을 받은 각 의사협회가 행하고 있으나 사전심의의 주체인 보건복지부장관은 언제든지 위탁을 철회하고 직접 의료광고 심의업무를 담당할 수 있는 점, 의료법 시행령이 심의위원회의 구성에 관하여 직접 규율하고 있는 점, 심의기관의 장은 심의 및 재심의 결과를 보건복지부장관에게 보고하여야 하는 점, 보건복지부장관은 의료인 단체에 대해 재정지원을 할 수 있는 점, 심의기준·절차 등에 관한 사항을 대통령령으로 정하도록 하고 있는 점 등을 종합하여 보면, 각 의사협회는 행정권의 영향력에서 벗어나 독립적이고 자율적으로 사전심의업무를 수행하고 있다고 보기 어렵다.

따라서 이 사건 법률규정들은 사전검열금지원칙에 위배된다.

재판관 조용호의 반대의견

사전검열금지원칙은 헌법이 언론·출판의 자유를 보장하고 사전검열을 금지하는 목적에 맞게 한정하여 적용해야 한다. 의료는 국민 건강에 직결되므로 의료광고에 대해서는 합리적인 규제가 필요하고, 의료광고는 상업광고로서 정치적·시민적 표현행위 등과 관련이 적으므로, 의료광고에 대해서는 사전검열금지원칙이 적용되지 않는다고 보아야 한다.

가사 의료광고에 대해 사전검열금지원칙이 적용된다고 할지라도, 의사·치과의사·한의사로 구성된 민간단체인 각 의사협회가 사전심의업무를 처리하고 있는 점, 심의위원회의 심의위원 위촉에 보건복지부장관의 관여가 배제되어 있는 점, 심의위원회는 자체적으로 운영규정 및 의료광고 심의기준을 제·개정해 왔다는 점, 심의위원회는 수수료를 재원으로 하여 독립적으로 운영된다는 점, 보건복지부장관은 심의내용에 관해 구체적인 업무지시를 하지 않고 있는 점 등을 고려하면, 각 의사협회는 행정권으로부터 독립된 민간 자율기구로서 행정주체성을 인정하기 어렵다.

따라서 이 사건 법률규정들은 사전검열금지원칙에 위배되지 아니한다.

### [판 례] 대법원 2009.11.12, 선고, 2009도7455, 판결

□ 판시사항

① 의료법 제56조에서 금지하는 '의료에 관한 광고'에 해당하기 위한 요건 및 그 증명책임자(=검사)

② 의료인이 아닌 피고인이 일간지에 '키 성장 맞춤 운동법과 그 보조기구'에 관한 광고를 게재한 사안에서, 의료법 제56조에서 금지하는 '의료에 관한 광고'에 해당하지 않는다고 한 사례

□ 판결요지

① 의료법은 의료인의 자격 요건을 엄격히 규정하고, 의료인이 아닌 자의 '의료행위'를 금지하는 한편, 의료법인·의료기관 또는 의료인이 아닌 자의 '의료에 관한 광고'를 금지하고, 그 위반자에 대한 형사처벌을 규정하고 있다. 의료광고에 관한 이러한 규제는 의료지식이 없는 자가 의학적 전문지식을 기초로 하는 경험과 기능으로 진찰·검안·처방·투약 또는 외과적 시술을 시행하여 하는 질병의 예방 또는 치료행위 및 그 밖에 의료인이 행하지 아니하면 보건위생상 위해가 생길 우려가 있는 행위에 해당하는 의료행위를 시행하는 내용의 광고를 함으로써 발생할 수 있는 보건위생상의 위험을 사전에 방지하기 위한 것으로 이해

할 수 있다. 따라서 의료인 등이 아닌 자가 한 광고가 '의료에 관한 광고'에 해당한다고 하기 위해서는 그 광고 내용이 위에서 본 의료행위에 관한 것이어야 한다. 한편, 형사재판에서 공소가 제기된 범죄의 구성요건을 이루는 사실에 대한 증명책임은 검사에게 있으므로 위 광고내용이 의료행위에 관한 것이라는 점도 검사가 증명하여야 한다.

② 의료인이 아닌 피고인이 일간지에 '키 성장 맞춤 운동법과 그 보조기구'에 관한 광고를 게재한 사안에서, 광고의 내용, 실제 피고인이 행한 영업의 내용 등에 비추어 볼 때 비정상인 혹은 질환자에 대한 진단·치료 등을 내용으로 하는 광고라기보다는 고유한 의료의 영역이라고 단정하기 어려운 체육 혹은 운동생리학적 관점에서 운동 및 자세교정을 통한 청소년 신체성장의 촉진에 관한 광고이므로, 의료법 제56조에서 금지하는 '의료에 관한 광고'에 해당하지 않는다고 한 사례.

**[영]제23조(의료광고의 금지 기준)** ① 법 제56조제2항에 따라 금지되는 의료광고의 구체적인 기준은 다음 각 호와 같다.

1. 법 제53조에 따른 신의료기술평가를 받지 아니한 신의료기술에 관하여 광고하는 것
2. 특정 의료기관·의료인의 기능 또는 진료 방법이 질병 치료에 반드시 효과가 있다고 표현하거나 환자의 치료경험담이나 6개월 이하의 임상경력을 광고하는 것
3. 의료인, 의료기관, 의료서비스 및 의료 관련 각종 사항에 대하여 객관적인 사실과 다른 내용 등 거짓된 내용을 광고하는 것
4. 특정 의료기관 개설자, 의료기관의 장 또는 의료인(이하 "의료인등"이라 한다)이 수행하거나 광고하는 기능 또는 진료 방법이 다른 의료인등의 것과 비교하여 우수하거나 효과가 있다는 내용으로 광고하는 것
5. 다른 의료인등을 비방할 목적으로 해당 의료인등이 수행하거나 광고하는 기능 또는 진료 방법에 관하여 불리한 사실을 광고하는 것
6. 의료인이 환자를 수술하는 장면이나 환자의 환부(患部) 등을 촬영한 동영상·사진으로서 일반인에게 혐오감을 일으키는 것을 게재하여 광고하는 것
7. 의료인등의 의료행위나 진료 방법 등을 광고하면서 예견할 수 있는 환자의 안전에 심각한 위해(危害)를 끼칠 우려가 있는 부작용 등 중요 정보를 빠뜨리거나 글씨 크기를 작게 하는 등의 방법으로 눈에 잘 띄지 않게 광고하는 것
8. 의료인, 의료기관, 의료서비스 및 의료 관련 각종 사항에 대하여 객관적인 사실을 과장하는 내용으로 광고하는 것
9. 법적 근거가 없는 자격이나 명칭을 표방하는 내용을 광고하는 것
10. 특정 의료기관·의료인의 기능 또는 진료 방법에 관한 기사나 전문가의 의견을 「신문 등의 진흥에 관한 법률」 제2조에 따른 신문·인터넷신문 또는 「잡지 등 정기간행물의 진흥에 관한 법률」에 따른 정기간행물이나 「방송법」 제2조제1호에 따른 방송에 싣거나 방송하면서 특정 의료기관·의료인의 연락처나 약도 등의 정보도 함께 싣거나 방송하여 광고하는 것
11. 법 제57조제1항에 따라 심의 대상이 되는 의료광고를 심의를 받지 아니하고 광고하거나 심의 받은 내용과 다르게 광고하는 것
12. 외국인환자를 유치할 목적으로 법 제27조제3항에 따른 행위를 하기 위하여 국내광고하는 것
13. 법 제45조에 따른 비급여 진료비용의 할인·면제 금액, 대상, 기간이나 범위 또는 할인

· 면제 이전의 비급여 진료비용에 대하여 허위 또는 불명확한 내용이나 정보 등을 게재하여 광고하는 것

14. 각종 상장 · 감사장 등을 이용하여 광고하는 것 또는 인증 · 보증 · 추천을 받았다는 내용을 사용하거나 이와 유사한 내용을 표현하여 광고하는 것. 다만, 법 제56조제2항제14호 각 목의 어느 하나에 해당하는 경우는 제외한다.

② 법 제56조제2항제14호라목에서 "세계보건기구와 협력을 맺은 국제평가기구로부터 받은 인증을 표시한 광고 등 대통령령으로 정하는 광고"란 다음 각 호의 어느 하나에 해당하는 광고를 말한다.

1. 세계보건기구와 협력을 맺은 국제평가기구로부터 받은 인증을 표시한 광고
2. 국제의료질관리학회(The International Society for Quality in Health Care)로부터 인증을 받은 각국의 인증기구의 인증을 표시한 광고

③ 보건복지부장관은 의료인등 자신이 운영하는 인터넷 홈페이지에 의료광고를 하는 경우에 제1항에 따라 금지되는 의료광고의 세부적인 기준을 정하여 고시할 수 있다.

**제57조(의료광고의 심의)** ① 의료인등이 다음 각 호의 어느 하나에 해당하는 매체를 이용하여 의료광고를 하려는 경우 미리 의료광고가 제56조제1항부터 제3항까지의 규정에 위반되는지 여부에 관하여 제2항에 따른 기관 또는 단체의 심의를 받아야 한다.

1. 「신문 등의 진흥에 관한 법률」 제2조에 따른 신문 · 인터넷신문 또는 「잡지 등 정기간행물의 진흥에 관한 법률」 제2조에 따른 정기간행물
2. 「옥외광고물 등의 관리와 옥외광고산업 진흥에 관한 법률」 제2조제1호에 따른 옥외광고물 중 현수막(懸垂幕), 벽보, 전단(傳單) 및 교통시설 · 교통수단에 표시(교통수단 내부에 표시되거나 영상 · 음성 · 음향 및 이들의 조합으로 이루어지는 광고를 포함한다)되는 것
3. 전광판
4. 대통령령으로 정하는 인터넷 매체[이동통신단말장치에서 사용되는 애플리케이션(Application)을 포함한다]
5. 그 밖에 매체의 성질, 영향력 등을 고려하여 대통령령으로 정하는 광고매체

② 다음 각 호의 기관 또는 단체는 대통령령으로 정하는 바에 따라 자율심의를 위한 조직 등을 갖추어 보건복지부장관에게 신고한 후 의료광고 심의 업무를 수행할 수 있다.

1. 제28조제1항에 따른 의사회 · 치과의사회 · 한의사회
2. 「소비자기본법」 제29조에 따라 등록한 소비자단체로서 대통령령으로 정하는 기준을 충족하는 단체

③ 의료인등은 제1항에도 불구하고 다음 각 호의 사항으로만 구성된 의료광고에 대해서는 제2항에 따라 보건복지부장관에게 신고한 기관 또는 단체(이하 "자율심의기구"라 한다)의 심의를 받지 아니할 수 있다.

1. 의료기관의 명칭 · 소재지 · 전화번호
2. 의료기관이 설치 · 운영하는 진료과목(제43조제5항에 따른 진료과목을 말한다)
3. 의료기관에 소속된 의료인의 성명 · 성별 및 면허의 종류

4. 그 밖에 대통령령으로 정하는 사항

④ 자율심의기구는 제1항에 따른 심의를 할 때 적용하는 심의 기준을 상호 협의하여 마련하여야 한다.

⑤ 의료광고 심의를 받으려는 자는 자율심의기구가 정하는 수수료를 내야 한다.

⑥ 제2항제1호에 따른 자율심의기구가 수행하는 의료광고 심의 업무 및 이와 관련된 업무의 수행에 관하여는 제29조제3항, 제30조제1항, 제32조, 제83조제1항 및 「민법」 제37조를 적용하지 아니하며, 제2항제2호에 따른 자율심의기구가 수행하는 의료광고 심의 업무 및 이와 관련된 업무의 수행에 관하여는 「민법」 제37조를 적용하지 아니한다.

⑦ 자율심의기구는 의료광고 제도 및 법령의 개선에 관하여 보건복지부장관에게 의견을 제시할 수 있다.

⑧ 제1항에 따른 심의의 유효기간은 심의를 신청하여 승인을 받은 날부터 3년으로 한다.

⑨ 의료인등이 제8항에 따른 유효기간의 만료 후 계속하여 의료광고를 하려는 경우에는 유효기간 만료 6개월 전에 자율심의기구에 의료광고 심의를 신청하여야 한다.

⑩ 제1항부터 제9항까지의 규정에서 정한 것 외에 자율심의기구의 구성 · 운영 및 심의에 필요한 사항은 자율심의기구가 정한다.

⑪ 자율심의기구는 제1항 및 제4항에 따른 심의 관련 업무를 수행할 때에는 제56조제1항부터 제3항까지의 규정에 따라 공정하고 투명하게 하여야 한다.

**[영]제24조(의료광고의 심의)** ① 법 제57조제1항제4호에서 "대통령령으로 정하는 인터넷 매체"란 다음 각 호의 매체를 말한다.

1. 「신문 등의 진흥에 관한 법률」 제2조제5호에 따른 인터넷뉴스서비스
2. 「방송법」 제2조제3호에 따른 방송사업자가 운영하는 인터넷 홈페이지
3. 「방송법」 제2조제3호에 따른 방송사업자의 방송프로그램을 주된 서비스로 하여 '방송', 'TV' 또는 '라디오' 등의 명칭을 사용하면서 인터넷을 통하여 제공하는 인터넷 매체
4. 「정보통신망 이용촉진 및 정보보호 등에 관한 법률」 제2조제1항제3호에 따른 정보통신서비스 제공자 중 전년도 말 기준 직전 3개월 간 일일 평균 이용자 수가 10만명 이상인 자가 운영하는 인터넷 매체

② 법 제57조제1항제5호에서 "대통령령으로 정하는 광고매체"란 전년도 말 기준 직전 3개월 간 일일 평균 이용자 수가 10만명 이상인 사회 관계망 서비스(Social Network Service)를 제공하는 광고매체를 말한다.

③ 법 제57조제2항 각 호에 따른 기관 또는 단체는 자율심의를 위하여 다음 각 호의 조직 등을 모두 갖추어야 한다.

1. 법 제57조 및 제57조의3에 따른 의료광고의 심의 및 모니터링에 관한 업무를 처리할 수 있는 1개 이상의 전담부서와 3명 이상의 상근인력(의료 또는 광고 관련 학식과 경험이 풍부한 사람이 포함되어야 한다)
2. 법 제57조 및 제57조의3에 따른 의료광고의 심의 및 모니터링에 관한 업무를 처리할 수 있는 전산장비와 사무실

④ 법 제57조제2항제2호에서 "대통령령으로 정하는 기준을 충족하는 단체"란 다음 각 호의

기준을 모두 갖춘 소비자단체를 말한다.

1. 「소비자기본법」 제29조에 따라 공정거래위원회에 등록할 것
2. 단체의 설립 목적 및 업무범위에 의료 또는 광고 관련 내용을 포함할 것

⑤ 법 제57조제2항에 따라 신고하려는 기관 또는 단체는 보건복지부령으로 정하는 신고서 및 관계 서류를 보건복지부장관에게 제출하여야 한다.

⑥ 보건복지부장관은 제5항에 따라 제출받은 신고 현황을 보건복지부 인터넷 홈페이지에 공개하여야 한다.

⑦ 법 제57조제3항제4호에서 "대통령령으로 정하는 사항"이란 다음 각 호의 사항을 말한다.

1. 의료기관 개설자 및 개설연도
2. 의료기관의 인터넷 홈페이지 주소
3. 의료기관의 진료일 및 진료시간
4. 의료기관이 법 제3조의5제1항에 따라 전문병원으로 지정받은 사실
5. 의료기관이 법 제58조제1항에 따라 의료기관 인증을 받은 사실
6. 의료기관 개설자 또는 소속 의료인이 법 제77조제1항에 따라 전문의 자격을 인정받은 사실 및 그 전문과목

**[규칙]제61조의2(자율심의기구 신고)** ① 법 제57조제2항제1호에 따른 의사회 · 치과의사회 · 한의사회가 법 제57조제2항 및 영 제24조제5항에 따라 신고하려는 경우에는 별지 제23호의2서식의 의료광고 자율심의기구 신고서에 다음 각 호의 서류를 첨부하여 보건복지부장관에게 제출하여야 한다.

1. 영 제24조제3항제1호에 따른 전담부서와 상근인력 현황
2. 영 제24조제3항제2호에 따른 전산장비와 사무실 현황

② 법 제57조제2항제2호의 단체가 법 제57조제2항 및 영 제24조제5항에 따라 신고하려는 경우에는 별지 제23호의2서식의 의료광고 자율심의기구 신고서에 다음 각 호의 서류를 첨부하여 보건복지부장관에게 제출하여야 한다.

1. 제1항 각 호의 서류
2. 「소비자기본법」 제29조에 따라 공정거래위원회에 등록한 소비자단체의 등록증 사본
3. 소비자단체의 정관 사본

**[영]제25조** 내지 **[영]제28조의2** 삭제 〈2018.9.28.〉

**제57조의2(의료광고에 관한 심의위원회)** ① 자율심의기구는 의료광고를 심의하기 위하여 제2항 각 호의 구분에 따른 심의위원회(이하 이 조에서 "심의위원회"라 한다)를 설치 · 운영하여야 한다.

② 심의위원회의 종류와 심의 대상은 다음 각 호와 같다.

1. 의료광고심의위원회: 의사, 의원, 의원의 개설자, 병원, 병원의 개설자, 요양병원(한의사가 개설한 경우는 제외한다), 요양병원의 개설자, 정신병원, 정신병원의 개설자, 종합병원(치과는 제외한다. 이하 이 호에서 같다), 종합병원의 개설자, 조산사, 조산원, 조산원의

개설자가 하는 의료광고의 심의
2. 치과의료광고심의위원회: 치과의사, 치과의원, 치과의원의 개설자, 치과병원, 치과병원의 개설자, 종합병원(치과만 해당한다. 이하 이 호에서 같다), 종합병원의 개설자가 하는 의료광고의 심의
3. 한방의료광고심의위원회: 한의사, 한의원, 한의원의 개설자, 한방병원, 한방병원의 개설자, 요양병원(한의사가 개설한 경우만 해당한다. 이하 이 호에서 같다), 요양병원의 개설자가 하는 의료광고의 심의

③ 제57조제2항제1호에 따른 자율심의기구 중 의사회는 제2항제1호에 따른 심의위원회만, 치과의사회는 같은 항 제2호에 따른 심의위원회만, 한의사회는 같은 항 제3호에 따른 심의위원회만 설치·운영하고, 제57조제2항제2호에 따른 자율심의기구는 제2항 각 호의 어느 하나에 해당하는 심의위원회만 설치·운영할 수 있다.

④ 심의위원회는 위원장 1명과 부위원장 1명을 포함하여 15명 이상 25명 이하의 위원으로 구성한다. 이 경우 제2항 각 호의 심의위원회 종류별로 다음 각 호의 구분에 따라 구성하여야 한다.
1. 의료광고심의위원회: 제5항제2호부터 제9호까지의 사람을 각각 1명 이상 포함하되, 같은 항 제4호부터 제9호까지의 사람이 전체 위원의 3분의 1 이상이 되도록 구성하여야 한다.
2. 치과의료광고심의위원회: 제5항제1호 및 제3호부터 제9호까지의 사람을 각각 1명 이상 포함하되, 같은 항 제4호부터 제9호까지의 사람이 전체 위원의 3분의 1 이상이 되도록 구성하여야 한다.
3. 한방의료광고심의위원회: 제5항제1호·제2호 및 제4호부터 제9호까지의 사람을 각각 1명 이상 포함하되, 같은 항 제4호부터 제9호까지의 사람이 전체 위원의 3분의 1 이상이 되도록 구성하여야 한다.

⑤ 심의위원회 위원은 다음 각 호의 어느 하나에 해당하는 사람 중에서 자율심의기구의 장이 위촉한다.
1. 의사
2. 치과의사
3. 한의사
4. 「약사법」 제2조제2호에 따른 약사
5. 「소비자기본법」 제2조제3호에 따른 소비자단체의 장이 추천하는 사람
6. 「변호사법」 제7조제1항에 따라 같은 법 제78조에 따른 대한변호사협회에 등록한 변호사로서 대한변호사협회의 장이 추천하는 사람
7. 「민법」 제32조에 따라 설립된 법인 중 여성의 사회참여 확대 및 복지 증진을 주된 목적으로 설립된 법인의 장이 추천하는 사람
8. 「비영리민간단체 지원법」 제4조에 따라 등록된 단체로서 환자의 권익 보호를 주된 목적으로 하는 단체의 장이 추천하는 사람
9. 그 밖에 보건의료 또는 의료광고에 관한 학식과 경험이 풍부한 사람

⑥ 제1항부터 제5항까지의 규정에서 정한 것 외에 심의위원회의 구성 및 운영에 필요한 사항은 자율심의기구가 정한다.

**제57조의3(의료광고 모니터링)** 자율심의기구는 의료광고가 제56조제1항부터 제3항까지의 규정을 준수하는지 여부에 관하여 모니터링하고, 보건복지부령으로 정하는 바에 따라 모니터링 결과를 보건복지부장관에게 제출하여야 한다.

**[규칙]제61조의3(의료광고 모니터링)** 자율심의기구(법 제57조제2항에 따라 보건복지부장관에게 신고한 기관 또는 단체를 말한다)는 법 제57조의3에 따라 의료광고가 법 제56조제1항부터 제3항까지의 규정을 준수하는지 여부에 관한 모니터링 결과를 매 분기별로 분기가 끝난 후 30일 이내에 보건복지부장관에게 제출하여야 한다.

## 제6장 감 독

**제58조(의료기관 인증)** ① 보건복지부장관은 의료의 질과 환자 안전의 수준을 높이기 위하여 병원급 의료기관 및 대통령령으로 정하는 의료기관에 대한 인증(이하 "의료기관 인증"이라 한다)을 할 수 있다.

② 보건복지부장관은 대통령령으로 정하는 바에 따라 의료기관 인증에 관한 업무를 제58조의11에 따른 의료기관평가인증원에 위탁할 수 있다.

③ 보건복지부장관은 다른 법률에 따라 의료기관을 대상으로 실시하는 평가를 통합하여 제58조의11에 따른 의료기관평가인증원으로 하여금 시행하도록 할 수 있다.

**[영]제28조(의료기관 인증의 대상)** 법 제58조제1항에서 "대통령령으로 정하는 의료기관"이란 다음 각 호의 어느 하나에 해당하는 의료기관을 말한다.

1. 「의료 해외진출 및 외국인환자 유치 지원에 관한 법률」 제6조제1항에 따라 등록한 의료기관
2. 「호스피스 · 완화의료 및 임종과정에 있는 환자의 연명의료결정에 관한 법률」 제25조제1항에 따른 호스피스전문기관

**[영]제29조(의료기관 인증업무의 위탁)** ① 법 제58조제2항에 따라 보건복지부장관은 법 제58조의11에 따른 의료기관평가인증원(이하 이 조에서 "인증원"이라 한다)에 다음 각 호의 업무를 위탁한다.

1. 법 제58조의3제1항에 따른 인증기준 개발
2. 법 제58조의3제4항에 따른 조건부인증을 받은 의료기관에 대한 재인증
3. 법 제58조의4제1항부터 제3항까지의 규정에 따른 인증신청의 접수
4. 법 제58조의4제4항 전단에 따른 인증기준의 적합 여부 평가
5. 법 제58조의4제5항에 따른 평가 결과와 인증등급의 통보

6. 법 제58조의5에 따른 이의신청의 접수 및 처리 결과의 통보
7. 법 제58조의6제1항에 따른 인증서 교부
8. 법 제58조의7제1항에 따른 인증을 받은 의료기관의 인증기준, 인증 유효기간 및 법 제58조의4제4항에 따라 평가한 결과 등의 인터넷 홈페이지 등에의 공표
9. 법 제58조의7제2항제3호에 따른 교육 및 컨설팅 지원
10. 법 제58조의9에 따른 의료기관 인증의 사후관리

② 인증원의 장은 위탁받은 업무의 처리 내용을 보건복지부령으로 정하는 바에 따라 보건복지부장관에게 보고해야 한다.

**[규칙]제62조(수탁사업 실적 보고)** ① 법 제58조제2항 및 영 제29조제1항에 따라 업무를 위탁받은 법 제58조의11에 따른 의료기관평가인증원(이하 "인증원"이라 한다)의 장은 영 제29조제2항에 따라 인증신청 접수·평가결과 등 인증업무의 처리 내용을 별지 제23호의3서식에 따라, 이의신청 처리결과에 관한 내용을 별지 제23호의4서식에 따라 매 분기마다 보건복지부장관에게 보고해야 한다.

② 영 제29조제2항에 따라 인증원의 장은 법 제58조의4제4항에 따른 의료기관별 인증기준의 적합 여부에 대한 평가 결과와 법 제58조의3제2항에 따른 인증등급을 지체없이 보건복지부장관에게 보고해야 한다.

**제58조의2(의료기관인증위원회)** ① 보건복지부장관은 의료기관 인증에 관한 주요 정책을 심의하기 위하여 보건복지부장관 소속으로 의료기관인증위원회(이하 이 조에서 "위원회"라 한다)를 둔다.

② 위원회는 위원장 1명을 포함한 15인 이내의 위원으로 구성한다.

③ 위원회의 위원장은 보건복지부차관으로 하고, 위원회의 위원은 다음 각 호의 사람 중에서 보건복지부장관이 임명 또는 위촉한다.

1. 제28조에 따른 의료인 단체 및 제52조에 따른 의료기관단체에서 추천하는 자
2. 노동계, 시민단체(「비영리민간단체지원법」 제2조에 따른 비영리민간단체를 말한다), 소비자단체(「소비자기본법」 제29조에 따른 소비자단체를 말한다)에서 추천하는 자
3. 보건의료에 관한 학식과 경험이 풍부한 자
4. 시설물 안전진단에 관한 학식과 경험이 풍부한 자
5. 보건복지부 소속 3급 이상 공무원 또는 고위공무원단에 속하는 공무원

④ 위원회는 다음 각 호의 사항을 심의한다.

1. 인증기준 및 인증의 공표를 포함한 의료기관 인증과 관련된 주요 정책에 관한 사항
2. 제58조(의료기관 인증)제3항에 따른 의료기관 대상 평가제도 통합에 관한 사항
3. 제58조의7(인증의 공표 및 활용)제2항에 따른 의료기관 인증 활용에 관한 사항
4. 그 밖에 위원장이 심의에 부치는 사항

⑤ 위원회의 구성 및 운영, 그 밖에 필요한 사항은 대통령령으로 정한다.

**참고**

**비영리민간단체지원법**

**제2조 (정의)** 이 법에 있어서 "비영리민간단체"라 함은 영리가 아닌 공익활동을 수행하는 것을 주된 목적으로 하는 민간단체로서 다음 각호의 요건을 갖춘 단체를 말한다.

1. 사업의 직접 수혜자가 불특정 다수일 것
2. 구성원 상호간에 이익분배를 하지 아니할 것
3. 사실상 특정정당 또는 선출직 후보를 지지·지원 또는 반대할 것을 주된 목적으로 하거나, 특정 종교의 교리전파를 주된 목적으로 설립·운영되지 아니할 것
4. 상시 구성원수가 100인 이상일 것
5. 최근 1년 이상 공익활동실적이 있을 것
6. 법인이 아닌 단체일 경우에는 대표자 또는 관리인이 있을 것

**참고**

**소비자기본법**

**제29조(소비자단체의 등록)** ① 다음 각 호의 요건을 모두 갖춘 소비자단체는 대통령령이 정하는 바에 따라 공정거래위원회 또는 지방자치단체에 등록할 수 있다.

1. 제28조제1항제2호 및 제5호의 업무를 수행할 것
2. 물품 및 용역에 대하여 전반적인 소비자문제를 취급할 것
3. 대통령령이 정하는 설비와 인력을 갖출 것
4. 「비영리민간단체 지원법」 제2조 각 호의 요건을 모두 갖출 것

② 공정거래위원회 또는 지방자치단체의 장은 제1항의 규정에 따라 등록을 신청한 소비자단체가 제1항 각 호의 요건을 갖추었는지 여부를 심사하여 등록 여부를 결정하여야 한다.

**[영]제30조(의료기관인증위원회의 구성)** 법 제58조의2제1항에 따른 의료기관인증위원회(이하 "인증위원회"라 한다)의 위원은 다음 각 호의 구분에 따라 보건복지부장관이 임명하거나 위촉한다.

1. 법 제28조에 따른 의료인 단체 및 법 제52조에 따른 의료기관단체에서 추천하는 사람 5명
2. 노동계, 시민단체(「비영리민간단체지원법」 제2조에 따른 비영리민간단체를 말한다), 소비자단체(「소비자기본법」 제29조에 따른 소비자단체를 말한다)에서 추천하는 사람 5명
3. 보건의료 또는 의료기관 시설물 안전진단에 관한 학식과 경험이 풍부한 사람 3명
4. 보건복지부 소속 3급 이상 공무원 또는 고위공무원단에 속하는 공무원 1명

**[영]제31조(위원의 임기)** ① 제30조제1호부터 제3호까지의 위원의 임기는 2년으로 한다.

② 위원의 사임 등으로 새로 위촉된 위원의 임기는 전임 위원 임기의 남은 기간으로 한다.

**[영]제31조의2(인증위원회 위원의 해임 및 해촉)** 보건복지부장관은 인증위원회 위원이 다음 각 호의 어느 하나에 해당하는 경우에는 해당 위원을 해임하거나 해촉할 수 있다.

1. 심신장애로 인하여 직무를 수행할 수 없게 된 경우
2. 직무와 관련된 비위사실이 있는 경우
3. 직무태만, 품위손상, 그 밖의 사유로 인하여 위원으로 적합하지 아니하다고 인정되는 경우
4. 위원 스스로 직무를 수행하는 것이 곤란하다고 의사를 밝히는 경우

**[영]제31조의3(인증위원회의 운영)** ① 위원장은 인증위원회를 대표하고 인증위원회의 업무를 총괄한다.

② 인증위원회의 회의는 재적위원 3분의 1 이상의 요구가 있는 때 또는 위원장이 필요하다고 인정하는 때에 소집하고, 위원장이 그 의장이 된다.

③ 인증위원회의 회의는 재적위원 과반수의 출석으로 개의(開議)하고 출석위원 과반수의 찬성으로 의결한다.

④ 위원장이 부득이한 사유로 직무를 수행할 수 없을 때에는 위원장이 미리 지명한 위원이 그 직무를 대행한다.

⑤ 제1항부터 제4항까지에서 규정한 사항 외에 인증위원회의 운영 등에 필요한 사항은 인증위원회의 의결을 거쳐 위원장이 정한다.

**[영]제31조의4(간사)** ① 인증위원회에 인증위원회의 사무를 처리하기 위하여 간사 1명을 둔다.

② 간사는 보건복지부 소속 공무원 중에서 보건복지부장관이 지명한다.

**[영]제31조의5(수당 등)** 인증위원회의 회의에 출석한 공무원이 아닌 위원에게는 예산의 범위에서 수당 및 여비를 지급할 수 있다.

**제58조의3(의료기관 인증기준 및 방법 등)** ① 의료기관 인증기준은 다음 각 호의 사항을 포함하여야 한다.

1. 환자의 권리와 안전
2. 의료기관의 의료서비스 질 향상 활동
3. 의료서비스의 제공과정 및 성과
4. 의료기관의 조직 · 인력관리 및 운영
5. 환자 만족도

② 인증등급은 인증, 조건부인증 및 불인증으로 구분한다.

③ 인증의 유효기간은 4년으로 한다. 다만, 조건부인증의 경우에는 유효기간을 1년으로 한다.

④ 조건부인증을 받은 의료기관의 장은 유효기간 내에 보건복지부령으로 정하는 바에 따라 재인증을 받아야 한다.

⑤ 제1항에 따른 인증기준의 세부 내용은 보건복지부장관이 정한다.

**[규칙]제63조(의료기관의 재인증)** ① 법 제58조의3제4항에 따라 재인증을 받으려는 의료기관의 장은 별지 제23호의5서식의 인증신청서와 별지 제23호의6서식의 의료기관 운영현황을 인증원의 장에게 제출해야 한다.

② 의료기관의 재인증 절차는 다음 각 호와 같으며, 재인증 절차의 세부적인 사항은 보건복지부장관의 승인을 받아 인증원의 장이 정한다.

1. 인증신청
2. 조사계획 수립
3. 서면 및 현지조사 실시

4. 평가결과 분석 및 인증등급 결정
5. 이의신청 심의 및 처리결과 통보
6. 평가결과 및 인증등급 확정 및 공표

**제58조의4(의료기관 인증의 신청 및 평가)** ① 의료기관 인증을 받고자 하는 의료기관의 장은 보건복지부령으로 정하는 바에 따라 보건복지부장관에게 신청할 수 있다.
② 제1항에도 불구하고 제3조제2항제3호에 따른 요양병원(「장애인복지법」 제58조제1항제4호에 따른 의료재활시설로서 제3조의2에 따른 요건을 갖춘 의료기관은 제외한다)의 장은 보건복지부령으로 정하는 바에 따라 보건복지부장관에게 인증을 신청하여야 한다.
③ 제2항에 따라 인증을 신청하여야 하는 요양병원이 조건부인증 또는 불인증을 받거나 제58조의10제1항제4호 및 제5호에 따라 인증 또는 조건부인증이 취소된 경우 해당 요양병원의 장은 보건복지부령으로 정하는 기간 내에 다시 인증을 신청하여야 한다.
④ 보건복지부장관은 인증을 신청한 의료기관에 대하여 제58조의3제1항에 따른 인증기준 적합 여부를 평가하여야 한다. 이 경우 보건복지부장관은 보건복지부령으로 정하는 바에 따라 필요한 조사를 할 수 있고, 인증을 신청한 의료기관은 정당한 사유가 없으면 조사에 협조하여야 한다.
⑤ 보건복지부장관은 제4항에 따른 평가 결과와 인증등급을 지체 없이 해당 의료기관의 장에게 통보하여야 한다.

**[규칙]제64조(의료기관 인증의 신청 등)** ① 법 제58조의4제1항에 따라 인증을 받으려는 의료기관의 장은 별지 제23호의5서식의 인증신청서와 별지 제23호의6서식의 의료기관 운영현황을 인증원의 장에게 제출해야 한다.
② 제1항에 따른 인증 절차는 제63조제2항을 준용한다.
③ 보건복지부장관은 법 제58조의4제2항에 따른 요양병원의 장에게 인증신청기간 1개월 전에 인증신청 대상 및 기간 등 조사계획을 수립·통보하여야 한다.
④ 제3항에 따라 조사계획을 통보받은 요양병원의 장은 신청기간 내에 별지 제23호의5서식의 인증신청서와 별지 제23호의6서식의 의료기관 운영현황을 인증원의 장에게 제출해야 한다.
⑤ 법 제58조의4제3항에 따라 다시 인증을 신청하려는 요양병원의 장은 조건부인증 · 불인증을 받은 날 또는 인증 · 조건부인증이 취소된 날부터 90일 이내에 별지 제23호의5서식의 인증신청서와 별지 제23호의6서식의 의료기관 운영현황을 인증원의 장에게 제출해야 한다.
⑥ 보건복지부장관은 법 제58조의4제4항 후단에 따라 인증을 신청한 의료기관에 대하여 인증등급을 결정하기 전에 현지조사를 실시할 수 있다.
⑦ 인증원의 장은 별지 제23호의7서식의 인증신청 접수대장과 별지 제23호의8서식의 인증서 발급대장을 작성하여 최종 기재일로부터 5년간 보관해야 한다. 이 경우 해당 기록은 전자문서로 작성 · 보관할 수 있다.

**[규칙]제64조의2(조사일정 통보)** 인증원의 장은 제64조제1항에 따른 의료기관 인증 신청을 접수한 날부터 30일 내에 해당 의료기관의 장과 협의하여 조사일정을 정하고 이를 통보해야

한다.

**[규칙]제64조의3**
[종전 제64조의3은 제64조의10으로 이동 〈2020.9.4.〉]

**[규칙]제64조의4(이의신청의 방법 및 처리 결과 통보)** ① 의료기관의 장은 법 제58조의4제5항에 따라 통보받은 평가 결과 및 인증등급에 대하여 이의가 있는 경우에는 그 통보받은 날부터 30일 내에 이의신청의 내용 및 사유가 포함된 별지 제23호의9서식의 이의신청서에 주장하는 사실을 증명할 수 있는 서류를 첨부하여 인증원의 장에게 제출해야 한다.
② 인증원의 장은 제1항에 따른 이의신청을 받은 경우 그 이의신청 내용을 조사한 후 처리 결과를 이의신청을 받은 날부터 30일 내에 해당 의료기관의 장에게 통보해야 한다.

**제58조의5(이의신청)** ① 의료기관 인증을 신청한 의료기관의 장은 평가결과 또는 인증등급에 관하여 보건복지부장관에게 이의신청을 할 수 있다.
② 제1항에 따른 이의신청은 평가결과 또는 인증등급을 통보받은 날부터 30일 이내에 하여야 한다. 다만, 책임질 수 없는 사유로 그 기간을 지킬 수 없었던 경우에는 그 사유가 없어진 날부터 기산한다.
③ 제1항에 따른 이의신청의 방법 및 처리 결과의 통보 등에 필요한 사항은 보건복지부령으로 정한다.

**제58조의6(인증서와 인증마크)** ① 보건복지부장관은 인증을 받은 의료기관에 인증서를 교부하고 인증을 나타내는 표시(이하"인증마크"라 한다)를 제작하여 인증을 받은 의료기관이 사용하도록 할 수 있다.
② 누구든지 제58조(의료기관 인증)제1항에 따른 인증을 받지 아니하고 인증서나 인증마크를 제작·사용하거나 그 밖의 방법으로 인증을 사칭하여서는 아니 된다.
③ 인증마크의 도안 및 표시방법 등에 필요한 사항은 보건복지부령으로 정한다.

**벌칙 : 제89조** 1년 이하의 징역이나 1천만원 이하의 벌금
☞ 제2항

**[규칙]제64조의5(인증서 발급 및 재발급)** ① 인증원의 장은 법 제58조의6제1항에 따라 의료기관 인증을 받은 의료기관에 별지 제23호의10서식의 의료기관 인증서를 발급해야 한다.
② 제1항에 따른 의료기관 인증서를 발급받은 자가 다음 각 호의 어느 하나에 해당하여 의료기관 인증서를 재발급받으려는 경우에는 별지 제23호의11서식의 의료기관 인증서 재발급 신청서에 의료기관 인증서(의료기관 인증서를 잃어버린 경우는 제외한다)와 증명서류(제2호의 경우만 해당한다)를 첨부하여 인증원의 장에게 제출해야 한다.
1. 인증서를 잃어버리거나 인증서가 헐어 사용하지 못하게 된 경우

2. 의료기관의 개설자가 변경된 경우

③ 제2항에 따른 의료기관 인증서 재발급 신청을 받은 인증원의 장이 의료기관 인증서를 재발급한 때에는 별지 제23호의8서식의 인증서 발급대장에 그 내용을 적어야 한다.

**[규칙]제64조의6(인증마크의 도안 및 표시방법)** ① 제58조의6제3항에 따른 인증을 나타내는 표시(이하 "인증마크"라 한다)의 도안 및 표시방법은 별표 9와 같다.

② 인증마크의 사용기간은 법 제58조의3제3항에 따른 의료기관 인증의 유효기간으로 한다.

**제58조의7(인증의 공표 및 활용)** ① 보건복지부장관은 인증을 받은 의료기관에 관하여 인증기준, 인증 유효기간 및 제58조의4제4항에 따라 평가한 결과 등 보건복지부령으로 정하는 사항을 인터넷 홈페이지 등에 공표하여야 한다.

② 보건복지부장관은 제58조의3제3항에 따른 평가 결과와 인증등급을 활용하여 의료기관에 대하여 다음 각 호에 해당하는 행정적·재정적 지원 등 필요한 조치를 할 수 있다.

1. 제3조의4에 따른 상급종합병원 지정
2. 제3조의5에 따른 전문병원 지정
3. 그 밖에 다른 법률에서 정하거나 보건복지부장관이 필요하다고 인정한 사항

③ 제1항에 따른 공표 등에 필요한 사항은 보건복지부령으로 정한다.

**[규칙]제64조의7(의료기관 인증의 공표)** 인증원의 장은 법 제58조의7제1항에 따라 다음 각 호의 사항을 인터넷 홈페이지 등에 공표해야 한다.

1. 해당 의료기관의 명칭, 종별, 진료과목 등 일반현황
2. 인증등급 및 인증의 유효기간
3. 인증기준에 따른 평가 결과
4. 그 밖에 의료의 질과 환자 안전의 수준을 높이기 위하여 보건복지부장관이 정하는 사항

**제58조의8(자료의 제공요청)** ① 보건복지부장관은 인증과 관련하여 필요한 경우에는 관계 행정기관, 의료기관, 그 밖의 공공단체 등에 대하여 자료의 제공 및 협조를 요청할 수 있다.

② 제1항에 따른 자료의 제공과 협조를 요청받은 자는 정당한 사유가 없는 한 요청에 따라야 한다.

**제58조의9(의료기관 인증의 사후관리)** 보건복지부장관은 인증의 실효성을 유지하기 위하여 보건복지부령으로 정하는 바에 따라 인증을 받은 의료기관에 대하여 제58조의3제1항에 따른 인증기준의 충족 여부를 조사할 수 있다.

**[규칙]제64조의8(의료기관 인증의 사후관리 방법)** ① 보건복지부장관은 법 제58조의9에 따라 인증을 받은 의료기관에 대하여 법 제58조의3제3항에 따른 의료기관 인증의 유효기간 내에

1회 이상 인증기준의 충족 여부를 조사할 수 있다.
② 제1항에 따른 조사는 서면조사 또는 현지조사의 방법으로 실시할 수 있다.
③ 제1항 및 제2항에서 규정한 사항 외에 의료기관 인증의 사후관리에 관한 세부적인 사항은 보건복지부장관의 승인을 받아 인증원의 장이 정한다.

**제58조의10(의료기관 인증의 취소 등)** ① 보건복지부장관은 인증을 받은 의료기관이 인증 유효기간 중 다음 각 호의 어느 하나에 해당하는 경우에는 의료기관 인증 또는 조건부인증을 취소하거나 인증마크의 사용정지 또는 시정을 명할 수 있다. 다만, 제1호 및 제2호에 해당하는 경우에는 인증 또는 조건부인증을 취소하여야 한다.
1. 거짓이나 그 밖의 부정한 방법으로 인증 또는 조건부인증을 받은 경우
2. 제64조제1항에 따라 의료기관 개설 허가가 취소되거나 폐쇄명령을 받은 경우
3. 의료기관의 종별 변경 등 인증 또는 조건부인증의 전제나 근거가 되는 중대한 사실이 변경된 경우
4. 제58조의3제1항에 따른 인증기준을 충족하지 못하게 된 경우
5. 인증마크의 사용정지 또는 시정명령을 위반한 경우

② 제1항제1호에 따라 인증이 취소된 의료기관은 인증 또는 조건부인증이 취소된 날부터 1년 이내에 인증 신청을 할 수 없다.
③ 제1항에 따른 의료기관 인증 또는 조건부인증의 취소 및 인증마크의 사용정지 등에 필요한 절차와 처분의 기준 등은 보건복지부령으로 정한다.

**[규칙]제64조의8(의료기관 인증의 취소 등)** ① 법 제58조의10제1항에 따라 의료기관 인증 또는 조건부인증이 취소된 의료기관의 장은 지체없이 인증서를 인증원의 장에게 반납하고, 인증마크의 사용을 정지해야 한다.
② 법 제58조의10제1항에 따른 의료기관의 인증 또는 조건부인증의 취소 및 인증마크의 사용정지 등에 관한 세부기준은 별표 10과 같다.

**제58조의11(의료기관평가인증원의 설립 등)** ① 의료기관 인증에 관한 업무와 의료기관을 대상으로 실시하는 각종 평가 업무를 효율적으로 수행하기 위하여 의료기관평가인증원(이하 "인증원"이라 한다)을 설립한다.
② 인증원은 다음 각 호의 업무를 수행한다.
1. 의료기관 인증에 관한 업무로서 제58조제2항에 따라 위탁받은 업무
2. 다른 법률에 따라 의료기관을 대상으로 실시하는 평가 업무로서 보건복지부장관으로부터 위탁받은 업무
3. 그 밖에 이 법 또는 다른 법률에 따라 보건복지부장관으로부터 위탁받은 업무

③ 인증원은 법인으로 하고, 주된 사무소의 소재지에 설립등기를 함으로써 성립한다.
④ 인증원에는 정관으로 정하는 바에 따라 임원과 필요한 직원을 둔다.
⑤ 보건복지부장관은 인증원의 운영 및 사업에 필요한 경비를 예산의 범위에서 지원할 수 있다.

⑥ 인증원은 보건복지부장관의 승인을 받아 의료기관 인증을 신청한 의료기관의 장으로부터 인증에 소요되는 비용을 징수할 수 있다.
⑦ 인증원은 제2항에 따른 업무 수행에 지장이 없는 범위에서 보건복지부령으로 정하는 바에 따라 교육, 컨설팅 등 수익사업을 할 수 있다.
⑧ 인증원에 관하여 이 법 및 「공공기관의 운영에 관한 법률」에서 정하는 사항 외에는 「민법」 중 재단법인에 관한 규정을 준용한다.

**[규칙]제64조의10(인증비용의 승인)** 법 제58조의11제6항에 따라 인증원의 장은 의료기관의 종류 및 규모별로 인증에 소요되는 비용을 다음 각 호에 따라 산정하여 보건복지부장관의 승인을 받아야 한다.

1. 조사수당, 여비 등 현지조사에 드는 직접비용
2. 인건비, 기관운영비 등 인증원 운영에 드는 간접비용
3. 그 밖에 의료기관 인증기준을 충족하도록 지원하는 전문가의 진단 및 기술 지원 등에 드는 컨설팅 비용

**제59조(지도와 명령)** ① 보건복지부장관 또는 시·도지사는 보건의료정책을 위하여 필요하거나 국민보건에 중대한 위해(危害)가 발생하거나 발생할 우려가 있으면 의료기관이나 의료인에게 필요한 지도와 명령을 할 수 있다.
② 보건복지부장관, 시·도지사 또는 시장·군수·구청장은 의료인이 정당한 사유 없이 진료를 중단하거나 의료기관 개설자가 집단으로 휴업하거나 폐업하여 환자 진료에 막대한 지장을 초래하거나 초래할 우려가 있다고 인정할 만한 상당한 이유가 있으면 그 의료인이나 의료기관 개설자에게 업무개시 명령을 할 수 있다.
③ 의료인과 의료기관 개설자는 정당한 사유 없이 제2항의 명령을 거부할 수 없다.

**벌칙 : 제88조** 3년 이하의 징역 또는 3천만원 이하의 벌금
☞ 제3항

**제60조(병상 수급계획의 수립 등)** ① 보건복지부장관은 병상의 합리적인 공급과 배치에 관한 기본시책을 5년마다 수립하여야 한다.
② 시 · 도지사는 제1항에 따른 기본시책에 따라 지역 실정을 고려하여 특별시 · 광역시 또는 도 단위의 지역별 · 기능별 · 종별 의료기관 병상 수급 및 관리계획을 수립한 후 보건복지부장관에게 제출하여야 한다.
③ 보건복지부장관은 제2항에 따라 제출된 병상 수급 및 관리계획이 제1항에 따른 기본시책에 맞지 아니하는 등 보건복지부령으로 정하는 사유가 있으면 시 · 도지사와 협의하여 보건복지부령으로 정하는 바에 따라 이를 조정하여야 한다.

**제60조의2(의료인 수급계획 등)** ① 보건복지부장관은 우수한 의료인의 확보와 적절한 공급을 위한 기본시책을 수립하여야 한다.

② 제1항에 따른 기본시책은 「보건의료기본법」 제15조에 따른 보건의료발전계획과 연계하여 수립한다.

**제60조의3(간호인력 취업교육센터 설치 및 운영)** ① 보건복지부장관은 간호·간병통합서비스 제공·확대 및 간호인력의 원활한 수급을 위하여 다음 각 호의 업무를 수행하는 간호인력 취업교육센터를 지역별로 설치·운영할 수 있다.

1. 지역별, 의료기관별 간호인력 확보에 관한 현황 조사
2. 제7조제1항제1호에 따른 간호학을 전공하는 대학이나 전문대학[구제(舊制) 전문학교와 간호학교를 포함한다] 졸업예정자와 신규 간호인력에 대한 취업교육 지원
3. 간호인력의 지속적인 근무를 위한 경력개발 지원
4. 유휴 및 이직 간호인력의 취업교육 지원
5. 그 밖에 간호인력의 취업교육 지원을 위하여 보건복지부령으로 정하는 사항

② 보건복지부장관은 간호인력 취업교육센터를 효율적으로 운영하기 위하여 그 운영에 관한 업무를 대통령령으로 정하는 절차·방식에 따라 관계 전문기관 또는 단체에 위탁할 수 있다.

③ 국가 및 지방자치단체는 제2항에 따라 간호인력 취업교육센터의 운영에 관한 업무를 위탁한 경우에는 그 운영에 드는 비용을 지원할 수 있다.

④ 그 밖에 간호인력 취업교육센터의 운영 등에 필요한 사항은 보건복지부령으로 정한다.

**제60조의3(간호인력 취업교육센터 설치 및 운영)** ① 보건복지부장관은 간호 · 간병통합서비스 제공 · 확대 및 간호인력의 역량 강화와 원활한 수급을 위하여 다음 각 호의 업무를 수행하는 간호인력 취업교육센터를 지역별로 설치 · 운영할 수 있다. 〈개정 2023. 5. 19.〉

1. 지역별, 의료기관별 간호인력 확보에 관한 현황 조사
2. 제7조제1항제1호에 따른 간호학을 전공하는 대학이나 전문대학[구제(舊制) 전문학교와 간호학교를 포함한다] 졸업예정자와 신규 간호인력에 대한 취업교육 지원
3. 간호인력의 지속적인 근무를 위한 경력개발 지원
4. 교육전담간호사의 교육
5. 유휴 및 이직 간호인력의 취업교육 지원
6. 그 밖에 간호인력의 취업교육 지원을 위하여 보건복지부령으로 정하는 사항

② 보건복지부장관은 간호인력 취업교육센터를 효율적으로 운영하기 위하여 그 운영에 관한 업무를 대통령령으로 정하는 절차 · 방식에 따라 관계 전문기관 또는 단체에 위탁할 수 있다.

③ 국가 및 지방자치단체는 제2항에 따라 간호인력 취업교육센터의 운영에 관한 업무를 위탁한 경우에는 그 운영에 드는 비용을 지원할 수 있다.

④ 그 밖에 간호인력 취업교육센디의 운영 등에 필요힌 사항은 보긴복지부령으로 정한다.

**[시행일: 2024. 5. 20.] 제60조의3제1항**

**[영]제31조의6(간호인력 취업교육센터 운영의 위탁)** ① 보건복지부장관은 법 제60조의3제2항에 따라 같은 조 제1항에 따른 간호인력 취업교육센터(이하 "간호인력 취업교육센터"라 한다)의 운영을 다음 각 호의 전문기관 또는 단체에 위탁할 수 있다.

1. 법 제28조제1항 또는 제5항에 따른 간호사회 또는 간호사회의 지부
2. 「공공기관의 운영에 관한 법률」 제4조에 따른 공공기관 중 그 설립 목적이 보건의료와 관련되는 공공기관
3. 그 밖에 위탁 업무 수행에 필요한 조직·인력 및 전문성 등을 고려하여 보건복지부장관이 고시하는 전문기관 또는 단체

② 보건복지부장관은 법 제60조의3제2항에 따라 간호인력 취업교육센터의 운영을 위탁하려는 경우에는 그 위탁 기준·절차 및 방법 등에 관한 사항을 미리 공고하여야 한다.

③ 보건복지부장관은 법 제60조의3제2항에 따라 간호인력 취업교육센터의 운영을 위탁한 경우에는 그 위탁 내용 및 수탁자 등에 관한 사항을 관보에 고시하고, 보건복지부 인터넷 홈페이지에 게시하여야 한다.

④ 법 제60조의3제2항에 따라 간호인력 취업교육센터의 운영을 위탁받은 전문기관 또는 단체는 보건복지부장관이 정하는 바에 따라 사업운영계획, 사업집행현황, 자금운용계획 및 자금집행내역 등에 관한 사항을 보건복지부장관에게 보고하여야 한다.

⑤ 제2항부터 제4항까지의 규정에 따른 위탁 기준 등의 공고, 위탁 내용 등의 고시 또는 위탁 업무의 보고 등에 필요한 세부사항은 보건복지부장관이 정하여 고시한다.

[본조신설 2016.9.29.]

**[규칙]제64조의9(간호인력 취업교육센터 운영 등)** ① 법 제60조의3제1항제5호에서 "보건복지부령으로 정하는 사항"이란 다음 각 호의 사항을 말한다.

1. 간호인력에 대한 취업 상담 및 관련 정보 제공
2. 간호인력의 고용 및 처우에 관한 조사·분석 및 연구
3. 간호인력 취업교육 프로그램의 개발·운영 및 홍보
4. 의료기관 및 간호대학 등 관련 기관 간 협력체계 구축·운영
5. 그 밖에 간호인력의 취업교육 지원을 위하여 보건복지부장관이 특히 필요하다고 인정하는 사항

② 법 제60조의3제4항에 따른 간호인력 취업교육센터의 사업연도는 정부의 회계연도에 따른다.

**제61조(보고와 업무 검사 등)** ① 보건복지부장관, 시 · 도지사 또는 시장 · 군수 · 구청장은 의료기관 개설자 또는 의료인에게 필요한 사항을 보고하도록 명할 수 있고, 관계 공무원을 시켜 그 업무 상황, 시설 또는 진료기록부 · 조산기록부 · 간호기록부 등 관계 서류를 검사하게 하거나 관계인에게서 진술을 들어 사실을 확인받게 할 수 있다. 이 경우 의료기관 개설자 또는 의료인은 정당한 사유 없이 이를 거부하지 못한다.

② 제1항의 경우에 관계 공무원은 권한을 증명하는 증표 및 조사기간, 조사범위, 조사담당자, 관계 법령 등이 기재된 조사명령서를 지니고 이를 관계인에게 내보여야 한다.

③ 제1항의 보고 및 제2항의 조사명령서에 관한 사항은 보건복지부령으로 정한다.

**벌칙 : 제89조** 1년 이하의 징역이나 1천만원 이하의 벌금
☞ 제1항에 따른 검사를 거부·방해 또는 기피한 자
☞ 제33조제2항·제10항 위반 여부에 관한 조사임을 명시한 경우에 한정

**과태료 : 제92조** 200만원 이하의 과태료
☞ 제1항
☞ 제89조제4호에 해당하는 경우 제외

**제61조의2(자료제공의 요청)** ① 보건복지부장관은 이 법의 위반 사실을 확인하기 위한 경우 등 소관 업무를 수행하기 위하여 필요한 경우에는 의료인, 의료기관의 장, 「국민건강보험법」에 따른 국민건강보험공단 및 건강보험심사평가원, 그 밖의 관계 행정기관 및 단체 등에 대하여 필요한 자료의 제출이나 의견의 진술 등을 요청할 수 있다.
② 제1항에 따른 자료의 제공 또는 협조를 요청받은 자는 특별한 사유가 없으면 이에 따라야 한다.

**제62조(의료기관 회계기준)** ① 의료기관 개설자는 의료기관 회계를 투명하게 하도록 노력하여야 한다.
② 100병상 이상의 병원급 의료기관으로서 보건복지부령으로 정하는 일정 규모 이상의 병원급 의료기관 개설자는 회계를 투명하게 하기 위하여 의료기관 회계기준을 지켜야 한다.
③ 제2항에 따른 의료기관 회계기준은 보건복지부령으로 정한다.

**제63조(시정 명령 등)** ① 보건복지부장관 또는 시장·군수·구청장은 의료기관이 제15조제1항, 제16조제2항, 제21조제1항 후단 및 같은 조 제2항·제3항, 제23조제2항, 제34조제2항, 제35조제2항, 제36조, 제36조의2, 제37조제1항·제2항, 제38조제1항·제2항, 제38조의2, 제41조부터 제43조까지, 제45조, 제46조, 제47조제1항, 제58조의4제2항 및 제3항, 제62조제2항을 위반한 때, 종합병원·상급종합병원·전문병원이 각각 제3조의3제1항·제3조의4제1항·제3조의5제2항에 따른 요건에 해당하지 아니하게 된 때, 의료기관의 장이 제4조제5항을 위반한 때 또는 자율심의기구가 제57조제11항을 위반한 때에는 일정한 기간을 정하여 그 시설·장비 등의 전부 또는 일부의 사용을 제한 또는 금지하거나 위반한 사항을 시정하도록 명할 수 있다.
② 보건복지부장관 또는 시장·군수·구청장은 의료인등이 제56조제2항·제3항을 위반한 때에는 다음 각 호의 조치를 명할 수 있다.
1. 위반행위의 중지
2. 위반사실의 공표
3. 정정광고
③ 제2항제2호·제3호에 따른 조치에 필요한 사항은 대통령령으로 정한다.

**제63조(시정 명령 등)** ① 보건복지부장관 또는 시장·군수·구청장은 의료기관이 제15조제1항, 제16조제2항, 제21조제1항 후단 및 같은 조 제2항·제3항, 제23조제2항, 제34조제2

항, 제35조제2항, 제36조, 제36조의2, 제37조제1항 · 제2항, 제38조제1항 · 제2항, 제38조의2, 제41조, 제41조의2제1항 · 제4항, 제42조, 제43조, 제45조, 제46조, 제47조제1항, 제58조의4제2항 및 제3항, 제62조제2항을 위반한 때, 종합병원 · 상급종합병원 · 전문병원이 각각 제3조의3제1항 · 제3조의4제1항 · 제3조의5제2항에 따른 요건에 해당하지 아니하게 된 때, 의료기관의 장이 제4조제5항을 위반한 때 또는 자율심의기구가 제57조제11항을 위반한 때에는 일정한 기간을 정하여 그 시설 · 장비 등의 전부 또는 일부의 사용을 제한 또는 금지하거나 위반한 사항을 시정하도록 명할 수 있다. 〈개정 2008. 2. 29., 2009. 1. 30., 2010. 1. 18., 2010. 7. 23., 2011. 4. 28., 2015. 12. 22., 2015. 12. 29., 2016. 5. 29., 2016. 12. 20., 2018. 3. 27., 2020. 3. 4., 2021. 9. 24., 2023. 5. 19.〉

② 보건복지부장관 또는 시장 · 군수 · 구청장은 의료인등이 제56조제2항 · 제3항을 위반한 때에는 다음 각 호의 조치를 명할 수 있다. 〈신설 2018. 3. 27.〉

1. 위반행위의 중지
2. 위반사실의 공표
3. 정정광고

③ 제2항제2호 · 제3호에 따른 조치에 필요한 사항은 대통령령으로 정한다. 〈신설 2018. 3. 27.〉

**[시행일: 2024. 5. 20.] 제63조제1항**

**벌칙 : 제90조** 500만원 이하의 벌금

☞ 시정명령을 위반한 자

☞ 의료기관 개설자가 될 수 없는 자에게 고용되어 의료행위를 한 자

**[영]제31조의7(위반사실의 공표 및 정정광고)** ① 보건복지부장관 또는 시장 · 군수 · 구청장은 법 제63조제2항제2호 또는 제3호에 따라 의료인등에 대하여 위반사실의 공표 또는 정정광고를 명할 때에는 다음 각 호의 사항을 고려하여 공표 또는 정정광고의 내용과 횟수 · 크기 · 매체 등을 정하여 명하여야 한다.

1. 위반행위의 내용 및 정도
2. 위반행위의 기간 및 횟수

② 보건복지부장관 또는 시장 · 군수 · 구청장은 제1항에 따라 위반사실의 공표 또는 정정광고를 명할 때에는 법 제57조의2제2항 각 호에 따른 심의위원회와 협의하여 공표 또는 정정광고의 내용과 횟수 · 크기 · 매체 등을 정할 수 있다.

**제64조(개설 허가 취소 등)** ① 보건복지부장관 또는 시장 · 군수 · 구청장은 의료기관이 다음 각 호의 어느 하나에 해당하면 그 의료업을 1년의 범위에서 정지시키거나 개설 허가의 취소 또는 의료기관 폐쇄를 명할 수 있다. 다만, 제8호에 해당하는 경우에는 의료기관 개설 허가의 취소 또는 의료기관 폐쇄를 명하여야 하며, 의료기관 폐쇄는 제33조제3항과 제35조제1항 본문에 따라 신고한 의료기관에만 명할 수 있다.

1. 개설 신고나 개설 허가를 한 날부터 3개월 이내에 정당한 사유 없이 업무를 시작하지 아니한 때
1의2. 제4조제2항을 위반하여 의료인이 다른 의료인 또는 의료법인 등의 명의로 의료기관을 개설하거나 운영한 때
2. 제27조제5항을 위반하여 무자격자에게 의료행위를 하게 하거나 의료인에게 면허 사항 외의 의료행위를 하게 한 때
3. 제61조에 따른 관계 공무원의 직무 수행을 기피 또는 방해하거나 제59조 또는 제63조에 따른 명령을 위반한 때
4. 제33조제2항제3호부터 제5호까지의 규정에 따른 의료법인 · 비영리법인, 준정부기관 · 지방의료원 또는 한국보훈복지의료공단의 설립허가가 취소되거나 해산된 때
4의2. 제33조제2항을 위반하여 의료기관을 개설한 때
4의3. 제33조제8항을 위반하여 둘 이상의 의료기관을 개설 · 운영한 때
5. 제33조제5항 · 제7항 · 제9항 · 제10항, 제40조, 제40조의2 또는 제56조를 위반한 때. 다만, 의료기관 개설자 본인에게 책임이 없는 사유로 제33조제7항제4호를 위반한 때에는 그러하지 아니하다.
5의2. 정당한 사유 없이 제40조제1항에 따른 폐업 · 휴업 신고를 하지 아니하고 6개월 이상 의료업을 하지 아니한 때
6. 제63조에 따른 시정명령(제4조제5항 위반에 따른 시정명령을 제외한다)을 이행하지 아니한 때
7. 「약사법」 제24조제2항을 위반하여 담합행위를 한 때
8. 의료기관 개설자가 거짓으로 진료비를 청구하여 금고 이상의 형을 선고받고 그 형이 확정된 때
9. 제36조에 따른 준수사항을 위반하여 사람의 생명 또는 신체에 중대한 위해를 발생하게 한 때

② 제1항에 따라 개설 허가를 취소당하거나 폐쇄 명령을 받은 자는 그 취소된 날이나 폐쇄 명령을 받은 날부터 6개월 이내에, 의료업 정지처분을 받은 자는 그 업무 정지기간 중에 각각 의료기관을 개설 · 운영하지 못한다. 다만, 제1항제8호에 따라 의료기관 개설 허가를 취소당하거나 폐쇄 명령을 받은 자는 취소당한 날이나 폐쇄 명령을 받은 날부터 3년 안에는 의료기관을 개설 · 운영하지 못한다.

③ 보건복지부장관 또는 시장 · 군수 · 구청장은 의료기관이 제1항에 따라 그 의료업이 정지되거나 개설 허가의 취소 또는 폐쇄 명령을 받은 경우 해당 의료기관에 입원 중인 환자를 다른 의료기관으로 옮기도록 하는 등 환자의 권익을 보호하기 위하여 필요한 조치를 하여야 한다.

**벌칙 : 제88조** 3년 이하의 징역 3천만원 이하의 벌금

☞ 제2항

☞ 제82조제3항에서 준용하는 경우를 포함

**제65조(면허 취소와 재교부)** ① 보건복지부장관은 의료인이 다음 각 호의 어느 하나에 해당할 경우에는 그 면허를 취소할 수 있다. 다만, 제1호 · 제8호의 경우에는 면허를 취소하여야 한다. 〈개정 2008. 2. 29., 2009. 1. 30., 2009. 12. 31., 2010. 1. 18., 2015. 12. 29., 2016. 5. 29., 2020. 3. 4., 2020. 12. 29., 2023. 5. 19.〉

1. 제8조 각 호의 어느 하나에 해당하게 된 경우. 다만, 의료행위 중 「형법」 제268조의 죄를 범하여 제8조제4호부터 제6호까지의 어느 하나에 해당하게 된 경우에는 그러하지 아니하다.
2. 제66조에 따른 자격 정지 처분 기간 중에 의료행위를 하거나 3회 이상 자격 정지 처분을 받은 경우

2의2. 제2항에 따라 면허를 재교부받은 사람이 제66조제1항 각 호의 어느 하나에 해당하는 경우

3. 제11조제1항에 따른 면허 조건을 이행하지 아니한 경우
4. 제4조의3제1항을 위반하여 면허를 대여한 경우
5. 삭제 〈2016. 12. 20.〉
6. 제4조제6항을 위반하여 사람의 생명 또는 신체에 중대한 위해를 발생하게 한 경우
7. 제27조제5항을 위반하여 사람의 생명 또는 신체에 중대한 위해를 발생하게 할 우려가 있는 수술, 수혈, 전신마취를 의료인 아닌 자에게 하게 하거나 의료인에게 면허 사항 외로 하게 한 경우
8. 거짓이나 그 밖의 부정한 방법으로 제5조부터 제7조까지에 따른 의료인 면허 발급 요건을 취득하거나 제9조에 따른 국가시험에 합격한 경우

② 보건복지부장관은 제1항에 따라 면허가 취소된 자라도 취소의 원인이 된 사유가 없어지거나 개전(改悛)의 정이 뚜렷하다고 인정되고 대통령령으로 정하는 교육프로그램을 이수한 경우에는 면허를 재교부할 수 있다. 다만, 제1항제3호에 따라 면허가 취소된 경우에는 취소된 날부터 1년 이내, 제1항제2호 · 제2호의2에 따라 면허가 취소된 경우에는 취소된 날부터 2년 이내, 제1항제4호 · 제6호 · 제7호 또는 제8조제4호부터 제6호까지에 따른 사유로 면허가 취소된 경우에는 취소된 날부터 3년 이내, 제8조제4호에 따른 사유로 면허가 취소된 사람이 다시 제8조제4호에 따른 사유로 면허가 취소된 경우에는 취소된 날부터 10년 이내에는 재교부하지 못하고, 제1항제8호에 따라 면허가 취소된 경우에는 재교부할 수 없다. 〈개정 2007. 7. 27., 2008. 2. 29., 2010. 1. 18., 2016. 5. 29., 2016. 12. 20., 2019. 8. 27., 2020. 12. 29., 2023. 5. 19.〉

**[영]제31조의8(면허재교부 교육프로그램)** ① 보건복지부장관은 법 제65조제2항에 따라 면허를 재교부하려는 때에는 면허재교부 대상자가 제2항의 교육프로그램을 이수하도록 해야 한다.

② 법 제65조제2항에 따른 교육프로그램(이하 이 조에서 "교육프로그램"이라 한다)의 교육 내용 및 시간은 다음 각 호의 구분에 따른다.

1. 교육 내용

   가. 환자 권리의 이해

나. 의료인의 역할과 윤리
다. 의료 관련 법령의 이해
라. 그 밖에 보건 · 의료 질서의 유지를 위하여 필요한 내용으로서 보건복지부장관이 고시하는 내용

2. 교육 시간: 40시간 이상

③ 제2항에 따른 교육프로그램은 다음 각 호의 어느 하나에 해당하는 기관 또는 단체 중 보건복지부장관이 지정하여 고시하는 기관 또는 단체(이하 이 조에서 "교육프로그램 실시기관"이라 한다)가 실시한다.

1. 「한국보건복지인재원법」에 따른 한국보건복지인재원
2. 법 제28조에 따른 의사회 · 치과의사회 · 한의사회 · 조산사회 및 간호사회
3. 그 밖에 보건 윤리 또는 의료 윤리와 관련된 교육기관으로서 보건복지부장관이 지정하여 고시하는 기관 또는 단체

④ 교육프로그램의 실시에 드는 비용은 교육프로그램을 이수하는 사람이 부담한다.

⑤ 교육프로그램 실시기관의 장은 교육프로그램을 이수한 사람에게 이수증을 발급하고, 교육프로그램 종료일부터 1개월 이내에 교육프로그램의 실시 결과를 보건복지부장관에게 제출해야 한다.

⑥ 교육프로그램 실시기관의 장은 교육프로그램을 실시하기 전에 교육프로그램의 내용 및 비용 등에 관한 세부 사항을 정하여 보건복지부장관의 승인을 받아야 한다. 승인받은 사항을 변경하려는 경우에도 또한 같다.

[본조신설 2023. 11. 17.]

**제66조(자격정지 등)** ① 보건복지부장관은 의료인이 다음 각 호의 어느 하나에 해당하면(제65조제1항제2호의2에 해당하는 경우는 제외한다) 1년의 범위에서 면허자격을 정지시킬 수 있다. 이 경우 의료기술과 관련한 판단이 필요한 사항에 관하여는 관계 전문가의 의견을 들어 결정할 수 있다. 〈개정 2008. 2. 29., 2009. 12. 31., 2010. 1. 18., 2010. 5. 27., 2011. 4. 7., 2011. 8. 4., 2016. 5. 29., 2016. 12. 20., 2019. 4. 23., 2019. 8. 27., 2023. 5. 19.〉

1. 의료인의 품위를 심하게 손상시키는 행위를 한 때
2. 의료기관 개설자가 될 수 없는 자에게 고용되어 의료행위를 한 때

2의2. 제4조제6항을 위반한 때

3. 제17조제1항 및 제2항에 따른 진단서 · 검안서 또는 증명서를 거짓으로 작성하여 내주거나 제22조제1항에 따른 진료기록부등을 거짓으로 작성하거나 고의로 사실과 다르게 추가기재 · 수정한 때
4. 제20조를 위반한 경우
5. 삭제 〈2020. 12. 29.〉
6. 의료기사가 아닌 자에게 의료기사의 업무를 하게 하거나 의료기사에게 그 업무 범위를 벗어나게 한 때
7. 관련 서류를 위조 · 변조하거나 속임수 등 부정한 방법으로 진료비를 거짓 청구한 때
8. 삭제 〈2011. 8. 4.〉

> 9. 제23조의5를 위반하여 경제적 이익등을 제공받은 때
> 10. 그 밖에 이 법 또는 이 법에 따른 명령을 위반한 때
> ② 제1항제1호에 따른 행위의 범위는 대통령령으로 정한다.
> ③ 의료기관은 그 의료기관 개설자가 제1항제7호에 따라 자격정지 처분을 받은 경우에는 그 자격정지 기간 중 의료업을 할 수 없다.
> ④ 보건복지부장관은 의료인이 제25조에 따른 신고를 하지 아니한 때에는 신고할 때까지 면허의 효력을 정지할 수 있다.
> ⑤ 제1항제2호를 위반한 의료인이 자진하여 그 사실을 신고한 경우에는 제1항에도 불구하고 보건복지부령으로 정하는 바에 따라 그 처분을 감경하거나 면제할 수 있다.
> ⑥ 제1항에 따른 자격정지처분은 그 사유가 발생한 날부터 5년(제1항제5호 · 제7호에 따른 자격정지처분의 경우에는 7년으로 한다)이 지나면 하지 못한다. 다만, 그 사유에 대하여 「형사소송법」 제246조에 따른 공소가 제기된 경우에는 공소가 제기된 날부터 해당 사건의 재판이 확정된 날까지의 기간은 시효 기간에 산입하지 아니 한다.

**[영]제32조(의료인의 품위 손상 행위의 범위)** ① 법 제66조제2항에 따른 의료인의 품위 손상 행위의 범위는 다음 각 호와 같다.

1. 학문적으로 인정되지 아니하는 진료행위(조산 업무와 간호 업무를 포함한다. 이하 같다)
2. 비도덕적 진료행위
3. 거짓 또는 과대 광고행위

3의2. 「방송법」 제2조제1호에 따른 방송, 「신문 등의 진흥에 관한 법률」 제2조제1호 · 제2호에 따른 신문 · 인터넷신문, 「잡지 등 정기간행물의 진흥에 관한 법률」 제2조제1호에 따른 정기간행물 또는 제24조제1항 각 호의 인터넷 매체[이동통신단말장치에서 사용되는 애플리케이션(Application)을 포함한다]에서 다음 각 목의 건강 · 의학정보(의학, 치의학, 한의학, 조산학 및 간호학의 정보를 말한다. 이하 같다)에 대하여 거짓 또는 과장하여 제공하는 행위

가. 「식품위생법」 제2조제1호에 따른 식품에 대한 건강·의학정보
나. 「건강기능식품에 관한 법률」 제3조제1호에 따른 건강기능식품에 대한 건강·의학정보
다. 「약사법」 제2조제4호부터 제7호까지의 규정에 따른 의약품, 한약, 한약제제 또는 의약외품에 대한 건강·의학정보
라. 「의료기기법」 제2조제1항에 따른 의료기기에 대한 건강·의학정보
마. 「화장품법」 제2조제1호부터 제3호까지의 규정에 따른 화장품, 기능성화장품 또는 유기농화장품에 대한 건강·의학정보

4. 불필요한 검사·투약(投藥)·수술 등 지나친 진료행위를 하거나 부당하게 많은 진료비를 요구하는 행위
5. 전공의(專攻醫)의 선발 등 직무와 관련하여 부당하게 금품을 수수하는 행위
6. 다른 의료기관을 이용하려는 환자를 영리를 목적으로 자신이 종사하거나 개설한 의료기관으로 유인하거나 유인하게 하는 행위
7. 자신이 처방전을 발급하여 준 환자를 영리를 목적으로 특정 약국에 유치하기 위하여 약

국개설자나 약국에 종사하는 자와 담합하는 행위

② 삭제 〈2012.4.27.〉

**제66조의2(중앙회의 자격정지 처분 요구 등)** 각 중앙회의 장은 의료인이 제66조제1항제1호에 해당하는 경우에는 각 중앙회의 윤리위원회의 심의 · 의결을 거쳐 보건복지부장관에게 자격정지 처분을 요구할 수 있다.

**[영]제33조(중앙회의 자격정지 처분 요구)** 법 제66조의2에 따른 자격정지 처분 요구는 윤리위원회의 회의 개최 일시 및 장소와 자격정지 처분 요구의 이유 및 근거 등을 기재한 서류를 보건복지부장관에게 제출하는 방식으로 한다.

**제67조(과징금 처분)** ① 보건복지부장관이나 시장 · 군수 · 구청장은 의료기관이 제64조제1항 각 호의 어느 하나에 해당할 때에는 대통령령으로 정하는 바에 따라 의료업 정지 처분을 갈음하여 10억원 이하의 과징금을 부과할 수 있으며, 이 경우 과징금은 3회까지만 부과할 수 있다. 다만, 동일한 위반행위에 대하여 「표시 · 광고의 공정화에 관한 법률」 제9조에 따른 과징금 부과처분이 이루어진 경우에는 과징금(의료업 정지 처분을 포함한다)을 감경하여 부과하거나 부과하지 아니할 수 있다.

② 제1항에 따른 과징금을 부과하는 위반 행위의 종류와 정도 등에 따른 과징금의 액수와 그 밖에 필요한 사항은 대통령령으로 정한다.

③ 보건복지부장관이나 시장 · 군수 · 구청장은 제1항에 따른 과징금을 기한 안에 내지 아니한 때에는 지방세 체납처분의 예에 따라 징수한다.

**[영]제43조(과징금의 산정 기준)** 법 제67조에 따른 과징금의 금액은 위반행위의 종류와 위반 정도 등을 고려하여 보건복지부령으로 정하는 의료업 정지처분 기준에 따라 별표 1의2의 과징금 산정 기준을 적용하여 산정한다.

**[영]제44조(과징금의 부과 · 징수 절차)** ① 보건복지부장관, 시 · 도지사 또는 시장 · 군수 · 구청장은 법 제67조에 따라 과징금을 부과하려면 그 위반행위의 종류와 과징금의 금액을 서면으로 명시하여 이를 낼 것을 통지하여야 한다.

② 과징금의 징수 절차는 보건복지부령으로 정한다.

**[규칙]제79조(과징금 및 과태료의 징수 절차)** 영 제44조제2항에 따른 과징금의 징수 절차에 관하여는 「국고금관리법 시행규칙」을 준용한다. 이 경우 납입고지서에는 이의 제기 방법 및 이의 제기 기간을 함께 적어 넣어야 한다.

**제68조(행정처분의 기준)** 제63조, 제64조제1항, 제65조제1항, 제66조제1항에 따른 행정처분의 세부적인 기준은 보건복지부령으로 정한다.

**제69조(의료지도원)** ① 제61조에 따른 관계 공무원의 직무를 행하게 하기 위하여 보건복지부, 시·도 및 시·군·구에 의료지도원을 둔다.
② 의료지도원은 보건복지부장관, 시·도지사 또는 시장·군수·구청장이 그 소속 공무원 중에서 임명하되, 자격과 임명 등에 필요한 사항은 보건복지부령으로 정한다.
③ 의료지도원 및 그 밖의 공무원은 직무를 통하여 알게 된 의료기관, 의료인, 환자의 비밀을 누설하지 못한다.

**벌칙 : 제88조** 3년 이하의 징역 또는 3천만원 이하의 벌금
☞ 제3항, 친고죄

**[규칙]제65조(의료지도원의 자격)** 법 제69조제2항에 따라 보건복지부장관, 시·도지사 또는 시장·군수·구청장이 의료지도원을 임명하려는 경우에는 다음 각 호의 어느 하나에 해당하는 자 중에서 하여야 한다.
1. 의료인 면허를 가진 자
2. 의료 관계 업무에 관한 지식과 경험이 풍부한 자

**[규칙]제66조(의료지도원의 담당구역)** ① 보건복지부 소속 의료지도원의 담당 구역은 전국으로 한다.
② 시 · 도 또는 시 · 군 · 구(자치구를 말한다) 소속 의료지도원의 담당 구역은 해당 행정구역으로 한다.

**[규칙]제67조(의료지도기록부의 비치)** 의료지도원은 의료지도기록부를 갖추어 두고 그 직무집행 상황을 기록하여야 한다.

**[규칙]제68조(의료지도에 관한 보고)** 의료지도원이 의료지도를 한 결과 법령에 위반된 사실을 발견한 경우에는 지체 없이 이를 그 소속 기관의 장에게 보고하여야 한다.

**[규칙]제69조(의료지도원의 증표)** 의료지도원임을 증명하는 증표는 별지 제24호서식에 따른다.

## 제7장 삭제 <2011.4.7.>

**제70조부터 제76조까지** 삭제 〈2011.4.7.〉

# 제8장 보 칙

**제77조(전문의)** ① 의사·치과의사 또는 한의사로서 전문의가 되려는 자는 대통령령으로 정하는 수련을 거쳐 보건복지부장관에게 자격 인정을 받아야 한다.
② 제1항에 따라 전문의 자격을 인정받은 자가 아니면 전문과목을 표시하지 못한다. 다만, 보건복지부장관은 의료체계를 효율적으로 운영하기 위하여 전문의 자격을 인정받은 치과의사와 한의사에 대하여 종합병원·치과병원·한방병원 중 보건복지부령으로 정하는 의료기관에 한하여 전문과목을 표시하도록 할 수 있다.
③ 삭제 〈2016.12.20.〉
④ 전문의 자격 인정과 전문과목에 관한 사항은 대통령령으로 정한다.

**벌칙 : 제90조** 500만원 이하의 벌금
☞ 제2항

**[규칙]제74조(치과의사 및 한의사 전문과목 표시)** 법 제77조제2항 단서에 따라 치과의사전문의 또는 한의사전문의 자격을 인정받은 자에 대하여 전문과목을 표시할 수 있는 의료기관은 다음 각 호와 같다.
1. 병상이 300개 이상인 종합병원
2. 「치과의사전문의의 수련 및 자격인정 등에 관한 규정」에 따른 수련치과병원
3. 「한의사전문의의 수련 및 자격인정 등에 관한 규정」에 따른 수련한방병원

**제78조(전문간호사)** ① 보건복지부장관은 간호사에게 간호사 면허 외에 전문간호사 자격을 인정할 수 있다.
② 전문간호사가 되려는 사람은 다음 각 호의 어느 하나에 해당하는 사람으로서 보건복지부장관이 실시하는 전문간호사 자격시험에 합격한 후 보건복지부장관의 자격인정을 받아야 한다.
1. 보건복지부령으로 정하는 전문간호사 교육과정을 이수한 자
2. 보건복지부장관이 인정하는 외국의 해당 분야 전문간호사 자격이 있는 자
③ 전문간호사는 제2항에 따라 자격을 인정받은 해당 분야에서 간호 업무를 수행하여야 한다.
④ 전문간호사의 자격 구분, 자격 기준, 자격 시험, 자격증, 업무 범위, 그 밖에 필요한 사항은 보건복지부령으로 정한다.

**제79조(한지 의료인)** ① 이 법이 시행되기 전의 규정에 따라 면허를 받은 한지 의사, 한지 치과의사 및 한지 한의사는 허가받은 지역에서 의료업무에 종사하는 경우 의료인으로 본다.
② 보건복지부장관은 제1항에 따른 의료인이 허가받은 지역 밖에서 의료행위를 하는 경우에는 그 면허를 취소할 수 있다.
③ 제1항에 따른 의료인의 허가지역 변경, 그 밖에 필요한 사항은 보건복지부령으로 정한다.

④ 한지 의사, 한지 치과의사, 한지 한의사로서 허가받은 지역에서 10년 이상 의료업무에 종사한 경력이 있는 자 또는 이 법 시행 당시 의료업무에 종사하고 있는 자 중 경력이 5년 이상인 자에게는 제5조에도 불구하고 보건복지부령으로 정하는 바에 따라 의사, 치과의사 또는 한의사의 면허를 줄 수 있다.

**[규칙]제75조(한지 의료인의 허가지역 변경)** ① 법 제79조제3항에 따라 한지(限地) 의료인이 그 허가지역을 변경하려는 경우에는 그 소재지를 관할하는 시·도지사의 허가를 받아야 한다. 다만, 다른 시·도로 변경하거나 2개 시·도 이상에 걸쳐있는 지역으로 변경하려는 경우에는 보건복지부장관의 허가를 받아야 한다.

② 제1항에 따른 한지 의료인의 허가지역 변경에 관한 허가를 할 때에는 다음 각 호에서 정하는 바에 따라야 한다.

1. 의료취약지인 읍 · 면으로 한정하여 허가하되, 인구 · 교통, 그 밖의 지리적 여건에 따라 그 진료구역을 제한할 수 있다.
2. 허가 대상은 변경 전의 허가지역에서 3년 이상 계속하여 의료기관을 개설하고 의료행위를 한 자로 한정한다. 다만, 허가지역에 같은 업종에 해당하는 다른 의료인이 있거나 벽지(僻地), 오지(奧地) 또는 섬 등 보건복지부장관이 정하는 지역으로 변경하려는 경우에는 그 기간의 제한을 받지 아니한다.

③ 제1항에 따라 허가지역 변경허가를 받으려는 자는 변경 희망지와 그 사유를 적은 신청서에 면허증을 첨부하여 허가관청에 제출하여야 한다.

**[규칙]제76조(한지 의료인의 허가지역 변경 통보 등)** ① 시 · 도지사가 한지의료인에 대하여 그 허가지역의 변경허가를 한 경우에는 그 사실을 해당 면허증에 적어 신청인에게 발급하고, 허가한 날부터 5일 이내에 변경허가사항을 보건복지부장관에게 통보해야 한다. 〈개정 2010. 3. 19., 2023. 11. 17.〉

② 시 · 도지사는 한지 의료인별 허가지역 일람표를 작성하여 갖추어 두어야 한다.

[제목개정 2023. 11. 17.]

**[규칙]제77조(한지 의료인의 의사면허 등의 신청)** ① 법 제79조제4항에 따라 한지 의료인이 의사, 치과의사 또는 한의사 면허를 받으려는 경우에는 별지 제28호서식의 신청서(전자문서로 된 신청서를 포함한다)에 다음 각 호의 서류(전자문서를 포함한다)를 첨부하여 현재의 근무지 또는 최종 근무지의 관할 시·도지사를 거쳐 보건복지부장관에게 제출하여야 한다.

1. 한지 의료인 면허증
2. 법 제79조제4항에 따른 경력을 증명하는 서류 각 1부
3. 법 제8조제1호 본문에 해당하는 자가 아님을 증명하는 의사의 진단서 또는 법 제8조제1호 단서에 해당하는 자임을 증명하는 전문의의 진단서
4. 법 제8조제2호에 해당하는 자가 아님을 증명하는 의사의 진단서
5. 사진(신청 전 6개월 이내에 모자 등을 쓰지 않고 촬영한 천연색 상반신 정면사진으로 가로 3.5센티미터, 세로 4.5센티미터의 사진을 말한다) 5장

② 삭제 〈2008.9.5.〉
③ 제1항의 신청서를 받은 시·도지사는 신청인에게 별지 제28호서식의 접수증을 발급하여야 한다.
④ 제1항에 따라 면허증 발급신청을 한 자는 그 신청일부터 면허증을 받는 날까지 제3항의 접수증을 한지 의료인 면허증을 갈음하여 사용할 수 있다.

**[규칙]제78조(면허증 등의 갱신신청)** ① 법률 제2533호 의료법중개정법률 부칙 제2조 단서 및 같은 법률 부칙 제7조에 따른 갱신기간이 지난 후에 의사, 치과의사, 한의사, 조산사, 간호사, 전문의 또는 한지 의료인의 면허증 또는 자격증을 갱신하려는 자는 별지 제28호서식의 신청서(전자문서로 된 신청서를 포함한다)에 다음 각 호의 서류를 첨부하여 소속 중앙회의 확인을 받아 해당 면허증 또는 자격증을 발급한 기관(보건복지부장관 또는 시·도지사)에 제출하여야 한다. 이 경우, 보건복지부장관에게 제출하는 신청서는 관할 시·도지사를 거쳐야 한다.
1. 구 면허증 또는 자격증(분실 시 분실사유서)
2. 건강진단서
3. 사진(신청 전 6개월 이내에 모자 등을 쓰지 않고 촬영한 천연색 상반신 정면사진으로 가로 3.5센티미터, 세로 4.5센티미터의 사진을 말한다) 2장
4. 갱신 지연사유서
5. 시민확인서 및 여권사본(외국인만 첨부한다)

② 제1항의 신청서를 받은 시·도지사는 신청인에게 별지 제28호서식의 접수증을 발급하여야 한다.

**제80조(간호조무사 자격)** ① 간호조무사가 되려는 사람은 다음 각 호의 어느 하나에 해당하는 사람으로서 보건복지부령으로 정하는 교육과정을 이수하고 간호조무사 국가시험에 합격한 후 보건복지부장관의 자격인정을 받아야 한다. 이 경우 자격시험의 제한에 관하여는 제10조를 준용한다.
1. 초·중등교육법령에 따른 특성화고등학교의 간호 관련 학과를 졸업한 사람(간호조무사 국가시험 응시일로부터 6개월 이내에 졸업이 예정된 사람을 포함한다)
2. 「초·중등교육법」 제2조에 따른 고등학교 졸업자(간호조무사 국가시험 응시일로부터 6개월 이내에 졸업이 예정된 사람을 포함한다) 또는 초·중등교육법령에 따라 같은 수준의 학력이 있다고 인정되는 사람(이하 이 조에서 "고등학교 졸업학력 인정자"라 한다)으로서 보건복지부령으로 정하는 국·공립 간호조무사양성소의 교육을 이수한 사람
3. 고등학교 졸업학력 인정자로서 평생교육법령에 따른 평생교육시설에서 고등학교 교과 과정에 상응하는 교육과정 중 간호 관련 학과를 졸업한 사람(간호조무사 국가시험 응시일로부터 6개월 이내에 졸업이 예정된 사람을 포함한다)
4. 고등학교 졸업학력 인정자로서 「학원의 설립·운영 및 과외교습에 관한 법률」 제2조의2 제2항에 따른 학원의 간호조무사 교습과정을 이수한 사람
5. 고등학교 졸업학력 인정자로서 외국의 간호조무사 교육과정(보건복지부장관이 정하여 고

시하는 인정기준에 해당하는 교육과정을 말한다)을 이수하고 해당 국가의 간호조무사 자격을 취득한 사람

6. 제7조제1항제1호 또는 제2호에 해당하는 사람

② 제1항제1호부터 제4호까지에 따른 간호조무사 교육훈련기관은 보건복지부장관의 지정 · 평가를 받아야 한다. 이 경우 보건복지부장관은 간호조무사 교육훈련기관의 지정을 위한 평가업무를 대통령령으로 정하는 절차 · 방식에 따라 관계 전문기관에 위탁할 수 있다.

③ 보건복지부장관은 제2항에 따른 간호조무사 교육훈련기관이 거짓이나 그 밖의 부정한 방법으로 지정받는 등 대통령령으로 정하는 사유에 해당하는 경우에는 그 지정을 취소할 수 있다.

④ 간호조무사는 최초로 자격을 받은 후부터 3년마다 그 실태와 취업상황 등을 보건복지부장관에게 신고하여야 한다.

⑤ 제1항에 따른 간호조무사의 국가시험 · 자격인정, 제2항에 따른 간호조무사 교육훈련기관의 지정 · 평가, 제4항에 따른 자격신고 및 간호조무사의 보수교육 등에 관하여 필요한 사항은 보건복지부령으로 정한다.

**[영]제40조(간호조무사 교육훈련기관 지정을 위한 평가업무 위탁)** ① 보건복지부장관은 법 제80조제2항 후단에 따라 간호조무사 교육훈련기관의 지정을 위한 평가업무를 다음 각 호의 기관에 위탁할 수 있다.

1. 「공공기관의 운영에 관한 법률」 제4조에 따른 공공기관 중 그 설립 목적이 보건의료 또는 인력개발과 관련되는 공공기관
2. 위탁업무 수행에 필요한 조직·인력 및 전문성 등을 갖춘 전문기관으로서 보건복지부장관이 정하여 고시하는 기관

② 보건복지부장관은 법 제80조제2항 후단에 따라 간호조무사 교육훈련기관 지정을 위한 평가업무를 위탁하는 경우 위탁 기준 등의 공고, 위탁 내용 등의 고시 또는 위탁 업무의 보고 등에 관하여는 제31조의6제2항부터 제5항까지의 규정을 준용한다.

**[영]제41조(간호조무사 교육훈련기관 지정 취소사유)** 법 제80조제3항에서 "거짓이나 그 밖의 부정한 방법으로 지정받는 등 대통령령으로 정하는 사유"란 다음 각 호의 사유를 말한다.

1. 거짓이나 그 밖의 부정한 방법으로 지정받는 경우
2. 간호조무사 교육훈련기관의 지정 기준에 미달하는 경우
3. 정당한 사유 없이 교육훈련 업무를 거부하거나 3개월 이상 교육훈련을 실시하지 아니한 경우
4. 거짓이나 그 밖의 부정한 방법으로 교육훈련 졸업증명서 또는 이수증명서를 발급한 경우
5. 교육과정 및 교육내용이 법령에 위반되거나 교육훈련기관의 지정 목적을 달성하기 어렵다고 인정되는 경우

**제80조의2(간호조무사 업무)** ① 간호조무사는 제27조에도 불구하고 간호사를 보조하여 제2조제2항제5호가목부터 다목까지의 업무를 수행할 수 있다.

② 제1항에도 불구하고 간호조무사는 제3조제2항에 따른 의원급 의료기관에 한하여 의사, 치

과의사, 한의사의 지도하에 환자의 요양을 위한 간호 및 진료의 보조를 수행할 수 있다.
③ 제1항 및 제2항에 따른 구체적인 업무의 범위와 한계에 대하여 필요한 사항은 보건복지부령으로 정한다.

**제80조의3(준용규정)** 간호조무사에 대하여는 제8조, 제9조, 제12조, 제16조, 제19조, 제20조, 제22조, 제23조, 제59조제1항, 제61조, 제65조, 제66조, 제68조, 제83조제1항, 제84조, 제85조, 제87조, 제87조의2, 제88조, 제88조의2 및 제91조를 준용하며, 이 경우 "면허"는 "자격"으로, "면허증"은 "자격증"으로 본다.

**제81조(의료유사업자)** ① 이 법이 시행되기 전의 규정에 따라 자격을 받은 접골사(接骨士), 침사(鍼士), 구사(灸士)(이하 "의료유사업자"라 한다)는 제27조에도 불구하고 각 해당 시술소에서 시술(施術)을 업(業)으로 할 수 있다.
② 의료유사업자에 대하여는 이 법 중 의료인과 의료기관에 관한 규정을 준용한다. 이 경우 "의료인"은 "의료유사업자"로, "면허"는 "자격"으로, "면허증"은 "자격증"으로, "의료기관"은 "시술소"로 한다.
③ 의료유사업자의 시술행위, 시술업무의 한계 및 시술소의 기준 등에 관한 사항은 보건복지부령으로 정한다.

**제82조(안마사)** ① 안마사는 「장애인복지법」에 따른 시각장애인 중 다음 각 호의 어느 하나에 해당하는 자로서 시·도지사에게 자격인정을 받아야 한다.
1.「초 · 중등교육법」제2조제5호에 따른 특수학교 중 고등학교에 준한 교육을 하는 학교에서 제4항에 따른 안마사의 업무한계에 따라 물리적 시술에 관한 교육과정을 마친 자
2. 중학교 과정 이상의 교육을 받고 보건복지부장관이 지정하는 안마수련기관에서 2년 이상의 안마수련과정을 마친 자
② 제1항의 안마사는 제27조에도 불구하고 안마업무를 할 수 있다.
③ 안마사에 대하여는 이 법 중 제8조, 제25조, 제28조부터 제32조까지, 제33조제2항제1호·제3항·제5항·제8항 본문, 제36조, 제40조, 제59조제1항, 제61조, 제63조(제36조를 위반한 경우만을 말한다), 제64조부터 제66조까지, 제68조, 제83조, 제84조를 준용한다. 이 경우 "의료인"은 "안마사"로, "면허"는 "자격"으로, "면허증"은 "자격증"으로, "의료기관"은 "안마시술소 또는 안마원"으로, "해당 의료관계단체의 장"은 "안마사회장"으로 한다.
④ 안마사의 업무한계, 안마시술소나 안마원의 시설 기준 등에 관한 사항은 보건복지부령으로 정한다.

**제82조(안마사)** ① 안마사는 「장애인복지법」에 따른 시각장애인 중 다음 각 호의 어느 하나에 해당하는 자로서 시 · 도지사에게 자격인정을 받아야 한다.
1. 「초 · 중등교육법」 제2조제5호에 따른 특수학교 중 고등학교에 준한 교육을 하는 학교에

서 제4항에 따른 안마사의 업무한계에 따라 물리적 시술에 관한 교육과정을 마친 자
2. 중학교 과정 이상의 교육을 받고 보건복지부장관이 지정하는 안마수련기관에서 2년 이상의 안마수련과정을 마친 자

② 제1항의 안마사는 제27조에도 불구하고 안마업무를 할 수 있다.

③ 안마사에 대하여는 이 법 중 제8조, 제25조, 제28조부터 제32조까지, 제33조제2항제1호 · 제3항 · 제5항 · 제8항 본문, 제36조, 제40조, 제59조제1항, 제61조, 제63조(제36조를 위반한 경우만을 말한다), 제64조부터 제66조까지, 제68조, 제83조, 제84조를 준용한다. 이 경우 "의료인"은 "안마사"로, "면허"는 "자격"으로, "면허증"은 "자격증"으로, "의료기관"은 "안마시술소 또는 안마원"으로, "해당 의료관계단체의 장"은 "안마사회장"으로 한다.

④ 제3항에도 불구하고 국가나 지방자치단체가 관계 법령에 따라 시행하는 장애인일자리 사업 등을 수행하는 자로서 보건복지부령으로 정하는 자가 그 사업 수행과정에서 안마사를 고용하는 경우에는 제66조제1항제2호를 준용하지 아니한다. 〈신설 2023. 10. 31.〉

⑤ 안마사의 업무한계, 안마시술소나 안마원의 시설 기준 등에 관한 사항은 보건복지부령으로 정한다. 〈개정 2008. 2. 29., 2010. 1. 18., 2023. 10. 31.〉

**[시행일: 2024. 5. 1.] 제82조**

**벌칙 : 제88조** 3년 이하의 징역 또는 3천만원 이하의 벌금

☞ 제1항에 따른 안마사의 자격인정을 받지 아니하고 영리를 목적으로 안마를 한 자

**제83조(경비 보조 등)** ① 보건복지부장관 또는 시·도지사는 국민보건 향상을 위하여 필요하다고 인정될 때에는 의료인·의료기관·중앙회 또는 의료 관련 단체에 대하여 시설, 운영 경비, 조사·연구 비용의 전부 또는 일부를 보조할 수 있다.

② 보건복지부장관은 다음 각 호의 의료기관이 인증을 신청할 때 예산의 범위에서 인증에 소요되는 비용의 전부 또는 일부를 보조할 수 있다.
1. 제58조의4제2항 및 제3항에 따라 인증을 신청하여야 하는 의료기관
2. 300병상 미만인 의료기관(종합병원은 제외한다) 중 보건복지부장관이 정하는 기준에 해당하는 의료기관

**제84조(청문)** 보건복지부장관, 시 · 도지사 또는 시장 · 군수 · 구청장은 다음 각 호의 어느 하나에 해당하는 처분을 하려면 청문을 실시하여야 한다.
1. 제23조의2제4항에 따른 인증의 취소
2. 제51조에 따른 설립 허가의 취소
3. 제58조의10에 따른 의료기관 인증 또는 조건부인증의 취소
4. 제63조에 따른 시설 · 장비 등의 사용금지 명령
5. 제64조제1항에 따른 개설허가 취소나 의료기관 폐쇄 명령
6. 제65조제1항에 따른 면허의 취소

**제85조(수수료)** ① 이 법에 따른 의료인의 면허나 면허증을 재교부 받으려는 자, 국가시험등에 응시하려는 자, 진단용 방사선 발생 장치의 검사를 받으려는 자, 진단용 방사선 발생장치 안전관리책임자 교육을 받으려는 자는 보건복지부령으로 정하는 바에 따라 수수료를 내야 한다.

② 제9조제2항에 따른 한국보건의료인국가시험원은 제1항에 따라 납부받은 국가시험등의 응시수수료를 보건복지부장관의 승인을 받아 시험 관리에 필요한 경비에 직접 충당할 수 있다.

**[규칙]제7조(수수료 등)** ① 의료인의 면허에 관한 수수료는 다음 각 호와 같다.

1. 면허증 발급 수수료 : 2천원
2. 면허증의 갱신 또는 재발급 수수료 : 2천원
3. 등록증명 수수료 : 500원(정보통신망을 이용하여 발급받는 경우 무료)

② 제4조에 따라 면허증을 발급하는 경우에는 제1항제1호의 수수료를 징수하지 아니한다.

③ 국가시험등에 응시하려는 자는 법 제85조제1항에 따라 국가시험등관리기관의 장이 보건복지부장관의 승인을 받아 결정한 수수료를 현금으로 내야 한다. 이 경우 수수료의 금액 및 납부방법 등은 영 제4조제3항에 따라 국가시험등관리기관의 장이 공고한다.

④ 제1항의 수수료는 면허관청이 보건복지부장관인 경우에는 수입인지로 내고, 시·도지사인 경우에는 해당 지방자치단체의 수입증지로 내야 한다.

⑤ 제3항 및 제4항에 따른 수수료는 정보통신망을 이용하여 전자화폐나 전자결제 등의 방법으로 낼 수 있다.

**제86조(권한의 위임 및 위탁)** ① 이 법에 따른 보건복지부장관 또는 시·도지사의 권한은 그 일부를 대통령령으로 정하는 바에 따라 질병관리청장, 시·도지사 또는 시장·군수·구청장이나 보건소장에게 위임할 수 있다.

② 보건복지부장관은 이 법에 따른 업무의 일부를 대통령령으로 정하는 바에 따라 관계 전문기관에 위탁할 수 있다.

**[영]제42조(업무의 위탁)** ① 보건복지부장관은 법 제86조제2항에 따라 법 제4조의2제7항에 따른 간호·간병통합서비스의 제공·확대 등을 위한 지원에 관한 업무의 일부를 다음 각 호의 기관에 위탁할 수 있다. 〈신설 2022. 8. 2.〉

1. 「공공기관의 운영에 관한 법률」 제4조에 따른 공공기관 중 그 설립 목적이 보건의료와 관련되는 공공기관
2. 위탁업무 수행에 필요한 조직·인력 및 전문성 등을 갖춘 전문기관으로서 보건복지부장관이 정하여 고시하는 기관

② 보건복지부장관은 법 제86조제2항에 따라 법 제21조제1항 및 이 영 제10조의3제1항부터 제3항까지의 규정에 따른 본인진료기록열람지원시스템의 구축·운영 및 보호대책 수립에 관한 업무를 다음 각 호의 기관에 위탁할 수 있다. 〈신설 2023. 2. 28.〉

1. 「공공기관의 운영에 관한 법률」 제4조에 따른 공공기관 중 그 설립 목적이 보건의료와 관련되는 공공기관

2. 위탁 업무 수행에 필요한 조직 · 인력 및 전문성 등을 고려하여 보건복지부장관이 정하여 고시하는 기관

③ 보건복지부장관은 법 제86조제2항에 따라 법 제22조제4항에 따른 의학용어와 진료기록부등의 서식 및 세부내용에 관한 표준 마련에 관한 업무를 다음 각 호의 기관에 위탁할 수 있다. 〈신설 2020. 2. 25., 2022. 8. 2., 2023. 2. 28.〉

1. 「공공기관의 운영에 관한 법률」 제4조에 따른 공공기관 중 그 설립 목적이 보건의료 또는 보건산업과 관련되는 공공기관
2. 위탁업무 수행에 필요한 조직 · 인력 및 전문성 등을 갖춘 전문기관으로서 보건복지부장관이 정하여 고시하는 기관

④ 보건복지부장관은 법 제86조제2항에 따라 법 제23조의2제2항에 따른 전자의무기록시스템의 인증 신청 접수, 인증 기준 적합 여부에 관한 검토 · 확인, 인증 결과 통보 및 인증서 발급에 관한 업무와 같은 조 제5항에 따른 전자의무기록시스템의 기술 개발 및 활용 촉진에 관한 업무를 다음 각 호의 기관에 위탁할 수 있다. 〈신설 2017. 6. 20., 2020. 2. 25., 2022. 8. 2., 2023. 2. 28.〉

1. 「공공기관의 운영에 관한 법률」 제4조에 따른 공공기관 중 그 설립목적이 보건의료 또는 사회보장과 관련되는 공공기관
2. 위탁 업무 수행에 필요한 조직 · 인력 및 전문성 등을 고려하여 보건복지부장관이 정하여 고시하는 기관

⑤ 보건복지부장관은 법 제86조제2항에 따라 법 제40조의3에 따른 진료기록보관시스템의 구축 · 운영 업무를 다음 각 호의 기관에 위탁할 수 있다. 〈신설 2023. 2. 28.〉

1. 「공공기관의 운영에 관한 법률」 제4조에 따른 공공기관 중 그 설립목적이 보건의료 또는 사회보장과 관련되는 공공기관으로서 법 제40조의3제5항에 따른 시설과 장비를 갖춘 기관
2. 위탁 업무 수행에 필요한 조직 · 인력 및 전문성 등을 고려하여 보건복지부장관이 정하여 고시하는 기관으로서 법 제40조의3제5항에 따른 시설과 장비를 갖춘 기관

⑥ 보건복지부장관은 법 제86조제2항에 따라 법 제45조의2제1항에 따른 비급여진료비용등과 관련된 보고의 접수와 같은 조 제2항에 따른 비급여진료비용등의 현황에 대한 조사 · 분석 및 그 결과 공개에 관한 업무를 다음 각 호의 전문기관에 위탁할 수 있다. 〈개정 2017. 6. 20., 2020. 2. 25., 2021. 6. 15., 2022. 8. 2., 2023. 2. 28.〉

1. 법 제28조에 따른 의사회, 치과의사회 또는 한의사회
2. 「공공기관의 운영에 관한 법률」 제4조에 따른 공공기관 중 그 설립 목적이 보건의료와 관련되는 공공기관
3. 그 밖에 위탁 업무 수행에 필요한 조직 · 인력 및 전문성 등을 고려하여 보건복지부장관이 고시하는 기관

⑦ 보건복지부장관은 법 제86조제2항에 따라 법 제62조제2항에 따른 의료기관 회계기준의 운영에 관한 업무를 다음 각 호의 기관에 위탁할 수 있다. 〈신설 2018. 9. 28., 2020. 2. 25., 2022. 8. 2., 2023. 2. 28.〉

1. 「공공기관의 운영에 관한 법률」 제4조에 따른 공공기관 중 그 설립 목적이 보건의료 또

는 보건산업과 관련되는 공공기관

2. 위탁업무 수행에 필요한 조직 · 인력 및 전문성 등을 갖춘 전문기관으로서 보건복지부장관이 정하여 고시하는 기관

⑧ 보건복지부장관은 법 제86조제2항에 따라 법 제80조제2항에 따른 간호조무사 교육훈련기관의 지정 신청 접수 및 지정서 발급에 관한 업무를 다음 각 호의 기관에 위탁할 수 있다. 〈신설 2016. 12. 27., 2017. 6. 20., 2018. 9. 28., 2020. 2. 25., 2022. 8. 2., 2023. 2. 28.〉

1. 「공공기관의 운영에 관한 법률」 제4조에 따른 공공기관 중 그 설립 목적이 보건의료 또는 인력개발과 관련되는 공공기관
2. 위탁업무 수행에 필요한 조직 · 인력 및 전문성 등을 갖춘 전문기관으로서 보건복지부장관이 정하여 고시하는 기관

⑨ 보건복지부장관은 법 제86조제2항에 따라 법 제80조제4항에 따른 간호조무사 실태 · 취업상황 등에 관한 신고 및 법 제80조제5항에 따른 간호조무사 보수교육에 관한 업무를 다음 각 호의 기관에 위탁할 수 있다. 〈신설 2016. 12. 27., 2017. 6. 20., 2018. 9. 28., 2020. 2. 25., 2022. 8. 2., 2023. 2. 28.〉

1. 「공공기관의 운영에 관한 법률」 제4조에 따른 공공기관 중 그 설립 목적이 보건의료 또는 인력개발과 관련되는 공공기관
2. 간호조무사를 구성원으로 하여 설립된 기관으로서 전국적 조직을 갖추고 있는 기관
3. 위탁 업무 수행에 필요한 조직 · 인력 및 전문성 등을 갖춘 전문기관으로서 보건복지부장관이 정하여 고시하는 기관(법 제80조제5항에 따른 간호조무사 보수교육만 해당한다)

⑩ 보건복지부장관이 법 제86조제2항에 따라 제1항부터 제9항까지의 규정에 따른 업무를 위탁하는 경우에 그 위탁 기준 등의 공고, 위탁 내용 등의 고시 또는 위탁 업무의 보고 등에 관하여는 제31조의6제2항부터 제5항까지의 규정을 준용한다. 〈개정 2016. 12. 27., 2017. 6. 20., 2018. 9. 28., 2020. 2. 25., 2022. 8. 2., 2023. 2. 28.〉

**[영]제42조의2(민감정보 및 고유식별정보의 처리)** 보건복지부장관(제10조의5제1항, 제11조제2항, 제31조의6제1항 및 제42조제1항 · 제2항 · 제4항 · 제5항에 따라 보건복지부장관의 업무를 위탁받은 자를 포함한다), 질병관리청장, 시 · 도지사 및 시장 · 군수 · 구청장(해당 권한이 위임 · 위탁된 경우에는 그 권한을 위임 · 위탁받은 자를 포함한다), 의료인, 의료기관의 장, 의료기관 종사자, 법 제37조에 따른 의료기관 개설자 · 관리자 또는 국가시험등관리기관은 다음 각 호의 사무를 수행하기 위하여 불가피한 경우 「개인정보 보호법」 제23조에 따른 건강에 관한 정보(이하 이 조에서 "건강정보"라 한다), 같은 법 시행령 제18조제2호에 따른 범죄경력자료에 해당하는 정보(이하 이 조에서 "범죄경력정보"라 한다), 같은 영 제19조제1호 또는 제4호에 따른 주민등록번호 또는 외국인등록번호가 포함된 자료를 처리할 수 있다. 다만, 제1호, 제3호의3 및 제5호의2의 사무의 경우에는 범죄경력정보는 제외하고, 제4호의2의 사무의 경우에는 건강정보와 범죄경력정보는 제외한다. 〈개정 2012. 4. 27., 2016. 9. 29., 2016. 12. 27., 2017. 2. 28., 2017. 6. 20., 2020. 2. 25., 2020. 9. 11., 2021. 6. 15., 2022. 8. 2., 2023. 2. 28.〉

1. 법 제4조의2제7항에 따른 간호 · 간병통합서비스의 제공 · 확대 등을 위한 지원에 관한 사무
2. 법 제9조(법 제80조의3에서 준용하는 경우를 포함한다)에 따른 국가시험등의 관리에 관한 사무

2의2. 법 제10조(법 제80조의3에서 준용하는 경우를 포함한다)에 따른 국가시험등의 응시자격의 확인에 관한 사무

3. 법 제11조에 따른 면허증 발급에 관한 사무

3의2. 법 제17조 및 제18조에 따른 진단서 · 검안서 · 증명서 또는 처방전의 작성, 교부 또는 발송(전자처방전만 해당한다)에 관한 사무

3의3. 법 제21조에 따른 환자에 관한 기록의 내용 확인 및 이 영 제10조의3에 따른 본인진료기록열람지원시스템의 구축 · 운영에 관한 사무

3의4. 법 제21조의2제1항에 따른 진료기록의 내용 확인이나 진료기록의 사본 및 환자의 진료경과에 대한 소견 등의 송부 또는 전송에 관한 사무

3의5. 법 제21조의2제2항에 따른 진료기록의 사본 등의 이송에 관한 사무

3의6. 법 제22조에 따른 진료기록부등의 기록에 관한 사무

3의7. 법 제23조의2제2항에 따른 전자의무기록시스템의 인증에 관한 사무

4. 삭제 〈2023. 2. 28.〉

4의2. 법 제33조 및 제35조에 따른 의료기관의 개설 등에 관한 사무

5. 법 제37조에 따른 진단용 방사선 발생장치의 방사선 관계 종사자에 대한 피폭관리(被曝管理)에 관한 사무

5의2. 법 제40조의3에 따른 진료기록보관시스템의 구축 · 운영에 관한 사무

5의3. 삭제 〈2023. 2. 28.〉

6. 법 제63조부터 제66조까지의 규정에 따른 행정처분에 관한 사무
7. 법 제67조에 따른 과징금의 부과 · 징수에 관한 사무
8. 법 제77조에 따른 전문의의 자격 인정에 관한 사무
9. 법 제78조에 따른 전문간호사의 자격 인정에 관한 사무
10. 법 제80조제1항에 따른 간호조무사의 자격 인정에 관한 사무
11. 삭제 〈2022. 8. 2.〉

**[영]제44조의2(규제의 재검토)** ①보건복지부장관은 다음 각 호의 사항에 대하여 다음 각 호의 기준일을 기준으로 3년마다(매 3년이 되는 해의 기준일과 같은 날 전까지를 말한다) 그 타당성을 검토하여 개선 등의 조치를 하여야 한다.

1. 제43조 및 별표 1의2에 따른 과징금 산정 기준: 2014년 1월 1일
2. 제45조 및 별표 2에 따른 과태료의 부과기준: 2014년 1월 1일

② 보건복지부장관은 제23조에 따른 의료광고 금지기준에 대하여 2015년 1월 1일을 기준으로 2년마다(매 2년이 되는 해의 1월 1일 전까지를 말한다) 그 타당성을 검토하여 개선 등의 조치를 하여야 한다.

**[규칙]제79조의2(규제의 재검토)** ① 보건복지부장관은 다음 각 호의 사항에 대하여 다음 각 호의 기준일을 기준으로 3년마다(매 3년이 되는 해의 기준일과 같은 날 전까지를 말한다) 그 타당성을 검토하여 개선 등의 조치를 해야 한다. 〈개정 2015. 1. 5., 2015. 5. 29., 2017. 6. 21., 2021. 12. 31., 2023. 9. 22.〉

1. 삭제 〈2021. 12. 31.〉

1의2. 제16조의3 및 별표 2의3에 따른 허용되는 경제적 이익등의 범위: 2014년 1월 1일

2. 삭제 〈2017. 6. 21.〉

3. 삭제 〈2017. 6. 21.〉

4. 제29조에 따른 원격의료의 시설 및 장비: 2014년 1월 1일

5. 제32조에 따른 부속 의료기관의 개설 특례: 2014년 1월 1일

6. 제39조의6에 따른 보안장비 설치 및 보안인력 배치 기준 등: 2022년 1월 1일

6의2. 제39조의12에 따른 촬영 거부의 사유: 2024년 1월 1일

7. 제60조에 따른 부대사업: 2014년 1월 1일

8. 제75조에 따른 한지 의료인의 허가지역 변경: 2014년 1월 1일

② 보건복지부장관은 다음 각 호의 사항에 대하여 다음 각 호의 기준일을 기준으로 2년마다(매 2년이 되는 해의 기준일과 같은 날 전까지를 말한다) 그 타당성을 검토하여 개선 등의 조치를 하여야 한다.

1. 제13조의3에 따른 기록 열람 등의 요건: 2015년 1월 1일
2. 제17조에 따른 의료인의 실태 등의 신고 및 보고: 2015년 1월 1일
3. 제18조에 따라 외국면허 소지자에게 허용되는 의료행위: 2015년 1월 1일
4. 제34조, 별표 3 및 별표 4에 따른 의료기관의 시설기준 및 규격: 2015년 1월 1일
5. 제38조, 별표 5 및 별표 5의2에 따른 의료인 등의 정원: 2015년 1월 1일
6. 삭제 〈2022.9.14.〉

**제86조의2(벌칙 적용에서 공무원 의제)** 제57조의2제4항에 따른 심의위원회 위원은 「형법」 제129조부터 제132조까지의 규정을 적용할 때에는 공무원으로 본다.

**참고**

**형법**

**제129조(수뢰, 사전수뢰)** ① 공무원 또는 중재인이 그 직무에 관하여 뇌물을 수수, 요구 또는 약속한 때에는 5년 이하의 징역 또는 10년 이하의 자격정지에 처한다.

② 공무원 또는 중재인이 될 자가 그 담당할 직무에 관하여 청탁을 받고 뇌물을 수수, 요구 또는 약속한 후 공무원 또는 중재인이 된 때에는 3년 이하의 징역 또는 7년 이하의 자격정지에 처한다.

[한정위헌, 2011헌바117, 2012.12.27. 형법(1953.9.18. 법률 제293호로 제정된 것) 제129조 제1항의 '공무원'에 구 '제주특별자치도 설치 및 국제자유도시 조성을 위한 특별법'(2007.7.27. 법률 제8566호로 개정되기 전의 것) 제299조 제2항의 제주특별자치도통합영향평가심의위원회 심의위원 중 위촉위원이 포함되는 것으로 해석하는 한 헌법에 위반된다.]

**제130조(제삼자뇌물제공)** 공무원 또는 중재인이 그 직무에 관하여 부정한 청탁을 받고 제3자에게 뇌물을 공여하게 하거나 공여를 요구 또는 약속한 때에는 5년 이하의 징역 또는 10년 이하의 자격정지에 처한다.

**제131조(수뢰후부정처사, 사후수뢰)** ① 공무원 또는 중재인이 전2조의 죄를 범하여 부정한 행위를 한 때에는 1년 이상의 유기징역에 처한다.

② 공무원 또는 중재인이 그 직무상 부정한 행위를 한 후 뇌물을 수수, 요구 또는 약속하거나 제삼자에게 이를 공여하게 하거나 공여를 요구 또는 약속한 때에도 전항의 형과 같다.

③ 공무원 또는 중재인이었던 자가 그 재직 중에 청탁을 받고 직무상 부정한 행위를 한 후 뇌물을 수수, 요구 또는 약속한 때에는 5년 이하의 징역 또는 10년 이하의 자격정지에 처한다.

④ 전3항의 경우에는 10년 이하의 자격정지를 병과할 수 있다.

**제132조(알선수뢰)** 공무원이 그 지위를 이용하여 다른 공무원의 직무에 속한 사항의 알선에 관하여 뇌물을 수수, 요구 또는 약속한 때에는 3년 이하의 징역 또는 7년 이하의 자격정지에 처한다.

**제86조의3(기록의 보존·보관 의무에 대한 면책)** 제22조제2항, 제23조제1항 또는 제40조의2제1항에 따라 보존 · 보관하여야 하는 기록이 천재지변이나 그 밖의 불가항력으로 멸실된 경우에는 해당 기록의 보존 · 보관의무자는 제64조, 제66조 또는 제90조에 따른 책임을 면한다.

# 제9장 벌 칙

**제87조(벌칙)** 제33조제2항을 위반하여 의료기관을 개설하거나 운영하는 자는 10년 이하의 징역이나 1억원 이하의 벌금에 처한다.

**제87조의2(벌칙)** ① 제12조제3항을 위반한 죄를 범하여 사람을 상해에 이르게 한 경우에는 7년 이하의 징역 또는 1천만원 이상 7천만원 이하의 벌금에 처하고, 중상해에 이르게 한 경우에는 3년 이상 10년 이하의 징역에 처하며, 사망에 이르게 한 경우에는 무기 또는 5년 이상의 징역에 처한다.

② 다음 각 호의 어느 하나에 해당하는 자는 5년 이하의 징역이나 5천만원 이하의 벌금에 처한다.

1. 제4조의3제1항을 위반하여 면허를 대여한 사람

1의2. 제4조의3제2항을 위반하여 면허를 대여받거나 면허 대여를 알선한 사람

2. 제12조제2항 및 제3항, 제18조제3항, 제21조의2제5항 · 제8항, 제23조제3항, 제27조제1항, 제33조제2항(제82조제3항에서 준용하는 경우만을 말한다) · 제8항(제82조제3항에서 준용하는 경우를 포함한다) · 제10항을 위반한 자. 다만, 제12조제3항의 죄는 피해자의

명시한 의사에 반하여 공소를 제기할 수 없다.
3. 제27조제5항을 위반하여 의료인이 아닌 자에게 의료행위를 하게 하거나 의료인에게 면허 사항 외의 의료행위를 하게 한 자
4. 제40조의3제3항을 위반하여 직접 보관한 진료기록부등 외 진료기록보관시스템에 보관된 정보를 열람하는 등 그 내용을 확인한 사람
5. 제40조의3제7항을 위반하여 정당한 접근 권한 없이 또는 허용된 접근 권한을 넘어 진료기록보관시스템에 보관된 정보를 훼손 · 멸실 · 변경 · 위조 · 유출하거나 검색 · 복제한 사람

**제88조(벌칙)** 다음 각 호의 어느 하나에 해당하는 자는 3년 이하의 징역이나 3천만원 이하의 벌금에 처한다.
1. 제19조, 제21조제2항(제40조의2제4항에서 준용하는 경우를 포함한다), 제22조제3항, 제27조제3항 · 제4항, 제33조제4항, 제35조제1항 단서, 제38조제3항, 제47조제11항, 제59조제3항, 제64조제2항(제82조제3항에서 준용하는 경우를 포함한다), 제69조제3항을 위반한 자. 다만, 제19조, 제21조제2항(제40조의2제4항에서 준용하는 경우를 포함한다) 또는 제69조제3항을 위반한 자에 대한 공소는 고소가 있어야 한다.
2. 제23조의5를 위반한 자. 이 경우 취득한 경제적 이익등은 몰수하고, 몰수할 수 없을 때에는 그 가액을 추징한다.
3. 제82조제1항에 따른 안마사의 자격인정을 받지 아니하고 영리를 목적으로 안마를 한 자

**제88조의2(벌칙)** 다음 각 호의 어느 하나에 해당하는 자는 2년 이하의 징역이나 2천만원 이하의 벌금에 처한다.
1. 제20조를 위반한 자
2. 제38조의2제4항을 위반하여 안전성 확보에 필요한 조치를 하지 아니하여 폐쇄회로 텔레비전으로 촬영한 영상정보를 분실 · 도난 · 유출 · 변조 또는 훼손당한 자
3. 제47조제12항을 위반하여 자율보고를 한 사람에게 불리한 조치를 한 자

**제89조(벌칙)** 다음 각 호의 어느 하나에 해당하는 자는 1년 이하의 징역이나 1천만원 이하의 벌금에 처한다.
1. 제15조제1항, 제17조제1항 · 제2항(제1항 단서 후단과 제2항 단서는 제외한다), 제17조의2제1항 · 제2항(처방전을 교부하거나 발송한 경우만을 말한다), 제23조의2제3항 후단, 제33조제9항, 제56조제1항부터 제3항까지 또는 제58조의6제2항을 위반한 자
2. 정당한 사유 없이 제40조제4항에 따른 권익보호조치를 하지 아니한 자
3. 제51조의2를 위반하여 의료법인의 임원 선임과 관련하여 금품 등을 주고받거나 주고받을 것을 약속한 자
4. 제61조제1항에 따른 검사를 거부 · 방해 또는 기피한 자(제33조제2항 · 제10항 위반 여부에 관한 조사임을 명시한 경우에 한정한다)

**제90조(벌칙)** 제16조제1항 · 제2항, 제17조제3항 · 제4항, 제17조의2제1항 · 제2항(처방전을 수령한 경우만을 말한다), 제18조제4항, 제21조제1항 후단(제40조의2제4항에서 준용하는 경우를 포함한다), 제21조의2제1항 · 제2항, 제22조제1항 · 제2항(제40조의2제4항에서 준용하는 경우를 포함한다), 제23조제4항, 제26조, 제27조제2항, 제33조제1항 · 제3항(제82조제3항에서 준용하는 경우를 포함한다) · 제5항(허가의 경우만을 말한다), 제35조제1항 본문, 제41조, 제42조제1항, 제48조제3항 · 제4항, 제77조제2항을 위반한 자나 제63조에 따른 시정명령을 위반한 자와 의료기관 개설자가 될 수 없는 자에게 고용되어 의료행위를 한 자는 500만원 이하의 벌금에 처한다.

**제90조의2(「형법」상 감경규정에 관한 특례)** 음주로 인한 심신장애 상태에서 제12조제3항을 위반하는 죄를 범한 때에는 「형법」 제10조제1항을 적용하지 아니할 수 있다.

**제91조(양벌규정)** 법인의 대표자나 법인 또는 개인의 대리인, 사용인, 그 밖의 종업원이 그 법인 또는 개인의 업무에 관하여 제87조, 제87조의2, 제88조, 제88조의2, 제89조 또는 제90조의 위반행위를 하면 그 행위자를 벌하는 외에 그 법인 또는 개인에게도 해당 조문의 벌금형을 과(科)한다. 다만, 법인 또는 개인이 그 위반행위를 방지하기 위하여 해당 업무에 관하여 상당한 주의와 감독을 게을리하지 아니한 경우에는 그러하지 아니하다.

**제92조(과태료)** ① 다음 각 호의 어느 하나에 해당하는 자에게는 300만원 이하의 과태료를 부과한다.

1. 제16조제3항에 따른 교육을 실시하지 아니한 자

1의2. 제23조의3제1항을 위반하여 진료정보 침해사고를 통지하지 아니한 자

1의3. 제24조의2제1항을 위반하여 환자에게 설명을 하지 아니하거나 서면 동의를 받지 아니한 자

1의4. 제24조의2제4항을 위반하여 환자에게 변경 사유와 내용을 서면으로 알리지 아니한 자

2. 제37조제1항에 따른 신고를 하지 아니하고 진단용 방사선 발생장치를 설치 · 운영한 자

3. 제37조제2항에 따른 안전관리책임자를 선임하지 아니하거나 정기검사와 측정 또는 방사선 관계 종사자에 대한 피폭관리를 실시하지 아니한 자

4. 삭제 〈2018.3.27.〉

5. 제49조제3항을 위반하여 신고하지 아니한 자

② 다음 각 호의 어느 하나에 해당하는 자에게는 200만원 이하의 과태료를 부과한다.

1. 제21조의2제6항 후단을 위반하여 자료를 제출하지 아니하거나 거짓 자료를 제출한 자

2. 제45조의2제1항을 위반하여 보고를 하지 아니하거나 거짓으로 보고한 자

3. 제45조의2제3항을 위반하여 자료를 제출하지 아니하거나 거짓으로 제출한 자

4. 제61조제1항에 따른 보고를 하지 아니하거나 검사를 거부 · 방해 또는 기피한 자(제89조 제4호에 해당하는 경우는 제외한다)

③ 다음 각 호의 어느 하나에 해당하는 자에게는 100만원 이하의 과태료를 부과한다.

1. 제16조제3항에 따른 기록 및 유지를 하지 아니한 자

1의2. 제16조제4항에 따른 변경이나 휴업 · 폐업 또는 재개업을 신고하지 아니한 자

2. 제33조제5항(제82조제3항에서 준용하는 경우를 포함한다)에 따른 변경신고를 하지 아니한 자

2의2. 제37조제3항에 따른 안전관리책임자 교육을 받지 아니한 사람

3. 제40조제1항(제82조제3항에서 준용하는 경우를 포함한다)에 따른 휴업 또는 폐업 신고를 하지 아니한 자

3의2. 제40조의2제1항을 위반하여 진료기록부등을 관할 보건소장에게 넘기지 아니하거나 수량 및 목록 등을 거짓으로 보고한 자

3의3. 제40조의2제2항을 위반하여 변경신고를 하지 아니하거나 거짓으로 변경신고를 한 자

3의4. 제40조의2제2항을 위반하여 진료기록부등의 보존 및 열람을 대행할 책임자를 지정하지 아니하거나 진료기록부등을 관할 보건소장에게 넘기지 아니한 자

3의5. 제40조의2제3항에 따른 준수사항을 위반한 자

4. 제42조제3항을 위반하여 의료기관의 명칭 또는 이와 비슷한 명칭을 사용한 자

5. 제43조제5항에 따른 진료과목 표시를 위반한 자

6. 제4조제3항에 따라 환자의 권리 등을 게시하지 아니한 자

7. 제52조의2제6항을 위반하여 대한민국의학한림원 또는 이와 유사한 명칭을 사용한 자

8. 제4조제5항을 위반하여 그 위반행위에 대하여 내려진 제63조에 따른 시정명령을 따르지 아니한 사람

④ 제1항부터 제3항까지의 과태료는 대통령령으로 정하는 바에 따라 보건복지부장관 또는 시장 · 군수 · 구청장이 부과 · 징수한다.

**[영]제45조(과태료의 부과·징수)** 법 제92조제1항부터 제3항까지의 규정에 따른 과태료의 부과기준은 별표 2와 같다.

**[규칙]제80조** 삭제 〈2023. 3. 2.〉

**제93조** 삭제 〈2009.1.30〉

### 부칙 〈법률 제20105호, 2024. 1. 23.〉

이 법은 공포한 날부터 시행한다.

## 의료법 시행령

### 부칙 〈대통령령 제33875호, 2023. 11. 17.〉

이 영은 2023년 11월 20일부터 시행한다.

## 의료법 시행규칙

### 부칙 〈보건복지부령 제976호, 2023. 11. 17.〉 (자치입법권 강화 및 지방자율성 제고를 위한 공중보건장학을 위한 특례법 시행규칙 등 8개 법령의 일부개정에 관한 부령)

이 규칙은 2023년 11월 17일부터 시행한다.

시행령 [별표1] <신설 2017.6.20.>

## 국가시험등 응시제한 기준(제9조의2 관련)

<table>
<tr><th>위반행위</th><th>응시제한 횟수</th></tr>
<tr><td>1. 시험 중에 대화·손동작 또는 소리 등으로 서로 의사소통을 하는 행위<br>2. 시험 중에 허용되지 않는 자료를 가지고 있거나 해당 자료를 이용하는 행위<br>3. 제7조제1항에 따른 응시원서를 허위로 작성하여 제출하는 행위</td><td>1회</td></tr>
<tr><td>4. 시험 중에 다른 사람의 답안지 또는 문제지를 엿보고 본인의 답안지를 작성하는 행위<br>5. 시험 중에 다른 사람을 위해 시험 답안 등을 알려주거나 엿보게 하는 행위<br>6. 다른 사람의 도움을 받아 답안지를 작성하거나 다른 사람의 답안지 작성에 도움을 주는 행위<br>7. 본인이 작성한 답안지를 다른 사람과 교환하는 행위<br>8. 시험 중에 허용되지 아니한 전자장비·통신기기 또는 전자계산기기 등을 사용하여 시험 답안을 전송하거나 작성하는 행위<br>9. 시험 중에 시험문제 내용과 관련된 물건(시험 관련 교재 및 요약자료를 포함한다)을 다른 사람과 주고 받는 행위<br>10. 법 제8조 각 호의 어느 하나에 해당하는 사람이 시험에 응시하는 행위<br>11. 제8조제1항에 따른 서류를 허위로 작성하여 제출하는 행위</td><td>2회</td></tr>
<tr><td>12. 본인이 직접 대리시험을 치르거나 다른 사람으로 하여금 시험을 치르게 하는 행위<br>13. 사전에 시험문제 또는 시험답안을 다른 사람에게 알려주는 행위<br>14. 사전에 시험문제 또는 시험답안을 알고 시험을 치르는 행위</td><td>3회</td></tr>
</table>

비고: 위 표의 위반행위에 대한 세부 기준 및 유형 등에 대해서는 보건복지부장관이 정하여 고시할 수 있다.

시행령 [별표1의2] <개정 2020.2.25.>

## 과징금 산정 기준(제43조 관련)

1. 일반기준

가. 의료업 정지 1개월은 30일을 기준으로 한다.

나. 위반행위 종별에 따른 과징금의 금액은 의료업 정지기간에 라목에 따라 산정한 1일당 과징금 금액을 곱한 금액으로 한다.

다. 나목의 의료업 정지기간은 법 제68조에 따라 산정된 기간(가중 또는 감경을 한 경우에는 그에 따라 가중 또는 감경된 기간을 말한다)을 말한다.

라. 1일당 과징금의 금액은 위반행위를 한 의료기관의 연간 총수입액을 기준으로 제2호의 표에 따라 산정한다.

마. 과징금 부과의 기준이 되는 총수입액은 의료기관 개설자에 따라 다음과 같이 구분하여 산정한 금액을 기준으로 한다. 다만, 신규 개설, 휴업 또는 재개업 등으로 1년간의 총수입액을 산출할 수 없거나 1년간의 총수입액을 기준으로 하는 것이 불합리하다고 인정되는 경우에는 분기별, 월별 또는 일별 수입금액을 기준으로 산출 또는 조정한다.

1) 의료인인 경우에는 「소득세법」 제24조에 따른 처분일이 속하는 연도의 전년도의 의료업에서 생기는 총수입금액

2) 의료법인, 「민법」이나 다른 법률에 따라 설립된 비영리법인인 경우에는 「법인세법 시행령」 제11조제1호에 따른 처분일이 속하는 연도의 전년도의 의료업에서 생기는 총수입금액

3) 법 제35조에 따른 부속 의료기관인 경우에는 처분일이 속하는 연도의 전년도의 의료기관 개설자의 의료업에서 생기는 총수입금액

바. 나목에도 불구하고 과징금 산정금액이 10억원을 넘는 경우에는 10억원으로 한다.

2. 과징금 부과 기준

| 등급 | 연간 총수입금액(단위 : 100만원) | 1일 과징금액(단위 : 원) |
|---|---|---|
| 1 | 50 이하 | 18,000 |
| 2 | 50 초과 ~ 100 이하 | 55,000 |
| 3 | 100 초과 ~ 200 이하 | 164,000 |
| 4 | 200 초과 ~ 300 이하 | 273,000 |
| 5 | 300 초과 ~ 400 이하 | 383,000 |
| 6 | 400 초과 ~ 500 이하 | 493,000 |
| 7 | 500 초과 ~ 600 이하 | 892,000 |
| 8 | 600 초과 ~ 700 이하 | 1,054,000 |
| 9 | 700 초과 ~ 800 이하 | 1,216,000 |
| 10 | 800 초과 ~ 900 이하 | 1,378,000 |
| 11 | 900 초과 ~ 1,000 이하 | 1,540,000 |
| 12 | 1,000 초과 ~ 2,000 이하 | 2,042,000 |
| 13 | 2,000 초과 ~ 3,000 이하 | 3,404,000 |
| 14 | 3,000 초과 ~ 4,000 이하 | 4,765,000 |
| 15 | 4,000 초과 ~ 5,000 이하 | 6,127,000 |
| 16 | 5,000 초과 ~ 6,000 이하 | 6,151,000 |
| 17 | 6,000 초과 ~ 7,000 이하 | 7,141,000 |
| 18 | 7,000 초과 ~ 8,000 이하 | 8,239,000 |
| 19 | 8,000 초과 ~ 9,000 이하 | 9,338,000 |
| 20 | 9,000 초과 ~ 10,000 이하 | 9,887,000 |
| 21 | 10,000 초과 ~ 20,000 이하 | 10,027,000 |
| 22 | 20,000 초과 ~ 30,000 이하 | 19,068,000 |
| 23 | 30,000 초과 | 23,836,000 |

시행령 [별표 2] <개정 2023. 2. 28>

## **과태료의 부과기준**(제45조 관련)

1. 일반기준

가. 위반행위의 횟수에 따른 과태료의 가중된 부과기준은 최근 1년간 같은 위반행위로 과태료 부과처분을 받은 경우에 적용한다. 이 경우 기간의 계산은 위반행위에 대하여 과태료 부과처분을 받은 날과 그 처분 후 다시 같은 위반행위를 하여 적발된 날을 기준으로 한다.

나. 부과권자는 다음의 어느 하나에 해당하는 경우에는 제2호의 개별기준에 따른 과태료 금액의 2분의 1 범위에서 그 금액을 줄여 부과할 수 있다. 다만, 과태료를 체납하고 있는 위반행위자에 대해서는 그렇지 않다.

1) 위반행위자가 「질서위반행위규제법 시행령」 제2조의2제1항 각 호의 어느 하나에 해당하는 경우

2) 위반행위가 사소한 부주의나 오류로 인한 것으로 인정되는 경우

3) 위반의 내용·정도가 경미하다고 인정되는 경우

4) 위반행위자가 법 위반상태를 시정하거나 해소하기 위하여 노력한 것이 인정되는 경우

5) 그 밖에 위반행위의 정도, 위반행위의 동기와 그 결과 등을 고려하여 감경할 필요가 있다고 인정되는 경우

다. 부과권자는 위반행위의 정도, 위반행위의 동기와 그 결과 등을 고려하여 제2호의 개별기준에 따른 과태료 금액의 2분의 1 범위에서 그 금액을 늘려 부과할 수 있다. 다만, 늘려 부과하는 경우에도 법 제92조제1항부터 제3항까지에 따른 과태료 금액의 상한을 넘을 수 없다.

2. 개별기준

| 위반행위 | 근거 법조문 | 과태료 금액 (단위: 만원) | | |
|---|---|---|---|---|
| | | 1차 위반 | 2차 위반 | 3차 이상 위반 |
| 가. 법 제4조제3항에 따라 환자의 권리 등을 게시하지 않은 경우 | 법 제92조제3항제6호 | 30 | 45 | 70 |
| 나. 법 제16조제3항에 따른 교육을 실시하지 않은 경우 | 법 제92조제1항제1호 | 100 | 150 | 300 |
| 다. 법 제16조제3항에 따른 기록 및 유지를 하지 않은 경우 | 법 제92조제3항제1호 | 15 | 30 | 60 |
| 라. 법 제16조제4항에 따른 변경이나 휴업·폐업 또는 재개업을 신고하지 않은 경우 | 법 제92조제3항제1호의2 | | | |
| 1) 변경·휴업 또는 재개업 신고를 하지 않은 경우 | | 30 | 40 | 50 |
| 2) 폐업 신고를 하지 않은 경우 | | 50 | 75 | 100 |
| 마. 법 제21조의2제6항 후단을 위반하여 자료를 제출하지 않거나 거짓 자료를 제출한 경우 | 법 제92조제2항제1호 | | | |
| 1) 자료를 제출하지 않은 경우 | | 100 | 150 | 200 |
| 2) 거짓 자료를 제출한 경우 | | 200 | 200 | 200 |
| 바. 법 제23조의3제1항을 위반하여 진료정보 침해사고를 통지하지 않은 경우 | 법 제92조제1항제1호의2 | 100 | 150 | 300 |

| | | | | |
|---|---|---|---|---|
| 사. 법 제24조의2제1항을 위반하여 환자에게 설명을 하지 않거나 서면 동의를 받지 않은 경우 | 법 제92조제1항제1호의3 | 300 | 300 | 300 |
| 아. 법 제24조의2제4항을 위반하여 환자에게 변경 사유와 내용을 서면으로 알리지 않은 경우 | 법 제92조제1항제1호의4 | 300 | 300 | 300 |
| 자. 법 제33조제5항(법 제82조제3항에서 준용하는 경우를 포함한다)에 따른 변경신고를 하지 않은 경우 | 법 제92조제3항제2호 | 50 | 75 | 100 |
| 차. 법 제37조제1항에 따른 신고를 하지 않고 진단용 방사선 발생장치를 설치·운영한 경우 | 법 제92조제1항제2호 | | | |
| 1) 진단용 방사선 발생장치의 안전관리기준에 적합하지 않게 설치·운영한 경우 | | 300 | 300 | 300 |
| 2) 진단용 방사선 발생장치의 안전관리기준에 적합하게 설치·운영한 경우 | | 50 | 75 | 100 |
| 카. 법 제37조제2항에 따른 안전관리책임자를 선임하지 않거나 정기검사와 측정 또는 방사선 관계 종사자에 대한 피폭관리를 실시하지 않은 경우 | 법 제92조제1항제3호 | | | |
| 1) 안전관리책임자를 선임하지 않은 경우 | | 50 | 75 | 100 |
| 2) 진단용 방사선 발생장치에 대한 검사를 검사기간 이내에 실시하지 않은 경우 | | 100 | 150 | 200 |
| 3) 방사선 방어시설에 대한 검사를 하지 않은 경우 | | 100 | 150 | 200 |
| 4) 방사선 관계 종사자에 대한 피폭선량을 측정하지 않은 경우 | | 100 | 150 | 200 |
| 5) 방사선 관계 종사자에 대한 피폭선량 측정에 있어 선량한도를 넘은 사람에 대한 안전조치를 하지 않은 경우 | | 100 | 150 | 200 |
| 6) 방사선 관계 종사자의 피폭선량 측정에 영향을 미치는 피폭선량계의 파손·분실 등 피폭선량계를 2회 이상 적정하게 관리하지 않은 경우 | | 50 | 75 | 100 |
| 타. 법 제37조제3항에 따른 안전관리책임자 교육을 받지 않은 경우 | 법 제92조제3항제2호의2 | 50 | 75 | 100 |
| 파. 법 제40조제1항(법 제82조제3항에서 준용하는 경우를 포함한다)에 따른 휴업 또는 폐업 신고를 하지 않은 경우 | 법 제92조제3항제3호 | | | |
| 1) 휴업 신고를 하지 않은 경우 | | 50 | 75 | 100 |
| 2) 폐업 신고를 하지 않은 경우 | | 80 | 90 | 100 |
| 3) 삭제 〈2023. 2. 28.〉 | | | | |
| 하. 법 제40조의2제1항을 위반하여 진료기록부 등을 관할 보건소장에게 넘기지 않거나 수량 및 목록 등을 거짓으로 보고한 경우 | 법 제92조제3항제3호의2 | | | |

| | | | | |
|---|---|---|---|---|
| 1) 진료기록부등을 관할 보건소장에게 넘기지 않은 경우 | | 80 | 90 | 100 |
| 2) 수량 및 목록 등을 거짓으로 보고한 경우 | | 100 | 100 | 100 |
| 거. 법 제40조의2제2항을 위반하여 변경신고를 하지 않거나 거짓으로 변경신고를 한 경우 | 법 제92조제3항제3호의3 | | | |
| 1) 변경신고를 하지 않은 경우 | | 50 | 75 | 100 |
| 2) 거짓으로 변경신고를 한 경우 | | 100 | 100 | 100 |
| 너. 법 제40조의2제2항을 위반하여 진료기록부등의 보존 및 열람을 대행할 책임자를 지정하지 않거나 진료기록부등을 관할 보건소장에게 넘기지 않은 경우 | 법 제92조제3항제3호의4 | | | |
| 1) 진료기록부등의 보존 및 열람을 대행할 책임자를 지정하지 않은 경우 | | 50 | 75 | 100 |
| 2) 진료기록부등을 관할 보건소장에게 넘기지 않은 경우 | | 80 | 90 | 100 |
| 더. 법 제40조의2제3항에 따른 준수사항을 위반한 경우 | 법 제92조제3항제3호의5 | 80 | 90 | 100 |
| 러. 법 제42조제3항을 위반하여 의료기관의 명칭 또는 이와 비슷한 명칭을 사용한 경우 | 법 제92조제3항제4호 | 80 | 90 | 100 |
| 머. 법 제43조제5항에 따른 진료과목 표시를 위반한 경우 | 법 제92조제3항제5호 | 80 | 90 | 100 |
| 버. 법 제45조의2제1항을 위반하여 보고를 하지 않거나 거짓으로 보고한 경우 | 법 제92조제2항제2호 | | | |
| 1) 보고를 하지 않은 경우 | | 100 | 150 | 200 |
| 2) 거짓으로 보고한 경우 | | 200 | 200 | 200 |
| 서. 법 제45조의2제3항을 위반하여 자료를 제출하지 않거나 거짓으로 제출한 경우 | 법 제92조제2항제3호 | | | |
| 1) 자료를 제출하지 않은 경우 | | 100 | 150 | 200 |
| 2) 거짓으로 제출한 경우 | | 200 | 200 | 200 |
| 어. 법 제49조제3항을 위반하여 신고하지 않은 경우 | 법 제92조제1항제5호 | 100 | 150 | 300 |
| 저. 법 제52조의2제6항을 위반하여 대한민국의학한림원 또는 이와 유사한 명칭을 사용한 경우 | 법 제92조제3항제7호 | 80 | 90 | 100 |
| 처. 법 제61조제1항에 따른 보고를 하지 않거나 검사를 거부·방해 또는 기피한 경우(법 제89조제4호에 해당하는 경우는 제외한다) | 법 제92조제2항제4호 | | | |
| 1) 보고를 하지 않은 경우 | | 100 | 150 | 200 |
| 2) 검사를 거부·방해 또는 기피한 경우 | | 200 | 200 | 200 |
| 커. 법 제63조에 따른 시정명령(법 제4조제5항의 위반행위에 대한 시정명령만 해당한다)을 따르지 않은 경우 | 법 제92조제3항제8호 | 30 | 45 | 70 |

시행규칙 [별표 1] <개정 2016.10.6.>

## 환자의 권리와 의무(제1조의3제1항 관련)

1. 환자의 권리

가. 진료받을 권리

환자는 자신의 건강보호와 증진을 위하여 적절한 보건의료서비스를 받을 권리를 갖고, 성별 · 나이 · 종교 · 신분 및 경제적 사정 등을 이유로 건강에 관한 권리를 침해받지 아니하며, 의료인은 정당한 사유 없이 진료를 거부하지 못한다.

나. 알권리 및 자기결정권

환자는 담당 의사 · 간호사 등으로부터 질병 상태, 치료 방법, 의학적 연구 대상 여부, 장기이식 여부, 부작용 등 예상 결과 및 진료 비용에 관하여 충분한 설명을 듣고 자세히 물어볼 수 있으며, 이에 관한 동의 여부를 결정할 권리를 가진다.

다. 비밀을 보호받을 권리

환자는 진료와 관련된 신체상 · 건강상의 비밀과 사생활의 비밀을 침해받지 아니하며, 의료인과 의료기관은 환자의 동의를 받거나 범죄 수사 등 법률에서 정한 경우 외에는 비밀을 누설 · 발표하지 못한다.

라. 상담 · 조정을 신청할 권리

환자는 의료서비스 관련 분쟁이 발생한 경우, 한국의료분쟁조정중재원 등에 상담 및 조정 신청을 할 수 있다.

2. 환자의 의무

가. 의료인에 대한 신뢰 · 존중 의무

환자는 자신의 건강 관련 정보를 의료인에게 정확히 알리고, 의료인의 치료계획을 신뢰하고 존중하여야 한다.

나. 부정한 방법으로 진료를 받지 않을 의무

환자는 진료 전에 본인의 신분을 밝혀야 하고, 다른 사람의 명의로 진료를 받는 등 거짓이나 부정한 방법으로 진료를 받지 아니한다.

시행규칙 [별표 1의2] <개정 2022.9.14.>

## 간호 · 간병통합서비스 제공기관의 인력, 시설, 운영 등 기준(제1조의4제3항 관련)

1. 인력기준: 간호 · 간병통합서비스 제공 병동에 다음 각 목의 구분에 따른 인력을 배치한다.

가. 간호사: 다음의 구분에 따라 배치할 것

1) 상급종합병원: 간호 · 간병통합서비스 제공 병동의 입원환자 7명당 간호사 1명 이상. 다만, 입원환자 7명당 간호사 수를 계산한 후 남은 입원환자가 7명 미만인 경우에는 1명을 배치한다.

2) 종합병원: 간호 · 간병통합서비스 제공 병동의 입원환자 12명당 간호사 1명 이상. 다만 입원환자 12명당 간호사 수를 계산한 후 남은 입원환자가 12명 미만인 경우에는 1명을 배치한다.

3) 병원: 간호 · 간병통합서비스 제공 병동의 입원환자 16명당 간호사 1명 이상. 다만 입원환자 16명당 간호사 수를 계산한 후 남은 입원환자가 16명 미만인 경우에는 1명을 배치한다.

나. 간호조무사: 간호 · 간병통합서비스 제공 병동의 입원환자 40명당 1명 이상. 다만 입원환자 40명당 간호조무사 수를 계산한 후 남은 입원환자가 40명 미만인 경우에는 1명을 배치한다.

다. 간병지원인력: 1명 이상. 다만, 2명 이상인 경우에는 진료과목 또는 업무 성격 등에 따라 병동지원인력, 재활지원인력으로 구분하여 배치할 수 있다.

2. 시설기준: 다음 각 목의 기준에 따라 설치한다.
가. 간호·간병통합서비스를 제공하는 병동은 다른 병동과 구별되도록 설치할 것
나. 간호·간병통합서비스 병동 내 시설 및 장비는 다음의 기준에 따를 것

| 구분 | 설치 기준 |
|---|---|
| 간호사실 | ○ 병동의 각 층마다 1개 이상 설치할 것 |
| 입원실 및 복도 | ○ 입원실 및 복도에는 문턱이 없을 것. 다만, 불가피한 사유로 문턱을 두는 경우에는 환자가 쉽게이동할 수 있도록 경사로를 설치한다. |
| 목욕실 | ○ 목욕실에는 문턱이 없을 것. 다만, 불가피한 사유로 문턱을 두는 경우에는 환자가 쉽게 이동할 수 있도록 경사로를 설치한다.<br>○ 목욕실 바닥은 미끄럼 방지 처리를 할 것. |
| 화장실 | ○ 입원실 내에 설치할 것. 다만, 부득이한 사유로 입원실 내 설치가 곤란한 경우에는 해당 병동의 각 층에 별도로 설치한다.<br>○ 화장실 바닥은 미끄럼 방지 처리를 할 것.<br>○ 화장실에는 문턱이 없을 것. 다만, 불가피한 사유로 문턱을 두는 경우에는 환자가 쉽게 이동할 수 있도록 경사로를 설치한다. |
| 비상연락장치 | ○ 병상, 목욕실, 화장실 및 휴게실 등에 각각 설치할 것 |
| 안전손잡이 | ○ 복도, 계단, 화장실, 목욕실 및 휴게실 등에 각각 설치할 것 |
| 욕창방지용품 | ○ 운영 병상의 100분의5 이상(소수점 이하의 수는 올려 계산한다) 구비할 것 |

3. 운영기준: 다음 각 목의 기준에 따라 운영한다.
가. 간호·간병통합서비스 병동에 배치된 인력은 해당 서비스를 제공하는 업무에만 종사할 것
나. 간호·간병통합서비스 제공 병동의 운영기준을 작성·비치할 것
다. 안전사고 관리지침을 작성·비치할 것
라. 제2호나목에 따른 비상연락장치는 매일 정상 가동 여부를 점검할 것

비 고
위 표 제1호부터 제3호까지의 규정에 따른 인력기준, 시설기준 또는 운영기준에 필요한 세부 사항은 보건복지부장관이 정하여 고시한다.

시행규칙 [별표 1의3] <개정 2019. 7. 16.>

## 국가시험의 시험과목, 시험방법 및 합격자 결정방법(제2조 관련)

1. 시험과목

<table>
<tr><th rowspan="2">구분</th><th colspan="2">시험과목</th></tr>
<tr><th>필기시험</th><th>실기시험</th></tr>
<tr><td>의사<br>국가시험</td><td>가. 의학총론(몸의 정상구조와 기능, 정상발생·성장 및 노화, 질병의 발생과 죽음, 주요 증상과 병태생리, 진찰 및 진단, 검사, 치료와 합병증, 건강증진·질병예방 및 보건의료관리를 말한다)<br>나. 의학각론(영양, 소화기 질환, 손상·중독, 신생물, 혈액·조혈기관 질환, 심혈관 질환, 근골격계·결합조직 질환, 신경계 질환, 알레르기 및 면역질환, 호흡기 질환, 감염 및 기생충 질환, 내분비·대사성 질환, 신장·요로 및 남성생식기 질환, 유전 질환과 선천성기형, 주산기 및 신생아 질환, 눈 및 눈부속기 질환, 귀 및 유양돌기 질환, 피부질환, 여성생식기 질환, 임신·출산 및 산욕기 질환, 정신 질환을 말한다)<br>다. 보건의약관계 법규(「감염병의 예방 및 관리에 관한 법률」·「검역법」·「국민건강보험법」·「국민건강증진법」·「마약류 관리에 관한 법률」·「보건의료기본법」·「응급의료에 관한 법률」·「의료법」·「지역보건법」·「혈액관리법」·「호스피스·완화의료 및 임종과정에 있는 환자의 연명의료결정에 관한 법률」·「후천성면역결핍증 예방법」과 그 시행령 및 시행규칙을 말한다. 이하 같다)</td><td>병력청취,<br>신체진찰,<br>환자와의<br>의사소통,<br>진료태도,<br>기본 기술적<br>수기(手技)</td></tr>
<tr><td>치과의사<br>국가시험</td><td>구강악안면외과학, 치과보존학, 치과보철학, 소아치과학, 영상치의학, 치주과학, 구강내과학, 치과재료학, 치과교정학, 구강병리학, 구강보건학, 구강생물학(구강해부학, 구강생리학, 구강생화학, 치과약리학, 구강미생물학, 구강조직학을 포함한다) 및 보건의약관계 법규</td><td>병력청취, 구강내·외부 진찰,<br>환자와의<br>의사소통,<br>진료태도, 기본<br>기술적 수기</td></tr>
<tr><td>한의사<br>국가시험</td><td colspan="2">내과학, 침구학, 부인과학, 소아과학, 외과학, 신경정신과학, 안이비인후과학, 본초학, 한방생리학, 예방의학 및 보건의약관계 법규</td></tr>
<tr><td>조산사<br>국가시험</td><td colspan="2">조산학(마취학을 포함한다), 신생아간호학, 모자보건학(가족계획을 포함한다) 및 「모자보건법」</td></tr>
<tr><td>간호사<br>국가시험</td><td colspan="2">기본간호학, 성인간호학, 모성간호학, 아동간호학, 지역사회간호학, 정신간호학, 간호관리학 및 보건의약관계 법규</td></tr>
</table>

2. 시험방법

가. 의사 또는 치과의사 국가시험의 시험방법은 필기시험과 실기시험으로 구분하여 실시하고, 필기시험 또는 실기시험 중 어느 한 시험에 합격한 자에 대하여는 다음 회의 시험에 한하여 그 시험을 면제한다.

나. 한의사·조산사·간호사 국가시험의 시험방법은 필기시험으로 한다.

3. 합격자 결정방법

가. 의사 또는 치과의사 국가시험의 필기시험 합격자 결정은 전과목 총점의 60퍼센트 이상, 매 과목 40퍼센트 이상을 득점한 자로 하고, 실기시험의 합격자 결정은 의과대학(의사 국가시험만 해당한다) 또는 치과대학(치과의사 국가시험만 해당한다) 교수로 구성된 합격선 심의 위원회에서 결정된 합격점수 이상을 득점한 자로 하되, 합격점수의 산출방법에 관한 세부 사항은 보건복지부장관이 정하여 고시하며, 필기시험과 실기

시험에 모두 합격한 자를 최종 합격자로 한다. 이 경우 치과의사 국가시험의 필기시험에서 매 과목 40퍼센트 이상 득점 여부는 소아치과학 및 치과교정학을 1개 과목으로, 영상치의학 · 구강내과학 및 구강병리학을 1개 과목으로, 치주과학 및 구강보건학을 1개 과목으로, 치과재료학 및 구강생물학을 1개 과목으로, 나머지 시험과목을 각각 1개 과목으로 하여 결정한다.

나. 한의사·조산사·간호사 국가시험의 합격자 결정은 전과목 총점의 60퍼센트 이상, 매 과목 40퍼센트 이상을 득점한 자를 합격자로 한다. 이 경우 한의사 국가시험에서 매 과목 40퍼센트 이상 득점 여부는 부인과학 및 소아과학을 1개 과목으로, 외과학 · 안이비인후과학 및 신경정신과학을 1개 과목으로, 본초학 · 한방생리학 및 예방의학을 1개 과목으로, 나머지 시험과목을 각각 1개 과목으로 하여 결정한다.

### 시행규칙 [별표 2]

## 예비시험의 시험과목, 시험방법 및 합격자 결정방법(제2조 관련)

1. 시험과

| 시험 절차 및 형태 / 내용 / 직종 | 1차 시험(필기시험) | 2차 시험(실기시험) |
|---|---|---|
| | 시험과목 | 평가내용 |
| 의사 | 가. 의학의 기초(몸의 정상구조와 기능, 정상발생·성장 및 노화, 병리, 주요 증상 및 소견, 진찰과 검사, 건강증진·질병예방, 보건의료관리)<br>나. 한국어 | 병력청취, 신체질환, 환자와의 의사소통, 진료태도, 기본 기술적 수기(手技)(basic technical skill) |
| 치과의사 | 가. 치의학의 기초(구강악안면의 구조와 발생, 성장, 기능 및 대사, 병력청취 및 진찰, 구강악안면 부위의 영상, 기능, 병리검사, 구강악안면질환, 형태이상의 진단과 치료, 치과 생체재료의 이해, 공중구강보건과 구강질환의 예방과 교육, 한국치과의료의 이해)<br>나. 한국어 | 병력청취, 신체질환, 환자와의 의사소통, 진료태도, 기본 기술적 수기(basic technical skill) |
| 한의사 | 가. 한의학의 기초(인체의 구조, 기능 및 대사, 질병의 발생과 변화, 진찰, 검사 및 변증, 치료기법 및 재료, 한국한의학의 이해)<br>나. 한국어 | 병력청취, 신체질환, 환자와의 의사소통, 진료태도, 학약재관리, 기본 기술적 수기(basic technical skill) |

2. 시험방법 등

가. 예비시험의 시험방법은 1차 시험은 필기시험, 2차 시험은 실기시험으로 하되, 2차 시험은 1차 시험 합격자에 내하여난 실시한다. 이 경우 1자 시험에 합격한 자에 대하여는 다음 회의 시험에서만 1차 시험을 면제한다.

나. 1차 시험 중 한국어 과목의 시험은 국가시험등관리기관의 장이 지정하는 한국어능력평가 전문기관(이하 "한국어시험기관"이라 한다)이 시행한다. 다만, 국내에서 한국어로 수업하는 「초·중등교육법」에 따른 중학교와 고등학교 과정을 모두 마친 자는 한국어 과목의 시험을 면제한다.

다. 예비시험에 응시하는 자는 한국어시험기관이 발행한 한국어 과목 인증서를 제출하여야 하고, 한국어 과목의 면제 대상이 되는 자는 출신 학교의 장이 발행한 졸업증명서를 제출하여야 한다.

3. 합격자 결정방법

가. 예비시험의 1차 시험 합격자는 한국어 과목에서 국가시험등관리기관의 장이 정하는 기준 이상의 성적을 취득하거나 한국어 과목 시험을 면제받은 자로서 한국어 과목을 제외한 과목 총점의 60퍼센트 이상을 득점한 자로 한다.

나. 예비시험의 2차 시험 합격자는 국가시험등관리기관의 장이 정하는 실기시험 합격 기준에 따라 적격 판정을 받은 자로 한다.

### 시행규칙 [별표 2의2] 〈개정 2017.3.7.〉

## 환자의 동의를 받을 수 없는 경우 기록 열람·사본 발급 요청 시 구비서류(제13조의3제3항 관련)

| 구분 | 구비서류 |
|---|---|
| 환자가 사망한 경우 | 1. 기록 열람이나 사본 발급을 요청하는 자의 신분증 사본<br>2. 가족관계증명서, 주민등록표 등본 등 친족관계를 확인할 수 있는 서류<br>3. 가족관계증명서, 제적등본, 사망진단서 등 사망사실을 확인할 수 있는 서류 |
| 환자가 의식불명 또는 의식불명은 아니지만 중증의 질환·부상으로 자필서명을 할 수 없는 경우 | 1. 기록 열람이나 사본 발급을 요청하는 자의 신분증 사본<br>2. 가족관계증명서, 주민등록표 등본 등 친족관계를 확인할 수 있는 서류<br>3. 환자가 의식불명 또는 중증의 질환·부상으로 자필서명을 할 수 없음을 확인할 수 있는 진단서 |
| 환자가 행방불명인 경우 | 1. 기록 열람이나 사본 발급을 요청하는 자의 신분증 사본<br>2. 가족관계증명서, 주민등록표 등본 등 친족관계를 확인할 수 있는 서류<br>3. 주민등록표 등본, 법원의 실종선고 결정문 사본 등 행방불명 사실을 확인할 수 있는 서류 |
| 환자가 의사무능력자인 경우 | 1. 기록 열람이나 사본 발급을 요청하는 자의 신분증 사본<br>2. 가족관계증명서, 주민등록표 등본 등 친족관계를 확인할 수 있는 서류<br>3. 법원의 금치산 선고 결정문 사본 또는 의사무능력자임을 증명하는 정신과 전문의의 진단서 |

비고: 위 표의 규정에 불구하고 환자의 형제·자매가 요청하는 경우에는 환자의 배우자 및 직계 존속·비속, 배우자의 직계 존속이 모두 없음을 증명하는 자료를 함께 제출하여야 한다.

시행규칙 [별표 2의3] <개정 2022.9.14.>

## 허용되는 경제적 이익등의 범위(제16조의5 관련)

| 허용 행위 | 허용 범위 |
|---|---|
| 1. 견본품 제공 | ㅇ 최소 포장단위로 "견본품" 또는 "sample"이라는 문자를 표기하여 의료기관에 해당 의약품 및 의료기기의 제형·형태 등을 확인하는데 필요한 최소 수량의 견본품을 제공하는 경우. 이 경우 제공받은 견본품은 환자에게 판매할 수 없다. |
| 2. 학술대회 지원 | ㅇ 다음 각 호의 어느 하나에 해당하는 자가 주최하는 의학·약학, 의료기기 관련 학술연구 목적의 학술대회(학술대회 중에 개최되는 제품설명회를 포함한다)에 참가하는 발표자·좌장·토론자가 학술대회 주최자로부터 교통비·식비·숙박비·등록비 용도의 실비로 지원받는 비용.<br>1. 의학·약학, 의료기기 관련 학술연구를 목적으로 설립된 비영리법인<br>2. 「의료법」 제28조제1항에 따른 의사회·치과의사회·한의사회, 같은 법 제52조제1항에 따른 의료기관단체 또는 「약사법」 제11조 및 제12조에 따른 대한약사회·대한한약사회(이하 "보건의료단체"라 한다)<br>3. 「고등교육법」 제2조제1호에 따른 대학 또는 「산업교육진흥 및 산학협력촉진에 관한 법률」 제25조제1항에 따른 산학협력단<br>4. 보건의료단체 또는 사업자(의약품의 품목허가를 받은 자, 의약품의 품목신고를 한 자, 의약품 수입자, 의료기기 제조업자 및 수입업자를 말한다. 이하 이 표에서 같다)들로 구성된 단체가 승인 또는 인정한 학회(해외 학회를 포함한다), 학술기관·학술단체 또는 연구기관·연구단체 |
| 3. 임상시험 등의 지원 | ㅇ 다음 각 호의 어느 하나에 해당하는 임상시험 또는 임상연구를 실시하는데 필요한 수량의 의약품(제1호 및 제3호만 해당하며, 제3호의 경우 「첨단재생의료 및 첨단바이오의약품 안전 및 지원에 관한 법률」에 따른 인체세포등을 포함한다) 및 의료기기(제2호만 해당한다)와 적절한 연구비. 이 경우 해당 요양기관에 설치된 관련 위원회의 사전 승인을 받은 비임상시험(非臨床試驗: 동물실험 또는 실험실 실험 등을 말한다)을 포함한다.<br>1. 「약사법」 제34조제1항 및 제7항에 따라 식품의약품안전처장의 임상시험계획 승인을 받은 임상시험(「의약품 등의 안전에 관한 규칙」 제24조제8항에 해당하는 경우에는 임상시험심사위원회의 임상시험계획 승인을 받은 임상시험을 말한다)<br>2. 「의료기기법」 제10조제1항 및 제7항에 따라 식품의약품안전처장의 임상시험계획 승인을 받은 임상시험(「의료기기법 시행규칙」 제20조제3항에 해당하는 경우에는 임상시험심사위원회의 임상시험계획 승인을 받은 임상시험을 말한다)<br>3. 「첨단재생의료 및 첨단바이오의약품 안전 및 지원에 관한 법률」 제12조제2항 또는 제3항에 따라 첨단재생의료 연구계획의 적합 통보 또는 첨단재생의료 임상연구 승인을 받은 첨단재생의료 임상연구 |
| 4. 제품 설명회 | 1. 다음 각 목의 어느 하나의 방식으로 주최하는 제품설명회에서 참석자에게 제공하는 실제 비용의 교통비, 5만원 이하의 기념품, 숙박, 식음료(세금 및 봉사료를 제외한 금액으로 1회당 10만원 이하인 경우로 한정한다)<br>가. 사업자가 국내에서 복수의 의료기관을 대상으로 해당 의료기관에 소속한 의사·치과의사·한의사에게 사업자의 의약품에 대한 정보제공을 목적으로 주최하는 제품설명회<br>나. 사업자가 국내에서 복수의 의료기관을 대상으로 주최하는 다음 어느 하나의 행사<br>1) 해당 의료기관에 소속한 「보건의료기본법」 제3조제3호에 따른 보건의료인(이하 이 표에서 "보건의료인"이라 한다)에게 사업자의 의료기기에 대한 정보제공을 목적으로 주최하는 제품설명회 |

| | |
|---|---|
| | 2) 해당 의료기관에 소속한 보건의료인 및 시술·진단관련 종사자에게 사업자의 의료기기와 관련한 시술 및 진단기술의 습득·향상을 위하여 실시하는 교육·훈련<br>다. 의료기기 수입업자가 의료기관에 소속한 보건의료인을 대상으로 국내에 수입되지 않은 수입업자의 의료기기와 관련한 기술 습득 및 기술 향상을 위하여 실시하는 국외 교육과 국외 훈련(해당 의료기기에 대한 식품의약품안전처장의 변경허가 또는 사용방법의 변경 등의 경우가 아니면 반복된 교육·훈련은 제외한다)<br>라. 의료기기 제조업자가 외국에서 복수의 외국 의료기관에 소속된 보건의료인을 대상으로 자사 의료기기에 대한 정보제공을 목적으로 주최하는 제품설명회와 시술 및 진단기술의 습득 · 향상을 위하여 실시하는 교육 · 훈련. 다만, 강연자로 참석하는 경우만 해당한다.<br>2. 다음 각 목의 어느 하나의 방식으로 주최하는 제품설명회로서, 참석자에게 제공하는 식음료(세금 및 봉사료를 제외한 금액으로 1일 10만원 이하로 한정하며, 월 4회 이내만 허용한다) 및 사업자의 회사명 또는 제품명을 기입한 1만원 이하의 판촉물<br>가. 사업자가 개별 의료기관을 방문하여 해당 의료기관에 소속한 의사·치과의사·한의사에게 사업자의 의약품에 대한 정보를 제공할 목적으로 주최하는 제품설명회<br>나. 사업자가 개별 의료기관을 방문하여 해당 의료기관에 소속한 보건의료인 및 시술·진단관련 종사자에게 사업자의 의료기기와 관련한 시술 및 진단기술의 습득·향상을 위하여 실시하는 교육·훈련<br>※ 제품설명회는 의약품 및 의료기기에 대한 정보제공을 목적으로 개최하는 것만을 말하며, 보건의료인의 모임 등에 필요한 식음료를 지원하기 위하여 개최하는 것은 포함하지 않는다. |
| **5. 대금결제 조건에 따른 비용할인** | o 의약품 및 의료기기 거래금액을 결제하는 경우로서 다음 각 호의 어느 하나에 해당하는 경우<br>1. 거래가 있은 날로부터 3개월 이내에 결제하는 경우: 거래금액의 0.6퍼센트 이하의 비용할인<br>2. 거래가 있은 날로부터 2개월 이내에 결제하는 경우: 거래금액의 1.2퍼센트 이하의 비용할인<br>3. 거래가 있은 날로부터 1개월 이내에 결제하는 경우(계속적 거래에서 1개월을 단위로 의약품 거래금액을 결제하는 경우에는 그 기간의 중간인 날로부터 1개월 이내에 결제하는 것을 포함한다): 거래금액의 1.8퍼센트 이하의 비용할인<br>※ "거래가 있은 날"이란 의약품 및 의료기기가 요양기관에 도착한 날을 말한다.<br>※ 거래금액의 일부를 결제하는 경우에는 전체 거래금액에 대한 그 일부의 비율에 따라 비용할인을 한다. |
| **6. 시판 후 조사** | ○ 「약사법」 제32조, 같은 법 제42조제4항 및 「의료기기법」 제8조에 따른 재심사 대상 의약품이나 의료기기의 시판 후 조사에 참여하는 의사, 치과의사, 한의사에게 제공하는 증례보고서에 대한 건당 5만원 이하(희귀질환, 장기적인 추적조사 등 추가 작업량이 필요한 경우에는 30만원 이하를 말한다)의 사례비. 이 경우 사례비를 줄 수 있는 증례보고서의 개수는 「의약품 등의 안전에 관한 규칙」 제22조 · 제23조 또는 「의료기기법 시행규칙」 제10조에 따라 제출하여야 하는 증례보고서의 최소 개수로 하되, 연구목적, 해외허가 또는 해외등록 등을 위하여 특정품목에 대한 사례보고서가 필요한 경우에는 식품의약품안전처장이 정하여 고시하는 바에 따라 그 수를 추가할 수 있다. |
| **7. 기타** | 1. 금융회사가 신용카드 또는 직불카드(이하 "신용카드"라 한다) 사용을 유도하기 위하여 지급하는 의약품 및 의료기기 결제금액의 1퍼센트 이하의 적립점수(항공마일리지 및 이용적립금을 포함하되, 의약품 및 의료기기 대금결제 전용이 아닌 신용카드 또는 의약품 및 의료기기 대금결제를 주목적으로 하지 아니하는 신용카드를 사용하여 그 신용카드의 기본 적립률에 따라 적립한 적립점수는 제외한다).<br>2. 구매 전 의료기기의 성능을 확인하는 데 필요한 최소기한의 사용. 다만, 그 기한은 1개월을 넘을 수 없다. |

시행규칙 [별표 3] <개정 2023. 9. 22.>

## 의료기관의 종류별 시설기준(제34조 관련)

| 시설 | 종합병원<br>병원<br>요양병원 | 치과병원 | 한방병원 | 의원 | 치과<br>의원 | 한의원 | 조산원 |
|---|---|---|---|---|---|---|---|
| 1. 입원실 | 입원환자 100명 이상(병원·요양병원의 경우는 30명 이상)을 수용할 수 있는 입원실 | | 입원환자 30명 이상을 수용할 수 있는 입원실 | 입원실을 두는 경우 입원환자 29명 이하를 수용할 수 있는 입원실 | 의원과 같음 | 의원과 같음 | 1<br>(분만실 겸용) |
| 2. 중환자실 | 1<br>(병상이 300개 이상인 종합병원만 해당한다) | | | | | | |
| 3. 수술실 | 1<br>(외과계 진료과목이 있는 종합병원이나 병원인 경우에만 갖춘다) | 1<br>(외과계 진료과목이 있는 경우에만 갖춘다) | 1<br>(외과계 진료과목이 있는 경우에만 갖춘다) | 1<br>(외과계 진료과목이 있고, 전신마취 하에 수술을 하는 경우에만 갖춘다) | 1<br>(외과계 진료과목이 있고, 전신마취 하에 수술을 하는 경우에만 갖춘다) | | |
| 4. 응급실 | 1<br>(병원·요양병원의 경우는 「응급의료에 관한 법률」에 따라 지정받은 경우에만 갖춘다) | | | | | | |
| 5. 임상 검사실 | 1<br>(요양병원의 경우 관련 치과 진료과목이 있는 경우에만 갖춘다) | 1 | 1<br>(관련 의과 또는 치과 진료 과목이 있는 경우에만 갖춘다) | | | | |
| 6. 방사선 장치 | 1<br>(요양병원의 경우 관련 치과 진료과목이 있는 경우에만 갖춘다) | 1 | 1<br>(관련 의과 또는 치과 진료 과목이 있는 경우에만 갖춘다) | | | | |

| | | | | | | | |
|---|---|---|---|---|---|---|---|
| 7. 회복실 | 1 (수술실이 설치되어 있는 경우에만 갖춘다) | 1 (수술실이 설치되어 있는 경우에만 갖춘다) | 1 (수술실이 설치되어 있는 경우에만 갖춘다) | 1 (수술실이 설치되어 있는 경우에만 갖춘다) | 1 (수술실이 설치되어 있는 경우에만 갖춘다) | | |
| 8. 물리치료실 | 1 (종합병원에만 갖춘다) | | | | | | |
| 9. 한방요법실 | 1 (관련 한의과 진료과목이 있는 경우에만 갖춘다) | 1 (관련 한의과 진료과목이 있는 경우에만 갖춘다) | 1 | | | | |
| 10. 병리해부실 | 1 (종합병원에만 갖춘다) | | | | | | |
| 11. 조제실 | 1 (조제실을 두는 경우에만 갖춘다) | 1 (조제실을 두는 경우에만 갖춘다) | 1 (조제실을 두는 경우에만 갖춘다) | 1 (조제실을 두는 경우에만 갖춘다) | 1 (조제실을 두는 경우에만 갖춘다) | 1 (조제실을 두는 경우에만 갖춘다) | 1 (조제실을 두는 경우에만 갖춘다) |
| 11의2. 탕전실 | 1 (관련 한의과 진료과목을 두고 탕전을 하는 경우에만 갖춘다) | 1 (관련 한의과 진료과목을 두고 탕전을 하는 경우에만 갖춘다) | 1 (탕전을 하는 경우에만 갖춘다) | | | 1 (탕전을 하는 경우에만 갖춘다) | |
| 12. 의무기록실 | 1 | 1 | 1 | | | | |
| 13. 소독시설 | 1 | 1 | 1 | 1 (외래환자를 진료하지 아니하는 의원은 제외한다) | 1 | 1 | 1 |
| 14. 급식시설 | 1 (외부 용역업체에 급식을 맡기는 경우에는 적용되지 아니한다) | 1 (외부 용역업체에 급식을 맡기는 경우에는 적용되지 아니한다) | 1 (외부 용역업체에 급식을 맡기는 경우에는 적용되지 아니한다) | | | | |

| | | | | | | | |
|---|---|---|---|---|---|---|---|
| 15. 세탁물 처리시설 | 1<br>(세탁물 전량을 위탁처리하는 경우에는 갖추지 아니하여도 된다) | 1<br>(세탁물 전량을 위탁처리하는 경우에는 갖추지 아니하여도 된다) | 1<br>(세탁물 전량을 위탁처리하는 경우에는 갖추지 아니하여도 된다) | | | | |
| 16. 시체실 | 1<br>(종합병원만 갖춘다. 다만, 「장사 등에 관한 법률」 제29조에 따른 장례식장을 설치·운영하는 경우로서 장례식장에 시신을 안치하기 위한 시설을 둔 경우에는 갖추지 않아도 된다) | | | | | | |
| 17. 의료폐기물 처리시설 | 1<br>(의료폐기물 전량을 위탁처리하는 경우에는 해당하지 않는다) | 1<br>(의료폐기물 전량을 위탁처리하는 경우에는 해당하지 않는다) | 1<br>(의료폐기물 전량을 위탁처리하는 경우에는 해당하지 않는다) | | | | |
| 18. 자가발전시설 | 1 | 1 | 1 | | | | |
| 19. 구급자동차 | 1<br>(요양병원은 제외하며, 「응급의료에 관한 법률」 제44조제2항에 따라 구급자동차의 운용을 위탁한 경우에는 갖추지 않아도 된다) | | | | | | |
| 20. 그 밖의 시설 | 가. 탕전실, 의무기록실, 급식시설, 세탁처리시설 및 적출물소각시설은 의료기관이 공동으로 사용할 수 있다.<br>나. 요양병원은 거동이 불편한 환자가 장기간 입원하는 데에 불편함이 없도록 식당, 휴게실, 욕실, 화장실, 복도 및 계단과 엘리베이터(계단과 엘리베이터는 2층 이상인 건물만 해당하고, 층간 경사로를 갖춘 경우에는 엘리베이터를 갖추지 아니할 수 있다)를 갖추어야 한다.<br>다. 탕전실은 의료기관에서 분리하여 따로 설치할 수 있다.<br>라. 종합병원, 병원, 한방병원, 요양병원은 해당 병원에서 사망하는 사람 등의 장사 관련 편의를 위하여 「장사 등에 관한 법률」 제29조에 따른 장례식장을 설치할 수 있다. 이 경우 장례식장의 운영은 법인, 단체 또는 개인 등에게 위탁할 수 있다. | | | | | | |

### 시행규칙 [별표 4] <개정 2023.9.22.>

## 의료기관의 시설규격(제34조 관련)

1. 입원실
   가. 입원실은 3층 이상 또는 「건축법」 제2조제1항제5호에 따른 지하층에는 설치할 수 없다. 다만, 「건축법 시행령」 제56조에 따른 내화구조(耐火構造)인 경우에는 3층 이상에 설치할 수 있다.
   나. 입원실의 면적(벽·기둥 및 화장실의 면적을 제외한다)은 환자 1명을 수용하는 곳인 경우에는 10제곱미터 이상이어야 하고(면적의 측정 방법은 「건축법 시행령」 제119조의 산정 방법에 따른다. 이하 같다) 환자 2명 이상을 수용하는 곳인 경우에는 환자 1명에 대하여 6.3제곱미터 이상으로 하여야 한다.
   다. 삭제 〈2017. 2. 3.〉
   라. 입원실에 설치하는 병상 수는 최대 4병상(요양병원의 경우에는 6병상)으로 한다. 이 경우 각 병상 간 이격거리는 최소 1.5미터 이상으로 한다.
   마. 입원실에는 손씻기 시설 및 환기시설을 설치하여야 한다.
   바. 병상이 300개 이상인 종합병원에는 보건복지부장관이 정하는 기준에 따라 전실(前室) 및 음압시설(陰壓施設: 방 안의 기압을 낮춰 내부 공기가 방 밖으로 나가지 못하게 만드는 설비) 등을 갖춘 1인 병실(이하 "음압격리병실"이라 한다)을 1개 이상 설치하되, 300병상을 기준으로 100병상 초과할 때 마다 1개의 음압격리병실을 추가로 설치하여야 한다. 다만, 제2호카목에 따라 중환자실에 음압격리병실을 설치한 경우에는 입원실에 설치한 것으로 본다.
   사. 병상이 300개 이상인 요양병원에는 보건복지부장관이 정하는 기준에 따라 화장실 및 세면시설을 갖춘 격리병실을 1개 이상 설치하여야 한다.
   아. 산모가 있는 입원실에는 입원 중인 산모가 신생아에게 모유를 먹일 수 있도록 산모와 신생아가 함께 있을 수 있는 시설을 설치하도록 노력하여야 한다.
   자. 감염병환자등의 입원실은 다른 사람이나 외부에 대하여 감염예방을 위한 차단 등 필요한 조치를 하여야 한다.
2. 중환자실
   가. 병상이 300개 이상인 종합병원은 입원실 병상 수의 100분의 5 이상을 중환자실 병상으로 만들어야 한다.
   나. 중환자실은 출입을 통제할 수 있는 별도의 단위로 독립되어야 하며, 무정전(無停電) 시스템을 갖추어야 한다.
   다. 중환자실의 의사당직실은 중환자실 내 또는 중환자실과 가까운 곳에 있어야 한다.
   라. 병상 1개당 면적은 15제곱미터 이상으로 하되, 신생아만을 전담하는 중환자실(이하 "신생아중환자실"이라 한다)의 병상 1개당 면적은 5제곱미터 이상으로 한다. 이 경우 "병상 1개당 면적"은 중환자실 내 간호사실, 당직실, 청소실, 기기창고, 청결실, 오물실, 린넨보관실을 제외한 환자 점유 공간[중환자실 내에 있는 간호사 스테이션(station)과 복도는 병상 면적에 포함한다]을 병상 수로 나눈 면적을 말한다.
   마. 병상마다 중앙공급식 의료가스시설, 심전도모니터, 맥박산소계측기, 지속적수액주입기를 갖추고, 병상 수의 10퍼센트 이상 개수의 침습적 동맥혈압모니터, 병상 수의 30퍼센트 이상 개수의 인공호흡기, 병상 수의 70퍼센트 이상 개수의 보육기(신생아중환자실에만 해당한다)를 갖추어야 한다.
   바. 중환자실 1개 단위(Unit)당 후두경, 앰부백(마스크 포함), 심전도기록기, 제세동기를 갖추어야 한다. 다만, 신생아중환자실의 경우에는 제세동기 대신 광선기와 집중치료기를 갖추어야 한다.
   사. 중환자실에는 전담의사를 둘 수 있다. 다만, 신생아중환자실에는 전담전문의를 두어야 한다.
   아. 전담간호사를 두되, 간호사 1명당 연평균 1일 입원환자수는 1.2명(신생아 중환자실의 경우에는 1.5명)을 초과하여서는 아니 된다.

자. 중환자실에 설치하는 병상은 벽으로부터 최소 1.2미터 이상, 다른 병상으로부터 최소 2미터 이상 이격하여 설치하여야 한다.

차. 중환자실에는 병상 3개당 1개 이상의 손씻기 시설을 설치하여야 한다.

카. 중환자실에는 보건복지부장관이 정하는 기준에 따라 병상 10개당 1개 이상의 격리병실 또는 음압격리병실을 설치하여야 한다. 이 경우 음압격리병실은 최소 1개 이상 설치하여야 한다.

3. 수술실

가. 수술실은 수술실 상호 간에 칸막이벽으로 구획되어야 하고, 각 수술실에는 하나의 수술대만 두어야 하며, 환자의 감염을 방지하기 위하여 먼지와 세균 등이 제거된 청정한 공기를 공급할 수 있는 공기정화설비를 갖추고, 내부 벽면은 불침투질로 하여야 하며, 적당한 난방, 조명, 멸균수세(滅菌水洗), 수술용 피복, 붕대재료, 기계기구, 의료가스, 소독 및 배수 등 필요한 시설을 갖추어야 하고, 바닥은 접지가 되도록 하여야 하며, 콘센트의 높이는 1미터 이상을 유지하게 하고, 호흡장치의 안전관리시설을 갖추어야 한다.

나. 수술실에는 기도 내 삽관유지장치, 인공호흡기, 마취환자의 호흡감시장치, 심전도 모니터 장치를 갖추어야 한다.

다. 수술실 내 또는 수술실에 인접한 장소에 상용전원이 정전된 경우 나목에 따른 장치를 작동할 수 있는 축전지 또는 발전기 등의 예비전원설비를 갖추어야 한다. 다만, 나목에 따른 장치에 축전지가 내장되어 있는 경우에는 예비전원설비를 갖춘 것으로 본다.

4. 응급실

외부로부터 교통이 편리한 곳에 위치하고 산실(産室)이나 수술실로부터 격리되어야 하며, 구급용 시설을 갖추어야 한다.

5. 임상검사실

임상검사실은 자체적으로 검사에 필요한 시설·장비를 갖추어야 한다.

6. 방사선 장치

가. 방사선 촬영투시 및 치료를 하는 데에 지장이 없는 면적이어야 하며, 방사선 위해(危害) 방호시설(防護施設)을 갖추어야 한다.

나. 방사선 사진필름을 현상·건조하는 데에 지장이 없는 면적과 이에 필요한 시설을 갖춘 건조실을 갖추어야 한다.

다. 방사선 사진필름을 판독하는 데에 지장이 없는 면적과 이에 필요한 설비가 있는 판독실을 갖추어야 한다.

7. 회복실

수술 후 환자의 회복과 사후 처리를 하는 데에 지장이 없는 면적이어야 하며, 이에 필요한 시설을 갖추어야 한다.

8. 물리치료실

물리요법을 시술하는 데에 지장이 없는 면적과 기능회복, 재활훈련, 환자의 안전관리 등에 필요한 시설을 갖추어야 한다.

9. 한방요법실

경락자극요법시설 등 한방요법시설과 특수생약을 증기, 탕요법에 의하여 치료하는 시설을 갖추어야 한다.

10. 병리해부실

병리·병원에 관한 세포학검사·생검 및 해부를 할 수 있는 시설과 기구를 갖추어 두어야 한다.

11. 조제실

약품의 소분(小分)·혼합조제 및 생약의 보관, 혼합약제에 필요한 소제대 등 필요한 시설을 갖추어야 한다.

11의2. 탕전실

가. 탕전실에는 조제실, 한약재 보관시설, 작업실, 그 밖에 탕전에 필요한 시설을 갖추어야 한다. 다만, 의료기관 내에 조제실 및 한약재 보관시설을 구비하고 있는 경우에는 이를 충족한 것으로 본다.

나. 조제실에는 개봉된 한약재를 보관할 수 있는 한약장 또는 기계·장치와 한약을 조제할 수 있는 시설을 두어야 한다.

다. 한약재 보관시설에는 쥐·해충·먼지 등을 막을 수 있는 시설과 한약재의 변질을 예방할 수 있는 시설을 갖추어야 한다.

라. 작업실에는 수돗물이나 「먹는물관리법」 제5조에 따른 먹는 물의 수질기준에 적합한 지하수 등을 공급할 수 있는 시설, 한약의 탕전 등에 필요한 안전하고 위생적인 장비 및 기구, 환기 및 배수에 필요한 시설, 탈의실 및 세척시설 등을 갖추어야 한다.

마. 작업실의 시설 및 기구는 항상 청결을 유지하여야 하며 종사자는 위생복을 착용하여야 한다.

바. 의료기관에서 분리하여 따로 설치한 탕전실에는 한의사 또는 한약사를 배치하여야 한다.

사. 의료기관에서 분리하여 따로 설치한 탕전실에서 한약을 조제하는 경우 조제를 의뢰한 한의사의 처방전, 조제 작업일지, 한약재의 입출고 내역, 조제한 한약의 배송일지 등 관련 서류를 작성·보관하여야 한다.

12. 의무기록실

의무기록(외래·입원·응급 환자 등의 기록)을 보존기간에 따라 비치하여 기록·관리 및 보관할 수 있는 서가 등 필요한 시설을 설치하여야 한다.

13. 소독시설

증기·가스장치 및 소독약품 등의 자재와 소독용 기계기구를 갖추어 두고, 위생재료·붕대 등을 집중 공급하는 데에 적합한 시설을 갖추어야 한다.

14. 급식시설

가. 조리실은 식품의 운반과 배식이 편리한 곳에 위치하고, 조리, 보관, 식기 세척, 소독 등 식품을 위생적으로 처리할 수 있는 설비와 공간을 갖추어야 한다.

나. 식품저장실은 환기와 통풍이 잘 되는 곳에 두되, 식품과 식품재료를 위생적으로 보관할 수 있는 시설을 갖추어야 한다.

다. 급식 관련 종사자가 이용하기 편리한 준비실·탈의실 및 옷장을 갖추어야 한다.

15. 세탁물 처리시설

「의료기관세탁물관리규칙」에서 정하는 적합한 시설과 규모를 갖추어야 한다.

16. 시체실

시체의 부패 방지를 위한 냉장시설과 소독시설을 갖추어야 한다.

17. 의료폐기물 처리시설

「폐기물관리법 시행규칙」 제14조에 따른 시설과 규모를 갖추어야 한다.

18. 자가발전시설

공공전기시설을 사용하지 아니하더라도 해당 의료기관의 필요한 곳에 전기를 공급할 수 있는 자가발전시설을 갖추어야 한다.

19. 구급자동차

보건복지부장관이 정하는 산소통·산소호흡기와 그 밖에 필요한 장비를 갖추고 환자를 실어 나를 수 있어야 한다.

20. 그 밖의 시설

가. 장례식장의 바닥면적은 해당 의료기관의 연면적의 5분의 1을 초과하지 못한다.

나. 요양병원의 식당 등 모든 시설에는 휠체어가 이동할 수 있는 공간이 확보되어야 하며, 복도에는 병상이 이동할 수 있는 공간이 확보되어야 한다.

다. 별표 3 제20호나목에 따라 엘리베이터를 설치하여야 하는 경우에는 「승강기시설 안전관리법 시행규칙」 별표 1에 따른 침대용 엘리베이터를 설치하여야 하며, 층간 경사로를 설치하는 경우에는 「장애인·노인·임산부 등의 편의증진에 관한 법률 시행규칙」 별표 1에 따른 경사로 규격에 맞아야 한다.

라. 요양병원의 복도 등 모든 시설의 바닥은 문턱이나 높이차이가 없어야 하고, 불가피하게 문턱이나 높이차이가 있는 경우 환자가 이동하기 쉽도록 경사로를 설치하여야 하며, 복도, 계단, 화장실 대·소변기, 욕실에는 안전을 위한 손잡이를 설치하여야 한다. 다만, 「장애인·노인·임산부 등의 편의증진에 관한 법률」 제9조에 따라 요양병원에 출입구·문, 복도, 계단을 설치하는 경우에 그 시설은 같은 법에 따른 기준에도 맞아야 한다.

마. 요양병원의 입원실, 화장실, 욕실에는 환자가 의료인을 신속하게 호출할 수 있도록 병상, 변기, 욕조 주변에 비상연락장치를 설치하여야 한다.

바. 요양병원의 욕실

1) 병상이 이동할 수 있는 공간 및 보조인력이 들어가 목욕을 시킬 수 있는 공간을 확보하여야 한다.

2) 적정한 온도의 온수가 지속적으로 공급되어야 하고, 욕조를 설치할 경우 욕조에 환자의 전신이 잠기지 않는 깊이로 하여야 한다.

사. 요양병원의 외부로 통하는 출입구에 잠금장치를 갖추되, 화재 등 비상시에 자동으로 열릴 수 있도록 하여야 한다.

시행규칙 [별표 5] <개정 2015.5.29.>

## 의료기관에 두는 의료인의 정원(제38조 관련)

| 구분 | 종합병원 | 병원 | 치과병원 | 한방병원 | 요양병원 | 의원 | 치과의원 | 한의원 |
|---|---|---|---|---|---|---|---|---|
| 의사 | 연평균 1일 입원환자를 20명으로 나눈 수(이 경우 소수점은 올림). 외래환자 3명은 입원환자 1명으로 환산함 | 종합병원과 같음 | 추가하는 진료과목당 1명(법 제43조 제2항에 따라 의과 진료과목을 설치하는 경우) | 추가하는 진료과목당 1명(법 제43조 제2항에 따라 의과 진료과목을 설치하는 경우) | 연평균 1일 입원환자 80명까지는 2명으로 하되, 80명을 초과하는 입원환자는 매 40명마다 1명을 기준으로 함(한의사를 포함하여 환산함). 외래환자 3명은 입원환자 1명으로 환산함 | 종합병원과 같음 | | |
| 치과의사 | 의사의 경우와 같음 | 추가하는 진료과목당 1명(법 제43조제3항에 따라 치과 진료과목을 설치하는 경우) | 종합병원과 같음 | 추가하는 진료과목당 1명(법 제43조제3항에 따라 치과 진료과목을 설치하는 경우) | 추가하는 진료과목당 1명(법 제43조제3항에 따라 치과 진료과목을 설치하는 경우) | | 종합병원과 같음 | |
| 한의사 | 추가하는 진료과목당 1명(법 제43조제1항에 따라 한의과 진료과목을 설치하는 경우) | 추가하는 진료과목당 1명(법 제43조제1항에 따라 한의과 진료과목을 설치하는 경우) | 추가하는 진료과목당 1명(법 제43조제1항에 따라 한의과 진료과목을 설치하는 경우) | 연평균 1일 입원환자를 20명으로 나눈 수(이 경우 소수점은 올림). 외래환자 3명은 입원환자 1명으로 환산함 | 연평균 1일 입원환자 40명마다 1명을 기준으로 함(의사를 포함하여 환산함). 외래환자 3명은 입원환자 1명으로 환산함 | | | 한방병원과 같음 |
| 조산사 | 산부인과에 배정된 간호사 정원의 3분의 1 이상 | 종합병원과 같음(산부인과가 있는 경우에만 둠) | | 종합병원과 같음(법 제43조제2항에 따라 산부인과를 설치하는 경우) | | 병원과 같음 | | |

| 간호사(치과의료기관의 경우에는 치과위생사 또는 간호사) | 연평균 1일 입원환자를 2.5명으로 나눈 수(이 경우 소수점은 올림).<br>외래환자 12명은 입원환자 1명으로 환산함 | 종합병원과 같음 | 종합병원과 같음 | 연평균 1일 입원환자를 5명으로 나눈 수(이 경우 소수점은 올림). 외래환자 12명은 입원환자 1명으로 환산함 | 연평균 1일 입원환자 6명마다 1명을 기준으로 함(다만, 간호조무사는 간호사 정원의 3분의 2 범위 내에서 둘 수 있음). 외래환자 12명은 입원환자 1명으로 환산함 | 종합병원과 같음 | 종합병원과 같음 | 한방병원과 같음 |
|---|---|---|---|---|---|---|---|---|

시행규칙 [별표 5의2] <신설 2010.1.29>

## 의료기관에 두는 약사 및 한약사의 정원(제38조 관련)

<table>
<tr><th colspan="2">의료기관 종류</th><th>약사 정원</th></tr>
<tr><td colspan="2">상급종합병원</td><td>연평균 1일 입원환자를 30명으로 나눈 수와 외래환자 원내조제 처방전을 75매로 나눈 수를 합한 수 이상의 약사</td></tr>
<tr><td rowspan="3">종합병원</td><td>500병상 이상</td><td>연평균 1일 입원환자를 50명으로 나눈 수와 외래환자 원내조제 처방전을 75매로 나눈 수를 합한 수 이상의 약사</td></tr>
<tr><td>300병상 이상 500병상 미만</td><td>연평균 1일 입원환자를 80명으로 나눈 수와 외래환자 원내조제 처방전을 75매로 나눈 수를 합한 수 이상의 약사</td></tr>
<tr><td>300병상 미만</td><td>1인 이상의 약사</td></tr>
<tr><td colspan="2">병 원</td><td>1인 이상의 약사. 다만, 100병상 이하의 경우에는 주당 16시간 이상의 시간제 근무 약사를 둘 수 있다.</td></tr>
<tr><td colspan="2">치과병원(30병상 이상에 한정한다)</td><td>1인 이상의 약사. 다만, 100병상 이하의 경우에는 주당 16시간 이상의 시간제 근무 약사를 둘 수 있다.</td></tr>
<tr><td colspan="2">한방병원</td><td>1인 이상의 한약사. 다만, 100병상 이하의 경우에는 주당 16시간 이상의 시간제 근무 한약사를 둘 수 있다.</td></tr>
<tr><td colspan="2">요양병원</td><td>1인 이상의 약사 또는 한약사. 다만, 200병상 이하의 경우에는 주당 16시간 이상의 시간제 근무 약사 또는 한약사를 둘 수 있다.</td></tr>
</table>

비고: 약사 수의 산정 시 그 수가 1 미만인 경우에는 1로 하고, 1 이상인 경우 소수점은 반올림한다.

시행규칙 [별표 6]

## 의료기관의 급식관리 기준(제39조 관련)

1. 환자의 영양관리에 관한 사항을 심의하기 위하여 병원장이나 부원장을 위원장으로 하는 영양관리위원회를 둔다.
2. 환자의 식사는 일반식과 치료식으로 구분하여 제공한다.
3. 환자급식을 위한 식단은 영양사가 작성하고 환자의 필요 영양량을 충족시킬 수 있어야 한다.
4. 환자음식은 뚜껑이 있는 식기나 밀폐된 배식차에 넣어 적당한 온도를 유지한 상태에서 공급하여야 한다.
5. 영양사는 완성된 식사를 평가하기 위하여 매 끼 검식(檢食)을 실시하며, 이에 대한 평가 결과를 검식부(檢食簿)에 기록하여야 한다.
6. 영양사는 의사가 영양지도를 의뢰한 환자에 대하여 영양 상태를 평가하고, 영양 상담 및 지도를 하며, 그 내용을 기록하여야 한다.
7. 식기와 급식용구는 매 식사 후 깨끗이 세척·소독하여야 하며, 전염성 환자의 식기는 일반 환자의 식기와 구분하여 취급하고, 매 식사 후 완전 멸균소독하여야 한다.
8. 수인성 전염병환자가 남긴 음식은 소독 후 폐기하여야 한다.
9. 병원장은 급식 관련 종사자에 대하여 연 1회 이상 정기건강진단을 실시하여야 하며, 종사자가 전염성 질병에 감염되었을 경우에는 필요한 조치를 취하여야 한다.
10. 병원장은 급식 관련 종사자에게 위생교육을 실시하여야 한다.

시행규칙 [별표 7] <개정 2020. 4. 24.>

## 의료기관의 신체보호대 사용 기준(제39조의7 관련)

1. "신체보호대"란 전신 혹은 신체 일부분의 움직임을 제한할 때 사용되는 물리적 장치 및 기구를 말한다.
2. 신체보호대는 입원 환자가 생명유지 장치를 스스로 제거하는 등 환자 안전에 위해가 발생할 수 있어 그 환자의 움직임을 제한하거나 신체를 묶을 필요가 있는 경우에 제3호에서 정하는 바에 따라 최소한의 시간 동안 사용한다.
3. 신체보호대 사용 사유 및 절차는 다음 각 목과 같다.
   가. 주된 증상, 과거력(過去歷), 투약력(投藥歷), 신체 및 인지 기능, 심리 상태, 환경적 요인 등 환자의 상태를 충분히 파악한 후 신체보호대를 대신할 다른 방법이 없는 경우에만 신체보호대를 사용한다.
   나. 의사는 신체보호대 사용 사유·방법·신체 부위, 종류 등을 적어 환자에 대한 신체보호대 사용을 처방해야 한다.
   다. 의료인은 의사의 처방에 따라 환자에게 신체보호대 사용에 대하여 충분히 설명하고 환자의 동의를 얻어야 한다. 다만, 환자가 의식이 없는 등 환자의 동의를 얻을 수 없는 경우에는 환자 보호자의 동의를 얻을 수 있다.
   라. 다목에 따른 동의를 얻으려는 경우에는 신체보호대 사용 사유·방법·신체 부위 및 종류, 신체보호대를 처방한 의사와 설명한 의료인의 이름 및 처방·설명 날짜를 적은 문서로 해야 한다. 이 경우 다목 단서에 따라 환자의 보호자가 동의하는 경우에는 그 사유를 함께 적어야 한다.
4. 신체보호대를 사용하는 경우에는 다음 각 목의 내용을 준수해야 한다.

가. 신체보호대는 응급상황에서 쉽게 풀 수 있거나 즉시 자를 수 있어야 한다.
나. 의료인은 신체보호대를 사용하고 있는 환자의 상태를 주기적으로 관찰·기록하여 부작용 발생을 예방하고 환자의 기본 욕구를 확인하여 충족시켜야 한다.
다. 의료인은 신체보호대의 제거 또는 사용 신체 부위를 줄이기 위하여 환자의 상태를 주기적으로 평가해야 한다.

5. 의사는 다음 각 목의 어느 하나에 해당하는 사유가 발생한 경우에는 신체보호대 사용을 중단해야 한다.
가. 신체보호대의 사용 사유가 없어진 경우
나. 신체보호대를 대신하여 사용할 수 있는 다른 효과적인 방법이 있는 경우
다. 신체보호대의 사용으로 인하여 환자에게 부작용이 발생한 경우

6. 요양병원 개설자는 신체보호대 사용을 줄이기 위하여 연 1회 이상 의료인을 포함한 요양병원 종사자에게 다음 각 목의 내용을 포함하여 신체보호대 사용에 관한 교육을 실시해야 한다.
가. 신체보호대의 정의, 사용 방법 및 준수 사항
나. 신체보호대를 사용할 경우 발생할 수 있는 부작용
다. 신체보호대 외의 대체수단 및 환자의 권리

### 시행규칙 [별표 7의2] 〈신설 2023. 9. 22.〉

## 수술실 내 폐쇄회로 텔레비전의 설치 기준(제39조의9 관련)

가. 폐쇄회로 텔레비전은 「개인정보 보호법 시행령」 제3조제1항제1호에 따른 장치로서 수술실 내부를 촬영하고 모니터를 통해 그 영상을 구현할 수 있으며, 그 영상정보를 녹화·저장할 수 있는 기능을 갖춰야 한다.
나. 폐쇄회로 텔레비전은 환자 및 수술에 참여한 의료인 등을 확인할 수 있도록 사각지대를 최소화할 수 있는 곳에 설치해야 한다.
다. 폐쇄회로 텔레비전은 수술실에 일정한 방향을 지속적으로 촬영할 수 있도록 설치해야 한다.
라. 폐쇄회로 텔레비전은 임의로 조작이 가능하도록 설치해서는 안 된다.
마. 폐쇄회로 텔레비전은 고해상도[HD(High Definition)]급 이상의 성능을 보유해야 한다.
바. 폐쇄회로 텔레비전의 설치와 관련하여 이 규칙에 규정하고 있지 않은 사항은 「개인정보 보호법」 및 「정보통신공사업법」의 관련 규정을 준용한다.

시행규칙 [별표 8] <개정 2021.6.30.>

## 추가로 진료과목을 설치한 의료기관이 표시할 수 있는 진료과목 및 진료에 필요한 시설·장비 기준(제41조제2항 관련)

1. 표시할 수 있는 진료과목

| 의료기관 종류 | 표시할 수 있는 진료과목 |
|---|---|
| 종합병원 | 한의과 진료과목을 추가로 설치하는 경우: 한방내과, 한방부인과, 한방소아과, 한방안·이비인후·피부과, 한방신경정신과, 한방재활의학과, 사상체질과 및 침구과 |
| 병원 | 가. 한의과 진료과목을 추가로 설치하는 경우<br>1) 모든 병원: 한방내과, 사상체질과 및 침구과<br>2) 신경과, 정신건강의학과, 신경외과 또는 재활의학과를 설치·운영하고 있는 병원: 한방신경정신과 및 한방재활의학과<br>3) 내과, 산부인과, 성형외과, 소아청소년과, 안과, 이비인후과 또는 피부과를 설치·운영하고 있는 병원: 한방부인과, 한방소아과 및 한방안·이비인후·피부과<br>나. 치과 진료과목을 추가로 설치하는 경우<br>1) 모든 병원 : 구강내과 및 통합치의학과<br>2) 외과, 성형외과 또는 응급의학과를 설치·운영하고 있는 병원: 구강악안면외과, 치과보철과, 치과교정과, 치주과 및 치과보존과<br>3) 소아청소년과를 설치·운영하고 있는 병원: 소아치과 |
| 한방병원 | 가. 의과 진료과목을 추가로 설치하는 경우<br>1) 모든 한방병원: 내과, 가정의학과, 마취통증의학과<br>2) 한방내과, 한방신경정신과, 한방재활의학과 또는 침구과를 설치·운영하고 있는 한방병원: 신경과, 정신건강의학과, 신경외과, 정형외과, 비뇨의학과 및 재활의학과<br>3) 한방부인과, 한방소아과 또는 한방안·이비인후·피부과를 설치·운영하고 있는 한방병원: 산부인과, 소아청소년과, 안과, 이비인후과 및 피부과<br>4) 1)에서 3)까지의 의과과목을 1개 이상 설치·운영하고 있는 한방병원 : 영상의학과 및 진단검사의학과<br>나. 치과 진료과목을 추가로 설치하는 경우<br>1) 모든 한방병원: 구강내과 및 통합치의학과<br>2) 한방소아과를 설치·운영하고 있는 한방병원: 소아치과 |
| 치과병원 | 가. 의과 진료과목을 추가로 설치하는 경우<br>1) 모든 치과병원: 내과, 가정의학과, 마취통증의학과<br>2) 구강악안면외과, 치과보철과, 치과교정과, 치주과 또는 치과보존과를 설치·운영하고 있는 치과병원: 성형외과 및 정신건강의학과<br>3) 구강내과 또는 소아치과를 설치·운영하고 있는 치과병원: 이비인후과, 정신건강의학과, 신경과 및 소아청소년과<br>나. 한의과 진료과목을 추가로 설치하는 경우<br>1) 모든 치과병원: 한방내과, 침구과<br>2) 소아치과를 설치·운영하고 있는 치과병원: 한방소아과 |

| 요양병원·정신병원 | 치과 진료과목을 추가로 설치하는 경우: 구강악안면외과, 치과보철과, 치주과, 치과보존과, 구강내과 및 통합치의학과 |
|---|---|
| 비고: 치과 진료과목을 추가로 설치하는 의료기관은 2013년 12월 31일까지 진료과목을 "치과"로 표시한다. | |

2. 진료에 필요한 시설·장비 등
 가. 종합병원·병원·치과병원에 추가로 한의과 진료과목을 설치하는 경우
  1) 관련된 시설·장비 및 의료관계인을 확보하고 있는 경우에는 한방요법실을 갖출 수 있다.
  2) 탕전을 하는 경우에는 관련된 시설·장비 및 의료관계인을 확보하고 탕전실을 갖추어야 한다.
 나. 한방병원·치과병원에 추가로 의과 진료과목을 설치하는 경우
  1) 외과계 진료과목을 설치하는 경우에는 관련된 시설·장비 및 의료관계인을 확보하고 수술실을 갖추어야 한다.
  2) 관련된 시설·장비 및 의료관계인을 확보하고 있는 경우에는 임상검사실을 갖출 수 있다.
  3) 관련된 시설·장비 및 의료관계인을 확보하고 있는 경우에는 방사선장치를 갖출 수 있다.
  4) 수술실이 설치되어 있는 경우에는 회복실을 갖추어야 한다.
 다. 요양병원·정신병원에 추가로 치과 진료과목을 설치하는 경우
  1) 관련된 시설·장비 및 의료관계인을 확보하고 있는 경우에는 임상검사실을 갖출 수 있다.
  2) 관련된 시설·장비 및 의료관계인을 확보하고 있는 경우에는 방사선장치를 갖출 수 있다.
 라. 가목부터 다목까지의 규정에 따라 추가로 진료과목을 설치한 의료기관은 진료절차, 의료인 간 업무분장, 응급환자 대응방법, 관련 시설·장비의 활용방안, 환자의 선택권 등이 포함된 진료지침을 비치하여야 한다.

시행규칙 [별표 8의2] <개정 2021.6.30.>

## 감염관리 업무를 수행하는 사람의 인력기준 및 배치기준(제46조제1항 관련)

1. 인력기준: 감염관리실에서 감염관리 업무를 수행하는 사람은 감염관리에 관한 경험 및 지식이 있는 사람으로서 다음 각 목의 어느 하나에 해당하는 사람으로 한다.
 가. 의사
 나. 간호사
 다. 해당 의료기관의 장이 인정하는 사람
2. 배치기준: 다음 각 목의 구분에 따라 배치한다
 가. 상급종합병원
  1) 의사

| 구분 | 100~300 병상 | 301~600 병상 | 601~900 병상 | 901~1,200 병상 | 1,201~1,500 병상 | 1,501~1,800 병상 | 1,801~2,100 병상 | 2,101~2,400 병상 | 2,401 병상 이상 |
|---|---|---|---|---|---|---|---|---|---|
| 의사 | 1명 이상 | 2명 이상 | 3명 이상 | 4명 이상 | 5명 이상 | 6명 이상 | 7명 이상 | 8명 이상 | 9명 이상 |

  2) 간호사 및 해당 의료기관의 장이 인정하는 사람

| 구분 | 100~200 병상 | 201~400 병상 | 401~600 병상 | 601~800 병상 | 801~1,000 병상 | 1,000~1,200 병상 | 1,201~1,400 병상 | 1,401~1,600 병상 | 1,601~1,800 병상 | 1,801~2,000 병상 | 2,001~2,200 병상 | 2,201~2,400 병상 | 2,401 병상이상 |
|---|---|---|---|---|---|---|---|---|---|---|---|---|---|
| 간호사 | 1명 이상 | 2명 이상 | 2명 이상 | 3명 이상 | 3명 이상 | 4명 이상 | 4명 이상 | 5명 이상 | 5명 이상 | 6명 이상 | 6명 이상 | 7명 이상 | 7명 이상 |
| 의료기관의 장이 인정하는 사람 | 1명 이상 | 1명 이상 | 2명 이상 | 2명 이상 | 3명 이상 | 3명 이상 | 4명 이상 | 4명 이상 | 5명 이상 | 5명 이상 | 6명 이상 | 6명 이상 | 7명 이상 |

 나. 종합병원

| 구분 | 100~300 병상 | 301~600 병상 | 601~900 병상 | 901~1,200 병상 | 1,201~1,500 병상 | 1,501~1,800 병상 | 1,801~2,100 병상 | 2,101 병상 이상 |
|---|---|---|---|---|---|---|---|---|
| 의사 | 1명 이상 | 2명 이상 | 3명 이상 | 4명 이상 | 5명 이상 | 6명 이상 | 7명 이상 | 8명 이상 |
| 간호사 | 1명 이상 | 2명 이상 | 2명 이상 | 3명 이상 | 3명 이상 | 4명 이상 | 4명 이상 | 5명 이상 |
| 의료기관의 장이 인정하는 사람 | 1명 이상 | 1명 이상 | 2명 이상 | 2명 이상 | 3명 이상 | 3명 이상 | 4명 이상 | 4명 이상 |

다. 병원·치과병원·한방병원·요양병원·정신병원

| 인력 | 100~300<br>병상 | 301~600<br>병상 | 601~900<br>병상 | 901~1,200<br>병상 | 1,201<br>병상 이상 |
|---|---|---|---|---|---|
| 의사 | 1명 이상 | 2명 이상 | 3명 이상 | 4명 이상 | 5명 이상 |
| 간호사 | 1명 이상 | 1명 이상 | 1명 이상 | 1명 이상 | 1명 이상 |
| 의료기관의 장이 인정하는 사람 | 1명 이상 | 1명 이상 | 1명 이상 | 1명 이상 | 1명 이상 |

비 고

1. 위 표 제2호가목2)의 기준에도 불구하고 401병상 이상인 경우에는 해당 배치기준상의 최소인력을 기준으로 간호사를 1명씩 늘려 배치하면서 의료기관의 장이 인정하는 사람은 1명씩 줄여 배치할 수 있다. 다만, 의료기관의 장이 인정하는 사람이 최소 1명 이상 배치되어야 한다.
2. 위 표 제2호나목의 기준에도 불구하고 601병상 이상인 경우에는 해당 배치기준상의 최소인력을 기준으로 간호사를 1명씩 늘려 배치하면서 의료기관의 장이 인정하는 사람을 1명씩 줄여 배치할 수 있다. 다만, 의료기관의 장이 인정하는 사람은 최소 1명 이상 배치되어야 한다.

### 시행규칙 [별표 8의3] <개정 2016.10.6.>

## 감염관리실 근무 인력의 교육기준(제46조제3항 관련)

1. 교육 내용: 감염관리업무 개요 및 담당 인력의 역할, 감염관리 지침, 감시자료 수집 및 분석, 의료관련감염진단, 미생물학, 소독 및 멸균, 환경관리, 병원체별 감염관리, 분야별 감염관리, 역학통계, 임상미생물학, 유행조사, 감염감소 중재전략, 격리, 감염관리사업 기획·평가 등 감염관리와 관련된 내용

2. 교육 이수 시간: 매년 16시간 이상

3. 교육 기관: 다음 각 목의 어느 하나에 해당하는 기관
   가. 국가나 지방자치단체
   나. 「의료법」 제28조에 따른 의사회 또는 간호사회
   다. 「한국보건복지인력개발원법」에 따른 한국보건복지인력개발원
   라. 그 밖에 감염관리 관련 전문 학회 또는 단체

※ 비고: 감염관리실 근무 인력(감염관리 경력 3년 이상인 사람으로 한정한다)이 감염관리 관련 전문 학회에서 주관하는 학술대회 또는 워크숍에 매년 16시간 이상 참석한 경우에는 제1호부터 제3호까지의 규정에 따라 교육을 받은 것으로 본다.

시행규칙 [별표 9] <개정 2020. 9. 4.>

## **의료기관 인증마크의 도안 및 표시방법**(제64조의6제1항 관련)

1. 의료기관 인증마크의 도안 및 표시 예

〈도안〉

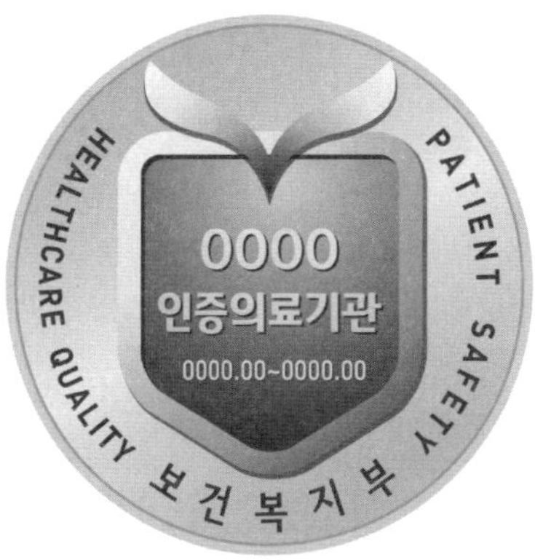


〈표시 예〉

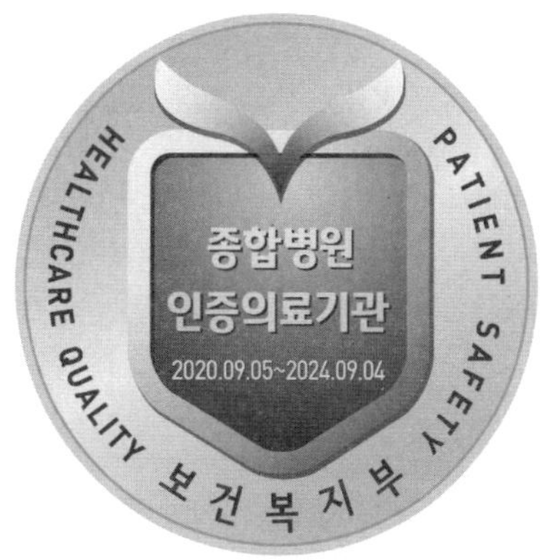


2. 의료기관 인증마크의 표시방법
   가. 인증마크에는 인증받은 인증의 종류와 유효기간을 명시해야 한다.
   나. 인증마크의 가로 및 세로 비율은 아래의 격자눈금에 따르고, 특별히 크게 확대할 경우에는 가로·세로를 같은 비율로 하여 크기를 조정해야 한다.

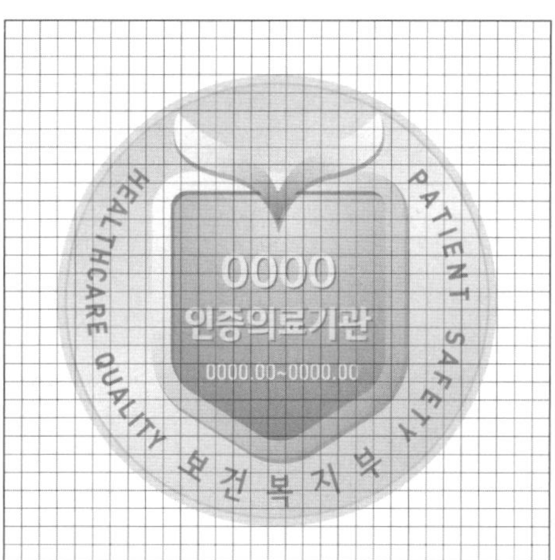


   다. 인증마크는 황금색을 기본 색상으로 하여 무광 금박으로 처리하고, 신문·잡지 등 적용매체의 특성에 따라 다른 색상으로 표현할 수 있다.
   라. 인증마크는 원칙적으로 사진제판 방식 또는 슬라이드 필름에 의한 투사 방식으로 복제되어야 하고, 벡터 방식(Vector Type)의 컴퓨터 그래픽 파일을 사용하여 재생하도록 한다.

## 시행규칙 [별표 10] <신설 2020. 9. 4.>

### 의료기관의 인증 또는 조건부인증의 취소 및 인증마크의 사용정지 등에 관한 세부기준(제64조의9제2항 관련)

1. 일반기준
   가. 위반행위의 횟수에 따른 행정처분의 가중된 처분기준은 최근 1년간 같은 위반행위로 행정처분을 받은 경우에 적용한다. 이 경우 기간의 계산은 위반행위에 대하여 행정처분을 받은 날과 그 처분 후 다시 같은 위반행위를 하여 적발된 날을 기준으로 한다.
   나. 가목에 따라 가중된 행정처분을 하는 경우 가중처분의 적용 차수는 그 위반행위 전 부과차수(가목에 따른 기간 내에 행정처분이 둘 이상 있었던 경우에는 높은 차수를 말한다)의 다음 차수로 한다.
   다. 위반행위가 둘 이상인 경우로서 그에 해당하는 각각의 처분기준이 다른 경우에는 그 중 무거운 처분기준에 따른다.

2. 개별기준

| 위반내용 | 근거 법령 | 처분기준 | | |
|---|---|---|---|---|
| | | 1차 위반 | 2차 위반 | 3차 위반 |
| 가. 거짓이나 그 밖의 부정한 방법으로 인증 또는 조건부인증을 받은 경우 | 법 제58조의10 제1항제1호 | 인증 또는 조건부인증 취소 | | |
| 나. 법 제64조제1항에 따라 의료기관 개설 허가가 취소되거나 폐쇄명령을 받은 경우 | 법 제58조의10 제1항제2호 | 인증 또는 조건부인증 취소 | | |
| 다. 의료기관의 종별 변경 등 인증 또는 조건부인증의 전제나 근거가 되는 중대한 사실이 변경된 경우 | 법 제58조의10 제1항제3호 | 시정명령 | 시정명령 및 인증마크 사용정지 | 인증 또는 조건부인증 취소 |
| 라. 법 제58조의3제1항에 따른 인증기준을 충족하지 못하게 된 경우 | 법 제58조의10 제1항제4호 | 시정명령 | 시정명령 및 인증마크 사용정지 | 인증 또는 조건부인증 취소 |
| 마. 인증마크의 사용정지 또는 시정명령을 위반한 경우 | 법 제58조의10 제1항제5호 | | | |
| 1) 인증마크의 사용정지명령을 위반한 경우 | | 인증 또는 조건부인증 취소 | | |
| 2) 시정명령을 위반한 경우 | | 시정명령 및 인증마크 사용정지 | 인증 또는 조건부인증 취소 | |

비고: 시정명령에 따른 시정기간 및 인증마크 사용정지의 기간은 3개월로 한다.

# 2. 의료법 요약

## 제1장 총 칙

### 1. 의료법의 목적 (법1조)

(1) 모든 국민이 **수준 높은 의료 혜택**을 받을 수 있도록 함
(2) **국민의료에 필요한 사항을 규정** (수단)
(3) **국민의 건강을 보호 · 증진** (목적)

### 2. 의료인 (법2조)

#### 1) 종별(5종) : 의사, 치과의사, 한의사, 조산사, 간호사

#### 2) 사명(법2조 2항)

(1) 의료인 종별에 따라 임무수행을 함
(2) 국민보건 향상을 이룸
(3) 국민의 건강한 생활 확보에 이바지 함

#### 3) 임무(법2조 2항)

(1) 의 사 : 의료와 보건지도
(2) 치과의사 : 치과 의료와 구강 보건지도
(3) 한의사 : 한방 의료와 한방 보건지도
(4) 조산사 : 조산, 임산부 및 신생아에 대한 보건과 양호지도
(5) 간호사
① 환자의 **간호요구**에 대한 **관찰, 자료수집, 간호판단 및 요양**을 위한 간호
② 의사, 치과의사, 한의사의 지도하에 시행하는 **진료의 보조**
③ 간호 요구자에 대한 **교육·상담** 및 **건강증진을 위한 활동의 기획과 수행**
④ 대통령령이 정하는 보건활동 (영2조)
가. **보건진료 전담공무원**으로서 행하는 보건활동(농어촌 등 보건의료를 위한 특별조치법)
나. **모자보건전문가**가 행하는 모자보건 및 가족계획 활동(모자보건법)
다. **결핵관리요원**으로서의 보건활동(결핵예방법)
라. **보건교사**로서의 보건활동(그 밖의 법령 : 학교보건법)
⑤ 간호조무사가 수행하는 **업무보조**에 대한 **지도**

## 3. 의료기관 (법3조)

### 1) 정의

의료인(간호사 제외)이 공중 또는 특정다수인을 위하여 의료 · 조산의 업(의료업)을 하는 곳

### 2) 구분 (총 9종)

(1) 의원급 의료기관 : **의원, 치과의원, 한의원**

의사, 치과의사 또는 한의사가 주로 외래환자를 대상으로 각각 그 의료행위를 하는 의료기관

(2) 조산원

조산사가 조산과 임산부 및 신생아를 대상으로 보건활동과 교육 · 상담을 하는 의료기관

(3) 병원급 의료기관

의사, 치과의사 또는 한의사가 주로 입원환자를 대상으로 의료행위를 하는 의료기관

- **병원**
- **치과병원**(입원 시설 제한 없음)
- **한방병원**
- **요양병원**(의료재활시설(30개 이상의 요양병상) 포함)
- **종합병원**(100개 이상의 병상)

► 요양병원의 입원대상(규36조)

① 노인성 질환자 ② 만성질환자

③ 외과적 수술 후 또는 상해 후 회복기간에 있는 자

※ 감염병환자, 감염병의사환자 또는 병원체보유자 제외

※ 노인성치매환자를 제외한 정신질환자 : 정신의료기관

(4) **병원 등** : **병원 · 치과병원 · 한방병원 및 요양병원**(법3조의 2)

병원 등은 **30개 이상의 병상(병원 · 한방병원만 해당)** 또는 **요양병상(요양병원**만 해당하며, 장기입원이 필요한 환자를 대상으로 의료행위를 하기 위하여 설치한 병상을 말함)을 갖추어야 한다.

(5) 종합병원(법3조의 3)

① **100개 이상**의 병상을 갖출 것

► 종합병원 개설은 **의사**만 가능함.

② **필수 진료과목** : 각 진료과목마다 전속하는 전문의를 둘 것

► **100병상 이상 300병상 이하**

- 내과 · 외과 · 소아청소년과 · 산부인과 중 3개 진료과목
- 영상의학과, 마취통증의학과와 진단검사의학과 또는 병리과를 포함한 7개 이상의 진료과목

► **300병상을 초과**

- 내과, 외과, 소아청소년과, 산부인과, 영상의학과, 마취통증의학과, 진단검사의학과 또는 병리과, 정신건강의학과 및 치과를 포함한 9개 이상의 진료과목

► 300병상 이하인 종합병원은 영상의학과, 마취통증의학과, 진단검사의학과 또는 병리과를 **반드시** 두어야 한다.

③ **추가진료과목**

- 종합병원은 필수진료과목 외에 필요하면 추가로 진료과목을 설치 · 운영할 수 있다.
- 필수진료과목 외의 진료과목에 대하여는 해당 의료기관에 전속하지 아니한 전문의를 둘 수 있다.

### 3) 상급종합병원(법3조의 4)

(1) 지정권자 : 보건복지부장관
(2) 중증질환에 대하여 난이도가 높은 의료행위를 전문적으로 하는 종합병원
(3) 지정요건

- 보건복지부령으로 정하는 **20개 이상의 진료과목**을 갖추고 각 진료과목마다 **전속하는 전문의**를 둘 것
- 전문의가 되려는 자를 **수련시키는 기관**일 것
- 보건복지부령으로 정하는 **인력 · 시설 · 장비** 등을 갖출 것
- **질병군별 환자구성 비율**이 **보건복지부령**으로 정하는 기준에 해당할 것

(4) 평가 : **보건복지부장관**
① **지정요건의 각 호 및 전문성 등에 대하여 평가**를 실시하여야 한다.
② 평가업무를 관계 **전문기관 또는 단체에 위탁**할 수 있다.

(5) 재지정 및 취소 : **보건복지부장관**
상급종합병원으로 지정받은 종합병원에 대하여 **3년마다 평가**를 실시하여 **재지정하거나 지정을 취소**할 수 있다.

### 4) 전문병원(법3조의 5)

(1) 지정권자 : **보건복지부장관**
(2) **특정 진료과목**이나 **특정 질환** 등에 대하여 **난이도가 높은 의료행위**를 하는 병원
(3) 지정요건

- **특정 질환별 · 진료과목별 환자의 구성비율** 등이 **보건복지부령**으로 정하는 기준에 해당할 것
- **보건복지부령으로 정하는 수 이상의 진료과목**을 갖추고 각 진료과목마다 **전속하는 전문의**를 둘 것

(4) 평가 : **보건복지부장관**
① **지정요건의 각 호 및 진료의 난이도 등에 대하여 평가**를 실시하여야 한다.
② 평가업무를 관계 **전문기관 또는 단체에 위탁**할 수 있다.

(5) 재지정 및 취소 : **보건복지부장관**

전문병원으로 지정받은 의료기관에 대하여 **3년마다 평가**를 실시하여 **재지정**할 수 있다.

지정받거나 재지정받은 전문병원이 다음 각 호의 어느 하나에 해당하는 경우에는 그 지정 또는 재지정을 취소할 수 있다.

- 거짓이나 그 밖의 부정한 방법으로 지정 또는 재지정을 받은 경우(**반드시 취소**)
- 지정 또는 재지정의 취소를 원하는 경우
- 평가 결과 지정 요건을 갖추지 못한 것으로 확인된 경우

5) 보건복지부장관은 보건의료정책에 필요하다고 인정할 경우에는 의료기관 종류별 표준업무를 정하여 고시할 수 있다(법3조 3항).

6) 의료기관 종별에 따른 시설(규34조, 규 별표3,4 참조) 및 정원기준(규38조, 규 별표5, 5의2 참조)

# 제2장 의료인

## 제1절 자격과 면허

### 1. 의료인과 의료기관의 장의 의무 (법4조)

- **의료인과 의료기관의 장은 의료의 질을 높이고 의료관련감염을 예방**하며 **의료기술을 발전**시키는 등 환자에게 최선의 의료서비스를 제공하기 위하여 노력하여야 한다.
- 의료인은 **다른 의료인 또는 의료법인 등의 명의**로 의료기관을 개설하거나 운영할 수 없다.
- **의료기관의 장**은 **환자의 권리** 등 보건복지부령으로 정하는 사항을 환자가 쉽게 볼 수 있도록 **의료기관 내에 게시**하여야 한다. (게시 방법, 게시 장소 등 게시 등은 보건복지부령으로 정함)

► 과태료 : 100만원 이하의 과태료

- **의료기관의 장**은 환자와 보호자가 의료행위를 하는 사람의 신분을 알 수 있도록 의료인, 의료행위를 하는 학생, 간호조무사 및 의료기사에게 의료기관 내에서 **명찰**을 달도록 지시·감독하여야 한다 (응급의료상황, 수술실 내인 경우, 의료행위를 하지 아니할 때, 격리병실, 무균치료실 내에 있는 경우 등 제외)

► 과태료 : 100만원 이하의 과태료

- 의료인은 **일회용 의료기기를** 한 번 사용한 후 다시 사용하여서는 아니 된다.

## 2. 간호 · 간병통합서비스 제공 등 (법4조의2)

### 1) 정의

(1) 입원 환자를 대상으로 보호자 등이 상주하지 아니하고 **간호·간병통합서비스 제공인력**(간호사, 간호조무사 및 그 밖에 간병지원인력)에 의하여 포괄적으로 제공되는 입원서비스

### 2) 내용

(2) **병원급 의료기관**은 간호·간병통합서비스를 제공할 수 있도록 노력하여야 한다.

(3) 간호·간병통합서비스 제공기관은 보건복지부령으로 정하는 인력, 시설, 운영 등의 기준을 준수하여야 한다.

(4) **공공보건의료기관** 중 **병원급** 의료기관은 간호·간병통합서비스를 제공하여야 한다.

(5) 간호·간병통합서비스 제공기관은 **보호자 등의 입원실 내 상주를 제한**하고 **환자 병문안에 관한 기준을 마련**하는 등 안전관리를 위하여 노력하여야 한다.

(6) 간호·간병통합서비스 제공기관은 간호·간병통합서비스 제공인력의 근무환경 및 처우 개선을 위하여 필요한 지원을 하여야 한다.

(7) 국가 및 지방자치단체는 간호·간병통합서비스의 제공·확대, 간호·간병통합서비스 제공인력의 원활한 수급 및 근무환경 개선을 위하여 필요한 시책을 수립하고 그에 따른 지원을 하여야 한다.

## 3. 의료인의 면허 대여 금지 (법4조의3)

### 1) 대상

의사 · 치과의사 · 한의사(제5조), 조산사(제6조), 간호사(제7조)

### 2) 규정

면허를 대여하거나, 대여받거나, 대여를 알선해서는 아니 된다.

► 벌칙 : 5년 이하의 징역이나 5천만원 이하의 벌금

## 4, 의료인의 자격과 면허 (법5조 ~ 7조)

### 1) 의료인의 면허자격 (면허권자 - 보건복지부장관)

(1) 의사 · 치과의사 · 한의사의 국가시험 응시자격(법5조)

- 의학 · 치의학 또는 한의학을 전공하는 대학을 졸업하고 의학사 · 치의학사 또는 한의학사 학위를 받은 자
- 의학 · 치의학 또는 한의학을 전공하는 전문대학원을 졸업하고 석사학위 또는 박사학위를 받은 자
- 외국의 ①이나 ②에 해당하는 학교(보건복지부장관이 정하여 고시하는 인정기준에 해당하는 학교)를 졸업하고 외국의 의사 · 치과의사 또는 한의사 **면허**를 받은 자로서 제9조에 따른 **예비시험에 합격**한 자

(2) 조산사 국가시험 응시자격(법6조)

- 간호사의 면허를 가지고 보건복지부장관의 인정하는 의료기관("전문의의 수련 및 자격인정 등에 관한 규정"에 따른 산부인과, 소아청소년과 수련병원으로서 월평균 분만건수가 100건 이상 되는 의료기관)에서 1년간 조산 수습을 마친 자(법6조 1호, 규3조)
  ※ 수습생정원 - 월평균 분만건수의 1/10이내
- 외국의 조산사 면허(보건복지부장관이 정하여 고시하는 인정기준에 해당하는 면허)를 받은 자

(3) 간호사 국가시험 응시자격(법7조)

- 입학 당시 평가인증기구의 인증을 받은 간호학을 전공하는 대학이나 전문대학(구제 전문학교와 간호학교 포함)을 졸업한 자
- 외국의 위에 해당하는 학교(보건복지부장관이 정하여 고시하는 인정기준에 해당하는 학교)를 졸업하고 외국의 간호사 면허를 받은 자

## 5. 의료인의 결격사유 (법8조)

- 정신질환자(다만, 전문의가 의료인으로서 적합하다고 인정하는 사람 제외)
- 마약 · 대마 · 향정신성의약품 중독자
- 피성년후견인 · 피한정후견인
- 금고 이상의 실형을 선고받고 그 집행이 끝나거나 그 집행을 받지 아니하기로 확정된 후 5년이 지나지 아니한 자
- 금고 이상의 형의 집행유예를 선고받고 그 유예기간이 지난 후 2년이 지나지 아니한 자
- 금고 이상의 형의 선고유예를 받고 그 유예기간 중에 있는 자

## 6. 의료인의 국가시험시행 및 면허증 교부권자 (법9조)

### 1) 의료인의 국가시험과 의사 · 치과의사 · 한의사 예비시험

(1) 시행횟수 : **매년 1회 이상**

(2) 시행권자 : 보건복지부장관

(3) 관리를 대통령령으로 정하는 바에 따라 「한국보건의료인국가시험원법」에 따른 한국보건의료인국가시험원에 맡길 수 있다. (법9조 2항, 영4조 2항)

### 2) 시험 공고 (영4조 3항, 4항)

(1) 시행권자 : 국가시험관리기관의 장

(2) 승인권자 : 보건복지부장관

(3) 시험 실시 **90일 전** : 시험일시, 장소, 시험과목 등 시험 시행에 필요한 사항

(4) 시험 실시 **30일 전** : 지역별 응시인원이 확정된 후 시험장소

(5) 긴급하게 의료인력을 충원할 필요가 있다고 보건복지부장관이 인정하는 경우 공고기간 단축 가능

### 3) 시험위원

**국가시험관리기관의 장**이 위촉(영6조)

## 7. 국가시험 응시자격의 제한 등 (법10조)

### 1) 응시제한 (법10조 1항)

**결격사유(법8조)**에 해당자는 국가시험 등에 응시할 수 없다.

### 2) 부정한 방법으로 응시자, 부정행위자 (법10조2, 3항)

(1) 수험을 정지시키거나 합격을 무효로 한다.

(2) 수험이 정지되거나 합격이 무효가 된 사람 : 처분의 사유와 위반 정도 등을 고려하여 그 다음에 치러지는 이 법에 따른 국가시험등의 응시를 **3회**의 범위에서 제한할 수 있다.(영 별표 1)

## 8. 조건부 면허(법11조 1항)

1) **보건복지부장관**이 보건의료 시책에 필요하다고 인정하여 면허를 내줄 수 있다.

2) 기간 : **3년** 이내

3) 특정 지역 : 보건복지부장관이 정하는 **보건의료취약지**(영10조 1항)

4) 특정 업무 : 국·공립의 보건의료기관의 업무, 국·공·사립의 보건의학연구기관의 기초의학 분야에 속하는 업무(영10조 1항)

# 제2절 권리와 의무

## 1. 의료인의 권리

### 1) 의료기술 등에 대한 보호(법12조)

(1) 의료인이 하는 의료 · 조산 · 간호 등(의료행위)에 대하여는 의료법이나 다른 법령에 따로 규정된 경우 외에는 누구든지 간섭하지 못한다.

(2) 누구든지 의료기관의 의료용 시설 · 기재 · 약품, 그 밖의 기물 등을 파괴 · 손상하거나 의료기관을 점거하여 진료를 방해하여서는 아니 되며, 이를 교사하거나 방조하여서는 아니된다.

► 벌칙 : 5년 이하의 징역이나 5천만원 이하의 벌금

(3) 누구든지 의료행위가 이루어지는 장소에서 의료행위를 행하는 의료인, 간호조무사 및 의료기사 또는 의료행위를 받는 사람을 폭행·협박하여서는 아니 된다.

► 상해 : 7년 이하의 징역 또는 1천만원 이상 7천만원 이하의 벌금
► 중상해 : 3년 이상 10년 이하의 징역
► 사망 : 무기 또는 5년 이상의 징역

► 벌칙 : 5년 이하의 징역이나 5천만원 이하의 벌금(상해 이상의 피해를 입히지 않는 경우)
► 반의사불벌죄 [反意思不罰罪] : 피해자가 처벌을 원치 않으면 공소할 수 없음

► 「형법」상 감경규정에 관한 특례
► 음주로 인한 심신장애 상태에서 위반시 「형법」 제10조제1항을 적용하지 아니할 수 있다
► 「형법」 제10조제1항 : 심신장애로 인하여 사물을 변별할 능력이 없거나 의사를 결정할 능력이 없는 자의 행위는 벌하지 아니한다.

### 2) 의료기재의 압류금지(법13조)

의료인의 의료업무에 필요한 기구 · 약품 그 밖의 재료는 압류하지 못한다.

### 3) 기구 등의 우선공급(법14조)

(1) 의료인은 의료행위에 필요한 기구 · 약품 그 밖의 시설 및 재료를 우선적으로 공급받을 권리가 있다.
(2) 의료인은 (1)의 권리에 부수되는 물품 · 노력, 교통수단에 대하여도 (1)과 같은 권리가 있다.

## 2. 의료인의 의무

### 1) 진료거부금지 등(법15조)

(1) 의료인 또는 의료기관 개설자는 진료나 조산 요청을 받으면 정당한 사유없이 거부하지 못한다.

► 벌칙 : 1년 이하의 징역이나 1천만원 이하의 벌금

(2) 의료인은 응급환자에게 「응급의료에 관한 법률」에서 정하는 바에 따라 최선의 처치를 하여야 한다. (응급의료에 관한 법률 참조)

### 2) 세탁물처리(법16조) (의료기관세탁물관리규칙 참조)

(1) 의료기관에서 나오는 세탁물은 의료인 · 의료기관 또는 특별자치시장·특별자치도지사·시장 · 군수 · 구청장에게 신고한 자가 아니면 처리할 수 없다.

► 벌칙 : 500만원 이하 벌금

(2) 처리방법 : 보건복지부령이 정하는 바에 따라 위생적으로 보관 · 운반 · 처리하여야 함

► 벌칙 : 500만원 이하 벌금

(3) **의료기관의 개설자**와 **세탁물처리업자**는 세탁물의 처리업무에 종사하는 사람에게 **감염 예방에 관한 교육**을 실시, 결과 기록 유지

► 과태료 : 300만원 이하 과태료(교육 미실시), 100만원 이하 과태료(미기록, 미유지)

(4) 신고사항을 변경하거나, 휴업·폐업 또는 재개업 : 특별자치시장·특별자치도지사·시장·군수·구청장에게 신고

► 과태료 : 100만원 이하 과태료(미신고)

### 3) 진단서 등(법17조)

(1) **진단서 · 검안서 · 증명서**

① 작성자 : 의료업에 종사하고 직접 진찰하거나 검안한 **의사 · 치과의사 · 한의사**

② 교부 대상 : 환자(환자가 사망한 경우에는 배우자, 직계존비속 또는 배우자의 직계존속을 말함) 또는 검시를 하는 지방검찰청검사(검안서에 한함)

> ► 벌칙 : 1년 이하의 징역이나 1천만원 이하의 벌금

③ 예외사항

> 진료 중이던 환자가 최종 진료 시부터 **48시간 이내**에 사망한 경우에는 다시 진료하지 아니하더라도 진단서나 증명서를 내 줄 수 있으며, 환자 또는 사망자를 직접 진찰하거나 검안한 의사 · 치과의사 또는 한의사가 부득이한 사유로 진단서나 검안서 또는 증명서를 내줄 수 없으면 같은 의료기관에 종사하는 다른 의사 · 치과의사 또는 한의사가 환자의 진료기록부 등에 따라 내줄 수 있다.

(2) 출생 · 사망 또는 사산 증명서

① 작성자 : 의료업에 종사하고 직접 조산한 의사 · 한의사 또는 조산사

> ► 벌칙 : 1년 이하의 징역이나 1천만원 이하의 벌금

② 예외사항

> 직접 조산한 의사 · 한의사 또는 조산사가 부득이한 사유로 증명서를 내줄 수 없으면 같은 의료기관에 종사하는 다른 의사 · 한의사 또는 조산사가 진료기록부 등에 따라 내줄 수 있다.

(3) 의사 · 치과의사 또는 한의사는 자신이 진찰하거나 검안한 자에 대한 진단서 · 검안서 또는 증명서의 교부를 요구받은 때에는 정당한 사유 없이 거부하지 못한다.

> ► 벌칙 : 500만원 이하 벌금

(4) 의사 · 한의사 또는 조산사는 자신이 조산한 것에 대한 출생 · 사망 또는 사산증명서교부를 요구받은 때에는 정당한 사유없이 거부하지 못한다.

> ► 벌칙 : 500만원 이하 벌금

### 3-1) 처방전(법17조의2)

(1) **의료업에 종사**하고 **직접 진찰**한 의사, 치과의사 또는 한의사만 작성, 교부, 발송(전자처방전)

(2) **직접 진찰**을 받은 환자만 처방전을 수령 가능

(3) 예외 사항

① 해당 환자 및 의약품에 대한 **안전성을 인정**하는 경우 대리수령자에게 처방전을 교부, 발송 가능하고, 대리수령자는 환자를 대리하여 그 처방전을 수령 가능

> 1. 환자의 의식이 없는 경우
> 2. 환자의 거동이 현저히 곤란하고 동일한 상병(傷病)에 대하여 장기간 동일한 처방이 이루어지는 경우

② 대리수령자 : 환자의 직계존속 · 비속, 배우자 및 배우자의 직계존속, 형제자매 또는 노인의료복지시설에서 근무하는 사람 등 대통령령으로 정하는 사람에게 할 수 있다.

► 벌칙 : 1년 이하의 징역이나 1천만원 이하의 벌금 (처방전을 교부하거나 발송)

► 벌칙 : 500만원 이하의 벌금 (처방전을 수령)

### 4) 처방전의 작성과 교부(법18조, 규12조)

(1) 의사나 치과의사는 환자에게 의약품을 투여할 필요가 있다고 인정하면 약사법에 따라 자신이 직접 의약품을 조제할 수 있는 경우가 아니면 보건복지부령으로 정하는 바에 따라 처방전을 작성하여 환자에게 내주거나 발송(전자처방만 해당)하여야한다.

(2) 누구든지 정당한 사유 없이 전자처방전에 저장된 개인정보를 탐지하거나 누출 · 변조 또는 훼손하여서는 아니 된다.

► 벌칙 : 5년 이하 징역이나 5천만원 이하 벌금

(3) 처방전을 발행한 의사 또는 치과의사, 한의사는 처방전에 따라 의약품을 조제하는 약사 또는 한약사가 문의한 때 즉시 이에 응하여야 한다. 다만, 약사 또는 한약사의 문의에 응할 수 없는 경우(응급환자 진료 중, 환자 수술 또는 처치 중 등) 사유가 종료된 때 즉시 이에 응하여야 한다.

► 벌칙 : 500만원 이하 벌금

(4) 의사, 치과의사 또는 한의사가 **직접 의약품을 조제**하여 환자에게 그 의약품을 내어주는 경우 용기 또는 포장에 **환자의 이름, 용법 및 용량 등**을 기재
(환자의 진료 상황이나 의약품의 성질상 용기 또는 포장에 적는 것이 어려운 경우 제외)

(5) **질병분류기호**는 환자가 요구한 경우에는 적지 아니한다.(규12조)

### 4-1) 의약품정보의 확인(법18조의2)

(1) 의사 및 치과의사는 처방전을 작성하거나 의약품을 자신이 직접 조제하는 경우에는 의약품정보를 미리 확인하여야 한다. (응급의료상황이나 재해구호상황 등인 경우 제외)

> • 환자에게 처방 또는 투여되고 있는 의약품과 동일한 성분의 의약품인지 여부
> • 식품의약품안전처장이 병용금기, 특정연령대 금기 또는 임부금기 등으로 고시한 성분이 포함되는지 여부
> • 그 밖에 보건복지부령으로 정하는 정보(규13조의2)
>   - 회수 또는 폐기 등의 대상이 되는 의약품인지 여부
>   - 안전성 속보 또는 안전성 서한을 전파한 의약품인지 여부

- 보건복지부장관 또는 식품의약품안전처장이 의약품의 안전한 사용을 위하여 그 확인이 필요하다고 공고한 의약품인지 여부

### 5) 비밀누설의 금지(법19조)

의료인은 의료, 조산 또는 간호를 하면서 알게 된 다른 사람의 비밀을 누설하거나 발표하지 못한다.

► 벌칙 : 3년 이하의 징역이나 3천만원 이하의 벌금, **친고죄**

### 6) 태아성감별행위 등의 금지(법20조)

► 벌칙 : 2년 이하의 징역이나 2천만원 이하의 벌금, **자격정지** 사유

(1) 의료인은 태아성감별을 목적으로 임부를 진찰하거나 검사하여서는 아니되며, 같은 목적을 위한 다른 사람의 행위를 도와서도 아니 된다.

(2) 의료인은 **임신 32주 이전**에 태아나 임부를 진찰하거나 검사하면서 알게 된 태아의 성을 임부, 임부의 가족, 그 밖의 다른 사람이 알게 하여서는 아니 된다.

### 7) 기록 열람 등(법21조)

(1) 환자는 의료인, 의료기관의 장 및 의료기관 종사자에게 본인에 관한 기록(추가 기재, 수정 기록 및 원본 포함)의 열람 또는 그 사본의 발급 등 내용의 확인을 요청할 수 있다. 이 경우 의료인, 의료기관의 장 및 의료기관 종사자는 정당한 사유가 없으면 이를 거부하여서는 아니 된다.

► 벌칙 : 500원 이하의 벌금
(의료인, 의료기관의 장 및 의료기관 종사자가 정당한 사유 없이 거부할 경우)

(2) 의료인이나 의료기관 종사자는 환자가 아닌 다른 사람에게 환자에 관한 기록을 열람하게 하거나 그 사본을 내주는 등 내용을 확인할 수 있게 하여서는 아니 된다.

► 벌칙 : 3년 이하의 징역이나 3천만원 이하의 벌금, **친고죄**

(3) (2)에도 불구하고 의료인이나 의료기관 종사자는 예외 상황(법령 참조)에 해당하면 그 기록을 열람하게 하거나 그 사본을 교부하는 등 그 내용을 확인할 수 있게 하여야 한다. 다만, 의사·치과의사 또는 한의사가 환자의 진료를 위하여 불가피하다고 인정한 경우 제외.

(4) 진료기록을 보관하고 있는 의료기관이나 진료기록이 이관된 보건소에 근무하는 의사 · 치과의사 또는 한의사는 자신이 직접 진료하지 아니한 환자의 과거 진료 내용의 확인 요청을 받은 경우에는 진료기록을 근거로 하여 사실을 확인하여 줄 수 있다.

(5) (1), (3) 또는 (4)의 경우 의료인, 의료기관의 장 및 의료기관 종사자는 **전자서명이 기재된 전자문서**를 제공하는 방법으로 환자 또는 환자가 아닌 다른 사람에게 기록의 내용을 확인하게 할 수 있다.

### 7-1) 진료기록의 송부 등(법21조의2)

(1) 의료인 또는 의료기관의 장은 다른 의료인 또는 의료기관의 장으로부터 진료기록의 내용 확인이나 진료기록의 사본 및 환자의 진료경과에 대한 소견 등을 송부 또는 전송할 것을 요청받은 경우 해당 **환자**나 **환자 보호자**의 **동의**를 받아 그 요청에 응하여야 한다.

다만, 해당 환자의 의식이 없거나 응급환자인 경우 또는 환자의 보호자가 없어 동의를 받을 수 없는 경우에는 환자나 환자 보호자의 동의 없이 송부 또는 전송할 수 있다.

► 벌칙 : 500만원 이하 벌금

(2) 의료인 또는 의료기관의 장이 **응급환자**를 다른 의료기관에 이송하는 경우에는 **지체 없이** 내원 당시 작성된 진료기록의 사본 등을 이송하여야 한다.

► 벌칙 : 500만원 이하 벌금

(3) **보건복지부장관**은 진료기록의 사본 및 진료경과에 대한 소견 등의 전송 업무를 지원하기 위하여 **진료기록전송지원시스템**을 구축·운영할 수 있다.

(4) 보건복지부장관은 진료기록전송지원시스템의 구축·운영을 **관계 전문기관**에 **위탁**할 수 있다. 이 경우 보건복지부장관은 그 소요 비용의 전부 또는 일부를 지원할 수 있다.

(5) 업무를 위탁받은 **전문기관**은 다음 각 호의 사항을 준수하여야 한다.

1. 진료기록전송지원시스템이 보유한 정보의 누출, 변조, 훼손 등을 방지하기 위하여 접근 권한자의 지정, 방화벽의 설치, 암호화 소프트웨어의 활용, 접속기록 보관 등 안전성 확보에 필요한 기술적·관리적 조치를 할 것
2. 진료기록전송지원시스템 운영 업무를 다른 기관에 재위탁하지 아니할 것
3. 진료기록전송지원시스템이 보유한 정보를 제3자에게 임의로 제공하거나 유출하지 아니할 것

► 벌칙 : 5년 이하 징역이나 5천만원 이하 벌금

(6) 보건복지부장관은 의료인 또는 의료기관의 장에게 보건복지부령으로 정하는 바에 따라 환자나 환자 보호자의 동의에 관한 자료 등 진료기록전송지원시스템의 구축·운영에 필요한 자료의 제출을 요구하고 제출받은 목적의 범위에서 보유·이용할 수 있다. 이 경우 자료 제출을 요구받은 자는 정당한 사유가 없으면 이에 따라야 한다.

► 과태료 : 200만원 이하 과태료 (정당한 사유없이 따르지 않는 경우)

(7) 누구든지 정당한 사유 없이 진료기록전송지원시스템에 저장된 정보를 누출·변조 또는 훼손하여서는 아니 된다.

► 벌칙 : 5년 이하 징역이나 5천만원 이하 벌금

(8) 진료기록전송지원시스템의 구축·운영에 관하여 이 법에서 규정된 것을 제외하고는 **「개인정보 보호법」**에 따른다.

### 8) 진료기록부 등(법22조)

(1) 의료인은 각각 진료에 관한 기록(진료기록부 등)을 갖추어 두고 환자의 주된 증상, 진단 및 치료 내용 등 보건복지부령으로 정하는 의료행위에 관한 사항과 의견을 상세히 기록하고 서명하여야 한다.

► 벌칙 : 500만원 이하의 벌금

(2) 의료인이나 의료기관의 개설자는 보건복지부령으로 정하는 바에 따라 보존하여야 한다.

► 벌칙 : 500만원 이하의 벌금

(3) 의료인은 진료기록부등을 거짓으로 작성하거나 고의로 사실과 다르게 추가기재·수정하여서는 아니 된다.

► 벌칙 : 3년 이하의 징역이나 1천만원 이하의 벌금

(4) 보건복지부장관은 의료인이 진료기록부등에 기록하는 질병명, 검사명, 약제명 등 의학용어와 진료기록부등의 **서식 및 세부내용에 관한 표준**을 마련하여 **고시**

| ※ 보존기간(규15조 1항) | |
|---|---|
| 10년 보존 | 진료기록부, 수술기록 |
| 5년 보존 | 환자 명부, 검사내용 및 검사소견기록,<br>방사선 사진(영상물을 포함한다) 및 그 소견서, 간호기록부, 조산기록부 |
| 3년 보존 | 진단서 등의 부본<br>(진단서·사망진단서 및 시체검안서 등을 따로 구분하여 보존할 것) |
| 2년 보존 | 처방전 |

### 9) 전자의무기록(법23조)

(1) 의료인이나 의료기관 개설자는 진료기록부 등을 **전자서명**이 기재된 **전자문서(전자의무기록)**로 작성 · 보관할 수 있다.
(2) 의료인이나 의료기관의 개설자는 전자의무기록을 안전하게 **관리 · 보존**하는데 필요한 **시설과 장비**를 갖추어야 한다.
(3) 누구든지 정당한 사유 없이 전자의무기록에 저장된 **개인정보를 탐지**하거나 **누출 · 변조** 또는 **훼손**하여서는 아니 된다.

► 벌칙 : 5년 이하의 징역이나 5천만원 이하의 벌금

(4) 의료인이나 의료기관 개설자는 전자의무기록에 추가기재 · 수정을 한 경우 **접속기록**을 별도로 보관하여야 한다.

► 벌칙 : 500만원 이하의 벌금

### 10) 전자의무기록의 표준화(법23조의 2)

(1) 보건복지부장관은 전자의무기록시스템, 시설, 장비 및 기록 서식 등에 관한 표준을 정하여 고시하고 전자의무기록시스템을 제조·공급하는 자, 의료인 또는 의료기관 개설자에게 그 준수를 권고할 수 있다.
(2) 보건복지부장관은 전자의무기록시스템이 인증 기준(표준, 호환성, 정보 보안 등)에 적합한 경우에는 인증을 할 수 있다.
(3) 인증을 받은 자는 대통령령으로 정하는 바에 따라 인증의 내용을 표시할 수 있다.
(4) 인증을 받지 아니한 자는 인증의 표시 또는 이와 유사한 표시를 하여서는 아니 된다.

► 벌칙 : 1년 이하의 징역이나 1천만원 이하의 벌금

(5) 보건복지부장관은 다음 각 호의 어느 하나에 해당하는 경우에는 인증을 취소할 수 있다.

- 거짓이나 그 밖의 부정한 방법으로 인증을 받은 경우(**인증을 취소해야 함**)
- 제2항에 따른 인증 기준에 미달하게 된 경우

(6) 보건복지부장관은 전자의무기록시스템의 기술 개발 및 활용을 촉진하기 위한 사업을 할 수 있다.

### 11) 진료정보 침해사고(법23조의3, 법23조의4)

(1) 의료인 또는 의료기관 개설자는 전자의무기록에 대한 전자적 침해행위로 진료정보가 유출되거나 의료기관의 업무가 교란 · 마비되는 등 **대통령령**으로 정하는 사고(이하 "진료정보 침해사고"라 한다)가 발생한 때에는 **보건복지부장관**에게 즉시 그 사실을 통지

► 과태료 : 300만원 이하의 과태료

(2) **보건복지부장관**은 진료정보 침해사고의 **통지**를 받거나 진료정보 침해사고가 **발생**한 사실을 알게 되면 이를 관계 행정기관에 통보
(3) 진료정보 침해사고의 예방 및 대응 업무

1. 진료정보 침해사고에 관한 정보의 수집 · 전파
2. 진료정보 침해사고의 예보 · 경보
3. 진료정보 침해사고에 대한 긴급조치
4. 전자의무기록에 대한 전자적 침해행위의 탐지 · 분석
5. 그 밖에 진료정보 침해사고 예방 및 대응을 위하여 대통령령으로 정하는 사항

(4) **보건복지부장관**은 진료정보 침해사고의 예방 및 대응 업무의 전부 또는 일부를 전문기관에 위탁할 수 있다.

### 12) 부당한 경제적 이익 등의 취득 금지(법23조의 5)

► 벌칙 : 3년 이하의 징역이나 3천만원 이하의 벌금
► 취득한 경제적 이익등은 몰수하고, 몰수할 수 없을 때에는 그 가액을 추징

(1) 대상 : **의료인, 의료기관 개설자**(법인의 대표자, 이사, 그 밖에 이에 종사하는 자를 포함) 및 **의료기관 종사자**

(2) **의약품공급자**로부터 의약품 채택·처방유도·거래유지 등 판매촉진을 목적으로 제공되는 금전, 물품, 편익, 노무, 향응, 그 밖의 경제적 이익을 받거나 의료기관으로 하여금 받게 하여서는 아니 된다.

► 예외 : 견본품 제공, 학술대회 지원, 임상시험 지원, 제품설명회, 대금결제조건에 따른 비용할인, 시판 후 조사 등의 행위(이하 "견본품 제공등의 행위"라 한다)로서 보건복지부령으로 정하는 범위 안의 경제적 이익등인 경우

(3) **의료기기 제조업자, 의료기기 수입업자, 의료기기 판매업자 또는 임대업자**로부터 의료기기 채택·사용유도·거래유지 등 판매촉진을 목적으로 제공되는 경제적 이익 등을 받거나 의료기관으로 하여금 받게 하여서는 아니 된다.

► 예외 : 견본품 제공등의 행위로서 경제적 이익등인 경우 (규칙 별표 2의3)

(4) 의료인, 의료기관 개설자(의료기관을 개설하려는 자를 포함) 및 의료기관 종사자는 **약국개설자**로부터 **처방전의 알선 · 수수 · 제공** 또는 **환자 유인**의 목적으로 경제적 이익등을 요구 · 취득하거나 의료기관으로 하여금 받게 하여서는 아니 된다

### 13) 요양방법의 지도(법24조)

의료인은 환자나 환자의 보호자에게 요양방법이나 그 밖에 건강관리에 필요한 사항을 지도

### 14) 의료행위에 관한 설명(법24조의 2)

(1) 의사 · 치과의사 또는 한의사는 사람의 생명 또는 신체에 중대한 위해를 발생하게 할 우려가 있는 수술, 수혈, 전신마취를 하는 경우 환자(환자가 의사결정능력이 없는 경우 환자의 법정대리인)에게 **설명**하고 **서면**(전자문서 포함)으로 **동의**를 받아야 한다.

► 예외 : 수술 등이 지체되면 환자의 생명이 위험하여지거나 심신상의 중대한 장애를 가져오는 경우

► 과태료 : 300만원 이하의 과태료

(2) 설명하고 동의를 받아야 하는 사항

- 환자에게 발생하거나 발생 가능한 증상의 진단명
- 수술등의 필요성, 방법 및 내용
- 환자에게 설명을 하는 의사, 치과의사 또는 한의사 및 수술등에 참여하는 주된 의사, 치과의사 또는 한의사의 성명
- 수술등에 따라 전형적으로 발생이 예상되는 후유증 또는 부작용
- 수술등 전후 환자가 준수하여야 할 사항

(3) 환자는 의사, 치과의사 또는 한의사에게 **동의서 사본**의 발급을 요청 가능

(4) 수술등의 방법 및 내용, 수술등에 참여한 주된 의사, 치과의사 또는 한의사가 **변경된 경우**에는 변경 **사유**와 **내용**을 환자에게 **서면**으로 알려야 한다.

► 과태료 : 300만원 이하의 과태료

### 15) 신고(법25조)

(1) 의료인의 신고 (보건복지부장관)

① 시기 : 최초로 면허를 받은 후부터 3년(면허증을 발급 또는 재발급 받은 날부터 매 3년이 되는 해의 12월 31일까지)마다

② 신고 내용 : 실태와 취업상황 등

③ 신고대상 : **보건복지부장관**

④ 반려 대상 : 보수교육을 이수하지 아니한 의료인

⑤ 위탁 : 신고 수리 업무를 관련 단체 등에 위탁할 수 있다. 중앙회의 장에게 신고하고 중앙회의 장은 신고가 끝난 후 3월 이내에 보건복지부장관에게 보고하여야 함(영11조, 영42조, 규17조)

(2) **각 중앙회장이 보건의료시책상 필요하다고 인정**하여 신고를 하여야 할 뜻과 신고내용을 공고하는 경우에 행함

(3) 각 중앙회장은 공고 시 신고방법 · 신고절차 · 기타 신고에 필요한 사항을 정하여 **신고개시 60일 전에 공고**함(각 중앙회장은 신고인이 보수교육 이수 여부를 확인)

> ► **자격정지** : 보건복지부장관은 의료인이 신고를 하지 아니한 때에는 신고할 때까지 면허의 효력을 정지할 수 있다.

### 16) 변사체 신고(법26조)

**간호사를 제외한 의료인**은 사체를 검안하여 변사한 것으로 의심 되는 때에는 사체의 소재지를 관할하는 경찰서장에게 신고함

> ► 벌칙 : 500만원 이하의 벌금

# 제3절 의료행위의 제한

## 1. 무면허의료행위 등 금지 (법27조)

### 1) 무면허의료행위 등 금지

(1) 의료인이 아니면 누구든지 의료행위를 할 수 없으며 의료인도 면허된 것 이외의 의료행위를 할 수 없다. 다만, 다음 어느 하나에 해당하는 자는 보건복지부령으로 정하는 범위 안에서 의료행위를 할 수 있다.(규18조, 19조)

> ► 벌칙 : 5년 이하의 징역이나 5천만원 이하의 벌금

- 외국의 의료인 면허를 가진 자로서 일정 기간 국내에 체류하는 자
- 의과대학, 치과대학, 한의과대학, 의학전문대학원. 치의학전문대학원, 한의학전문대학원, 종합병원 또는 외국의료원조기관의 의료봉사 또는 연구 및 시범사업을 위한 의료행위를 하는 자
- 의학, 치과의학, 한방의학 또는 간호학을 전공하는 학교의 학생

### 2) 유사명칭 사용금지

의료인이 아니면서 의료인 각각의 명칭이나 이와 비슷한 명칭을 사용하지 못한다.

► 벌칙 : 500만원 이하의 벌금

### 3) 환자의 소개, 알선 등의 금지(법27조 3항)

(1) 영리를 목적으로 환자를 의료기관이나 의료인에게 소개 · 알선 · 유인하는 행위 및 이를 사주하는 행위를 하여서는 아니 된다.

(2) 금지 행위

① 「국민건강보험법」이나 「의료급여법」에 따른 본인부담금을 면제하거나 할인하는 행위

② 금품 등을 제공하는 행위

③ 불특정 다수인에게 교통편의를 제공하는 행위

④ 기타 소개 · 알선 · 유인하는 행위 및 이를 사주하는 행위

► 벌칙 : 3년 이하의 징역이나 3천만원 이하의 벌금

(3) 예외

① 환자의 경제적 사정 등을 이유로 개별적으로 관할 시장 · 군수 · 구청장의 사전승인을 받아 환자를 유치하는 행위

② 「국민건강보험법」에 따른 가입자나 피부양자가 아닌 외국인(보건복지부령으로 정하는 바에 따라 국내에 거주하는 외국인은 제외)환자를 유치하기 위한 행위

(4) 「보험업법」에 따른 보험회사, 상호회사, 보험설계사, 보험대리점 또는 보험중개사는 외국인환자를 유치하기 위한 행위를 하여서는 아니 된다.

► 벌칙 : 3년 이하의 징역이나 3천만원 이하의 벌금

(5) 의료인, 의료기관 개설자 및 종사자는 **누구든지 의료인이 아닌 자**에게 **의료행위**를 하게 하거나 **의료인**에게 **면허 사항 외의 의료행위**를 하게 하여서는 아니 된다.

► 벌칙 : 5년 이하의 징역이나 5천만원 이하의 벌금

# 제4절 의료인단체

## 1. 의료인 중앙회와 지부 (법28조)

의사 · 치과의사 · 한의사 · 조산사 · 간호사는 각각 전국적 조직을 두는 의사회 · 치과의사회 · 한의사회 · 조산사회 · 간호사회(중앙회)를 설립하여야 한다.

### 1) 설립요건

(1) 중앙회를 설립하려면 보건복지부장관의 설립 허가를 받아야 하며, 정관을 변경하고자 할 때에도 **보건복지부장관**의 허가를 받아야 한다.(법29조)

(2) 중앙회는 **법인**으로 한다.
(3) 중앙회가 설립된 경우에는 **의료인**은 **중앙회의 회원**이 되며, **중앙회의 정관**을 지켜야 한다.
(4) 중앙회에 관하여 이 법에 규정되지 아니한 사항은 **「민법」** 중 **사단법인**에 관한 규정을 준용한다.
(5) 중앙회는 **시 · 도에 지부**를 설치하여야 하고(**시 · 도지사**에 지체없이 **신고**), **시·군·구에 분회**를 **설치**할 수 있다.(**시장 · 군수 · 구청장**에 지체없이 **신고**) 다만, **그 이외의 지부나 외국의 의사회 지부를 설치**하려면 **보건복지부장관**의 **승인**을 얻어야 한다.
(6) 각 중앙회는 **자격정지 처분 요구에 관한 사항** 등을 심의·의결하기 위하여 **윤리위원회**를 둔다.

### 2) 윤리위원회(영11조의2 ~ 11조의4)

각 중앙회는 자격정지 처분 요구에 관한 사항 등을 심의·의결하기 위하여 윤리위원회를 둔다.

(1) 구성

- 위원장 1명을 포함한 11명의 위원으로 구성한다.
- 위원장은 위원 중에서 각 중앙회의 장이 위촉한다.
- 위원은 다음 각 호의 사람 중에서 각 중앙회의 장이 위촉하되, ②에 해당하는 사람이 4명 이상 포함되어야 한다.
  ① 각 중앙회 소속 회원으로서 의료인 경력이 10년 이상인 사람
  ② 의료인이 아닌 사람으로서 법률, 보건, 언론, 소비자 권익 등에 관하여 경험과 학식이 풍부한 사람
- 위원의 임기는 3년으로 하며, 한 번만 연임할 수 있다. (영 제11조의2)

(2) 운영 등

① 윤리위원회의 회의

회의는 위원장이 필요하다고 인정하는 경우나 각 중앙회의 장 또는 재적위원 3분의 1 이상이 요청하는 경우에 위원장이 소집한다. 이 경우 위원장은 회의 개최 7일 전까지 회의의 일시, 장소 및 안건을 각 위원에게 통보하여야 한다.

② 의결

윤리위원회의 회의는 재적위원 **3분의 2 이상의 출석**으로 개의하고, **출석위원 3분의 2 이상**의 찬성으로 **의결**한다.

- 윤리위원회 심의·의결 사항 (영 제11조의3)
  ① 자격정지 처분 요구에 관한 사항
  ② 각 중앙회 소속 회원에 대한 자격심사 및 징계에 관한 사항
  ③ 그 밖에 회원의 윤리 확립을 위해 필요한 사항으로서 각 중앙회의 정관으로 정하는 사항

### 3) 위원의 제척 등

(1) 윤리위원회의 위원은 다음중 어느 하나에 해당하는 경우 윤리위원회의 심의·의결에서 제척

- 윤리위원회 위원 제척사유
  ① 위원이 윤리위원회의 심의·의결 안건의 당사자인 경우
  ② 위원이 해당 안건의 당사자와 친족이거나 친족이었던 경우

③ 위원이 해당 안건의 당사자가 최근 3년 이내에 소속되어 있었던 기관에 종사하거나 종사하였던 경우

(2) 해당 안건의 당사자는 위원에게 제척사유가 있거나 그 밖에 심의·의결의 공정을 기대하기 어려운 사정이 있는 경우에는 그 사유를 서면으로 밝혀 윤리위원회에 기피신청을 할 수 있다.
(3) 윤리위원회는 기피신청을 받은 경우 재적위원 과반수의 출석과 출석위원 과반수의 찬성으로 기피 여부를 의결한다. 이 경우 기피신청을 당한 위원은 그 의결에 참여하지 못한다.
(4) 윤리위원회의 위원은 위의 사유에 해당하는 경우 스스로 심의·의결에서 회피할 수 있다. (영 제11조의4)

## 2. 협조의 의무 (법30조)

### 1) 협조의 의무

중앙회는 보건복지부장관으로부터 의료 및 국민보건의 향상에 관한 협조 요청을 받은 때에는 이에 응하여야 하며, 회원의 자질향상을 위하여 필요한 보수교육을 실시하여야 한다.

### 2) 보수교육실시(법28조 2항, 3항 규20조 부터 23조)

(1) 연간 **8시간 이상**

• 포함되어야 할 내용
1. 직업윤리에 관한 사항
2. 업무 전문성 향상 및 업무 개선에 관한 사항
3. 의료 관계 법령의 준수에 관한 사항
4. 선진 의료기술 등의 동향 및 추세 등에 관한 사항

(2) 중앙회의 장은 보수교육을 다음의 기관으로 하여금 하게 할 수 있다.(규20조)
① 중앙회지부 또는 중앙회에 설치된 의학 · 치의학 · 한의학 · 간호학 분야별 전문학회 및 전문단체
② 의과대학 · 치과대학 · 한의과대학 · 의학전문대학원 · 치의학전문대학원 · 한의학전문대학원 · 간호대학 및 그 부속병원
③ 수련병원
④ 한국보건복지인력개발원
⑤ 다른 법률에 따른 보수교육 실시기관

(3) 보수교육 면제자(규20조 6항)
① 전공의
② 의과대학 · 치과대학 · 한의과대학 · 간호대학의 대학원 재학생
③ 면허증을 발급받은 신규 면허취득자
④ 보건복지부장관이 보수교육을 받을 필요가 없다고 인정하는 사람

(4) 보수교육 유예자(규20조 8항)

► 면제 또는 유예되는 사람은 유예 또는 면제 대상자임을 증명할 수 있는 서류를 첨부하여 각 중앙회의 장에게 제출

(5) 보수교육의 교과과정, 실시방법 기타 보수교육에 필요한 사항은 각 **중앙회의 장**이 정한다.

(6) 관계서류는 **3년**간 보존(보수교육대상자 명단 · 보수교육면제자 명단 기타 교육이수를 확인할 수 있는 서류)

► 과태료 : 100만원 이하의 과태료

### 3. 감독 (법32조)

보건복지부장관은 중앙회나 그 지부가 정관으로 정한 사업 외의 사업을 하거나 국민보건 향상에 장애가 되는 행위를 한 때, 또는 보건복지부장관으로부터 의료와 국민보건 향상에 관한 요청을 받고 협조하지 아니한 경우에는 정관을 변경하거나 임원을 새로 뽑을 것을 명할 수 있다.

# 제3장 의료기관

## 제1절 의료기관의 개설

### 1. 의료기관의 개설 등 (법33조)

#### 1) 개설

**의료인**은 이 법에 따른 의료기관을 개설하지 아니하고는 의료업을 할 수 없으며 그 **의료기관 내에서 의료업**을 행하여야 한다.

► 벌칙 : 500만원 이하의 벌금

**※ 의료기관내에서 의료업을 행하여야 한다는 원칙의 예외**

- 「응급의료에 관한 법률」에 따른 응급환자를 진료하는 경우
- 환자나 환자 보호자의 요청에 따라 진료하는 경우
- 국가나 지방자치단체의 장이 공익상 필요하다고 인정하여 요청하는 경우
- 보건복지부령으로 정하는 바에 의하여 가정간호를 실시하는 경우
- 그 밖의 이 법 또는 다른 법령에서 특별히 정한 경우나 환자가 있는 현장에서 진료를 행하여야 하는 부득이한 사유가 있는 경우

#### 2) 의료기관을 개설할 수 있는 자

- 의사 - 종합병원 · 병원 · 요양병원 · 정신병원 · 의원
- 치과의사 - 치과병원 · 치과의원
- 한의사 - 한방병원 · 요양병원 · 한의원
- 조산사 - 조산원(조산원 개설시 반드시 지도의사 필요)

► 벌칙 : 10년 이하의 징역이나 1억원 이하의 벌금 (의료기관을 개설하거나 운영하는 자)
► 벌칙 : 5년 이하의 징역이나 5천만원 이하의 벌금 (안마사)

(1) **의료인**(간호사 제외)

의료인은 어떠한 명목으로도 둘 이상의 의료기관을 개설·운영할 수 없다. 다만, 둘 이상의 의료인 면허를 소지한 자가 의원급 의료기관을 개설하려는 경우에는 하나의 장소에 한하여 면허 종별에 따른 의료기관을 함께 개설할 수 있다. (법 33조 8항)

► 벌칙 : 5년 이하의 징역이나 5천만원 이하의 벌금

(2) **국가**나 **지방자치단체**
(3) 의료업을 목적으로 설립된 법인(**의료법인**)
(4) 「민법」이나 특별법에 따라 설립된 **비영리법인**

► 의료법인과 비영리법인의 사명 : 공중위생에 기여, 영리를 추구해서는 아니됨 (영20조)

(5) 준정부기관, 지방의료원, 한국보훈복지의료공단

► 의료기관의 개설에 따른 예외 규정(개설특례) (법35조)
소속직원 · 종업원 그 밖의 구성원(수용자포함)이나 그 가족의 건강관리를 위하여 부속의료기관을 개설할 수 있다.

### 3) 의료기관별 개설절차

(1) 의원 · 치과의원 · 한의원 · 조산원(필히 지도의사 필요) ⇒ **시장 · 군수 · 구청장**에 **신고**

► 벌칙 : 500만원 이하의 벌금

(2) 종합병원 · 병원 · 치과병원 · 한방병원 · 요양병원(**병원급**) · 정신병원 · 개설특례에 의한 **병원급** 의료기관 ⇒ **시 · 도 의료기관개설위원회**의 심의를 거쳐 **시 · 도지사**의 **허가**(법33조 4항, 35조 1항)

► 벌칙 : 3년 이하의 징역이나 3천만원 이하의 벌금

(3) 의료기관이 개설 장소를 이전하거나 개설에 관한 신고 또는 허가사항 중 중요사항을 변경하려는 때에도 신고하고, 허가를 받아야 한다.

► 벌칙 : 500만원 이하의 벌금 (허가의 경우)
► 벌칙 : 100만원 이하의 벌금 (변경신고)

### 4) 의료기관을 개설할 수 없는 경우(법33조 4항과 7항)

(1) 개설하려는 의료기관(종합병원, 병원, 치과병원, 한방병원, 요양병원, 정신병원)이 다음 어느 하나에 해당하는 경우 **시·도지사**는 개설**허가**를 할 수 없다. (법33조 4항)
① 제36조에 따른 **시설기준**에 맞지 아니하는 경우
② 제60조제1항에 따른 **기본시책**과 제2항에 따른 **수급 및 관리계획**에 적합하지 아니한 경우

(2) **시설**과 관련하여 개설할 수 없는 경우 (법33조 7항)

① 약국 시설 안이나 구내인 경우
② 약국의 시설이나 부지 일부를 분할 · 변경 또는 개수하여 의료기관을 개설하는 경우
③ 약국과 전용의 복도 · 계단 · 승강기 또는 구름다리 등의 통로가 설치되어 있거나 이런 것들을 설치하여 의료기관을 개설하는 경우
④ 「건축법」 등 관계 법령에 따라 허가를 받지 아니하거나 신고를 하지 아니하고 건축 또는 증축 · 개축한 건축물에 의료기관을 개설하는 경우

### 5) 의료법인 및 비영리법인의 의료기관 개설 (법33조 9항)

(1) 법인의 정관에 개설하고자 하는 의료기관의 소재지를 기재하여 **정관의 변경허가**(의료법인등을 **설립**할 때에는 **설립 허가**)를 얻어야 한다.
(2) 해당 법인의 주무관청은 정관의 변경허가를 하기 전에 그 법인이 개설하고자 하는 의료기관이 소재하는 **시·도지사** 또는 **시장·군수·구청장**과 **협의**하여야 한다.

► 벌칙 : 1년 이하의 징역이나 1천만원 이하의 벌금

### 6) 의료기관을 개설·운영하는 의료법인등은 다른 자에게 그 법인의 명의를 빌려주어서는 아니 된다.

► 벌칙 : 5년 이하의 징역이나 5천만원 이하의 벌금

## 2. 의료기관개설위원회 설치 (법33조의2)

### 1) 설치

**의료기관 개설 허가에 관한 사항을 심의**하기 위해 시 · 도지사 소속으로 설치

### 2) 위원 구성

(1) 의사회 · 치과의사회 · 한의사회 · 조산사회 및 간호사회의 **의료인**으로서 경험이 풍부한 사람
(2) **의료기관단체의 회원**으로서 해당 지역 내 의료기관의 개설 · 운영 등에 관한 경험이 풍부한 사람

## 3. 실태조사 (법33조의3)

### 1) 의료기관을 개설할 수 없는 자가 개설 · 운영하는 의료기관의 실태 파악

(1) 위법이 확정된 경우 그 결과를 공표
(2) 수사기관의 수사로 의료기관의 위법이 확정된 경우도 공표 대상에 포함

## 4. 원격의료 (법34조)

### 1) 정의

의료인(의료업에 종사하는 의사 · 치과의사 · 한의사만 해당)은 컴퓨터 · 화상통신 등 정보통신기술을 활용하여 먼 곳에 있는 의료인에게 의료지식이나 기술을 지원하는 원격의료를 할 수 있다.

### 2) 시설 및 장비 (규29조)

- 원격진료실
- 데이터 및 화상을 전송 · 수신할 수 있는 단말기, 서버, 정보통신망 등의 장비

### 3) 책임

(1) 원격의료를 하는 자(원격지의사)는 환자를 직접 대면하여 진료하는 경우와 같은 책임을 진다.

(2) 원격지의사의 원격의료에 따라 의료행위를 한 의료인이 의사 · 치과의사 또는 한의사(현지의사)인 경우에는 그 의료행위에 대하여 원격지의사의 과실을 인정할 만한 명백한 근거가 없으면 환자에 대한 책임은 현지의사에게 있는 것으로 본다.

## 5. 의료기관 개설 특례 (법35조)

의료기관을 개설할 수 있는 자 외의 자가 그 소속직원, 종업원, 그 밖의 구성원(수용자를 포함한다)이나 그 가족의 건강관리를 위하여 **부속의료기관을 개설**하려면 그 개설 장소를 관할하는 **시장·군수·구청장에게 신고**하여야 한다. 다만, 부속 의료기관으로 **병원급 의료기관**을 개설하려면 그 개설 장소를 관할하는 **시·도지사의 허가**를 받아야 한다.

## 6. 의료관계인의 준수사항 (법36조, 법36조의2)

### 1) 준수사항

- 의료기관의 종류에 따른 시설기준 및 규격에 관한 사항
- 의료기관의 안전관리시설 기준에 관한 사항
- 의료기관 및 요양병원의 운영 기준에 관한 사항
- 고가의료장비의 설치 · 운영 기준에 관한 사항
- 의료기관의 종류에 따른 의료인 등의 정원 기준에 관한 사항
- 급식관리 기준에 관한 사항
- 의료기관의 위생 관리에 관한 사항
- 의료기관의 의약품 및 일회용 의료기기의 사용에 관한 사항
- 의료기관의 감염병환자등의 진료 기준에 관한 사항
- 의료기관 내 수술실, 분만실, 중환자실 등 감염관리가 필요한 시설의 출입 기준에 관한 사항
- 의료인 및 환자 안전을 위한 보안장비 설치 및 보안인력 배치 등에 관한 사항
- 의료기관의 신체보호대 사용에 관한 사항
- 의료기관의 의료관련감염 예방에 관한 사항

### 2) 공중보건의사 등의 고용금지

(1) 의료기관 개설자는 **공중보건의사**에게 **의료행위**를 하게 하거나, **당직의료인**으로 두어서는 아니 된다.

(2) 예외사항

- 「농어촌 등 보건의료를 위한 특별조치법」 제5조의2에 따른 **배치기관 및 배치시설**
- 「농어촌 등 보건의료를 위한 특별조치법」 제6조의2에 따른 **파견근무기관 및 시설**

(3) 의료기관 개설자는 군병원 또는 병무청장이 지정하는 병원에서 직무와 관련된 수련을 실시하는 경우가 아니면 **병역판정검사전담의사**에게 의료행위를 하게 하거나 당직의료인으로 두어서는 아니 된다

## 7. 진단용 방사선 발생장치 (법37조)

(1) 시장 · 군수 · 구청장에게 신고
(2) **안전관리기준**에 맞도록 **설치·운영**하여야 한다.
(3) **안전관리책임자**를 선임하고, 정기적으로 검사와 측정을 받아야 하며, 방사선 관계 종사자에 대한 **피폭관리**를 하여야 한다.

► 과태료 : 300만원 이하의 과태료

(4) 안전관리책임자로 선임된 사람은 **선임된 날부터 1년 이내**에 **안전관리책임자 교육기관**이 실시하는 **안전관리책임자 교육**을 받아야 하며, **주기적**으로 **보수교육**을 받아야 한다.
(5) 진단용 방사선 발생장치의 범위 · 신고 · 검사 · 설치 및 측정기준 등에 필요한 사항 : **보건복지부령**
(6) 안전관리책임자 교육 및 안전관리책임자 교육기관의 지정에 필요한 사항 : **질병관리청장 고시**

## 8. 특수의료장비의 설치 · 운영 (법38조)

### 1) 등록

특수의료장비(**보건복지부장관**이 정하여 고시하는 의료장비)를 설치 · 운영하려면 **시장 · 군수 ·구청장**에게 **등록**하여야 하며, 설치인정기준에 맞게 설치 · 운영하여야 한다.

### 2) 품질관리검사

의료기관의 개설자나 관리자는 **보건복지부장관**에게 정기적인 품질관리검사를 받아야 한다.

### 3) 부적합 장치 사용 금지

의료기관의 개설자나 관리자는 품질관리검사에서 부적합하다고 판정받은 특수의료장비를 사용하여서는 아니 된다.

► 벌칙 : 3년 이하의 징역이나 3천만원 이하의 벌금

## 9. 수술실 내 폐쇄회로 텔레비전의 설치 · 운영 (법38조의2)

### 1) 설치

① **전신마취 등 환자의 의식이 없는 상태**에서 수술을 시행하는 의료기관의 개설자
② 수술실 내부에 「개인정보 보호법」 및 관련 법령에 따른 폐쇄회로 텔레비전을 설치하여야 한다
③ 국가 및 지방자치단체는 폐쇄회로 텔레비전의 설치 등에 필요한 비용을 지원 가능

► 벌칙 : 500만원 이하의 벌금

## 2) 운영

① 환자 또는 환자의 보호자가 요청하는 경우

② **전신마취 등 환자의 의식이 없는 상태**에서 수술을 하는 장면을 폐쇄회로 텔레비전으로 촬영

► 벌칙 : 500만원 이하의 벌금

③ 의료기관의 장이나 의료인이 촬영을 거부할 수 있는 사유

- 수술이 지체되면 환자의 생명이 위험하여지거나 심신상의 중대한 장애를 가져오는 **응급 수술**을 시행하는 경우
- 환자의 생명을 구하기 위하여 적극적 조치가 필요한 **위험도 높은 수술**을 시행하는 경우
- 수련병원 등의 **전공의 수련** 등 그 목적 달성을 현저히 저해할 우려가 있는 경우
- 그 밖에 보건복지부령으로 정하는 사유가 있는 경우(규칙39조의12)
  - 촬영을 하기 위해서는 수술을 예정대로 시행하기 불가능한 시점에 환자 또는 환자의 보호자가 촬영을 요청하는 경우
  - 천재지변, 통신장애, 전자적 침해행위 또는 그 밖의 불가항력적인 사유로 촬영이 불가능한 경우

► 벌칙 : 3년 이하의 징역이나 3천만원 이하의 벌금 (임의촬영 시)

④ **녹음 불가** (환자 및 해당 수술에 참여한 의료인 등 **정보주체 모두의 동의를 받은 경우 가능**)

► 벌칙 : 500만원 이하의 벌금

⑤ 의료기관의 장은 촬영한 영상정보가 분실 · 도난 · 유출 · 변조 또는 훼손되지 아니하도록 내부 관리계획의 수립, 저장장치와 네트워크의 분리, 접속기록 보관 및 관련 시설의 출입자 관리 방안 마련 등 안전성 확보에 필요한 기술적 · 관리적 및 물리적 조치를 하여야 한다.

► 벌칙 : 2년 이하의 징역이나 2천만원 이하의 벌금 (영상정보를 분실 · 도난 · 유출 · 변조 또는 훼손당한 자)

► 벌칙 : 500만원 이하의 벌금 (미조치 시)

⑥ 의료기관의 장이 영상정보 **열람**(스스로 열람 포함) 및 **제공**(사본의 제공 포함) 할 수 있는 사유

- 범죄의 수사와 공소의 제기 및 유지, 법원의 재판업무 수행을 위하여 관계 기관이 요청하는 경우
- 한국의료분쟁조정중재원이 의료분쟁의 조정 또는 중재 절차 개시 이후 환자 또는 환자 보호자의 동의를 받아 해당 업무의 수행을 위하여 요청하는 경우
- 환자 및 해당 수술에 참여한 의료인 등 정보주체 모두의 동의를 받은 경우

► 벌칙 : 5년 이하의 징역이나 5천만원 이하의 벌금

⑦ 영상정보를 탐지하거나 누출 · 변조 또는 훼손하여서는 아니 된다.

► 벌칙 : 5년 이하의 징역이나 5천만원 이하의 벌금

⑧ 영상정보를 목적 외의 용도로 사용하여서는 아니 된다.

► 벌칙 : 5년 이하의 징역이나 5천만원 이하의 벌금

⑨ 의료기관의 개설자는 촬영한 영상정보의 열람 등에 소요되는 **비용**을 열람 등을 요청한 자에게 청구 가능

⑩ 의료기관의 장은 촬영한 영상정보를 **30일 이상 보관**하여야 한다.

► 벌칙 : 500만원 이하의 벌금 (미보관 시)

⑪ 이 법에서 정한 것 외에 폐쇄회로 텔레비전의 설치 · 운영 등에 관한 사항은 **「개인정보 보호법」**에 따른다.

## 10. 시설 등의 공동이용 (법39조)

- **의료인**은 다른 의료기관의 장의 동의를 받아 그 의료기관의 시설 · 장비 및 인력 등을 이용하여 진료할 수 있다. (개방병원의 법적근거)
- **의료기관의 장**은 그 의료기관의 환자의 진료하는데에 필요하면 해당 의료기관에 소속되지 아니한 의료인에게 진료하도록 할 수 있다.
- 의료사고에 대한 책임소지 : 진료를 한 의료인의 과실 때문이면 그 의료인에게, 의료기관의 시설 · 장비 및 인력 등의 결함 때문이면 그것을 제공한 의료기관 개설자에게 각각 책임이 있는 것으로 본다.

## 11. 휴업 · 폐업의 신고 및 진료기록부 등의 이관 (법40조, 법40조의2)

### 1) 신고

(1) **의료기관의 개설자**는 의료업을 폐업하거나 1개월 이상 휴업(입원환자가 있는 경우에는 1개월 미만의 휴업도 포함) 시 **시장 · 군수 · 구청장**에 신고

► 과태료 : 100만원 이하의 과태료

(2) 의료기관 폐업 신고를 수리하지 않을 수 있는 경우

- **질병관리청장, 시·도지사 또는 시장·군수·구청장**이 감염병의 역학조사 및 예방접종에 관한 역학조사를 실시할 때
- 의료인 또는 의료기관의 장이 **질병관리청장 또는 시 · 도지사**에게 역학조사 실시를 요청한 경우로서 그 역학조사를 위하여 필요하다고 판단하는 때

### 2) 보고(규30조)

**시장 · 군수 · 구청장**은 매월의 의료기관 폐업신고의 수리상황을 그 **다음달 15일**까지 보건복지부장관에게 보고하여야 한다.

### 3) 휴업 또는 폐업신고 기한(규30조)

의원·치과의원·한의원 또는 조산원을 개설한 의료인이 부득이한 사유로 **6월**을 초과하여 그 의료기관을 관리할 수 없을 경우 그 개설자는 휴업 또는 폐업신고를 하여야 한다.

### 4) 환자권익보호 조치

의료기관 개설자는 의료업을 폐업 또는 휴업하는 경우 해당 의료기관에 입원 중인 환자를 다른 의료기관으로 옮길 수 있도록 하는 등 환자의 권익을 보호하기 위한 조치를 하여야 한다.

► 벌칙 : 1년 이하의 징역이나 1천만원 이하의 벌금

**시장·군수·구청장**은 의료기관 개설자가 환자의 권익을 보호하기 위한 조치를 취하였는지 여부를 확인하는 등 조치를 하여야 한다

### 5) 진료기록부 등의 이관(법40조의2)

① **의료기관의 개설자**는 폐업 또는 휴업신고를 할 때 기록 · 보존하고 있는 진료기록부 등의 수량 및 목록을 확인하고 관할 **보건소장**에게 넘겨야 한다. 다만 진료기록부 등의 **보관계획서**를 제출하여 관할 보건소장의 허가를 받은 경우에는 직접 보관할 수 있다.

► 과태료 : 300만원 이하의 과태료

② 진료기록부등을 **직접 보관**하는 의료기관 개설자

- 보관계획서에 **기재된 사항이 변경**된 경우 **관할 보건소장**에게 이를 신고
- 직접 보관 중 질병, 국외 이주 등 사유로 보존 및 관리가 어려운 경우 이를 대행할 **책임자**를 지정하여 보관하게 하거나 진료기록부등을 **관할 보건소장**에게 넘겨야 한다.
- 보관 기간, 방법 등은 정하는 사항을 준수

► 과태료 : 100만원 이하의 과태료

- 기록 열람 및 보존에 관하여는 제21조 및 제22조제2항을 준용

► 벌칙 : 3년 이하의 징역이나 3천만원 이하의 벌금 (열람, 친고죄)

► 벌칙 : 500만원 이하의 벌금 (열람 거부, 보존)

## 12. 진료기록보관시스템의 구축·운영(법40조의3)

(1) **보건복지부장관**은 진료기록보관시스템을 **구축 · 운영**할 수 있다.

(2) 폐업 또는 휴업한 의료기관의 진료기록부등을 보관하는 **관할 보건소장 및 의료기관 개설자**는 진료기록보관시스템에 진료기록부등을 **보관**할 수 있다.

(3) **직접 보관한** 진료기록부등 외에는 진료기록보관시스템에 보관된 정보를 열람하는 등 그 내용을 확인 불가

► 벌칙 : 5년 이하의 징역이나 5천만원 이하의 벌금

(4) 보건복지부장관은 진료기록보관시스템의 구축 · 운영 업무를 관계 전문기관 또는 단체에 **위탁**가능(**비용지원** 가능)

(5) 진료기록보관시스템의 구축 · 운영 업무를 위탁받은 전문기관 또는 단체는 진료기록부등을 안전하게 관리 · 보존하는 데에 필요한 **시설과 장비**를 갖추어야 한다.

(6) 보건복지부장관은 진료기록보관시스템의 **효율적 운영**을 위하여 원본에 기재된 정보가 변경되지 않는 범위에서 진료기록부등의 **형태를 변경**하여 보존 · 관리할 수 있으며, **변경된 형태**로 진료기록부등의 **사본을 발급**할 수 있다.

(7) **정당한 접근 권한** 없이 또는 **허용된 접근 권한**을 넘어 진료기록보관시스템에 보관된 정보를 훼손 · 멸실 · 변경 · 위조 · 유출하거나 검색 · 복제 불가

► 벌칙 : 5년 이하의 징역이나 5천만원 이하의 벌금

## 13. 당직의료인(법41조)

(1) 각종병원에는 응급환자와 입원환자의 진료 등에 필요한 당직의료인을 두어야 한다.

► 벌칙 : 500만원 이하의 벌금

(2) 병원 당직의료인의 정원(규39조의 5)

① 입원환자 200명까지는 의사 · 치과의사 또는 한의사 1명, 간호사 2명

② 200명 초과시 200명마다 의사 · 치과의사 또는 한의사 1명, 간호사 2명 추가

(3) 요양병원 당직의료인의 정원(규39조의 5)

① 의사·치과의사 또는 한의사 : 입원환자 300명까지는 1명, 입원환자 300명을 초과하는 300명마다 1명을 추가

② 간호사 : 입원환자 80명까지는 1명, 입원환자 80명을 초과하는 80명마다 1명을 추가

(4) 정신병원 · 의료재활시설 · 국립정신건강센터, 국립정신병원, 국립소록도병원, 국립결핵병원 및 국립재활원 등은 **자체 기준**에 따라 배치할 수 있다.

## 14. 의료기관의 명칭 및 진료과목 (법42조, 법43조)

### 1) 명칭의 사용제한

(1) **종류에 따르는 명칭 외의 명칭**을 사용하지 못한다.

► 벌칙 : 500만원 이하의 벌금

(2) 예외사항

- 종합병원이 그 명칭을 병원으로 표시하는 경우
- 상급종합병원으로 지정받거나 전문병원으로 지정받은 의료기관이 지정받은 기간 동안 그 명칭을 사용하는 경우
- 2 이상의 의료인 면허소지자의 의료기관 개설(제33조 제8항 단서에 따라 개설)한 의원급 의료기관이 면허 종별에 따른 종별 명칭을 함께 사용하는 경우
- 국가나 지방자치단체가 개설하는 의료기관이 보건복지부장관이나 시·도지사와 협의하여 정한 명칭을 사용하는 경우
- 다른 법령으로 따로 정한 명칭을 사용하는 경우

### 2) 의료기관이 아니면 의료기관의 명칭이나 이와 비슷한 명칭을 사용하지 못한다.

► 과태료 : 100만원 이하의 과태료

### 3) 진료과목 등(법43조)

(1) **병원·치과병원** 또는 **종합병원**은 **한의사**를 두어 한의과 진료과목을 추가로 설치·운영 가능

(2) **한방병원** 또는 **치과병원**은 **의사**를 두어 의과 진료과목을 추가로 설치·운영 가능.

(3) **병원·한방병원·요양병원** 또는 **정신병원**은 **치과의사**를 두어 치과 진료과목을 추가로 설치·운영 가능

(4) **추가로 진료과목을 설치·운영**하는 경우에는 보건복지부령으로 정하는 바에 따라 진료에 필요한 **시설·장비**를 갖추어야 한다. (규칙 별표8)

(5) **추가로 설치한 진료과목**을 포함한 의료기관의 **진료과목**은 보건복지부령으로 정하는 바에 따라 표시하여야 한다. 다만, **치과의 진료과목**은 종합병원과 법 제77조 제2항에 따라 보건복지부령으로 정하는 **치과병원**에 한하여 표시할 수 있다.

► 과태료 : 100만원 이하의 과태료

## 15. 비급여 진료비용 (법45조, 규42조의 2, 법45조의2)

### 1) 비급여 진료비용 등의 고지: 의료기관 개설자 (법45조)

(1) 「국민건강보험법」에 따라 요양급여의 대상에서 제외되는 사항 또는 「의료급여법」에 따라 의료급여의 대상에서 제외되는 사항의 비용(비급여 진료비용)을 환자 또는 환자의 보호자가 쉽게 알 수 있도록 고지하여야 한다.

► 비급여 대상의 항목(행위·약제 및 치료재료)과 그 가격을 적은 책자 등을 접수창구 등 환자 또는 환자의 보호자가 **쉽게 볼 수 있는 장소**에 갖추어 두어야 한다. 이 경우 비**급여 대상의 항목을 묶어 1회 비용으로 정하여 총액**을 표기할 수 있다. (규42조의 2)

(2) 의료기관이 환자로부터 징수하는 제증명수수료의 비용을 게시하여야 한다.

► 진료기록부 사본·진단서 등 제증명수수료의 비용을 접수창구 등 환자 및 환자의 보호자가 **쉽게 볼 수 있는 장소에 게시**하여야 한다. (규42조의 2)

(3) 고지 · 게시한 금액을 초과하여 징수할 수 없다.
(4) 인터넷 홈페이지를 운영하는 의료기관은 이용자가 알아보기 쉽도록 인터넷 홈페이지에 따로 표시하여야 한다. (규42조의 2)

### 2) 비급여 진료비용 등의 보고 및 현황조사 등 (법45조의2)

(1) **의료기관의 장**은 **비급여 진료비용 및 제증명수수료의 항목, 기준, 금액 및 진료내역 등에 관한 사항**을 보건복지부장관에게 보고
(2) **보건복지부장관**은 모든 의료기관에 대하여 비급여진료비용등의 항목, 기준, 금액 및 진료내역 등에 관한 현황을 조사·분석하여 그 결과를 공개할 수 있다. 다만, **병원급 의료기관**에 대하여는 그 결과를 **공개하여야 한다.**
(3) **보건복지부장관**은 비급여진료비용등의 현황에 대한 조사 · 분석을 위하여 **의료기관의 장**에게 관련 자료의 제출을 명할 수 있다.

► 과태료 : 200만원 이하의 과태료

## 16. 환자의 진료의사 선택 (법46조, 선택진료에 관한 규칙 참조)

### 1) 선택진료

종합병원 · 병원 · 치과병원 · 한방병원 · 요양병원 또는 정신병원의 특정한 의사 · 치과의사 또는 한의사

### 2) 변경

진료의사를 선택하여 진료를 받는 환자나 환자의 보호자는 진료의사의 변경을 요청할 수 있다. 이 경우 의료기관의 장은 정당한 사유가 없으면 이에 응하여야 한다.

### 3) 정보의 제공

**의료기관의 장**은 환자 또는 환자의 보호자에게 진료의사 선택을 위한 정보를 제공하여야 한다

### 4) 추가비용 징수

의료기관의 장은 진료의사를 선택하여 진료를 받게 한 경우에도 환자나 환자의 보호자로부터 추가비용을 받을 수 없다.

## 17. 의료관련감염 예방 (법47조, 규43조~46조)

### 1) 대상 의료기관

(1) 종합병원
(2) **200개 이상**의 병상을 갖춘 병원으로서 **중환자실**을 운영하는 의료기관 (~ 2017년 3월 31일)
(3) **200개 이상**의 병상을 갖춘 병원 (2017년 4월 1일 ~ 2018년 9월 30일)
(4) **150개 이상**의 병상을 갖춘 병원 (2018년 10월 1일 ~ )

### 2) 의료기관장

(1) 의료관련감염 예방을 위하여 감염관리위원회와 감염관리실을 설치 · 운영하고 감염관리 업무를 수행하는 전담 인력 배치

(2) 감염병의 예방을 위하여 해당 의료기관에 소속된 의료인 및 의료기관 종사자, 해당 의료기관에서 실습하는 보건의료인력 학교 및 기관 소속 학생에게 정기적으로 교육을 실시
(3) 감염병이 유행하는 경우 환자, 환자의 보호자, 의료인, 의료기관 종사자 및 경비원 등 해당 의료기관 내에서 업무를 수행하는 사람에게 감염병의 확산 방지를 위하여 필요한 정보를 제공
(4) 해당 의료기관에 속한 자율보고를 한 보고자에게 그 보고를 이유로 해고 또는 전보나 그 밖에 신분 또는 처우와 관련하여 불리한 조치를 할 수 없다.

► 벌칙 : 2년 이하의 징역 또는 2천만원 이하의 벌금

### 3) 질병관리청장

(1) 의료관련감염의 발생 · 원인 등에 대한 의과학적인 감시를 위하여 **의료관련감염 감시 시스템**을 구축 · 운영할 수 있고 해당 업무를 관계 전문기관에 위탁 가능
(2) 업무를 위탁한 전문기관에 대하여 그 업무에 관한 보고 또는 자료의 제출을 명할 수 있다.
(3) 의료관련감염 감시 시스템으로 수집한 의료관련감염 관련 정보를 감염 예방 · 관리에 필요한 조치, 계획 수립, 조사 · 연구, 교육 등에 활용할 수 있다.

### 4) 의료기관

**의료관련감염 감시 시스템**을 통하여 매월 의료관련감염 발생 사실을 등록할 수 있다.

### 5) 자율보고

(1) 의료관련감염이 발생한 사실을 알게 된 의료기관의 장, 의료인, 의료기관 종사자 또는 환자 등은 질병관리청장에게 그 사실을 보고(**자율보고**)할 수 있다. 질병관리청장은 자율보고한 사람의 의사에 반하여 그 신분을 공개하여서는 아니 된다.
(2) 자율보고한 사람이 해당 의료관련감염과 관련하여 관계 법령을 위반한 사실이 있는 경우에는 그에 따른 행정처분을 감경하거나 면제할 수 있다
(3) 자율보고가 된 의료관련감염에 관한 정보는 검증을 한 후에는 개인식별이 가능한 부분을 삭제
(4) 자율보고의 접수 및 분석 등의 업무에 종사하거나 종사하였던 사람은 직무상 알게 된 비밀을 다른 사람에게 누설하거나 직무 외의 목적으로 사용하여서는 아니 된다.

► 벌칙 : 3년 이하의 징역 또는 3천만원 이하의 벌금

## 18. 입원환자의 전원 (법47조의2)

**천재지변**, **감염병 의심 상황**, **집단 사망사고의 발생** 등 입원환자를 긴급히 전원(轉院)시키지 않으면 입원환자의 생명·건강에 중대한 위험이 발생할 수 있음에도, 환자가 **의사표시**를 할 수 없는 상태에 있거나 보호자와 연락이 되지 않아 환자나 보호자의 **동의**를 받을 수 없는 경우 **시장·군수·구청장**의 **승인**을 받아 입원환자를 다른 의료기관으로 전원시킬 수 있다.

# 제2절 의료법인

## 1. 설립허가 등 (법48조)

(1) 의료법인을 설립하려는 자는 개설하는 의료기관에 필요한 **시설**이나 시설을 갖추는 데에 필요한 **자금**을 보유하고, 법인의 주된 사무소의 소재지를 관할하는 **시·도지사**의 **허가**를 받아야 한다

(2) 의료법인이 **재산을 처분**하거나 **정관을 변경**하려면 시·도지사의 허가를 받아야 한다.

► 벌칙 : 500만원 이하의 벌금

(3) 의료법인이 아니면 의료법인이나 이와 비슷한 **명칭**을 사용할 수 없다.

► 벌칙 : 500만원 이하의 벌금

## 2. 임원 (법48조의2)

### 1) 구성

(1) 이사 : **5명 이상 15명 이하**

(2) 감사 : **2명,** 이사와 친족관계 등 특별한 관계에 있는 사람이 아니어야 한다

(3) 보건복지부장관의 승인을 받아 증감 가능

### 2) 임기 (정관으로 정함)

(1) 이사는 **4년**, 감사는 **2년**을 초과할 수 없다.

(2) 이사와 감사는 각각 **연임**할 수 있다

### 3) 이사회

각 이사 상호 간에 **친족관계**에 있는 사람이 정수의 **4분의 1**을 초과해서는 아니 된다.

### 4) 의료법인의 임원이 될 수 없는 사람

- 미성년자
- 피성년후견인 또는 피한정후견인
- 파산선고를 받은 사람으로서 복권되지 아니한 사람
- 금고 이상의 형을 받고 집행이 종료되거나 집행을 받지 아니하기로 확정된 후 3년이 지나지 아니한 사람

## 3. 부대사업 (법49조, 영22조, 규60조)

### 1) 부대사업

(1) **의료법인**은 그 법인이 개설하는 **의료기관에서** 의료업무 외에 부대사업을 할 수 있다. 부대사업으로 얻은 **수익에 관한 회계**는 의료법인의 **다른 회계와 구분**하여 계산하여야 한다.

(2) 부대사업의 종류

① 의료인과 의료관계자 **양성이나 보수교육** ② 의료나 의학에 관한 **조사 연구**
③ 노인의료복지시설의 설치 · 운영 ④ 장례식장의 설치 · 운영
⑤ 부설주차장의 설치 · 운영
⑥ 의료업 수행에 수반되는 의료정보시스템 개발·운영사업 (영22조)

1. 전자의무기록을 작성·관리하기 위한 시스템의 개발·운영사업
2. 전자처방전을 작성·관리하기 위한 시스템의 개발·운영사업
3. 영상기록을 저장·전송하기 위한 시스템의 개발·운영사업

⑦ 그 밖에 휴게음식점영업, 일반음식점영업, 이용업, 미용업 등 환자 또는 의료법인이 개설한 의료기관 종사자 등의 편의를 위하여 보건복지부령으로 정하는 사업(규60조)

1. 휴게음식점영업, 일반음식점영업, 제과점영업, 위탁급식영업
2. 소매업 중 편의점, 슈퍼마켓, 자동판매기영업 및 서점
2의2. 의류 등 생활용품 판매업 및 식품판매업(건강기능식품 판매업은 제외한다). 다만, 의료법인이 직접 영위하는 경우는 제외한다.
3. 산후조리업 4. 목욕장업
5. 의료기기 임대·판매업. 다만, 의료법인이 직접 영위하는 경우는 제외한다.
6. 숙박업, 여행업 및 외국인환자 유치업 7. 수영장업, 체력단련장업 및 종합체육시설업
8. 장애인보조기구의 제조·개조·수리업
9. 다음 각 목의 어느 하나에 해당하는 업무를 하려는 자에게 의료법인이 개설하는 의료기관의 건물을 임대하는 사업
   가. 이용업 및 미용업 나. 안경 조제·판매업 다. 은행업
   라. 의원급 의료기관 개설·운영(의료관광호텔에 부대시설로 설치하는 경우로서 진료과목이 의료법인이 개설하는 의료기관과 동일하지 아니한 경우로 한정한다)

※ ④,⑤,⑦의 부대사업은 타인에게 임대 또는 위탁하여 운영할 수 있음

(3) 부대사업을 하려는 의료법인은 미리 **의료기관의 소재지**를 관할 시 · 도지사에게 신고하여야 한다. (신고사항을 변경하려는 경우에도 같다)

► 과태료 : 300만원 이하의 과태료

## 4. 설립 허가 취소 (법51조)

- 정관으로 정하지 아니한 사업을 한 때
- 설립된 날로부터 **2년 이내**에 의료기관을 개설하지 아니한 때
- 의료법인이 개설한 의료기관이 개설허가를 취소당한 때
- 보건복지부장관 또는 시 · 도지사가 감독을 위하여 내린 명령을 위반한 때
- 법으로 정한 부대사업 외의 사업을 한 때

## 5. 임원 선임 관련 금품 등 수수의 금지 (법51조의2)

의료법인의 **임원 선임과 관련**하여 금품, 향응 또는 그 밖의 재산상 이익을 주고받거나 주고받을 것을 약속해서는 아니 된다.

## 6. 의료법인과 의료기관을 개설한 비영리법인의 사명 (영20조)

**의료업**(의료법인이 하는 **부대사업**을 포함)을 행함에 있어 **공중위생에 이바지**하여야 하며, **영리를 추구하여서는 아니 된다.**

## 7. 의료기관단체의 설립 (법52조)

**병원급 의료기관의 장**은 **의료기관의 건전한 발전**과 **국민보건향상**에 기여하기 위하여 **전국적 조직**을 가지는 단체를 설립할 수 있으며 단체는 **법인**으로 한다.

## 8. 대한민국의학한림원 (법52조의2)

(1) 의료인에 관련되는 의학 및 관계 전문분야의 연구·진흥기반을 조성하고 우수한 보건의료인을 발굴·활용하기 위하여 **대한민국의학한림원**을 둔다.

(2) 한림원은 **법인**으로 한다.

(3) 한림원의 사업

- 의학등의 연구진흥에 필요한 조사·연구 및 정책자문
- 의학등의 분야별 중장기 연구 기획 및 건의
- 의학등의 국내외 교류협력사업
- 의학등 및 국민건강과 관련된 사회문제에 관한 정책자문 및 홍보
- 보건의료인의 명예를 기리고 보전(保全)하는 사업
- 보건복지부장관이 의학등의 발전을 위하여 지정 또는 위탁하는 사업

(4) 보건복지부장관은 한림원의 사업수행에 필요한 경비의 전부 또는 일부를 예산의 범위에서 지원할 수 있다.

(5) 한림원에 대하여 이 법에서 정하지 아니한 사항에 관하여는 「민법」 중 사단법인에 관한 규정을 준용한다.

(6) 한림원이 아닌 자는 대한민국의학한림원 또는 이와 유사한 명칭을 사용하지 못한다.

과태료 : 100만원 이하의 과태료

# 제4장 신의료기술평가

## 1. 신의료기술의 평가 (법53조)(신의료기술평가에 관한 규칙 참조)

### 1) 개요

보건복지부장관은 국민건강을 보호하고 의료기술의 발전을 촉진하기 위하여 신의료기술평가위원회의 심의를 거쳐 **신의료기술의 안전성·유효성** 등에 관한 평가(의료기술평가)를 하여야 한다.

### 2) 신의료기술의 정의

신의료기술은 새로 개발된 의료기술로서 보건복지부장관이 안전성·유효성을 평가할 필요성이 있다고 인정하는 것을 말한다.

### 3) 평가결과 통보

보건복지부장관은 신의료기술평가의 결과를 「국민건강보험법」에 따른 건강보험심사평가원의 장에게 알려야 한다. 이 경우 신의료기술평가의 결과를 보건복지부령으로 정하는 바에 따라 공표할 수 있다.

## 2. 신의료기술평가위원회의 설치 등 (법54조)

### 1) 개요

보건복지부장관은 신의료기술평가에 관한 사항을 심의하기 위하여 보건복지부에 신의료기술평가위원회(위원회)를 둔다.

### 2) 구성

(1) 위원회는 위원장 1명을 포함하여 20명 이내의 위원으로 구성한다.
(2) 위원은 다음 각 호의 자 중에서 보건복지부장관이 임명한다.

- 의사회·치과의사회·한의사회에서 각각 추천하는 자
- 보건의료에 관한 학식이 풍부한 자
- 소비자단체에서 추천하는 자
- 변호사의 자격을 가진 자로서 보건의료와 관련된 업무에 5년 이상 종사한 경력이 있는 자
- 보건의료정책 관련 업무를 담당하고 있는 보건복지부 소속 5급 이상의 공무원

(3) 위원장과 위원의 임기는 3년으로 하되, 연임할 수 있다. 다만, 3)의 (5)에 따른 공무원의 경우에는 재임기간으로 한다.
(4) 위원의 자리가 빈 때에는 새로 위원을 임명하고, 새로 임명된 위원의 임기는 임명된 날부터 기산한다.
(5) 위원회의 심의사항을 전문적으로 검토하기 위하여 위원회에 분야별 전문평가위원회를 둔다.
(6) 그 밖의 위원회·전문평가위원회의 구성 및 운영 등에 필요한 사항은 보건복지부령으로 정한다.

## 3. 자료의 수집 업무 등의 위탁 (법55조)

보건복지부장관은 **신의료기술평가**에 관한 업무를 수행하기 위하여 필요한 경우 **자료 수집·조사** 등 평가에 수반되는 업무를 관계 **전문기관** 또는 **단체에 위탁**할 수 있다.

# 제5장 의료광고

## 1. 의료광고의 금지 등 (법56조)

► **의료기관**이 위반시 **허가취소, 폐쇄, 의료업 정지**
► **의료인**이 위반시 **품위손상**에 해당되므로 **자격정지**

### 1) 개요

의료기관 개설자, 의료기관의 장 또는 의료인(의료인등)이 아닌 자는 의료에 관한 광고를 하지 못한다.

► 벌칙 : 1년 이하의 징역이나 1천만원 이하의 벌금

### 2) 내용

(1) 의료인등은 다음에 해당하는 의료광고를 하지 못한다.

1. 평가를 받지 아니한 신의료기술에 관한 광고
2. 환자에 관한 치료경험담 등 소비자로 하여금 치료 효과를 오인하게 할 우려가 있는 내용의 광고
3. 거짓된 내용을 표시하는 광고
4. 다른 의료인등의 기능 또는 진료 방법과 비교하는 내용의 광고
5. 다른 의료인등을 비방하는 내용의 광고
6. 수술 장면 등 직접적인 시술행위를 노출하는 내용의 광고
7. 의료인등의 기능, 진료 방법과 관련하여 심각한 부작용 등 중요한 정보를 누락하는 광고
8. 객관적인 사실을 과장하는 내용의 광고
9. 법적 근거가 없는 자격이나 명칭을 표방하는 내용의 광고
10. 신문, 방송, 잡지 등을 이용하여 기사(記事) 또는 전문가의 의견 형태로 표현되는 광고
11. 심의를 받지 아니하거나 심의받은 내용과 다른 내용의 광고
12. 외국인환자를 유치하기 위한 국내광고
13. 소비자를 속이거나 소비자로 하여금 잘못 알게 할 우려가 있는 방법으로 비급여 진료비용을 할인하거나 면제하는 내용의 광고
14. 각종 상장·감사장 등을 이용하는 광고 또는 인증·보증·추천을 받았다는 내용을 사용하거나 이와 유사한 내용을 표현하는 광고.

► 예외사항
가. 의료기관 인증을 표시한 광고
나. 중앙행정기관·특별지방행정기관 및 그 부속기관, 지방자치단체 또는 공공기관으로부터 받은 인증·보증을 표시한 광고
나. 다른 법령에 따라 받은 인증·보증을 표시한 광고
라. 세계보건기구와 협력을 맺은 국제평가기구로부터 받은 인증을 표시한 광고 등

15. 그 밖에 의료광고의 방법 또는 내용이 국민의 보건과 건전한 의료경쟁의 질서를 해치거나 소비자에게 피해를 줄 우려가 있는 것으로서 대통령령으로 정하는 내용의 광고

► 벌칙 : 1년 이하의 징역이나 1천만원 이하의 벌금

(2) 보건복지부장관, 시장·군수·구청장은 **2부터 5까지 및 7부터 9까지**를 위반한 의료인등에 대하여 처분을 하려는 경우에는 지체 없이 그 내용을 공정거래위원회에 통보하여야 한다.

(3) 의료광고는 다음의 방법으로는 하지 못한다.

① **방송**

② 국민의 보건과 건전한 의료경쟁의 질서를 유지하기 위하여 제한할 필요가 있는 경우

► 벌칙 : 1년 이하의 징역이나 1천만원 이하의 벌금

## 2. 광고의 심의 (법57조)

### 1) 개요

(1) 의료인등이 다음에 해당하는 매체를 이용하여 **의료광고를 하려는 경우** 미리 의료광고가 의료광고 규정에 위반되는지 여부에 관하여 자율심의기구(법57조 2항)의 심의를 받아야 한다.

- 신문 · 인터넷신문 또는 정기간행물
- 옥외광고물 중 현수막(懸垂幕), 벽보, 전단(傳單) 및 교통시설·교통수단에 표시되는 것
- 전광판
- 인터넷 매체(이동통신단말장치에서 사용되는 애플리케이션(Application)포함)(영24조)

1. 인터넷뉴스서비스
2. 방송사업자가 운영하는 인터넷 홈페이지
3. 방송사업자의 방송프로그램을 주된 서비스로 하여 '방송', 'TV' 또는 '라디오' 등의 명칭을 사용하면서 인터넷을 통하여 제공하는 인터넷 매체
4. 정보통신서비스 제공자 중 전년도 말 기준 직전 3개월 간 일일 평균 이용자 수가 10만명 이상인 자가 운영하는 인터넷 매체

- 그 밖에 매체의 성질, 영향력 등을 고려하여 대통령령으로 정하는 광고매체(영24조)

전년도 말 기준 직전 3개월 간 일일 평균 이용자 수가 10만명 이상인 사회 관계망 서비스(Social Network Service)를 제공하는 광고매체

(2) 다음의 사항으로만 구성된 의료광고에 대해서는 자율심의기구의 심의를 받지 아니할 수 있다. (영24조)

- 의료기관의 명칭 · 소재지 · 전화번호
- 의료기관이 설치 · 운영하는 진료과목
- 의료기관에 소속된 의료인의 성명 · 성별 및 면허의 종류
- 의료기관 개설자 및 개설연도
- 의료기관의 인터넷 홈페이지 주소
- 의료기관의 진료일 및 진료시간

- 의료기관이 전문병원으로 지정받은 사실
- 의료기관이 의료기관 인증을 받은 사실
- 의료기관 개설자 또는 소속 의료인이 전문의 자격을 인정받은 사실 및 그 전문과목

### 2) 자율심의기구

(1) 의사회 · 치과의사회 · 한의사회 또는 대통령령으로 정하는 기준을 충족하는 소비자단체는 자율심의를 위한 조직 등을 갖추어 **보건복지부장관**에게 **신고**한 후 의료광고 심의 업무를 수행할 수 있다.
(2) 심의를 할 때 적용하는 심의 기준을 상호 협의하여 마련하여야 한다
(3) 의료광고 심의를 받으려는 자는 자율심의기구가 정하는 수수료를 내야 한다
(4) 자율심의기구는 의료광고 제도 및 법령의 개선에 관하여 보건복지부장관에게 의견을 제시할 수 있다.
(5) 심의의 유효기간은 심의를 신청하여 승인을 받은 날부터 **3년**으로 한다.
(6) 의료인등이 유효기간의 만료 후 계속하여 의료광고를 하려는 경우에는 유효기간 만료 **6개월 전**에 자율심의기구에 의료광고 심의를 신청하여야 한다.
(7) 자율심의기구는 제심의 관련 업무를 수행할 때에는 규정에 따라 공정하고 투명하게 하여야 한다.

## 3. 의료광고에 관한 심의위원회 (법57조의 2, 법57조의 3)

### 1) 개요

자율심의기구는 의료광고를 심의하기 위하여 심의위원회를 설치 · 운영하여야 한다.

### 2) 종류 및 심의대상

(1) 의료광고심의위원회: 의사, 의원, 의원의 개설자, 병원, 병원의 개설자, 요양병원(한의사가 개설한 경우는 제외한다), 요양병원의 개설자, 정신병원, 정신병원의 개설자, 종합병원(치과 제외), 종합병원의 개설자, 조산사, 조산원, 조산원의 개설자가 하는 의료광고의 심의
(2) 치과의료광고심의위원회: 치과의사, 치과의원, 치과의원의 개설자, 치과병원, 치과병원의 개설자, 종합병원(치과), 종합병원의 개설자가 하는 의료광고의 심의
(3) 한방의료광고심의위원회: 한의사, 한의원, 한의원의 개설자, 한방병원, 한방병원의 개설자, 요양병원(한의사가 개설한 경우), 요양병원의 개설자가 하는 의료광고의 심의

### 3) 제한

(1) 의사회는 의료광고심의위원회만, 치과의사회는 치과의료광고심의위원회만, 한의사회는 한방의료광고심의위원회만 설치 · 운영
(2) 소비자단체 : 의료광고심의위원회, 치과의료광고심의위원회, 한방의료광고심의위원회 중 어느 하나에 해당하는 심의위원회만 설치 · 운영할 수 있다.

### 4) 구성

(1) 위원장 1명과 부위원장 1명을 포함하여 15명 이상 25명 이하의 위원으로 구성

1. 의료광고심의위원회: 의사를 제외한 심의위원회 위원을 각각 1명 이상 포함하되, 의사·치과의사·한의사를 제외한 사람이 전체 위원의 3분의 1 이상이 되도록 구성하여야 한다.

> 2. 치과의료광고심의위원회: 치과의사를 제외한 심의위원회 위원을 각각 1명 이상 포함하되, 의사·치과의사·한의사를 제외한 사람이 전체 위원의 3분의 1 이상이 되도록 구성하여야 한다.
> 3. 한방의료광고심의위원회: 한의사를 제외한 심의위원회 위원을 각각 1명 이상 포함하되, 의사·치과의사·한의사를 제외한 사람이 전체 위원의 3분의 1 이상이 되도록 구성하여야 한다.

(2) 심의위원회 위원으로 자율심의기구의 장의 위촉받을 수 있는 사람

> 1. 의사
> 2. 치과의사
> 3. 한의사
> 4. 약사
> 5. 소비자단체의 장이 추천하는 사람
> 6. 대한변호사협회에 등록한 변호사로서 대한변호사협회의 장이 추천하는 사람
> 7. 법인 중 여성의 사회참여 확대 및 복지 증진을 주된 목적으로 설립된 법인의 장이 추천하는 사람
> 8. 비영리민간단체로서 환자의 권익 보호를 주된 목적으로 하는 단체의 장이 추천하는 사람
> 9. 그 밖에 보건의료 또는 의료광고에 관한 학식과 경험이 풍부한 사람

(3) 심의위원회 위원은 「형법」 제129조부터 제132조까지의 규정을 적용할 때에는 공무원으로 본다. (법86조의 2)

### 5) 의료광고 모니터링(법57조의 3, 규61조의 3)

자율심의기구는 의료광고가 규정을 준수하는지 여부에 관하여 모니터링하고, 모니터링 결과를 매 **분기별**로 분기가 끝난 후 **30일 이내**에 **보건복지부장관**에게 제출

# 제6장 감 독

## 1. 의료기관 인증 (법58조)

### 1) 의료기관 인증

보건복지부장관은 의료의 질과 환자 안전의 수준을 높이기 위하여 **병원급 의료기관** 및 **외국인환지 유치 의료기관(영28조), 호스피스전문기관(영28조)**에 대한 인증을 할 수 있다.

### 2) 위탁

보건복지부장관은 의료기관 인증에 관한 업무를 **의료기관평가인증원**에 위탁할 수 있다.

### 3) 평가

보건복지부장관은 다른 법률에 따라 의료기관을 대상으로 실시하는 평가를 통합하여 **의료기관평가인증원**으로 하여금 시행하도록 할 수 있다.

## 2. 의료기관인증위원회 (법58조의2)

### 1) 개요

보건복지부장관은 의료기관 인증에 관한 주요 정책을 심의하기 위하여 **보건복지부장관 소속**으로 의료기관인증위원회(위원회)를 둔다.

### 2) 구성

(1) 위원회는 위원장 1명을 포함한 15인 이내의 위원으로 구성한다.

(2) 위원회의 위원장은 보건복지부차관으로 하고, 위원회의 위원은 다음 각 호의 사람 중에서 보건복지부장관이 임명 또는 위촉한다.

- 의료인 단체 및 의료기관단체에서 추천하는 자
- 노동계, 시민단체(「비영리민간단체지원법」에 따른 비영리민간단체를 말함), 소비자단체(「소비자기본법」에 따른 소비자단체를 말함)에서 추천하는 자
- 보건의료에 관한 학식과 경험이 풍부한 자
- 보건복지부 소속 3급 이상 공무원 또는 고위공무원단에 속하는 공무원

### 3) 위원회의 심의 내용

(1) 인증기준 및 인증의 공표를 포함한 의료기관 인증과 관련된 주요 정책에 관한 사항

(2) 의료기관 대상 평가제도 통합에 관한 사항

(3) 의료기관 인증 활용에 관한 사항

(4) 그 밖에 위원장이 심의에 부치는 사항

## 3. 의료기관 인증기준 및 방법 등 (법58조의3)

### 1) 인증 기준에 포함될 사항

- 환자의 권리와 안전
- 의료기관의 의료서비스 질 향상 활동
- 의료서비스의 제공과정 및 성과
- 의료기관의 조직 · 인력관리 및 운영
- 환자 만족도

### 2) 방법

- 인증등급은 인증, 조건부인증 및 불인증으로 구분한다.
- 인증의 유효기간은 **4년**으로 한다. (조건부인증의 경우에는 **1년**)
- 조건부인증을 받은 의료기관의 장은 **유효기간 내에 재인증**을 받아야 한다.

## 4. 의료기관 인증의 신청 및 평가 (법58조의4)

(1) 의료기관 인증을 받고자 하는 의료기관의 장은 보건복지부장관에게 신청 가능 (요양병원은 신청 필수)

(2) 요양병원이 조건부인증 또는 불인증을 받거나 인증 또는 조건부인증이 취소된 경우 해당 요양병원의 장은 보건복지부령으로 **정하는 기간 내에 다시 인증을 신청**하여야 한다.

(3) 보건복지부장관은 인증을 신청한 의료기관에 대하여 인증기준 적합 여부를 평가하여야 한다. 이 경우 필요한 조사를 할 수 있고, 인증을 신청한 의료기관은 정당한 사유가 없으면 조사에 협조하여야 한다.
(4) 보건복지부장관은 평가 결과와 인증등급을 지체 없이 해당 의료기관의 장에게 통보

## 5. 이의신청 (법58조의5)

(1) 의료기관 인증을 신청한 의료기관의 장은 평가결과 또는 인증등급에 관하여 보건복지부장관에게 이의신청을 할 수 있다.
(2) 이의신청은 평가결과 또는 인증등급을 **통보받은 날부터 30일 이내**에 하여야 한다. 다만, 책임질 수 없는 사유로 그 기간을 지킬 수 없었던 경우에는 그 사유가 없어진 날부터 기산한다.

## 6. 인증서와 인증마크 (법58조의6)

(1) 보건복지부장관은 인증을 받은 의료기관에 인증서를 교부하고 인증을 나타내는 표시(인증마크)를 제작하여 인증을 받은 의료기관이 사용하도록 할 수 있다.
(2) 누구든지 인증을 받지 아니하고 인증서나 인증마크를 제작·사용하거나 그 밖의 방법으로 인증을 사칭하여서는 아니 된다.

► 벌칙 : 1년 이하의 징역이나 1천만원 이하의 벌금

## 7. 인증의 공표 및 활용 (법58조의7)

(1) **보건복지부장관**은 인증을 받은 의료기관에 관하여 인증기준, 인증 유효기간 및 평가한 결과 등을 **인터넷 홈페이지 등에 공표**하여야 한다.
(2) 보건복지부장관은 평가 결과와 인증등급을 활용하여 의료기관에 대하여 다음에 해당하는 행정적·재정적 지원 등 필요한 조치를 할 수 있다.

- 상급종합병원 지정
- 전문병원 지정
- 의료의 질 및 환자 안전 수준 향상을 위한 교육, 컨설팅 지원
- 그 밖에 다른 법률에서 정하거나 보건복지부장관이 필요하다고 인정한 사항

## 8. 자료의 제공요청 (법58조의8)

보건복지부장관은 인증과 관련하여 필요한 경우에는 관계 행정기관, 의료기관, 그 밖의 공공단체 등에 대하여 자료의 제공 및 협조를 요청할 수 있다.

## 9. 의료기관 인증의 사후관리 (법58조의9)

보건복지부장관은 인증의 실효성을 유지하기 위하여 인증을 받은 의료기관에 대하여 인증기준의 충족 여부를 조사할 수 있다.

## 10. 의료기관 인증의 취소 (법58조의10)

(1) 보건복지부장관은 인증을 받은 의료기관이 인증 유효기간 중 다음에 해당하는 경우에는 의료기관 인증 또는 조건부인증을 취소하거나 인증마크의 사용정지 또는 시정을 명할 수 있다. 다만, ① 및 ② 에 해당하는 경우에는 인증 또는 조건부인증을 취소하여야 한다.

| |
|---|
| ① 거짓이나 그 밖의 부정한 방법으로 인증 또는 조건부인증을 받은 경우<br>② 의료기관 개설 허가가 취소되거나 폐쇄명령을 받은 경우<br>③ 의료기관의 종별 변경 등 인증 또는 조건부인증의 전제나 근거가 되는 중대한 사실이 변경된 경우<br>④ 인증기준을 충족하지 못하게 된 경우<br>⑤ 인증마크의 사용정지 또는 시정명령을 위반한 경우 |

(2) 인증이 취소된 의료기관은 인증 또는 조건부인증이 **취소된 날부터 1년 이내**에 인증 신청을 할 수 없다.

## 11. 의료기관평가인증원의 설립 등 (법58조의11)

(1) 기능 : 의료기관 인증에 관한 업무와 의료기관을 대상으로 실시하는 각종 평가 업무를 효율적으로 수행

(2) 업무

| |
|---|
| • 의료기관 인증에 관한 업무로서 위탁받은 업무<br>• 다른 법률에 따라 의료기관을 대상으로 실시하는 평가 업무로서 보건복지부장관으로부터 위탁받은 업무<br>• 그 밖에 이 법 또는 다른 법률에 따라 보건복지부장관으로부터 위탁받은 업무 |

(3) 구성

① **법인**으로 하고, 주된 사무소의 **소재지에 설립등기**를 함으로써 성립
② 정관으로 정하는 바에 따라 **임원과 필요한 직원 배치**
③ **보건복지부장관**은 인증원의 운영 및 사업에 필요한 경비를 예산의 범위에서 지원 가능
④ **보건복지부장관의 승인**을 받아 의료기관 인증을 신청한 의료기관의 장으로부터 인증에 소요되는 **비용을 징수 가능**
⑤ 업무 수행에 지장이 없는 범위에서 **교육, 컨설팅 등 수익사업 가능**
⑥ 이 법 및 「공공기관의 운영에 관한 법률」에서 정하는 사항 외에는 「민법」 중 재단법인에 관한 규정을 준용

## 12. 지도와 명령 (법59조)

### 1) 개요

**보건복지부장관** 또는 **시 · 도지사**는 보건의료정책을 위하여 필요하거나 국민보건에 중대한 위해가 발생하거나 발생할 우려가 있으면 **의료기관**이나 **의료인**에게 필요한 **지도와 명령**을 할 수 있다.

### 2) 업무개시명령

(1) **보건복지부장관, 시·도지사** 또는 **시장·군수·구청장**은 의료인이 정당한 사유 없이 진료를 중단하거나 의료기관 개설자가 집단으로 휴업하거나 폐업하여 환자 진료에 막대한 지장을 초래하거나 초래할 우려가 있다고 인정할 만한 상당한 이유가 있으면 그 의료인이나 의료기관 개설자에게 **업무개시 명령**을 할 수 있다.
(2) 의료인과 의료기관의 개설자는 정당한 사유없이 업무개시명령을 거부할 수 없다.

► 벌칙 : 3년 이하의 징역이나 3천만원 이하의 벌금

## 13. 병상 수급계획의 수립 등 (법60조)

### 1) 기본시책의 수립

**보건복지부장관**은 병상의 합리적인 공급과 배치에 관한 기본시책을 **5년**마다 수립하여야 한다.

### 2) 시·도 병상수급계획의 수림

**시·도지사**는 지역 실정을 고려하여 특별시·광역시 또는 도 단위의 **지역별·기능별·종별** 의료기관 병상 수급 및 관리계획을 수립한 후 보건복지부장관에게 제출하여야 한다.

### 3) 조정 권고

기본시책에 맞지 아니하는 등 보건복지부령으로 정하는 사유가 있으면 **시·도지사와 협의**하여 이를 조정하여야 한다.

## 14. 의료인 수급계획 등 (법60조의2)

### 1) 기본시책의 수립

(1) **보건복지부장관**은 우수한 의료인의 확보와 적절한 공급을 위한 「보건의료기본법」 제15조에 따른 **보건의료발전계획**과 연계하여 기본시책을 수립하여야 한다.

## 15. 간호인력 취업교육센터 설치 및 운영 (법60조의3)

### 1) 설치 및 운영

(1) **보건복지부장관**은 간호·간병통합서비스 제공·확대 및 간호인력의 원활한 수급을 위하여 간호인력 취업교육센터를 지역별로 설치·운영할 수 있다.
(2) **보건복지부장관**은 운영에 관한 업무를 관계 전문기관 또는 단체에 위탁할 수 있다.
(3) **국가 및 지방자치단체**는 운영에 관한 업무를 위탁한 경우에는 비용을 지원할 수 있다.

### 2) 수행 업무

- 지역별, 의료기관별 간호인력 확보에 관한 현황 조사
- 간호학을 전공하는 대학이나 전문대학 졸업예정자와 신규 간호인력에 대한 취업교육 지원
- 간호인력의 지속적인 근무를 위한 경력개발 지원
- 유휴 및 이직 간호인력의 취업교육 지원
- 그 밖에 간호인력의 취업교육 지원을 위하여 보건복지부령으로 정하는 사항

## 16. 보고와 업무검사 등 (법61조)

### 1) 개요

**보건복지부장관, 시 · 도지사** 또는 **시장 · 군수 · 구청장**은 의료기관 개설자 또는 의료인에게 필요한 사항을 보고하도록 명할 수 있고, **관계 공무원**을 시켜 그 업무 상황, 시설 또는 진료기록부 · 조산기록부 · 간호기록부 등 **관계 서류**를 검사하게 하거나 관계인에게서 진술을 들어 사실을 확인받게 할 수 있다. 이 경우 의료기관 개설자 또는 의료인은 정당한 사유 없이 이를 거부하지 못한다

► 과태료 : 200만원 이하의 과태료

## 17. 자료제공의 요청 (법61조의2)

보건복지부장관은 이 법의 위반 사실을 확인하기 위한 경우 등 소관 업무를 수행하기 위하여 필요한 경우에는 의료인, 의료기관의 장, 국민건강보험공단 및 건강보험심사평가원, 그 밖의 관계 행정기관 및 단체 등에 대하여 필요한 자료의 제출이나 의견의 진술 등을 요청할 수 있다.

## 18. 의료기관 회계기준 (법62조)

(1) 의료기관의 개설자는 의료기관 회계를 투명하게 하도록 노력하여야 한다.

(2) 100병상 이상의 병원급 의료기관으로서 일정 규모 이상의 병원급 의료기관 개설자는 회계의 투명성 확보를 위하여 의료기관회계기준을 지켜야 한다.

## 19. 시정명령 등 (법63조)

### 1) 개요

**보건복지부장관** 또는 **시장 · 군수 · 구청장**은 일정기간을 정하여 의료기관의 시설 · 장비 등의 전부 또는 일부의 사용을 제한 또는 금지하거나 위반한 사항을 시정하도록 명할 수 있다.

► 벌칙 : 500만원 이하의 벌금

### 2) 의료광고에 대한 시정명령 조치

| • 위반행위의 중지 | • 위반사실의 공표 | • 정정광고 |
|---|---|---|

## 20. 개설 허가 취소 등 (법64조)

### 1) 개요

(1) **보건복지부장관** 또는 **시장·군수·구청장**은 의료기관에 대해 의료업을 **1년의 범위**에서 **정지**시키거나 **개설 허가의 취소** 또는 **의료기관 폐쇄**를 명할 수 있다

(2) 의료기관 개설자가 **거짓으로 진료비를 청구**하여 **금고 이상**의 형을 선고받고 그 **형이 확정**된 때는 **의료기관 개설 허가의 취소** 또는 **의료기관 폐쇄**를 명하여야 한다.

(3) 의료기관의 폐쇄는 의원 · 치과의원 · 한의원 · 조산원 및 개설특례에 의한 개설된 부속 의료기관에 따라 신고한 의료기관만 해당됨.

### 2) 행정처분 사유

- 개설 신고나 개설 허가를 한 날부터 3개월 이내에 정당한 사유 없이 업무를 시작하지 아니한 때
- 의료인이 다른 의료인 또는 의료법인 등의 명의로 의료기관을 개설하거나 운영한 때
- 무자격자에게 의료행위를 하게 하거나 의료인에게 면허 사항 외의 의료행위를 하게 한 때
- 보고와 업무 검사 등에 따른 관계 공무원의 직무 수행을 기피 또는 방해하거나 지도와 명령 또는 시정 명령 등에 따른 명령을 위반한 때
- 의료기관 개설에 따른 의료법인 · 비영리법인, 준정부기관 · 지방의료원 또는 한국보훈복지의료공단의 설립허가가 취소되거나 해산된 때
- 의료기관을 개설할 수 없는 자가 의료기관을 개설한 때
- 둘 이상의 의료기관을 개설 · 운영한 때
- 의료기관이 개설 장소를 이전하거나 개설에 관한 신고 또는 허가사항 중 중요사항을 신고 또는 허가없이 변경했을 때
- 의료기관을 개설할 수 없는 약국 시설, 불법 건축물에 개설한 경우
  (불법 건축물의 경우 의료기관 개설자 본인에게 책임이 없을 경우 제외)
- 정당한 사유 없이 폐업 · 휴업 신고를 하지 아니하고 6개월 이상 의료업을 하지 아니한 때
- 의료법인 및 비영리법인이 정관의 변경허가 없이 의료기관 개설 시
- 의료기관을 개설·운영하는 의료법인등이 다른 자에게 그 법인의 명의를 빌려줄 때
- 폐업 · 휴업 신고와 진료기록부등의 이관 위반
- 의료광고의 금지 위반
- 약사법을 위반하여 담합행위를 한 때
- 의료기관 개설자가 거짓으로 진료비를 청구하여 금고 이상의 형을 선고받고 그 형이 확정된 때(이 경우 의료기관의 개설허가취소 또는 폐쇄명령을 받은 날로부터 **3년** 내에는 의료기관을 개설 · 운영하지 못한다.)
- 준수사항을 위반하여 사람의 생명 또는 신체에 중대한 위해를 발생하게 한 때

### 3) 경과규정

(1) **개설 허가가 취소**되거나 **폐쇄 명령**을 받은 자는 취소된 날이나 폐쇄 명령을 받은 날로부터 **6개월** 이내에 의료기관을 개설 · 운영하지 못한다.

(2) **의료업 정지처분을 받은 자**는 **업무정지기간 중**에 의료기관을 개설 · 운영하지 못한다.

► 벌칙 : 3년 이하의 징역이나 3천만원 이하의 벌금

### 4) 환자의 권익을 보호하기 위하여 필요한 조치

(1) **보건복지부장관** 또는 **시장·군수·구청장**은 의료기관이 그 의료업이 정지되거나 개설 허가의 취소 또는 폐쇄 명령을 받은 경우 해당 의료기관에 입원 중인 환자를 다른 의료기관으로 옮기도록 하는 등 필요한 조치를 하여야 한다.

## 21. 면허 취소와 재교부, 자격정지 등 (법65조, 법66조, 법66조의2)

### 1) 면허 취소(법65조)

보건복지부장관은 다음 어느 하나에 해당할 때는 의료인 면허를 취소할 수 있다. (1)의 경우엔 면허를 취소해야 한다.

(1) 결격사유(법8조)의 어느 하나에 해당하게 된 경우 (**반드시 취소**)
(2) 자격 정지 처분 기간 중에 의료행위를 하거나 **3회 이상** 자격정지처분을 받은 경우
(2-1) 면허를 재교부 받은 사람이 자격정지 요건에 해당하는 경우
(3) 면허 조건(11조1항)을 이행하지 아니한 경우
(4) 의료인이 제5조(의사, 치과의사, 한의사), 제6조(조산사), 제7조(간호사)에 따라 발급받은 면허증을 다른 사람에게 빌려준 경우
(5) 의료인이 일회용 의료기기를 한 번 사용한 후 다시 사용하여 사람의 생명 또는 신체에 중대한 위해를 발생하게 한 경우
(6) 사람의 생명 또는 신체에 중대한 위해를 발생하게 할 우려가 있는 수술, 수혈, 전신마취를 의료인 아닌 자에게 하게 하거나 의료인에게 면허 사항 외로 하게 한 경우
(7) 거짓이나 그 밖의 부정한 방법으로 의료인 면허 발급 요건을 취득하거나 국가시험에 합격한 경우 (**반드시 취소**)

### 2) 면허의 재교부(법65조 2항)

(1) 취소의 원인이 된 사유가 없어질 때
(2) 개전(改悛)의 정이 뚜렷하다고 인정되고 교육프로그램을 이수한 경우
(3) 재교부의 제한기간

- 1년 이상 : 면허 조건 미이행
- 2년 이상
  ① 자격정지처분 기간 중 **의료행위**
  ② **3회** 이상 자격정지
  ③ 면허를 **재교부** 받고 다시 **자격정지**
- 3년 이상
  ① 면허증 대여
  ② 일회용 의료기기를 한 번 사용한 후 다시 사용하여 사람의 생명 또는 신체에 중대한 위해를 발생하게 한 경우
  ③ 사람의 생명 또는 신체에 중대한 위해를 발생하게 할 우려가 있는 수술, 수혈, 전신마취를 의료인 아닌 자에게 하게 하거나 의료인에게 면허 사항 외로 하게 한 경우
  ④ 금고 이상의 실형을 선고받고 그 집행이 끝나거나 그 집행을 받지 아니하기로 확정된 후 5년이 지나지 아니한 자
  ⑤ 금고 이상의 형의 집행유예를 선고받고 그 유예기간이 지난 후 2년이 지나지 아니한 자
  ⑥ 금고 이상의 형의 선고유예를 받고 그 유예기간 중에 있는 자

- 10년 이상
  금고 이상의 실형을 선고받고 그 집행이 끝나거나 그 집행을 받지 아니하기로 확정된 후 5년이 지나지 아니한 자가 면허취소가 된 후 다시 같은 사유로 면허가 취소된 경우
- 재교부 불가
  거짓이나 그 밖의 부정한 방법으로 의료인 면허 발급 요건을 취득하거나 국가시험에 합격한 경우

### 3) 자격정지 등(법66조, 영32조)

(1) 보건복지부장관은 **1년의 범위에서** 면허자격을 정지시킬 수 있다.(면허를 재교부 받은 자는 **면허 취소)** 의료기술과 관련한 판단이 필요한 사항에 관하여는 관계 전문가의 의견을 들어 결정할 수 있다

(2) 사유

① 의료인의 품위를 심하게 손상시키는 행위를 한 때 (영32조)
(이 경우 **각 중앙회의 장**은 각 중앙회의 윤리위원회의 심의 · 의결을 거쳐 보건복지부장관에게 자격정지 처분을 요구할 수 있다.(법66조의2))

② 의료기관의 개설자가 될 수 없는 자에게 고용되어 의료행위를 한 때
(위반한 의료인이 **자진**하여 그 사실을 **신고**한 경우에는 **그 처분을 감경하거나 면제**할 수 있다.)

③ 일회용 의료기기를 한 번 사용한 후 다시 사용한 경우

④ 진단서·검안서 또는 증명서를 거짓으로 작성하여 내주거나 진료기록부등을 거짓으로 작성하거나 고의로 사실과 다르게 추가기재·수정한 때

⑤ 태아 또는 임부에 대한 진찰. 검사를 통하여 알게 된 태아의 성별을 임신 32주 이전에 임부 본인, 그 가족 기타 다른 사람이 알 수 있도록 한 때

⑥ 의료기사가 아닌 자로 하여금 의료기사의 업무를 하게 하거나 의료기사에게 그 업무 범위를 벗어나게 한 때

⑦ 관련서류를 위조 · 변조하거나 사위 그 밖의 부정한 방법으로 진료비를 거짓청구한 때 (이 경우, **의료기관**은 그 **의료기관 개설자의 자격정지기간** 중 의료업을 할 수 없다.(제66조 3항))

⑧ 의료인, 의료기관 개설자 및 의료기관 종사자가 의료기기 제조, 수입, 판매 또는 임대업자로부터 의료기기 채택·사용유도 등 판매촉진을 목적으로 제공되는 경제적 이익 등을 제공받은 때

⑨ 그 밖에 의료법 또는 그에 따른 명령을 위반한 때

(3) 보건복지부장관은 의료인이 신고를 하지 아니 한 때에는 신고를 할 때까지 효력을 정지할 수 있다.

(4) 자격정지처분은 그 사유가 발생한 날부터 5년(의료인이 아닌 자로 하여금 의료행위를 하게 한 때, 부정한 방법으로 진료비를 거짓 청구한 때 : 7년)이 지나면 하지 못한다.

(5) 공소가 제기된 경우에는 공소가 제기된 날부터 해당 사건의 재판이 확정된 날까지의 기간은 시효 기간에 산입하지 아니 한다.

### 4) 의료인의 품위손상행위의 범위(영32조)

(1) 학문적으로 인정되지 아니하는 진료행위(조산 업무와 간호 업무를 포함한다. 이하 같다)

(2) 비도덕적 진료행위

(3) 거짓 또는 과대 광고행위

(3-2) 방송, 신문 · 인터넷신문 · 정기간행물 또는 인터넷 매체(이동통신단말장치에서 사용되는 애플리케이션 포함)의 매체에서 건강 · 의학정보(의학, 치의학, 한의학, 조산학 및 간호학의 정보)에 대하여 거짓 또는 과장하여 제공하는 행위
  가. 식품에 대한 건강 · 의학정보
  나. 건강기능식품에 대한 건강 · 의학정보
  다. 의약품, 한약, 한약제제 또는 의약외품에 대한 건강 · 의학정보
  라. 의료기기에 대한 건강 · 의학정보
  마. 화장품, 기능성화장품 또는 유기농화장품에 대한 건강 · 의학정보
(4) 불필요한 검사 · 투약(投藥) · 수술 등 지나친 진료행위를 하거나 부당하게 많은 진료비를 요구하는 행위
(5) 전공의(專攻醫)의 선발 등 직무와 관련하여 부당하게 금품을 수수하는 행위
(6) 다른 의료기관을 이용하려는 환자를 영리를 목적으로 자신이 종사하거나 개설한 의료기관으로 유인하거나 유인하게 하는 행위
(7) 자신이 처방전을 발급하여 준 환자를 영리를 목적으로 특정 약국에 유치하기 위하여 약국개설자나 약국에 종사하는 자와 담합하는 행위

## 22. 과징금 처분 (법67조)

보건복지부장관이나 시장 · 군수 · 구청장은 의료기관이 행정처분을 받은 때에는 대통령령으로 정하는바에 따라 의료업 정지 처분을 갈음하여 **10억원** 이하의 과징금을 부과할 수 있다. 이 경우 과징금의 부과는 **3회까지만** 부과할 수 있다.

## 23. 의료지도원(법69조, 규65 내지 69조)

(1) 보건복지부, 시 · 도 및 시 · 군 · 구에 둔다.
(2) 직무상 지득한 의료기관, 의료인, 환자의 비밀을 누설하지 못한다.

► 벌칙 : 3년 이하의 징역이나 1천만원 이하의 벌금(친고죄)
► 의료법에서 정한 친고죄 : 벌칙은 모두 3년 이하의 징역이나 1천만원 이하의 벌금
- 의료인의 비밀누설
- 진료기록부 등의 기록열람
- 의료지도원의 비밀누설

(3) 임명권자 : 보건복지부장관, 시 · 도지사 또는 시장 · 군수 · 구청장

# 제7장 삭 제

# 제8장 보 칙

## 1. 전문의 (법77조)(전문의의 수련 및 자격인정 등에 관한 규정 참조)

### 1) 자격조건

**의사 · 치과의사** 또는 **한의사**로서 전문의가 되고자 하는 자는 **인턴 1년**, **레지던트 4년**(**가정의학과**의 경우 인턴과정 없이 **레지던트 3년**)의 수련을 거쳐 **보건복지부장관**에게 **자격인정**을 받아야 한다.

### 2) 전문과목의 표시

전문의의 자격 인정을 받은 자가 아니면 전문과목을 표시하지 못한다. 다만, 보건복지부장관은 의료체계를 효율적으로 운영하기 위하여 전문의 자격을 인정받은 치과의사와 한의사에 대하여 종합병원 · 치과병원 · 한방병원 중 보건복지부령으로 정하는 의료기관에 한하여 전문과목을 표시하도록 할 수 있다.

► 벌칙 : 500만원 이하의 벌금

## 2. 전문간호사 (법78조)(전문간호사 자격인정 등에 관한 규칙 참조)

(1) 보건복지부장관은 간호사에게 간호사 면허 외에 전문간호사 자격을 인정할 수 있다.
(2) 보건 · 마취 · 정신 · 가정 · 감염관리 · 산업 · 응급 · 노인 · 중환자 · 호스피스 · 종양 · 임상 및 아동분야

## 3. 한지의료인 (법79조)

(1) 면허를 받은 한지 의료인(**한지 의사, 한지 치과의사, 한지 한의사**)은 **허가받은 지역**에서 의료업무에 종사하는 경우 의료인으로 본다.
(2) 허가받은 지역 밖에서 의료행위를 하는 경우에는 그 면허를 취소할 수 있다.
(3) 한지의료인이 허가받은 지역에서 10년 이상 의료업무에 종사한 경력이 있는 자 또는 의료업무에 종사하고 있는 자 중 경력이 5년 이상인 자에게는 의료인의 면허를 줄 수 있다.
(4) 한지의료인의 허가지역 변경(규75조)
  ① 허가지역 변경시 관할 시 · 도지사에게 허가를 받아야 한다.
  ② 다른 도나 2개도 이상의 지역으로 변경하고자 할 때 보건복지부장관의 허가를 받아야 한다. 이때 다음이 정하는 바에 의한다.
    가. 의료취약지인 읍 · 면으로 한정하여 허가하되, 인구 · 교통, 그 밖의 지리적 여건에 따라 그 진료구역을 제한할 수 있다.
    나. 허가 대상은 변경 전의 허가지역에서 3년 이상 계속하여 의료기관을 개설하고 의료행위를 한 자로 한정한다. 다만, 허가지역에 같은 업종에 해당하는 다른 의료인이 있거나 벽지(僻地), 오지(奧地) 또는 섬 등 보건복지부장관이 정하는 지역으로 변경하려는 경우에는 그 기간의 제한을 받지 아니한다.

## 4. 간호조무사 (법80조, 법80조의2)

### 1) 자격

(1) 간호조무사가 되려는 사람은 다음의 어느 하나에 해당하는 사람으로서 보건복지부령으로 정하는 **교육과정을 이수**하고 간호조무사 **국가시험에 합격**한 후 보건복지부장관의 **자격인정**을 받아야 한다. (자격시험의 제한에 관하여는 제10조를 준용)

- 특성화고등학교의 간호 관련 학과를 졸업한 사람(간호조무사 국가시험 응시일로부터 6개월 이내에 졸업이 예정된 사람을 포함)
- 고등학교 졸업자(간호조무사 국가시험 응시일로부터 6개월 이내에 졸업이 예정된 사람을 포함) 또는 같은 수준의 학력이 있다고 인정되는 사람으로서 보건복지부령으로 정하는 국·공립 간호조무사양성소의 교육을 이수한 사람
- 고등학교 졸업학력 인정자로서 평생교육시설에서 고등학교 교과 과정에 상응하는 교육과정 중 간호 관련 학과를 졸업한 사람(간호조무사 국가시험 응시일로부터 6개월 이내에 졸업이 예정된 사람을 포함)
- 고등학교 졸업학력 인정자로서 학원의 간호조무사 교습과정을 이수한 사람
- 고등학교 졸업학력 인정자로서 외국의 간호조무사 교육과정(보건복지부장관이 정하여 고시하는 인정기준에 해당하는 교육과정을 말한다)을 이수하고 해당 국가의 간호조무사 자격을 취득한 사람
- 간호사 면허 기준(7조 1항 1호 또는 2호)에 해당하는 사람

(2) 간호조무사 교육훈련기관은 **보건복지부장관의 지정·평가**를 받아야 한다.
(3) 간호조무사는 최초로 자격을 받은 후부터 **3년**마다 그 실태와 취업상황 등을 보건복지부장관에게 신고

### 2) 업무

(1) **간호사를 보조**하여 간호사의 업무를 수행할 수 있다.
(2) 의원급 의료기관에 한하여 의사, 치과의사, 한의사의 지도하에 **환자의 요양을 위한 간호** 및 **진료의 보조**를 수행할 수 있다.

## 5. 의료유사업자 (법81조)(간호조무사 및 의료유사업자에 관한 규칙 참조)

**접골사, 침사, 구사**

## 6. 안마사 (법82조)(안마사에 관한 규칙 참조)

안마사는 장애인복지법에 따른 시각장애인 중에서 **시 · 도지사**에게 **자격인정**을 받아야 한다.

► 벌칙 : 3년 이하의 징역이나 3천만원 이하의 벌금

## 7. 경비 보조 등 (법83조)

(1) **보건복지부장관** 또는 **시 · 도지사**는 국민보건 향상을 위하여 필요하다고 인정될 때에는 의료인 · 의료

기관 · 중앙회 또는 의료 관련 단체에 대하여 시설, 운영 경비, 조사 · 연구비용의 전부 또는 일부를 보조할 수 있다

(2) **보건복지부장관**은 다음의 의료기관이 인증을 신청할 때 예산의 범위에서 인증에 소요되는 비용의 전부 또는 일부를 보조할 수 있다.

① 인증을 신청하여야 하는 의료기관

② 300병상 미만인 의료기관(종합병원은 제외) 중 보건복지부장관이 정하는 기준에 해당하는 의료기관

### 8. 청문 (법84조)

보건복지부장관, **시 · 도지사** 또는 **시장 · 군수 · 구청장**은 다음에 해당하는 처분을 하려면 청문을 실시하여야 한다.

- 전자의무기록시스템 인증의 취소
- 의료기관 인증 또는 조건부인증의 취소
- 의료업 개설허가 취소나 의료기관 폐쇄 명령
- 의료법인 설립 허가의 취소
- 시설 · 장비 등의 사용금지 명령
- 의료인 면허의 취소

## 제9장 벌 칙

### 1. 10년 이하의 징역이나 1억원 이하의 벌금 (법87조)

의료기관을 개설할 수 없음에도 의료기관을 개설하거나 운영하는 자

### 2. 벌칙 (법87조의2)

1) 의료행위가 이루어지는 장소에서 의료행위를 행하는 의료인, 간호조무사 및 의료기사 또는 의료행위를 받는 사람을 폭행 · 협박(제12조제3항, 친고죄)

- **상해**에 이르게 한 경우에는 7년 이하의 징역 또는 1천만원 이상 7천만원 이하의 벌금
- **중상해**에 이르게 한 경우에는 3년 이상 10년 이하의 징역
- **사망**에 이르게 한 경우에는 무기 또는 5년 이상의 징역

음주로 인한 **심신장애** 상태에서 죄를 범한 때에는 심신장애 감경규정(형법제10조제1항)를 적용하지 아니할 수 있다. (법90조의2)

### 2-1. 5년 이하의 징역이나 5천만원 이하의 벌금 (법87조의2)

- 면허증을 대여한 사람, 면허를 대여받거나 면허 대여를 알선한 사람(제4조의3제1항,제2항)
- 의료용 시설 · 기재 · 약품, 그 밖의 기물 등을 파괴 · 손상하거나 의료기관을 점거하여 진료를 방해, 이를 교사하거나 방조(제12조제2항)

- 의료행위가 이루어지는 장소에서 의료행위를 행하는 의료인, 간호조무사 및 의료기사 또는 의료행위를 받는 사람을 폭행 · 협박(제12조제3항, **친고죄**)
- 정당한 사유 없이 전자처방전에 저장된 개인정보를 탐지하거나 누출 · 변조 또는 훼손(제18조제3항)
- 진료기록전송지원시스템의 구축 · 운영을 위탁받은 관계 전문기관이 준수사항을 미준수 시(제21조의2제5항)
- 진료기록전송지원시스템에 저장된 정보를 누출 · 변조 또는 훼손(제21조의2제8항)
- 정당한 사유 없이 전자의무기록에 저장된 개인정보를 탐지하거나 누출 · 변조 또는 훼손(제23조제3항)
- 의료인이 아니면서 의료행위를 한 경우, 면허된 것 이외의 의료행위를 한 의료인(제27조제1항)
- 무자격자가 의료기관(안마시술소 또는 안마원)을 개원한 경우 (제33조제2항(제82조제3항에서 준용하는 경우 포함))
- 의료인(안마사)이 둘 이상의 의료기관(안마시술소 또는 안마원)을 개설 · 운영한 경우(2 이상의 의료인 면허를 소지한 자가 의원급 의료기관을 개설하려는 경우에는 하나의 장소에 한하여 면허 종별에 따른 의료기관을 함께 개설)(제33조제8항(제82조제3항에서 준용하는 경우 포함))
- 의료기관을 개설 · 운영하는 의료법인등이 그 법인의 명의를 빌려주는 경우(제33조제10항)
- 의료인이 아닌 자에게 의료행위를 하게 하거나 의료인에게 면허 사항 외의 의료행위를 하게 한 자(제27조제5항)
- 수술실 내 폐쇄회로 텔레비전으로 촬영한 영상정보를 열람하게 하거나 제공한 자(제38조의2제5항)
- 수술실 내 폐쇄회로 텔레비전으로 촬영한 영상정보를 탐지하거나 누출 · 변조 또는 훼손한 자(제38조의2제6항)
- 수술실 내 폐쇄회로 텔레비전으로 촬영한 영상정보를 이 법에서 정한 목적 외의 용도로 사용한 자(제38조의2제7항)
- 직접 보관한 진료기록부등 외 진료기록보관시스템에 보관된 정보를 열람하는 등 그 내용을 확인한 사람(제40조의3제3항)
- 정당한 접근 권한 없이 또는 허용된 접근 권한을 넘어 진료기록보관시스템에 보관된 정보를 훼손 · 멸실 · 변경 · 위조 · 유출하거나 검색 · 복제한 사람(제40조의3제7항)

## 3. 3년 이하의 징역이나 3천만원 이하의 벌금 (법88조)

- 업무상 지득한 타인의 비밀을 누설한 의료인 (법19조, **친고죄**)
- 환자가 아닌 다른 사람에게 환자에 관한 기록을 열람하게 하거나 그 사본을 내주는 등 내용을 확인할 수 있게 한 사 (법21조 2항, **친고죄**)
- 진료기록부등을 거짓으로 작성하거나 고의로 사실과 다르게 추가기재 · 수정한 의료인(법22조 3항)
- 영리를 목적으로 환자를 의료기관 또는 의료인에게 소개, 알선 기타 유인하거나 이를 사주

한 자(법27조 3항)
- 보험회사, 상호회사, 보험설계사, 보험대리점 또는 보험중개사이 외국인환자를 유치하기 위한 행위를 한 때(법27조 4항)
- 허가를 받지 않고 종합병원, 병원, 치과병원, 한방병원 또는 요양병원을 개설한 자(법33조 4항)
- 허가를 받아야 부속 의료기관으로 개설할 수 있는 의료기관을 허가없이 개설한 자(법35조 1항 단서)
- 품질관리검사에서 부적합하다고 판정받은 특수의료장비를 사용한 의료기관의 개설자나 관리자(법38조 3항)
- 자율보고의 접수 및 분석 등의 업무에 종사하거나 종사하였던 사람은 직무상 알게 된 비밀을 다른 사람에게 누설하거나 직무 외의 목적으로 사용한 사람(법47조 11항)
- 정당한 사유 없이 진료를 중단하거나 집단으로 휴업 또는 폐업한 때 업무개시명령을 거부한 의료인 또는 의료기관의 개설자(법59조 3항)
- 개설허가 취소 또는 폐쇄 명령을 받거나 또는 의료업정지처분을 받은 자가 당해 업무정지기간 중에 의료기관을 개설 · 운영한 경우(법64조 2항, 안마사 포함)
- 의료지도원 및 기타 공무원이 그 직무상 지득한 의료기관, 의료인 또는 환자의 비밀을 누설한 때(법69조 3항, **친고죄**)
- 부당한 경제적 이익등의 취득을 한 의료인, 의료기관 개설자 및 의료기관 종사자, 이 경우 취득한 경제적 이익등은 몰수하고, 몰수할 수 없을 때에는 그 가액을 추징(법23조의5)
- 절차에 따르지 아니하고 폐쇄회로 텔레비전으로 의료행위를 하는 장면을 임의로 촬영한 자(법38조의2제2항)
- 안마사의 자격 없이 영리목적으로 안마행위를 한 자((법82조 1항)

## 4. 2년 이하의 징역이나 2천만원 이하의 벌금 (법88조의2)

- 임신 32주 이전에 태아 성 감별 행위 등 금지 규정을 위반한 자(법20조)
- 안전성 확보에 필요한 조치를 하지 아니하여 폐쇄회로 텔레비전으로 촬영한 영상정보를 분실 · 도난 · 유출 · 변조 또는 훼손당한 자 (법38조의2제4항)
- 해당 의료기관에 속한 자율보고를 한 보고자에게 그 보고를 이유로 해고 또는 전보나 그 밖에 신분 또는 처우와 관련하여 불리한 조치를 취한 의료기관의 장 (법47조제12항)

## 5. 1년 이하의 징역이나 1천만원 이하의 벌금 (법89조)

- 진료나 조산의 요청을 받고 정당한 사유없이 이를 거절한 자(법15조 1항)
- 진단서 등의 교부 의무를 위반한 자 [1항 단서 후단과 2항 단서는 제외] (법17조 1 · 2항)
- 전자의무기록시스템 인증을 받지 아니한 자가 인증의 표시 또는 이와 유사한 표시를 한 경우 (법23조의 2 3항)
- 의료법인 및 비영리법인이 의료기관을 개설시 그 법인의 정관에 개설하고자 하는 의료기관의 소재지를 기재하여 정관의 변경허가(설립 허가)를 얻지 않은 경우(법33조 9항)

- 의료광고 금지등 규정을 위반한 자(법56조 1항부터 3항까지)
- 인증을 받지 아니하고 인증서나 인증마크를 제작 · 사용하거나 그 밖의 방법으로 인증을 사칭한 자(법58조의 6 2항)
- 정당한 사유 없이 환자의 권익보호조치를 하지 아니한 자(제40조제4항)
- 의료법인의 임원 선임과 관련하여 금품 등을 주고받거나 주고받을 것을 약속한 자(제51조의2)
- 제61조제1항에 따른 검사를 거부 · 방해 또는 기피한 자(의료기관 개설, 의료법인의 명의 위반 여부에 관한 조사임을 명시한 경우에 한정)

## 6. 500만원 이하의 벌금 (법90조)

- 신고하지 아니한 자가 의료기관 세탁물을 처리한자(법16조 1항)
- 세탁물을 위생적으로 보관 · 운반 · 처리하지 아니한 자(법16조 2항)
- 정당한 사유없이 진단서 등의 교부를 받은 때에 거부한 자(법17조 3항 · 4항)
- 의료업에 종사하고 직접 진찰한 의사, 치과의사 또는 한의사가 아니면서 처방전(전자처방전 포함)을 작성하여 환자에게 교부하거나 발송한 자, 의사, 치과의사 또는 한의사에게 직접 진찰을 받은 환자가 아니면서 처방전을 수령한 자 (제17조의2제1항)
- 처방전 대리수령 위반 (제17조의2제2항(처방전을 수령한 경우만을 말한다))
- 처방전을 발행한 자(의사, 치과의사, 한의사)가 처방전에 따라 의약품을 조제하는 약사 또는 한약사가 「약사법」에 따라 문의한 즉시 이에 응하지 아니한 자(다만, 다음 법에서 정한 사유로 약사 또는 한약사의 문의에 응할 수 없는 사유가 종료된 때 즉시 응해야 한다)(법18조4항)
- 환자가 본인에 관한 기록의 열람 또는 그 사본의 발급 등 내용의 확인을 요청시 정당한 사유 없이 거부한 의료인, 의료기관의 장 및 의료기관 종사자 (법21조 1항)
- 다른 의료인 또는 의료기관의 장으로부터 진료기록의 내용 확인이나 진료기록의 사본 및 환자의 진료경과에 대한 소견 등의 송부 또는 전송의 요청에 응하지 않은 의료인 또는 의료기관의 장(법21조2 1항)
- 응급환자를 다른 의료기관에 이송하는 경우 진료기록의 사본 등을 이송하지 않은 경우 (법21조2 2항)
- 진료기록부 등을 비치, 기록, 서명하지 아니하거나 보존기간동안 보존하지 아니한 자(법22조 1항·2항)
- 전자의무기록에 추가기재·수정하고 접속기록을 별도로 보관하지 않은 경우(법23조 4항)
- 시체를 검안하여 변사한 것으로 의심되는 때 경찰서장에게 신고하지 않은 자(법26조)
- 의료인이 아니면서 의료인의 명칭이나 이와 비슷한 명칭을 사용한 자(법27조 2항)
- 의료기관을 개설하지 아니하고 의료업을 행한 자(법33조 1항)
- 시장 · 군수 · 구청장에게 개설신고 없이 의원 · 치과의원 · 한의원 · 조산원 또는 안마시술소를 개설한 자(33조 3항)
- 허가를 받아 의료기관을 개설한 자가 허가없이 장소의 이전, 허가사항 중 중요사항을 변경할 때(33조 5항)
- 의료기관개설특례로 부속의료기관을 개설하면서 신고하지 아니한 자(법35조1항 본문)

- 폐쇄회로 텔레비전을 미설치 (법38조의2제1항)
- 정당한 사유 없이 환자 또는 환자의 보호자가 요청하는 경우 폐쇄회로 텔레비전으로 촬영하지 않는 경우 (법38조의2제2항)
- 환자 및 해당 수술에 참여한 의료인 등 정보주체 모두의 동의를 받지 않고 녹음한 경우(법38조의2제3항)
- 촬영한 영상정보가 분실 · 도난 · 유출 · 변조 또는 훼손되지 아니하도록 안전성 확보에 필요한 기술적 · 관리적 및 물리적 조치를 하지 않는 경우(법38조의2제4항)
- 촬영한 영상정보를 30일 이상 보관하지 않은 경우(법38조의2제9항)
- 각종 병원에는 진료 등에 필요한 당직의료인을 두지 아니한 때(법41조)
- 의료기관의 종별에 따르는 명칭 이외의 명칭을 사용한 자(법42조 1항)
- 의료법인이 시 · 도지사의 허가를 받지 아니하고 재산의 처분, 정관의 변경을 한 자(법48조 3항)
- 의료법인이 아니면서 의료법인 또는 유사명칭을 사용한 자(법48조 4항)
- 전문의 자격을 인정받지 자가 전문과목을 표시한 자(법77조 2항)
- 보건복지부장관 또는 시 · 도지사 시장 · 군수 · 구청장의 시정명령을 위반한 자(법63조)
- 의료기관개설자가 될 수 없는 자에게 고용되어 의료행위를 한 자

## 7. 「형법」상 감경규정에 관한 특례(법90조의2)

음주로 인한 심신장애 상태에서 의료행위가 이루어지는 장소에서 의료행위를 행하는 의료인, 간호조무사 및 의료기사 또는 의료행위를 받는 사람을 폭행 · 협박하는 죄를 범한 때에는 형법 상 심신장애로 인한 미처벌을 적용하지 아니할 수 있다.

## 8. 양벌규정 (법91조)

법인의 대표자나 법인 또는 개인의 대리인, 사용인, 그 밖의 종업원이 그 법인 또는 개인의 업무에 관하여 제87조, 제87조의2, 제88조, 제88조의2, 제89조 또는 제90조의 위반행위를 하면 그 행위자를 벌하는 외에 그 법인 또는 개인에게도 해당 조문의 벌금형을 과(科)한다. 다만, 법인 또는 개인이 그 위반행위를 방지하기 위하여 해당 업무에 관하여 상당한 주의와 감독을 게을리하지 아니한 경우에는 그러하지 아니하다.

## 9. 과태료 (법92조)

### 1) 300만원 이하의 과태료

(1) 세탁물의 처리업무에 종사하는 사람에게 감염 예방에 관한 교육을 실시하지 않은 의료기관의 개설자와 세탁물처리업자 (법16조 3항)

(1-2) 진료정보 침해사고를 통지하지 아니한 자 (제23조의3제1항)

(1-3) 의료행위에 관하여 환자에게 설명을 하지 아니하거나 서면 동의를 받지 아니한 자(법24조의2제1항)

(1-4) 동의 받은 사항 중 변경된 경우 환자에게 변경 사유와 내용을 서면으로 알리지 아니한 자(법24조의2제4항)

(2) 신고를 하지 아니하고 진단용 방사선 발생장치를 설치 · 운영한 자(법37조 1항)

(3) 안전관리책임자를 선임하지 아니하거나 정기검사와 측정 또는 방사선 관계 종사자에 대한 피폭관리를 실시하지 아니한 자(법37조 2항)
(5) 의료법인이 하는 부대사업에 대한 신고를 하지 아니한 자(법49조 3항)

### 2) 200만원 이하의 과태료

(1) 진료기록전송지원시스템의 구축·운영에 필요한 자료를 제출하지 아니하거나 거짓 자료를 제출한 자(법21조의2 6항)
(2) 비급여 진료비용 및 제증명수수료의 항목, 기준, 금액 및 진료내역 등에 관한 사항 보고를 하지 아니하거나 거짓으로 보고한 자(법45조의2 1항)
(3) 비급여진료비용등의 현황에 대한 조사·분석 자료를 제출하지 아니하거나 거짓으로 제출한 자(법45조의2 3항)
(4) 의료법인, 의료기관 또는 의료인에게 필요한 사항의 보고를 하지 아니하거나 업무 상황, 시설 또는 진료기록부·조산기록부·간호기록부 등 관계 서류의 검사를 거부 · 방해 또는 기피한 자. 단, 의료기관 개설, 의료법인의 명의 위반 여부에 관한 조사의 경우 제외 (법61조 1항)

### 3) 100만원 이하의 과태료

(1) 세탁물의 처리업무에 종사하는 사람에 감염 예방에 관한 교육 기록 및 유지를 하지 아니한 자(법16조 3항)
(1-2) 의료기관세탁물처리업 신고사항 변경이나 휴업·폐업 또는 재개업을 신고하지 아니한 자(법16조 4항)
(2) 의료기관(안마시술소 또는 안마원을 포함한다)의 신고사항을 변경하였을 때 변경신고를 하지 아니한 자(법33조 5항)
(2-2) 진단용 방사선 발생장치 안전관리책임자 교육을 받지 아니한 사람(법37조제3항)
(3) 의료기관(안마시술소 또는 안마원을 포함한다)의 휴업 또는 폐업신고를 아니한 자(법40조제1항(제82조제3항에서 준용하는 경우 포함))
(3-2) 진료기록부등을 관할 보건소장에게 넘기지 아니하거나 수량 및 목록 등을 거짓으로 보고한 자(법40조의2제1항)
(3-3) 보관계획서에 기재된 사항 중 보건복지부령으로 정하는 사항이 변경된 경우 변경신고를 하지 아니하거나 거짓으로 변경신고를 한 자(법40조의2제2항)
(3-4) 진료기록부등의 보존 및 열람을 대행할 책임자를 지정하지 아니하거나 진료기록부등을 관할 보건소장에게 넘기지 아니한 자(법40조의2제2항)
(3-5) 관할 보건소장의 허가를 받아 진료기록부등을 직접 보관하는 의료기관 개설자가 준수사항을 위반한 자(법40조의2제3항)
(4) 의료기관의 명칭 또는 이와 비슷한 명칭을 사용한 자(법42조 3항)
(5) 진료과목 표시를 위반한 자(법43조 5항)
(6) 환자의 권리 등을 게시하지 아니한 자(법4조 3항)
(7) 대한민국의학한림원 또는 이외 유시한 명칭을 사용한 자(법52조의2 6항)
(8) 의료인 등에게 명찰 착용 사항을 위반하여 그 위반행위에 대하여 내려진 시정명령을 따르지 아니한 의료기관의 장(법4조 5항)

# 의료법 예상문제

**1. 의료법 제정의 궁극적 목적은?**

① 국민의 건강을 보호하고 증진함
② 모든 국민이 수준 높은 의료 혜택을 받을 수 있도록 함
③ 국민들이 신속하고 적절한 의료 서비스를 받을 수 있도록 함
④ 국민보건 향상에 이바지함
⑤ 국민의료에 필요한 사항을 규정함

**해설** 법1조

**2. 의료인이 되기 위해서는 누구의 면허를 받아야 하는가?**

① 질병관리청장 ② 행정자치부장관 ③ 보건복지부장관
④ 보건소장 ⑤ 시 · 도지사

**해설** 법2조1항

**3. 종합병원의 병상수로서 옳은 것은?**

① 20개 이상 ② 30개 이상 ③ 50개 이상 ④ 80개 이상 ⑤ 100개 이상

**해설** 법3조의3

**4. 의료법에서 의료인으로 규정한 자로 옳은 것은?**

① 방사선사 ② 임상병리사 ③ 접골사 ④ 약사 ⑤ 조산사

**해설** 의료인이라 함은 의사, 치과의사, 한의사, 조산사, 간호사만을 말함(법2조 1항).

**5. 다음 ( ) 속에 들어갈 적당한 말은?**

> "의료기관이란 의료인이 공중 또는 특정 다수인을 위하여 ( )을 행하는 곳이다."

① 예방의 업 ② 국민건강증진의 업 ③ 의료 · 조산의 업
④ 치료의 업 ⑤ 치료 · 예방의 업

**해설** 법3조

정답 1. ① 2. ③ 3. ⑤ 4. ⑤ 5. ③

**6.** 300병상을 초과하는 종합병원이 꼭 갖추어야 하는 진료과목은?

① 신경외과 ② 정형외과 ③ 비뇨의학과 ④ 진단검사의학과 ⑤ 안과

해설 법3조의3

**7.** 다음의 종별과 그 임무의 연결이 옳은 것은?

① 의사 - 보건과 보건지도
② 치과의사 - 치과의료와 구강보건지도
③ 한의사 - 한방보건과 한방보건지도
④ 조산사 - 산욕부의 진료보조
⑤ 간호사 - 신생아에 대한 보건과 양호지도

해설 법2조2항

**8.** **간호**사의 임무가 아닌 것은?

① 간호 요구자에 대한 교육·상담 및 건강증진을 위한 활동의 기획과 수행
② 환자의 간호요구에 대한 관찰, 자료수집, 간호판단 및 요양을 위한 간호
③ 임산부 및 신생아에 대한 보건 지도
④ 간호조무사가 수행하는 업무보조에 대한 지도
⑤ 의사, 치과의사, 한의사의 지도하에 시행하는 진료의 보조

해설 법2조2항

**9.** 전문병원으로 지정될 수 있는 의료기관은?

① 의료법이 정하고 있는 모든 의료기관
② 병원급 의료기관
③ 300병상을 초과하는 종합병원
④ 20개 이상의 진료과목을 갖추고 각 진료과목마다 전속전문의를 둔 종합병원
⑤ 특정 진료과목이나 특정 질환 등에 대하여 난이도가 높은 의료행위를 하는 병원급 의료기관

해설 법3조의5

**10.** 300병상을 초과하는 종합병원이 꼭 갖추어야 하는 진료과목이 아닌 것은?

① 마취통증의학과 ② 소아청소년과 ③ 신경정신건강의학과
④ 진단검사의학과 ⑤ 산부인과

**11.** 다음 중 의료법에서 의료기관 구분으로 정한 병원급 의료기관으로 옳은 것은?

① 보건소 ② 의원 ③ 한의원 ④ 정신병원 ⑤ 조산원

해설 법3조2항

정답 6. ④ 7. ② 8. ③ 9. ⑤ 10. ③ 11. ④

**12.** 의료기관에 관하여 옳은 내용은?

① 종합병원은 의사만이 개설할 수 있다.
② 요양병원은 30개 이상의 병상을 갖추어야 한다.
③ 상급종합병원 및 전문병원의 평가주기는 5년이다.
④ 종합병원은 정신건강의학과와 치과를 반드시 두어야 한다.
⑤ 전문병원은 중증질환에 대하여 난이도가 높은 의료행위를 전문적으로 하는 병원급 의료기관이다.

**13.** 전문병원의 지정요건 및 진료의 난이도 등에 대한 평가를 실시하는 사람은?

① 의료기관의 장
② 국립중앙의료원장
③ 건강보험심사평가원장
④ 각 중앙회장
⑤ 보건복지부장관

**해설** 법3조의5

**14.** 300병상을 초과하는 종합병원은 최소 몇 개 이상의 진료과목을 갖추어야 하나?

① 3개 ② 4개 ③ 7개 ④ 9개 ⑤ 11개

**해설** 법3조의3

**15.** 필수적으로 정신건강의학과를 설치해야 하는 종합병원의 최소한의 병상 수는?

① 80병상 ② 300병상 ③ 200병상 ④ 100병상 ⑤ 30병상

**해설** 법3조의3

**16.** 상급종합병원의 평가주기는?

① 1년 ② 2년 ③ 3년 ④ 4년 ⑤ 5년

**해설** 법3조의4

**17.** 2개의 면허를 가지고 있어야만 하는 의료인은 누구인가?

① 치과의사 ② 의사 ③ 간호사 ④ 조산사 ⑤ 한의사

**해설** 조산사는 간호사의 면허를 가진 자중에서 소정의 수습과정을 마친 자가 국가시험에 응시 가능(법6조)

**18.** 300병상 이하의 종합병원은 최소한 몇 개 이상의 진료과목을 개설하여야 하나?

① 병상수와 관계없이 의료인력에 따라 정함 ② 5개 ③ 7개 ④ 9개 ⑤ 11개

**해설** 300병상 초과시 9개 이상, 300병상 이하의 경우는 7개 이상의 진료과목(법3조의3)

정답 12. ① 13. ⑤ 14. ④ 15. ② 16. ③ 17. ④ 18. ③

**19.** 의료법에서 구분한 의료기관 명칭 중 옳지 않은 것은?

① 요양병원 ② 종합병원 ③ 치과병원 ④ 한방병원 ⑤ 약국

해설 약사가 의료인이 아니듯이 약국도 의료기관이 아님(법3조 2항)

**20.** 상급종합병원의 지정권자는?

① 보건복지부장관 ② 시·도지사 ③ 시장·군수·구청장
④ 각 중앙회장 ⑤ 보건소장

해설 법3조의4

**21.** 모든 종합병원에서 필수적으로 갖추어야 하는 진료과목은?

① 치과 ② 일반외과 ③ 영상의학과 ④ 정신건강의학과 ⑤ 정형외과

해설 300병상 이하의 종합병원은 내과 · 외과 · 소아청소년과 · 산부인과 중 3개 진료과목과 영상의학과 · 마취통증의학과 · 진단검사의학과 또는 병리과를 포함한 7개 이상의 진료과목

**22.** 전문병원으로 지정될 수 있는 의료기관은?

① 의료법이 정하고 있는 모든 의료기관
② 병원급 의료기관
③ 300병상을 초과하는 종합병원
④ 20개 이상의 진료과목을 갖추고 각 진료과목마다 전속전문의를 둔 종합병원
⑤ 특정 진료과목이나 특정 질환 등에 대하여 난이도가 높은 의료행위를 하는 병원급 의료기관

해설 법3조의5

**23.** 치과병원의 입원환자 수용기준은?

① 1병상 이상 ② 15인 이상 ③ 30인 이상
④ 100인 이상 ⑤ 제한 받지 않음

**24.** 종합병원에 중환자실을 설치해야 하는 기준 병상 수는 몇 병상 이상인가?

① 80병상 ② 100병상 ③ 200병상 ④ 300병상 ⑤ 30병상

해설 300병상 이상의 종합병원에 중환자실을 설치(별표3,4).

**25.** 의료인에게 면허를 내주는 자는?

① 보건복지부장관 ② 시·도지사 ③ 시장·군수·구청장
④ 각 중앙회장 ⑤ 보건소장

해설 법5조

정답 19. ⑤ 20. ① 21. ③ 22. ⑤ 23. ⑤ 24. ④ 25. ①

**26.** 의료인의 결격사유에 해당되지 않는 항목은?

① 마약 · 대마 중독자
② 정신질환자
③ 금고 이상의 실형을 선고받고 그 집행이 끝난 자
④ 금고 이상의 형의 집행유예를 선고받고 유예기간이 지난 후 3년이 된 자
⑤ 금고 이상의 형의 선고유예를 받고 유예기간 중에 있는 자

**해설** 집행 유예 후 2년이 지나면 가능하다.(법8조)

**27.** 의료인이 될 수 있는 자는?

① 대마중독자 ② 피성년후견인 ③ 정신질환자 ④ 피한정후견인 ⑤ 미성년자

**해설** 미성년자는 결격사유에 없음(법8조)

**28.** 의료인에게 면허를 내줄 경우 몇 년 이내의 기간을 정하여 업무에 종사할 것을 면허의 조건으로 붙일 수 있나?

① 1년 ② 3년 ③ 5년 ④ 7년 ⑤ 10년

**해설** 법11조

**29.** 다음 중 의료인 국가시험에 관한 내용 중 옳지 않은 것은?

① 국가시험관리 능력이 있다고 인정되는 관계전문기관으로 하여금 하게 할 수 있다.
② 국가시험은 매년 보건복지부장관이 시행하나 그 권한을 국가시험관리기관의 장에게 위임하고 있다.
③ 결격사유 해당자는 국가시험에 응시할 수 없다.
④ 국가시험에 관하여 부정행위를 한 자는 수험을 정지시키거나 합격을 무효로 하고 그 자에 대하여 그 다음에 치러지는 2년간의 국가시험에 응시할 수 없게 한다.
⑤ 국가시험관리기관의 장은 국가시험을 시행하고자 할 경우 보건복지부장관의 승인을 얻어 시험장소등에 관한 사항을 시험 실시 90일 전까지 공고하도록 한다.

**해설** ④는 2년이 아니고 **2회**임(법10조 3항), ⑤는(영4조 3항)

**30.** 다음 중 의료법에서 규정하지 않는 것은?

① 기구 등의 우선공급
② 의료기술 등에 대한 보호
③ 의료업무에 필요한 약품의 압류 금지
④ 영업세 면세
⑤ 의료업무에 필요한 기구의 압류금지

**해설** 영업세 면세조항은 없음(법12조, 법13조, 법14조)

정답 26. ④ 27. ⑤ 28. ② 29. ④ 30. ④

**31.** 의료인의 면허조건으로 옳지 않은 것은?

① 국 · 공사립의 보건의학 연구기관의 기초의학에 속하는 업무를 수행하는 것이다.
② 면허허가기간은 3년 이내이다.
③ 질병관리청장이 보건의료시책에 필요하다고 인정하면 조건을 부여한다.
④ 지역은 보건의료취약지이다.
⑤ 국 · 공립보건의료기관의 업무를 수행하는 것이다.

**해설** 질병관리청장이 아니고 보건복지부장관임(법11조, 영10조1항)

**32.** 의료인 국가시험 부정행위에 대한 제재조치는?

① 당해 국가고시를 본 날로부터 2년간 시험에 응시할 수 없다.
② 부정한 방법으로 시험에 응시한 날로부터 2회간 시험에 응시할 수 없다.
③ 부정행위를 한 날로부터 2년간 시험에 응시할 수 없다.
④ 처분이 있는 날로부터 3회간 시험에 응시할 수 없다.
⑤ 해당시험 합격자 발표일로부터 3년간 시험에 응시할 수 없다.

**해설** 법10조

**33.** 의료인 등에게 명찰을 달도록 지시·감독하는 사람은?

① 보건복지부장관 ② 의료기관의 장 ③ 시장·군수·구청장
④ 각 중앙회장 ⑤ 보건소장

**해설** 법4조 5항

**34.** 한의사가 의료법에 규정된 권리로서 우선적으로 공급받을 수 있는 기구는?

① 취사도구 ② 운동기구 ③ 실험기구
④ 한방진료기구 ⑤ 양방진료기구

**해설** 법14조

**35.** 진료 중이던 환자가 최종진료 시로부터 몇 시간 이내에 사망한 경우에는 다시 진료하지 아니하더라도 진단서 등을 내줄 수 있는가?

① 1시간 ② 12시간 ③ 24시간 ④ 48시간 ⑤ 72시간

**해설** 법17조1항

**36.** 진료에 관한 기록과 그 보존기간의 연결이 잘못된 것은?

① 방사선사진 - 5년 ② 환자명부 - 5년 ③ 진료기록부 - 5년
④ 수술기록 - 10년 ⑤ 간호기록부 - 5년

**해설** 규칙15조

정답 31. ③ 32. ④ 33. ② 34. ④ 35. ④ 36. ③

**37.** 세탁물을 처리하고자 하는 자는 이를 누구에게 신고하여야 하는가?

① 질병관리청장 ② 시·도지사 ③ 시장·군수·구청장
④ 보건소장 ⑤ 보건복지부장관

**해설** 법16조

**38.** 진단서의 기재사항은?

① 투약에 관한 사항 ② 향후 치료에 대한 소견
③ 의약품 제조시 참고 사항 ④ 섭취 및 배설물에 관한 사항
⑤ 체온, 맥박, 호흡, 혈압에 관한 사항

**해설** 규칙9조

**39.** 조산의 수습의료기관 기준은?

① 종합병원으로서 월평균 분만건수가 100건 이상 되는 의료기관
② 산부인과 수련병원으로서 연평균 분만건수가 100건 이상 되는 의료기관
③ 소아청소년과 수련병원으로서 월평균 분만건수가 100건 이상 되는 의료기관
④ 산부인과 수련병원 및 소아청소년과 수련병원으로서 월평균 분만건수가 100건 이상 되는 의료기관
⑤ 산부인과 수련병원 또는 소아청소년과 수련병원으로서 연평균 분만건수가 100건 이상 되는 의료기관

**해설** 규칙3조

**40.** 다음 중 의료법에서 정하는 것이 아닌 것은?

① 의료인이 의료행위를 위하여 우선적으로 교통수단을 제공받을 수 없다.
② 의료인은 임신 32주 이전에 임부를 진찰하면서 알게 된 태아의 성을 임부의 가족이 알게 하여서는 아니 된다.
③ 의료인은 실태와 취업상황에 대하여 신고해야 한다.
④ 다른 법령에 따로 규정된 경우 외에는 환자에 관한 기록을 열람시켜서는 아니 된다.
⑤ 의료인은 환자의 보호자에게 요양방법을 지도해야 한다.

**해설** 법14조부터 법20, 21, 24, 25조까지

**41.** 환자가 사망한 경우 검안서를 교부받을 수 있는 자는?

① 관할 경찰서장 ② 관할 보건소장 ③ 지방법원판사
④ 지방검찰청검사 ⑤ 시·도지사

**해설** 법17조

정답 37. ③ 38. ② 39. ④ 40. ① 41. ④

**42.** 직접 조산하고 출생·사망 또는 사산증명서를 내줄 수 없는 의료인은?

① 의사 ② 한의사 ③ 조산사 ④ 치과의사 ⑤ 수련의

해설 법17조 2항

**43.** 변사체 신고를 하지 않아도 되는 자는?

① 한의사 ② 간호사 ③ 치과의사 ④ 조산사 ⑤ 의사

해설 변사체신고는 간호사를 제외한 의료인이 관할 경찰서장에게 함(법26조)

**44.** 의료인의 신고는 언제하나?

① 매년 7월 1일 ② 보건의료행정상 필요한 경우 ③ 매년 1월 1일
④ 매3년이 되는 해 12월 31일 ⑤ 정기신고를 공고한 경우

해설 법25조, 영11조

**45.** 다음 중 진료에 관한 기록의 보존기간을 옳게 짝지은 것은?

① 환자명부 - 2년 ② 수술기록 - 10년 ③ 처방전 - 5년
④ 방사선사진 - 10년 ⑤ 진단서 등의 부본 - 5년

해설 규칙15조

**46.** 사망진단서 또는 시체검안서를 교부할 수 있는 자는?

① 응급구조사 ② 한의사 ③ 방사선사
④ 조산사 ⑤ 의료유사업자

해설 법17조

**47.** 다음 중 의료인의 면허 취소 사유는?

① 면허증 대여행위 ② 비도덕적 진료행위
③ 학문적으로 인정되지 아니하는 진료행위 ④ 허위 또는 과대 광고행위
⑤ 영리를 목적으로 환자를 유인하는 행위

해설 법65조 1항

**48.** 태아의 성별고지가 가능한 가장 빠른 시기는 언제인가?

① 임신 8주 ② 임신 28주 ③ 임신 32주 ④ 임신 37주 ⑤ 임신 42주

해설 법20조

정답 42. ④ 43. ② 44. ④ 45. ② 46. ② 47. ① 48. ③

**49.** 의료법인을 설립하고자 할 때 누구의 허가를 받아야 하는가?

① 보건복지부장관 ② 시·도지사 ③ 시장, 군수, 구청장
④ 중앙회의 장 ⑤ 지방자치단체의 장

**해설** 법48조

**50.** 의료인 보수교육은 연간 몇 시간 이상 이수해야 하는가?

① 5시간 ② 8시간 ③ 10시간 ④ 12시간 ⑤ 15시간

**해설** 규칙20조

**51.** 의료기관을 개설할 수 없는 자는?

① 의료법인 ② 조산사 ③ 간호사
④ 국가 또는 지방자치단체 ⑤ 특별법에 따라 설립된 비영리법인

**해설** 법33조의2

**52.** 의료인의 면허자격을 정지시킬 수 있는 기간은?

① 1개월의 범위에서 ② 2개월의 범위에서 ③ 3개월의 범위에서
④ 6개월의 범위에서 ⑤ 1년의 범위에서

**해설** 법66조

**53.** 의료인의 품위손상행위에 해당되지 않는 것은?

① 학문적으로 인정되지 아니한 진료행위 ② 비도덕적인 진료행위
③ 거짓광고행위 ④ 과대광고행위
⑤ 윤리적으로 허용되지 아니하는 의료행위

**해설** ⑤는 의료기사등의 품위손상행위

**54.** 의료기관이 폐쇄명령을 받은 날로부터 얼마동안 의료기관을 개설할 수 없는가?

① 1개월 이내 ② 2개월 이내 ③ 3개월 이내
④ 6개월 이내 ⑤ 12개월 이내

**해설** 법64조 2항

**55.** 의료기관이 실시하는 가정간호의 범위에 해당하지 않는 것은?

① 간호 ② 상담 ③ 주사 ④ 진료 ⑤ 검체의 채취 및 운반

**해설** 규칙24조.

정답 49. ② 50. ② 51. ③ 52. ⑤ 53. ⑤ 54. ④ 55. ④

**56.** 조산원의 개설자는 누구에게 지도의사신고서를 제출하는가?

① 보건복지부장관 ② 시·도지사 ③ 시장, 군수, 구청장
④ 중앙회의 장 ⑤ 지방자치단체의 장

**해설** 규칙31조

**57.** 의사가 개설할 수 없는 의료기관은?

① 종합병원 ② 조산원 ③ 의원 ④ 요양병원 ⑤ 병원

**해설** 법33조

**58.** 다음 중 연결이 잘못된 것은?

① 종합병원이 3개월 이상의 휴업시 - 시장 · 군수 · 구청장에게 신고하여야 한다.
② 개설특례에 의한 병원급 이상 의료기관 개설시 - 시 · 도지사의 허가를 받아야 한다.
③ 간호조무사 - 보건복지부령으로 정하는 교육과정을 이수하고 간호조무사 국가시험에 합격하고 보건복지부장관의 자격인정을 받아야 한다.
④ 세탁물처리업자 - 시장 · 군수 · 구청장에게 신고를 한 자이어야 한다.
⑤ 의료법인 설립 - 시 · 도지사의 허가를 받아야 한다.

**해설** 3월이 아니고 1개월 이상임(법40조), ② 법35조, ③ 법80조, ④ 법16조, ⑤ 법48조

**59.** 2 이상의 의료인 면허를 소지한 자가 하나의 장소에 한하여 개설할 수 있는 의료기관의 종별은?

① 전문병원 ② 종합병원 ③ 상급종합병원
④ 병원급 의료기관 ⑤ 의원급 의료기관

**해설** 법33조8항

**60.** 의료법상 의료인의 자격정지 등에 해당되지 않는 것은?

① 의료기관 개설자가 될 수 없는 자에게 고용되어 의료행위를 한 경우
② 지나친 진료행위를 하는 행위
③ 처방전을 교부한 환자를 영리 목적으로 특정약국에 유치하기 위하여 약국 종사자와 담합
④ 검사결과를 사실과 다르게 판시하는 행위
⑤ 관련 서류를 고의로 사실과 다르게 수정한 때

**해설** ④는 의료기사 등의 자격정지 항목임(법66조, 영32조)

**61.** 의료인의 자격정지 처분 요구에 관한 사항 등을 심의·의결하기 위하여 각 중앙회에 두는 것은?

① 윤리위원회 ② 의료지도원 ③ 당직의료인
④ 의료법인 ⑤ 의료심사조정위원회

**해설** 법28조

정답 56. ③ 57. ② 58. ① 59. ⑤ 60. ④ 61. ①

**62.** 의료관련감염의 발생 · 원인 등에 대한 의과학적인 감시를 위하여 구축 · 운영하는 의료관련감염 감시 시스템에 대한 설명 중 옳은 것은?

① 의료기관은 시스템을 통하여 매일 의료관련감염 발생 사실을 등록할 수 있다.
② 질병관리청장은 시스템의 구축 · 운영 업무를 관계 전문기관에 위탁할 수 있다.
③ 어떠한 경우라도 자율보고한 사람의 신분이 공개되서는 안된다.
④ 자율보고가 된 의료관련감염에 관한 정보는 3년간 보관한다.
⑤ 보건복지부장관에게 자율보고를 할 수 있다.

**해설** 법47조

**63.** 의료기관을 1개월 이상 휴업·폐업할 경우 어떻게 하는가?

① 한의원은 1개월 이상 휴업 · 폐업시 모두 허가를 받아야 한다.
② 종합병원은 1개월 이상 휴업 · 폐업시 모두 허가를 받아야 한다.
③ 치과병원은 1개월 이상 휴업 · 폐업시 신고해야 한다.
④ 병원은 1개월 이상 휴업할 경우 신고, 폐업할 경우 허가를 받아야 한다.
⑤ 의원은 1개월 이상 휴업할 경우 허가, 폐업할 경우 신고를 해야 한다.

**해설** 병원급 이상은 허가, 의원급은 신고(법40조)

**64.** 다음의 의료기관 중 주로 입원환자를 대상으로 의료행위를 하는 의료기관이 아닌 것은?

① 종합병원 ② 병원 ③ 치과병원 ④ 한방병원 ⑤ 의원

**해설** 의원은 주로 외래환자에 대하여 의료를 행할 목적으로 개설된 의료기관임(법3조)

**65.** 시장·군수·구청장이 폐쇄를 명령할 수 있는 의료기관은?

① 종합병원 ② 병원 ③ 한방병원 ④ 의원 ⑤ 치과병원

**해설** 병원급이상은 허가취소, 의원급에서는 폐쇄(법64조 1항).

**66.** 다음 중 의료인의 면허취소 사항이 아닌 것은?

① 면허증을 빌려준 경우
② 3회 이상 자격정지처분을 받은 경우
③ 면허의 조건을 이행하지 아니한 경우
④ 자격정지처분중에 의료행위를 한 경우
⑤ 품위손상행위를 한 경우

**해설** 품위손상행위는 자격정지임(법66조 1항, 영32조).

**67.** 의료인의 자격정지에 관한 항목이다. 관계가 적은 것은?

① 과잉진료행위
② 검사결과를 사실과 다르게 판시하는 행위
③ 법이 정한 의료광고금지 규정을 위반하는 행위
④ 비도덕적인 진료행위
⑤ 기간은 1년 이내의 범위 내에서 이다.

**해설** ②는 의료기사 등의 면허자격정지에 해당되는 것임(법66조 1항, 영32조)

정답 62. ② 63. ③ 64. ⑤ 65. ④ 66. ⑤ 67. ②

68. 다음 중 의료지도원을 두어야 하는 곳과 거리가 먼 것은?

① 보건복지부 ② 광명시 ③ 제주도 ④ 안전행정부 ⑤ 동대문구

해설 법69조 1항

69. 보건복지부장관은 보건의료정책을 위하여 필요하거나 국민보건에 중대한 위해가 발생하면 의료기관에 대하여 어떻게 할 수 있나?

① 허가취소 ② 폐쇄 ③ 지도와 명령 ④ 시정명령 ⑤ 업무정지

해설 법59조 1항

70. 의료인에 관련되는 의학 및 관계 전문분야의 연구·진흥기반을 조성하고 우수한 보건의료인을 발굴·활용하기 위하여 두는 것은?

① 의료기관인증위원회
② 한국보훈복지의료공단
③ 신의료기술평가위원회
④ 지방의료원
⑤ 대한민국의학한림원

해설 법52조의2

71. 인증전담기관의 장이 이의신청을 받은 경우 그 이의신청 내용을 조사한 후 처리 결과를 의료기관의 장에게 통보하여야 하는 기간은?

① 지체 없이
② 이의신청을 받은 날부터 7일 이내
③ 이의신청을 받은 날부터 15일 이내
④ 이의신청을 받은 날부터 30일 이내
⑤ 이의신청을 받은 날부터 6월 이내

해설 법58조의5

72. 의료기관 인증의 유효기간은?

① 6개월 ② 1년 ③ 1년 6개월 ④ 2년 ⑤ 4년

해설 법58조의3 5항

73. 과징금은 몇 회를 초과하여 부과할 수 없나?

① 1회 ② 2회 ③ 3회 ④ 4회 ⑤ 횟수에 관계없다.

해설 법67조

74. 폐쇄명령을 받은 의료기관은 몇 개월 내에 다시 의료기관을 개설하지 못하는가?

① 6개월 ② 12개월 ③ 24개월 ④ 1개월 ⑤ 3개월

해설 법64조 2항

정답 68. ④ 69. ③ 70. ⑤ 71. ④ 72. ⑤ 73. ③ 74. ①

**75.** 의료인의 품위손상행위는?

① 무면허 의료행위 ② 면허증 대여 행위
③ 거짓 또는 과대 광고행위 ④ 결격사유에 해당하는 행위
⑤ 의료기관을 개설하지 않고 행하는 의료행위

해설 영32조

**76.** 관련서류를 위조·변조하거나 사위 그 밖의 부정한 방법으로 진료비를 거짓청구한 자에 대한 자격정지처분의 시효는?

① 1년 ② 2년 ③ 3년 ④ 5년 ⑤ 7년

해설 법66조

**77.** 다음 중 진단서에 기재할 사항이 아닌 것은?

① 환자의 주소 · 성명 ② 병명 ③ 진료비용
④ 향후치료에 대한 소견 ⑤ 의료기관의 명칭

해설 진료비용은 기재사항이 아님(규9조)

**78.** 다음의 전문간호사에 관한 것 중에서 잘못된 것은?

① 감염관리 ② 호스피스 ③ 정신 ④ 성인 ⑤ 노인

해설 자격 : 보건 · 마취 · 정신 · 가정 · 검염관리 · 산업 · 응급 · 노인 · 중환자 · 호스피스 · 종양 · 임상 및 아동분야(전문간호사자격인정 등에 관한 규칙 참조)

**79.** 한방병원은 최소한 몇 병상 이상 되어야 하나?

① 300 ② 1000 ③ 80 ④ 30 ⑤ 제한받지 않는다.

해설 법3조의2

**80.** 입원환자 200명일 경우 당직의사는 몇 명 두어야 하나?

① 1인 ② 2인 ③ 3인 ④ 4인 ⑤ 의료기관 사정에 따라

해설 입원환자 200인까지는 의사 · 치과의사 또는 한의사 1인, 간호사 2인을 두되, 입원환자가 200인을 초과하는 경우는 입원환자 200인마다 의사 · 치과의사 또는 한의사 1인, 간호사 2인을 추가한다(영18조).

**81.** 한지 의사, 한지 치과의사, 한지 한의사로서 그 허가받은 지역안에서 몇 년 이상 의료업무에 종사한 경력이 있어야 면허를 받을 수 있는가?

① 3년 ② 5년 ③ 7년 ④ 10년 ⑤ 15년

해설 법79조.

정답 75. ③ 76. ⑤ 77. ③ 78. ④ 79. ④ 80. ① 81. ④

**82.** 한의사의 전문과목을 표시할 수 있는 의료기관으로 옳은 것은?

① 수련재활병원 ② 수련치과병원 ③ 수련요양병원
④ 100병상 이상의 종합병원 ⑤ 300병상 이상의 종합병원

**해설** 규칙74조

**83.** 의사, 치과의사, 한의사를 선택하여 진료를 요청할 수 있는 의료기관 중 잘못된 것은?

① 의원 ② 병원 ③ 치과병원
④ 한방병원 ⑤ 요양병원

**해설** 의원은 해당되지 않음(법46조)

**84.** 다음은 의료기관의 개설에 관한 것이다. 잘못된 것은?

① 종합병원 개설시 시 · 도지사에 허가를 받아야 한다.
② 한방병원 개설시 시 · 도지사에 신고를 한다.
③ 의원의 개설장소 이전시 시장 · 군수 · 구청장에 신고한다.
④ 치과병원 개설시 시 · 도지사에 허가를 받아야 한다.
⑤ 조산원 개설시 시장 · 군수 · 구청장에 신고한다.

**해설** ②는 신고가 아니고 허가임(법33조)

**85.** 의료인이 행정처분도 받고 벌칙도 받으면서 그 벌칙이 가장 무거운 것은?

① 결격사유에 해당하게 된 경우
② 3회 이상 자격정지처분을 받은 경우
③ 면허조건을 이행하지 아니한 경우
④ 면허증을 빌려준 경우
⑤ 태아성감별행위 금지를 위반한 경우

**해설** ①, ②, ③은 벌칙 없음, ④는 5년 이하의 징역이나 5천만원 이하의 벌금과 면허취소, ⑤는 2년 이하의 징역이나 2천만원 이하의 벌금(행정처분 법65조, 법66조, 법87조, 88조)

**86.** 400병상을 갖춘 종합병원에서 필수적으로 개설해야 하는 최소한의 진료과목수는?

① 23과목 ② 25과목 ③ 35과목 ④ 9과목 ⑤ 7과목

**해설** 법3조의3

**87.** 요양병원은 몇 요양병상 이상 되어야 하나?

① 제한 없음 ② 80병상 ③ 30병상 ④ 100병상 ⑤ 200병상

**해설** 병원, 한방병원, 요양병원은 30병상이상이며 치과병원의 경우 제한받지 않음(법3조의2).

정답 82. ⑤ 83. ① 84. ② 85. ④ 86. ④ 87. ③

**88.** 안마시술소를 개설할 수 없는 자가 시술소를 개설하여 안마업무를 행한 때의 벌칙은?

① 5년 이하의 징역이나 5천만원 이하의 벌금
② 3년 이하의 징역이나 3천만원 이하의 벌금
③ 1년 이하의 징역이나 1천만원 이하의 벌금
④ 500만원 이하의 벌금
⑤ 300만원 이하의 과태료

해설 5년 이하의 징역이나 5천만원 이하의 벌금에 해당(법87조의2)

**89.** 감염관리위원회와 감염관리실을 설치·운영하여야 하는 의료기관은?

① 종합병원 및 200개 이상의 병상을 갖춘 병원
② 병상이 300개 이상인 종합병원
③ 종합병원, 병원, 의원
④ 상급종합병원 및 전문병원
⑤ 병원급 의료기관

해설 법47조, 규칙43조

**90.** 조산에 관한 수습의료기관으로 알맞은 수련병원으로 짝지어진 것은?

① 산부인과 및 소아청소년과 ② 산부인과 및 비뇨의학과 ③ 비뇨의학과 및 소아청소년과
④ 내과 및 비뇨의학과 ⑤ 내과 및 산부인과

해설 법6조, 규칙3조 1항

**91.** 보건복지부장관의 면허를 받는 자의 연결이 잘못된 것은?

① 의사 - 치과의사 ② 한의사 - 임상병리사 ③ 안마사 - 구사
④ 조산사 - 간호사 ⑤ 한의사 - 작업치료사

해설 안마사와 구사는 면허가 아니고 자격임(법81조, 법82조)

**92.** "의료기관을 개설할 수 있는 자"에 관한 내용 중 잘못된 것은?

① 모든 의료인 ② 의료법인 ③ 지방의료원
④ 비영리법인 ⑤ 한국보훈복지의료공단

해설 ① 의료인 중 간호사는 의료기관을 개설할 수 없음(법33조 2항)

**93.** 의료법인 설립 후 몇 년 안에 의료기관을 개설하지 않으면 그 설립허가가 취소되는가?

① 1년 ② 2년 ③ 3년 ④ 4년 ⑤ 5년

해설 법51조

정답 88. ① 89. ① 90. ① 91. ③ 92. ① 93. ②

**94.** 의료법인에 관한 사항 중 옳지 않은 것은?

① 시·도지사의 허가를 받아야 한다.
② 의료인의 보수교육을 실시할 수 있다.
③ 설립된 날부터 1년 안에 의료기관을 개설하지 않을 경우는 허가취소를 할 수 있다.
④ 의료법인에서 의료기관을 개설할 수 있다.
⑤ 의료법인의 정관을 변경하고자 할 경우 시 · 도지사의 허가를 받아야 한다.

**해설** ③은 1년이 아니고 2년임(법48조부터 법51조까지)

**95.** 다음 벌칙 중 5년 이하의 징역이나 5천만원 이하의 벌금에 해당되지 않는 것은?

① 의료인이 아닌 자에게 의료행위를 하게한 경우
② 면허증을 대여한 자
③ 의료기관의 의료용 시설 등을 파괴한 자
④ 의료인에게 면허 사항 외의 의료행위를 하게 한 경우
⑤ 태아의 성감별행위를 한 자

**해설** 태아성감별행위는 2년 이하의 징역이나 2천만원 이하의 벌금임(법87조, 법88조)

**96.** 법이 정한 조산에 관한 수습의료기관으로 지정받기 위한 조건 중 가장 타당한 것은?

① 500병상의 한방수련병원 ② 모든 수련병원 ③ 종합병원
④ 월평균 분만건수가 100건 이상되는 산부인과 및 소아청소년과 수련병원 ⑤ 200병상의 병원

**해설** 규3조 1항

**97.** 영양사 1인 이상을 두어야 하는 의료기관 중 가장 옳은 것은?

① 조산원을 제외한 모든 의료기관에 둔다.
② 치과의원이 입원시설을 갖추면 두어야 한다.
③ 모든 의료기관에 두어야 한다.
④ 입원시설을 갖춘 모든 의료기관에 둔다.
⑤ 종합병원 · 병원 · 한방병원 · 요양병원에는 필수적으로 두어야 한다.

**해설** 영양사는 입원시설을 갖춘 병원급 이상에 영양사 1인 이상을 두기 때문에 입원시설을 가지지 않은 치과병원의 경우 영양사를 두지 않을 수 있음(규38조 2항)

**98.** 사체를 검안하여 변사한 것으로 의심되는 경우에는 누가 누구에게 사체의 소재지를 신고해야 하나? 연결이 가장 옳은 것은?

① 의사 - 시 · 도지사 ② 한의사 - 시장 · 군수 · 구청장
③ 치과의사 - 경찰서장 ④ 간호사 - 경찰서장
⑤ 조산사 - 시장 · 군수 · 구청장

**해설** 간호사를 제외한 의료인이 관할 경찰서장에게 신고함(법26조)

정답 94. ③ 95. ⑤ 96. ④ 97. ⑤ 98. ③

**99.** 다음 중 보건복지부장관의 자격인정을 받아야 하는 자만으로 연결된 것은?

① 가정간호분야간호사 - 의료기사 ② 안경사 - 의무기록사
③ 전문의 - 응급구조사 ④ 안마사 - 간호조무사
⑤ 치과위생사 - 보건간호분야간호사

**해설** 보건복지부장관의 면허는 의료기사, 안경사, 의무기록사이며 간호조무사와 안마사는 시 · 도지사의 자격인정, 보건복지부장관의 자격인정은 분야별간호사, 전문의, 응급구조사임(법80조, 법82조, 의료기사 등에 관한 법률, 응급의료법 참조)

**100.** 전문의가 되기 위한 조건으로 맞는 것은?

① 보건복지부장관의 자격인정을 받아야 한다. ② 시 · 도지사의 면허를 받아야 한다.
③ 보건복지부장관의 면허를 받아야 한다. ④ 시 · 도지사의 자격인정을 받아야 한다.
⑤ 시 · 도지사의 인가를 받아야 한다.

**해설** 법77조

**101.** 다음은 의료기관의 명칭표시이다. 잘못된 것은?

① 한국종합병원 ② 한국치과병원 ③ 한국성형외과병원
④ 한국종합요양병원 ⑤ 한국부속병원

**해설** 요양병원의 명칭표시는 요양병원임(법42조, 규40조)

**102.** 진단용방사선발생장치를 설치·운영하는 의료기관의 설명 중 관계가 큰 것은?

① 시장 · 군수 · 구청장에게 신고해야 한다. ② 보건복지부장관의 허가를 받아야 한다.
③ 시 · 도지사의 허가를 받아야 한다. ④ 시 · 도지사에게 신고해야 한다.
⑤ 시장 · 군수 · 구청장에 허가를 받아야 한다.

**해설** 법37조 1항

**103.** 처방전의 보존기간은?

① 1년 ② 2년 ③ 3년 ④ 5년 ⑤ 10년

**해설** 규칙15조

**104.** 의료기관이 환자 등으로부터 징수하는 비급여진료비용에 대하여 잘못된 것은?

① 환자 또는 환자의 보호자가 쉽게 알 수 있도록 고지하여야 한다.
② 비급여 대상의 항목은 의료 행위만을 말한다
③ 비급여 대상의 항목을 묶어 1회 비용으로 정하여 총액을 표기할 수 있다
④ 인터넷 홈페이지를 운영하는 병원급 의료기관은 인터넷 홈페이지에 따로 표시하여야 한다.
⑤ 고지·게시한 금액을 초과하여 징수할 수 없다

**해설** 법45조, 규42조의 2

정답 99. ③ 100. ① 101. ④ 102. ① 103. ② 104. ②

**105.** 개설특례의 규정에 의하여 의원을 개설하고자 한다. 옳은 것은?

① 보건복지부장관의 허가 ② 시 · 도지사의 신고 ③ 시장 · 군수 · 구청장의 신고
④ 시 · 도지사의 허가 ⑤ 시장 · 군수 · 구청장의 허가

**해설** 개설특례에 의한 의료기관도 의료기관개설에 준용함(법35조)

**106.** 신의료기술 평가에 관한 내용이다. 옳지 않은 것은?

① 신의료기술은 새로 개발된 의료기술로서 보건복지부장관이 안정성 · 유효성을 평가할 필요성이 있다고 인정하는 것을 말한다.
② 신의료기술 평가 위원회는 보건복지부에 둔다.
③ 위원장은 선거를 통하여 정한다.
④ 위원은 보건의료에 관한 학식과 경험이 풍부한 자 중에서 보건복지부장관이 임명한다.
⑤ 위원회는 위원장 1인을 포함하여 20인 이내로 위원으로 구성한다.

**해설** 위원장은 보건복지부장관이 위촉·임명한다(법53조, 54조).

**107.** 개설하는 경우에 반드시 지도의사를 정하여야 하는 의료기관은?

① 전문병원 ② 상급종합병원 ③ 요양병원 ④ 한의원 ⑤ 조산원

**해설** 법33조

**108.** 의료인이 면허취소되면 1년 또는 2년 이내에 재교부를 받지 못한다. 그러나 그렇지 않은 항목이 있다. 어느 것인가?

① 정신질환으로 면허가 취소된 경우 ② 3회 이상 자격정지처분을 받은 경우
③ 면허의 조건을 이행하지 아니한 경우 ④ 태아성감별행위의 금지를 위반시한 경우
⑤ 면허증 빌려준 경우

**해설** 법65조 2항

**109.** 의료인의 신고에 대해 틀리게 설명한 것은?

① 면허를 받은 후부터 매년마다 12월 31일까지 그 실태와 취업상황 등을 신고한다.
② 보건복지부장관은 보수교육을 이수하지 아니한 의료인에 대하여 신고를 반려할 수 있다.
③ 보건복지부장관은 신고 수리 업무를 관련 단체 등에 위탁할 수 있다.
④ 각 중앙회장은 신고 내용과 결과를 반기별로 보건복지부장관에게 보고하여야 한다.
⑤ 신고 수리 업무를 의사회·치과의사회·한의사회·조산사회 및 간호사회에 위탁한다.

**해설** 법25조, 영11조, 규17조

정답 105. ③ 106. ③ 107. ⑤ 108. ① 109. ①

**110.** 의료인이 중앙회의 설립 허가를 받기 위해 갖추어야 하는 서류가 아닌 것은?

① 정관 ② 설립결의서 ③ 사업계획서
④ 임원의 선발 경위에 관한 서류 ⑤ 자산명세서

**해설** 영12조

**111.** 보건복지부장관이 인증을 할 수 있는 의료기관이 아닌 것은?

① 병원 ② 한의원 ③ 치과병원 ④ 한방병원 ⑤ 종합병원

**해설** 법58조

**112.** 입원환자가 200명인 의료기관의 당직의료인 수는?

① 의사·치과의사·한의사 1인, 간호사 2인
② 의사·치과의사·한의사 2인, 간호사 4인
③ 의사·치과의사·한의사 3인, 간호사 5인
④ 해당 병원의 자체 기준에 따라 배치할 수 있다.
⑤ 제한규정이 없다.

**해설** 법41조

**113.** 상급종합병원으로 지정받기 위한 진료과목은 몇 개 이상인가?

① 7개 ② 9개 ③ 15개 ④ 20개 ⑤ 25개

**해설** 법3조의 4 1항

**114.** 감염관리위원회와 감염관리실을 설치·운영하여야 하는 의료기관은?

① 종합병원 및 200개 이상의 병상을 갖춘 병원
② 병상이 300개 이상인 종합병원
③ 종합병원, 병원, 의원
④ 상급종합병원 및 전문병원
⑤ 병원급 의료기관

**115.** 감염관리위원회의 위원의 자격이 아닌 것은?

① 수술부장 ② 진료부장 ③ 간호과장
④ 진단검사의학과장 ⑤ 소비자단체를 대표하는 자

정답 110. ④ 111. ② 112. ① 113. ④ 114. ① 115. ⑤

**116.** 상급종합병원으로 지정 받은 종합병원에 대하여 몇 년마다 재지정을 받을 수 있나?

① 1년 ② 2년 ③ 3년 ④ 4년 ⑤ 5년

해설 법3조의 4

**117.** 의료기관 광고를 하려면 누구의 심의를 받아야 하나 옳은 것은?

① 보건복지부장관 ② 건강보험공단 이사장 ③ 중앙회의 장
④ 건강보험심사평가원 원장 ⑤ 보건복지부차관

해설 법57조

**118.** 병원급에 대한 의료기관 인증을 할 수 있는 자는?

① 보건복지부장관 ② 건강보험공단 이사장 ③ 중앙회의 장
④ 건강보험심사평가원 원장 ⑤ 보건복지부 차관

해설 법58조

**119.** 개설 신고를 한 날부터 3개월 이내에 정당한 사유 없이 업무를 시작하지 아니하여 의료기관의 폐쇄 명령을 받은 자가 그 의료기간을 개설·운영하지 못하는 기간은?

① 폐쇄 명령을 받은 의료기간은 다시 의료기관을 개설·운영하지 못한다.
② 폐쇄 명령을 받은 날부터 5년 이내
③ 폐쇄 명령을 받은 날부터 3년 이내
④ 폐쇄 명령을 받은 날부터 1년 이내
⑤ 폐쇄 명령을 받은 날부터 6개월 이내

**120.** 의료기관 인증이 취소된 경우 다시 인증신청을 할 수 있는 기간은?

① 1년이내 ② 1년이후 ③ 2년이후 ④ 3년이후 ⑤ 5년이후

해설 법58조의 9 2항

**121.** 다음 사항 중 의료법인의 허가취소에 해당하지 않는 것은?

① 의료법인이 개설한 병원에서 의사 1명이 면허취소 받았을 경우
② 정관으로 정한 사업 외의 사업을 한 경우
③ 설립된 날로부터 2년 이내에 의료기관을 개설하지 아니한 경우
④ 의료법인이 개설한 의료기관이 개설허가 취소된 경우
⑤ 보건복지부장관 또는 시 · 도지사가 감독을 위하여 내린 명령을 위반한 경우

해설 ①은 허가취소항목이 아님(법51조)

정답 116. ③ 117. ① 118. ① 119. ⑤ 120. ① 121. ①

**122.** 다음 중 의료인이나 의료기관에 대한 행정처분에 해당되지 않는 것은?

① 개설허가를 한날로부터 3개월 이내에 정당한 사유없이 그 업무를 시작하지 아니한 경우
② 의료인에게 면허된 의료행위를 하게 한 경우
③ 의료기관의 개설자가 거짓으로 진료비를 청구하여 금고 이상의 형의 선고를 받고 그 형이 확정된 경우
④ 병원이 개설장소를 이전할 경우 신고를 하지 아니 한 경우
⑤ 의료법인이 설립허가가 취소된 경우

**해설** ② 면허된 의료행위는 위법이 아니므로 행정처분사항이 아님(법64조)

**123.** 다음 중 의료인 단체에 대해 옳지 않은 것은?

① 중앙회는 법인으로 한다.
② 중앙회가 설립된 경우에는 의료인은 당연히 해당하는 중앙회의 회원이 된다.
③ 의사·치과의사·한의사·조산사 및 간호사는 중앙회를 각각 설립하여야 한다.
④ 법에 규정되지 아니한 사항에 대하여는 민법중 재단법인에 관한 규정을 준용한다.
⑤ 자격정지 처분 요구에 관한 사항 등을 심의·의결하기 위하여 윤리위원회를 둔다.

**해설** 법28조

**124.** 의료기관을 개설할 수 없는 자는?

① 의사 ② 간호사 ③ 치과의사 ④ 한의사 ⑤ 조산사

**해설** 의료기관을 개설할 수 있는 자중에서 간호사를 제외한 의료인이 해당됨(법33조)

**125.** 다음은 의료기관의 명칭표시에 관한 내용이다. 잘못된 것은?

① 병원의 명칭표시는 병원이다.
② 한방병원의 명칭표시는 한의원이다.
③ 치과의원의 명칭표시는 치과의원이다.
④ 조산원의 명칭표시는 조산원이다.
⑤ 종합병원의 명칭표시는 병원으로 할 수 있다.

**해설** ② 한방병원의 명칭표시는 한방병원임(법42조)

**126.** 다음 중 의료법의 규정에 옳지 않은 것은?

① 의료인은 다른 의료기관의 동의를 받아 의료기관의 시설장비 및 인력 등을 공동이용할 수 있다.
② 의료인 국가시험은 의료인이 갖추어야 할 지식과 기능에 관해서 시행한다.
③ 중앙회는 공제사업을 하려면 보건복지부장관에게 신고를 하여야 한다.
④ 중앙회의 윤리위원회는 위원장 1명을 포함한 11명의 위원으로 구성한다.
⑤ 의료인의 면허증에 기재사항 변경이 있을 경우는 면허증 재발급 받는다.

**해설** ① (법39조), ② (영3조), ③ (법31조), ④ (영11조의2), ⑤ 면허증재발급이 아니고 면허증 갱신의 신청임(규5조 2항)

정답 122. ② 123. ④ 124. ② 125. ② 126. ⑤

**127. 의료법의 규정에 옳지 않은 것은?**

① 의사 · 치과의사 또는 한의사는 환자에게 처방전을 작성하여 내주어야 한다.
② 추가처방전을 환자가 요구한 경우에는 모사전송(Fax)로 송부할 수 있다.
③ 질병분류기호는 환자의 요구가 있을 경우 기재하지 않는다.
④ 환자의 치료 목적상 필요한 경우에는 다음 내원일에 사용할 의약품을 미리 처방할 수 있다.
⑤ 처방전에는 의료인의 성명을 기재하여야 한다.

해설 ①의 한의사는 해당하지 않음(법18조)

**128. 다음 중 의료인의 면허취소 사항이 아닌 것은?**

① 면허증을 빌려준 경우
② 3회 이상 자격정지처분을 받은 경우
③ 면허의 조건을 이행하지 아니한 경우
④ 자격정지처분중에 의료행위를 한 경우
⑤ 품위손상행위를 한 경우

해설 품위손상행위는 자격정지임(법66조).

**129. 의료유사업자란?**

① 접골사 · 침사만을 말한다.
② 접골사 · 침사 · 구사만을 말한다.
③ 안마사 · 접골사 · 침사 · 구사만을 말한다.
④ 안마사 · 침사 · 구사만을 말한다.
⑤ 안마사 · 접골사 · 구사만을 말한다.

해설 의료유사업자는 접골사 · 침사 · 구사를 말함(법81조)

**130. 치과의사가 개설할 수 있는 의료기관은?**

① 모든 의료기관
② 조산원을 제외한 모든 의료기관
③ 종합병원, 치과병원, 치과의원
④ 치과의원만
⑤ 치과병원, 치과의원

해설 의사는 종합병원, 병원, 요양병원, 의원만을, 치과의사는 치과병원, 치과의원만을, 한의사는 한방병원, 한의원, 요양병원만을, 조산사는 조산원만을 개설할 수 있음(법33조 2항)

**131. 의료법에서 정한 의료인만으로 연결된 것은?**

① 약사 - 간호조무사
② 침사 - 한의사
③ 의사 - 구사
④ 치과의사 - 응급구조사
⑤ 조산사 - 간호사

해설 법2조

**132. 조산에 관한 수습기관에서 수습생정원은?**

① 병실수의 1/20이내
② 월평균 분만건수의 1/20이상
③ 해당수습기관의 산부인과 전문의 수의 1/20이내
④ 월평균 분만건수의 1/10이내
⑤ 해당수습기관에 있는 조산원 수의 1/2이내

해설 규3조 3항

정답 127. ① 128. ⑤ 129. ② 130. ⑤ 131. ⑤ 132. ④

**133.** 의료법의 규정에 옳지 않은 것은?

① 의료기관이 폐업할 경우에는 기록 · 보존하고 있는 진료기록부 등을 관할 보건소장에게 이관하여 보관할 수 있다.
② 국가시험의 시험장소는 지역별로 응시인원이 확정된 후 시험 90일 전까지 공고할 수 있다.
③ 300병상을 초과하는 종합병원에 치과는 필수적인 진료과목이다.
④ 의료인이 면허취소처분을 받았을 경우에는 그 면허증을 지체없이 주소지를 관할하는 시 · 도지사를 통하여 보건복지부장관에게 반환하게 하여야 한다.
⑤ 의사국가시험의 합격자 결정은 전과목 총점의 60%이상, 매과목 총점의 40%이상 득점한 자를 합격자로 한다.

**해설** ① 법40조, ② 90일 전까지가 아니고 30일 전까지임(영4조 3항), ③ 법3조 3항, ④ 규 6조 2항, ⑤ 규1조규 별표 1

**134.** 다음 중 잘못된 것은?

① 전문의는 보건복지부장관에게 자격인정을 받는다.
② 300병상을 초과하는 종합병원의 경우 필수적인 진료과목이외의 진료과목을 설치 · 운영하는 경우에는 비전속전문의를 둘 수 있다.
③ 의원급 의료기관의 장은 병원감염예방을 위하여 감염대책위원회를 설치하는 등 필요한 조치를 하여야 한다.
④ 진료기록부의 보존기간은 10년이다.
⑤ 의료인의 신고는 신고개시 60일 전에 공고한다.

**해설** ① 법77조 ② 법3조의 3 ③ 병원급 의료기관임(법47조, 규43조), ④ 규15조, ⑤ 영11조

**135.** 다음은 의료기관인증위원회에 관한 것이다. 규정과 다른 것은?

① 위원장은 보건복지부장관이고 위원회의 위원은 보건복지부장관이 임명 또는 위촉한다.
② 보건의료에 관한 학식과 경험이 풍부한 자를 위원으로 임명 또는 위촉할 수 있다.
③ 보건복지부장관 소속으로 의료기관인증위원회를 둔다.
④ 위원장 1명을 포함한 15인 이내의 위원으로 구성한다.
⑤ 인증기준 및 인증의 공표를 포함한 의료기관 인증과 관련된 주요 정책에 관한 사항을 심의한다.

**해설** 법58조의 2

**136.** 의료기관 인증을 조건부인증으로 받은 경우에 유효기간은?

① 6개월　② 1년　③ 1년 6개월　④ 2년　⑤ 3년

**해설** 법58조의 3

정답 133. ② 134. ③ 135. ① 136. ②

**137.** 보건복지부장관 시·도지사, 또는 시장·군수·구청장은 의료기관 개설자가 집단으로 휴업하여 환자진료에 막대한 지장을 초래할 경우 의료기관 개설자에게 가능한 행정처분으로 옳은 것은?

① 허가를 취소할 수 있다. ② 업무개시 명령을 할 수 있다.
③ 지도와 명령을 할 수 있다. ④ 업무의 정지를 명할 수 있다.
⑤ 폐업을 명할 수 있다.

**해설** 법59조 2항

**138.** 의료인의 자격정지에 해당하지 않는 것은?

① 의료기관의 개설자가 될 수 없는 자에게 고용되어 의료행위를 한 경우
② 진단서 등을 거짓으로 작성하여 내줄 경우
③ 의료기사가 아닌 자에게 의료기사의 업무를 하게 하거나 의료기사에게 그 업무를 벗어나게 한 경우
④ 일회용 의료기기를 재사용한 경우
⑤ 면허 또는 업무에 관하여 광고 행위를 한 경우

**해설** ⑤는 규정없음(법66조 1항, 영32조)

**139.** 의료인의 품위 손상 행위에 해당하지 않는 것은?

① 비도덕적 진료행위를 한 경우
② 학문적으로 인정되지 아니하는 진료행위를 한 경우
③ 전공의(專攻醫)의 선발 등 직무와 관련하여 부당하게 금품을 수수한 경우
④ 보수교육을 받지 아니한 경우
⑤ 방송에서 화장품에 대한 건강·의학정보를 거짓 또는 과장하여 제공한 경우

**해설** ④ 보수교육미필시를 자격정지에 해당되지 않음.(법66조 1항, 영32조)

**140.** 다음 중 면허증 재교부와 관계가 적은 것은?

① 의료인이 개전의 정이 뚜렷하다고 인정된 경우 ② 의료기사가 면허증을 분실한 경우
③ 의료인의 면허증기재사항에 변경이 있을 경우 ④ 의료인의 면허증이 훼손되었을 경우
⑤ 의료기사가 취소의 원인이 된 사유가 없어진 경우

**해설** 기재사항변경시 면허증갱신이며, 의료기사는 재발급임(법 65조, 규6조)

정답 137. ② 138. ⑤ 139. ④ 140. ③

# Ⅱ.
# 의료기사 등에 관한 법률

1. 의료기사 등에 관한 법률 해설
2. 의료기사 등에 관한 법률 요약
3. 의료기사 등에 관한 법률 예상문제

# 1. 의료기사 등에 관한 법률 해설

## 법률 [시행 2020. 12. 15.] [법률 제17643호, 2020. 12. 15., 일부개정]

현행법은 의사 · 치과의사 · 한의사의 경우 6개월 이내 졸업 예정자에 대하여 국가시험 응시자격을 부여하고 있음.

그러나 의료기사 등의 경우에는 졸업 예정자의 국가시험 응시자격 부여에 대한 법적 근거 없이 국가시험 시행계획에서 해당 내용을 명시하고 있어 예측가능성이 떨어지고 형평성에 어긋난다는 지적이 있어, 졸업 예정자의 응시자격에 대한 법적 근거를 마련할 필요가 있음.

한편 현행법은 2018년 12월 20일부터 보건의료정보관리사 교육과정에 대한 인증제도를 도입하면서 당시 보건복지부장관의 인정을 받은 대학 등은 2년 이내에 인정기관의 인증을 받도록 경과조치를 두었음.

그러나 「고등교육법」 제11조의2에 따른 인정기관의 지정이 2020년 8월 11일에서야 이루어져 종전의 인정 대학 등은 불과 1개월 남은 유예기한 내에 인증을 받기가 불가능한 상황이고, 인증제도 도입 후 신설한 교육과정에 입학한 학생들도 응시자격이 부여되지 않는 피해를 입을 수 있는 상황임.

이에 응시자격 미부여에 따른 학생 피해를 방지하고 학생들의 대학 진학 선택권을 보호하기 위하여 관련 조항을 개정하려는 것임.

## 시행령 [시행 2022. 12. 20.] [대통령령 제33112호, 2022. 12. 20., 타법개정]

국민의 개인정보를 안전하게 처리할 수 있는 제도적 환경을 마련하기 위하여 민감정보, 고유식별정보 등 개인정보를 처리할 수 있도록 규정된 사무 중 개인정보의 처리가 불필요한 사무를 삭제하고, 행정기관에 제출하는 서류 중 개인정보를 과도하게 요구하는 서류가 포함된 경우에는 해당 서류의 사용 목적에 필요한 최소한의 개인정보만이 포함되도록 하는 등의 내용으로 「건강검진기본법 시행령」 등 49개 대통령령을 개정하려는 것임.

## 시행규칙 [시행 2019. 9. 27.] [보건복지부령 제672호, 2019. 9. 27., 타법개정]

현행 법령에 사용되고 있는 전문용어, 외국어 및 잘 쓰지 않는 한자어 등 어려운 법령용어를 쉽고 자연스러운 우리말로 대체하거나 쉬운 용어 등을 병기(併記)하는 등의 방법으로 「감염병의 예방 및 관리에 관한 법률 시행규칙」 등 48개 보건복지부령을 국민이 알기 쉽게 개정하여 실질적 법치주의 및 알 권리를 보장하고, 법에 대한 국민 접근성을 높이려는 것임.

**제1조(목적)** 이 법은 의료기사, 보건의료정보관리사 및 안경사의 자격 · 면허 등에 관하여 필요한 사항을 정함으로써 국민의 보건 및 의료 향상에 이바지함을 목적으로 한다.

**제1조의2(정의)** 이 법에서 사용하는 용어의 뜻은 다음과 같다.

1. "의료기사"란 의사 또는 치과의사의 지도 아래 진료나 의화학적(醫化學的) 검사에 종사하는 사람을 말한다.
2. "보건의료정보관리사"란 의료 및 보건지도 등에 관한 기록 및 정보의 분류 · 확인 · 유지 · 관리를 주된 업무로 하는 사람을 말한다.
3. "안경사"란 안경(시력보정용에 한정한다. 이하 같다)의 조제 및 판매와 콘택트렌즈(시력보정용이 아닌 경우를 포함한다. 이하 같다)의 판매를 주된 업무로 하는 사람을 말한다.

**[영]제1조(목적)** 이 영은 「의료기사 등에 관한 법률」에서 위임된 사항과 그 시행에 필요한 사항을 규정함을 목적으로 한다.

**[규칙]제1조(목적)** 이 규칙은 「의료기사 등에 관한 법률」 및 같은 법 시행령에서 위임된 사항과 그 시행에 필요한 사항을 규정함을 목적으로 한다.

**제2조(의료기사의 종류 및 업무)** ① 의료기사의 종류는 임상병리사, 방사선사, 물리치료사, 작업치료사, 치과기공사 및 치과위생사로 한다.

② 의료기사는 종별에 따라 다음 각 호의 업무 및 이와 관련하여 대통령령으로 정하는 업무를 수행한다.

1. 임상병리사: 각종 화학적 또는 생리학적 검사
2. 방사선사: 방사선 등의 취급 또는 검사 및 방사선 등 관련 기기의 취급 또는 관리
3. 물리치료사: 신체의 교정 및 재활을 위한 물리요법적 치료
4. 작업치료사: 신체적·정신적 기능장애를 회복시키기 위한 작업요법적 치료
5. 치과기공사: 보철물의 제작, 수리 또는 가공
6. 치과위생사: 치아 및 구강질환의 예방과 위생 관리 등

**제3조(업무 범위와 한계)** 의료기사, 보건의료정보관리사 및 안경사(이하 "의료기사등"이라 한다)의 구체적인 업무의 범위와 한계는 대통령령으로 정한다.

**[영]제1조의2** 삭제 〈2018.12.18.〉

**[영]제2조(의료기사, 보건의료정보관리사 및 안경사의 업무 범위 등)** ① 「의료기사 등에 관한 법률」(이하 "법"이라 한다) 제2조제2항에 따른 의료기사의 종류에 따른 업무 및 법 제3조에 따른 의료기사, 보건의료정보관리사 및 안경사(이하 "의료기사등"이라 한다)의 구체적인 업

무범위는 별표 1에 따른다.

② 의료기사는 의사 또는 치과의사의 지도를 받아 별표 1에 따른 업무를 수행한다.

**참고**

**시행령 [별표 1]**

## **의료기사, 보건의료정보관리사 및 안경사의 업무 범위**(제2조제1항 관련)

1. 임상병리사
   가. 기생충학 · 미생물학 · 법의학 · 병리학 · 생화학 · 세포병리학 · 수혈의학 · 요화학(尿化學) · 혈액학 · 혈청학 분야, 방사성동위원소를 사용한 검사물 분야 및 기초대사 · 뇌파 · 심전도 · 심폐기능 등 생리기능 분야의 화학적 · 생리학적 검사에 관한 다음의 구분에 따른 업무
      1) 검사물 등의 채취 · 검사
      2) 검사용 시약의 조제
      3) 기계 · 기구 · 시약 등의 보관 · 관리 · 사용
      4) 혈액의 채혈 · 제제 · 제조 · 조작 · 보존 · 공급
   나. 그 밖의 화학적 · 생리학적 검사

2. 방사선사
   가. 방사선 등의 취급 · 검사 및 방사선 등 관련 기기의 취급 · 관리에 관한 다음의 구분에 따른 업무
      1) 방사선기기와 부속 기자재의 선택 · 관리
      2) 방사성동위원소를 이용한 핵의학적 검사
      3) 의료영상진단기와 초음파진단기의 취급
      4) 전리방사선(電離放射線, 물질을 통과할 때에 이온화를 일으키는 방사선) · 비전리방사선의 취급
   나. 그 밖에 방사선 등의 취급 · 검사 및 방사선 등 관련 기기의 취급 · 관리에 관한 업무

3. 물리치료사
   가. 신체의 교정 및 재활을 위한 물리요법적 치료에 관한 다음의 구분에 따른 업무
      1) 물리요법적 기능훈련 · 재활훈련
      2) 기계 · 기구를 이용한 물리요법적 치료
      3) 도수치료: 기구나 약물을 사용하지 않고 손으로 하는 치료
      4) 도수근력(손근력) · 관절가동범위 검사
      5) 마사지
      6) 물리요법적 치료에 필요한 기기 · 약품의 사용 · 관리
      7) 신체 교정운동
      8) 온열 · 전기 · 광선 · 수(水)치료
      9) 물리요법적 교육
   나. 그 밖에 신체의 교정 및 재활을 위한 물리요법적 치료에 관한 업무

4. 작업치료사
   가. 신체적 · 정신적 기능장애를 회복시키기 위한 작업요법적 치료에 관한 다음의 구분에 따른 업무
      1) 감각 · 지각 · 활동 훈련
      2) 삼킴장애 재활치료

3) 인지 재활치료
4) 일상생활 훈련: 일상생활에서 사용하는 물체나 기구를 활용한 훈련
5) 운전 재활훈련
6) 직업 재활훈련
7) 작업수행능력 분석 · 평가
8) 작업요법적 치료에 필요한 기기의 사용 · 관리
9) 팔보조기 제작 및 팔보조기를 사용한 훈련
10) 작업요법적 교육

나. 그 밖에 신체적 · 정신적 기능장애를 회복시키기 위한 작업요법적 훈련 · 치료에 관한 업무

5. 치과기공사

가. 치과의사의 진료에 필요한 다음의 구분에 따른 치과기공물을 전산설계(CAD/CAM), 삼차원(3D)프린터 또는 주조기 등을 이용해 디자인, 제작, 수리 또는 가공하는 업무

1) 교정장치 · 충전물(充塡物) · 작업 모형
2) 보철물
3) 임플란트 맞춤 지대주(支臺柱, 인공치관과 인공치근을 연결하는 구조물) · 상부구조

나. 그 밖에 치과의사의 진료에 필요한 치과기공물의 디자인, 제작, 수리 또는 가공에 관한 업무

6. 치과위생사

가. 치아 및 구강질환의 예방과 위생 관리 등에 관한 다음의 구분에 따른 업무

1) 교정용 호선(弧線: 둥근 형태의 교정용 줄)의 장착 · 제거
2) 불소 바르기
3) 보건기관 또는 의료기관에서 수행하는 구내 진단용 방사선 촬영
4) 임시 충전
5) 임시 부착물의 장착
6) 부착물의 제거
7) 치석 등 침착물(沈着物)의 제거
8) 치아 본뜨기

나. 그 밖에 치아 및 구강질환의 예방과 위생 관리 등에 관한 업무

7. 보건의료정보관리사

가. 의료기관에서의 의료 및 보건지도 등에 관한 기록 및 정보의 분류 · 확인 · 유지 · 관리에 관한 다음의 구분에 따른 업무

1) 보건의료정보의 분석
2) 보건의료정보의 전사(轉寫)
3) 암 등록
4) 진료통계 관리
5) 질병 · 사인(死因) · 의료행위의 분류

나. 그 밖에 의료기관에서의 의료 및 보건지도 등에 관한 기록 및 정보의 분류 · 확인 · 유지 · 관리에 관한 업무

8. 안경사

가. 안경(시력보정용에 한정한다. 이하 같다)의 조제(調製) 및 판매와 콘택트렌즈(시력보정용이 아닌 경우를 포함한다. 이하 같다)의 판매에 관한 다음의 구분에 따른 업무

1) 안경의 조제 및 판매. 다만, 6세 이하의 아동을 위한 안경은 의사의 처방에 따라 조제·판매해야 한다.
2) 콘택트렌즈의 판매. 다만, 6세 이하의 아동을 위한 콘택트렌즈는 의사의 처방에 따라 판매해야 한다.
3) 안경·콘택트렌즈의 도수를 조정하기 위한 목적으로 수행하는 자각적(주관적) 굴절검사로서 약제를 사용하지 않는 검사
4) 안경·콘택트렌즈의 도수를 조정하기 위한 목적으로 수행하는 타각적(객관적) 굴절검사로서 약제를 사용하지 않는 검사 중 자동굴절검사기기를 이용한 검사

나. 그 밖에 안경의 조제 및 판매와 콘택트렌즈의 판매에 관한 업무

## [규칙]제2조에서 제6조까지 삭제

### [판 례] 대법원 2009.6.11, 선고, 2009도794, 판결

□ 판시사항

① 의료기사 등에 관한 법률에 정한 의료기사 제도의 취지
② 임상병리사에 의하여 행해지지 않은 심전도 검사료를 청구하여 이를 편취하였다고 인정한 원심판결에 대하여, '의료기사 등에 관한 법률'의 취지가 의사가 의료행위의 하나로 심전도 검사를 행하는 것 자체를 배제하는 것은 아니므로, 심전도 검사가 야간 당직의사의 지도로 간호사들에 의하여 행하여졌는지 여부를 살펴보았어야 한다는 이유로 이를 파기한 사례

□ 판결요지

① 의료행위는 의료인만이 할 수 있음을 원칙으로 하되, '의료기사 등에 관한 법률'에 의하여 임상병리사, 방사선사, 물리치료사, 작업치료사, 치과기공사, 치과위생사의 면허를 가진 자가 의사 또는 치과의사의 지도하에 진료 또는 의학적 검사에 종사하는 행위는 허용된다. 그러나 '의료기사 등에 관한 법률'이 의료기사 제도를 두고 그들에게 한정된 범위 내에서 의료행위 중의 일부를 할 수 있도록 한 취지는, 의료인만이 할 수 있도록 제한한 의료행위 중에서 그 행위로 인하여 사람의 생명이나 신체 또는 공중위생에 위해를 발생시킬 우려가 적은 특정 부분에 관하여, 인체에 가해지는 그 특정 분야의 의료행위가 가져올 수 있는 위험성 등에 대한 지식과 경험을 획득하여 그 분야의 의료행위로 인한 인체의 반응을 확인하고 이상 유무를 판단하며 상황에 대처할 수 있는 능력을 가졌다고 인정되는 자에게 면허를 부여하고, 그들로 하여금 그 특정 분야의 의료행위를 의사의 지도하에서 제한적으로 행할 수 있도록 허용한 것이라고 보아야 한다.
② 임상병리사가 아닌 자가 환자에 대하여 심전도 검사를 하고, 의료법인 대표가 이에 대한 검사료를 청구하여 보험금을 받은 것이 편취행위에 해당하는 것으로 인정한 원심판결에 대하여, '의료기사 등에 관한 법률' 및 '동 시행령'의 규정상 의료기사의 일종인 임상병리사가 의사의 지도로 심전도 검사를 할 수 있다고 하여 의사가 의료행위의 하나로 심전도 검사를 행하는 것 자체를 배제하는 것은 아니므로, 심전도 검사가 야간 당직의사의 지도로 간호사들에 의하여 행하여졌는지 여부를 살펴보았어야 한다는 이유로 원심판결을 파기한 사례.

### [판 례] 대법원 2002.8.23, 선고, 2002도2014, 판결

□ 판시사항

① 의료기사 제도의 취지
② 물리치료사의 업무 범위
③ 환자의 좌측 옆구리에 길이 약 6cm 가량의 침 4개를 0.5cm 깊이로 꽂는 행위는 물리치료사의 업무 범위를 벗어난 의료행위라고 한 사례

□ **판결요지**

① 의료행위는 의료인만이 할 수 있음을 원칙으로 하되, 의료기사등에관한법률에 의하여 임상병리사, 방사선사, 물리치료사, 작업치료사, 치과기공사, 치과위생사의 면허를 가진 자가 의사, 치과의사의 지도하에 진료 또는 의학적 검사에 종사하는 행위는 허용된다 할 것이나, 의료기사등에관한법률이 의료기사 제도를 두고 그들에게 한정된 범위 내에서 의료행위 중의 일부를 할 수 있도록 허용한 것은, 의료인만이 할 수 있도록 제한한 의료행위 중에서, 그 행위로 인하여 사람의 생명이나 신체 또는 공중위생에 위해를 발생시킬 우려가 적은 특정 부분에 관하여, 인체에 가해지는 그 특정 분야의 의료행위가 가져올 수 있는 위험성 등에 대하여 지식과 경험을 획득하여 그 분야의 의료행위로 인한 인체의 반응을 확인하고 이상 유무를 판단하며 상황에 대처할 수 있는 능력을 가졌다고 인정되는 자에게 면허를 부여하고, 그들로 하여금 그 특정 분야의 의료행위를 의사의 지도하에서 제한적으로 행할 수 있도록 허용한 것이라고 보아야 한다.

② 의료기사등에관한법률시행령 제2조 제1항 제3호에서는 물리치료사의 업무의 범위와 한계로서, 온열치료, 전기치료, 광선치료, 수치료, 기계 및 기구치료, 마사지·기능훈련·신체교정운동 및 재활훈련과 이에 필요한 기기·약품의 사용·관리 기타 물리요법적 치료업무를 규정하고 있는바, 위에서 정하고 있는 업무범위 이외의 의료행위를 물리치료사가 행하였다면 이는 무면허 의료행위라고 보아야 할 것이고, 이 경우 물리치료사가 할 수 있는 업무범위는 위 시행령 조항의 규정에 비추어 볼 때 인체 외부에 물리적인 힘이나 자극을 가하는 물리요법적 치료방법에 한정된다 할 것이며, 약물을 인체에 투입하는 치료나 인체에 생물학적 또는 화학적 변화가 일어날 위험성이 있는 치료 또는 수술적인 치료방법은 이에 포함되지 아니한다.

③ 환자의 좌측 옆구리에 길이 약 6cm 가량의 침 4개를 0.5cm 깊이로 꽂는 행위는 물리치료사의 업무 범위를 벗어난 의료행위라고 한 사례.

**제4조(면허)** ① 의료기사등이 되려면 다음 각 호의 어느 하나에 해당하는 사람으로서 의료기사등의 국가시험(이하 "국가시험"이라 한다)에 합격한 후 보건복지부장관의 면허를 받아야 한다.

1. 「고등교육법」 제2조에 따른 대학 · 산업대학 · 전문대학(이하 "대학등"이라 한다)에서 취득하려는 면허에 상응하는 보건의료에 관한 학문을 전공하고 졸업한 사람. 다만, 보건의료정보관리사의 경우 「고등교육법」 제11조의2에 따른 인정기관(이하 "인정기관"이라 한다)의 보건의료정보관리사 교육과정 인증을 받은 대학등에서 보건의료정보 관련 학문을 전공하고 보건복지부령으로 정하는 교과목을 이수하여 졸업한 사람이어야 한다.
2. 내지 3. 삭제 〈1999.2.8.〉
4. 외국의 제1호에 해당하는 학교(보건복지부장관이 정하여 고시하는 인정기준에 해당하는 학교를 말한다)와 같은 수준 이상의 교육과정을 이수하고 외국의 해당 의료기사등의 면허를 받은 사람

② 다음 각 호의 구분에 따른 사람으로서 6개월 이내에 졸업할 것으로 예정된 사람은 제1항 제1호에 해당하는 사람으로 본다. 다만, 그 졸업예정시기에 졸업하여야 면허를 받을 수 있다.

1. 의료기사 · 안경사: 대학등에서 취득하려는 면허에 상응하는 보건의료에 관한 학문을 전공한 사람
2. 보건의료정보관리사: 인정기관의 보건의료정보관리사 교육과정 인증을 받은 대학등에서 보건의료정보 관련 학문을 전공하고 보건복지부령으로 정하는 교과목을 이수한 사람

③ 제1항제1호 단서에도 불구하고 다음 각 호의 어느 하나에 해당하는 경우에는 보건의료정보관리사 국가시험 응시자격을 갖춘 것으로 본다.

1. 입학 당시 인정기관의 인증을 받은 대학등에 입학한 사람으로서 그 대학등에서 보건의료

정보 관련 학문을 전공하고 보건복지부령으로 정하는 교과목을 이수하여 졸업하였으나 졸업 당시 해당 대학등이 인정기관의 인증을 받지 못한 경우

2. 대학등이 인정기관의 인증을 처음 신청한 날부터 그 인증신청의 결과가 나오기 전까지의 기간 동안 해당 대학등에 입학한 사람이 그 대학등에서 보건의료정보 관련 학문을 전공하고 보건복지부령으로 정하는 교과목을 이수하여 졸업한 경우

**제4조(면허)** ① 의료기사등이 되려면 다음 각 호의 어느 하나에 해당하는 사람으로서 의료기사등의 국가시험(이하 "국가시험"이라 한다)에 합격한 후 보건복지부장관의 면허를 받아야 한다. 〈개정 1997. 12. 13., 1999. 2. 8., 2003. 5. 15., 2008. 2. 29., 2010. 1. 18., 2011. 11. 22., 2016. 5. 29., 2017. 12. 19., 2018. 12. 11., 2023. 10. 31.〉

1. 「고등교육법」 제2조에 따른 대학·산업대학·전문대학(이하 "대학등"이라 한다)에서 취득하려는 면허에 상응하는 보건의료에 관한 학문을 전공하고 보건복지부령으로 정하는 현장실습과목을 이수하여 졸업한 사람. 다만, 보건의료정보관리사의 경우 「고등교육법」 제11조의2에 따른 인정기관(이하 "인정기관"이라 한다)의 보건의료정보관리사 교육과정 인증을 받은 대학등에서 보건의료정보 관련 학문을 전공하고 보건복지부령으로 정하는 교과목을 이수하여 졸업한 사람이어야 한다.
2. 삭제 〈1999. 2. 8.〉
3. 삭제 〈1999. 2. 8.〉
4. 외국의 제1호에 해당하는 학교(보건복지부장관이 정하여 고시하는 인정기준에 해당하는 학교를 말한다)와 같은 수준 이상의 교육과정을 이수하고 외국의 해당 의료기사등의 면허를 받은 사람

② 다음 각 호의 구분에 따른 사람으로서 6개월 이내에 졸업할 것으로 예정된 사람은 제1항제1호에 해당하는 사람으로 본다. 다만, 그 졸업예정시기에 졸업하여야 면허를 받을 수 있다. 〈신설 2020. 12. 15., 2023. 10. 31.〉

1. 의료기사·안경사: 대학등에서 취득하려는 면허에 상응하는 보건의료에 관한 학문을 전공하고 보건복지부령으로 정하는 현장실습과목을 이수한 사람
2. 보건의료정보관리사: 인정기관의 보건의료정보관리사 교육과정 인증을 받은 대학등에서 보건의료정보 관련 학문을 전공하고 보건복지부령으로 정하는 교과목을 이수한 사람

③ 제1항제1호 단서에도 불구하고 다음 각 호의 어느 하나에 해당하는 경우에는 보건의료정보관리사 국가시험 응시자격을 갖춘 것으로 본다. 〈개정 2020. 12. 15.〉

1. 입학 당시 인정기관의 인증을 받은 대학등에 입학한 사람으로서 그 대학등에서 보건의료정보 관련 학문을 전공하고 보건복지부령으로 정하는 교과목을 이수하여 졸업하였으나 졸업 당시 해당 대학등이 인정기관의 인증을 받지 못한 경우
2. 대학등이 인정기관의 인증을 처음 신청한 날부터 그 인증신청의 결과가 나오기 전까지의 기간 동안 해당 대학등에 입학한 사람이 그 대학등에서 보건의료정보 관련 학문을 전공하고 보건복지부령으로 정하는 교과목을 이수하여 졸업한 경우

[제목개정 2011. 11. 22.]

**[시행일: 2024. 11. 1.] 제4조**

**[규칙]제7조(보건의료정보관리사 국가시험 응시 요건)** 「의료기사 등에 관한 법률」(이하 "법"이라 한다) 제4조제1항제1호에 따라 보건의료정보관리사 국가시험에 응시하려는 경우에는 별표 1에 따른 보건의료정보 관련 과목을 모두 이수해야 한다.

**참고**

**시행규칙 [별표 1]**

**보건의료정보 관련 과목**(제7조 관련)

| 과목명 |
|---|
| 1. 건강보험 이론 및 실무<br>2. 건강정보보호<br>3. 병리학<br>4. 보건의료데이터 관리<br>5. 보건의료정보관리 실무<br>6. 보건의료정보관리학<br>7. 보건의료조직 관리<br>8. 보건의료 통계<br>9. 암 등록<br>10. 의료관계 법규<br>11. 의료의 질 관리<br>12. 의료정보기술<br>13. 의무기록정보 분석 실무<br>14. 의무기록정보 질 향상 실무<br>15. 의학 용어<br>16. 질병 및 의료행위 분류<br>17. 해부생리학<br>18. 현장 실습 |

비고: 위 표의 과목명과 같지 않아도 「고등교육법」 제11조의2제2항에 따른 인정기관이 그 내용을 심사하여 위 표의 과목과 내용이 같다고 인정하는 경우에는 그 과목을 위 표의 과목으로 본다.

**제5조(결격사유)** 다음 각 호의 어느 하나에 해당하는 사람에 대하여는 의료기사등의 면허를 하지 아니한다.

1. 「정신건강증진 및 정신질환자 복지서비스 지원에 관한 법률」 제3조제1호에 따른 정신질환자. 다만, 전문의가 의료기사등으로서 적합하다고 인정하는 사람의 경우에는 그러하지 아니하다.
2. 「마약류 관리에 관한 법률」에 따른 마약류 중독자
3. 피성년후견인, 피한정후견인

4. 이 법 또는 「형법」 중 제234조, 제269조, 제270조제2항부터 제4항까지, 제317조제1항, 「보건범죄 단속에 관한 특별조치법」, 「지역보건법」, 「국민건강증진법」, 「후천성면역결핍증 예방법」, 「의료법」, 「응급의료에 관한 법률」, 「시체해부 및 보존에 관한 법률」, 「혈액관리법」, 「마약류 관리에 관한 법률」, 「모자보건법」 또는 「국민건강보험법」을 위반하여 금고 이상의 실형을 선고받고 그 집행이 끝나지 아니하거나 면제되지 아니한 사람

**제6조(국가시험)** ① 국가시험은 대통령령으로 정하는 바에 따라 해마다 1회 이상 보건복지부장관이 실시한다.
② 보건복지부장관은 대통령령으로 정하는 바에 따라 「한국보건의료인국가시험원법」에 따른 한국보건의료인국가시험원으로 하여금 국가시험을 관리하게 할 수 있다.

**[영]제3조(국가시험의 범위)** ① 법 제6조에 따른 의료기사등의 국가시험(이하 "국가시험"이라 한다)은 의료기사등의 종류에 따라 임상병리 · 방사선 · 물리치료 · 작업치료 · 치과기공 · 치과위생 · 보건의료정보관리 · 안경광학 및 보건의료 관계 법규에 대하여 의료기사등이 갖추어야 할 지식과 기능에 관하여 실시한다.
② 국가시험은 필기시험과 실기시험으로 구분하여 실시하되, 실기시험은 필기시험 합격자에 대해서만 실시한다. 다만, 보건복지부장관이 필요하다고 인정하는 경우에는 필기시험과 실기시험을 병합하여 실시할 수 있다.
③ 제2항의 필기시험의 과목, 실기시험의 범위 및 합격자 결정, 그 밖에 필요한 사항은 보건복지부령으로 정한다.

**[규칙]제8조(시험과목)** 「의료기사 등에 관한 법률 시행령」(이하 "영"이라 한다) 제3조제1항에 따른 의료기사 · 보건의료정보관리사 및 안경사(이하 "의료기사등"이라 한다) 국가시험의 필기시험과목과 실기시험의 범위는 별표 1의2와 같다.

**참고**

**시행규칙 [별표 1의2]**

**의료기사등 국가시험의 필기시험 과목과 실기시험 범위**(제8조관련)

| 구분<br>의료기사 등의 종별 | 필기시험 과목 | 실기시험 범위 |
|---|---|---|
| 1. 임상병리사 | 가. 임상검사이론 I<br>: 공중보건학, 해부생리학, 조직병리학(세포학 포함), 임상생리학(순환계, 신경계, 호흡기계 및 기타생리학적 기능검사 포함) | 임상검사에 관한 것 |

| | | |
|---|---|---|
| | 나. 임상검사이론Ⅱ<br>: 임상화학(뇨화학, 방사성동위원소를 이용한 검사물 등의 검사 포함), 혈액학(수혈검사학 포함), 임상미생물학(진균학, 바이러스학, 기생충학, 면역혈청학 포함)<br>다. 의료관계법규<br>: 「의료법」·「의료기사 등에 관한 법률」·「감염병의 예방 및 관리에 관한 법률」·「지역보건법」·「혈액관리법」과 그 시행령 및 시행규칙 | |
| 2. 방사선사 | 가. 방사선이론<br>: 방사선물리, 방사선계측, 방사선생물, 방사선관리, 전기전자개론, 방사선장치(기기), 의료영상정보, 인체해부, 인체생리, 공중보건<br>나. 방사선응용<br>: 방사선영상, 투시조영검사, 심혈관 및 중재술, 초음파기술, 전산화단층검사, 자기공명영상검사, 핵의학기술, 방사선 치료<br>다. 의료관계법규<br>: 「의료법」·「의료기사 등에 관한 법률」·「지역보건법」과 그 시행령 및 시행규칙 | 방사선 임상응용 기술에 관한 것 |
| 3. 물리치료사 | 가. 물리치료 기초<br>: 해부생리, 운동학, 물리적 인자치료, 공중보건<br>나. 물리치료 진단평가<br>: 진단평가원리, 검사와 평가, 임상의사결정, 물리치료 진단평가 문제해결<br>다. 물리치료 중재<br>: 근골격계, 신경계, 심폐혈관계, 피부계, 물리치료중재 문제해결<br>라. 의료관계법규<br>: 「의료법」·「의료기사 등에 관한 법률」·「장애인복지법」·「노인복지법」·「국민건강보험법」과 그 시행령 및 시행규칙 | 물리치료에 관한 것 |
| 4. 작업치료사 | 가. 작업치료학 기초<br>: 해부생리, 공중보건, 운동/감각, 인지/지각, 심리/사회발달, 전문가자질<br>나. 작업치료학<br>: 측정 및 평가, 작업분석 및 적용, 신체기능장애 작업치료, 정신사회 작업치료, 일상생활 및 여가활동, 학교 작업치료, 직업재활, 지역사회 작업치료, 보조공학(부목(스플린트) 및 보조기기, 환경개조(환경수정), 운전재활), 치료적 도구, 수예/공작활동<br>다. 의료관계법규<br>: 「의료법」·「의료기사 등에 관한 법률」·「장애인복지법」·「정신건강증진 및 정신질환자 복지서비스 지원에 관한 법률」·「노인복지법」과 그 시행령 및 시행규칙 | 작업치료에 관한 것 |
| 5. 치과기공사 | 가. 치과기공학 기초<br>: 구강해부학, 치아형태학, 공중구강보건학개론, 치과재료학<br>나. 치과기공학<br>: 관교의치(손상된 치아를 덮어씌우는 치과 장치물)기공학, 치과도재기공학, 총의치기공학, 국소의치(부분틀니)기공학, 치과충전기공학, 치과교정기공학<br>다. 의료관계법규<br>: 「의료법」·「의료기사 등에 관한 법률」과 그 시행령 및 시행규칙 | 치과기공에 관한 것 |

| | | |
|---|---|---|
| 6. 치과위생사 | 가. 치위생학<br>: 기초 치위생, 치위생 관리, 임상 치위생<br>나. 의료관계법규<br>: 「의료법」·「의료기사 등에 관한 법률」·「지역보건법」·「구강보건법」과 그 시행령 및 시행규칙 | 치과위생에 관한 것 |
| 7. 보건의료정보관리사 | 가. 보건의료정보관리학<br>: 보건의료 정보관리, 질병 및 의료행위 분류, 의학용어, 기초 및 임상 의학, 암 등록, 건강보험, 보건의료 통계분석<br>나. 의료관계법규<br>: 「의료법」·「의료기사 등에 관한 법률」·「감염병의 예방 및 관리에 관한 법률」·「국민건강보험법」·「암관리법」과 그 시행령 및 시행규칙 | 보건의료 정보관리실무에 관한 것 |
| 8. 안경사 | 가. 시광학이론<br>: 안경광학, 기하광학, 물리광학, 안경재료학, 시기해부학(눈해부학), 시기생리학(눈생리학), 안질환<br>나. 시광학응용<br>: 안경조제/가공 및 이를 위한 굴절검사, 시기능이상, 콘택트렌즈(조제 제외), 안광학기기<br>다. 의료관계법규<br>: 「의료법」·「의료기사 등에 관한 법률」과 그 시행령 및 시행규칙 | 시광학 실무에 관한 것 |

**[규칙]제9조(합격자 결정 등)** ① 영 제3조제1항에 따른 의료기사등의 국가시험(이하 "국가시험"이라 한다)의 합격자는 필기시험에서는 각 과목 만점의 40퍼센트 이상 및 전 과목 총점의 60퍼센트 이상 득점한 사람으로 하고, 실기시험에서는 만점의 60퍼센트 이상 득점한 사람으로 한다.

② 국가시험의 출제방법, 과목별 배점비율, 그 밖에 시험 시행에 필요한 사항은 영 제4조제1항에 따라 보건복지부장관이 지정 · 고시하는 관계 전문기관(이하 "국가시험관리기관"이라 한다)의 장이 정한다.

**[영]제4조(국가시험의 시행과 공고)** ① 보건복지부장관은 법 제6조제2항에 따라 「한국보건의료인국가시험원법」에 따른 한국보건의료인국가시험원(이하 "국가시험관리기관"이라 한다)으로 하여금 국가시험을 관리하도록 한다.

② 국가시험관리기관의 장은 국가시험을 실시하려는 경우에는 미리 보건복지부장관의 승인을 받아 시험일시 · 시험장소 · 시험과목, 응시원서 제출기간, 그 밖에 시험 실시에 필요한 사항을 시험일 90일 전까지 공고하여야 한다. 다만, 시험장소는 지역별 응시인원이 확정된 후 시험일 30일 전까지 공고할 수 있다.

**[영]제5조(시험위원)** 국가시험관리기관의 장은 국가시험을 실시할 때마다 시험과목별로 전문지식을 갖춘 사람 중에서 시험위원을 위촉한다.

**[영]제6조(국가시험의 응시)** 국가시험에 응시하려는 사람은 국가시험관리기관의 장이 정하는 응시원서를 국가시험관리기관의 장에게 제출하여야 한다.

**제7조(응시자격의 제한 등)** ① 제5조 각 호의 어느 하나에 해당하는 사람은 국가시험에 응시할 수 없다.
② 부정한 방법으로 국가시험에 응시한 사람 또는 국가시험에 관하여 부정행위를 한 사람에 대하여는 그 시험을 정지시키거나 합격을 무효로 한다.
③ 보건복지부장관은 제2항에 따라 시험이 정지되거나 합격이 무효가 된 사람에 대하여 처분의 사유와 위반 정도 등을 고려하여 보건복지부령으로 정하는 바에 따라 그 다음에 치러지는 국가시험 응시를 3회의 범위에서 제한할 수 있다.

**[규칙]제10조(부정행위자의 국가시험 응시제한)** 법 제7조제3항에 따른 국가시험 응시제한의 기준은 별표 2와 같다.

**참고**

**시행규칙[별표 2]**

**국가시험 응시제한의 기준**(제10조 관련)

| 응시제한 횟수 | 시험정지·합격무효 처분의 사유 및 위반의 정도 |
|---|---|
| 1회 | 가. 시험 중에 대화, 손동작 또는 소리 등으로 서로 의사소통을 하는 행위<br>나. 허용되지 아니한 자료를 가지고 있거나 이용하는 행위 |
| 2회 | 가. 시험 중에 다른 응시한 사람의 답안지(실기작품의 제작방법을 포함한다. 이하 같다) 또는 문제지를 엿보고 자신의 답안지를 작성하는 행위<br>나. 시험 중에 다른 응시한 사람을 위하여 답안 등을 알려주거나 엿보게 하는 행위<br>다. 다른 사람으로부터 도움을 받아 답안지를 작성하거나 다른 응시한 사람의 답안지 작성에 도움을 주는 행위<br>라. 답안지를 다른 응시한 사람과 교환하는 행위<br>마. 시험 중에 허용되지 아니한 전자장비, 통신기기, 전자계산기기 등을 사용하여 답안을 전송하거나 작성하는 행위<br>바. 시험 중에 시험문제 내용과 관련된 물건(시험 관련 교재 및 요약자료를 포함한다)을 주고받는 행위 |
| 3회 | 가. 대리시험을 치르거나 치르게 하는 행위<br>나. 사전에 시험문제 또는 답안을 타인에게 알려주거나 알고 시험을 치른 행위 |

**제8조(면허의 등록 등)** ① 보건복지부장관은 의료기사등의 면허를 할 때에는 그 종류에 따르는 면허대장에 그 면허에 관한 사항을 등록하고 그 면허증을 발급하여야 한다.
② 제1항에 따른 면허의 등록과 면허증에 관하여 필요한 사항은 보건복지부령으로 정한다.

**[규칙]제11조(면허대장)** 법 제8조제1항의 의료기사등의 면허대장은 별지 제1호서식에 따른다.

**[영]제7조(면허증의 발급)** ① 국가시험에 합격한 사람은 보건복지부령으로 정하는 서류를 첨부하여 보건복지부장관에게 면허증 발급을 신청하여야 한다.
② 보건복지부장관은 제1항에 따라 면허증 발급을 신청한 사람에게 보건복지부령으로 정하는 바에 따라 면허증을 발급한다.

**[규칙]제12조(면허증의 발급)** ① 영 제7조제1항에 따라 의료기사등의 면허증 발급을 신청하려는 사람은 별지 제2호서식의 의료기사등 면허증 발급신청서(전자문서로 된 신청서를 포함한다)에 다음 각 호의 서류를 첨부하여 국가시험관리기관을 거쳐 보건복지부장관에게 제출하여야 한다.
1. 졸업증명서 또는 이수증명서. 다만, 법 제4조제1항제4호에 해당하는 사람의 경우에는 졸업증명서 또는 이수증명서 및 해당 면허증 사본
2. 법 제5조제1호 및 제2호의 결격사유에 해당하지 아니함을 증명하는 의사의 진단서
3. 응시원서의 사진과 같은 사진(가로 3.5센티미터, 세로 4.5센티미터) 1장

② 삭제 〈1998.9.23.〉
③ 보건복지부장관은 제1항에 따라 면허증의 발급 신청을 받았을 때에는 그 신청인에게 면허증 발급을 신청받은 날부터 14일 이내에 종류에 따라 각각 별지 제3호서식의 면허증을 발급하여야 한다. 다만, 법 제4조제1항제4호에 해당하는 사람의 경우에는 외국에서 면허를 받은 사실 등에 대한 조회가 끝난 날부터 14일 이내에 발급하여야 한다.

**제9조(무면허자의 업무금지 등)** ① 의료기사등이 아니면 의료기사등의 업무를 하지 못한다. 다만, 대학등에서 취득하려는 면허에 상응하는 교육과정을 이수하기 위하여 실습 중에 있는 사람의 실습에 필요한 경우에는 그러하지 아니하다.
② 의료기사등이 아니면 의료기사등의 명칭 또는 이와 유사한 명칭을 사용하지 못한다.
③ 의료기사등은 제4조에 따라 받은 면허를 다른 사람에게 대여하여서는 아니 된다.
④ 누구든지 제4조에 따라 받은 면허를 대여받아서는 아니 되며 면허 대여를 알선하여서도 아니 된다.

**벌칙 : 제30조** 3년 이하의 징역 또는 3천만원 이하의 벌금
☞ 제1항, 제3항, 제4항 (제3항은 면허취소 사유도 됨)

**벌칙 : 제31조** 500만원 이하의 벌금
☞ 제2항

**제10조(비밀누설의 금지)** 의료기사등은 이 법 또는 다른 법령에 특별히 규정된 경우를 제외하고는 업무상 알게 된 비밀을 누설하여서는 아니 된다.

**벌칙 : 제30조** 3년 이하의 징역 또는 3천만원 이하의 벌금

☞ **친고죄**

**제11조(실태 등의 신고)** ① 의료기사등은 대통령령으로 정하는 바에 따라 최초로 면허를 받은 후부터 3년마다 그 실태와 취업상황을 보건복지부장관에게 신고하여야 한다.

② 보건복지부장관은 제20조의 보수교육을 받지 아니한 의료기사등에 대하여 제1항에 따른 신고를 반려할 수 있다.

③ 보건복지부장관은 대통령령으로 정하는 바에 따라 제1항에 따른 신고 업무를 전자적으로 처리할 수 있는 전자정보처리시스템(이하 "신고시스템"이라 한다)을 구축·운영할 수 있다.

**과태료 : 제33조** 100만원 이하의 과태료

☞ 제11조

**[영]제8조(실태등의 신고)** 의료기사등은 법 제11조제1항에 따라 그 실태와 취업상황을 제7조에 따른 면허증을 발급받은 날부터 매 3년이 되는 해의 12월 31일까지 보건복지부령으로 정하는 바에 따라 보건복지부장관에게 신고하여야 한다. 다만, 다음 각 호의 어느 하나에 해당하는 경우에는 그 구분에 따른 날부터 매 3년이 되는 해의 12월 31일까지 신고하여야 한다.

1. 법 제21조에 따라 면허가 취소된 후 면허증을 재발급받은 경우: 면허증을 재발급받은 날
2. 법률 제11102호 의료기사 등에 관한 법률 일부개정법률 부칙 제3조제1항에 따라 신고를 한 경우: 신고를 한 날

**[영]제8조의2(신고시스템의 구축 · 운영)** ① 법 제11조제3항에 따른 전자정보처리시스템(이하 "신고시스템"이라 한다)에서 처리할 수 있는 업무는 다음 각 호와 같다. 〈개정 2016.11.29.〉

1. 법 제11조제1항에 따른 의료기사등의 실태와 취업상황에 관한 다음 각 목의 업무
   가. 의료기사등의 실태와 취업상황에 관한 신고 접수 및 신고 자료의 확인·관리
   나. 의료기사등의 실태와 취업상황에 대한 각종 통계의 생산·분석 및 제공
2. 법 제20조에 따른 보수교육의 이수 여부 확인 및 이수 자료 관리
3. 그 밖에 법 제11조제1항에 따른 의료기사등의 실태와 취업상황의 신고와 관련된 업무로서 보건복지부장관이 특별히 필요하다고 인정하는 업무

② 보건복지부장관은 신고시스템의 구축·운영을 위하여 필요하다고 인정하는 경우에는 관계 기관, 법인 또는 단체 등에 자료 또는 의견의 제출을 요청할 수 있다.

③ 보건복지부장관은 신고시스템의 구축·운영에 관한 업무를 국가시험관리기관으로 하여금 수행하게 할 수 있다.

**[규칙]제12조의2(실태 등의 신고)** ① 법 제11조제1항 및 영 제8조에 따라 의료기사등의 실태와 취업상황을 신고하려는 사람은 별지 제3호의2서식의 의료기사등의 실태 신고서(전자문서로 된 신고서를 포함한다)에 다음 각 호의 서류를 첨부하여 법 제16조제1항에 따른 중앙회의 장(이하 "각 중앙회의 장"이라 한다)에게 제출해야 한다.

1. 제19조제3항에 따른 보수교육 이수증(이수한 사람만 해당한다)
2. 제18조제7항에 따른 보수교육 면제 · 유예 확인서(면제 · 유예된 사람만 해당한다)

② 제1항에 따라 신고서를 제출받은 각 중앙회의 장은 법 제20조에 따른 신고인의 보수교육 이수 여부 등을 확인해야 한다.

③ 각 중앙회의 장은 제1항에 따른 신고 내용과 결과를 분기별로 보건복지부장관에게 보고해야 한다. 다만, 법 제22조제3항에 따라 면허의 효력이 정지된 의료기사등이 제1항에 따른 신고를 한 경우에는 그 내용과 결과를 지체 없이 보건복지부장관에게 보고해야 한다.

**제11조의2(치과기공소의 개설등록 등)** ① 치과의사 또는 치과기공사가 아니면 치과기공소를 개설할 수 없다.

② 치과의사 또는 치과기공사는 1개소의 치과기공소만을 개설할 수 있다.

③ 치과기공소를 개설하려는 자는 보건복지부령으로 정하는 바에 따라 특별자치시장·특별자치도지사·시장·군수·구청장(자치구의 구청장에 한한다. 이하 같다)에게 개설등록을 하여야 한다.

④ 제3항에 따라 치과기공소를 개설하고자 하는 자는 보건복지부령으로 정하는 시설 및 장비를 갖추어야 한다.

**벌칙 : 제30조** 3년 이하의 징역 또는 3천만원 이하의 벌금

☞ 제11조의2 제1항 (단, 1항에 따라 개설등록을 한 치과의사는 제외)

**벌칙 : 제31조** 500만원 이하의 벌금

☞ 제11조의2 제2항, 제3항

**[규칙]제12조의3(치과기공소의 개설등록 등)** ① 법 제11조의2제3항에 따라 치과기공소를 개설하려는 사람은 별지 제4호서식의 치과기공소 개설등록 신청서에 시설 및 장비 개요서를 첨부하여 특별자치시장·특별자치도지사·시장·군수·구청장(자치구의 구청장을 말한다. 이하 같다)에게 제출하여야 한다.

1. 내지 2. 삭제 〈2014.11.21.〉

② 제1항에 따른 신청을 받은 특별자치시장·특별자치도지사·시장·군수·구청장은 「전자정부법」 제36조제1항에 따른 행정정보의 공동이용(이하 "행정정보의 공동이용"이라 한다)을 통하여 치과의사 면허증(개설자가 치과의사인 경우만 해당한다) 또는 치과기공사 면허증(개설자가 치과기공사인 경우만 해당한다)을 확인하여야 한다. 다만, 신청인이 확인에 동의하지 아니하는 경우에는 신청인이 면허증 사본을 첨부하도록 하여야 하며, 신청인이 면허증 원본을 제시하는 경우에는 담당 공무원의 확인으로 사본 제출을 갈음할 수 있다.

③ 특별자치시장 · 특별자치도지사 · 시장 · 군수 · 구청장은 제1항에 따라 개설등록 신청을 받았을 때에는 치과기공소 등록대장에 다음 각 호의 사항을 적고 신청인에게 별지 제5호서식의 치과기공소 개설등록증을 발급하여야 한다.

1. 개설등록번호와 개설등록 연월일
2. 개설자의 성명, 주소 및 주민등록번호
3. 치과기공소의 명칭과 소재지

**[규칙]제12조의4(치과기공소의 시설 및 장비)** 법 제11조의2제4항에서 "보건복지부령으로 정하는 시설 및 장비"란 다음 각 호의 시설 및 장비를 말한다.

1. 기공용 레이드(lathe) 1대 이상
2. 전산설계(CAD/CAM), 삼차원(3D)프린터 또는 주조기 1대 이상
3. 기공용 모터 1대 이상
4. 기공용 컴프레서 1대 이상
5. 치과용 프레스 1대 이상
6. 전기로(電氣爐) 1대 이상
7. 포설린로(porcelain furnace) 1대 이상
8. 초음파 청소기 1대 이상
9. 서베이어(surveyor) 1대 이상
10. 진동기 1대 이상
11. 트리머(trimmer) 1대 이상
12. 샌드기(sand blast machine) 1대 이상
13. 진공 매몰기 1대 이상
14. 삭제 〈2018.12.20.〉

> **제11조의3(치과기공사 등의 준수사항)** ① 치과기공사는 제3조에 따른 업무(이하 "치과기공물제작 등 업무"라 한다)를 수행할 때 치과의사가 발행한 치과기공물제작의뢰서에 따라야 한다.
> ② 치과기공물제작등 업무를 의뢰한 치과의사 및 치과기공소 개설자는 보건복지부령으로 정하는 바에 따라 치과기공물제작의뢰서를 보존하여야 한다.
> ③ 치과기공물제작등 업무를 의뢰한 치과의사는 실제 기공물 제작 등이 치과기공물제작의뢰서에 따라 적합하게 이루어지고 있는지 여부를 확인할 수 있으며 해당 치과기공소 개설자는 이에 따라야 한다.

**벌칙 : 제30조** 3년 이하의 징역 또는 3천만원 이하의 벌금
☞ 제11조의3 제1항

**[규칙]제12조의5(치과기공물제작의뢰서)** ① 법 제11조의3제1항의 치과기공물제작의뢰서는 별지 제6호서식에 따른다.
② 법 제11조의3제2항에 따라 치과의사 및 치과기공소 개설자는 치과기공물제작의뢰서를 각자 2년 동안 보존하여야 한다.

> **제12조(안경업소의 개설등록 등)** ① 안경사가 아니면 안경을 조제하거나 안경 및 콘택트렌즈의 판매업소(이하 "안경업소"라 한다)를 개설할 수 없다.
> ② 안경사는 1개의 안경업소만을 개설할 수 있다.
> ③ 안경업소를 개설하려는 사람은 보건복지부령으로 정하는 바에 따라 특별자치시장·특별자

치도지사·시장·군수·구청장에게 개설등록을 하여야 한다.
④ 제3항에 따라 안경업소를 개설하려는 사람은 보건복지부령으로 정하는 시설 및 장비를 갖추어야 한다.
⑤ 누구든지 안경 및 콘택트렌즈를 다음 각 호의 어느 하나에 해당하는 방법으로 판매 등을 하여서는 아니 된다.
1. 「전자상거래 등에서의 소비자보호에 관한 법률」 제2조에 따른 전자상거래 및 통신판매의 방법
2. 판매자의 사이버몰(컴퓨터 등과 정보통신설비를 이용하여 재화 등을 거래할 수 있도록 설정된 가상의 영업장을 말한다) 등으로부터 구매 또는 배송을 대행하는 등 보건복지부령으로 정하는 방법
⑥ 안경사는 안경 및 콘택트렌즈를 안경업소에서만 판매하여야 한다.
⑦ 안경사는 콘택트렌즈를 판매하는 경우 콘택트렌즈의 사용방법과 유통기한 및 부작용에 관한 정보를 제공하여야 한다.

**벌칙 : 제30조** 3년 이하의 징역 또는 3천만원 이하의 벌금
☞ 제12조 제1항

**벌칙 : 제31조** 500만원 이하의 벌금
☞ 제12조 제2항, 제3항, 제5항, 제6항

**[규칙]제13조(안경업소의 개설등록 등)** ① 법 제12조제3항에 따라 같은 조 제1항에 따른 안경업소(이하 "안경업소"라 한다)를 개설하려는 사람은 별지 제7호서식의 안경업소 개설등록 신청서에 시설 · 장비 개요서를 첨부하여 특별자치시장 · 특별자치도지사 · 시장 · 군수 · 구청장에게 제출하여야 한다.
② 제1항에 따른 신청을 받은 특별자치시장·특별자치도지사·시장·군수·구청장은 행정정보의 공동이용을 통하여 안경사 면허증을 확인하여야 한다. 다만, 신청인이 확인에 동의하지 아니하는 경우에는 신청인이 면허증 사본을 첨부하도록 하여야 하며, 신청인이 면허증 원본을 제시하는 경우에는 담당 공무원의 확인으로 사본 제출을 갈음할 수 있다.

**[규칙]제14조(안경업소등록대장과 등록증)** 특별자치시장·특별자치도지사·시장·군수·구청장은 제13조에 따라 안경업소 개설등록 신청을 받았을 때에는 안경업소 등록대장에 다음 각 호의 사항을 적고 신청인에게 별지 제8호서식의 안경업소 개설등록증을 발급하여야 한다.
1. 개설등록번호 및 개설등록 연월일
2. 개설자의 성명, 주소 및 주민등록번호
3. 안경업소의 명칭과 소재지

**[규칙]제15조 (안경업소의 시설기준 등)** 법 제12조제4항에서 "보건복지부령으로 정하는 시설 및 장비"란 채광과 환기가 잘 되고 청결하며 안경(시력보정용으로 한정한다)의 조제 및 판매와 콘택트렌즈(시력보정용이 아닌 것을 포함한다)의 판매에 적합한 시설과 다음 각 호의 장비를 말

한다.
1. 시력표(vision chart)
2. 시력검사 세트(phoroptor and unit set)
3. 시험테와 시험렌즈 세트(trial frame and trial lens set)
4. 동공거리계(PD meter)
5. 자동굴절검사기(auto refractor meter)
6. 렌즈 정점굴절력계(lens meter)

**[규칙]제15조의2(안경 및 콘택트렌즈의 판매 제한)** 법 제12조제5항제2호에서 "구매 또는 배송을 대행하는 등 보건복지부령으로 정하는 방법"이란 해외로부터 구매를 대행하는 방법으로서 다음 각 호의 요건을 모두 충족하는 방법을 말한다.
1. 판매자가 법 제12조제5항제2호에 따른 사이버몰에 안경 또는 콘택트렌즈에 대한 상품정보와 가격 등을 게시할 것
2. 판매자가 국내 구매자의 구매요청을 받아 해외 판매자로부터 안경 또는 콘택트렌즈를 수입할 것
3. 판매자가 제2호에 따른 수입거래에 대하여 손익의 위험을 부담하는 수입화물주의 지위에 해당할 것
4. 판매자가 제2호 및 제3호에 따라 수입한 안경 또는 콘택트렌즈를 국내 구매자에게 판매할 것

**제13조(폐업 등의 신고)** 치과기공소 또는 안경업소의 개설자는 폐업을 하거나 등록사항을 변경한 경우에는 보건복지부령으로 정하는 바에 따라 지체 없이 특별자치시장·특별자치도지사·시장·군수·구청장에게 신고하여야 한다.

**과태료 : 제33조** 100만원 이하의 과태료
☞ 제13조

**[규칙]제16조 (폐업 등의 신고)** ① 법 제13조에 따라 치과기공소 또는 안경업소의 폐업 또는 등록사항 변경 신고를 하려는 사람은 별지 제9호서식의 치과기공소·안경업소 폐업 또는 등록사항 변경 신고서에 개설등록증을 첨부하여 폐업하거나 등록사항을 변경한 날부터 14일 이내에 특별자치시장·특별자치도지사·시장·군수·구청장에게 제출하여야 한다.
② 치과기공소를 양도·양수하여 개설자가 변경된 경우에는 제1항에도 불구하고 양수인이 별지 제10호서식의 치과기공소 양도·양수 신고서에 다음 각 호의 서류를 첨부하여 양도·양수한 날부터 14일 이내에 특별자치시장·특별자치도지사·시장·군수·구청장에게 신고하여야 한다.
1. 치과기공소 개설등록증
2. 양도계약서 사본 등 양도·양수 사실을 증명할 수 있는 서류
③ 제2항에 따른 신고를 받은 특별자치시장·특별자치도지사·시장·군수·구청장은 행정정보

의 공동이용을 통하여 양수인의 치과의사 면허증(양수인이 치과의사인 경우만 해당한다) 또는 치과기공사 면허증(양수인이 치과기공사인 경우만 해당한다)을 확인하여야 한다. 다만, 신고인이 확인에 동의하지 아니하는 경우에는 신고인이 면허증 사본을 첨부하도록 하여야 하며, 신고인이 면허증 원본을 제시하는 경우에는 담당 공무원의 확인으로 사본 제출을 갈음할 수 있다.

④ 안경업소를 양도·양수하여 개설자가 변경된 경우에는 제1항에도 불구하고 양수인이 별지 제11호서식의 안경업소 양도·양수 신고서에 다음 각 호의 서류를 첨부하여 양도·양수한 날부터 14일 이내에 특별자치시장·특별자치도지사·시장·군수·구청장에게 신고하여야 한다.

1. 안경업소 개설등록증
2. 양도계약서 사본 등 양도·양수 사실을 증명할 수 있는 서류

⑤ 제4항에 따른 신고를 받은 특별자치시장·특별자치도지사·시장·군수·구청장은 행정정보의 공동이용을 통하여 양수인의 안경사 면허증을 확인하여야 한다. 다만, 신고인이 확인에 동의하지 아니하는 경우에는 신고인이 면허증 사본을 첨부하도록 하여야 하며, 신고인이 면허증 원본을 제시하는 경우에는 담당 공무원의 확인으로 사본 제출을 갈음할 수 있다.

**제14조(과장광고 등의 금지)** ① 치과기공소 또는 안경업소는 해당 업무에 관하여 거짓광고 또는 과장광고를 하지 못한다.

② 누구든지 영리를 목적으로 특정 치과기공소·안경업소 또는 치과기공사·안경사에게 고객을 알선·소개 또는 유인하여서는 아니 된다.

③ 제1항 및 제2항에 따른 과장광고 등의 금지와 관련하여 필요한 사항은 「표시·광고의 공정화에 관한 법률」 및 「독점규제 및 공정거래에 관한 법률」에서 정하는 바에 따른다.

**벌칙 : 제31조** 500만원이하의 벌금

☞ 제14조 제2항

**[판 례] 대법원 2002.7.23, 선고, 2001도5603, 판결**

□ **판시사항**

안경사가 홍보이벤트사의 도우미들을 고용하여 자신의 영업소 부근을 지나가는 행인 등을 상대로 홍보전단을 나누어 준 행위가 의료기사등에관한법률 제14조 제2항 소정의 유인행위에 해당하지 않는다고 한 원심의 판단을 수긍한 사례

□ **판결요지**

안경사가 홍보이벤트사의 도우미들을 고용하여 자신의 영업소 부근을 지나가는 행인 등을 상대로 홍보전단을 나누어 준 행위가 의료기사등에관한법률 제14조 제2항 소정의 유인행위에 해당하지 않는다고 한 원심의 판단을 수긍한 사례.

**[판 례] 서울행법 1999.6.10, 선고, 99구1822, 판결 : 확정**

□ **판시사항**

특정한 신분을 가진 자에 대하여서만 특별할인 한다는 내용의 광고가 의료기사등에 관한법률 제14조 제1항 소정의 과대광고에 해당하는지 여부(소극)

□ **판결요지**

안경업소가 제품의 가격에 대한 객관적인 기준 없이 모든 제품 또는 특정 제품을 할인판매 한다는 광고를 하는 경우에는 판매가격에 관하여 소비자가 오인하거나 정상적인 판단을 못하게 될 우려가 있어 과대광고에 해당할 여지가 있다고 하겠으나, 특정한 신분을 가진 자에 대하여서만 특별할인 한다는 내용의 광고는 일반소비자에 대한 판매가격을 기준으로 일정 비율을 저감하겠다는 것으로서 실제로 할인의 기준이 되는 일반소비자 판매가격을 제품에 표시하지 않았다거나 할인대상자에게 일반소비자에 비하여 매우 미미한 할인율로 제품을 판매하였다는 등의 특별한 사정이 없는 한 과대광고에 해당하지 않는다고 봄이 타당하다.

**제15조(보고와 검사등)** ① 특별자치시장·특별자치도지사·시장·군수·구청장은 치과기공소 또는 안경업소의 개설자에게 그 지도·감독에 필요한 범위에서 보고를 명하거나 소속 공무원으로 하여금 업무 상황, 시설 등을 검사하게 할 수 있다.

② 제1항의 경우에 소속 공무원은 그 권한을 나타내는 증표 및 조사기간, 조사범위, 조사담당자 및 관계 법령 등 보건복지부령으로 정하는 사항이 기재된 서류를 지니고 이를 관계인에게 보여주어야 한다.

③ 소속 공무원이 제1항에 따라 업무 상황, 시설 등을 검사하는 경우 그 절차·방법 등에 관하여는 이 법에서 정하는 사항을 제외하고는 「행정조사기본법」에서 정하는 바에 따른다.

**과태료 : 제33조** 100만원 이하의 과태료

☞ 제15조 제1항

**[규칙]제17조(출입 · 검사를 위한 현장 조사서류)** 법 제15조제2항에서 "조사기간, 조사범위, 조사담당자 및 관계 법령 등 보건복지부령으로 정하는 사항"이란 다음 각 호의 사항을 말한다.

1. 조사목적·조사기간·조사범위 및 조사내용
2. 조사담당자의 성명 및 직위
3. 제출자료 목록
4. 조사에 대한 근거 법령
5. 조사의 거부·방해·기피 등에 대한 행정처분 또는 벌칙 등의 내용 및 근거 법령
6. 그 밖에 제1호부터 제5호까지에 준하는 사항으로서 보건복지부장관이 해당 조사를 위하여 필요하다고 인정하는 사항

**제16조(중앙회)** ① 의료기사등은 대통령령으로 정하는 바에 따라 그 면허의 종류에 따라 전국적으로 조직을 가지는 단체(이하 "중앙회"라 한다)를 설립하여야 한다.

② 중앙회는 법인으로 한다.

③ 중앙회에 관하여 이 법에 규정되지 아니한 사항은 「민법」 중 사단법인에 관한 규정을 준용한다.

④ 중앙회는 대통령령으로 정하는 바에 따라 특별시 · 광역시 · 도 및 특별자치도에 지부를 설치하여야 하며, 시 · 군 · 구(자치구를 말한다)에 분회를 설치할 수 있다. 다만, 그 외의 지부나 외국에 지부를 설치하려면 보건복지부장관의 승인을 받아야 한다.

⑤ 중앙회가 지부나 분회를 설치한 때에는 그 지부나 분회의 책임자는 지체 없이 특별시장 · 광역시장 · 도지사 · 특별자치도지사 또는 시장 · 군수 · 구청장에게 신고하여야 한다.
⑥ 각 중앙회는 제22조의2에 따른 자격정지 처분 요구에 관한 사항을 심의 · 의결하기 위하여 윤리위원회를 둔다.
⑦ 제6항에 따른 윤리위원회의 구성, 운영 등에 필요한 사항은 대통령령으로 정한다.

**[영]제9조(중앙회의 설립 등)** ① 법 제16조제1항에 따른 중앙회(이하 "중앙회"라 한다)를 설립하려는 자는 다음 각 호의 서류(전자문서를 포함한다)를 보건복지부장관에게 제출해 설립 인가를 받아야 한다.
1. 정관
2. 사업계획서
3. 자산명세서
4. 설립결의서
5. 설립대표자의 선출 경위에 관한 서류
6. 임원의 취임승낙서와 이력서
② 중앙회는 설립 등기를 한 날부터 3주일 이내에 특별시 · 광역시 · 도 및 특별자치도에 각각 지부를 설치해야 한다.
③ 중앙회의 정관에 기재할 사항은 다음 각 호와 같다.
1. 목적
2. 명칭
3. 업무
4. 중앙회 · 지부 · 분회의 소재지
5. 재산 또는 회계와 그 밖에 관리 · 운영에 관한 사항
6. 임원의 선임(選任)에 관한 사항
7. 회원의 자격 및 징계에 관한 사항
8. 정관 변경에 관한 사항
9. 공고 방법에 관한 사항
10. 법 제16조제6항에 따른 윤리위원회(이하 "윤리위원회"라 한다)의 운영 등에 관한 사항
④ 중앙회는 정관을 변경하려면 다음 각 호의 서류(전자문서를 포함한다)를 보건복지부장관에게 제출해 변경 인가를 받아야 한다.
1. 정관 변경 이유서
2. 정관 변경에 관한 중앙회 회의록 사본
3. 개정될 정관(신 · 구조문대비표를 포함한다)
4. 그 밖에 보건복지부장관이 필요하다고 인정하는 서류
⑤ 중앙회의 업무는 다음 각 호와 같다.
1. 의료기사등의 권익 보호
2. 국내외 관련 기관 · 단체 등과의 정보 · 기술 교류
3. 의료기사등의 업무에 대한 연구개발

4. 그 밖에 보건복지부장관이 필요하다고 인정하는 업무

**[영]제10조(윤리위원회의 구성)** ① 윤리위원회는 위원장을 포함해 11명의 위원으로 구성한다.

② 위원은 다음 각 호의 어느 하나에 해당하는 사람 중에서 중앙회의 장이 성별을 고려해 위촉하되, 제2호에 해당하는 사람이 4명 이상 포함되어야 한다.

1. 중앙회 소속 회원으로서 의료기사등의 경력이 10년 이상인 사람
2. 의료기사등이 아닌 사람으로서 법률, 보건, 언론, 소비자 권익 등에 관한 학식과 경험이 풍부한 사람

③ 위원장은 위원 중에서 중앙회의 장이 위촉한다.

④ 위원의 임기는 3년으로 하며, 한 차례만 연임할 수 있다.

**[영]제10조의2(윤리위원회의 운영)** ① 윤리위원회는 다음 각 호의 사항을 심의·의결한다.

1. 법 제22조의2에 따른 자격정지 처분의 요구에 관한 사항
2. 중앙회 소속 회원에 대한 자격심사 및 징계에 관한 사항
3. 그 밖에 회원의 윤리 확립을 위해 필요한 사항으로서 중앙회의 정관으로 정하는 사항

② 윤리위원회의 회의는 제1항제1호 및 제2호의 사항이 있는 경우 및 같은 항 제3호의 사항을 심의·의결하기 위해 위원장이 필요하다고 인정하거나 중앙회의 장 또는 재적위원 3분의 1 이상이 요청하는 경우에 위원장이 소집한다.

③ 위원장은 회의 개최 7일 전까지 회의의 일시·장소 및 안건을 각 위원에게 통보해야 한다. 다만, 긴급히 개최해야 하거나 부득이한 사유가 있을 때에는 회의 개최 전날까지 통보할 수 있다.

④ 윤리위원회의 회의는 재적위원 3분의 2 이상의 출석으로 개의(開議)하고, 출석위원 3분의 2 이상의 찬성으로 의결한다. 다만, 제1항제2호 및 제3호의 사항에 대한 심의·의결에 필요한 정족수는 중앙회의 정관으로 정할 수 있다.

⑤ 위원장은 제1항제1호 및 제2호의 사항에 관하여 심의·의결하려는 경우에는 해당 안건의 당사자에게 구술 또는 서면(전자문서를 포함한다)으로 의견을 진술할 기회를 줘야 한다.

⑥ 윤리위원회는 소관 심의·의결 사항을 전문적으로 검토하기 위해 필요한 경우 보건복지부장관이 정하여 고시하는 기준에 따라 분야별 전문자문단을 구성·운영할 수 있다.

⑦ 제1항부터 제6항까지에서 규정한 사항 외에 윤리위원회 또는 제6항에 따른 분야별 전문자문단의 운영에 필요한 사항은 중앙회의 정관으로 정한다.

**[영]제10조의3(위원의 제척·기피·회피)** ① 위원이 다음 각 호의 어느 하나에 해당하는 경우에는 윤리위원회의 심의·의결에서 제척(除斥)된다.

1. 위원 또는 배우자나 배우자였던 사람이 윤리위원회의 심의·의결 안건(이하 이 조에서 "해당 안건"이라 한다)의 당사자가 되거나 그 안건의 당사자와 공동권리자 또는 공동의무자인 경우
2. 위원이 해당 안건의 당사자와 친족이거나 친족이었던 경우
3. 위원이 해당 안건에 대해 증언, 진술 또는 자문한 경우

4. 위원이 현재 소속되어 있거나 소속되었던 기관에 해당 안건의 당사자가 최근 3년 이내에 소속되었던 경우

② 당사자는 위원에게 공정한 심의·의결을 기대하기 어려운 사정이 있는 경우에는 윤리위원회에 기피 신청을 할 수 있고, 윤리위원회는 재적위원 과반수의 출석과 출석위원 과반수의 찬성으로 이를 의결한다. 이 경우 기피 신청의 대상인 위원은 그 의결에 참여하지 못한다.
③ 위원이 제1항 각 호에 따른 제척 사유에 해당하는 경우에는 스스로 해당 안건의 심의·의결에서 회피(回避)해야 한다.

**[영]제10조의4(위원의 해촉)** 중앙회의 장은 위원이 다음 각 호의 어느 하나에 해당하는 경우에는 해당 위원을 해촉(解囑)할 수 있다.

1. 심신장애로 직무를 수행할 수 없게 된 경우
2. 직무와 관련된 비위사실이 있는 경우
3. 직무태만, 품위손상이나 그 밖의 사유로 위원으로 적합하지 않다고 인정되는 경우
4. 제10조의3제1항 각 호의 어느 하나에 해당하는데도 불구하고 회피하지 않은 경우
5. 위원 스스로 직무를 수행하기 어렵다는 의사를 밝히는 경우

**제17조(설립 인가 등)** ① 중앙회를 설립하려면 대통령령으로 정하는 바에 따라 정관과 그 밖에 필요한 서류를 보건복지부장관에게 제출하여 설립 인가를 받아야 한다. 중앙회가 정관을 변경하고자 하는 때에도 또한 같다.
② 보건복지부장관은 제1항에 따른 인가를 하였을 때에는 그 사실을 공고하여야 한다.
③ 중앙회의 업무, 정관에 기재할 사항 및 그 밖에 필요한 사항은 대통령령으로 정한다.

**제18조(협조 의무)** 중앙회는 보건복지부장관으로부터 국민의 보건 및 의료 향상에 관한 협조 요청을 받으면 협조하여야 한다.

**제19조(감독)** ① 보건복지부장관은 중앙회나 그 지부가 다음 각 호의 어느 하나에 해당하는 때에는 정관의 변경 또는 시정을 명할 수 있다.

1. 정관이 정하는 사업 외의 사업을 한 때
2. 국민의 보건 및 의료향상에 장애가 되는 행위를 한 때
3. 제18조에 따른 요청을 받고 협조하지 아니한 때

② 보건복지부장관은 감독상 필요한 경우 중앙회나 그 지부에 대하여 그 업무에 관한 사항을 보고하게 할 수 있다.

**제20조(보수교육)** ① 보건기관·의료기관·치과기공소·안경업소 등에서 각각 그 업무에 종사하는 의료기사등(1년 이상 그 업무에 종사하지 아니하다가 다시 업무에 종사하려는 의료기사등을 포함한다)은 보건복지부령으로 정하는 바에 따라 보수(補修)교육을 받아야 한다.

② 제1항에 따른 보수교육의 시간·방법·내용 등에 필요한 사항은 대통령령으로 정한다.

**[영]제11조(보수교육)** ① 법 제20조제1항에 따른 보수교육(이하 "보수교육"이라 한다)의 시간·방법 및 내용은 다음 각 호의 구분에 따른다.

1. 보수교육의 시간: 매년 8시간 이상
2. 보수교육의 방법: 대면 교육 또는 정보통신망을 활용한 온라인 교육
3. 보수교육의 내용: 다음 각 목의 사항
   가. 직업윤리에 관한 사항
   나. 업무 전문성 향상 및 업무 개선에 관한 사항
   다. 의료 관계 법령의 준수에 관한 사항
   라. 그 밖에 가목부터 다목까지와 유사한 사항으로서 보건복지부장관이 보수교육에 필요하다고 인정하는 사항

② 보건복지부장관은 제1항제1호에 따른 교육시간의 인정과 관련하여 그 인정기준, 운영기준 및 평가기준 등에 관한 사항을 정하여 고시하여야 한다.

**제21조(면허의 취소 등)** ① 보건복지부장관은 의료기사등이 다음 각 호의 어느 하나에 해당하면 그 면허를 취소할 수 있다. 다만, 제1호의 경우에는 면허를 취소하여야 한다.

1. 제5조제1호부터 제4호까지의 규정에 해당하게 된 경우
2. 삭제 〈1999.2.8.〉
3. 제9조제3항을 위반하여 다른 사람에게 면허를 대여한 경우

3의2. 제11조의3제1항을 위반하여 치과의사가 발행하는 치과기공물제작의뢰서에 따르지 아니하고 치과기공물제작등 업무를 한 때

4. 제22조제1항 또는 제3항에 따른 면허자격정지 또는 면허효력정지 기간에 의료기사등의 업무를 하거나 3회 이상 면허자격정지 또는 면허효력정지 처분을 받은 경우

② 의료기사등이 제1항에 따라 면허가 취소된 후 그 처분의 원인이 된 사유가 소멸되는 등 대통령령으로 정하는 사유가 있다고 인정될 때에는 보건복지부장관은 그 면허증을 재발급할 수 있다. 다만, 제1항제3호 및 제4호에 따라 면허가 취소된 경우와 제5조제4호에 따른 사유로 면허가 취소된 경우에는 그 취소된 날부터 1년 이내에는 재발급하지 못한다.

**[영]제12조(면허증의 재발급)** ① 법 제21조제2항에 따른 면허증의 재발급 사유는 다음 각 호의 구분에 따른다.

1. 법 제5조제1호부터 제3호까지의 사유로 면허가 취소된 경우: 취소의 원인이 된 사유가 소멸되었을 때
2. 법 제5조제4호의 사유로 면허가 취소된 경우: 해당 형의 집행이 끝나거나 면제된 후 1년이 지난 사람으로서 뉘우치는 빛이 뚜렷할 때
3. 법 제21조제1항제3호 또는 제4호에 따라 면허가 취소된 경우: 면허가 취소된 후 1년이 지난 사람으로서 뉘우치는 빛이 뚜렷할 때

4. 법 제21조제1항제3호의2에 따라 면허가 취소된 경우: 면허가 취소된 후 6개월이 지난 사람으로서 뉘우치는 빛이 뚜렷할 때

② 제1항에 따른 면허증 재발급의 절차 · 방법 등에 관하여 필요한 사항은 보건복지부령으로 정한다.

**[규칙]제22조(면허증의 재발급신청)** ① 의료기사등이 면허증을 분실 또는 훼손하였거나 면허증의 기재사항이 변경되어 면허증의 재발급을 신청하려는 경우에는 별지 제15호서식의 의료기사등 면허증 재발급 신청서(전자문서로 된 신청서를 포함한다)에 다음 각 호의 서류 또는 자료를 첨부하여 보건복지부장관에게 제출하여야 한다.

1. 면허증(면허증을 분실한 경우에는 그 사유설명서)
2. 사진(신청 전 6개월 이내에 모자 등을 쓰지 않고 촬영한 천연색 상반신 정면사진으로 가로 3.5센티미터, 세로 4.5센티미터의 사진을 말한다) 1장
3. 변경 사실을 증명할 수 있는 서류(면허증 기재사항이 변경되어 재발급을 신청하는 경우만 해당한다)

② 영 제12조제1항에 따른 사유로 면허증을 재발급받으려는 사람은 별지 제15호서식의 의료기사등 면허증 재발급 신청서에 다음 각 호의 서류 또는 자료를 첨부하여 주소지를 관할하는 특별시장·광역시장·특별자치시장·도지사 및 특별자치도지사(이하 "시·도지사"라 한다)를 거쳐 보건복지부장관에게 제출하여야 한다.

1. 사진(신청 전 6개월 이내에 모자 등을 쓰지 않고 촬영한 천연색 상반신 정면사진으로 가로 3.5센티미터, 세로 4.5센티미터의 사진을 말한다) 1장
2. 면허취소의 원인이 된 사유가 소멸하였음을 증명할 수 있는 서류(영 제12조제1항제1호의 사유에 해당하는 경우에만 제출한다)
3. 뉘우치는 빛이 뚜렷하다고 인정될 수 있는 서류(영 제12조제1항제2호부터 제4호까지의 사유에 해당하는 경우에만 제출한다)

③ 의료기사등이 제1항에 따라 면허증을 재발급받은 후 분실된 면허증을 발견하였을 때에는 지체 없이 그 면허증을 보건복지부장관에게 반납하여야 한다.

**[규칙]제23조(면허증을 갈음하는 증서)** 의료기사등이 제22조제1항에 따라 면허증의 재발급을 신청한 경우에는 면허증을 재발급받을 때까지 그 신청서에 대한 보건복지부장관의 접수증으로 면허증을 갈음할 수 있다.

**[규칙]제24조(면허증의 회수)** ① 보건복지부장관은 법 제21조제1항 또는 제22조제1항에 따라 면허의 취소 또는 면허자격의 정지처분을 하였을 때에는 그 사실을 주소지를 관할하는 시·도지사에게 통보하여야 하며, 시·도지사(특별자치시장 및 특별자치도지사는 제외한다)는 지체 없이 시장·군수·구청장에게 통보하여야 한다.

② 제1항에 따른 통보를 받은 특별자치시장·특별자치도지사·시장·군수·구청장은 지체 없이 면허의 취소처분을 받은 해당 의료기사등의 면허증을 회수하여 보건복지부장관에게 제출하여야 한다. 이 경우 시장·군수·구청장은 시·도지사를 거쳐 제출하여야 한다.

**제22조(자격의 정지)** ① 보건복지부장관은 의료기사등이 다음 각 호의 어느 하나에 해당하는 경우에는 6개월 이내의 기간을 정하여 그 면허자격을 정지시킬 수 있다.
1. 품위를 현저히 손상시키는 행위를 한 경우
2. 치과기공소 또는 안경업소의 개설자가 될 수 없는 사람에게 고용되어 치과기공사 또는 안경사의 업무를 한 경우
2의2. 치과진료를 행하는 의료기관 또는 제11조의2제3항에 따라 등록한 치과기공소가 아닌 곳에서 치과기공사의 업무를 행한 때
2의3. 제11조의2제3항을 위반하여 개설등록을 하지 아니하고 치과기공소를 개설·운영한 때
2의4. 제11조의3제2항을 위반하여 치과기공물제작의뢰서를 보존하지 아니한 때
2의5. 제11조의3제3항을 위반한 때
3. 그 밖에 이 법 또는 이 법에 따른 명령을 위반한 경우
② 제1항제1호에 따른 품위손상행위의 범위에 관하여는 대통령령으로 정한다.
③ 보건복지부장관은 의료기사등이 제11조에 따른 신고를 하지 아니한 때에는 신고할 때까지 면허의 효력을 정지할 수 있다.
④ 제1항에 따른 자격정지처분은 그 사유가 발생한 날부터 5년이 지나면 하지 못한다. 다만, 그 사유에 대하여 「형사소송법」 제246조에 따른 공소가 제기된 경우에는 공소가 제기된 날부터 해당 사건의 재판이 확정된 날까지의 기간은 시효기간에 산입하지 아니한다.

**제22조의2(중앙회의 자격정지 처분의 요구)** 각 중앙회의 장은 의료기사등이 제22조제1항제1호에 해당하는 행위를 한 경우에는 제16조제6항에 따른 윤리위원회의 심의 · 의결을 거쳐 보건복지부장관에게 자격정지 처분을 요구할 수 있다.

**[영]제13조(의료기사 등의 품위손상행위의 범위)** 법 제22조제1항제1호에 따른 품위손상행위의 범위는 다음 각 호와 같다.
1. 제2조에 따른 의료기사등의 업무 범위를 벗어나는 행위
2. 의사나 치과의사의 지도를 받지 아니하고 제2조의 업무를 하는 행위(보건의료정보관리사와 안경사의 경우는 제외한다)
3. 학문적으로 인정되지 아니하거나 윤리적으로 허용되지 아니하는 방법으로 업무를 하는 행위
4. 검사 결과를 사실과 다르게 판시하는 행위

**[규칙]제24조(면허증의 회수)** ① 보건복지부장관은 법 제21조제1항 또는 제22조제1항에 따라 면허의 취소 또는 면허자격의 정지처분을 하였을 때에는 그 사실을 주소지를 관할하는 시·도지사에게 통보하여야 하며, 시·도지사(특별자치시장 및 특별자치도지사는 제외한다)는 지체 없이 시장·군수·구청장에게 통보하여야 한다.
② 제1항에 따른 통보를 받은 특별자치시장·특별자치도지사·시장·군수·구청장은 지체 없이 면허의 취소처분을 받은 해당 의료기사등의 면허증을 회수하여 보건복지부장관에게 제출하

여야 한다. 이 경우 시장·군수·구청장은 시·도지사를 거쳐 제출하여야 한다.

**제23조(시정명령)** ① 특별자치시장·특별자치도지사·시장·군수·구청장은 치과기공소 또는 안경업소의 개설자가 다음 각 호의 어느 하나에 해당되는 때에는 위반된 사항의 시정을 명할 수 있다.

1. 제11조의2제4항 및 제12조제4항에 따른 시설 및 장비를 갖추지 못한 때

1의2. 제12조제7항을 위반하여 안경사가 콘택트렌즈의 사용방법과 유통기한 및 부작용에 관한 정보를 제공하지 아니한 경우

2. 제13조에 따라 폐업 또는 등록의 변경사항을 신고하지 아니한 때

② 보건복지부장관은 제28조제2항에 따른 업무의 수탁기관이 제20조제2항에 따른 보수교육의 시간·방법·내용 등에 관한 사항을 위반하여 보수교육을 실시하거나 실시하지 아니한 경우에는 시정을 명할 수 있다.

**과태료 : 제33조** 500만원 이하의 과태료

☞ 제23조 제2항 (보건복지부장관이 부과, 징수)

**제24조(개설등록의 취소 등)** ① 특별자치시장·특별자치도지사·시장·군수·구청장은 치과기공소 또는 안경업소의 개설자가 다음 각 호의 어느 하나에 해당할 때에는 6개월 이내의 기간을 정하여 영업을 정지시키거나 등록을 취소할 수 있다.

1. 제11조의2제2항 또는 제12조제2항을 위반하여 2개 이상의 치과기공소 또는 안경업소를 개설한 경우
2. 제14조제1항을 위반하여 거짓광고 또는 과장광고를 한 경우
3. 안경사의 면허가 없는 사람으로 하여금 안경의 조제 및 판매와 콘택트렌즈의 판매를 하게 한 경우
4. 이 법에 따라 영업정지처분을 받은 치과기공소 또는 안경업소의 개설자가 영업정지기간에 영업을 한 경우
5. 치과기공사가 아닌 자로 하여금 치과기공사의 업무를 하게 한 때
6. 제23조에 따른 시정명령을 이행하지 아니한 경우

② 제1항에 따라 개설등록의 취소처분을 받은 사람은 그 등록취소처분을 받은 날부터 6개월 이내에 치과기공소 또는 안경업소를 개설하지 못한다.

③ 치과기공소 또는 안경업소의 개설자가 제22조에 따른 면허자격정지처분을 받은 경우에는 그 면허자격정지기간 동안 해당 치과기공소 또는 안경업소는 영업을 하지 못한다. 다만, 치과기공소의 개설자가 제22조제1항제2호의4 및 제2호의5에 따른 면허자격정지처분을 받은 경우로서 해당 치과기공소에 그 개설자가 아닌 치과의사 또는 치과기공사가 종사하고 있는 경우에는 그러하지 아니하다.

④ 제1항에 따른 치과기공소 및 안경업소의 업무정지처분의 효과는 그 처분이 확정된 치과기공소 및 안경업소를 양수한 자에게 승계되고, 업무정지처분절차가 진행 중인 때에는 양수

인에 대하여 그 절차를 계속 진행할 수 있다. 다만, 양수인이 그 처분 또는 위반사실을 알지 못하였음을 증명하는 때에는 그러하지 아니하다.
⑤ 제1항에 따른 업무정지처분을 받았거나 업무정지처분의 절차가 진행 중인 자는 행정처분을 받은 사실 또는 행정처분 절차가 진행 중인 사실을 보건복지부령으로 정하는 바에 따라 양수인에게 지체 없이 통지하여야 한다.

**[규칙]제24조의2(행정처분 사실등의 통지)** 법 제24조제5항에 따라 같은 조 제1항에 따른 영업정지처분을 받았거나 영업정지처분의 절차가 진행 중인 사람은 행정처분을 받은 사실이나 행정처분절차가 진행 중인 사실을 「우편법 시행규칙」제25조제1항제4호가목에 따른 내용증명으로 양수인에게 지체 없이 알려야 한다.

**제25조(행정처분의 기준)** 제21조부터 제24조까지의 규정에 따른 행정처분의 세부적인 사항은 보건복지부령으로 정한다.

**제26조(청문)** 보건복지부장관 또는 특별자치시장·특별자치도지사·시장·군수·구청장은 다음 각 호의 어느 하나에 해당하는 처분을 하려면 청문을 하여야 한다.
1. 제21조제1항에 따른 면허의 취소
2. 제24조제1항에 따른 등록의 취소

**제26조의2(자료 제공의 요청 등)** 보건복지부장관은 이 법에 따른 업무를 수행하기 위하여 필요한 경우에는 지방자치단체의 장에게 치과기공소 또는 안경업소의 설치 및 운영 현황에 관한 자료 제공을 요청할 수 있다. 이 경우 요청을 받은 지방자치단체의 장은 특별한 사유가 없으면 이에 따라야 한다.

**제27조(수수료)** 다음 각 호의 어느 하나에 해당하는 사람은 보건복지부령으로 정하는 바에 따라 수수료를 내야 한다.
1. 의료기사등의 면허를 받으려는 사람
2. 면허증을 재발급받으려는 사람
3. 국가시험에 응시하려는 사람

**[규칙]제25조(수수료 등)** ① 국가시험에 응시하려는 사람은 법 제27조제3호에 따라 국가시험관리기관의 장이 보건복지부장관의 승인을 받아 결정한 수수료를 현금이나 정보통신망을 이용한 전자화폐 또는 전자결제 등의 방법으로 내야 한다. 이 경우 수수료의 금액 및 납부방법 등은 영 제4조제2항에 따라 국가시험관리기관의 장이 공고한다.
② 제22조에 따른 면허증의 재발급 신청을 하거나 면허사항에 관한 증명 신청을 하는 사람

은 다음 각 호의 구분에 따른 수수료를 수입인지나 정보통신망을 이용한 전자화폐 또는 전자결제 등의 방법으로 내야 한다.

1. 면허증의 재발급 수수료: 2천원
2. 면허사항에 관한 증명 수수료: 500원(정보통신망을 이용하여 발급받는 경우 무료)

**제28조(권한의 위임 또는 위탁)** ① 이 법에 따른 보건복지부장관의 권한은 그 일부를 대통령령으로 정하는 바에 따라 소속 기관의 장, 특별시장·광역시장·특별자치시장·도지사·특별자치도지사, 시장·군수·구청장 또는 보건소장에게 위임할 수 있다.

② 보건복지부장관은 의료기사등의 실태 등의 신고 수리, 의료기사등에 대한 교육 등 업무의 일부를 대통령령으로 정하는 바에 따라 관계 전문기관 또는 단체 등에 위탁할 수 있다.

**[영]제14조(업무의 위탁)** ① 법 제28조제2항에 따라 보건복지부장관은 법 제11조제1항에 따른 신고 수리 업무를 법 제16조에 따라 의료기사등의 면허 종류별로 설립된 단체(이하 이 조에서 "중앙회"라 한다)에 위탁한다.

② 제1항에 따라 업무를 위탁받은 중앙회는 위탁받은 업무의 처리 내용을 보건복지부령으로 정하는 바에 따라 보건복지부장관에게 보고하여야 한다.

③ 법 제28조제2항에 따라 보건복지부장관은 법 제20조에 따른 의료기사등에 대한 보수교육을 다음 각 호의 어느 하나에 해당하는 기관 중 교육 능력을 갖춘 것으로 인정되는 기관에 위탁한다.

1. 「고등교육법」 제2조에 따른 학교로서 해당 의료기사등의 면허에 관련된 학과가 개설된 전문대학 이상의 학교
2. 중앙회
3. 해당 의료기사등의 업무와 관련된 연구기관

④ 보건복지부장관은 제3항에 따라 보수교육을 위탁한 때에는 수탁기관 및 위탁업무의 내용을 고시하여야 한다.

**[규칙]제18조(보수교육)** ① 영 제14조제3항에 따라 의료기사등에 대한 보수교육 업무를 위탁받은 기관(이하 "보수교육실시기관"이라 한다)은 매년 법 제20조 및 영 제11조에 따른 보수교육(이하 "보수교육"이라 한다)을 실시하여야 한다.

② 보건복지부장관은 다음 각 호의 어느 하나에 해당하는 사람에 대해서는 해당 연도의 보수교육을 면제할 수 있다.

1. 대학원 및 의학전문대학원 · 치의학전문대학원에서 해당 의료기사등의 면허에 상응하는 보건의료에 관한 학문을 전공하고 있는 사람
2. 군 복무 중인 사람(군에서 해당 업무에 종사하는 의료기사등은 제외한다)
3. 해당 연도에 법 제4조에 따라 의료기사등의 신규 면허를 받은 사람
4. 보건복지부장관이 해당 연도에 보수교육을 받을 필요가 없다고 인정하는 요건을 갖춘 사람

③ 보건복지부장관은 다음 각 호의 어느 하나에 해당하는 사람에 대해서는 해당 연도의 보수교육을 유예할 수 있다.

1. 해당 연도에 보건기관 · 의료기관 · 치과기공소 또는 안경업소 등에서 그 업무에 종사하지

않은 기간이 6개월 이상인 사람

2. 보건복지부장관이 해당 연도에 보수교육을 받기가 어렵다고 인정하는 요건을 갖춘 사람

④ 보건기관 · 의료기관 · 치과기공소 또는 안경업소 등에서 그 업무에 종사하지 않다가 다시 그 업무에 종사하려는 사람은 제3항제1호에 따라 보수교육이 유예된 연도(보수교육이 2년 이상 유예된 경우에는 마지막 연도를 말한다)의 다음 연도에 다음 각 목의 구분에 따른 보수교육을 받아야 한다.

가. 제3항에 따라 보수교육이 1년 유예된 경우: 12시간 이상

나. 제3항에 따라 보수교육이 2년 유예된 경우: 16시간 이상

다. 제3항에 따라 보수교육이 3년 이상 유예된 경우: 20시간 이상

⑤ 보건복지부장관은 보수교육실시기관의 보수교육 내용과 그 운영에 대하여 평가할 수 있다.

⑥ 제2항 또는 제3항에 따라 보수교육을 면제받거나 유예받으려는 사람은 해당 연도의 보수교육 실시 전에 별지 제12호서식의 보수교육 면제 · 유예 신청서에 보수교육 면제 또는 유예의 사유를 증명할 수 있는 서류를 첨부하여 보수교육실시기관의 장에게 제출해야 한다.

⑦ 제6항에 따른 신청을 받은 보수교육실시기관의 장은 보수교육 면제 또는 유예 대상자 여부를 확인하고, 신청인에게 별지 제12호의2서식의 보수교육 면제 · 유예 확인서를 발급해야 한다.

**[규칙]제19조(보수교육 계획서 및 실적보고서 제출 등)** ① 보수교육실시기관의 장은 매년 12월 31일까지 별지 제13호서식의 다음 연도 보수교육 계획서(전자문서로 된 보수교육 계획서를 포함한다)에 다음 각 호의 서류를 첨부하여 보건복지부장관에게 제출하여야 한다. 이 경우 보수교육 계획서에는 교과과정, 실시방법, 교육받는 사람의 경비부담액 및 보수교육 이수 인정기준 등 보수교육의 운영에 필요한 사항이 포함되어야 한다.

1. 교육받는 사람의 경비부담액 산출근거
2. 과목별 보수교육 인정기준

② 보수교육실시기관의 장은 매년 3월 31일까지 별지 제13호의2서식의 전년도 보수교육 실적보고서(전자문서로 된 보수교육 실적보고서를 포함한다)를 보건복지부장관에게 제출하여야 한다.

③ 보수교육실시기관의 장은 보수교육을 받은 사람에게 별지 제14호서식의 보수교육 이수증을 발급하여야 한다.

**[규칙]제20조(보수교육 실시방법 등)** 보수교육의 교과과정, 실시방법, 그 밖에 보수교육의 실시에 필요한 사항은 제18조제5항에 따른 평가 결과를 반영하여 보수교육실시기관의 장이 정한다.

**[규칙]제21조(보수교육 관계서류의 보존)** 보수교육실시기관의 장은 다음 각 호의 서류를 3년 동안 보존하여야 한다.

1. 보수교육 대상자 명단(대상자의 교육 이수 여부가 적혀 있어야 한다)
2. 보수교육 면제자 명단

3. 그 밖에 교육 이수자가 교육을 이수하였다는 사실을 확인할 수 있는 서류

**[영]제14조의2(민감정보 및 고유식별정보의 처리)** 보건복지부장관, 특별자치시장, 특별자치도지사, 시장, 군수, 자치구의 구청장(해당 권한이 위임 · 위탁된 경우에는 그 권한을 위임 · 위탁받은 자를 포함한다) 또는 국가시험관리기관은 다음 각 호의 사무를 수행하기 위하여 불가피한 경우 「개인정보 보호법」 제23조에 따른 건강에 관한 정보, 같은 법 시행령 제18조제2호에 따른 범죄경력자료에 해당하는 정보, 같은 법 시행령 제19조제1호 또는 제4호에 따른 주민등록번호 또는 외국인등록번호가 포함된 자료를 처리할 수 있다.

1. 법 제6조에 따른 국가시험의 관리
2. 법 제7조에 따른 국가시험 응시자격의 확인
3. 법 제8조에 따른 의료기사등의 면허의 등록과 면허증 발급

3의2. 내지 6. 삭제 〈2022.12.20.〉

7. 법 제21조부터 제26조까지의 규정에 따른 행정처분 등
8. 제12조에 따른 면허증 재발급

**제29조(다른 법률과의 관계)** 이 법에 따른 안경업소의 등록 및 그 취소 등에 대하여는 「의료기기법」 제17조와 제36조를 적용하지 아니한다.

### 참고

**의료기기법**

**제17조(판매업 등의 신고)** ① 의료기기의 판매를 업으로 하려는 자(이하 "판매업자"라 한다) 또는 임대를 업으로 하려는 자(이하 "임대업자"라 한다)는 영업소마다 총리령으로 정하는 바에 따라 영업소 소재지의 특별자치시장·특별자치도지사·시장·군수·구청장(자치구의 구청장을 말한다. 이하 같다)에게 판매업신고 또는 임대업신고를 하여야 한다.

② 다음 각 호의 어느 하나에 해당하는 경우에는 제1항에 따른 신고를 하지 아니할 수 있다.

1. 의료기기의 제조업자나 수입업자가 그 제조하거나 수입한 의료기기를 의료기기취급자에게 판매하거나 임대하는 경우
2. 제1항에 따른 판매업신고를 한 자가 임대업을 하는 경우
3. 약국 개설자나 의약품 도매상이 의료기기를 판매하거나 임대하는 경우
4. 총리령으로 정하는 임신조절용 의료기기 및 의료기관 외의 장소에서 사용되는 자가진단용 의료기기를 판매하는 경우

③ 제1항에 따른 신고에 대하여는 제6조제1항제2호·제4호·제5호, 제12조 및 제14조를 준용한다. 이 경우 "제조"는 "판매 또는 임대"로, "제조업허가"는 "판매업신고 또는 임대업신고"로, "제조업자"는 "판매업자 또는 임대업자"로 각각 본다.

④ 특별자치시장·특별자치도지사·시장·군수·구청장은 제1항에 따른 판매업신고 또는 임대업신고를 받거나 제3항에 따른 폐업신고 또는 휴업신고를 받은 날부터 3일 이내에 신고수리 여부를 신고인에게 통지하여야 한다.

⑤ 특별자치시장·특별자치도지사·시장·군수·구청장이 제4항에서 정한 기간 내에 신고수리 여부 또는 민원 처리 관련 법령에 따른 처리기간의 연장을 신고인에게 통지하지 아니하면 그 기간(민원 처리 관련 법령에 따라 처리기간이 연장 또는 재연장된 경우에는 해당 처리기간을 말한다)이 끝난 날의 다음 날에

신고를 수리한 것으로 본다.

**제36조(허가 등의 취소와 업무의 정지 등)** ① 제조업자등이 다음 각 호의 어느 하나에 해당하면 의료기기의 제조업자 · 수입업자 및 제10조에 따른 임상시험에 관한 승인을 받은 자에 대해서는 식품의약품안전처장이, 수리업자 · 판매업자 · 임대업자에 대해서는 특별자치시장 · 특별자치도지사 · 시장 · 군수 · 구청장이 허가 · 인증 · 승인 또는 신고 수리의 취소, 영업소의 폐쇄, 품목류 또는 품목의 제조 · 수입 · 판매의 금지 또는 1년의 범위에서 그 업무의 전부 또는 일부의 정지를 명할 수 있다. 다만, 제1호, 제1호의2부터 제1호의4까지, 제22호 및 제23호의 경우에는 허가 · 인증 · 승인 또는 신고 수리를 취소하거나 영업소를 폐쇄하여야 한다.

1. 제6조제1항 각 호의 어느 하나에 해당하는 경우(판매업자와 임대업자인 경우에는 제6조제1항제2호 · 제4호 및 제5호에 해당하는 경우에 한정된다). 다만, 제47조제2항에 따라 상속인이 6개월 이내에 제조업자등의 지위를 양도한 경우에는 그러하지 아니하다.

1의2. 거짓이나 그 밖의 부정한 방법으로 제6조제1항 · 제2항, 제12조제1항(제15조제6항, 제16조제4항 또는 제17조제3항에 따라 준용되는 경우를 포함한다), 제15조제1항 · 제2항, 제16조제1항 또는 제17조제1항에 따른 허가 · 변경허가 또는 인증 · 변경인증을 받거나 신고 · 변경신고를 한 경우

1의3. 거짓이나 그 밖의 부정한 방법으로 제10조제1항에 따른 승인 또는 변경승인을 받은 경우

1의4. 거짓이나 그 밖의 부정한 방법으로 제49조제3항에 따른 갱신을 받은 경우

2. 제6조제2항 또는 제15조제2항을 위반하여 허가 또는 인증을 받지 아니하거나 신고를 하지 아니하고 의료기기를 제조 · 수입한 경우

3. 제6조제4항 본문 및 제15조제4항 본문에 따른 시설과 제조 및 품질관리체계 또는 제16조제2항 본문에 따른 시설 및 품질관리체계를 갖추지 아니한 경우

3의2. 제6조제7항(제15조제6항에 따라 준용되는 경우를 포함한다)을 위반하여 품질책임자를 두지 아니한 경우

3의3. 제6조의2제4항(제15조제6항에 따라 준용되는 경우를 포함한다)을 위반하여 교육을 받지 아니한 품질책임자를 그 업무에 종사하게 한 경우

4. 제7조제1항에 따른 조건을 이행하지 아니한 경우

5. 제8조를 위반하여 시판 후 조사를 실시하지 아니한 경우

5의2. 제8조제3항을 위반하여 승인 또는 변경승인을 받지 아니하거나 승인 또는 변경승인을 받은 조사 계획서를 준수하지 아니한 경우

5의3. 제8조제4항을 위반하여 정기적으로 보고하지 아니하거나 거짓 또는 그 밖의 부정한 방법으로 보고한 경우

5의4. 제8조제5항에 따른 조치명령을 이행하지 아니한 경우

5의5. 제8조의2에 따른 검토 결과 안전성 또는 유효성을 갖추지 못한 경우

5의6. 제8조의2제1항을 위반하여 기한 내 자료를 제출하지 아니하거나 거짓 또는 그 밖의 부정한 방법으로 자료를 제출한 경우

5의7. 제8조의2제2항에 따른 조치명령을 이행하지 아니한 경우

5의8. 제8조의2제3항을 위반하여 자료 보존에 관한 사항을 지키지 아니한 경우

6. 제9조를 위반하여 재평가를 받지 아니하거나, 재평가 결과에 따른 조치를 하지 아니하거나, 재평가 결과 안전성 또는 유효성을 갖추지 못한 경우

7. 제10조제2항을 위반하여 기준에 적합하지 아니한 제조시설에서 의료기기를 제조하거나 제조된 의료기기를 수입한 경우

8. 제12조제1항(제15조제6항, 제16조제4항 또는 제17조제3항에 따라 준용되는 경우를 포함한다)을 위반하여 변경허가 또는 변경인증을 받지 아니하거나 변경신고를 하지 아니한 경우

9. 제13조제1항(제15조제6항 또는 제16조제4항에 따라 준용되는 경우를 포함한다)을 위반하여 제조 및 품질관리 또는 생산관리 · 수입관리 · 수리관리에 관한 준수사항을 지키지 아니한 경우

9의2. 제13조제2항(제15조제6항에서 준용하는 경우를 포함한다)을 위반하여 의료기기의 생산실적, 수입실적 등을 보고하지 아니한 경우
10. 제13조제3항(제15조제6항에서 준용하는 경우를 포함한다) 또는 제18조제2항을 위반하여 경제적 이익등을 제공한 때
11. 제18조제1항을 위반하여 판매질서 유지 등에 관한 사항을 지키지 아니한 경우
11의2. 제18조의2를 위반하여 봉함한 의료기기의 용기나 포장을 개봉하여 판매한 경우
12. 제20조부터 제23조까지의 규정에 따른 각 기재사항을 위반하여 적은 경우
13. 제24조제1항 및 제3항을 위반하여 의료기기의 용기, 외장, 포장 또는 첨부문서에 표시하거나 적은 경우
14. 제24조제2항 및 제3항을 위반하여 의료기기를 광고한 경우
14의2. 제25조의5를 위반하여 의료기기의 용기나 포장을 봉함하지 아니하고 판매한 경우
14의3. 제26조에 따른 준수사항을 지키지 아니한 경우
14의4. 제30조제1항을 위반하여 기록을 작성·보존·제출하지 아니하거나 거짓으로 작성·보존·제출한 경우
15. 제30조제2항을 위반하여 자료 제출 등의 명령을 정당한 사유 없이 거부한 경우
16. 제31조제1항을 위반하여 부작용 발생 사실을 보고하지 아니하거나 기록을 유지하지 아니한 경우
17. 제31조제2항을 위반하여 회수 또는 회수에 필요한 조치를 하지 아니하거나 회수계획을 보고하지 아니한 경우 또는 같은 조 제3항을 위반하여 회수계획의 공표 명령에 따르지 아니한 경우
17의2. 제31조의2제1항을 위반하여 의료기기 공급내역을 보고하지 아니하거나 거짓으로 보고한 경우
17의3. 제31조의3제2항을 위반하여 의료기기통합정보시스템에 정보를 등록하지 아니한 경우 또는 같은 조 제3항을 위반하여 의료기기통합정보관리기준을 준수하지 아니한 경우
18. 제31조의5를 위반하여 이물 발견 사실을 보고하지 아니하거나 거짓으로 보고한 경우
19. 제32조제1항에 따른 관계 공무원의 출입·검사·질문 또는 수거를 거부·방해 또는 기피한 경우
20. 취급하는 의료기기에 대한 제32조 또는 제33조에 따른 검사 등의 결과 국민보건에 위해를 끼치거나 끼칠 우려가 있는 경우
21. 제33조, 제34조 또는 제35조에 따른 각종 명령에 따르지 아니한 경우
21의2. 제43조의6을 위반하여 보험 등에 가입하지 아니한 경우
22. 국민보건에 위해를 끼치거나 끼칠 염려가 있는 의료기기나 그 성능이나 효능 및 효과가 없다고 인정되는 의료기기를 제조·수입·수리·판매 또는 임대한 경우
23. 이 법에 따라 허가를 받거나 신고를 한 소재지에 시설 또는 영업소가 없는 경우
24. 업무정지기간 중에 업무를 한 경우
25. 제49조제3항을 위반하여 제조허가등의 갱신을 받지 아니하고 제조허가등의 유효기간이 끝난 의료기기를 제조 또는 수입하거나, 같은 조 제4항에 따라 갱신할 때 부여된 조건을 이행하지 아니한 경우

② 제1항에도 불구하고 같은 항 제5호의5·제6호(재평가 결과 안전성 또는 유효성을 갖추지 못한 경우만 해당한다)의 경우 그 제조업자 또는 수입업자에게 귀책사유가 없고 그 의료기기의 원재료나 구조 등을 변경하면 그 허가, 인증 또는 신고의 목적을 달성할 수 있다고 인정하는 때에는 그 변경만을 명할 수 있다.

③ 식품의약품안전처장은 제2항에 따른 변경 명령을 이행하지 아니한 경우에도 제1항에 따른 행정처분을 할 수 있다.

④ 보건복지부장관은 제1항제18호의 경우에 대하여 식품의약품안전처장에게 허가 또는 인증의 취소, 영업소의 폐쇄, 품목류 또는 품목의 제조·수입·판매의 금지 또는 업무의 정지를 명하도록 요청할 수 있다.

⑤ 제1항부터 제3항까지의 규정에 따른 행정처분의 기준은 총리령으로 정한다.

[시행일] 제36조제1항제17호의2의 개정규정은 다음 각 목의 구분에 따른다.
가. 4등급 의료기기: 2020년 7월 1일

나. 3등급 의료기기: 2021년 7월 1일
다. 2등급 의료기기: 2022년 7월 1일
라. 1등급 의료기기: 2023년 7월 1일
[2021. 3. 23. 법률 제17978호에 의하여 헌법재판소에서 2020. 8. 28. 위헌 결정된 제36조 제1항 제14호 중 '제24조 제2항 제6호를 위반하여 의료기기를 광고한 경우' 부분은 삭제함]

**제30조(벌칙)** ① 다음 각 호의 어느 하나에 해당하는 사람은 3년 이하의 징역 또는 3천만원 이하의 벌금에 처한다.
1. 제9조제1항 본문을 위반하여 의료기사등의 면허 없이 의료기사등의 업무를 한 사람
2. 제9조제3항을 위반하여 다른 사람에게 면허를 대여한 사람
2의2. 제9조제4항을 위반하여 면허를 대여받거나 면허 대여를 알선한 사람
3. 제10조를 위반하여 업무상 알게 된 비밀을 누설한 사람
4. 제11조의2제1항을 위반하여 치과기공사의 면허 없이 치과기공소를 개설한 자. 다만, 제11조의2제1항에 따라 개설등록을 한 치과의사는 제외한다.
5. 제11조의3제1항을 위반하여 치과의사가 발행한 치과기공물제작의뢰서에 따르지 아니하고 치과기공물제작등 업무를 행한 자
6. 제12조제1항을 위반하여 안경사의 면허 없이 안경업소를 개설한 사람
② 제1항제3호의 죄는 고소가 있어야 공소를 제기할 수 있다.

**제31조(벌칙)** 다음 각 호의 어느 하나에 해당하는 자는 500만원 이하의 벌금에 처한다.
1. 제9조제2항을 위반하여 의료기사등의 면허 없이 의료기사등의 명칭 또는 이와 유사한 명칭을 사용한 자
1의2. 제11조의2제2항을 위반하여 2개소 이상의 치과기공소를 개설한 자
2. 제12조제2항을 위반하여 2개 이상의 안경업소를 개설한 자
2의2. 제11조의2제3항을 위반하여 등록을 하지 아니하고 치과기공소를 개설한 자
3. 제12조제3항을 위반하여 등록을 하지 아니하고 안경업소를 개설한 자
3의2. 제12조제5항을 위반한 사람
3의3. 제12조제6항을 위반하여 안경 및 콘택트렌즈를 안경업소 외의 장소에서 판매한 안경사
4. 제14조제2항을 위반하여 영리를 목적으로 특정 치과기공소·안경업소 또는 치과기공사·안경사에게 고객을 알선·소개 또는 유인한 자

**제32조(양벌규정)** 법인의 대표자나 법인 또는 개인의 대리인, 사용인, 그 밖의 종업원이 그 법인 또는 개인의 업무에 관하여 제30조 또는 제31조의 위반행위를 하면 그 행위자를 벌하는 외에 그 법인 또는 개인에게도 해당 조문의 벌금형을 과(科)한다. 다만, 법인 또는 개인이 그 위반행위를 방지하기 위하여 해당 업무에 관하여 상당한 주의와 감독을 게을리하지 아니한 경우에는 그러하지 아니하다.

**제33조(과태료)** ① 제23조제2항에 따른 시정명령을 이행하지 아니한 자에게는 500만원 이하의 과태료를 부과한다.

② 다음 각 호의 어느 하나에 해당하는 자에게는 100만원 이하의 과태료를 부과한다.

1. 제11조에 따른 실태와 취업 상황을 허위로 신고한 사람
2. 제13조에 따른 폐업신고를 하지 아니하거나 등록사항의 변경신고를 하지 아니한 사람
3. 제15조제1항에 따른 보고를 하지 아니하거나 검사를 거부·기피 또는 방해한 자
4. 내지 5. 삭제 〈1999.2.8.〉

③ 제1항 및 제2항에 따른 과태료는 대통령령으로 정하는 바에 따라 다음 각 호의 자가 부과·징수한다.

1. 보건복지부장관: 제1항에 따른 과태료
2. 특별자치시장·특별자치도지사·시장·군수·구청장: 제2항에 따른 과태료

④ 삭제 내지 ⑤ 삭제 〈2011.7.14.〉

**[영]제15조(과태료의 부과기준)** 법 제33조제1항 및 제2항에 따른 과태료의 부과기준은 별표 2와 같다.

**참고**

**시행령 [별표 2]**

## 과태료의 부과기준(제15조 관련)

1. 일반기준

가. 위반행위의 횟수에 따른 과태료 부과기준은 최근 1년간 같은 위반행위로 과태료를 부과받은 경우에 적용한다. 이 경우 같은 위반행위로 과태료 부과처분을 한 날과 다시 같은 위반행위(과태료 부과처분 후의 위반행위만 해당한다)로 적발한 날을 기준으로 하여 위반횟수를 계산한다.

나. 보건복지부장관, 특별자치시장·특별자치도지사 또는 시장·군수·구청장(자치구의 구청장을 말한다)은 다음의 어느 하나에 해당하는 경우에는 제2호에 따른 과태료 금액의 2분의 1의 범위에서 그 금액을 감경할 수 있다. 다만, 과태료를 체납하고 있는 위반행위자의 경우에는 그러하지 아니하다.

1) 위반행위자가 「질서위반행위규제법 시행령」 제2조의2제1항 각 호의 어느 하나에 해당하는 경우
2) 위반행위자가 처음 해당 위반행위를 한 경우로서 1년 이상 해당 영업을 모범적으로 경영한 사실이 인정되는 경우
3) 위반행위가 사소한 부주의나 오류로 인한 것으로 인정되는 경우
4) 위반행위자의 법 위반상태를 시정하거나 해소하기 위한 노력이 인정되는 경우
5) 그 밖에 위반행위의 정도, 위반행위의 동기와 결과 등을 고려하여 감경할 필요가 있다고 인정되는 경우

2. 개별기준

(단위: 만원)

| 위반행위 | 근거 법조문 | 과태료 금액 | | |
|---|---|---|---|---|
| | | 1차 위반 | 2차 위반 | 3차 이상 위반 |
| 가. 법 제11조에 따른 실태와 취업 상황을 허위로 신고한 경우 | 법 제33조제2항제1호 | 80 | 90 | 100 |
| 나. 법 제13조에 따른 폐업신고를 하지 않거나 등록사항의 변경신고를 하지 않은 경우 | 법 제33조제2항제2호 | 20 | 30 | 40 |
| 다. 법 제15조제1항에 따른 보고를 하지 않거나 검사를 거부·기피 또는 방해한 경우 | 법 제33조제2항제3호 | 80 | 90 | 100 |
| 라. 법 제28조제2항에 따른 업무수탁기관이 법 제23조제2항에 따른 다음의 시정명령을 이행하지 않는 경우 | 법 제33조제1항 | | | |
| 1) 법 제20조제2항에 따른 보수교육의 시간·방법 및 내용 등에 관한 사항을 위반하여 받은 시정명령을 이행하지 않는 경우 | | 300 | 400 | 500 |
| 2) 법 제20조에 따른 보수교육을 실시하지 않아 받은 시정명령을 이행하지 않는 경우 | | 500 | 500 | 500 |

**[규칙]제26조(규제의 재검토)** 보건복지부장관은 다음 각 호의 사항에 대하여 다음 각 호의 기준일을 기준으로 2년마다(매 2년이 되는 해의 기준일과 같은 날 전까지를 말한다) 그 타당성을 검토하여 개선 등의 조치를 하여야 한다.

1. 제10조 및 별표 2에 따른 국가시험 응시제한의 기준: 2015년 1월 1일
2. 제13조에 따른 안경업소 개설등록 시 제출서류: 2015년 1월 1일

### 부칙 <법률 제17643호, 2020. 12. 15.>

이 법은 공포한 날부터 시행한다.

# 의료기사 등에 관한 법률 시행령

### 부칙 <대통령령 제33112호, 2022. 12. 20.> (개인정보 침해요인 개선을 위한 49개 법령의 일부개정에 관한 대통령령)

이 영은 공포한 날부터 시행한다.

# 의료기사 등에 관한 법률 시행규칙

### 부칙 <보건복지부령 제672호, 2019. 9. 27.> (어려운 법령용어 정비를 위한 48개 법령의 일부개정에 관한 보건복지부령)

이 규칙은 공포한 날부터 시행한다.

# 2. 의료기사 등에 관한 법률 요약

## 제1장 개 요

### 1. 목적 (법1조)

(1) 의료기사, 의무기록사 및 안경사의 자격 · 면허 등에 관하여 필요한 사항을 정함
(2) 국민보건향상 및 의료향상에 이바지하기 위함 : 궁극적인 목적

### 2. 의료기사 등의 업무에 따른 정의 (법1조의 2)

(1) 의료기사 : 의사 · 치과의사의 지도 아래 진료나 의화학적 검사에 종사하는 사람
(2) 보건의료정보관리사 : 의료 및 보건지도 등에 관한 기록 및 정보의 분류 · 확인 · 유지 · 관리를 주된 업무로 하는 사람
(3) 안경사 : 안경(시력보정용에 한정)의 조제 및 판매와 콘텍트렌즈(시력보정용이 아닌 경우 포함)의 판매를 주된 업무로 하는 사람

### 3. 의료기사의 종류(6종) (법2조)

(1) 임상병리사: 각종 화학적 또는 생리학적 검사
(2) 방사선사: 방사선 등의 취급 또는 검사 및 방사선 등 관련 기기의 취급 또는 관리
(3) 물리치료사: 신체의 교정 및 재활을 위한 물리요법적 치료
(4) 작업치료사: 신체적·정신적 기능장애를 회복시키기 위한 작업요법적 치료
(5) 치과기공사: 보철물의 제작, 수리 또는 가공
(6) 치과위생사: 치아 및 구강질환의 예방과 위생 관리 등

### 4. 의료기사 등의 업무와 범위 (법3조, 영2조, 영 별표1)

#### 1) 임상병리사

기생충학 · 미생물학 · 법의학 · 병리학 · 생화학 · 세포병리학 · 수혈의학 · 요화학(尿化學) · 혈액학 · 혈청학 분야, 방사성동위원소를 사용한 검사물 분야 및 기초대사 · 뇌파 · 심전도 · 심폐기능 등 생리기능 분야의 화학적 · 생리학적 검사에 관한 업무

#### 2) 방사선사

방사선 등의 취급 · 검사 및 방사선 등 관련 기기의 취급 · 관리에 관한 업무

### 3) 물리치료사

신체의 교정 및 재활을 위한 물리요법적 치료에 관한 업무

### 4) 작업치료사

신체적 · 정신적 기능장애를 회복시키기 위한 작업요법적 치료에 관한 업무

### 5) 치과기공사

치과의사의 진료에 필요한 치과기공물을 전산설계(CAD/CAM), 삼차원(3D)프린터 또는 주조기 등을 이용해 디자인, 제작, 수리 또는 가공하는 업무

### 6) 치과위생사

치아 및 구강질환의 예방과 위생 관리 등에 관한 업무

### 7) 보건의료정보관리사

의료기관에서의 의료 및 보건지도 등에 관한 기록 및 정보의 분류 · 확인 · 유지 · 관리에 관한 업무

### 8) 안경사

안경(시력보정용에 한정)의 조제(調製) 및 판매와 콘택트렌즈(시력보정용이 아닌 경우 포함)의 판매에 관한 업무

### 9) 의료기사는 의사 또는 치과의사의 지도를 받아 업무를 수행

# 제2장 의료기사 등의 면허와 국가시험

► 의료기사 등의 국가시험에 합격한 후 **보건복지부장관의 면허**를 받아야 한다.

## 1. 국가시험 응시자격 (법4조)

(1) 대학 · 산업대학 · 전문대학에서 취득하려는 면허에 상응하는 보건의료에 관한 학문을 전공하고 졸업한 사람 및 6개월 이내에 졸업할 것으로 예정된 사람 (졸업예정시기에 졸업하여야 면허를 받을 수 있다.)

(2) **보건의료정보관리사** : 인정기관의 보건의료정보관리사 교육과정 인증을 받은 대학등에서 보건의료정보 관련 학문을 전공하고 보건복지부령으로 정하는 교과목을 이수하여 졸업한 사람 및 6개월 이내에 졸업할 것으로 예정된 사람 (졸업예정시기에 졸업하여야 면허를 받을 수 있다.)

(3) 외국의 (1),(2)에 해당하는 학교(보건복지부장관이 정하여 고시하는 인정기준에 해당하는 학교를 말한다)와 같은 수준 이상의 교육과정을 이수하고 외국의 해당 의료기사 등의 면허를 받은 사람

(4) 보건의료정보관리사 국가시험 응시자격 단서에 대한 예외
① 입학 당시 인정기관의 인증을 받은 대학등에 입학한 사람으로서 그 대학등에서 보건의료정보 관련 학문을 전공하고 보건복지부령으로 정하는 교과목을 이수하여 졸업하였으나 졸업 당시 해당 대학등이 인정기관의 인증을 받지 못한 경우
② 대학등이 인정기관의 인증을 처음 신청한 날부터 그 인증신청의 결과가 나오기 전까지의 기간 동안 해당 대학등에 입학한 사람이 그 대학등에서 보건의료정보 관련 학문을 전공하고 보건복지부령으로 정하는 교과목을 이수하여 졸업한 경우

## 2. 결격사유 (법5조)

(1) **정신질환자**. 다만, 전문의가 의료기사 등으로서 적합하다고 인정하는 사람 제외
(2) **마약류 중독자**
(3) **피성년후견인, 피한정후견인**
(4) 의료기사 등에 관한 법률, 형법 일부, 보건범죄 단속에 관한 특별조치법 등의 법령을 위반하여 금고 이상의 실형을 선고받고 그 집행이 끝나지 아니하거나 **면제되지 아니한 사람**

## 3. 국가시험

(1) 대통령령이 정하는 바에 따라 해마다 1회 이상 보건복지부장관이 이를 실시하며, 「한국보건의료인국가시험원법」에 따른 **한국보건의료인국가시험원**으로 하여금 행하게 한다.(법6조, 영4조 1항)
(2) 국가시험관리기관의 장은 국가시험을 실시하려는 경우 미리 보건복지부장관의 승인을 얻어 시험일시, 장소, 시험과목, 응시원서 제출기간 기타 시험 실시 필요한 사항을 시험실시 **90일** 전까지 공고해야 한다. 다만, 시험장소는 지역별 응시인원이 확정된 후 시험일 **30일** 전까지 공고할 수 있다(영4조 2항)
(3) 시험위원 - 국가시험관리기관의 장이 위촉(영5조)
(4) 국가시험에 응시하려는 사람은 국가시험관리기관의 장이 정하는 응시원서를 국가시험관리기관의 장에게 제출(영6조)
(5) 국가시험 응시자격의 제한(법7조)
① 결격사유 해당자
② **부정한 방법**으로 국가시험에 응시한 사람, 국가시험에 **부정행위**를 한 사람에 대하여는 그 시험을 정지시키거나 합격을 무효로 하며, 보건복지부장관은 이런 사람에 대하여 처분의 사유와 위반 정도 등을 고려하여 보건복지부령으로 정하는 바에 따라 그 다음에 치러지는 국가시험 응시를 **3회의 범위에서 제한**할 수 있다. (응시제한 기준 - 규칙 별표 2 참조)
(6) 국가시험의 범위(영3조)
① 의료기사 등이 갖추어야 할 **지식과 기능**에 관하여 시행
② 국가시험은 **필기시험**과 **실기시험**으로 구분하여 실시하되, 실기시험은 필기시험의 합격자에 대하여만 실시한다. 다만 보건복지부장관이 필요하다고 인정하는 경우에는 필기시험과 실기시험을 병합하여 실시할 수 있다.
③ 필기시험의 시험과목과 실기시험의 범위 및 합격자 결정, 기타 필요한 사항은 다음과 같다.(보건복지부령으로 정함)

가. 시험과목 - 규칙 별표 1의2 참조

나. 합격자 결정 방법(규9조)

a. 의료기사 등 국가시험의 합격자 결정은 필기시험에서는 각 과목 만점의 40% 이상, 전과목 총점의 60% 이상 득점한 사람으로 하고, 실기시험에서는 만점의 60%이상 득점한 사람으로 한다.

b. 의료기사 등 국가시험의 출제방법, 교목별 배점비율 그 밖에 시험 시행에 관하여 필요한 사항은 **관계 전문기관(국가시험관리기관)의 장**이 정한다.

### 4. 면허의 등록 (법8조)

보건복지부장관은 면허를 할 때에는 의료기사 등의 종류에 따르는 면허대장에 그 면허에 관한 사항을 등록하고 면허증을 교부하여야 한다.

## 제3장 의료기사 등의 이행사항

### 1. 무면허자의 업무금지 등 (법9조 1항, 2항, 3항)

(1) 의료기사 등이 아니면 의료기사 등의 업무를 행하지 못한다.(다만, 대학교, 산업대학, 전문대학에서 취득하려는 면허에 상응하는 교육과정을 이수하기 위하여 실습 중에 있는 사람의 실습에 필요한 경우 제외)

► 벌칙 : 3년 이하의 징역 또는 3천만원 이하의 벌금

(2) 의료기사 등이 아니면 의료기사 등의 **명칭 또는 유사한 명칭**을 사용하지 못한다.

► 벌칙 : 500만원 이하의 벌금

(3) 의료기사등은 면허를 다른 사람에게 대여하여서는 아니 된다. (**면허 취소**)

► 벌칙 : 3년 이하의 징역 또는 3천만원 이하의 벌금

(4) 누구든지 면허를 대여받아서는 아니 되며 면허 대여를 알선하여서도 아니 된다.

► 벌칙 : 3년 이하의 징역 또는 3천만원 이하의 벌금

### 2. 비밀누설금지 (법10조)

의료기사 등은 이 법 또는 다른 법령에 특히 규정된 경우를 제외하고는 그 업무상 알게 된 비밀을 누설하여서는 아니 된다.

► 벌칙 : 3년 이하의 징역 또는 3천만원 이하의 벌금 (**친고죄**)

## 3. 실태신고 (법11조, 영8조)

(1) 의료기사 등은 대통령령으로 정하는 바에 따라 **최초로 면허를 받은 후부터(또는 면허증을 재발급받은 날, 신고를 한 날로부터) 3년**마다 (매 3년이 되는 해의 12월 31일까지) 그 실태와 취업상황을 **보건복지부장관에게 신고**하여야 한다. 이 때 보건복지부장관은 **보수교육을 받지 아니한 의료기사** 등에 대하여 **신고를 반려**할 수 있다.

► 벌칙 : 100만원 이하의 과태료

(2) 보건복지부장관은 신고 업무를 전자적으로 처리할 수 있는 전자정보처리시스템(신고시스템)을 구축·운영할 수 있다.

## 4. 보수교육 (법20조, 영11조, 영14조, 규18조 내지 21조)

보건기관 · 의료기관 · 치과기공소 · 안경업소 등에서 각각 그 **업무에 종사하는 의료기사등**은 보수(補修)교육을 받아야 한다. (1년 이상 그 업무에 종사하지 아니하다가 다시 업무에 종사하려는 의료기사등을 포함)

(1) 보수교육의 시간 : 매년 8시간 이상.

- 1년 이상 의료기사등의 업무에 종사하지 아니하다가 다시 그 업무에 종사하려는 사람의 경우의 교육시간
  가. 1년 이상 2년 미만 그 업무에 종사하지 아니한 사람: 12시간 이상
  나. 2년 이상 3년 미만 그 업무에 종사하지 아니한 사람: 16시간 이상
  다. 3년 이상 그 업무에 종사하지 아니한 사람: 20시간 이상

(2) 보수교육의 방법: 대면 교육 또는 정보통신망을 활용한 온라인 교육

(3) 보수교육의 내용

- 직업윤리에 관한 사항
- 업무 전문성 향상 및 업무 개선에 관한 사항
- 의료 관계 법령의 준수에 관한 사항
- 그 밖에 위와 유사한 사항으로서 보건복지부장관이 보수교육에 필요하다고 인정하는 사항

(4) 보수교육의 위탁

- 해당 의료기사등의 면허에 관련된 학과가 개설된 전문대학 이상의 학교
- 협회
- 해당 의료기사등의 업무와 관련된 연구기관

(5) 보수교육이 면제되는 자

① 신고일 기준 1년 내에 보건기관·의료기관·치과기공소 또는 안경업소 등에서 그 업무에 종사한 기간이 6개월 미만인 사람

② 군 복무 중인 사람(군에서 해당 업무에 종사하는 의료기사 등은 제외한다)

③ 각 의료기사등의 해당 전공 관련 대학원 및 의학전문대학원·치의학전문대학원의 재학생

④ 면허증을 발급받은 신규 면허 취득자

⑤ 보건복지부장관이 보수교육에 상응하다고 인정하는 교육을 받은 사람 등 보건복지부장관이 보수교육을 받을 필요가 없다고 인정하는 사람

► 본인의 질병이나 그 밖의 불가피한 사유로 보수교육을 받기가 곤란하다고 인정하는 사람에 대해서는 해당 연도의 보수교육을 유예할 수 있다. 이 경우 보수교육이 유예된 사람은 유예 사유가 해소(解消)된 후 유예된 보수교육을 받아야 한다.

(6) 보수교육을 면제받거나 유예받으려는 사람은 해당 연도의 보수교육 실시 전에 보수교육 면제·유예 신청서에 보수교육 면제 또는 유예의 사유를 증명할 수 있는 서류를 첨부하여 보수교육 실시기관의 장에게 제출하여야 한다. 보수교육실시기관의 장은 보수교육 면제 또는 유예 대상자 여부를 확인하고, 신청인에게 보수교육 면제·유예 확인서를 발급하여야 한다.

# 제4장 의료기사 등의 행정처분

## 1. 면허취소(취소할 수 있다) (법21조)

(1) 결격사유에 해당하게 된 경우 (취소하여야 한다)

(2) 다른 사람에게 면허를 대여한 경우(1년 이내에 재발급하지 못함)

(3) 치과의사가 발행하는 치과기공물제작의뢰서에 따르지 아니하고 치과기공물제작등 업무를 한 경우

(4) 면허자격정지 또는 면허효력정지 기간 중 의료기사등의 업무를 행하거나 3회 이상 면허자격정지 또는 면허효력정지 처분을 받은 경우(1년 이내에 재발급하지 못함)

► **의료인의 면허취소**
의료기사 등의 면허취소 외에 "면허의 조건을 이행하지 아니하는 경우"가 추가됨

## 2. 면허증의 재발급 (법21조 2항, 영12조)

(1) 해당 형의 집행이 끝나거나 또는 면제된 후 1년이 지난 사람으로서 뉘우치는 빛이 뚜렷한 때 (의료기사 등에 관한 법률, 형법일부, 보건의료관계법 일부를 위반하여 금고이상의 형의 선고를 받고 그 집행이 종료되지 아니하거나 면제되지 아니하여 면허가 취소된 경우)

(2) 취소의 원인이 된 사유가 소멸할 때(정신질환자, 마약 · 대마 또는 향정신성의약품중독자, 피성년후견인, 피한정후견인으로 면허가 취소된 경우)

(3) 면허가 취소된 후 1년이 지난 사람으로서 뉘우치는 빛이 뚜렷한 때 (면허증 대여 또는 면허자격정지기간 중 의료기사 등의 업무를 행하거나 3회 이상 면허자격정지 처분을 받아 면허가 취소된 경우)

(4) 분실, 훼손, 기재사항 변경 시(규22조)

► **취소된 날부터 1년 이내에 재발급하지 못하는 사유** (법21조 2항)
- 다른 사람에게 면허를 대여한 경우
- 면허자격정지 기간 중 의료기사 등의 업무를 행하거나 3회 이상 면허자격정지처분을 받은 경우
- 의료기사 등에 관한 법률, 형법일부, 보건의료관계법 일부를 위반하여 금고이상의 실형을 선고받은 경우

## 3. 면허자격정지(6개월 이내) (법22조) (※ 의료인은 1년의 범위에서)

(1) 품위손상행위를 한 경우(이 때 각 중앙회의 장은 윤리위원회의 심의 · 의결을 거쳐 보건복지부장관에게 자격정지 처분을 요구할 수 있다.)
(2) 치과기공소 또는 안경업소의 개설자가 될 수 없는 사람에게 고용되어 안경사의 업무를 행한 경우
(3) 치과진료를 행하는 의료기관 또는 등록한 치과기공소가 아닌 곳에서 치과기공사의 업무를 행한 경우
(4) 개설등록을 하지 아니하고 치과기공소를 개설 · 운영한 경우
(5) 치과기공물제작의뢰서를 보존하지 아니한 경우(법제11조의 3 제2항을 위반)
(6) 치과기공사의 준수사항(법제11조의 3 제3항)을 위반한 경우
(7) 그 밖에 이 법 또는 이 법에 의한 명령을 위반한 경우
(8) 보건복지부장관은 의료기사등이 신고를 하지 아니한 때에는 신고할 때까지 면허의 효력을 정지할 수 있다

► 의료인의 자격정지(의료법66조)
- 의료인의 품위를 심하게 손상시키는 행위를 한 때
- 의료기관의 개설자가 될 수 없는 자에게 고용되어 의료행위를 한 때
- 일회용 주사 의료용품을 한 번 사용한 후 다시 사용한 때
- 진단서·검안서 또는 증명서를 거짓으로 작성하여 내주거나 진료기록부등을 거짓으로 작성하거나 고의로 사실과 다르게 추가기재·수정한 때
- 태아 또는 임부에 대한 진찰. 검사를 통하여 알게 된 태아의 성별을 임신 32주 이전에 임부 본인, 그 가족 기타 다른 사람이 알 수 있도록 한 때
- 의료인이 아닌 자로 하여금 의료행위를 하게 한 때
- 의료기사가 아닌 자로 하여금 의료기사의 업무를 하게 하거나 의료기사에게 그 업무의 범위를 일탈하게 한 때
- 관련서류를 위조 · 변조하거나 사위 그 밖의 부정한 방법으로 진료비를 거짓청구한 때
- 의료인, 의료기관 개설자 및 의료기관 종사자가 의료기기 제조, 수입, 판매, 임대업자로부터 의료기기 채택·사용유도 등 판매촉진을 목적으로 제공되는 경제적 이익 등을 제공받은 때
- 그 밖에 의료법 또는 그에 따른 명령을 위반한 때

## 4. 품위손상행위의 범위 (영13조)

(1) 의료기사 등의 업무범위를 벗어나는 행위
(2) 의사 · 치과의사의 지도를 받지 아니하고 의료기사의 업무를 하는 행위(의무기록사와 안경사는 제외)

(3) 학문적으로 인정되지 아니하거나 윤리적으로 허용되지 아니하는 방법으로 업무를 하는 행위
(4) 검사결과를 사실과 다르게 판시하는 행위

► **면허증에 갈음하는 증서(규23조)**
의료기사 등이 면허증의 훼손, 분실, 기재사항변경 등으로 재발급을 신청한 때에는 재발급 받을 때까지 보건복지부장관의 접수증으로 면허증에 갈음할 수 있다.

► **면허증의 회수(규24조)**
- 보건복지부장관은 의료기사 등이 면허취소, 면허자격의 정지처분을 한 때에는 그 사실을 주소지를 관할하는 시 · 도지사(특별자치도지사 제외)에게 통보한다.
- 통보받은 시 · 도지사(특별자치도지사는 제외)는 지체없이 시장 · 군수 · 구청장에게 통보하여야 하며, 통보받은 특별자치도지사 · 시장 · 군수 · 구청장은 지체없이 해당 의료기사 등의 면허증을 회수하여 시 · 도지사를 거쳐 보건복지부장관에 제출해야 한다.
- 보건복지부장관은 2)에 의하여 제출된 면허증의 뒷면에 그 처분사항을 기재하고 면허자격정지기간이 만료된 때에는 지체없이 그 면허증을 관할 시 · 도지사 및 시장 · 군수 · 구청장을 거쳐 당해 의료기사 등에 돌려준다.

# 제5장 치과기공소 및 안경업소 등

## 1. 치과기공소의 개설등록 등 (법11조의2)

- 치과의사 또는 치과기공사가 아니면 치과기공소를 개설할 수 없다.
- 치과의사 또는 치과기공사는 1개소의 치과기공소만을 개설할 수 있다.
- 치과기공소를 개설하려는 사람은 보건복지부령으로 정하는 바에 따라 **특별자치시장 · 특별자치도지사 · 시장 · 군수 · 구청장**에게 **개설등록**을 하여야 한다.
- 치과기공소를 개설하고자 하는 자는 보건복지부령(규12조의 3)으로 정하는 시설 및 장비를 갖추어야 한다.

## 2. 치과기공사 등의 준수상항 (법11조의3)

- 치과기공사는 법제3조에 따른 업무(치과기공물제작등 업무)를 수행할 때 치과의사가 발행한 치과기공물제작의뢰서에 따라야 한다.

► 벌칙 : 3년 이하의 징역 또는 3천만원 이하의 벌금

- 치과기공물제작등 업무를 의뢰한 치과의사 및 치과기공소 개설자는 보건복지부령으로 정하는 바에 따라 치과기공물제작의뢰서를 보존(2년)하여야 한다.
- 치과기공물제작등 업무를 의뢰한 치과의사는 실제 기공물 제작 등이 치과기공물제작의뢰서에 따라 적합하게 이루어지고 있는지 여부를 확인할 수 있으며 해당 치과기공소 개설자는 이에 따라야 한다.

## 3. 안경업소의 개설등록 (법12조, 규13조, 규14조)

- 안경사가 아니면 안경을 조제하거나 안경 및 콘텍트렌즈의 판매업소(안경업소)를 개설할 수 없다.

► 벌칙 : 3년 이하의 징역 또는 3천만원 이하의 벌금

- 안경사는 1개소의 안경업소만을 개설할 수 있다.

► 벌칙 : 500만원 이하의 벌금

- 안경업소를 개설하고자 하는 자는 **특별자치시장 · 특별자치도지사 · 시장 · 군수 · 구청장**에게 **개설등록**을 해야 한다.

► 벌칙 : 500만원 이하의 벌금

- 안경업소를 개설하려는 사람은 보건복지부령이 정하는 인력, 시설 및 장비를 갖추어야 한다.(규15조) (시장 · 군수 · 구청장은 위반된 사항에 대하여 시정을 명할 수 있음)
- 누구든지 안경 및 콘택트렌즈를 다음과 같은 방법으로 판매 등을 하여서는 아니 된다.
  1. 전자상거래 및 통신판매의 방법
  2. 판매자의 사이버몰 등으로부터 구매 또는 배송을 대행하는 등의 방법

► 벌칙 : 500만원 이하의 벌금

- 안경사는 안경 및 콘택트렌즈를 안경업소에서만 판매하여야 한다.

► 벌칙 : 500만원 이하의 벌금

- 안경사는 콘택트렌즈를 판매하는 경우 콘택트렌즈의 사용방법과 부작용에 관한 정보를 제공하여야 한다.

## 4. 안경업소의 폐업 등의 신고 (법13조)

(1) 치과기공소 또는 안경업소가 폐업하거나 등록사항을 변경할 때에는 지체없이 특별자치시장 · 특별자치도지사 · 시장 · 군수 · 구청장에게 신고해야 한다.

► 벌칙 : 100만원 이하의 과태료

## 5. 과대광고금지 (법14조)

(1) 치과기공소 또는 안경업소는 해당 업무에 관하여 거짓광고 또는 과대광고를 하지 못한다.

(2) 누구든지 영리를 목적으로 특정 치과기공소 · 안경업소 또는 치과기공사 · 안경사에게 고객을 알선, 소개 또는 유인하여서는 아니 된다.

► 벌칙 : 500만원 이하의 벌금

(3) 치과기공소와 안경업소의 해당 업무에 관한 광고의 범위 그 밖에 필요한 사항은 독점규제 및 공정거래에 관한 법률에서 정하는 바에 따른다.

## 6. 보고와 검사 (법15조)

**특별자치시장 · 특별자치도지사 · 시장 · 군수 · 구청장**은 **치과기공소 또는 안경업소의 개설자**에 대하여 지도 · 감독에 필요한 범위에서 보고를 명하거나 소속 공무원으로 하여금 업무상황, 시설 등의 검사를 하게 할 수 있다.

► 거부, 기피 또는 방해한 자는 **100만원 이하의 과태료**

## 7. 시정명령 (법23조)

특별자치시장 · 특별자치도지사 · 시장 · 군수 · 구청장은 **치과기공소 또는 안경업소의 개설자**가 다음에 해당하는 때에는 위반된 사항의 시정을 명할 수 있다.

- 시설 및 장비를 갖추지 못한 때(법제11조의 2 제4항 및 제12조 제4항)
- 안경사가 콘택트렌즈의 사용방법과 부작용에 관한 정보를 제공하지 아니한 경우(법제12조 제7항)
- 폐업 또는 등록의 변경사항을 신고하지 아니한 때(법제13조)

## 8. 개설등록취소 (법24조)

(1) **특별자치시장 · 특별자치도지사 · 시장 · 군수 · 구청장**은 **치과기공소** 또는 **안경업소의 개설자**가 다음에 해당할 때에는 **6개월 이내의 기간**을 정하여 **영업을 정지**시키거나 **등록을 취소**할 수 있다.

- 2개 이상의 치과기공소 또는 안경업소를 개설한 경우
- 거짓광고 또는 과대한 광고를 한 경우
- 안경사의 면허가 없는 사람으로 하여금 안경의 조제 및 판매와 콘택트렌즈의 판매를 하게 한 경우
- 영업정지처분을 받은 치과기공소 또는 안경업소의 개설자가 영업정지기간에 영업을 한 경우
- 치과기공사가 아닌 자로 하여금 치과기공사의 업무를 하게 한 경우
- 제23조의 규정에 의한 시정명령을 이행하지 아니한 경우

(2) 개설등록의 취소처분을 받은 자는 그 등록취소처분을 받은 날부터 **6월 이내**에 치과기공소 또는 안경업소를 개설하지 못한다.

(3) 치과기공소 또는 안경업소의 개설자가 면허자격정지처분을 받은 때에는 그 면허자격정지기간 동안 해당 치과기공소 또는 안경업소는 영업을 하지 못한다. 다만, 치과기공소의 개설자가 치

과기공물제작의뢰서를 보존하지 아니한 때(법제22조 제1항 제2호의 4) 및 치과기공사의 준수사항(법22조 1항 2호의 5)에 따른 면허자격정지처분을 받은 경우로서 해당 치과기공소에 그 개설자가 아닌 치과의사 또는 치과기공사가 종사하고 있는 경우에는 그러하지 아니하다.

(4) 치과기공소 및 안경업소의 업무정지처분의 효과는 그 처분이 확정된 치과기공소 및 안경업소를 양수한 자에게 승계되고, 업무정지처분절차가 진행 중인 때에는 양수인에 대하여 그 절차를 계속 진행할 수 있다. 다만, 양수인이 그 처분 또는 위반사실을 알지 못하였음을 증명하는 때에는 그러하지 아니하다.

(5) 업무정지처분을 받았거나 업무정지처분의 절차가 진행 중인 자는 행정처분을 받은 사실 또는 행정처분 절차가 진행 중인 사실을 보건복지부령으로 정하는 바에 따라 양수인에게 지체 없이 통지하여야 한다.

# 제6장 보 칙

## 1. 중앙회 (법16조, 17조, 18조, 19조)

(1) 의료기사 등은 그 종류에 따라 각각 **전국적으로 조직**을 가지는 **단체(중앙회)**를 설립하여야 한다.

(2) 중앙회는 **법인**으로 한다.

(3) 중앙회에 관하여 이 법에 규정되지 아니한 사항은 민법 중 **사단법인에 관한 규정**을 준용한다.

(4) 중앙회는 **특별시 · 광역시 · 도 및 특별자치도**에 **지부**를 **필히** 설치. **시 · 군 · 구**에 **분회**를 설치 **가능**. **그 외**의 지부나 **외국**에 지부를 설치하려면 보건복지부장관의 **승인**

(5) 중앙회가 지부나 분회를 설치한 때에는 책임자는 **지체 없이** 특별시장 · 광역시장 · 도지사 · 특별자치도지사 또는 시장 · 군수 · 구청장에게 **신고**

(6) 윤리위원회 : **자격정지** 처분 요구에 관한 사항을 심의 · 의결

(7) 중앙회를 설립하려면 정관과 그 밖에 필요한 서류를 **보건복지부장관**에게 제출하여 **설립 인가**를 받아야 한다. 중앙회가 정관을 변경하고자 하는 때에도 또한 같다. (인가 후 공고 : 보건복지부장관)

(8) 중앙회는 보건복지부장관으로부터 국민의 보건 및 의료 향상에 관한 **협조 요청**을 받으면 협조하여야 한다.

(9) 정관의 변경 및 시정 명령

① 정관이 정하는 사업 외의 사업을 한 때

② 국민의 보건 및 의료향상에 장애가 되는 행위를 한 때

③ 협조 요청을 받고 협조하지 아니한 때

(10) **보건복지부장관**은 감독상 필요한 경우 중앙회나 그 지부에 대하여 그 업무에 관한 사항을 **보고**하게 할 수 있다.

## 2. 보수교육의 업무위탁 (법20조, 영14조)

보건복지부장관이 보수교육을 위탁할 수 있는 기관

- 의료기사 등 면허와 관련된 학과가 개설된 전문대학 이상의 학교
- 협회
- 해당의료기사 등의 업무와 관련된 연구기관

### 3. 청문 (법26조)

보건복지부장관 또는 특별자치시장 · 특별자치도지사 · 시장 · 군수 · 구청장은 다음에 해당하는 처분을 하려면 청문을 하여야 한다.

- **면허의 취소**(법제21조 제1항)
- **등록의 취소**(법제24조 제1항)

### 4. 자료 제공의 요청 등 (법26조의2)

보건복지부장관은 이 법에 따른 업무를 수행하기 위하여 필요한 경우에는 지방자치단체의 장에게 치과기공소 또는 안경업소의 설치 및 운영 현황에 관한 자료 제공을 요청할 수 있다. 이 경우 요청을 받은 지방자치단체의 장은 특별한 사유가 없으면 이에 따라야 한다.

### 5. 수수료 (법27조)

- 의료기사등의 면허를 받으려는 사람
- 면허증을 재발급받으려는 사람
- 국가시험에 응시하려는 사람

### 6. 권한의 위임 또는 위탁 (법28조)

(1) 이 법에 의한 보건복지부장관의 권한은 그 일부를 소속 기관의 장, 특별시장 · 광역시장 · 특별자치시장 · 도지사 · 특별자치도지사, 시장 · 군수 · 구청장 또는 보건소장에게 위임할 수 있다.

(2) 보건복지부장관은 의료기사등의 실태 등의 신고 수리, 의료기사등에 대한 교육 등 업무의 일부를 관계 전문기관 또는 단체 등에 위탁할 수 있다.

## 제7장 벌 칙

### 1. 3년 이하의 징역 또는 3천만원 이하의 벌금 (법30조)

- 의료기사 등의 면허없이 의료기사 등의 업무를 행한 사람
- 타인에게 의료기사 등의 면허증을 빌려 준 사람
- 업무상 알게된 비밀을 누설한 사람(친고죄)

- 치과기공사의 면허 없이 치과기공소를 개설한 사람.
  다만, 제11조의 2 제1항에 따라 개설등록을 한 치과의사는 제외한다.
- 치과의사가 발행한 치과기공물제작의뢰서에 따르지 아니하고 치과기공물제작등 업무를 행한 사람
- 안경사 면허 없이 안경업소를 개설한 사람

## 2. 500만원이하의 벌금 (법31조)

- 의료기사등의 면허 없이 의료기사등의 명칭 또는 이와 유사한 명칭을 사용한 자
- 치과기공사로서 2개소 이상의 치과기공소를 개설한 자
- 안경사로서 2개 이상의 안경업소를 개설한 자
- 등록을 하지 아니하고 치과기공소를 개설한 자
- 등록을 하지 아니하고 안경업소를 개설한 자
- 전자상거래 또는 통신판매, 사이버몰 등으로부터 구매 또는 배송을 대행의 방법으로 안경 및 콘택트렌즈를 판매한 사람
- 안경 및 콘택트렌즈를 안경업소 외의 장소에서 판매한 안경사
- 영리를 목적으로 특정 치과기공소 · 안경업소 또는 치과기공사 · 안경사에게 고객을 알선 · 소개 또는 유인한 자

## 3. 양벌규정 (법32조)

법인의 대표자나 법인 또는 개인의 대리인, 사용인, 그 밖의 종업원이 그 법인 또는 개인의 업무에 관하여 제30조 또는 제31조의 위반행위를 하면 그 행위자를 벌하는 외에 그 법인 또는 개인에게도 해당 조문의 벌금형을 과(科)한다. 다만, 법인 또는 개인이 그 위반행위를 방지하기 위하여 해당 업무에 관하여 상당한 주의와 감독을 게을리하지 아니한 경우에는 그러하지 아니하다.

## 4. 과태료 (법33조)

### 1) 500만원 이하의 과태료 (부과·징수 : 보건복지부장관)

시간 · 방법 · 내용 등에 관한 사항을 위반하여 보수교육을 실시하거나 실시하지 아니하여 내린 시정명령을 이행하지 아니한 자

### 2) 100만원 이하의 과태료 (부과·징수: 특별자치시장·특별자치도지사·시장·군수·구청장)

- 실태와 취업 상황을 허위로 신고한 사람
- 폐업신고를 하지 아니하거나 등록사항의 변경신고를 하지 아니한 사람
- 치과기공소 또는 안경업소의 개설자가 보고를 하지 아니하거나 검사를 거부·기피 또는 방해한 자

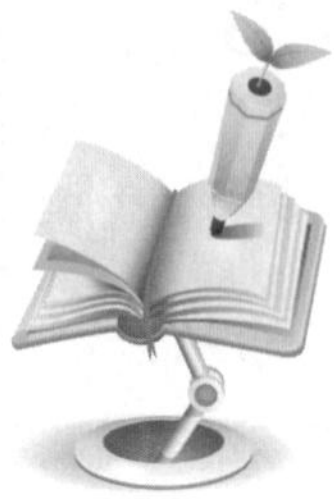

# 의료기사 등에 관한 법률 예상문제

**1.** 의료기사에 속하지 않는 자를 고르시오.

① 물리치료사 ② 보건의료정보관리사 ③ 작업치료사
④ 치과위생사 ⑤ 치과기공사

**해설** 보건의료정보관리사는 의료기사 등에 관한 법률에 적용을 받지만 의료기사는 아님(법1조의2)

**2.** 다음 중 의료기사의 종류가 아닌 것은?

① 안경사 ② 치과기공사 ③ 방사선사
④ 임상병리사 ⑤ 작업치료사

**해설** 안경사는 의료기사가 아님(법1조의2, 법2조)

**3.** "의료기사란 (    )의 지도아래 진료나 의화학적 검사에 종사하는 사람"에서 (    )안에 들어갈 알맞은 것은?

① 의사 ② 의사 또는 치과의사
③ 의사, 치과의사 또는 한의사 ④ 의사 또는 한의사
⑤ 치과의사 또는 한의사

**해설** 법1조의2

**4.** 의료기사 등에 관한 법률의 목적으로 옳지 않은 것은?

① 의료기사의 자격 · 면허에 관하여 필요한 사항을 정함이다.
② 보건의료정보관리사의 자격 · 면허에 관하여 필요한 사항을 정함이다.
③ 국민의 보건 및 의료향상에 이바지함이다.
④ 안경사의 자격 · 면허에 관하여 필요한 사항을 정함이다.
⑤ 위생사의 자격 · 면허에 관하여 필요한 사항을 정함이다.

**해설** 법1조

**5.** 의료기사 등의 면허권자는?

① 보건복지부장관 ② 시 · 도지사 ③ 시장 · 군수 · 구청장
④ 관련협회장 ⑤ 국시원장

**해설** 법4조

정답 1. ② 2. ① 3. ② 4. ⑤ 5. ①

**6.** 치과기공소를 개설하고자 하는 자는 어떻게 하여야 하나?

① 보건복지부장관의 허가
② 보건복지부장관에게 신고
③ 특별자치시장 · 특별자치도지사 · 시장 · 군수 · 구청장에게 신고
④ 특별자치시장 · 특별자치도지사 · 시장 · 군수 · 구청장에게 개설등록
⑤ 특별자치시장 · 특별자치도지사 · 시장 · 군수 · 구청장의 허가

**해설** 법11조의2 3항

**7.** 의료기사의 국가시험 공고는 언제 하는가?

① 시험실시 1개월전　② 시험실시 2개월전　③ 시험실시 3개월전
④ 시험실시 60일전　⑤ 시험실시 90일전

**해설** 영4조 2항

**8.** "의료기사란 의사 또는 치과의사의 지도아래 진료나 (　)에 종사하는 사람"에서 (　)안에 들어갈 알맞은 것은?

① 생리학 검사　② 환자에게 시행하는 검사　③ 의화학적 검사
④ 보건 및 의료　⑤ 환자치료

**해설** 법1조의2

**9.** 의료기사 등의 결격사유에 해당하는 것으로 옳은 것은?

① 국가시험에서 부정을 저지른 자　② 피성년후견인
③ 파산 선고를 받은 자　④ 미성년자
⑤ 마약류취급자

**해설** 법5조

**10.** 의료기사의 국가시험은 실시 횟수는?

① 연간 1회　② 연간 1회 이상　③ 연간 2회　④ 연간 2회 이상　⑤ 제한 없음

**해설** 법6조 영4조

**11.** 의료기사 등에 관한 법률에서 면허를 반드시 취소해야 할 경우는?

① 마약류 중독자
② 3회 이상 면허효력정지 처분을 받은 경우
③ 다른 사람에게 면허를 대여한 경우
④ 면허자격정지 기간에 의료기사 등의 업무를 한 경우
⑤ 치과기공물제작의뢰서에 따르지 아니하고 치과기공물제작등 업무를 한 때

**해설** 법21조

정답 6. ④　7. ⑤　8. ③　9. ②　10. ②　11. ①

**12.** 의료기사의 면허취소권자는?

① 보건복지부장관 ② 시 · 도지사 ③ 시장 · 군수 · 구청장
④ 질병관리청장 ⑤ 국시원장

**해설** 법21조

**13.** 의료기사 등의 실태와 취업상황에 관한 신고는 언제하나?

① 보건복지부장관이 보건의료시책상 필요하다고 인정할 때
② 시 · 도지사의 요청이 있을 때 ③ 면허증을 발급받고 매 3년이 되는 해
④ 정기적으로 매년 1회 ⑤ 국시원장이 필요하다고 인정할 때

**해설** 법11조, 영8조

**14.** 의료기사 등의 국가시험의 출제방법, 배점비율은 누가 정하는가?

① 보건복지부장관 ② 국립보건원장 ③ 국시원장
④ 의료기사 등의 단체의 장 ⑤ 시도지사

**해설** 규9조

**15.** 의료기사의 국가시험 응시자격에 제한받지 않는 경우는?

① 대마중독자 ② 부정한 방법으로 국가시험에 응시한 자
③ 미성년자 ④ 정신질환자
⑤ 국가시험 중 부정행위를 한 자

**해설** 법7조

**16.** 다른 사람에게 면허를 대여하여 면허가 취소된 경우, 취소된 날부터 몇 년 이내에는 면허증을 재발급하지 못하나?

① 1년 ② 2년 ③ 3년 ④ 4년 ⑤ 5년

**해설** 법21조

**17.** 의료기사의 국가시험에 응시할 수 없는 자는?

① 전문대학에서 임상병리학을 전공하고 졸업한 자
② 보건복지부장관이 인정하는 외국의 대학에서 임상병리학과를 이수하고 면허를 취득한 자
③ 산업대학에서 임상병리학을 전공하고 졸업한 자
④ 대학교에서 임상병리학을 전공하고 졸업한 자
⑤ 고등학교 이상의 학교를 졸업하고 보건복지부장관이 지정하는 의료기관에서 보건의료업무를 3년 이상 수습한 자

**해설** 법4조

정답 12. ① 13. ③ 14. ③ 15. ③ 16. ① 17. ⑤

**18.** 의료기사 등에 관한 법률에서 과태료를 징수할 수 없는 사람은?

① 시장 ② 보건소장 ③ 특별자치도지사
④ 시장 · 군수 · 구청장 ⑤ 서울특별시장

해설 법33조

**19.** 의료기사 등의 면허자격정지처분과 옳지 않은 것은?

① 6개월 이내의 기간에 대하여 할 수 있다.
② 품위손상행위에 해당될 때 할 수 있다.
③ 의료기사 등의 업무범위를 벗어나는 행위 시 할 수 있다.
④ 품위손상행위 시 처분을 내릴 수 있다.
⑤ 보수교육을 받지 않을 때 할 수 있다.

해설 보수교육 미필시 면허자격정지처분에 해당하지 않음(법22조, 영13조)

**20.** 의료기사의 보수교육은?

① 년 1회 이상, 10시간 이상 ② 년 2회, 8시간 이상
③ 년간 8시간 이상 ④ 년 1회 이상이며 시간은 규정없음
⑤ 년 2회 이상, 10시간 이상

해설 법20조, 규18조

**21.** 의료기사의 보수교육이 면제될 수 있는 사람은?

① 의료기사등의 면허에 상응하는 보건의료에 관한 학문을 전공하는 대학원생
② 전년도에 신규 면허를 받은 사람
③ 군 병원에서 복무하며 방사선사 업무를 하고 있는 방사선사
④ 보수교육 업무를 위탁받은 기관에서 인정하는 요건을 갖춘 사람
⑤ 안경점에서 해당 업무에 종사하지 않은 기간이 3개월 째인 사람

해설 법20조, 규칙18조

**22.** 의료기사 등이 국가시험에 관하여 부정행위를 하여 수험이 정지되었다면 국가시험에 응시할 수 없는 횟수는 최대 몇 회인가?

① 1회 ② 2회 ③ 3회 ④ 4회 이상 ⑤ 2년

해설 처분의 사유와 위반 정도 등을 고려하여 보건복지부령으로 정하는 바에 따라 그 다음에 치러지는 국가시험 응시를 3회의 범위에서 제한할 수 있다.(법7조)

**23.** 안경사가 되고자 하는 자는 누구의 무엇을 받아야 하나? 연결이 옳은 것은?

① 시 · 도지사 - 면허 ② 보건복지부장관 - 자격 ③ 시 · 도지사 - 자격
④ 보건복지부장관 - 면허 ⑤ 시 · 도지사 - 자격인정

해설 안경사는 의료기사는 아니지만 의료기사 등에 관한 법률에 적용을 받고 있음(법4조)

정답 18. ② 19. ⑤ 20. ③ 21. ① 22. ③ 23. ④

**24.** 의료기사의 결격사유에 해당되지 않는 것은?

① 정신질환자 ② 대마중독자 ③ 마약중독자
④ 향정신성의약품 중독자 ⑤ 미성년자

**해설** 복권된 자는 결격사유가 아님(법5조)

**25.** 의료기사 등의 벌칙규정 중 옳지 않은 것은?

① 의료기사 등의 면허없이 의료기사 등의 업무를 행한 사람은 3년 이하의 징역 또는 3천만원 이하의 벌금
② 의료기사 등의 면허없이 의료기사 등의 명칭과 유사명칭 사용한 자는 5백만원 이하의 벌금
③ 면허 대여를 알선한 경우 3년 이하의 징역 또는 3천만원 이하의 벌금
④ 비밀누설 위반시(친고죄) 3년 이하의 징역 또는 3천만원 이하의 벌금
⑤ 보수교유 미필시 과태료 백만원이하

**해설** 보수교육에 대한 벌칙규정은 없으며, 신고를 하지 않을 경우 과태료 임(법30조 내지 33조)

**26.** 국가시험을 해마다 1회 이상 보는 자와 관계가 적은 자는?

① 의료기사 ② 안경사 ③ 의사 ④ 조산사 ⑤ 접골사

**해설** 의료인, 의료기사 등 모두 동일함(법6조)

**27.** 치과기공소 개설자가 폐업을 신고하지 않을 경우 벌칙은?

① 3년 이하의 징역 또는 3천만원 이하의 벌금 ② 5백만원 이하의 벌금
③ 백만원 이하의 벌금 ④ 백만원 이하의 과태료
⑤ 처벌규정 없음

**해설** 법33조

**28.** 의료기사 등의 신고에 관한 것 중 옳지 않은 것은?

① 실태와 취업상황에 관한 신고이다. ② 보건복지부장관에게 한다.
③ 면허를 발급받은 날부터 매3년 되는 해에 한다. ④ 보건의료행정상 필요에 따라 한다.
⑤ 보건복지부장관은 보수교육을 받지 아니한 의료기사등에 대하여 신고를 반려할 수 있다.

**해설** ④ 최초로 면허를 받은 후부터 3년마다 그 실태와 취업상황을 보건복지부장관에게 신고(법11조)

**29.** 의료기사 등의 보수교육에 관하여 옳지 않은 것은?

① 보건복지부장관은 위탁받은 기관으로 하여금 실시하게 한다.
② 보수교육을 받지 않을 경우 벌칙은 없다.
③ 시간은 연간 8시간 이상이다.
④ 보수교육을 받지 않으면 면허자격을 정지시킬 수 있다.
⑤ 관계서류의 보존은 3년이다.

**해설** ④ 면허자격정지에 해당되지 않음(법22조), 벌칙 없음

정답 24. ⑤ 25. ⑤ 26. ⑤ 27. ④ 28. ④ 29. ④

**30.** 안경업소를 폐업하고자 할 때 어떻게 해야 하나?

① 도지사에 신고 ② 도지사의 허가 ③ 시장 · 군수 · 구청장에 신고
④ 시장 · 군수 · 구청장에 개설등록 ⑤ 절차 제한이 없다

해설 법13조

**31.** 안경업소의 영업을 정지시키거나 개설등록을 취소할 수 있는 경우가 아닌 것은?

① 2개소이상 안경업소를 개설할 때
② 허위 또는 과대한 광고를 한 때
③ 안경사 면허가 없는 자로 하여금 안경의 조제를 하게 한 때
④ 안경사가 시장, 군수, 구청장에게 지도, 감독상의 보고를 하지 않았을 때
⑤ 안경업소의 개설자가 영업정지 기간 중 영업을 계속할 때

해설 법24조

**32.** 의료기사 등에 관한 법률에 적용을 받지 않는 자는?

① 작업치료사 ② 치과위생사 ③ 보건의료정보관리사 ④ 안경사
⑤ 응급구조사

해설` ⑤ 응급구조사는 응급의료에 관한 법률에 적용을 받음

**33.** 의료기사 등에 관한 법률에 의해 보건복지부장관의 권한의 일부를 위임할 수 없는 자는?

① 도지사 ② 질병관리본부장 ③ 시장 · 군수 · 구청장
④ 보건소장 ⑤ 협회장

해설 법28조

**34.** 안경사의 면허 없이 안경업소를 개설한 사람이 받는 벌칙은?

① 5년 이하의 징역 또는 5천만원 이하의 벌금
② 3년 이하의 징역 또는 3천만원 이하의 벌금
③ 1년 이하의 징역 또는 1천만원 이하의 벌금
④ 500만원 이하의 벌금
⑤ 100만원 이하의 과태료

해설 법30조

**35.** 다음 중 고소가 있어야 공소를 제기할 수 있는 사람은?

① 의료기사등의 면허 없이 의료기사등의 업무를 한 사람
② 다른 사람에게 면허를 대여한 사람
③ 업무상 알게 된 비밀을 누설한 사람
④ 치과기공사의 면허 없이 치과기공소를 개설한 자
⑤ 안경사의 면허 없이 안경업소를 개설한 사람

해설 법30조

정답 30. ③ 31. ④ 32. ⑤ 33. ⑤ 34. ② 35. ③

**36.** 의료기사 등에 관한 법률에서 친고죄에 관한 것이다 옳은 것은?

① 비밀누설 뿐이다. ② 비밀누설과 기록열람이다.
③ 기록열람 뿐이다. ④ 안경사의 비밀누설은 친고죄에 해당되지 않는다.
⑤ 의료기사 등 기관은 친고죄에 적용받는다.

해설 기록열람은 의료기사 등에 법률에 없으며, 안경사도 비밀누설에 적용받으며 의료기사 단체는 적용받지 않음(법10조, 법30조)

**37.** 다음의 벌칙에 대하여 옳은 것은?

① 의료인과 의료기사는 비밀누설금지를 위반하면 벌칙이 다르다.
② 의료기사 등이 면허 또는 업무에 관하여 광고행위를 했을 때 벌칙은 3년 이하의 징역 또는 3천만원 이하의 벌금이다.
③ 무면허 의료기사 등의 업무를 했을 때 의료기사 등에 관한 법률에서 가장 무거운 벌칙을 받는다.
④ 안경사의 면허 없이 안경업소를 개설하면 500만원 이하의 벌금에 해당된다.
⑤ 의료기사 등이 품위손상행위를 했을 때 과태료 500만원 이하이다.

해설 같다(3년, 3천만원이하) ② 규정없음 ④ 3년, 3천만원 이하 ⑤ 규정없음

**38.** 의료기사 등 보수교육을 위탁받을 수 있는 기관으로 옳은 것은?

① 약사협회 ② 의사협회 ③ 간호사협회
④ 간호조무사협회 ⑤ 해당 의료기사 등의 업무와 관련된 연구기관

해설 ①, ②, ③, ④는 의료기사 등의 협회(단체)가 아니므로 적당치 않음. ⑤ 이외에도 관련된 학과가 개설된 전문대학 이상의 학교와 의료기사 등의 종별에 따라 설립된 협회(단체)가 있음(영14조)

**39.** 의료기사 등의 국가시험 합격자 결정방법이 옳은 것은?

① 필기시험에 있어서는 총점의 60% 이상만 득점한 자
② 실기시험에 있어서는 매 과목만점의 40% 이상 총점의 60% 이상 득점한 자
③ 필기시험에 있어서 매 과목만점의 40% 이상만 득점한 자
④ 실기시험에 있어서 만점의 60% 이상 득점한 자
⑤ 필기시험과 실기시험 총점의 40% 이상 득점한 자

해설 규9조

**40.** 의료기사 등의 면허자격정지처분과 관계가 적은 것은?

① 의료기사가 의사 · 치과의사의 지도에 의하지 아니하고 의료기사 업무를 행할 때
② 실태등의 신고를 하지 않을 때
③ 의료기사 등의 업무범위를 벗어나는 행위 시
④ 의료기사 등에 관한 법률을 위반한 때
⑤ 기간은 6개월 이내이다.

해설 ② 신고 불이행은 면허의 효력 정지임.(법22조)

정답 36. ① 37. ③ 38. ⑤ 39. ④ 40. ②

**41.** 의료기사 등의 단체(중앙회)에 대하여 옳은 것은?

① 시 · 군 · 구에 분회를 설치해야 한다.
② 해당되는 의료기사 등은 당연한 회원이 된다.
③ 협회는 법인으로 한다.
④ 보건복지부장관에게 업무에 관한 사항을 보고해야 한다.
⑤ 의료기사 등에 관한 법률에 규정되지 아니한 사항은 민법 중 재단법인에 관한 규정을 준용한다.

**해설** ① 설치할 수 있다 ② 규정없음, ④ 필요한 경우 보고하게 할 수 있다(19조) ⑤ 재단법인이 아니고 사단법인임(16조)

**42.** 안경업소를 개설하고자 할 때 어떻게 해야 하나?

① 시 · 도지사에 신고
② 시 · 도지사에 허가
③ 특별자치시장 · 특별자치도지사 · 시장 · 군수 · 구청장에 신고
④ 특별자치시장 · 특별자치도지사 · 시장 · 군수 · 구청장에 개설등록
⑤ 아무절차도 필요 없다.

**해설** 법12조3항

**43.** 의료기사 등의 품위 손상행위가 옳지 <u>않은</u> 것은?

① 의료기사 등의 업무범위를 벗어나는 행위
② 의료기사 등이 의사 · 치과의사의 지도를 받지 아니하고 의료기사 등의 업무를 하는 행위
③ 학문적으로 인정되지 아니하거나 윤리적으로 허용되지 아니하는 방법으로 업무를 하는 행위
④ 검사결과를 사실과 다르게 판시하는 행위
⑤ 치과기공소가 아닌 곳에서 치과기공사의 업무를 하는 행위

**해설** 의료기사 등이 아니고 의료기사가 되어야 함(보건의료정보관리사와 안경사는 해당안됨(영13조))

**44.** 의료기사 등의 면허증 재발급 사항에 맞지 <u>않은</u> 것은?

① 뉘우치는 빛이 뚜렷한 때
② 면허증기재사항 변경 시
③ 면허취소의 원인이 소멸할 때
④ 면허증의 분실 · 훼손할 때
⑤ 면허 대여로 면허취소처분 받은 후 3년 이내에 재교부하지 못함

**해설** ⑤ 3년이 아니고 1년임(법21조 2항, 영12조)

**45.** 대학에서 미술을 전공하여 학사학위를 받은 자가 의료기사 국가시험에 응시하고자 한다면 가장 옳은 것은?

① 응시자격이 없다.
② 1년간 수습의료기관에서 수습을 해야 한다.
③ 3년간 수습의료기관에서 수습을 마쳐야 한다.
④ 국가시험을 볼 자격을 주는 자격시험을 보아야 한다.
⑤ 관련학과가 아니기 때문에 2년간 수습을 해야 한다.

**해설** 수습기관에 관한 법은 폐지되었음

정답 41. ③ 42. ④ 43. ② 44. ⑤ 45. ①

**46.** 다음 중 의료기사 등에 관한 법률의 벌칙 규정 중 옳지 않은 것은?

① 무면허의료기사행위 시 3년 이하의 징역 또는 3천만원 이하의 벌금
② 의료기사 등이 아니면서 의료기사 등의 명칭사용 시 500만원 이하의 벌금
③ 안경사 면허 없이 안경업소를 개설할 때 3년 이하의 징역 또는 3천만원 이하의 벌금
④ 면허 대여시 3년 이하의 징역 또는 3천만원 이하의 벌금
⑤ 검사결과를 사실과 다르게 판시할 때 500만원 이하의 벌금

**해설** ⑤는 품위손상행위로서 벌금없이 면허자격정지임(벌칙 참고)

**47.** 다음 중 보건복지부령으로 정하는 것이 아닌 것은?

① 의료기사 등의 업무범위와 한계
② 필기시험의 시험과목
③ 실기시험의 범위
④ 합격자 결정방법
⑤ 치과기공소의 인정요건

**해설** ① 대통령령으로 정함(법3조)

**48.** 보수교육과 관련된 서류의 보존기간은?

① 1년 ② 3년 ③ 5년 ④ 10년 ⑤ 영구보존

**해설** 규21조

**49.** 의료기사 등의 국가시험에 관하여 필요한 사항은 시험실시 며칠 전에 공고하나?

① 10일 ② 20일 ③ 30일 ④ 60일 ⑤ 90일

**해설** 의료인과 동일함(영4조 2항)

**50.** 치과기공사의 면허 없이 치과기공소를 개설할 수 있는 사람은?

① 의사 ② 치위생사 ③ 보건소장 ④ 치과의사 ⑤ 한의사

**해설** 법30조

**51.** 의료기사 등이 아니면서 의료기사 등과 유사한 명칭을 사용했을 시 벌칙 또는 행정처분이 맞는 것은?

① 면허취소
② 면허자격정지
③ 3년 이하의 징역 또는 3천만원 이하의 벌금
④ 백만원 이하 과태료
⑤ 5백만원 이하 벌금

**해설** 벌칙 참조

정답 46. ⑤ 47. ① 48. ② 49. ⑤ 50. ④ 51. ⑤

**52.** 의료기사 등의 국가시험의 응시원서는 누구에게 제출해야 하나?

① 보건복지부장관
② 질병관리본부장
③ 국가시험관리기관의 장
④ 학장 및 총장
⑤ 협회장

해설 영6조

**53.** 안경업소의 폐업은 누구에게 신고해야 하나?

① 보건복지부장관
② 시 · 도지사
③ 특별자치시장 · 특별자치도지사 · 시장 · 군수 · 구청장
④ 안경사협회장
⑤ 보건소장

해설 법13조

**54.** 보수교육을 받은 자에 대하여 보수교육 이수증은 누가 교부하는가?

① 기관의 장
② 보건복지부장관
③ 질병관리본부장
④ 협회장
⑤ 시 · 도지사

해설 보수교육을 실시하는 기관의 장임(규19조 3항)

**55.** 다음 중 면허를 취소할 수 있는 경우는?

① 면허효력정지 기간에 의료기사등의 업무를 한 경우
② 품위를 현저히 손상시키는 행위를 한 경우
③ 치과기공물제작의뢰서를 보존하지 아니한 때
④ 안경업소의 개설자가 될 수 없는 사람에게 고용되어 안경사의 업무를 한 경우
⑤ 등록한 치과기공소가 아닌 곳에서 치과기공사의 업무를 행한 때

해설 법21조, 22조

**56.** 국가시험관리기관의 장이 보건복지부장관의 승인을 얻어 90일 전에 공고해야하는 사항으로 옳지 않은 것은?

① 시험일시
② 시험장소
③ 시험과목
④ 응시원서제출기간
⑤ 시험위원의 위촉

해설 ⑤ 위촉은 공고하지 않음(영4조 2항)

정답 52. ③ 53. ③ 54. ① 55. ① 56. ⑤

# Ⅲ. 지역보건법

1. 지역보건법 해설
2. 지역보건법 요약
3. 지역보건법 예상문제

# 1. 지역보건법 해설

## 법률 [시행 2023. 12. 14.] [법률 제19465호, 2023. 6. 13., 일부개정]

지역보건의료기관이 2개 이상의 지방자치단체에 관련된 보건의료사업과 감염병 업무에 공동으로 대응하고, 관계 중앙행정기관 및 지역보건의료기관 상호 간에 소통과 업무의 효율성을 증진하기 위하여 지역보건의료기관 협의회를 구성할 수 있도록 하는 등 현행 제도의 운영상 나타난 일부 미비점을 개선 · 보완함.

## 시행령 [시행 2023. 9. 29.] [대통령령 제33754호, 2023. 9. 26., 일부개정]

관계 중앙행정기관의 장, 시 · 도지사 또는 시장 · 군수 · 구청장이 지역보건의료정보시스템을 이용하거나 관련 업무시스템과 연계하려는 경우에는 보건복지부장관과 협의하도록 하고, 지역보건의료서비스 제공을 위한 조사항목을 확대하는 내용으로 「지역보건법」이 개정(법률 제19305호, 2023. 3. 28. 공포, 9. 29. 시행)됨에 따라, 지역보건의료정보시스템을 이용하려는 기관의 장은 보건복지부장관에게 이용하려는 정보의 명칭, 범위 등이 포함된 신청서를 제출하도록 하고, 보건복지부장관은 시스템을 이용하여 수행하려는 사무가 지역보건의료서비스에 해당하는지 여부 등을 고려하여 신청기관의 장과 협의하도록 하되, 필요한 경우 이용 대상 정보의 범위 등을 협의사항에 포함하도록 하는 한편,

시장 · 군수 · 구청장은 지역보건의료서비스 제공 신청을 받은 경우 서비스대상자와 부양의무자의 조사를 위하여 「장애인복지법」에 따른 장애 인정 및 장애 정도에 관한 자료 등을 이용할 수 있도록 하는 등 법률에서 위임된 사항과 그 시행에 필요한 사항을 정하려는 것임.

## 시행규칙 [시행 2023. 12. 14.] [보건복지부령 제985호, 2023. 12. 14., 일부개정]

지역보건의료기관이 지역보건의료기관 협의회를 구성할 수 있도록 하는 내용으로 「지역보건법」이 개정(법률 제19465호, 2023. 6. 13. 공포, 12. 14. 시행)됨에 따라, 지역보건의료기관 협의회는 회장과 위원으로 구성하고 회장은 협의회를 대표하며 회의를 소집하고 협의회의 사무를 총괄하도록 하고, 협의회의 규약에는 협의회의 명칭 및 구성목적, 협의회의 조직과 회장 및 위원의 선임방법 등의 내용이 포함되도록 하는 등 법률에서 위임된 사항과 그 시행에 필요한 사항을 정하는 한편,

국정과제로 추진 중인 지역 감염병 대응체계의 내실화를 뒷받침하기 위하여 지역보건의료기관이 검체 채취, 검체 보관 등 감염병 검사에 필요한 감염병검사시설 및 장비를 갖추도록 하려는 것임.

# 제1장 총 칙

**제1조(목적)** 이 법은 보건소 등 지역보건의료기관의 설치·운영에 관한 사항과 보건의료 관련기관·단체와의 연계·협력을 통하여 지역보건의료기관의 기능을 효과적으로 수행하는 데 필요한 사항을 규정함으로써 지역보건의료정책을 효율적으로 추진하여 지역주민의 건강 증진에 이바지함을 목적으로 한다.

**제2조(정의)** 이 법에서 사용하는 용어의 뜻은 다음과 같다.

1. "지역보건의료기관"이란 지역주민의 건강을 증진하고 질병을 예방·관리하기 위하여 이 법에 따라 설치·운영하는 보건소, 보건의료원, 보건지소 및 건강생활지원센터를 말한다.
2. "지역보건의료서비스"란 지역주민의 건강을 증진하고 질병을 예방·관리하기 위하여 지역보건의료기관이 직접 제공하거나 보건의료 관련기관·단체를 통하여 제공하는 서비스로서 보건의료인(「보건의료기본법」 제3조제3호에 따른 보건의료인을 말한다. 이하 같다)이 행하는 모든 활동을 말한다.
3. "보건의료 관련기관·단체"란 지역사회 내에서 공중(公衆) 또는 특정 다수인을 위하여 지역보건의료서비스를 제공하는 의료기관, 약국, 보건의료인 단체 등을 말한다.

**참고**

**보건의료기본법**

**제3조(정의)** 이 법에서 사용하는 용어의 뜻은 다음과 같다.

3. "보건의료인"이란 보건의료 관계 법령에서 정하는 바에 따라 자격·면허 등을 취득하거나 보건의료서비스에 종사하는 것이 허용된 자를 말한다.

**[영]제1조(목적)** 이 영은 「지역보건법」에서 위임된 사항과 그 시행에 필요한 사항을 규정함을 목적으로 한다.

**[규칙]제1조(목적)** 이 규정은 「지역보건법」 및 같은 법 시행령에서 위임된 사항과 그 시행에 필요한 사항을 규정함을 목적으로 한다.

**제3조(국가와 지방자치단체의 책무)** ① 국가 및 지방자치단체는 지역보건의료에 관한 조사·연구, 정보의 수집·관리·활용·보호, 인력의 양성·확보 및 고용 안정과 자질 향상 등을 위하여 노력하여야 한다.

② 국가 및 지방자치단체는 지역보건의료 업무의 효율적 추진을 위하여 기술적·재정적 지원을 하여야 한다.

③ 국가 및 지방자치단체는 지역주민의 건강 상태에 격차가 발생하지 아니하도록 필요한 방안을 마련하여야 한다.

**제4조(지역사회 건강실태조사)** ① 질병관리청장과 특별자치시장 · 특별자치도지사 · 시장 · 군수 · 구청장(구청장은 자치구의 구청장을 말하며, 이하 "시장 · 군수 · 구청장"이라 한다)은 지역주민의 건강 상태 및 건강 문제의 원인 등을 파악하기 위하여 매년 지역사회 건강실태조사를 실시하여야 한다. 〈개정 2023. 3. 28.〉

② 질병관리청장은 제1항에 따라 지역사회 건강실태조사를 실시할 때에는 미리 보건복지부장관과 협의하여야 한다. 〈신설 2023. 3. 28.〉

③ 제1항에 따른 지역사회 건강실태조사의 방법, 내용 등에 필요한 사항은 대통령령으로 정한다. 〈개정 2023. 3. 28.〉

**[영]제2조(지역사회 건강실태조사의 방법 및 내용)** ① 질병관리청장은 보건복지부장관과 협의하여 「지역보건법」(이하 "법"이라 한다) 제4조제1항에 따른 지역사회 건강실태조사(이하 "지역사회 건강실태조사"라 한다)를 매년 지방자치단체의 장에게 협조를 요청하여 실시한다.

② 제1항에 따라 협조 요청을 받은 지방자치단체의 장은 매년 보건소(보건의료원을 포함한다. 이하 같다)를 통하여 지역 주민을 대상으로 지역사회 건강실태조사를 실시하여야 한다. 이 경우 지방자치단체의 장은 지역사회 건강실태조사의 결과를 질병관리청장에게 통보하여야 한다.

③ 지역사회 건강실태조사는 표본조사를 원칙으로 하되, 필요한 경우에는 전수조사를 할 수 있다.

④ 지역사회 건강실태조사의 내용에는 다음 각 호의 사항이 포함되어야 한다.

1. 흡연, 음주 등 건강 관련 생활습관에 관한 사항
2. 건강검진 및 예방접종 등 질병 예방에 관한 사항
3. 질병 및 보건의료서비스 이용 실태에 관한 사항
4. 사고 및 중독에 관한 사항
5. 활동의 제한 및 삶의 질에 관한 사항
6. 그 밖에 지역사회 건강실태조사에 포함되어야 한다고 질병관리청장이 정하는 사항

**제5조(자료 또는 정보의 처리 및 이용 등)** ① 보건복지부장관은 지역보건의료기관(「농어촌 등 보건의료를 위한 특별조치법」 제2조제4호에 따른 보건진료소를 포함한다. 이하 이 조에서 같다)의 기능 및 업무를 수행하는 데 필요한 각종 자료 및 정보의 효율적 처리(「개인정보 보호법」 제2조제2호의 처리를 말한다. 이하 이 조에서 같다)를 위하여 지역보건의료정보시스템을 구축 · 운영할 수 있다. 〈개정 2023. 3. 28.〉

② 보건복지부장관은 제1항에 따른 지역보건의료정보시스템을 구축 · 운영하는 데 필요한 자료로서 다음 각 호의 어느 하나에 해당하는 자료 또는 정보를 처리할 수 있으며, 관계 중앙행정기관, 지방자치단체, 관련 기관 · 단체 · 법인 · 시설 등에 필요한 자료의 제공을 요청할 수 있다. 이 경우 요청을 받은 중앙행정기관, 지방자치단체, 관련 기관 · 단체 · 법인 · 시설 등의 장은 정당한 사유가 없으면 그 요청에 따라야 한다. 〈개정 2023. 3. 28.〉

1. 제11조제1항제5호에 따른 지역보건의료서비스의 제공에 관한 자료

2. 제19조부터 제21조까지의 규정에 따른 지역보건의료서비스 제공의 신청, 조사 및 실시에 관한 자료
3. 그 밖에 지역보건의료기관의 기능을 수행하는 데 필요한 것으로서 대통령령으로 정하는 자료

③ 누구든지 정당한 접근 권한 없이 또는 허용된 접근 권한을 넘어 지역보건의료정보시스템의 정보를 훼손·멸실·변경·위조·유출하거나 검색·복제하여서는 아니 된다.

④ 보건복지부장관은 지역보건의료기관의 기능과 업무 수행에 필요한 각종 자료 및 정보의 효율적 처리를 위하여 제1항에 따른 지역보건의료정보시스템을 다음 각 호의 정보시스템과 전자적으로 연계하여 활용할 수 있다. 〈신설 2023. 3. 28.〉

1. 「주민등록법」 제30조제1항에 따른 주민등록전산정보자료를 처리하는 정보시스템
2. 「사회보장기본법」 제37조제2항에 따른 사회보장정보시스템
3. 「사회보장급여의 이용·제공 및 수급권자 발굴에 관한 법률」 제24조의2제1항에 따른 사회서비스정보시스템
4. 「감염병의 예방 및 관리에 관한 법률」 제33조의4제1항에 따른 예방접종통합관리시스템
5. 「감염병의 예방 및 관리에 관한 법률」 제40조의5제1항에 따른 감염병관리통합정보시스템
6. 「건강검진기본법」 제3조제4호에 따른 건강검진자료를 처리하는 정보시스템
7. 「지방재정법」 제96조의2제1항에 따른 정보시스템
8. 「치매관리법」 제13조의2제1항에 따른 치매정보시스템
9. 그 밖에 대통령령으로 정하는 정보시스템

⑤ 보건복지부장관은 제1항에 따라 지역보건의료정보시스템을 통해 처리하는 자료 또는 정보를 지역주민의 건강 증진 및 질병의 예방·관리를 위하여 관계 중앙행정기관의 장과 특별시장·광역시장·도지사(이하 "시·도지사"라 한다) 또는 시장·군수·구청장에게 제공할 수 있다. 〈신설 2023. 3. 28.〉

⑥ 시·도지사 또는 시장·군수·구청장은 필요한 경우 제5항에 따라 보건복지부장관으로부터 제공받은 자료 또는 정보를 제19조제2항에 따른 서비스대상자 및 부양의무자의 동의를 받아 제30조제3항에 따른 보건의료 관련기관·단체 또는 의료인에게 제공할 수 있다. 이 경우 이용 목적을 고려하여 필요 최소한의 정보를 제공하여야 한다. 〈신설 2023. 3. 28.〉

⑦ 관계 중앙행정기관의 장, 시·도지사 또는 시장·군수·구청장이 제4항 및 제5항에 따라 지역보건의료정보시스템을 이용하거나 연계하고자 하는 경우에는 지역보건의료정보시스템을 이용하여 처리하고자 하는 자료 또는 정보와 그 범위, 처리 목적·방식, 해당 자료 또는 정보의 보유기관 등을 특정하여 보건복지부장관과 미리 협의하여야 한다. 〈신설 2023. 3. 28.〉

⑧ 제7항에 규정된 사항 외에 지역보건의료정보시스템의 이용 범위·방법 및 절차 등은 대통령령으로 정한다. 〈신설 2023. 3. 28.〉

[제목개정 2023. 3. 28.]

**벌칙 : 제32조 1항** 5년 이하의 징역 또는 5천만원 이하의 벌금

☞ 제5조제3항 - 훼손·멸실·변경·위조 또는 유출한 자

**벌칙 : 제32조 3항** 3년 이하의 징역 또는 3천만원 이하의 벌금

☞ 제5조제3항 - 검색 또는 복제한 자

**[영]제2조의2(지역보건의료정보시스템의 연계 및 이용 등)** ① 법 제5조제4항제9호에서 "대통령령으로 정하는 정보시스템"이란 다음 각 호의 정보시스템을 말한다.

1. 「노인장기요양보험법」 제15조에 따른 장기요양등급판정 자료를 처리하는 정보시스템
2. 「모자보건법」 제11조제2항제1호에 따른 난임치료를 위한 시술비 지원 자료를 처리하는 정보시스템

② 법 제5조제7항에 따라 지역보건의료정보시스템을 이용하거나 관할 업무시스템과 연계하려는 관계 중앙행정기관의 장, 특별시장 · 광역시장 · 도지사(이하 "시 · 도지사"라 한다) 또는 특별자치시장 · 특별자치도지사 · 시장 · 군수 · 구청장(구청장은 자치구의 구청장을 말하며, 이하 "시장 · 군수 · 구청장"이라 한다)은 보건복지부장관에게 다음 각 호의 사항이 포함된 지역보건의료정보시스템 이용 협의 신청서를 제출해야 한다.

1. 신청기관의 명칭
2. 지역보건의료정보시스템을 통하여 이용하려는 지역보건의료정보의 명칭, 범위, 이용 근거 및 보유기관
3. 지역보건의료정보시스템을 통하여 수행하려는 사무의 명칭, 목적 및 내용
4. 지역보건의료정보시스템의 이용 방식 및 안전성 확보 방안
5. 그 밖에 보건복지부장관이 지역보건의료정보시스템 이용을 위하여 필요하다고 정한 사항

③ 보건복지부장관은 제2항에 따른 신청을 받으면 다음 각 호의 사항을 고려하여 신청한 관계 중앙행정기관의 장, 시 · 도지사 또는 시장 · 군수 · 구청장과 협의해야 한다.

1. 지역보건의료정보시스템을 통하여 수행하려는 사무가 지역보건의료서비스에 해당하는지 여부
2. 지역보건의료정보시스템의 추가 개발이 필요한 경우 소요될 것으로 예상되는 적정한 예산을 편성했는지 여부
3. 지역보건의료정보시스템의 추가 개발이 필요한 경우 적정한 개발기간을 고려했는지 여부
4. 지역보건의료정보시스템의 보안 및 안전에 관한 대책을 마련했는지 여부
5. 그 밖에 연계하려는 업무시스템의 변경, 연계 가능 여부 등 보건복지부장관이 지역보건의료정보시스템의 이용 협의를 위하여 필요하다고 정한 사항에 적합한지 여부

④ 보건복지부장관은 제3항에 따른 협의를 하면서 필요한 경우에는 다음 각 호의 이용 범위를 협의사항에 포함해야 한다.

1. 이용 대상 지역보건의료정보의 범위 제한
2. 지역보건의료정보시스템의 이용자 범위 및 접근 권한의 제한
3. 지역보건의료정보시스템의 이용 방식, 지역보건의료정보의 제공 방법 및 지역보건의료정보 전달체계
4. 지역보건의료정보시스템의 이용에 필요한 예산, 시설 및 인력의 확보

⑤ 보건복지부장관은 제3항과 제4항에 따라 지역보건의료정보시스템의 이용이나 연계 이용에 관한 협의가 완료된 경우에는 협의 결과를 신청기관과 해당 정보의 보유기관에 각각 통

보해야 한다.

⑥ 제2항부터 제5항까지에서 규정한 사항 외에 지역보건의료정보시스템의 이용 협의 절차에 관한 세부 사항은 보건복지부장관이 정한다.

**[본조신설 2023. 9. 26.]**

**제6조(지역보건의료심의위원회)** ① 지역보건의료에 관한 다음 각 호의 사항을 심의하기 위하여 특별시·광역시·도(이하 "시·도"라 한다) 및 특별자치시·특별자치도·시·군·구(구는 자치구를 말하며, 이하 "시·군·구"라 한다)에 지역보건의료심의위원회(이하 "위원회"라 한다)를 둔다.

1. 지역사회 건강실태조사 등 지역보건의료의 실태조사에 관한 사항
2. 지역보건의료계획 및 연차별 시행계획의 수립·시행 및 평가에 관한 사항
3. 지역보건의료계획의 효율적 시행을 위하여 보건의료 관련기관·단체, 학교, 직장 등과의 협력이 필요한 사항
4. 그 밖에 지역보건의료시책의 추진을 위하여 필요한 사항

② 위원회는 위원장 1명을 포함한 20명 이내의 위원으로 구성하며, 위원장은 해당 지방자치단체의 부단체장(부단체장이 2명 이상인 지방자치단체에서는 대통령령으로 정하는 부단체장을 말한다)이 된다. 다만, 제4항에 따라 다른 위원회가 위원회의 기능을 대신하는 경우 위원장은 조례로 정한다.

③ 위원회의 위원은 지역주민 대표, 학교보건 관계자, 산업안전·보건 관계자, 보건의료 관련기관·단체의 임직원 및 관계 공무원 중에서 해당 위원회가 속하는 지방자치단체의 장이 임명하거나 위촉한다.

④ 위원회는 그 기능을 담당하기에 적합한 다른 위원회가 있고 그 위원회의 위원이 제3항에 따른 자격을 갖춘 경우에는 시·도 또는 시·군·구의 조례에 따라 위원회의 기능을 통합하여 운영할 수 있다.

⑤ 제1항부터 제4항까지에서 규정한 사항 외에 위원회의 구성과 운영 등에 필요한 사항은 대통령령으로 정한다.

**[영]제3조(지역보건의료심의위원회의 구성과 운영)** ① 법 제6조제2항 본문에서 "대통령령으로 정하는 부단체장"이란 「지방자치법 시행령」 제71조제2항에 따른 행정부시장이나 행정부지사를 말한다. 이 경우 행정부시장이나 행정부지사가 2명 있는 지방자치단체는 행정(1)부시장이나 행정(1)부지사를 말한다.

② 법 제6조에 따른 지역보건의료심의위원회(이하 "위원회"라 한다)에 출석한 위원에게는 예산의 범위에서 수당과 여비를 지급할 수 있다. 다만, 공무원인 위원이 그 소관 업무와 직접 관련되어 참석하는 경우에는 그러하지 아니하다.

③ 제1항 및 제2항에서 규정한 사항 외에 위원회의 구성과 운영에 필요한 사항은 해당 지방자치단체의 조례로 정한다.

# 제2장 지역보건의료계획의 수립 · 시행

**제7조(지역보건의료계획의 수립 등)** ① 시 · 도지사 또는 시장 · 군수 · 구청장은 지역주민의 건강 증진을 위하여 다음 각 호의 사항이 포함된 지역보건의료계획을 4년마다 제3항 및 제4항에 따라 수립하여야 한다. 〈개정 2023. 3. 28.〉

1. 보건의료 수요의 측정
2. 지역보건의료서비스에 관한 장기 · 단기 공급대책
3. 인력 · 조직 · 재정 등 보건의료자원의 조달 및 관리
4. 지역보건의료서비스의 제공을 위한 전달체계 구성 방안
5. 지역보건의료에 관련된 통계의 수집 및 정리

② 시 · 도지사 또는 시장 · 군수 · 구청장은 매년 제1항에 따른 지역보건의료계획에 따라 연차별 시행계획을 수립하여야 한다.

③ 시장 · 군수 · 구청장(특별자치시장 · 특별자치도지사는 제외한다. 이하 이 조에서 같다)은 해당 시 · 군 · 구(특별자치시 · 특별자치도는 제외한다. 이하 이 조에서 같다) 위원회의 심의를 거쳐 지역보건의료계획(연차별 시행계획을 포함한다. 이하 이 조에서 같다)을 수립한 후 해당 시 · 군 · 구의회에 보고하고 시 · 도지사에게 제출하여야 한다.

④ 특별자치시장 · 특별자치도지사 및 제3항에 따라 관할 시 · 군 · 구의 지역보건의료계획을 받은 시 · 도지사는 해당 위원회의 심의를 거쳐 시 · 도(특별자치시 · 특별자치도를 포함한다. 이하 이 조에서 같다)의 지역보건의료계획을 수립한 후 해당 시 · 도의회에 보고하고 보건복지부장관에게 제출하여야 한다.

⑤ 제3항 및 제4항에 따른 지역보건의료계획은 「사회보장기본법」 제16조에 따른 사회보장 기본계획, 「사회보장급여의 이용 · 제공 및 수급권자 발굴에 관한 법률」에 따른 지역사회보장계획 및 「국민건강증진법」 제4조에 따른 국민건강증진종합계획과 연계되도록 하여야 한다.

⑥ 특별자치시장 · 특별자치도지사, 시 · 도지사 또는 시장 · 군수 · 구청장은 제3항 또는 제4항에 따라 지역보건의료계획을 수립하는 데에 필요하다고 인정하는 경우에는 보건의료 관련 기관 · 단체, 학교, 직장 등에 중복 · 유사 사업의 조정 등에 관한 의견을 듣거나 자료의 제공 및 협력을 요청할 수 있다. 이 경우 요청을 받은 해당 기관은 정당한 사유가 없으면 그 요청에 협조하여야 한다.

⑦ 지역보건의료계획의 내용에 관하여 필요하다고 인정하는 경우 보건복지부장관은 특별자치시장 · 특별자치도지사 또는 시 · 도지사에게, 시 · 도지사는 시장 · 군수 · 구청장에게 각각 보건복지부령으로 정하는 바에 따라 그 조정을 권고할 수 있다.

⑧ 제1항부터 제7항까지에서 규정한 사항 외에 지역보건의료계획의 세부 내용, 수립 방법 · 시기 등에 관하여 필요한 사항은 대통령령으로 정한다.

**[영]제4조(지역보건의료계획의 세부 내용)** ① 시 · 도지사 및 특별자치시장 · 특별자치도지사는 법 제7조제1항에 따라 수립하는 지역보건의료계획(이하 "지역보건의료계획"이라 한다)에 다음 각 호의 내용을 포함시켜야 한다. 〈개정 2023. 9. 26.〉

1. 지역보건의료계획의 달성 목표
2. 지역현황과 전망
3. 지역보건의료기관과 보건의료 관련기관 · 단체 간의 기능 분담 및 발전 방향
4. 법 제11조에 따른 보건소의 기능 및 업무의 추진계획과 추진현황
5. 지역보건의료기관의 인력 · 시설 등 자원 확충 및 정비 계획
6. 취약계층의 건강관리 및 지역주민의 건강 상태 격차 해소를 위한 추진계획
7. 지역보건의료와 사회복지사업 사이의 연계성 확보 계획
8. 의료기관의 병상(病床)의 수요 · 공급
9. 정신질환 등의 치료를 위한 전문치료시설의 수요 · 공급
10. 특별자치시 · 특별자치도 · 시 · 군 · 구(구는 자치구를 말하며, 이하 "시 · 군 · 구"라 한다) 지역보건의료기관의 설치 · 운영 지원
11. 시 · 군 · 구 지역보건의료기관 인력의 교육훈련
12. 지역보건의료기관과 보건의료 관련기관 · 단체 간의 협력 · 연계
13. 그 밖에 시 · 도지사 및 특별자치시장 · 특별자치도지사가 지역보건의료계획을 수립함에 있어서 필요하다고 인정하는 사항

② 시장 · 군수 · 구청장은 지역보건의료계획에 다음 각 호의 내용을 포함시켜야 한다. 〈개정 2023. 9. 26.〉

1. 제1항제1호부터 제7호까지의 내용
2. 그 밖에 시장 · 군수 · 구청장이 지역보건의료계획을 수립함에 있어서 필요하다고 인정하는 사항

**[영]제5조(지역보건의료계획의 수립 방법 등)** ① 시 · 도지사 또는 시장 · 군수 · 구청장은 지역보건의료계획을 수립하기 전에 지역 내 보건의료실태와 지역주민의 보건의료의식 · 행동양상 등에 대하여 조사하고 자료를 수집해야 한다. 〈개정 2023. 9. 26.〉

② 시·도지사 또는 시장·군수·구청장은 제1항에 따른 지역 내 보건의료실태 조사 결과에 따라 해당 지역에 필요한 사업 계획을 포함하여 지역보건의료계획을 수립하되 국가 또는 특별시·광역시·도(이하 "시·도"라 한다)의 보건의료시책에 맞춰 수립하여야 한다.

③ 시·도지사 또는 시장·군수·구청장은 지역보건의료계획을 수립하는 경우에 그 주요 내용을 시·도 또는 시·군·구의 홈페이지 등에 2주 이상 공고하여 지역주민의 의견을 수렴하여야 한다.

**[영]제6조(지역보건의료계획의 제출 시기 등)** ① 시장·군수·구청장(특별자치시장·특별자치도지사는 제외한다. 이하 이 조 및 제7조에서 같다)은 법 제7조제3항에 따라 지역보건의료계획(연차별 시행계획을 포함한다. 이하 이 조에서 같다)을 계획 시행연도 1월 31일까지 시·도지사에게 제출하여야 한다.

② 시·도지사(특별자치시장·특별자치도지사를 포함한다)는 법 제7조제4항에 따라 지역보건의료계획을 계획 시행연도 2월 말일까지 보건복지부장관에게 제출하여야 한다.

③ 시장·군수·구청장은 지역 내 인구의 급격한 변화 등 예측하지 못한 보건의료환경 변화에

따라 지역보건의료계획을 변경할 필요가 있는 경우에는 시·군·구(특별자치시·특별자치도는 제외한다. 이하 이 조 및 제7조에서 같다) 위원회의 심의를 거쳐 변경한 후 시·군·구 의회에 변경 사실 및 변경 내용을 보고하고, 시·도지사에게 지체 없이 변경 사실 및 변경 내용을 제출하여야 한다.

④ 시·도지사(특별자치시장·특별자치도지사를 포함한다)는 지역 내 인구의 급격한 변화 등 예측하지 못한 보건의료환경 변화에 따라 지역보건의료계획을 변경할 필요가 있는 경우에는 시·도(특별자치시·특별자치도를 포함한다. 이하 이 조 및 제7조에서 같다) 위원회의 심의를 거쳐 변경한 후 시·도 의회에 변경 사실 및 변경 내용을 보고하고, 보건복지부장관에게 지체 없이 변경 사실 및 변경 내용을 제출하여야 한다.

**[규칙]제2조(지역보건의료계획의 조정 권고)** ① 「지역보건법」(이하 "법"이라 한다) 제7조제7항에 따라 같은 조 제1항에 따른 지역보건의료계획(같은 조 제2항에 따른 연차별 시행계획을 포함한다. 이하 이 조에서 같다)의 내용에 대한 조정 권고가 필요한 경우는 다음 각 호의 어느 하나에 해당하는 경우로 한다.

1. 지역보건의료계획의 내용이 관계 법령을 위반한 경우
2. 지역보건의료계획의 내용이 국가 또는 특별시·광역시·특별자치시·특별자치도·도의 보건의료정책에 부합하지 아니하는 경우
3. 지방자치단체의 생활권역과 행정구역이 서로 다름에도 불구하고 해당 지방자치단체에서 그 사실을 고려하지 아니한 경우
4. 2개 이상의 지방자치단체에 걸친 광역보건의료행정에 대하여 해당 지방자치단체에서 그 사정을 고려하지 아니한 경우
5. 지방자치단체 간 지역보건의료계획의 내용에 현저한 불균형이 있는 경우

② 보건복지부장관 또는 특별시장·광역시장·도지사(이하 "시·도지사"라 한다)는 법 제7조제7항에 따라 지역보건의료계획의 조정 권고를 하는 경우에는 해당 지방자치단체의 장에게 관련 자료의 제출을 요구할 수 있다.

**제8조(지역보건의료계획의 시행)** ① 시·도지사 또는 시장·군수·구청장은 지역보건의료계획을 시행할 때에는 제7조제2항에 따라 수립된 연차별 시행계획에 따라 시행하여야 한다.
② 시·도지사 또는 시장·군수·구청장은 지역보건의료계획을 시행하는 데에 필요하다고 인정하는 경우에는 보건의료 관련기관·단체 등에 인력·기술 및 재정 지원을 할 수 있다.

**제9조(지역보건의료계획 시행 결과의 평가)** ① 제8조제1항에 따라 지역보건의료계획을 시행한 때에는 보건복지부장관은 특별자치시·특별자치도 또는 시·도의 지역보건의료계획의 시행결과를, 시·도지사는 시·군·구(특별자치시·특별자치도는 제외한다)의 지역보건의료계획의 시행 결과를 대통령령으로 정하는 바에 따라 각각 평가할 수 있다.
② 보건복지부장관 또는 시·도지사는 필요한 경우 제1항에 따른 평가 결과를 제24조에 따른 비용의 보조에 반영할 수 있다.

**[영]제7조(지역보건의료계획 시행 결과의 평가)** ① 시장·군수·구청장은 법 제9조제1항에 따른 지역보건의료계획 시행 결과의 평가를 위하여 해당 시·군·구 지역보건의료계획의 연차별 시행계획에 따른 시행 결과를 매 시행연도 다음 해 1월 31일까지 시·도지사에게 제출하여야 한다.

② 시·도지사(특별자치시장·특별자치도지사를 포함한다)는 법 제9조제1항에 따른 지역보건의료계획 시행 결과의 평가를 위하여 해당 시·도 지역보건의료계획의 연차별 시행계획에 따른 시행 결과를 매 시행연도 다음 해 2월 말일까지 보건복지부장관에게 제출하여야 한다.

③ 보건복지부장관 또는 시·도지사는 제1항 또는 제2항에 따라 제출받은 지역보건의료계획의 연차별 시행계획에 따른 시행 결과를 평가하려는 경우에는 다음 각 호의 기준에 따라 평가하여야 한다.

1. 지역보건의료계획 내용의 충실성
2. 지역보건의료계획 시행 결과의 목표달성도
3. 보건의료자원의 협력 정도
4. 지역주민의 참여도와 만족도
5. 그 밖에 지역보건의료계획의 연차별 시행계획에 따른 시행 결과를 평가하기 위하여 보건복지부장관이 필요하다고 정하는 기준

④ 보건복지부장관 또는 시·도지사는 제3항에 따라 지역보건의료계획의 연차별 시행계획에 따른 시행 결과를 평가한 경우에는 그 평가 결과를 공표할 수 있다.

# 제3장 지역보건의료기관의 설치 · 운영

**제10조(보건소의 설치)** ① 지역주민의 건강을 증진하고 질병을 예방 · 관리하기 위하여 시 · 군 · 구에 1개소의 보건소(보건의료원을 포함한다. 이하 같다)를 설치한다. 다만, 시 · 군 · 구의 인구가 30만 명을 초과하는 등 지역주민의 보건의료를 위하여 특별히 필요하다고 인정되는 경우에는 대통령령으로 정하는 기준에 따라 해당 지방자치단체의 조례로 보건소를 추가로 설치할 수 있다.

② 동일한 시 · 군 · 구에 2개 이상의 보건소가 설치되어 있는 경우 해당 지방자치단체의 조례로 정하는 바에 따라 업무를 총괄하는 보건소를 지정하여 운영할 수 있다.

**[영]제8조(보건소의 설치)** ① 법 제10조제1항 단서에 따라 보건소를 추가로 설치할 수 있는 경우는 다음 각 호의 어느 하나에 해당하는 경우로 한다.

1. 해당 시 · 군 · 구의 인구가 30만명을 초과하는 경우
2. 해당 시 · 군 · 구의 「보건의료기본법」에 따른 보건의료기관 현황 등 보건의료 여건과 아동 · 여성 · 노인 · 장애인 등 보건의료 취약계층의 보건의료 수요 등을 고려하여 보건소를 추가로 설치할 필요가 있다고 인정되는 경우

② 법 제10조제1항 단서 및 이 조 제1항에 따라 보건소를 추가로 설치하려는 경우에는 「지방자치법 시행령」 제73조에 따른다. 이 경우 해당 지방자치단체의 장은 보건복지부장관과 미리 협의해야 한다.

**제11조(보건소의 기능 및 업무)** ① 보건소는 해당 지방자치단체의 관할 구역에서 다음 각 호의 기능 및 업무를 수행한다.

1. 건강 친화적인 지역사회 여건의 조성
2. 지역보건의료정책의 기획, 조사 · 연구 및 평가
3. 보건의료인 및 「보건의료기본법」 제3조제4호에 따른 보건의료기관 등에 대한 지도 · 관리 · 육성과 국민보건 향상을 위한 지도 · 관리
4. 보건의료 관련기관 · 단체, 학교, 직장 등과의 협력체계 구축
5. 지역주민의 건강증진 및 질병예방 · 관리를 위한 다음 각 목의 지역보건의료서비스의 제공
   가. 국민건강증진 · 구강건강 · 영양관리사업 및 보건교육
   나. 감염병의 예방 및 관리
   다. 모성과 영유아의 건강유지 · 증진
   라. 여성 · 노인 · 장애인 등 보건의료 취약계층의 건강유지 · 증진
   마. 정신건강증진 및 생명존중에 관한 사항
   바. 지역주민에 대한 진료, 건강검진 및 만성질환 등의 질병관리에 관한 사항
   사. 가정 및 사회복지시설 등을 방문하여 행하는 보건의료 및 건강관리사업
   아. 난임의 예방 및 관리

② 보건복지부장관이 지정하여 고시하는 의료취약지의 보건소는 제1항제5호아목 중 대통령령으로 정하는 업무를 수행할 수 있다.

③ 제1항 및 제2항에 따른 보건소 기능 및 업무 등에 관하여 필요한 세부 사항은 대통령령으로 정한다.

**참고**

**보건의료기본법**

**제3조(정의)** 이 법에서 사용하는 용어의 뜻은 다음과 같다.

4. "보건의료기관"이란 보건의료인이 공중(公衆) 또는 특정 다수인을 위하여 보건의료서비스를 행하는 보건기관, 의료기관, 약국, 그 밖에 대통령령으로 정하는 기관을 말한다.

**[영]제9조(보건소의 기능 및 업무의 세부 사항)** ① 법 제11조제1항제2호에 따른 지역보건의료정책의 기획, 조사·연구 및 평가의 세부 사항은 다음 각 호와 같다.

1. 지역보건의료계획 등 보건의료 및 건강증진에 관한 중장기 계획 및 실행계획의 수립·시행 및 평가에 관한 사항
2. 지역사회 건강실태조사 등 보건의료 및 건강증진에 관한 조사·연구에 관한 사항
3. 보건에 관한 실험 또는 검사에 관한 사항

② 법 제11조제1항제3호에 따른 보건의료인 및 「보건의료기본법」 제3조제4호에 따른 보건

의료기관 등에 대한 지도·관리·육성과 국민보건 향상을 위한 지도·관리의 세부 사항은 다음 각 호와 같다.

1. 의료인 및 의료기관에 대한 지도 등에 관한 사항
2. 의료기사 · 보건의료정보관리사 및 안경사에 대한 지도 등에 관한 사항
3. 응급의료에 관한 사항
4. 「농어촌 등 보건의료를 위한 특별조치법」에 따른 공중보건의사, 보건진료 전담공무원 및 보건진료소에 대한 지도 등에 관한 사항
5. 약사에 관한 사항과 마약·향정신성의약품의 관리에 관한 사항
6. 공중위생 및 식품위생에 관한 사항

③ 법 제11조제2항에서 "대통령령으로 정하는 업무"란 난임시술 주사제 투약에 관한 지원 및 정보 제공을 말한다.

**[규칙]제3조(보건소에서 수행할 수 있는 기능 및 업무의 예시)** 법 제11조제1항 및 「지역보건법 시행령」(이하 "영"이라 한다) 제9조에 따라 보건소(보건의료원을 포함한다. 이하 같다)에서 수행할 수 있는 기능 및 업무의 예시는 별표 1과 같다.

**참고**

[별표 1]

**보건소에서 관장할 수 있는 업무의 예시(제3조 관련)**

| 기능 | 업무 | 예시 |
|---|---|---|
| 1. 보건의료인 및 「보건의료기본법」 제3조제4호에 따른 보건의료기관 등에 대한 지도 · 관리 · 육성과 국민보건 향상을 위한 지도 · 관리 | 가. 의료인 및 의료기관에 대한 지도 등에 관한 사항 | 1) 의료기관의 개설 및 지도에 관한 사항<br>가) 의원 · 치과의원 · 한의원 및 조산원의 개설신고 수리<br>나) 부속의료기관의 개설신고 수리<br>다) 의료기관의 진단용 방사선 발생장치 및 특수의료장비의 설치 · 운영 신고 수리<br>라) 의료기관의 폐업 · 휴업 신고 수리 및 진료기록부 등의 이관 · 보관 등에 관한 사항<br>마) 의료기관에서 나오는 세탁물 처리업자에 대한 신고 수리<br>바) 「의료법」 제28조제1항에 따른 중앙회의 지부 또는 분회 설치에 대한 신고 수리<br>2) 의료에 관한 지도 · 감독 및 행정 처분<br>가) 의료기관의 업무개시 명령<br>나) 의료기관 또는 의료인에 대한 보고 명령<br>다) 업무상황 · 시설 또는 진료기록부 · 간호기록부 등의 검사<br>라) 의료시설 · 장비사용의 제한 또는 금지 처분<br>마) 의료기관에 대한 업무정지 · 허가취소 · 폐쇄 처분 및 과징금 부과 등<br>바) 의료지도원의 임명 |

| 기능 | 업무 | 예시 |
| --- | --- | --- |
| | 나. 의료기사·보건의료정보관리사 및 안경사에 대한 지도 등에 관한 사항 | 1) 치과기공소 및 안경업소의 개설 등록<br>2) 치과기공소 및 안경업소의 폐업·등록사항 변경 신고 수리<br>3) 치과기공소 및 안경업소의 개설자에 대한 시정명령<br>4) 치과기공소 및 안경업소의 영업정지 및 등록취소 등 |
| | 다. 응급의료에 관한 사항 | 1) 환자가 여러 명 발생한 경우 응급의료 및 응급환자 이송 등의 업무에 대한 종사 명령<br>2) 지역응급의료기관 지정 및 지정취소<br>3) 당직의료기관 지정<br>4) 응급의료기관 외의 의료기관 내 응급의료시설 설치·운영신고 수리<br>5) 구급차 등의 운용자에 대한 운용정지 및 말소등록 요청<br>6) 구급차 등의 운용상황과 실태점검·시정·정지 명령 |
| | 라. 「농어촌 등 보건의료를 위한 특별조치법」에 따른 공중보건의사·보건진료 전담공무원 및 보건진료소에 대한 지도 등에 관한 사항 | 1) 공중보건의사의 시·군·구안의 근무지역·근무기관·근무시설 변경 및 변경 결과 보고<br>2) 공중보건의사의 시·군·구 파견근무 명령<br>3) 공중보건의사에 대한 근무지역의 이탈금지 명령<br>4) 공중보건의사의 복무에 관한 지도·감독<br>5) 보건진료소의 설치·운영<br>6) 보건진료 전담공무원의 근무지역 지정·임용 및 징계<br>7) 보건진료 전담공무원의 관할구역 이탈금지 명령<br>8) 보건진료소의 업무에 대한 지도·감독 |
| | 마. 약사에 관한 사항과 마약·향정신성의약품의 관리에 관한 사항 | 1) 약국 및 의약품 관리<br>가) 약국 개설등록 수리<br>나) 약국 폐업 또는 휴업, 휴업한 약국의 재개 신고 수리<br>다) 약국제제 또는 조제실제제의 제조 품목 신고 수리<br>라) 안전상비의약품 판매자 등록 수리<br>마) 한약업사 및 의약품 도매상 허가<br>바) 약국 또는 점포 외 장소 의약품 판매 승인<br>사) 약국개설자, 의약품 판매업자에 대한 보고명령·시설과 서류의 검사 및 의약품의 수거<br>아) 약국개설자, 의약품 판매업자의 의약품 생산, 업무 개시 명령<br>자) 약국개설자, 의약품 판매업자의 의약품 회수·폐기 또는 조치 명령<br>차) 약국개설자, 의약품 판매업자의 시설 개수 명령 또는 사용 금지 명령<br>카) 약국개설자의 관리자 변경 명령<br>타) 약국개설자, 의약품 판매업자의 허가·승인·등록 취소<br>파) 안전상비의약품 판매자 등록 취소<br>하) 약사감시원 임명 |

| 기능 | 업무 | 예시 |
| --- | --- | --- |
| | | 2) 마약류 취급자 및 마약류 관리<br>가) 대마 취급자의 허가 및 허가증 교부<br>나) 대마 재배 면적, 생산 현황 및 수량 보고, 폐기 보고 수리<br>다) 마약류도매업자, 마약류소매업자, 마약류취급의료업자, 마약류관리자, 대마 재배자의 마약류 취급 감시 및 단속<br>라) 마약류도매업자, 마약류소매업자, 마약류취급의료업자, 마약류관리자, 대마 재배자의 마약류 폐기 및 조치 명령<br>마) 마약류도매업자, 마약류소매업자, 마약류취급의료업자, 마약류관리자, 대마 재배자에 대한 관리 및 업무 보고 명령<br>바) 마약류 감시원 및 마약류 명예지도원 운영 |
| | 바. 공중위생 및 식품위생에 관한 사항 | 1) 공중위생영업자 및 해당 시설에 대한 지도·관리<br>가) 공중위생영업·폐업·승계에 대한 신고 수리<br>나) 이용사 및 미용사의 면허 등 교부·취소 등<br>다) 공중위생영업자 및 공중이용시설의 소유자 등에 대한 보고관리 및 출입·검사<br>라) 공중위생영업자 및 공중위생시설의 소유자 등에 대한 위생지도 및 개선명령<br>마) 위생관리등급 공표 등<br>바) 공중위생감시원 임명 등<br>2) 식품접객업소 등에 관한 지도·관리<br>가) 위해평가 결과 등에 관한 보고 등<br>나) 식품위생 영업소 등에 대한 출입·검사·수거 등의 조치<br>다) 식품 등의 검사·재검사 수행 및 검사결과 등의 통보<br>라) 식품위생감시원 임명 및 소비자 식품위생감시원 위촉<br>마) 식품위생 영업의 허가 및 영업 승계 등에 대한 신고 수리<br>바) 위해식품 및 식품 등의 이물 등에 대한 신고 수리 및 회수조치·보고·품목 제조정지 등<br>사) 식품 등의 제조·가공업소, 식품접객업소 또는 집단급식소에 대한 위생등급 관리 및 모범업소 지정 등<br>아) 조리사의 면허 교부 및 취소 등<br>자) 식품위생업소 등에 대한 시정명령 및 위해식품에 대한 폐기처분 등<br>차) 위해식품 등의 공표에 관한 사항<br>카) 식품위생 영업시설 개수명령 등<br>타) 식품위생 영업의 허가취소 및 식품위생영업소 등의 폐쇄조치<br>파) 집단급식소 설치·운영에 대한 신고 수리<br>하) 어린이 기호식품 조리·판매업소 관리<br>거) 어린이 기호식품 우수판매업소 지정<br>너) 어린이 기호식품에 대한 안전과 영양공급 등에 대한 교육 및 홍보<br>더) 어린이 기호식품 조리 또는 진열·판매하는 자에 대한 시정명령 |

<table>
<tr><th>기능</th><th>업무</th><th>예시</th></tr>
<tr><td rowspan="2">2. 지역주민의 건강증진 및 질병예방·관리를 위한 지역보건의료서비스의 제공</td><td>가. 국민건강증진·구강건강·영양관리사업 및 보건교육</td><td>1) 국민건강증진<br>가) 건강증진프로그램의 개발 및 실시<br>나) 주민건강의 증진에 관한 세부계획의 수립 및 시행<br>다) 담배자판기 설치 단속 등 금연을 위한 조치<br>라) 금연구역 관리<br>마) 질병의 조기발견을 위한 검진 등<br>2) 구강보건<br>가) 구강건강에 관한 교육사업<br>나) 수돗물에 대한 불소화사업<br>다) 충치예방을 위한 치아홈메우기 사업<br>라) 불소용액 양치사업<br>3) 영양관리사업<br>가) 영유아·임산부·수유부·노인·환자 및 성인 등의 영양관리사업<br>나) 영양 및 식생활 교육·홍보<br>다) 집단급식시설에 대한 현황 파악 및 급식업무 지도<br>라) 그 밖에 영양과 식생활개선에 관한 사항<br>4) 개인 또는 집단에 대한 보건교육 실시<br>가) 금연·절주·신체활동 등 건강증진에 관한 사항<br>나) 구강건강에 관한 사항<br>다) 영양 및 식생활에 관한 사항<br>라) 만성질환 등 질병의 예방에 관한 사항<br>마) 공중위생 및 식품위생에 관한 사항 등</td></tr>
<tr><td>나. 감염병의 예방 및 관리</td><td>1) 감염병의 예방·관리<br>가) 감염병 예방을 위한 교육·홍보<br>나) 감염병의 신고 수리·보고<br>다) 관할구역에 거주하는 감염병 환자 또는 의사 환자에 관한 환자 명부의 작성·관리 및 상황 보고<br>라) 디프테리아·폴리오·백일해·홍역·파상풍·결핵·B형간염 등 기타 보건복지부장관이 지정하는 감염병에 관한 정기·임시 예방접종 실시<br>마) 예방접종의 공고 및 완료 여부의 확인<br>바) 예방접종 기록의 보존 및 보고<br>사) 예방접종 증명서의 교부<br>아) 감염병관리기관의 지정·관리, 감염병 위기 시 감염병 관리기관의 설치<br>자) 감염병 환자 등의 파악·관리 및 입원통지<br>차) 감염병 유행에 대한 방역 조치 및 감염병 예방을 위한 소독 등<br>카) 소독업 개시·휴업·대행에 대한 신고 접수 및 시정명령·영업정지 등<br>타) 예방위원의 임명 또는 위촉</td></tr>
</table>

| 기능 | 업무 | 예시 |
|---|---|---|
| | | 2) 후천성면역결핍증 관리<br>가) 후천성면역결핍증의 진단·검안사실 및 감염인 사망 등에 대한 신고 수리·보고<br>나) 후천성면역결핍증에 관한 정기 또는 수시검진<br>다) 후천성면역결핍증에 관한 역학조사<br>라) 감염인의 전문진료기관 또는 요양시설의 치료 및 요양 권고<br>마) 후천성면역결핍증검사확인서 발급<br>바) 감염자관리명부 작성 및 관리<br>3) 결핵관리<br>가) 결핵환자 진단·사망 및 사체 검안에 관한 신고 수리<br>나) 신고된 결핵환자에 대한 검진 및 잠복결핵감염자에 대한 치료 등의 조치<br>다) 결핵 집단발생이 의심되는 경우 역학조사·검진·치료 등의 조치<br>라) 결핵조기발견을 위한 결핵검진<br>마) 신생아 등에 대한 결핵예방접종 실시<br>바) 전염성결핵환자에 대한 접객업 등의 업무종사 정지·금지 명령 및 전염성소실 시 정지·금지 명령 취소<br>사) 결핵환자에 대한 입원명령<br>아) 전염성결핵환자 접촉자에 대한 결핵검진 및 관리 |
| | 다. 모성과 영유아의 건강유지·증진 | 1) 임산부의 신고 접수 및 보고<br>2) 모자보건수첩의 발급<br>3) 미숙아 등에 대한 등록카드 작성·관리<br>4) 임산부·영유아·미숙아 등의 건강관리 등<br>5) 피임약제 등의 보급<br>6) 산후조리업의 개설·승계·폐업·휴업 및 재개에 대한 신고 접수<br>7) 산후조리원의 보고·출입·검사 및 시정명령, 폐쇄 등 행정조치 등 |
| | 라. 여성·노인·장애인의 건강유지·증진 | 1) 노인에 대한 건강진단·상담 및 보건교육<br>2) 홀로 사는 노인에 대한 방문요양서비스 등의 서비스와 안전 확인 등의 보호조치<br>3) 치매검진 및 치매관리사업<br>4) 치매상담센터 설치 및 운영<br>5) 장애인의 검진·재활상담 및 재활서비스 등 |
| | 마. 정신건강증진 및 생명존중에 관한 사항 | 1) 정신건강증진<br>가) 정신질환자의 발견·상담·진료 및 만성 정신질환자의 관리<br>나) 정신보건센터 설치<br>다) 사회복귀시설의 설치·운영<br>라) 사회복귀시설의 폐지·휴지·재개신고 수리<br>마) 사회복귀시설 폐쇄 또는 정지 명령<br>바) 정신질환자의 입원·퇴원 및 통지 등에 관한 사항<br>사) 정신의료기관 입원환자의 퇴원 또는 처우개선 청구 수리, 기초정신보건심의위원회 회부 및 퇴원 또는 처우개선 조치 명령 |

| 기능 | 업무 | 예시 |
|---|---|---|
| | | 2) 생명존중에 관한 사항<br>가) 자살예방센터 및 자살예방용 긴급전화의 설치 · 운영<br>나) 자살위험자 조기 발견, 상담 및 치료 등 지원에 관한 사항<br>다) 자살예방 상담 · 교육 · 홍보 등에 관한 사항 |
| | 바. 지역주민에 대한 진료, 건강검진 및 만성질환 등의 질병관리에 관한 사항 | 1) 일반진료<br>2) 치과진료<br>3) 한방진료<br>4) 만성질환 예방 및 관리 프로그램 개발 · 운영<br>5) 희귀난치성질환자 의료비 지원 사업<br>6) 암환자 의료비 지원 사업 |

**제12조(보건의료원)** 보건소 중 「의료법」 제3조제2항제3호가목에 따른 병원의 요건을 갖춘 보건소는 보건의료원이라는 명칭을 사용할 수 있다.

**제13조(보건지소의 설치)** 지방자치단체는 보건소의 업무수행을 위하여 필요하다고 인정하는 경우에는 대통령령으로 정하는 기준에 따라 해당 지방자치단체의 조례로 보건소의 지소(이하 "보건지소"라 한다)를 설치할 수 있다.

**[영]제10조(보건지소의 설치)** 법 제13조에 따른 보건지소는 읍·면(보건소가 설치된 읍·면은 제외한다)마다 1개씩 설치할 수 있다. 다만, 지역주민의 보건의료를 위하여 특별히 필요하다고 인정되는 경우에는 필요한 지역에 보건지소를 설치·운영하거나 여러 개의 보건지소를 통합하여 설치·운영할 수 있다.

**제14조(건강생활지원센터의 설치)** 지방자치단체는 보건소의 업무 중에서 특별히 지역주민의 만성질환 예방 및 건강한 생활습관 형성을 지원하는 건강생활지원센터를 대통령령으로 정하는 기준에 따라 해당 지방자치단체의 조례로 설치할 수 있다.

**[영]제11조(건강생활지원센터의 설치)** 법 제14조에 따른 건강생활지원센터는 읍·면·동(보건소가 설치된 읍·면·동은 제외한다)마다 1개씩 설치할 수 있다.

**제15조(지역보건의료기관의 조직)** 지역보건의료기관의 조직은 대통령령으로 정하는 사항 외에는 「지방자치법」 제125조에 따른다.

**제15조(지역보건의료기관의 조직)** ① 지역보건의료기관의 조직은 대통령령으로 정하는 사항 외에는 「지방자치법」 제125조에 따른다. 〈개정 2021. 1. 12., 2024. 1. 2.〉

② 보건소에 보건소장(보건의료원의 경우에는 원장을 말한다) 1명을 두되, 의사 면허가 있는 사람 중에서 보건소장을 임용한다. 다만, 의사 면허가 있는 사람 중에서 임용하기 어려운 경우에는 「의료법」 제2조제2항에 따른 치과의사 · 한의사 · 간호사 · 조산사, 「약사법」 제2조제2호에 따른 약사 또는 보건소에서 실제로 보건 등과 관련된 업무를 하는 공무원으로서 대통령령으로 정하는 자격을 갖춘 사람을 보건소장으로 임용할 수 있다. 〈신설 2024. 1. 2.〉

**[시행일: 2024. 7. 3.] 제15조**

**참고**

지방자치법

**제125조(행정기구와 공무원)** ① 지방자치단체는 그 사무를 분장하기 위하여 필요한 행정기구와 지방공무원을 둔다.

② 제1항에 따른 행정기구의 설치와 지방공무원의 정원은 인건비 등 대통령령으로 정하는 기준에 따라 그 지방자치단체의 조례로 정한다.

③ 행정안전부장관은 지방자치단체의 행정기구와 지방공무원의 정원이 적절하게 운영되고 다른 지방자치단체와의 균형이 유지되도록 하기 위하여 필요한 사항을 권고할 수 있다.

④ 지방공무원의 임용과 시험 · 자격 · 보수 · 복무 · 신분보장 · 징계 · 교육 · 훈련 등에 관한 사항은 따로 법률로 정한다.

⑤ 지방자치단체에는 제1항에도 불구하고 법률로 정하는 바에 따라 국가공무원을 둘 수 있다.

⑥ 제5항에 규정된 국가공무원의 경우 「국가공무원법」 제32조제1항부터 제3항까지의 규정에도 불구하고 5급 이상의 국가공무원이나 고위공무원단에 속하는 공무원은 해당 지방자치단체의 장의 제청으로 소속 장관을 거쳐 대통령이 임명하고, 6급 이하의 국가공무원은 그 지방자치단체의 장의 제청으로 소속 장관이 임명한다.

**[영]제12조(지역보건의료기관의 조직기준)** ① 행정안전부장관은 법 제15조에 따라 지역보건의료기관의 조직 기준을 정하는 경우에 미리 보건복지부장관과 협의하여야 한다.

② 행정안전부장관은 제1항에 따른 지역보건의료기관의 조직 기준을 정하는 경우에 해당 시·군·구의 인구 규모, 지역 특성, 보건의료 수요 등을 고려하여야 하고, 다른 지방자치단체와의 균형을 유지하도록 합리적으로 정하여야 한다.

③ 지역보건의료기관의 기능과 업무량이 변경될 경우에는 그에 따라 지역보건의료기관의 조직과 정원도 조정하여야 한다.

**[영]제13조(보건소장)** ① 보건소에 보건소장(보건의료원의 경우에는 원장을 말한다. 이하 같다) 1명을 두되, 의사 면허가 있는 사람 중에서 보건소장을 임용한다. 다만, 의사 면허가 있는 사람 중에서 임용하기 어려운 경우에는 「지방공무원 임용령」 별표 1에 따른 보건·식품위생·의료기술·의무·약무·간호·보건진료(이하 "보건등"이라 한다) 직렬의 공무원을 보건소장으로 임용할 수 있다.

② 제1항 단서에 따라 보건등 직렬의 공무원을 보건소장으로 임용하려는 경우에 해당 보건소에서 실제로 보건등과 관련된 업무를 하는 보건등 직렬의 공무원으로서 보건소장으로 임용되기 이전 최근 5년 이상 보건등의 업무와 관련하여 근무한 경험이 있는 사람 중에서 임용하여야 한다.

③ 보건소장은 시장·군수·구청장의 지휘·감독을 받아 보건소의 업무를 관장하고 소속 공무원을 지휘·감독하며, 관할 보건지소, 건강생활지원센터 및 「농어촌 등 보건의료를 위한 특별조치법」 제2조제4호에 따른 보건진료소(이하 "보건진료소"라 한다)의 직원 및 업무에 대하여 지도·감독한다.

**[영]제14조(보건지소장)** ① 보건지소에 보건지소장 1명을 두되, 지방의무직공무원 또는 임기제공무원을 보건지소장으로 임용한다.

② 보건지소장은 보건소장의 지휘·감독을 받아 보건지소의 업무를 관장하고 소속 직원을 지휘·감독하며, 보건진료소의 직원 및 업무에 대하여 지도·감독한다.

**[영]제15조(건강생활지원센터장)** ① 건강생활지원센터에 건강생활지원센터장 1명을 두되, 보건등 직렬의 공무원 또는 「보건의료기본법」 제3조제3호에 따른 보건의료인을 건강생활지원센터장으로 임용한다.

② 건강생활지원센터장은 보건소장의 지휘·감독을 받아 건강생활지원센터의 업무를 관장하고 소속 직원을 지휘·감독한다.

**제16조(전문인력의 적정 배치 등)** ① 지역보건의료기관에는 기관의 장과 해당 기관의 기능을 수행하는 데 필요한 면허·자격 또는 전문지식을 가진 인력(이하 "전문인력"이라 한다)을 두어야 한다.

② 시·도지사(특별자치시장·특별자치도지사를 포함한다)는 지역보건의료기관의 전문인력을 적정하게 배치하기 위하여 필요한 경우 「지방공무원법」 제30조의2제2항에 따라 지역보건의료기관 간에 전문인력의 교류를 할 수 있다.

③ 보건복지부장관과 시·도지사(특별자치시장·특별자치도지사를 포함한다)는 지역보건의료기관의 전문인력의 자질 향상을 위하여 필요한 교육훈련을 시행하여야 한다.

④ 보건복지부장관은 지역보건의료기관의 전문인력의 배치 및 운영 실태를 조사할 수 있으며, 그 배치 및 운영이 부적절하다고 판단될 때에는 그 시정을 위하여 시·도지사 또는 시장·군수·구청장에게 권고할 수 있다.

⑤ 제1항에 따른 전문인력의 배치 및 임용자격 기준과 제3항에 따른 교육훈련의 대상·기간·평가 및 그 결과 처리 등에 필요한 사항은 대통령령으로 정한다.

**참고**

**지방공무원법**

**제30조의2(인사교류)**

② 시 · 도지사 또는 시 · 도의회의 의장은 해당 시 · 도 또는 관할 구역의 시 · 군 · 구의 다른 기관 간, 해당 시 · 도와 관할 구역의 시 · 군 · 구 간, 관할 구역의 시 · 군 · 구 간, 해당 시 · 도 또는 관할 구역의 시 · 군 · 구와 교육 · 연구기관 또는 공공기관 간에 인사교류가 필요하다고 인정하면 해당 시 · 도지사 또는 시 · 도의회의 의장 소속 인사교류협의회에서 정한 인사교류 기준에 따라 인사교류안을 작성하여 관할 구역의 지방자치단체의 장 등에게 인사교류를 권고할 수 있다. 이 경우 해당 지방자치단체의 장 등은 정당한 사유가 없으면 인사교류를 하여야 한다. 〈개정 2015.12.29., 2021.10.8.〉

**[영]제16조(전문인력의 배치기준)** 법 제16조제1항에 따라 지역보건의료기관에 두어야 하는 전문인력(이하 "전문인력"이라 한다)의 면허 또는 자격의 종류에 따른 최소 배치 기준은 보건복지부령으로 정한다.

**[규칙]제4조(전문인력의 배치)** ① 영 제16조에 따른 전문인력의 면허 또는 자격의 종류에 따른 최소 배치 기준은 별표 2와 같다.

② 특별자치시장·특별자치도지사·시장·군수·구청장(구청장은 자치구의 구청장을 말하며, 이하 "시장·군수·구청장"이라 한다)은 제1항의 전문인력 최소 배치 기준에 따른 전문인력의 정원을 확보하기 위하여 해당 특별자치시·특별자치도·시·군·구(구는 자치구를 말한다)의 직제 및 정원에 관한 규칙에 반영하여야 한다.

③ 시장·군수·구청장은 특별한 사유가 없으면 지역보건의료기관의 전문인력을 보유 면허 또는 자격과 관련되는 직위에 보직하여야 한다.

**참고**

[별표 2]

**전문인력의 면허 또는 자격의 종류에 따른 최소 배치 기준(제4조제1항 관련)**

1. 보건소 (단위 : 명)

| 구분 / 직종별 | 특별시의 구 | 광역시의 구, 인구 50만명 이상인 시의 구 및 인구 30만명 이상인 시 | 인구 30만명 미만인 시 | 도농복합 형태의 시 | 군 | 보건의료원이 설치된 군 |
|---|---|---|---|---|---|---|
| 의사 | 3 | 3 | 2 | 2 | 1 | 6 |
| 치과의사 | 1 | 1 | 1 | 1 | 1 | 1 |
| 한의사 | 1 | 1 | 1 | 1 | 1 | 1 |
| 조산사 | (1) | (1) | (1) | (1) | (1) | (1) |
| 간호사 | 18 | 14 | 10 | 14 | 10 | 23 |
| 약사 | 3 | 2 | 1 | 1 | 1 | 2 |
| 임상병리사 | 4 | 4 | 3 | 4 | 2 | 4 |
| 방사선사 | 2 | 2 | 2 | 2 | 2 | 3 |
| 물리치료사 | 1 | 1 | 1 | 1 | 1 | 2 |
| 치과위생사 | 1 | 1 | 1 | 1 | 1 | 1 |
| 영양사 | 1 | 1 | 1 | 1 | 1 | 2 |
| 간호조무사 | (2) | (2) | (2) | (2) | (2) | (6) |
| 보건의료정보관리사 | - | - | - | - | - | 1 |
| 위생사 | (3) | (3) | (2) | (2) | (2) | (2) |
| 정신보건전문요원 | 1 | 1 | 1 | 1 | 1 | 1 |
| 정보처리기사 및 정보처리기능사 | (1) | (1) | (1) | (1) | (1) | (1) |
| 응급구조사 | - | - | - | - | (1) | 1 |

※비고
1. 이 기준은 보건소장을 제외한 기준이며, 해당 지방자치단체의 실정에 따라 이 기준을 초과하여 필요한 전문인력을 배치할 수 있다.
2. 의사, 치과의사, 한의사의 기준은 공중보건의사를 포함한다.
3. 조산사 및 간호조무사는 간호사 전체 인력의 범위에서 간호사에 갈음하여 배치할 수 있다.
4. 위생사의 기준은 보건소에서 위생 업무를 관장하는 경우에 한정하여 적용한다.
5. 정보처리기사·정보처리기능사 및 응급구조사의 기준 중 ( )로 표시된 기준은 해당 시·군·구의 여건에 따라 이 기준을 조정하여 배치할 수 있다.
6. 영양사는 인구 5만명 미만의 군(보건의료원이 설치된 군은 제외한다)의 경우에는 해당 군의 여건에 따라 이 기준을 조정하여 배치할 수 있다.

**2. 보건지소** **(단위 : 명)**

| 구분 | 의사 | 치과의사 | 한의사 | 간호사 또는 간호조무사 | 치과위생사 |
|---|---|---|---|---|---|
| 보건지소 | 1 | 1 | 1 | 3 | 1 |
| 통합 보건지소 | 1 × 관할 읍·면수 | 1 × 관할 읍·면수 | 1 × 관할 읍·면수 | 3 × 관할 읍·면수 | 1 × 관할 읍·면수 |

※비고
1. 치과의사 및 한의사는 공중보건의사로서의 치과의사 및 한의사의 인력 사정에 따라 이 기준을 조정하여 배치할 수 있다.
2. 치과위생사는 치과의사의 배치를 고려하여 이 기준을 조정하여 배치할 수 있다.

**3. 건강생활지원센터** **(단위 : 명)**

| 구분 | 의사 또는 한의사 | 간호사 또는 간호조무사 | 물리치료사 또는 체육지도자 | 영양사 |
|---|---|---|---|---|
| 건강생활지원센터 | 1 | 3 | 1 | 1 |

※비고
1. 의사 또는 한의사는 촉탁 등 비상근으로 배치할 수 있다.
2. 건강생활지원센터 사업 규모, 사업 내용 등에 따라 지방자치단체 여건에 맞게 기준을 조정하여 배치할 수 있다.

**[영]제17조(전문인력의 임용자격기준)** 전문인력의 임용 자격 기준은 지역보건의료기관의 기능을 수행하는 데 필요한 면허·자격 또는 전문지식이 있는 사람으로 하되, 해당 분야의 업무에서 2년 이상 종사한 사람을 우선적으로 임용하여야 한다.

**[영]제18조(전문인력에 대한 교육훈련)** ① 보건복지부장관 또는 시·도지사(특별자치시장·특별자치도지사를 포함한다. 이하 이 조에서 같다)는 법 제16조제3항에 따라 전문인력에 대하여 기본교육훈련과 직무분야별 전문교육훈련을 실시하여야 한다.

② 보건복지부장관 또는 시·도지사는 제1항에 따른 교육훈련을 소속 교육훈련기관에서 받

게 하거나 다음 각 호의 어느 하나에 해당하는 기관에 위탁하여 받게 할 수 있다.
1. 질병관리청장
2. 다른 행정기관 소속의 교육훈련기관
3. 민간교육기관.

**[규칙]제5조(전문인력에 대한 교육훈련)** ① 시장·군수·구청장은 신규로 임용되거나 5급 이상 공무원으로 승진 임용된 전문인력에 대해서는 특별한 사유가 없으면 그 직급과 직무분야에 맞는 영 제18조제1항 및 제19조제1호에 따른 기본교육훈련(이하 "기본교육훈련"이라 한다)을 받게 한 후에 보직하여야 한다. 다만, 보건복지부장관이 인정하는 교육훈련기관에서 정해진 과정을 마친 사람은 보직 후에 기본교육훈련을 받게 할 수 있다.
② 시·도지사(특별자치시장·특별자치도지사를 포함한다)는 영 제18조제2항에 따라 전문인력에 대한 교육훈련을 다른 행정기관 소속의 교육훈련기관 또는 민간교육훈련기관에 위탁하여 받게 한 경우에는 교육훈련비용의 전부 또는 일부를 해당 교육훈련기관에 보조할 수 있다.
③ 전문인력에 대한 교육훈련 과정, 교육훈련 내용, 교육훈련기관의 선정 등에 필요한 사항은 보건복지부장관이 정한다.

**[영]제19조(교육훈련의 대상 및 기간)** 법 제16조제3항에 따른 교육훈련 과정별 교육훈련의 대상 및 기간은 다음 각 호의 구분에 따른다.
1. 기본교육훈련: 해당 직급의 공무원으로서 필요한 능력과 자질을 배양할 수 있도록 신규로 임용되는 전문인력을 대상으로 하는 3주 이상의 교육훈련
2. 직무 분야별 전문교육훈련: 보건소에서 현재 담당하고 있거나 담당할 직무 분야에 필요한 전문적인 지식과 기술을 습득할 수 있도록 재직 중인 전문인력을 대상으로 하는 1주 이상의 교육훈련

**[영]제20조(전문인력의 배치 및 운영실태조사)** ① 보건복지부장관은 법 제16조제4항에 따라 지역보건의료기관의 전문인력 배치 및 운영 실태를 2년마다 조사하여야 하며, 필요한 경우에는 시·도 또는 시·군·구에 대하여 수시로 조사할 수 있다.
② 보건복지부장관은 제1항에 따른 실태 조사 결과 전문인력의 적절한 배치 및 운영에 필요하다고 판단하는 경우에는 시·도지사(특별자치시장·특별자치도지사를 포함한다)에게 전문인력의 교류를 권고할 수 있다.

**[규칙]제6조(전문인력의 교류권고)** 영 제20조제2항에 따라 보건복지부장관이 시·도지사(특별자치시장·특별자치도지사를 포함한다)에게 전문인력의 적절한 배치 및 운영을 위한 전문인력의 교류를 권고할 수 있는 경우는 다음 각 호의 어느 하나에 해당하는 경우로 한다.
1. 전문인력의 균형 있는 배치를 위하여 교류하는 경우
2. 보건소 간의 협조를 위하여 인접 보건소 간에 교류하는 경우
3. 전문인력의 연고지 배치를 위하여 필요한 경우

**[영]제21조(전문인력의 결원보충)** 시·도지사(특별자치시장·특별자치도지사를 포함한다) 또는 시장·군수·구청장(특별자치시장·특별자치도지사는 제외한다)은 지역보건의료기관에 전문인력의 결원이 생겼을 때에는 지체 없이 결원 보충에 필요한 조치를 하여야 한다.

> **제16조의2(방문건강관리 전담공무원)** ① 제11조제1항제5호사목의 방문건강관리사업을 담당하게 하기 위하여 지역보건의료기관에 보건복지부령으로 정하는 전문인력을 방문건강관리 전담공무원으로 둘 수 있다.
> ② 국가는 제1항에 따른 방문건강관리 전담공무원의 배치에 필요한 비용의 전부 또는 일부를 보조할 수 있다.

**[규칙]제4조의2(방문건강관리 전담공무원)** ① 법 제16조의2에 따른 방문건강관리 전담공무원은 다음 각 호의 어느 하나에 해당하는 사람으로 한다.

1. 「의료법」 제2조제1항에 따른 의사, 치과의사, 한의사 및 간호사
2. 「의료기사 등에 관한 법률」 제2조제2항제3호, 제4호 및 제6호에 따른 물리치료사, 작업치료사 및 치과위생사
3. 「국민영양관리법」 제15조에 따른 영양사
4. 「약사법」 제2조제2호에 따른 약사 및 한약사
5. 「국민체육진흥법」 제2조제6호에 따른 체육지도자
6. 그 밖에 법 제11조제1항제5호사목에 따른 방문건강관리사업에 관한 전문지식과 경험이 있다고 보건복지부장관이 인정하여 고시하는 사람

② 방문건강관리 전담공무원의 임용 등에 관하여는 「지방공무원 임용령」에서 정하는 바에 따른다.

③ 제1항 및 제2항에서 규정한 사항 외에 방문건강관리 전담공무원 제도 운영에 관하여 필요한 사항은 보건복지부장관이 정한다.

> **제17조(지역보건의료기관의 시설·장비 등)** ① 지역보건의료기관은 보건복지부령으로 정하는 기준에 적합한 시설·장비 등을 갖추어야 한다.
> ② 지역보건의료기관의 장은 지역주민이 지역보건의료기관을 쉽게 알아볼 수 있고 이용하기에 편리하도록 보건복지부령으로 정하는 표시를 하여야 한다.

**[규칙]제7조(지역보건의료기관의 시설 · 장비 및 표시)** 법 제17조에 따른 지역보건의료기관의 시설·장비 및 표시의 기준은 별표 3과 같다.

**참고**

[별표 3]

## 지역보건의료기관의 시설·장비 및 표시 기준(제7조 관련)

Ⅰ. 지역보건의료기관의 시설·장비 기준

1. 시설기준

가. 진료실: 일반진료, 치과진료, 한방진료, 만성질환 상담 등 진료에 필요한 시설

나. 진료지원실: 방사선 촬영, 임상병리검사 등 진료지원에 필요한 시설

다. 보건사업실: 건강증진 사업, 보건교육 등 보건사업에 필요한 시설

2. 장비기준

가. 진료실: 청진기, 진찰대, 혈압계, 체온계 등 진료에 필요한 장비

나. 진료지원실: 방사선 촬영 장비, 임상병리검사 장비 등 진료지원에 필요한 장비

다. 보건사업실: 건강증진 장비, 기초체력측정 장비, 교육용 모형 등 보건사업에 필요한 장비

Ⅱ. 지역보건의료기관의 표시 기준

지역보건의료기관은 다음의 표지와 함께 해당 지역 명을 표시하여야 한다.

〈지역보건의료기관 표지〉

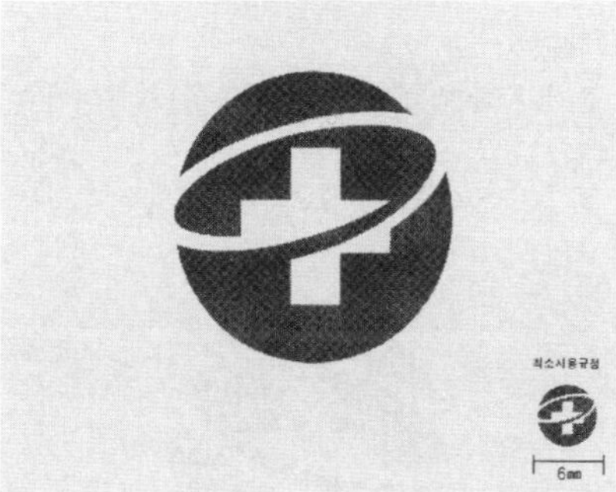

〈표시 예〉

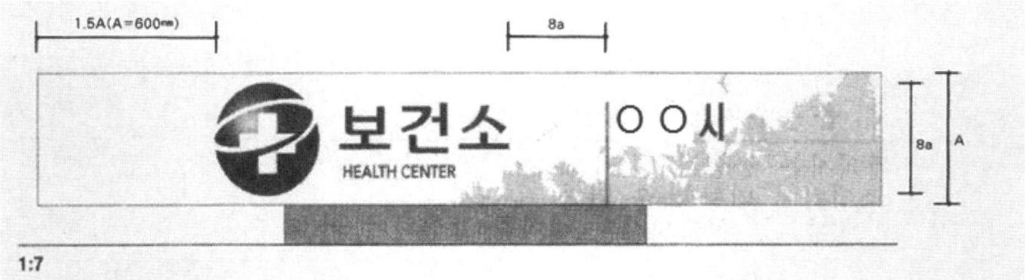


* 색상 No. : 보건그린 PANTONE Color 320 C, 라이트 그린 PANTONE Color 331 C

**참고**

[별표 3] 〈개정 2023. 12. 14.〉 [시행일: 2024. 6. 15.]

## 지역보건의료기관의 시설·장비 및 표시 기준(제7조 관련)

Ⅰ. 지역보건의료기관의 시설·장비 기준

1. 시설기준

가. 진료실: 일반진료, 치과진료, 한방진료, 만성질환 상담 등 진료에 필요한 시설

나. 진료지원실: 방사선 촬영, 임상병리검사 등 진료지원에 필요한 시설

다. 보건사업실: 건강증진 사업, 보건교육 등 보건사업에 필요한 시설

라. 감염병검사시설: 검체 채취, 검체 보관 등 감염병 검사에 필요한 시설. 다만, 별도의 시설을 설치하지 않더라도 필요 시 가설건축물 등으로 해당 시설을 설치할 수 있는 상태에 있는 경우에도 감염병검사시설을 갖춘 것으로 본다.

2. 장비기준

가. 진료실: 청진기, 진찰대, 혈압계, 체온계 등 진료에 필요한 장비

나. 진료지원실: 방사선 촬영 장비, 임상병리검사 장비 등 진료지원에 필요한 장비

다. 보건사업실: 건강증진 장비, 기초체력측정 장비, 교육용 모형 등 보건사업에 필요한 장비

라. 감염병검사시설: 검체 채취 장비, 검체 보관용 냉장고 등 감염병 검사에 필요한 장비

Ⅱ. 지역보건의료기관의 표시 기준

지역보건의료기관은 다음의 표지와 함께 해당 지역 명을 표시하여야 한다.

〈지역보건의료기관 표지〉

〈표시 예〉

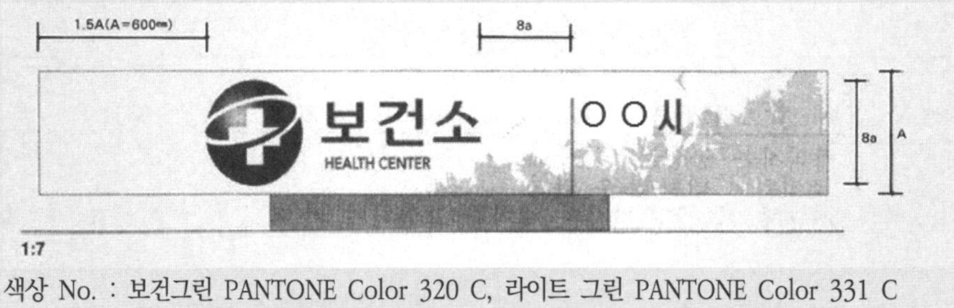


* 색상 No. : 보건그린 PANTONE Color 320 C, 라이트 그린 PANTONE Color 331 C

**제18조(시설의 이용)** 지역보건의료기관은 보건의료에 관한 실험 또는 검사를 위하여 의사·치과의사·한의사·약사 등에게 그 시설을 이용하게 하거나, 타인의 의뢰를 받아 실험 또는 검사를 할 수 있다.

**[영]제22조(시설이용의 편의제공 등)** ① 지역보건의료기관의 장은 법 제18조에 따른 지역보건의료기관의 시설 이용, 타인이 의뢰한 실험 또는 검사를 정당한 사유 없이 거부할 수 없으며 편의를 제공하여야 한다.

② 지역보건의료기관의 장은 제1항에 따라 타인의 의뢰를 받아 실험 또는 검사를 하였을 때에는 그 결과를 지체 없이 의뢰인에게 통지하여야 한다.

**제18조의2(지역보건의료기관 협의회)** ① 지역보건의료기관은 2개 이상의 지방자치단체에 관련된 보건의료사업과 감염병 업무에 공동으로 대응하고, 관계 중앙행정기관 및 지역보건의료기관 상호 간에 소통과 업무의 효율성을 증진하기 위하여 지역보건의료기관 협의회를 구성할 수 있다.

② 지역보건의료기관의 장은 제1항에 따른 협의회를 구성하려면 관계 지역보건의료기관 간의 협의에 따라 규약을 정하여 전국 단위 협의회인 경우에는 보건복지부장관에게, 시 · 도(특별자치시 · 특별자치도를 포함한다) 단위 협의회인 경우에는 특별자치시장 · 특별자치도지사 또는 시 · 도지사에게 이를 보고하여야 한다.

③ 제1항 및 제2항에 따른 협의회의 구성과 운영 등에 필요한 사항은 보건복지부령으로 정한다.

**[본조신설 2023. 6. 13.]**

**[규칙]제7조의2(지역보건의료기관 협의회의 구성 · 운영)** ① 법 제18조의2제1항에 따른 지역보건의료기관 협의회(이하 "협의회"라 한다)는 회장과 위원으로 구성한다.

② 협의회의 회장과 위원은 규약으로 정하는 바에 따라 관계 지역보건의료기관의 장 중에서 선임한다.

③ 회장은 협의회를 대표하며 회의를 소집하고 협의회의 사무를 총괄한다.

④ 협의회의 규약에는 다음 각 호의 사항이 포함돼야 한다.

1. 협의회의 명칭 및 구성목적
2. 협의회를 구성하는 지역보건의료기관
3. 협의회의 조직과 회장 및 위원의 선임방법
4. 협의회의 운영과 사무처리에 필요한 경비의 부담이나 지출방법
5. 그 밖에 협의회의 구성과 운영에 필요한 사항

⑤ 지역보건의료기관의 장은 다음 각 호의 경우 전국 단위 협의회인 경우에는 보건복지부장관에게, 특별시 · 광역시 · 특별자치시 · 도 · 특별자치도 단위 협의회인 경우에는 시 · 도지사(특별자치시장 · 특별자치도지사를 포함한다)에게 보고해야 한다.

1. 협의회의 규약을 변경하려는 경우
2. 협의회를 없애려는 경우

[본조신설 2023. 12. 14.]

## 제4장 지역보건의료서비스의 실시

**제19조(지역보건의료서비스의 신청)** ① 지역보건의료서비스 중 보건복지부령으로 정하는 서비스를 필요로 하는 사람(이하 "서비스대상자"라 한다)과 그 친족, 그 밖의 관계인은 관할 시장·군수·구청장에게 지역보건의료서비스의 제공(이하 "서비스 제공"이라 한다)을 신청할 수 있다.

② 시장·군수·구청장이 제1항에 따른 서비스 제공 신청을 받는 경우 제20조에 따라 조사하려 하거나 제출받으려는 자료 또는 정보에 관하여 서비스대상자와 그 서비스대상자의 1촌 직계혈족 및 그 배우자(이하 "부양의무자"라 한다)에게 다음 각 호의 사항을 알리고, 해당 자료 또는 정보의 수집에 관한 동의를 받아야 한다.

1. 법적 근거, 이용 목적 및 범위
2. 이용 방법
3. 보유기간 및 파기방법

③ 서비스 제공의 신청인은 서비스 제공 신청을 철회하는 경우 시장·군수·구청장에게 조사하거나 제출한 자료 또는 정보의 반환 또는 삭제를 요청할 수 있다. 이 경우 요청을 받은 시장·군수·구청장은 특별한 사유가 없으면 그 요청에 따라야 한다.

④ 제1항부터 제3항까지의 규정에 따른 서비스 제공의 신청·철회 및 고지·동의 방법 등에 관하여 필요한 사항은 보건복지부령으로 정한다.

**[규칙]제8조(지역보건의료서비스 제공의 신청·철회 및 고지·동의)** ① 법 제19조제1항에서 "지역보건의료서비스 중 보건복지부령으로 정하는 서비스"란 소득, 재산, 건강상태 등에 따라 선별하여 제공하는 서비스를 말한다.

② 법 제19조제1항 및 제3항에 따라 지역보건의료서비스의 제공(이하 "서비스 제공"이라 한다)을 신청하거나 철회하려는 자는 지역보건의료서비스 신청서나 철회서(전자문서를 포함한다)에 관련 서류(전자문서를 포함한다)를 첨부하여 시장·군수·구청장에게 신청하거나 철회하여야 한다. 다만, 첨부하여야 하는 관련 서류 중 「전자정부법」 제36조제1항에 따른 행정정보의 공동이용을 통하여 관련 서류를 확인할 수 있는 경우에는 그 확인으로 첨부서류를 갈음하되, 신청인이 확인에 동의하지 아니하는 경우에는 그 서류를 첨부하여야 한다.

③ 시장·군수·구청장은 법 제19조제2항에 따라 알리거나 자료 또는 정보의 수집에 관한 동의를 받아야 하는 경우에는 서면 또는 전자적인 방법으로 하여야 한다. 다만, 서면 또는 전자적인 방법으로 알리기 곤란한 경우에는 전화, 담당 공무원의 안내 등의 방법으로 알릴 수 있다.

> **제20조(신청에 따른 조사)** ① 시장 · 군수 · 구청장은 제19조제1항에 따라 서비스 제공 신청을 받으면 서비스대상자와 부양의무자의 인적사항 · 가족관계 · 소득 · 재산 · 사회보장급여 수급이력 · 건강상태 등에 관한 자료 및 정보에 대하여 조사하고 처리할 수 있다. 다만, 서비스대상자와 부양의무자에 대한 조사가 필요하지 아니하거나 그 밖에 대통령령으로 정하는 사유에 해당하는 경우는 제외한다. 〈개정 2023. 3. 28.〉
>
> ② 시장 · 군수 · 구청장은 제1항에 따른 조사에 필요한 자료를 확보하기 위하여 서비스대상자 또는 그 부양의무자에게 필요한 자료 또는 정보의 제출을 요구할 수 있다.
>
> ③ 시장 · 군수 · 구청장은 제1항에 따른 조사를 위하여 주민등록전산정보 · 가족관계등록전산정보 · 금융 · 국세 · 지방세, 토지 · 건물 · 건강보험 · 국민연금 · 고용보험 · 산업재해보상보험 · 보훈급여 등 대통령령으로 정하는 관련 전산망 또는 자료를 이용하고자 하는 경우에는 관계 중앙행정기관, 지방자치단체, 관련 기관 · 단체 · 법인 · 시설 등에 협조를 요청할 수 있다. 이 경우 자료의 제출을 요청받은 중앙행정기관, 지방자치단체, 관련 기관 · 단체 · 법인 · 시설 등은 정당한 사유가 없으면 이에 따라야 한다. 〈개정 2023. 3. 28.〉
>
> ④ 시장 · 군수 · 구청장은 제1항의 사항을 확인하기 위하여 필요한 경우 그 권한을 표시하는 증표 및 조사기간, 조사범위, 조사담당자, 관계 법령 등이 기재된 서류를 제시하고 거주지 및 사실 확인에 필요한 관련 장소를 방문할 수 있다. 〈신설 2023. 3. 28.〉

**[영]제22조의2(신청에 따른 조사)** ① 법 제20조제1항 단서에서 "대통령령으로 정하는 사유"란 다음 각 호의 사유를 말한다.

1. 다른 법령에 따라 법 제19조제1항에 따른 서비스대상자(이하 "서비스대상자"라 한다)가 사회보장급여를 받고 있는 경우로서 수급자격의 증명만으로 지역보건의료서비스 제공의 실시 여부를 결정할 수 있는 경우
2. 「의료법」 제17조에 따른 진단서 등에 의한 서비스대상자의 건강상태 확인만으로 지역보건의료서비스 제공의 실시 여부를 결정할 수 있는 경우
3. 그 밖에 시장 · 군수 · 구청장이 소득 · 재산 · 건강상태에 관한 조사가 필요하지 않다고 인정하는 경우

② 법 제20조제3항 전단에서 "주민등록전산정보 · 가족관계등록전산정보 · 금융 · 국세 · 지방세, 토지 · 건물 · 건강보험 · 국민연금 · 고용보험 · 산업재해보상보험 · 보훈급여 등 대통령령으로 정하는 관련 전산망 또는 자료"란 별표에 따른 전산망 또는 자료를 말한다.

[본조신설 2023. 9. 26.]

**참고**

**[별표]** 〈신설 2023. 9. 26.〉

**서비스대상자와 부양의무자 조사 관련 전산망 또는 자료(제22조의2제2항 관련)**

1. 「가족관계의 등록 등에 관한 법률」에 따른 가족관계등록전산정보(가족관계증명서, 혼인관계증명서 등)
2. 「구직자 취업촉진 및 생활안정지원에 관한 법률」 제17조제1항에 따른 취업성공수당의 지급에 관

한 자료

3. 「공간정보의 구축 및 관리 등에 관한 법률」에 따른 지적전산자료 및 부동산종합공부 자료, 「건축법」에 따른 건축물대장 자료, 「부동산 가격공시에 관한 법률」에 따른 개별공시지가·개별주택가격·공동주택가격에 관한 자료, 「부동산 거래신고 등에 관한 법률」에 따른 부동산등의 거래에 관한 자료, 「주택임대차보호법」에 따른 확정일자부에 관한 자료
4. 「공무원연금법」, 「공무원 재해보상법」, 「군인연금법」, 「군인 재해보상법」, 「사립학교교직원 연금법」, 「별정우체국법」에 따른 연금 가입자 및 급여에 관한 자료
5. 「국가유공자 등 예우 및 지원에 관한 법률」, 「독립유공자예우에 관한 법률」, 「보훈보상대상자 지원에 관한 법률」, 「고엽제후유의증 등 환자지원 및 단체설립에 관한 법률」, 「국가보훈 기본법」, 「5·18민주유공자예우 및 단체설립에 관한 법률」, 「특수임무유공자 예우 및 단체설립에 관한 법률」, 「제대군인지원에 관한 법률」, 「참전유공자 예우 및 단체설립에 관한 법률」에 따라 받는 급여·보상·지원에 관한 자료
6. 「국민건강보험법」에 따른 보수월액, 보험료, 자격정보 등 가입자 및 피부양자에 관한 자료, 「노인장기요양보험법」에 따른 장기요양인정 신청자, 장기요양급여에 관한 자료
7. 「국민연금법」에 따른 소득월액, 가입자, 자격정보, 연금 및 일시금 급여액 등 국민연금원부에 관한 자료, 「고용보험법」에 따른 피보험자격의 취득·상실에 관한 자료 및 실업급여·육아휴직급여·출산전후휴가급여 등 급여 지급에 관한 자료(「고용보험법」 제77조의7제4항에 따라 노무제공플랫폼사업자가 제공한 자료 또는 정보는 제외한다), 「산업재해보상보험법」에 따른 월평균보수, 보험료, 자격정보 등 사업주·근로자에 관한 자료 및 보험급여 지급에 관한 자료, 「고용보험 및 산업재해보상보험의 보험료징수 등에 관한 법률」에 따른 고용보험가입자의 월평균보수 또는 월보수액에 관한 자료(「고용보험법」 제77조의7제4항에 따라 노무제공플랫폼사업자가 제공한 자료 또는 정보는 제외한다)
8. 「국세기본법」에 따른 과세정보[종합소득명세, 일용근로자소득명세·주식등변동상황명세서 및 증권거래세 과세표준신고서 등 소득·재산자료, 사업자등록자료(휴업, 폐업 정보를 포함한다)], 「지방세기본법」에 따른 과세정보, 「조세특례제한법」 제100조의2에 따른 근로장려금의 결정내역
9. 「금융실명거래 및 비밀보장에 관한 법률」에 따른 금융정보, 「신용정보의 이용 및 보호에 관한 법률」에 따른 신용정보, 「보험업법」에 따른 보험정보
10. 「농업·농촌 공익기능 증진 직접지불제도 운영에 관한 법률」 제7조에 따른 기본형공익직접지불금에 관한 자료, 「농지법」에 따른 농지대장에 관한 자료
11. 「도로교통법」에 따른 운전면허증 자료
12. 「부동산등기법」에 따른 토지등기사항증명서 및 건물등기사항증명서, 「선박등기법」에 따른 선박등기사항증명서, 「상업등기법」 및 「비송사건절차법」 등에 따른 법인등기사항증명서
13. 「사회보장급여의 이용·제공 및 수급권자 발굴에 관한 법률」에 따른 사회보장급여의 신청·제공·환수 등에 관한 자료 및 같은 법 제24조의2에 따른 사회서비스정보시스템의 정보
14. 「선박법」에 따른 선박원부 자료, 「자동차관리법」에 따른 자동차등록원부 자료, 「건설기계관리법」에 따른 건설기계등록원부 자료, 「항공안전법」에 따른 항공기등록원부 자료, 「보험업법」에 따른 자동차보험료율 산출에 관한 자료
15. 「실종아동등의 보호 및 지원에 관한 법률」 제2조제2호에 따른 실종아동등에 관한 자료
16. 「여권법」에 따른 여권자료, 「국적법」에 따른 복수국적자 자료
17. 「장애인고용촉진 및 직업재활법」에 따른 장애인 고용정보에 관한 자료
18. 「장애인복지법」에 따른 장애 인정 및 장애 정도에 관한 자료
19. 「주민등록법」 제30조제1항에 따른 주민등록전산정보자료
20. 「주택법」에 따른 분양권에 관한 자료, 「도시 및 주거환경정비법」에 따른 조합원입주권에 관한 자료
21. 「장사 등에 관한 법률」 제33조의3제1항에 따라 장사정보시스템에 등록된 사망자 정보, 「국민건

강보험법」 제47조제2항에 따라 같은 법 제62조에 따른 건강보험심사평가원에 제출된 요양급여비용 명세서상의 사망진단 관련 정보, 「노인장기요양보험법」 제38조제1항에 따라 「국민건강보험법」 제13조에 따른 국민건강보험공단에 제출된 장기요양급여비용 명세서상의 사망진단 관련 정보 및 「국립묘지의 설치 및 운영에 관한 법률」 제11조제1항에 따라 유족이나 관계 기관의 장이 국가보훈부장관에게 안장(영정봉안을 포함한다) 또는 합장을 신청한 대상자의 사망 관련 정보

22. 시장·군수·구청장이 제21호에 따른 자료를 검토한 결과 사망하지 않은 것으로 확인한 자료
23. 「한국농어촌공사 및 농지관리기금법」에 따른 농지연금에 관한 자료, 「한국주택금융공사법」에 따른 주택담보노후연금에 관한 자료
24. 국가보훈부, 지방자치단체, 「국민연금법」 제24조에 따른 국민연금공단, 「공무원연금법」 제4조에 따른 공무원연금공단, 「사립학교교직원 연금법」 제4조에 따른 사립학교교직원연금공단, 「산업재해보상보험법」 제10조에 따른 근로복지공단, 「한국토지주택공사법」에 따른 한국토지주택공사, 「한국장학재단 설립 등에 관한 법률」 제6조에 따른 한국장학재단, 「서민의 금융생활 지원에 관한 법률」 제3조에 따른 서민금융진흥원 등 공공기관 및 다른 법률에 따라 설립된 공제회에서 보유한 대출금에 관한 자료
25. 그 밖에 서비스대상자를 선정하기 위하여 보건복지부장관이 정하는 전산망 또는 자료

**제21조(서비스 제공의 결정 및 실시)** ① 시장 · 군수 · 구청장은 제20조에 따른 조사를 하였을 때에는 예산 상황 등을 고려하여 서비스 제공의 실시 여부를 결정한 후 이를 서면이나 전자문서로 신청인에게 통보하여야 한다.

② 시장 · 군수 · 구청장은 제1항에 따른 서비스 제공의 실시 여부를 결정할 때 제20조제2항부터 제4항까지에 따라 조사한 자료 · 정보의 전부 또는 일부를 통하여 평가한 서비스대상자와 그 부양의무자의 소득 · 재산 수준 및 건강상태가 보건복지부장관이 정하는 기준 이하인 경우에는 관련 조사의 일부를 생략하고 서비스 제공의 실시를 결정할 수 있다. 〈신설 2021. 7. 27., 2023. 3. 28.〉

③ 시장 · 군수 · 구청장은 서비스대상자에게 서비스 제공을 하기로 결정하였을 때에는 서비스 제공기간 등을 계획하여 그 계획에 따라 지역보건의료서비스를 제공하여야 한다.

**제22조(정보의 파기)** ① 시장·군수·구청장은 제20조에 따라 조사하거나 제출받은 정보 중 서비스대상자가 아닌 사람의 정보는 5년을 초과하여 보유할 수 없다. 이 경우 시장·군수·구청장은 정보의 보유기한이 지나면 지체 없이 이를 파기하여야 한다.

② 시장 · 군수 · 구청장은 제1항에 따른 정보가 지역보건의료정보시스템 또는 「사회보장기본법」 제37조제2항에 따른 사회보장정보시스템에 수집되어 있는 경우 보건복지부장관에게 해당 정보의 파기를 요청할 수 있다. 이 경우 보건복지부장관은 지체 없이 이를 파기하여야 한다. 〈개정 2023. 3. 28.〉

③ 시 · 도지사, 시장 · 군수 · 구청장, 보건의료 관련 기관 · 단체 또는 의료인은 제5조제5항 및 제6항에 따라 제공받은 자료 또는 정보를 5년이 지나면 파기하여야 한다. 〈신설 2023. 3. 28.〉

**과태료 : 제34조** 3천만원이하의 과태료

☞ 제3항 정보 또는 자료를 파기하지 아니한 자

**제23조(건강검진 등의 신고)** ①「의료법」 제27조제1항 각 호의 어느 하나에 해당하는 사람이 지역주민 다수를 대상으로 건강검진 또는 순회 진료 등 주민의 건강에 영향을 미치는 행위(이하 "건강검진등"이라 한다)를 하려는 경우에는 보건복지부령으로 정하는 바에 따라 건강검진등을 하려는 지역을 관할하는 보건소장에게 신고하여야 한다.

② 의료기관이 「의료법」 제33조제1항 각 호의 어느 하나에 해당하는 사유로 의료기관 외의 장소에서 지역주민 다수를 대상으로 건강검진등을 하려는 경우에도 제1항에 따른 신고를 하여야 한다.

③ 보건소장은 제1항 및 제2항에 따른 신고를 받은 경우에는 그 내용을 검토하여 이 법에 적합하면 신고를 수리하여야 한다.

**과태료 : 제34조** 300만원이하의 과태료

**[규칙]제9조(건강검진 등의 신고)** ① 법 제23조에 따른 신고는 건강검진 등을 실시하기 10일 전까지 별지 제1호서식의 건강검진 등 신고서를 관할 보건소장(보건의료원장을 포함한다. 이하 같다)에게 제출하는 방법으로 해야 한다. 이 경우 관할 보건소장은 「전자정부법」 제36조제1항에 따른 행정정보의 공동이용을 통하여 의료기관 개설허가증 또는 의료기관 개설신고증명서(의료기관만 해당한다)와 의사ㆍ치과의사 또는 한의사 면허증을 확인할 수 있는 경우에는 그 확인으로 첨부자료의 제공을 갈음할 수 있고, 신고인이 자료 확인에 동의하지 않는 경우에는 해당 자료를 첨부하도록 해야 한다.

② 보건소장은 제1항에 따른 건강검진 등 신고서를 제출받은 날부터 7일 이내에 신고의 수리 여부를 신고인에게 통지해야 한다. 이 경우 신고를 수리하는 때에는 별지 제1호의2서식의 건강검진 등 신고확인서를 발급해야 한다.

## 제5장 보 칙

**제24조(비용의 보조)** ① 국가와 시·도는 지역보건의료기관의 설치와 운영에 필요한 비용 및 지역보건의류계획의 시행에 필요한 비용의 일부를 보조할 수 있다.

② 제1항에 따라 보조금을 지급하는 경우 설치비와 부대비에 있어서는 그 3분의 2 이내로 하고, 운영비 및 지역보건의료계획의 시행에 필요한 비용에 있어서는 그 2분의 1 이내로 한다.

**제25조(수수료 등)** ① 지역보건의료기관은 그 시설을 이용한 자, 실험 또는 검사를 의뢰한 자 또는 진료를 받은 자로부터 수수료 또는 진료비를 징수할 수 있다.
② 제1항에 따른 수수료와 진료비는 보건복지부령으로 정하는 기준에 따라 해당 지방자치단체의 조례로 정한다.

**[규칙]제10조(수수료 등)** 법 제25조제2항에 따라 지역보건의료기관에서 징수하는 수수료와 진료비는 「국민건강보험법」 제45조제4항에 따라 보건복지부장관이 고시하는 요양급여비용 명세의 기준에 따라 지방자치단체의 조례로 정한다. 다만, 「전자정부법」 제9조2항 및 제3항에 따른 전자민원창구를 통하여 증명서를 발급받는 경우에는 수수료를 면제한다.

**제26조(지역보건의료기관의 회계)** 지역보건의료기관의 수수료 및 진료비의 수입은 「지방회계법」 제26조에 따른 수입 대체 경비로 직접 지출할 수 있으며, 회계 사무는 해당 지방자치단체의 규칙으로 정하는 바에 따라 간소화할 수 있다.

**참고**

**지방회계법**

**제26조(수입대체경비의 직접 사용)** ① 용역이나 시설을 제공하여 발생하는 수입과 관련되는 경비로서 대통령령으로 정하는 경비(이하 "수입대체경비"라 한다)는 제22조 및 제25조에도 불구하고 그 수입이 확보되는 범위에서 지방자치단체의 장 및 소속 행정기관이 직접 사용할 수 있다. 다만, 수입이 예산을 초과하거나 초과할 것으로 예상되는 경우에는 그 초과수입을 대통령령으로 정하는 바에 따라 그 초과수입에 직접 관련되는 경비와 이에 수반되는 경비에 초과 사용할 수 있다.
② 지방자치단체의 장은 수입대체경비의 별도 회계처리를 위하여 수입대체경비 출납원을 따로 임명할 수 있다.

**제27조(보고 등)** 보건복지부장관은 지방자치단체에 대하여 보건복지부령으로 정하는 바에 따라 지역보건의료기관의 설치·운영에 관한 사항을 보고하게 하거나 소속 공무원으로 하여금 지역보건의료기관에 대하여 실태조사 등 지도·감독을 할 수 있다.

**[규칙]제11조(보고 등)** ① 시장·군수·구청장(특별자치시장·특별자치도지사는 제외한다)은 법 제27조에 따라 지역보건의료기관의 설치·운영에 관하여 매년 12월 31일 기준으로 별지 제2호서식의 지역보건의료기관 설치·운영 현황을 작성하여 다음해 3월 31일까지 시·도지사를 거쳐 보건복지부장관에게 보고하여야 한다.
② 특별자치시장·특별자치도지사는 법 제27조에 따라 지역보건의료기관의 설치·운영에 관하여 매년 12월 31일 기준으로 별지 제2호서식의 지역보건의료기관 설치·운영 현황을 작성하여 다음해 3월 31일까지 보건복지부장관에게 보고하여야 한다.
③ 보건복지부장관은 지역보건의료기관의 설치·운영에 관한 지도·감독을 위하여 필요한 경우에는 소속 공무원으로 하여금 실태조사를 하게 할 수 있으며 실태조사 결과 부적절하다고

판단되는 경우에는 해당 지방자치단체의 장에게 시정을 요구하여야 한다.

④ 제1항 및 제2항에 따른 보고는 법 제5조에 따른 지역보건의료정보시스템에 입력 및 제출하는 방법으로 할 수 있다.

**제28조(개인정보의 누설금지)** 지역보건의료기관(「농어촌 등 보건의료를 위한 특별조치법」 제2조제4호에 따른 보건진료소를 포함한다)의 기능 수행과 관련한 업무에 종사하였거나 종사하고 있는 사람 또는 지역보건의료정보시스템을 구축·운영하였거나 구축·운영하고 있는 자(제30조제3항 및 제5항에 따라 위탁받거나 대행하는 업무에 종사하거나 종사하였던 자를 포함한다)는 업무상 알게 된 다음 각 호의 정보를 업무 외의 목적으로 사용하거나 다른 사람에게 제공 또는 누설하여서는 아니 된다. 〈개정 2023. 3. 28.〉

1. 보건의료인이 진료과정(건강검진을 포함한다)에서 알게 된 개인 및 가족의 진료 정보
2. 제5조에 따라 수집·관리·보유하거나 제공받은 자료 또는 정보
3. 제20조에 따라 조사하거나 제출받은 다음 각 호의 정보
   가. 금융정보(「국민기초생활 보장법」 제21조제3항제1호의 금융정보를 말한다. 이하 같다)
   나. 신용정보 또는 보험정보(「국민기초생활 보장법」 제21조제3항제2호·제3호의 신용정보 및 보험정보를 말한다. 이하 같다)
4. 제1호부터 제3호까지에 따른 자료 또는 정보를 제외한 개인정보(「개인정보 보호법」 제2조제1호의 개인정보를 말한다. 이하 같다)

**벌칙 : 제32조 1항** 5년 이하의 징역 또는 5천만원 이하의 벌금

☞ 제28조 제1호부터 제4호까지의 어느 하나에 해당하는 정보를 사용·제공·누설한 자 및 그 사정을 알면서도 영리 목적 또는 부정한 목적으로 해당 정보를 제공받은 자

**제29조(동일 명칭 사용금지)** 이 법에 따른 보건소, 보건의료원, 보건지소 또는 건강생활지원센터가 아닌 자는 각각 보건소, 보건의료원, 보건지소 또는 건강생활지원센터라는 명칭을 사용하지 못한다.

**과태료 : 제34조** 300만원 이하의 과태료

**제30조(권한의 위임 등)** ① 이 법에 따른 보건복지부장관의 권한은 대통령령으로 정하는 바에 따라 그 일부를 시·도지사 또는 시장·군수·구청장에게 위임할 수 있다.

② 이 법에 따른 질병관리청장의 권한은 대통령령으로 정하는 바에 따라 그 일부를 소속 기관의 장에게 위임할 수 있다. 〈신설 2023. 3. 28.〉

③ 시·도지사 또는 시장·군수·구청장은 이 법에 따른 지역보건의료기관의 기능 수행에 필요한 업무의 일부를 대통령령으로 정하는 바에 따라 보건의료 관련기관·단체에 위탁하거나, 「의료법」 제2조에 따른 의료인에게 대행하게 할 수 있다. 〈개정 2023. 3. 28.〉

④ 시·도지사 또는 시장·군수·구청장은 제3항에 따라 업무를 위탁한 경우에는 그 비용의

> 전부 또는 일부를 보조할 수 있고, 의료인에게 그 업무의 일부를 대행하게 한 경우에는 그 업무수행에 드는 실비(實費)를 보조할 수 있다. 〈개정 2023. 3. 28.〉
> ⑤ 보건복지부장관은 지역보건의료정보시스템의 구축 · 운영 등에 관한 업무를 대통령령으로 정하는 바에 따라 「공공기관의 운영에 관한 법률」 제4조에 따른 공공기관에 대행하게 할 수 있다. 〈개정 2023. 3. 28.〉
> ⑥ 보건복지부장관은 제4항에 따라 업무를 대행하게 한 경우에는 예산의 범위에서 그에 필요한 비용을 보조할 수 있다. 〈개정 2023. 3. 28.〉

**[영]제23조(업무의 위탁 및 대행)** ① 법 제30조제3항에 따라 시 · 도지사 또는 시장 · 군수 · 구청장은 다음 각 호의 업무를 보건의료 관련기관 · 단체에 위탁할 수 있다. 〈개정 2023. 9. 26.〉

1. 법 제4조에 따른 지역사회 건강실태조사에 관한 업무
2. 법 제8조에 따른 지역보건의료계획의 시행에 관한 업무
3. 법 제11조제1항제5호나목에 따른 감염병의 예방 및 관리에 관한 업무
4. 법 제11조제1항제5호바목에 따른 지역주민에 대한 진료, 건강검진 및 만성질환 등 질병관리에 관한 사항 중 전문지식 및 기술이 필요한 진료, 실험 또는 검사 업무
5. 법 제11조제1항제5호사목에 따른 가정 및 사회복지시설 등을 방문하여 행하는 보건의료사업에 관한 업무

② 법 제30조제3항에 따라 시 · 도지사 또는 시장 · 군수 · 구청장은 「의료법」 제2조에 따른 의료인에게 법 제11조제1항제5호바목에 따른 지역주민에 대한 진료, 건강검진 및 만성질환 등 질병관리에 관한 사항 중 전문지식 및 기술이 필요한 진료에 관한 업무를 대행하게 할 수 있다. 〈개정 2023. 9. 26.〉
③ 시 · 도지사 또는 시장 · 군수 · 구청장은 법 제30조제3항에 따라 제1항 각 호에 따른 업무를 위탁하는 경우 그 수탁자 및 위탁업무 등을 고시해야 한다. 〈개정 2023. 9. 26.〉
④ 법 제30조제4항에 따른 비용보조, 실비보조, 그 밖의 업무의 위탁 또는 대행에 필요한 사항은 해당 지방자치단체의 조례로 정한다. 〈개정 2023. 9. 26.〉
⑤ 보건복지부장관은 법 제30조제5항에 따라 지역보건의료정보시스템의 구축 · 운영 등에 관한 업무를 「사회보장급여의 이용 · 제공 및 수급권자 발굴에 관한 법률」 제29조에 따른 한국사회보장정보원이 대행하게 한다. 〈신설 2023. 9. 26.〉

**[영]제24조(민감정보 및 고유식별정보의 처리)** ① 보건복지부장관(법 제30조제5항에 따라 보건복지부장관의 업무를 대행하는 자를 포함한다)은 다음 각 호의 사무를 수행하기 위하여 불가피한 경우 「개인정보 보호법 시행령」 제19조제1호, 제2호 또는 제4호에 따른 주민등록번호, 여권번호 또는 외국인등록번호가 포함된 자료를 처리할 수 있다. 〈개정 2023. 9. 26.〉

1. 법 제5조에 따른 자료 또는 정보의 처리 및 이용 등에 관한 사무
2. 법 제27조에 따른 보고 및 지도 · 감독에 관한 사무

② 지역보건의료기관의 장(법 제30조제3항에 따라 지역보건의료기관의 업무를 위탁받거나

대행하는 자를 포함한다)은 법 제11조에 따른 보건소의 업무에 관한 사무를 수행하기 위하여 불가피한 경우 「개인정보 보호법」 제23조에 따른 건강에 관한 정보, 같은 법 시행령 제19조제1호, 제2호 또는 제4호에 따른 주민등록번호, 여권번호 또는 외국인등록번호가 포함된 자료를 처리할 수 있다. 〈개정 2023. 9. 26.〉

③ 보건소장은 법 제23조에 따른 건강검진 등의 신고에 관한 사무를 수행하기 위하여 불가피한 경우 「개인정보 보호법 시행령」 제19조제1호, 제2호 또는 제4호에 따른 주민등록번호, 여권번호 또는 외국인등록번호가 포함된 자료를 처리할 수 있다.

**제31조(「의료법」에 대한 특례)** 제12조에 따른 보건의료원은 「의료법」 제3조제2항제3호가목에 따른 병원 또는 같은 항 제1호나목·다목에 따른 치과의원 또는 한의원으로 보고, 보건소·보건지소 및 건강생활지원센터는 같은 호에 따른 의원·치과의원 또는 한의원으로 본다.

## 제6장 벌 칙

**제32조(벌칙)** ① 다음 각 호의 어느 하나에 해당하는 자는 5년 이하의 징역 또는 5천만원 이하의 벌금에 처한다. 〈개정 2017. 9. 19., 2023. 3. 28.〉

1. 제5조제3항을 위반하여 정당한 접근 권한 없이 또는 허용된 접근 권한을 넘어 지역보건의료정보시스템의 정보를 훼손 · 멸실 · 변경 · 위조 또는 유출한 자
2. 제28조를 위반하여 같은 조 제1호부터 제4호까지의 어느 하나에 해당하는 정보를 사용 · 제공 · 누설한 자 및 그 사정을 알면서도 영리 목적 또는 부정한 목적으로 해당 정보를 제공받은 자

② 삭제 〈2017.9.19.〉

③ 제5조제3항을 위반하여 정당한 접근 권한 없이 또는 허용된 접근 권한을 넘어 지역보건의료정보시스템의 정보를 검색 또는 복제한 자는 3년 이하의 징역 또는 3천만원 이하의 벌금에 처한다.

1. 삭제 〈2017. 9. 19.〉
2. 삭제 〈2017. 9. 19.〉

**제33조(양벌규정)** 법인의 대표자나 법인 또는 개인의 대리인·사용인, 그 밖의 종업원이 그 법인 또는 개인의 업무에 관하여 제32조의 위반행위를 하면 그 행위자를 벌하는 외에 그 법인 또는 개인에게도 해당 조문의 벌금형을 과(科)한다. 다만, 법인 또는 개인이 그 위반행위를 방지하기 위하여 해당 업무에 관하여 상당한 주의와 감독을 게을리하지 아니한 경우에는 그러하지 아니하다.

**제34조(과태료)** ① 제22조제3항을 위반하여 정보 또는 자료를 파기하지 아니한 자에게는 3천만원 이하의 과태료를 부과한다. 〈신설 2023. 3. 28.〉

② 다음 각 호의 어느 하나에 해당하는 자에게는 300만원 이하의 과태료를 부과한다. 〈개정 2023. 3. 28.〉

1. 제23조에 따른 신고를 하지 아니하거나 거짓으로 신고하고 건강검진등을 한 자
2. 제29조를 위반하여 동일 명칭을 사용한 자

③ 제1항 및 제2항에 따른 과태료는 해당 지방자치단체의 조례에서 정하는 바에 따라 해당 시장 · 군수 · 구청장이 부과 · 징수한다. 〈개정 2023. 3. 28.〉

### 부칙 〈법률 제19465호, 2023. 6. 13.〉

이 법은 공포 후 6개월이 경과한 날부터 시행한다.

# 지역보건법 시행령

### 부칙 〈대통령령 제33754호, 2023. 9. 26.〉

이 영은 2023년 9월 29일부터 시행한다.

# 지역보건법 시행규칙

### 부칙 〈보건복지부령 제985호, 2023. 12. 14.〉

이 규칙은 2023년 12월 14일부터 시행한다. 다만, 별표 3 Ⅰ 제1호라목 및 제2호라목의 개정규정은 공포 후 6개월이 경과한 날부터 시행한다.

# 2. 지역보건법 요약

## 제1장 목적 및 의무

### 1. 목적 (법1조)

#### 1) 수단

(1) 보건소 등 지역보건의료기관의 설치·운영에 관한 사항에 필요한 사항 규정
(2) 보건의료 관련기관·단체와의 연계·협력을 통하여 지역보건의료기관의 기능을 효과적으로 수행하는 데 필요한 사항을 규정
(3) 지역보건의료정책을 효율적으로 추진

#### 2) 궁극적 목적

지역주민의 건강 증진에 이바지함

### 2. 정의(법2조)

#### 1) 지역보건의료기관

(1) 목적 : 지역주민의 건강을 증진, 질병을 예방·관리
(2) 종류 : 보건소, 보건의료원, 보건지소 및 건강생활지원센터

#### 2) 지역보건의료서비스

지역주민의 건강을 증진하고 질병을 예방·관리하기 위하여 지역보건의료기관이 직접 제공하거나 보건의료 관련기관·단체를 통하여 제공하는 서비스로서 보건의료인이 행하는 모든 활동

#### 3) 보건의료 관련기관·단체

지역사회 내에서 공중(公衆) 또는 특정 다수인을 위하여 지역보건의료서비스를 제공하는 의료기관, 약국, 보건의료인 단체

### 3. 국가와 지방지치단체의 의무 (법3조)

(1) 지역보건의료에 관한 조사·연구, 정보의 수집·관리·활용·보호, 인력의 양성·확보 및 고용 안정과 자질 향상 등을 위하여 노력
(2) 지역보건의료 업무의 효율적 추진을 위하여 기술적·재정적 지원
(3) 지역주민의 건강 상태에 격차가 발생하지 아니하도록 필요한 방안을 마련.

## 4. 지역사회 건강실태조사 (법4조)

보건복지부장관과 협의하여 질병관리청장과 시장 · 군수 · 구청장은 지역주민의 건강 상태 및 건강 문제의 원인 등을 파악하기 위하여 **매년** 지역사회 건강실태조사 실시

## 5. 자료 또는 정보의 처리 및 이용 등 (법5조)

(1) 보건복지부장관은 지역보건의료기관(보건진료소를 포함)의 기능 및 업무를 수행하는 데 필요한 각종 자료 및 정보의 효율적 처리를 위하여 지역보건의료정보시스템을 구축·운영할 수 있다.

(2) 지역보건의료정보시스템을 구축·운영하는 데 필요한 자료로서 다음 각 호의 어느 하나에 해당하는 자료 또는 정보를 처리할 수 있으며, 관계 중앙행정기관, 지방자치단체, 관련 기관 · 단체 · 법인 · 시설 등에 필요한 자료의 제공을 요청할 수 있다.

- 지역보건의료서비스의 제공에 관한 자료
- 지역보건의료서비스 제공의 신청, 조사 및 실시에 관한 자료
- 그 밖에 지역보건의료기관의 기능을 수행하는 데 필요한 자료

(3) 누구든지 정당한 접근 권한 없이 또는 허용된 접근 권한을 넘어 지역보건의료정보시스템의 정보를 훼손·멸실·변경·위조·유출하거나 검색·복제하여서는 아니 된다.

(4) 지역보건의료정보시스템과 연계하여 활용할 수 있는 정보시스템

- 주민등록전산정보자료를 처리하는 정보시스템
- 사회보장정보시스템
- 사회서비스정보시스템
- 예방접종통합관리시스템
- 감염병관리통합정보시스템
- 건강검진자료를 처리하는 정보시스템
- 지방재정 정보시스템
- 치매정보시스템
- 기타 정보시스템

(5) 지역보건의료정보시스템을 통해 처리하는 자료 또는 정보를 시 · 도지사 또는 시장 · 군수 · 구청장에게 제공할 수 있다

(6) 시 · 도지사 또는 시장 · 군수 · 구청장은 필요한 경우 서비스대상자 및 부양의무자의 동의를 받아 보건의료 관련기관 · 단체 또는 의료인에게 최소한의 정보를 제공할 수 있다.

(7) 관계 중앙행정기관의 장, 시 · 도지사 또는 시장 · 군수 · 구청장이 지역보건의료정보시스템을 이용하거나 연계하고자 하는 경우에는 자료 또는 정보와 그 범위, 처리 목적 · 방식, 해당 자료 또는 정보의 보유기관 등을 특정하여 보건복지부장관과 미리 협의하여야 한다.

## 6. 지역보건의료심의위원회 (법6조)

지역보건의료에 관한 다음 각 호의 사항을 심의하기 위하여 특별시·광역시·도 및 특별자치시·

특별자치도·시·군·구에 지역보건의료심의위원회를 둔다.

- 지역사회 건강실태조사 등 지역보건의료의 실태조사에 관한 사항
- 지역보건의료계획 및 연차별 시행계획의 수립·시행 및 평가에 관한 사항
- 지역보건의료계획의 효율적 시행을 위하여 보건의료 관련기관·단체, 학교, 직장 등과의 협력이 필요한 사항
- 그 밖에 지역보건의료시책의 추진을 위하여 필요한 사항

# 제2장 지역보건의료계획의 운용

## 1. 지역보건의료계획의 수립 · 절차 및 내용

### 1) 수립(법7조)

(1) 시·도지사시장·군수·구청장은 지역주민의 건강 증진을 위하여 다음의 사항이 포함된 **지역보건의료계획을 4년마다 수립**하여야 한다.

- 보건의료 수요의 측정
- 지역보건의료서비스에 관한 장기·단기 공급대책
- 인력·조직·재정 등 보건의료자원의 조달 및 관리
- 지역보건의료서비스의 제공을 위한 전달체계 구성 방안
- 지역보건의료에 관련된 통계의 수집 및 정리

(2) 시·도지사 또는 시장·군수·구청장은 매년 제1항에 따른 지역보건의료계획에 따라 연차별 시행계획을 수립하여야 한다.

(3) 시장·군수·구청장(특별자치시장·특별자치도지사는 제외)은 해당 시·군·구(특별자치시·특별자치도는 제외) 위원회의 심의를 거쳐 지역보건의료계획(연차별 시행계획을 포함)을 수립한 후 해당 시·군·구의회에 보고하고 시·도지사에게 제출

(4) 특별자치시장·특별자치도지사 및 (3)에 따라 관할 시·군·구의 지역보건의료계획을 받은 시·도지사는 해당 위원회의 심의를 거쳐 시·도(특별자치시·특별자치도를 포함)의 지역보건의료계획을 수립한 후 해당 시·도의회에 보고하고 보건복지부장관에게 제출하여야 한다.

(5) 지역보건의료계획은 「사회보장기본법」 제16조에 따른 사회보장 기본계획 및 「사회보장급여의 이용·제공 및 수급권자 발굴에 관한 법률」에 따른 지역사회보장계획 및 「국민건강증진법」 제4조에 따른 국민건강증진종합계획과 연계되도록 하여야 한다.

(6) 특별자치시장·특별자치도지사, 시·도지사 또는 시장·군수·구청장은 지역보건의료계획을 수립하는 데에 필요하다고 인정하는 경우에는 보건의료 관련기관·단체, 학교, 직장 등에 중복·유사 사업의 조정 등에 관한 의견을 듣거나 자료의 제공 및 협력을 요청할 수 있다. 이 경우 요청을 받은 해당 기관은 정당한 사유가 없으면 그 요청에 협조하여야 한다.

(7) 지역보건의료계획의 내용에 관하여 필요하다고 인정하는 경우 보건복지부장관은 특별자치시

장·특별자치도지사 또는 시·도지사에게, 시·도지사는 시장·군수·구청장에게 각각 보건복지부령으로 정하는 바에 따라 그 조정을 권고할 수 있다.

### 2) 시행(법8조)

(1) 시·도지사 또는 시장·군수·구청장은 지역보건의료계획을 시행할 때에는 연차별 시행계획에 따라 시행

(2) 지역보건의료계획을 시행하는 데에 필요하다고 인정하는 경우에는 보건의료 관련기관·단체 등에 인력·기술 및 재정 지원을 할 수 있다.

### 3) 지역보건의료계획 시행 결과의 평가(법9조)

(1) 보건복지부장관은 특별자치시·특별자치도 또는 시·도의 지역보건의료계획의 시행결과를, 시·도지사는 시·군·구(특별자치시·특별자치도는 제외한다)의 지역보건의료계획의 시행 결과를 각각 평가할 수 있다.

(2) 보건복지부장관 또는 시·도지사는 필요한 경우 평가 결과를 비용의 보조에 반영할 수 있다.

# 제3장 지역보건의료기관의 설치 · 운영

## 1. 보건소의 설치 (법10조)

(1) 지역주민의 건강을 증진하고 질병을 예방·관리하기 위하여 시·군·구에 해당 지방자치단체의 조례로 보건소(보건의료원 포함)를 설치한다.

(2) 지역주민의 보건의료를 위하여 특별히 필요하다고 인정되는(인구가 30만 명을 초과하는 등) 경우에는 지방자치단체의 **조례**로 보건소를 추가로 설치 가능

(3) 동일한 시·군·구에 2개 이상의 보건소가 설치되어 있는 경우 해당 지방자치단체의 조례로 정하는 바에 따라 업무를 총괄하는 보건소를 지정하여 운영할 수 있다.

## 2. 보건소의 기능 및 업무 (법11조, 영9조)

(1) 보건소는 해당 지방자치단체의 관할 구역에서 다음의 기능 및 업무를 수행

- 건강 친화적인 지역사회 여건의 조성
- 지역보건의료정책의 기획, 조사·연구 및 평가
- 보건의료인 및 보건의료기관 등에 대한 지도·관리·육성과 국민보건 향상을 위한 지도·관리
- 보건의료 관련기관·단체, 학교, 직장 등과의 협력체계 구축
- 지역주민의 건강증진 및 질병예방·관리를 위한 다음의 지역보건의료서비스의 제공

  가. 국민건강증진·구강건강·영양관리사업 및 보건교육

  나. 감염병의 예방 및 관리

  다. 모성과 영유아의 건강유지·증진

  라. 여성·노인·장애인 등 보건의료 취약계층의 건강유지·증진

> 마. 정신건강증진 및 생명존중에 관한 사항
> 바. 지역주민에 대한 진료, 건강검진 및 만성질환 등의 질병관리에 관한 사항
> 사. 가정 및 사회복지시설 등을 방문하여 행하는 보건의료 및 건강관리사업
> 아. 난임의 예방 및 관리

(2) **의료취약지**의 보건소에서는 난임의 예방 및 관리를 위해 난임시술 주사제 투약에 관한 지원 및 정보 제공을 할 수 있다. **(시행령 제9조)**

## 3. 보건의료원 (법12조)

보건소 중 병원의 요건을 갖춘 보건소는 보건의료원이라는 명칭을 사용할 수 있다.

## 4. 보건지소의 설치 (법13조)

지방자치단체는 보건소의 업무수행을 위하여 필요하다고 인정하는 경우에는 해당 지방자치단체의 조례로 보건지소(보건소의 지소)를 설치할 수 있다.

## 5. 건강생활지원센터의 설치 (법14조)

지방자치단체는 보건소의 업무 중에서 특별히 지역주민의 **만성질환 예방 및 건강한 생활습관 형성을 지원**하는 **건강생활지원센터**를 해당 지방자치단체의 조례로 설치할 수 있다.

## 6. 지역보건의료기관의 조직 (법15조)

지역보건의료기관의 조직은 대통령령으로 정하는 사항 외에는 「지방자치법」에 따른다.

## 7. 전문인력의 적정 배치 등 (법16조)

(1) 지역보건의료기관에는 기관의 장과 해당 기관의 기능을 수행하는 데 필요한 면허·자격 또는 전문지식을 가진 인력(전문인력)을 두어야 한다.
(2) 시·도지사(특별자치시장·특별자치도지사 포함)는 지역보건의료기관의 전문인력을 적정하게 배치하기 위하여 필요한 경우 「지방공무원법」에 따라 지역보건의료기관 간에 전문인력의 교류를 할 수 있다.
(3) 보건복지부장관과 시·도지사(특별자치시장·특별자치도지사 포함)는 지역보건의료기관의 전문인력의 자질 향상을 위하여 필요한 교육훈련을 시행하여야 한다.
(4) 보건복지부장관은 지역보건의료기관의 전문인력의 배치 및 운영 실태를 조사할 수 있으며, 그 배치 및 운영이 부적절하다고 판단될 때에는 그 시정을 위하여 시·도지사 또는 시장·군수·구청장에게 **권고**할 수 있다.

### 8. 방문건강관리 전담공무원 (법16조의2)

(1) 방문건강관리사업을 담당하게 하기 위하여 지역보건의료기관에 전문인력을 방문건강관리 전담공무원으로 둘 수 있다.
(2) 국가는 방문건강관리 전담공무원의 배치에 필요한 비용을 보조할 수 있다.

### 9. 지역보건의료기관의 시설·장비 등 (법17조)

(1) 지역보건의료기관은 보건복지부령으로 정하는 기준에 적합한 시설·장비 등을 갖추어야 한다.
(2) 지역보건의료기관의 장은 지역주민이 지역보건의료기관을 쉽게 알아볼 수 있고 이용하기에 편리하도록 보건복지부령으로 정하는 표시를 하여야 한다.

### 10. 시설의 이용 (법18조)

지역보건의료기관은 보건의료에 관한 실험 또는 검사를 위하여 의사·치과의사·한의사·약사 등에게 그 시설을 이용하게 하거나, 타인의 의뢰를 받아 실험 또는 검사를 할 수 있다.

### 11. 지역보건의료기관 협의회 (법18조의2)

(1) **2개 이상의** 지방자치단체에 관련된 **보건의료사업과 감염병 업무**에 공동으로 대응
(2) 관계 중앙행정기관 및 지역보건의료기관 상호 간에 **소통과 업무의 효율성**을 증진
(3) 지역보건의료기관의 장은 **규약**을 정하여 **전국 단위** 협의회인 경우에는 **보건복지부장관**에게, **시·도 단위 협의회**인 경우에는 **특별자치시장·특별자치도지사 또는 시·도지사**에게 이를 보고

## 제4장 지역보건의료서비스의 실시

### 1. 지역보건의료서비스의 신청 (법19조)

(1) 지역보건의료서비스 중 보건복지부령으로 정하는 서비스를 필요로 하는 사람(서비스대상자)과 그 친족, 그 밖의 관계인은 관할 시장·군수·구청장에게 지역보건의료서비스의 제공(서비스 제공)을 신청할 수 있다.
(2) 시장·군수·구청장이 서비스 제공 신청을 받는 경우 제20조에 따라 조사하려 하거나 제출받으려는 자료 또는 정보에 관하여 서비스대상자와 그 서비스대상자의 1촌 직계혈족 및 그 배우자(부양의무자)에게 다음의 각 호의 사항을 알리고, 해당 자료 또는 정보의 수집에 관한 동의를 받아야 한다.

- 법적 근거, 이용 목적 및 범위
- 이용 방법
- 보유기간 및 파기방법

(3) 서비스 제공의 신청인은 서비스 제공 신청을 철회하는 경우 시장·군수·구청장에게 조사하거나 제출한 자료 또는 정보의 반환 또는 삭제를 요청할 수 있다. 이 경우 요청을 받은 시장·군수·구청장은 특별한 사유가 없으면 그 요청에 따라야 한다.

## 2. 신청에 따른 조사 (법20조)

(1) 시장·군수·구청장은 서비스 제공 신청을 받으면 서비스대상자와 부양의무자의 인적사항 · 가족관계 · 소득 · 재산 · 사회보장급여 수급이력 · 건강상태 등에 관한 자료 및 정보에 대하여 조사하고 처리할 수 있다.
(2) 시장·군수·구청장은 (1)에 따른 조사에 필요한 자료를 확보하기 위하여 서비스대상자 또는 그 부양의무자에게 필요한 자료 또는 정보의 제출을 요구할 수 있다.
(3) 주민등록전산정보 · 가족관계등록전산정보 · 금융 · 국세 · 지방세, 토지 · 건물 · 건강보험 · 국민연금 · 고용보험 · 산업재해보상보험 · 보훈급여 등 관련 전산망 또는 자료를 이용하고자 하는 경우에는 관계 중앙행정기관, 지방자치단체, 관련 기관 · 단체 · 법인 · 시설 등에 협조를 요청할 수 있다.
(4) 자료 및 정보를 확인하기 위하여 필요한 경우 그 권한을 표시하는 증표 및 서류를 제시하고 거주지 및 사실 확인에 필요한 관련 장소를 방문할 수 있다.

## 3. 서비스 제공의 결정 및 실시 (법21조) : 시장·군수·구청장

(1) 신청에 따른 조사를 하였을 때에는 예산 상황 등을 고려하여 서비스 제공의 실시 여부를 결정한 후 이를 서면이나 전자문서로 신청인에게 통보
(2) 서비스 제공의 실시 여부를 결정할 때 조사한 자료 · 정보의 전부 또는 일부를 통하여 평가한 서비스대상자와 그 부양의무자의 소득 · 재산 수준 및 건강상태가 기준 이하인 경우에는 관련 조사의 일부를 생략하고 서비스 제공의 실시를 결정할 수 있다.
(3) 서비스대상자에게 서비스 제공을 하기로 결정하였을 때에는 서비스 제공기간 등을 계획하여 그 계획에 따라 지역보건의료서비스를 제공하여야 한다.

## 4. 정보의 파기 (법22조)

(1) 시장·군수·구청장은 신청에 따른 조사를 하거나 제출받은 정보 중 서비스대상자가 아닌 사람의 정보는 **5년**을 초과하여 보유할 수 없다. 이 경우 시장·군수·구청장은 정보의 보유기한이 지나면 지체 없이 이를 파기하여야 한다.
(2) 정보가 지역보건의료정보시스템 또는 사회보장정보시스템에 수집되어 있는 경우 보건복지부장관에게 해당 정보의 파기를 요청할 수 있다. 이 경우 보건복지부장관은 지체 없이 이를 파기
(3) 시 · 도지사, 시장 · 군수 · 구청장, 보건의료 관련 기관 · 단체 또는 의료인은 제공받은 자료 또는 정보를 **5년**이 지나면 파기하여야 한다.

## 5. 건강검진 등의 신고 (법23조)

(1) 「의료법」제27조 제1항에 해당하는 사람이 지역주민 다수를 대상으로 건강검진 또는 순회 진료 등 **주민의 건강에 영향을 미치는 행위**(건강검진등)를 하려는 경우에는 보건복지부령으로 정하는

바에 따라 건강검진 등을 하려는 지역을 관할하는 **보건소장**에게 **신고**하여야 한다.

> ► 「의료법」제27조
> - 외국의 의료인 면허를 가진 자로서 일정 기간 국내에 체류하는 자
> - 의과대학, 치과대학, 한의과대학, 의학전문대학원, 치의학전문대학원, 한의학전문대학원, 종합병원 또는 외국 의료원조기관의 의료봉사 또는 연구 및 시범사업을 위하여 의료행위를 하는 자
> - 의학·치과의학·한방의학 또는 간호학을 전공하는 학교의 학생

(2) 의료기관이 「의료법」제33조 제1항(의료기관 개설)에 해당하는 사유로 의료기관 외의 장소에서 지역주민 다수를 대상으로 건강검진등을 하려는 경우에도 (1)에 따른 신고를 하여야 한다.

> ► 「의료법」제33조
> - 「응급의료에 관한 법률」 제2조제1호에 따른 응급환자를 진료하는 경우
> - 환자나 환자 보호자의 요청에 따라 진료하는 경우
> - 국가나 지방자치단체의 장이 공익상 필요하다고 인정하여 요청하는 경우
> - 보건복지부령으로 정하는 바에 따라 가정간호를 하는 경우
> - 그 밖에 이 법 또는 다른 법령으로 특별히 정한 경우나 환자가 있는 현장에서 진료를 하여야 하는 부득이한 사유가 있는 경우

(3) 보건소장은 신고를 받은 경우에는 내용을 검토하여 법에 적합하면 신고를 수리하여야 한다.

# 제5장 보 칙

## 1. 비용의 보조 (법24조)

(1) 보건소의 설치비와 부대비 : 2/3 이내

(2) 운영비 및 지역보건의료계획의 시행에 필요한 비용 : 1/2 이내

## 2. 수수료 등 (법25조)

(1) 지역보건의료기관은 수수료 또는 진료비를 징수 가능

(2) 보건복지부령으로 정하는 기준에 따라 해당 지방자치단체의 조례로 정함

## 3. 지역보건의료기관의 회계 (법26조)

지역보건의료기관의 수수료 및 진료비의 수입은 「지방회계법」에 따른 수입 대체 경비로 직접 지출할 수 있으며, 회계 사무는 해당 지방자치단체의 규칙으로 정하는 바에 따라 간소화할 수 있다.

## 4. 보고 등 (법27조)

**보건복지부장관**은 지방자치단체에 대하여 **보건복지부령**으로 정하는 바에 따라 지역보건의료기관의 설치·운영에 관한 사항을 보고하게 하거나 소속 공무원으로 하여금 지역보건의료기관에 대하여 실태조사 등 지도·감독을 할 수 있다.

## 5. 개인정보의 누설금지 (법28조)

지역보건의료기관(보건진료소 포함)의 기능 수행과 관련한 업무에 종사하였거나 종사하고 있는 사람 또는 지역보건의료정보시스템을 구축 · 운영하였거나 구축 · 운영하고 있는 자(위탁, 대행 업무 포함)는 업무상 알게 된 다음 정보를 업무 외의 목적으로 사용하거나 다른 사람에게 제공 또는 누설하여서는 아니 된다

- 보건의료인이 진료과정(건강검진 포함)에서 알게 된 개인 및 가족의 진료 정보
- 수집 、관리 、보유하거나 제공받은 자료 또는 정보
- 조사하거나 제출받은 다음 각 호의 정보
  가. 금융정보
  나. 신용정보 또는 보험정보
- 위 자료 또는 정보를 제외한 개인정보

## 6. 동일 명칭 사용금지 등 (법29조)

보건소, 보건의료원, 보건지소 또는 건강생활지원센터가 아닌 자는 각각 보건소, 보건의료원, 보건지소 또는 건강생활지원센터라는 명칭을 사용하지 못한다.

## 7. 권한의 위임 등 (법30조)

(1) 보건복지부장관의 권한 일부를 시·도지사 또는 시장·군수·구청장에게 위임할 수 있다.
(2) 질병관리청장의 권한 일부를 소속 기관의 장에게 위임할 수 있다.
(3) 시 · 도지사 또는 시장 · 군수 · 구청장은 지역보건의료기관의 기능 수행에 필요한 업무의 일부를 보건의료 관련기관 · 단체에 위탁하거나, 의료인에게 대행하게 할 수 있다.
(4) 업무를 위탁한 경우에는 비용의 전부 또는 일부를 보조할 수 있고, 의료인의 업무수행에 드는 실비(實費)를 보조할 수 있다.
(5) 보건복지부장관은 지역보건의료정보시스템의 구축 · 운영 등에 관한 업무를 공공기관에 대행하게 할 수 있다.
(6) 업무를 대행하게 한 경우에는 예산의 범위에서 필요한 비용을 보조할 수 있다.

## 8. 「의료법」에 대한 특례 (법31조)

(1) 보건의료원 : 「의료법」에 따른 병원 또는 치과의원 또는 한의원으로 본다.
(2) 보건소·보건지소 및 건강생활지원센터 : 의원·치과의원 또는 한의원으로 본다.

# 제6장 벌 칙

## 1. 벌칙 (법32조)

### 1) 5년 이하의 징역 또는 5천만원 이하의 벌금

(1) 정당한 접근 권한 없이 또는 허용된 접근 권한을 넘어 지역보건의료정보시스템의 정보를 **훼손·멸실·변경·위조** 또는 **유출**한 자 (제5조 제3항 위반)

(2) 개인 및 가족의 진료 정보, 지역보건의료정보시스템의 정보, 금융정보·신용정보·보험정보 및 기타 개인정보를 **사용·제공·누설한 자** 및 그 사정을 알면서도 영리 목적 또는 부정한 목적으로 **해당 정보를 제공받은 자** (제28조 위반)

### 2) 3년 이하의 징역 또는 3천만원 이하의 벌금

정당한 접근 권한 없이 또는 허용된 접근 권한을 넘어 지역보건의료정보시스템의 정보를 **검색** 또는 **복제**한 자 (제5조 제3항 위반)

## 2. 양벌규정 (법33조)

법인의 대표자나 법인 또는 개인의 대리인·사용인, 그 밖의 종업원이 그 법인 또는 개인의 업무에 관하여 제32조(벌칙)의 위반행위를 하면 그 행위자를 벌하는 외에 그 법인 또는 개인에게도 해당 조문의 벌금형을 과(科)한다. 다만, 법인 또는 개인이 그 위반행위를 방지하기 위하여 해당 업무에 관하여 상당한 주의와 감독을 게을리하지 아니한 경우에는 그러하지 아니하다

## 3. 과태료 (법34조)

(1) 3천만원 이하의 과태료

제공받은 정보 또는 자료를 5년 이내에 파기하지 아니한 시 · 도지사, 시장 · 군수 · 구청장, 보건의료 관련 기관 · 단체 또는 의료인

(2) 300만원 이하의 과태료

① 건강검진등의 신고를 하지 아니하거나 거짓으로 신고하고 건강검진등을 한 자 (제23조 위반)

② 보건소, 보건의료원, 보건지소 또는 건강생활지원센터 명칭에 있어서 동일 명칭을 사용한 자 (제29조 위반)

(3) 과태료는 해당 지방자치단체의 조례에서 정하는 바에 따라 해당 시장·군수·구청장이 부과·징수한다.

# 지역보건법 예상문제

**1. 지역보건법의 목적 중 틀린 것은?**

① 지역보건의료정책의 효율적 추진　② 지역주민의 건강 증진에 이바지
③ 지역보건의료기관의 기능을 효과적으로 수행하는 데 필요한 사항을 규정
④ 보건의료 관련기관·단체와의 연계·협력　⑤ 보건의료전달체계의 확립

해설 법1조

**2. 보건소에서 제공하지 않는 지역보건의료서비스는?**

① 모성과 영유아의 건강유지·증진
② 감염병의 예방 및 관리
③ 국민건강증진·구강건강·영양관리사업 및 보건교육
④ 정신건강증진 및 생명존중에 관한 사항
⑤ 기업체 등을 방문하여 행하는 보건의료사업

해설 법11조

**3. 지역보건의료계획은 몇 년마다 수립하여야 하나?**

① 1년　② 2년　③ 3년　④ 4년　⑤ 5년

해설 법7조

**4. 시장·군수·구청장가 지역보건의료계획을 수립한 후 어디에 제출하는가?**

① 시·도지사　② 대통령　③ 보건복지부장관
④ 보건소장　⑤ 시·군·구의회

해설 법7조

**5. 지역보건의료심의위원회 중 옳지 않은 것은?**

① 시 · 도에 설치한다.　② 시 · 군 · 구에 설치한다.
③ 보건복지부에 설치한다.　④ 20인 이내로 구성한다.
⑤ 위원회의 위원 중 학교보건 관계자도 임명될 수 있다.

해설 법6조

정답 1. ⑤　2. ⑤　3. ④　4. ①　5. ③

**6. 지역보건의료에 관한 국가 및 지방자치단체의 책무가 아닌 것은?**

① 지역보건의료 업무의 효율적 추진을 위하여 기술적·재정적 지원을 하여야 한다.
② 지역주민의 건강 상태에 격차가 발생하지 아니하도록 필요한 방안을 마련하여야 한다.
③ 지역보건의료에 관한 조사·연구를 위하여 노력하여야 한다.
④ 지역보건의료에 관한 정보의 수집·관리·활용·보호에 노력해야 한다.
⑤ 지역보건의료에 관한 자료를 수집·관리·보유·활용하여야 한다.

해설 법3조

**7. 보건소에서 지역주민의 건강증진 및 질병예방 · 관리를 위해 행하는 지역보건의료서비스는?**

① 건강 친화적인 지역사회 여건의 조성
② 감염병의 예방 및 관리
③ 보건의료기관 등에 대한 지도
④ 지역보건의료정책의 평가
⑤ 보건의료 관련기관 · 단체, 학교, 직장 등과의 협력체계 구축

해설 법11조

**8. 지역사회 건강실태조사에 관한 내용 중 옳은 것은?**

① 매2년마다 실시한다.
② 보건복지부장관이 실시한다.
③ 건강실태조사 결과는 질병관리청장에게 통보해야 한다.
④ 지역사회 건강실태조사는 전수조사를 원칙으로 한다.
⑤ 필요시 질병관리청장이 협의 없이 실시할 수 있다.

해설 법4조, 영2조

**9. 지역보건의료계획의 내용으로 옳지 않은 것은?**

① 보건의료 수요 측정
② 지역보건의료서비스에 관한 장기·단기 공급대책
③ 지역사회 감염병 예방 방지 대책
④ 인력·조직·재정 등 보건의료자원의 조달 및 관리
⑤ 지역보건의료에 관련된 통계의 수집 및 정리

해설 법7조

**10. 지역사회 건강실태조사는 몇 년마다 실시해야 하나?**

① 1년 ② 2년 ③ 3년 ④ 4년 ⑤ 5년

해설 법4조

**11. 지역보건법에서 정한 보건소의 업무로 옳지 않은 것은?**

① 보건교육
② 영양관리사업
③ 감염병의 예방 및 관리
④ 보건통계 및 보건의료정보관리
⑤ 모성과 영유아의 건강유지·증진

해설 법11조

정답 6. ⑤ 7. ② 8. ③ 9. ③ 10. ① 11. ④

## 12. 보건소 설치에 관한 것 중 옳지 않은 것은?

① 시 · 군 · 구 별로 1개소씩 설치
② 필요한 경우 보건소를 추가로 설치할 수 있음
③ 추가로 보건소를 설치할 때 지방자치단체의 장은 보건복지부장관과 협의하여야 한다.
④ 시 · 군 · 구의 인구가 20만명을 초과하는 경우 추가로 설치한다.
⑤ 보건소 설치는 대통령령이 정하는 기준에 따라 지방자치단체의 조례로 정한다.

**해설** 법10조, 영8조

## 13. 지역보건법에서 정한 보건소 관장업무로 옳지 않은 것은?

① 보건의료 관련기관, 단체, 학교, 직장 등과의 협력체계 구축
② 건강 친화적인 지역사회 여건의 조성
③ 대기오염에 관한 사항
④ 국민보건 향상을 위한 지도·관리
⑤ 감염병의 예방 및 관리

**해설** 법11조

## 14. 보건지소설치에 관하여 옳지 않은 것은?

① 보건소의 업무수행을 위하여 지방자치단체 조례로 설치할 수 있다.
② 필요시 보건복지부장관은 행정안전부장관의 요청으로 설치할 수 있다.
③ 여러 개의 보건지소를 1개의 통합 보건지소로 설치 운영할 수 있다.
④ 읍 · 면에 1개소씩 설치한다.
⑤ 필요한 경우 추가로 보건지소를 설치할 수 있다.

**해설** 법13조, 영10조

## 15. 건강생활지원센터에 관하여 옳은 것은?

① 건강생활지원센터엔 의사가 배치되지 않는다.
② 읍 · 면 · 동에 1개소씩 설치할 수 있다.
③ 간호사는 최소 5명 이상이 배치된다.
④ 지역주민의 감염병 예방을 지원한다.
⑤ 지방자치법으로 정하는 기준에 따라 지방자치단체의 조례로 설치할 수 있다.

**해설** 법14조, 영11조, 규칙 별표2

## 16. 지역주민 다수를 대상으로 건강검진 등을 하려는 경우 누구에게 신고해야 하나?

① 보건복지부장관
② 시 · 도지사
③ 시장 · 군수 · 구청장
④ 관할 보건소장
⑤ 특별자치시장 · 특별자치도지사

**해설** 법23조

정답 12. ④ 13. ③ 14. ② 15. ② 16. ④

**17.** 보건소의 관장업무가 아닌 것은?

① 감염병의 예방 및 관리 ② 모성과 영유아의 건강유지·증진
③ 난임의 예방 및 관리 ④ 보건교육 ⑤ 학교보건에 대한 협조

**해설** 법11조, 영9조

**18.** 기본교육훈련(신규임용자)과 전문교육훈련(현재담당 또는 담당할 자)에 대한 훈련기간의 연결이 옳은 것은?

① 기본교육훈련 - 3주 이상, 전문교육훈련 - 3주 이상
② 기본교육훈련 - 4주 이상, 전문교육훈련 - 3주 이상
③ 기본교육훈련 - 2주 이상, 전문교육훈련 - 3주 이상
④ 기본교육훈련 - 3주 이상, 전문교육훈련 - 2주 이상
⑤ 기본교육훈련 - 3주 이상, 전문교육훈련 - 1주 이상

**해설** 영19조

**19.** 지역보건법에 대하여 잘못 기술한 것은?

① 보건소장은 시장 · 군수 · 구청장의 지휘 · 감독을 받는다.
② 보건지소장은 의사의 면허를 가진 자 중에서 임용한다.
③ 건강생활지원센터장은 공무원 또는 보건의료인으로 임용한다.
④ 보건지소장은 보건소장의 지휘 · 감독을 받는다.
⑤ 건강생활지원센터장은 보건소장의 지휘 · 감독을 받는다.

**해설** 보건지소장은 지방의무직 또는 임기제공무원으로 임용한다.(영14조)

**20.** 지역보건법에서 시·도지사, 시장·군수·구청장이 보건의료 관련기관 · 단체에게 위탁할 수 있는 업무가 아닌 것은?

① 감염병 진료 ② 전문지식 및 기술을 요하는 검사 업무
③ 지역사회 건강실태조사 ④ 응급의료에 관한 업무
⑤ 가정을 방문하여 행하는 보건의료사업

**해설** 영22조

**21.** 허용된 접근 권한을 넘어 지역보건의료정보시스템의 정보를 검색 또는 복제한 자가 받는 벌칙으로 맞는 것은?

① 5년 이하의 징역 또는 5천만원 이하의 벌금 ② 3년 이하의 징역 또는 3천만원 이하의 벌금
③ 2년 이하의 징역 또는 2천만원 이하의 벌금 ④ 1년 이하의 징역 또는 1천만원 이하의 벌금
⑤ 3천만원 이하의 과태료

**해설** 법32조, 법34조

정답 17. ⑤ 18. ⑤ 19. ② 20. ④ 21. ②

**22.** 보건소에 두는 전문 인력으로 옳지 않은 것은?

① 임상병리사 ② 작업치료사 ③ 한의사 ④ 약사 ⑤ 영양사

해설 규칙 별표 2

**23.** 보건소장이 될 수 있는 자격은?

① 지방의무직 ② 의사 ③ 임기제공무원
④ 해당 보건소에서 3년 이상 근무한 보건직료공무원 ⑤ 간호사

해설 영13조

**24.** 보건소가 아니면서 보건소의 명칭을 사용하면?

① 5년 이하의 징역 또는 5천만원 이하의 벌금 ② 3년 이하의 징역 또는 3천만원 이하의 벌금
③ 3천만원 이하의 과태료 ④ 1천만원 이하의 과태료
⑤ 300만원 이하의 과태료

해설 법34조

**25.** 지역보건의료서비스에 관한 것 중 잘못된 것은?

① 서비스대상자는 관할 시장·군수·구청장에게 지역보건의료서비스의 제공을 신청할 수 있다.
② 서비스대상자와 부양의무자의 인적사항·가족관계·소득·재산·사회보장급여 수급이력·건강상태 등에 관한 자료 및 정보에 대하여 조사하고 처리할 수 있다.
③ 서비스대상자가 아닌 사람의 정보는 5년을 초과하여 보유할 수 없다.
④ 지역보건의료정보시스템을 통해 제공받은 정보 또는 자료는 5년이 지나면 파기하여야 한다
⑤ 지역보건의료정보시스템을 통해 제공받은 정보 또는 자료를 파기하지 아니한 자에게는 300만원 이하의 과태료를 부과한다.

해설 법20~22조, 법34조

**26.** 보건소의 관장업무가 아닌 것은?

① 지역주민에 대한 만성퇴행성질환 등의 질병관리에 관한 사항
② 공중위생 및 식품위생 ③ 정신보건에 관한 사항
④ 지역보건의 기획 ⑤ 보건에 관한 검사에 관한 사항

해설 법11조

**27.** 국가와 시·도가 보건소에 대하여 보조할 수 있는 규모는?

① 설치비와 부대비는 2/3이내, 운영비 및 지역보건의료계획 시행에 필요한 비용의 1/3이내
② 설치비와 부대비는 1/2이내, 운영비 및 지역보건의료계획 시행에 필요한 비용의 1/3이내
③ 설치비와 부대비는 2/3이내, 운영비 및 지역보건의료계획 시행에 필요한 비용의 1/2이내
④ 설치비와 부대비는 1/3이내, 운영비 및 지역보건의료계획 시행에 필요한 비용의 2/3이내
⑤ 설치비와 부대비는 1/2이내, 운영비 및 지역보건의료계획 시행에 필요한 비용의 1/2이내

해설 법24조

정답 22. ② 23. ② 24. ⑤ 25. ⑤ 26. ④ 27. ③

**28. 보건소는 보건에 관한 실험 또는 검사를 위해 시설을 이용하게 한다. 해당하지 않는 자는?**

① 정형외과전문의 ② 약사 ③ 치과의사 ④ 한의사 ⑤ 수의사

**해설** 정형외과전문의도 의사임. 수의사는 해당되지 않음(법18조)

**29. 보건소장에 관한 내용 중 잘못된 것은?**

① 의사의 면허를 가진 자의 임용을 원칙으로 한다.
② 의사의 면허를 가진 자로 충원이 어려울 때는 보건의무직군의 공무원으로도 충원이 가능하다.
③ 보건직공무원으로 소장을 충원할 때는 인근지역에 근무하는 의사를 시간제로 고용해야 한다.
④ 보건소장은 보건지소에 근무하는 직원에 대하여 지도 · 감독한다.
⑤ 보건소장은 보건진료소의 업무를 지도 · 감독한다.

**해설** ③ 구법의 규정임(영13조)

**30. 보건의료 관련기관 · 단체에 위탁할 수 없는 업무는 무엇인가?**

① 지역보건의료계획의 시행에 관한 업무 ② 환경에 관한 업무
③ 감염병의 예방 및 관리에 관한 업무 ④ 지역주민에 대한 진료
⑤ 보건의료사업에 관한 업무

**해설** 영23조

**31. 보건소장은 누구에게 직접 지휘·감독을 받는가?**

① 보건복지부장관 ② 행정안전부장관 ③ 시장 · 군수 · 구청장
④ 보건의료원장 ⑤ 국립의료원장

**해설** 영13조 3항

**32. 보건복지부장관이 받는 지역보건의료계획은 어떠한 계획인가? 옳은 것은?**

① 시장 · 군수 · 구청장이 수립한 것 ② 시 · 군 · 구의회에 보고한 것
③ 시 · 도지사가 수립한 것 ④ 시 · 도의회에 보고한 것
⑤ 시 · 도지사와 시민단체가 수립한 것

**해설** 법7조

**33. 보건지소장이 될 수 있는 자격은?**

① 전문직 공무원
② 보건에 관한 학식과 경험이 풍부한 자
③ 지방의무직 공무원
④ 보건의료인
⑤ 약사

**해설** 영14조

정답 28. ⑤ 29. ③ 30. ② 31. ③ 32. ④ 33. ③

**34.** 의료기관이 아닌 자가 지역주민 다수를 대상으로 건강진단 등을 행할 때 어떻게 하여야 하나?

① 보건소장에게 허가 ② 보건소장에게 신고 ③ 보건소장에게 승인
④ 시장군수청장에게 신고 ⑤ 시장 · 군수 · 구청장에게 허가

**해설** 법23조

**35.** 보건의료에 관한 실험 또는 검사를 위하여 보건소 시설을 이용할 수 없는 사람은?

① 수의사 ② 한의사 ③ 약사 ④ 치과의사 ⑤ 의사

**해설** 법18조

**36.** 지역보건의료기관 협의회에 관한 설명 중 옳지 않은 것은?

① 지역보건의료기관 협의회의 회장은 협의회를 대표하며 회의를 소집하고 사무를 총괄한다
② 관계 중앙행정기관 및 지역보건의료기관 상호 간에 소통과 업무의 효율성을 증진한다.
③ 지역보건의료기관 협의회의 회장과 위원은 관계 지역보건의료기관의 장 중에서 선임한다.
④ 지역보건의료기관의 장은 규약을 정하여 보건복지부장관에게 보고한다.
⑤ 2개 이상의 지방자치단체에 관련된 보건의료사업과 감염병 업무에 공동으로 대응한다.

**해설** 법18조의2, 영7조의2

**37.** 건강생활지원센터는 의료법 규정에 의하여 어떤 의료기관으로 보는가?

① 의원 ② 병원 ③ 치과의원 ④ 한의원 ⑤ 상급종합병원

**해설** 법12조

**38.** 의료기관이 의료기관 외의 장소에서 보건소장에게 신고하여 건강검진 등을 하는 경우에 해당하지 않는 것은?

① 응급환자를 진료하는 경우
② 환자나 환자 보호자의 요청에 따라 진료하는 경우
③ 국가나 지방자치단체의 장이 공익상 필요하다고 인정하여 요청하는 경우
④ 보건복지부령으로 정하는 바에 따라 가정간호를 하는 경우
⑤ 지역주민 다수를 대상으로 건강검진을 하는 경우

**해설** 법23조

**39.** 의료법의 규정에 의한 의료기관인 보건의료원에 해당되지 않는 것은?

① 정형외과병원 ② 치과병원 ③ 한방병원 ④ 신경외과병원 ⑤ 내과의원

**해설** 법12조

정답 34. ② 35. ① 36. ④ 37. ① 38. ⑤ 39. ⑤

**40. 다음 중 지역보건의료계획에 공통적으로 포함할 사항으로 옳지 않은 것은?**

① 보건의료수요측정
② 지역보건의료서비스에 관한 장기·단기 공급대책
③ 감염병발생에 대한 역학적 대응에 관한 방안
④ 인력 · 조직 · 재정 등 보건의료자원의 조달 및 관리
⑤ 지역보건의료에 관련된 통계의 수집 및 정리

해설 법7조

**41. 다음은 보건의료원에 관한 설명이다. 옳은 것은?**

① 보건소가 병상이 20병상 이상만 갖추면 보건의료원이 될 수 있다.
② 의료법의 규정에 의한 병원에 해당하는 시설을 갖춘 보건소이다.
③ 의원에 해당하는 시설을 갖춘 보건소는 보건의료원이라는 명칭을 사용할 수 있다.
④ 보건의료원이 아니면서 보건의료원이라는 명칭을 사용하면 300만원 이하의 과태료다.
⑤ 보건의료원의 장은 보건의료원 소장이다.

해설 의료법에서 병원의 병상수는 30병상이므로 ①은 잘못된 것임, ③은 의원의 시설로는 보건의료원이라 할 수 없음 (법12조), ④ 법34조, ⑤는 보건의료원 원장임(영13조)

**42. 보건소 설치에 관하여 타당하지 않은 것은?**

① 대통령령이 정하는 기준에 따른다.
② 당해지방자치단체의 조례로 정한다.
③ 구별로 1개소씩 설치한다.
④ 구가 없는 시에 1개소 설치한다.
⑤ 인구 20만을 초과할 때는 초과하는 인구 10만마다 1개소를 증설할 수 있다.

해설 법10조

**43. 시·도의 지역보건의료계획의 시행결과를 평가할 수 있는 자는?**

① 보건의료원 협의회장
② 보건소장 협의회장
③ 시 · 도의회
④ 보건복지부장관
⑤ 보건사회연구원장

해설 법9조

**44. 보건소의 관장업무와 관계가 적은 것은?**

① 지역사회 건강실태조사 등 보건의료 및 건강증진에 관한 조사·연구
② 의료인 및 의료기관에 대한 지도 등에 관한 사항
③ 공중위생 및 식품위생에 관한 사항
④ 의료보험제도의 개선에 관한 사항
⑤ 마약 · 향정신성의약품관리에 관한 사항

해설 법11조, 영9조

정답 40. ③ 41. ② 42. ⑤ 43. ④ 44. ④

**45. 다음 중 보건소의 업무로 타당하지 않는 것은?**

① 정신건강증진 및 생명존중에 관한 사항
② 모성과 영유아의 건강유지·증진
③ 국민보건 향상을 위한 지도·관리
④ 여성·노인·장애인의 건강유지·증진
⑤ 의료전달체계에 관한 사항

**해설** 법11조

**46. 다음의 내용 중 의료기관이 아닌 자가 보건소장에게 신고하지 않고 행할 수 있는 것은?**

① 건강검진
② 예방접종
③ 순회 진료
④ 보건교육
⑤ 주민의 건강에 영향을 미치는 행위

**해설** 법23조

**47. 다음 중 옳지 않은 것은?**

① 시 · 도지사는 보건소의 전문인력 등에 관하여 그 배치 및 운영실태를 조사할 수 있다.
② 보건복지부장관과 시 · 도지사는 보건소의 전문인력 등의 자질향상을 위하여 필요한 교육훈련을 시행하여야 한다.
③ 보건소장은 지역주민이 보건소 또는 보건지소를 쉽게 알아볼 수 있고, 이용하기에 편리하도록 보건복지부장령이 정하는 표시를 하여야 한다.
④ 의료기관이 아닌 자가 지역주민 다수를 대상으로 건강진단 등을 행하고자 할 경우 해당지역의 보건소장에게 신고하여야 한다.
⑤ 지역보건의료기관은 보건의료에 관한 실험 또는 검사를 위하여 의사·치과의사·한의사·약사 등에게 그 시설을 이용하게 하거나, 타인의 의뢰를 받아 실험 또는 검사를 할 수 있다.

**해설** ① 법16조 4항, ② 법16조 3항, ③ 법17조 2항, ④ 법23조, ⑤ 법18조

**48. 다음 중 300만원 이하의 과태료에 처하는 것으로 옳지 않은 것은?**

① 보건소가 아니면서 보건소의 명칭을 사용한 자
② 의료기관 내에서 신고를 하지 아니하고 건강진단 등을 행한 자
③ 보건지소가 아니면서 보건지소의 명칭을 사용한 자
④ 의료기관이 아닌 자가 신고를 하지 아니하고 건강진단 등을 행한 경우
⑤ 건강생활지원센터가 아니면서 건강생활지원센터의 명칭을 사용한 자

**해설** 법34조

**49. 지역보건의료계획의 주요내용에 대한 공고기간과 수립시기가 옳은 것은?**

① 4주 이상공고, 2년마다 수립
② 2주 이상공고, 4년마다 수립
③ 3주 이상공고, 3년마다 수립
④ 4주 이상공고, 3마다 수립
⑤ 2주 이상공고, 3년바나 수립

**해설** 법7조, 영5조

정답 45. ⑤ 46. ④ 47. ① 48. ② 49. ②

**50.** 의료기관이 아닌 자가 지역주민 다수를 대상으로 건강진단·예방접종·순회진료 등을 하고자 할 때 조치내용으로 옳은 것은?

① 해당지역 건강생활지원센터장의 허가를 받아야 한다.
② 관할지역 보건소장에게 신고해야 한다.
③ 해당지역의 지방자치단체의 장의 허가를 받아야 한다.
④ 해당 시·도지사의 허가를 받아야 한다.
⑤ 누구의 어떠한 것도 받지 아니한다.

**해설** 법23조

**51.** 지역보건의료정보시스템에 대한 바른 설명은?

① 지역보건의료정보시스템은 감염병관리통합정보시스템과 전자적으로 연계할 수 있다.
② 지역보건의료기관에서 자료 수집만을 하기 위한 시스템이다.
③ 지역보건의료정보시스템 구축 운영 시 법인은 자료 제공을 거부할 수 있다.
④ 시·도지사는 제공받은 자료를 의료인에게 제공할 경우 가능한 많은 정보를 제공하여야 한다.
⑤ 시장、군수、구청장이 지역보건의료정보시스템을 이용할 경우 시、도지사와 협의하여야 한다.

**해설** 법5조

**52.** 다음은 국가와 지방자치단체의 책무에 관한 사항이다. 옳지 <u>않은</u> 것은?

① 국가는 지역보건의료에 관한 조사·연구, 정보의 수집·정리 및 활용, 인력의 양성 및 자질 향상에 노력하여야 한다.
② 지역보건의료 업무의 효율적 추진을 위하여 재정적 지원을 하여야 한다.
③ 국가 및 지방자치단체는 지역보건의료 업무의 효율적 추진을 위하여 기술적 지원을 하여야 한다.
④ 지역주민의 건강 상태 및 건강 문제의 원인 등을 파악하기 위하여 매년 지역사회 건강실태 조사를 실시하여야 한다.
⑤ 지역주민의 건강 상태에 격차가 발생하지 아니하도록 필요한 방안을 마련하여야 한다.

**해설** 법3조, 법4조

정답 50. ② 51.① 52. ⑤

# Ⅳ.

# 감염병의 예방 및 관리에 관한 법률

1. 감염병의 예방 및 관리에 관한 법률 해설
2. 감염병의 예방 및 관리에 관한 법률 요약
3. 감염병의 예방 및 관리에 관한 법률 예상문제

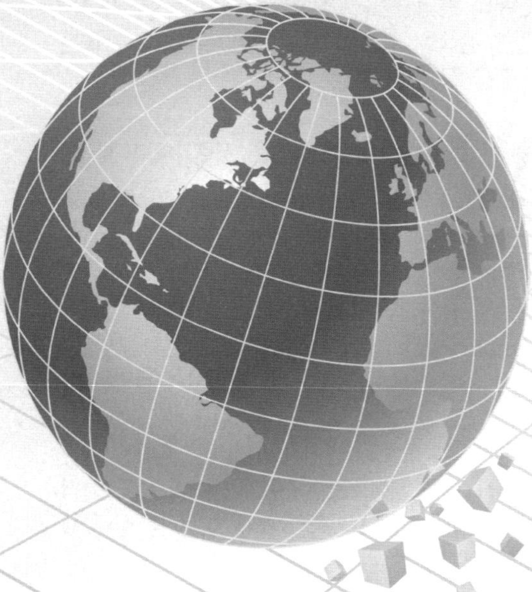

# 1. 감염병의 예방 및 관리에 관한 법률 해설

### 법률 [시행 2024. 1. 18.] [법률 제19213호, 2023. 1. 17., 타법개정]

지금까지 개별법에 따라 각각 운영되어온 재난관리자원의 관리에 관한 사항들을 통일적이고 종합적으로 운영함으로써 각종 재난이 발생할 우려가 있거나 발생하였을 때 필요한 재난관리자원을 신속하고 안정적으로 동원하기 위하여, 「재난 및 안전관리 기본법」에 따른 재난의 수습 활동에 필요한 장비 등의 비축 · 관리에 관한 사항과 「물품관리법」 및 「공유재산 및 물품관리법」에 따른 물품 중 재난관리를 위하여 필요한 물품의 취득 · 보관 · 사용 및 처분 등의 관리에 관한 사항을 이 법에 따른 재난관리물품의 관리에 관한 사항으로 통합하여 규정함.

또한, 공급망 관리체계 및 재난관리물류체계를 구축하기 위하여 국가재난관리지원기업 및 국가재난관리물류기업 등에 대한 지정제도를 도입하고, 대규모 재난이나 신종 복합 재난 등에 대비하기 위하여 시 · 도지사로 하여금 관할구역의 재난관리자원을 통합 관리할 수 있도록 하는 등 재난관리자원의 관리 등에 관하여 따로 법률로 정함.

### 시행령 [시행 2023. 9. 29.] [대통령령 제33757호, 2023. 9. 26., 일부개정]

질병관리청장이 예방접종통합관리시스템을 구축 · 운영하기 위하여 수집 · 관리 · 보유할 수 있는 정보 및 질병관리청장 또는 시 · 도지사가 감염병 예방 · 관리 및 감염 전파의 차단을 위하여 관계 행정기관 및 공공기관 등에 요청할 수 있는 정보의 범위를 확대하는 내용으로 「감염병의 예방 및 관리에 관한 법률」이 개정(법률 제19290호, 2023. 3. 28. 공포, 9. 29. 시행)됨에 따라, 질병관리청장이 예방접종통합관리시스템을 구축 · 운영하기 위하여 수집 · 관리 · 보유할 수 있는 정보에 예방접종 후 이상반응 신고 · 보고 내용 관련 자료 등을 추가하고, 질병관리청장 또는 시 · 도지사가 감염병 예방 · 관리 및 감염 전파의 차단을 위하여 제공 요청할 수 있는 정보로 「국민건강보험법」에 따른 가입자와 피부양자의 장애중증도, 장애유형, 소득분위, 사업장 정보 등을 정함으로써 감염병 예방 · 관리 등 관련 정책을 체계적으로 추진할 수 있도록 하는 등 법률에서 위임된 사항과 그 시행에 필요한 사항을 정하려는 것임.

### 시행규칙 [시행 2024. 1. 1.] [보건복지부령 제990호, 2023. 12. 29., 일부개정]

질병관리청장은 감염병에 관한 조사 · 연구의 효율적 추진을 위하여 보건복지부령으로 전문기관을 지정할 수 있도록 하고, 의료인 및 의료기관의 장은 예방접종 후 특정 이상반응과 관련하여 질병관리청장에게 검사를 의뢰할 수 있도록 하는 등의 내용으로 「감염병의 예방 및 관리에 관한 법률」이 개정됨에 따라, 질병관리청장은 감염병 관련 업무를 전문적으로 수행하는 공공기관 등을 감염병 연구개발사업 전문기관으로 지정하도록 하고, 필수예방접종 또는 임시예방접종 후 검사 의뢰 대상인 특정 이상반응을 혈소판감소성 혈전증으로 정하는 등 법률에서 위임된 사항과 그 시행에 필요한 사항을 정하는 한편,

외국인의 편의를 위하여 입원 · 격리 통지서 서식을 영문으로도 병기하고, 입원 · 격리 사실을 증빙하려는 사람을 위하여 질병관리청장, 시 · 도지사 또는 시장 · 군수 · 구청장은 입원 또는 격리 대상자와 그 보호자가 요청하는 경우 입원 · 격리 사실확인서를 발급하도록 하는 등 현행 제도의 운영상 나타난 일부 미비점을 개선 · 보완하려는 것임.

# 제1장 총 칙

**제1조(목적)** 이 법은 국민 건강에 위해(危害)가 되는 감염병의 발생과 유행을 방지하고, 그 예방 및 관리를 위하여 필요한 사항을 규정함으로써 국민 건강의 증진 및 유지에 이바지함을 목적으로 한다.

**[영]제1조(목적)** 이 영은 「감염병의 예방 및 관리에 관한 법률」에서 위임된 사항과 그 시행에 필요한 사항을 규정함을 목적으로 한다.

**[규칙]제1조(목적)** 이 규칙은 「감염병의 예방 및 관리에 관한 법률」및 같은 법 시행령에서 위임된 사항과 그 시행에 필요한 사항을 규정함을 목적으로 한다.

**제2조(정의)** 이 법에서 사용하는 용어의 뜻은 다음과 같다. 〈개정 2010. 1. 18., 2013. 3. 22., 2014. 3. 18., 2015. 7. 6., 2016. 12. 2., 2018. 3. 27., 2019. 12. 3., 2020. 3. 4., 2020. 8. 11., 2020. 12. 15., 2023. 6. 13., 2023. 8. 8.〉

1. "감염병"이란 제1급감염병, 제2급감염병, 제3급감염병, 제4급감염병, 기생충감염병, 세계보건기구 감시대상 감염병, 생물테러감염병, 성매개감염병, 인수(人獸)공통감염병 및 의료관련감염병을 말한다.
2. "제1급감염병"이란 생물테러감염병 또는 치명률이 높거나 집단 발생의 우려가 커서 발생 또는 유행 즉시 신고하여야 하고, 음압격리와 같은 높은 수준의 격리가 필요한 감염병으로서 다음 각 목의 감염병을 말한다. 다만, 갑작스러운 국내 유입 또는 유행이 예견되어 긴급한 예방·관리가 필요하여 질병관리청장이 보건복지부장관과 협의하여 지정하는 감염병을 포함한다.
   가. 에볼라바이러스병
   나. 마버그열
   다. 라싸열
   라. 크리미안콩고출혈열
   마. 남아메리카출혈열
   바. 리프트밸리열
   사. 두창
   아. 페스트
   자. 탄저
   차. 보툴리눔독소증
   카. 야토병
   타. 신종감염병증후군
   파. 중증급성호흡기증후군(SARS)
   하. 중동호흡기증후군(MERS)
   거. 동물인플루엔자 인체감염증
   너. 신종인플루엔자
   더. 디프테리아
3. "제2급감염병"이란 전파가능성을 고려하여 발생 또는 유행 시 24시간 이내에 신고하여야 하고, 격리가 필요한 다음 각 목의 감염병을 말한다. 다만, 갑작스러운 국내 유입 또는 유행이 예견되어 긴급한 예방·관리가 필요하여 질병관리청장이 보건복지부장관과 협의하여 지정하는 감염병을 포함한다.
   가. 결핵(結核)
   나. 수두(水痘)

다. 홍역(紅疫)
라. 콜레라
마. 장티푸스
바. 파라티푸스
사. 세균성이질
아. 장출혈성대장균감염증
자. A형간염
차. 백일해(百日咳)
카. 유행성이하선염(流行性耳下腺炎)
타. 풍진(風疹)
파. 폴리오
하. 수막구균 감염증
거. b형헤모필루스인플루엔자
너. 폐렴구균 감염증
더. 한센병
러. 성홍열
머. 반코마이신내성황색포도알균(VRSA) 감염증
버. 카바페넴내성장내세균목(CRE) 감염증
서. E형간염

4. "제3급감염병"이란 그 발생을 계속 감시할 필요가 있어 발생 또는 유행 시 24시간 이내에 신고하여야 하는 다음 각 목의 감염병을 말한다. 다만, 갑작스러운 국내 유입 또는 유행이 예견되어 긴급한 예방·관리가 필요하여 질병관리청장이 보건복지부장관과 협의하여 지정하는 감염병을 포함한다.

가. 파상풍(破傷風)
나. B형간염
다. 일본뇌염
라. C형간염
마. 말라리아
바. 레지오넬라증
사. 비브리오패혈증
아. 발진티푸스
자. 발진열(發疹熱)
차. 쯔쯔가무시증
카. 렙토스피라증
타. 브루셀라증
파. 공수병(恐水病)
하. 신증후군출혈열(腎症侯群出血熱)
거. 후천성면역결핍증(AIDS)
너. 크로이츠펠트-야콥병(CJD) 및 변종크로이츠펠트-야콥병(vCJD)
더. 황열
러. 뎅기열
머. 큐열(Q熱)
버. 웨스트나일열
서. 라임병
어. 진드기매개뇌염
저. 유비저(類鼻疽)
처. 치쿤구니야열
커. 중증열성혈소판감소증후군(SFTS)
터. 지카바이러스 감염증
퍼. 매독(梅毒)

5. "제4급감염병"이란 제1급감염병부터 제3급감염병까지의 감염병 외에 유행 여부를 조사하기 위하여 표본감시 활동이 필요한 다음 각 목의 감염병을 말한다. 다만, 질병관리청장이 지정하는 감염병을 포함한다.

가. 인플루엔자
나. 삭제 〈2023. 8. 8.〉
다. 회충증
라. 편충증
마. 요충증
바. 간흡충증
사. 폐흡충증
아. 장흡충증
자. 수족구병
차. 임질

카. 클라미디아감염증
타. 연성하감
파. 성기단순포진
하. 첨규콘딜롬
거. 반코마이신내성장알균(VRE) 감염증
너. 메티실린내성황색포도알균(MRSA) 감염증
더. 다제내성녹농균(MRPA) 감염증
러. 다제내성아시네토박터바우마니균(MRAB) 감염증
머. 장관감염증
버. 급성호흡기감염증
서. 해외유입기생충감염증
어. 엔테로바이러스감염증
저. 사람유두종바이러스 감염증

6. “기생충감염병”이란 기생충에 감염되어 발생하는 감염병 중 질병관리청장이 고시하는 감염병을 말한다.
7. 삭제 〈2018. 3. 27.〉
8. “세계보건기구 감시대상 감염병”이란 세계보건기구가 국제공중보건의 비상사태에 대비하기 위하여 감시대상으로 정한 질환으로서 질병관리청장이 고시하는 감염병을 말한다.
9. “생물테러감염병”이란 고의 또는 테러 등을 목적으로 이용된 병원체에 의하여 발생된 감염병 중 질병관리청장이 고시하는 감염병을 말한다.
10. “성매개감염병”이란 성 접촉을 통하여 전파되는 감염병 중 질병관리청장이 고시하는 감염병을 말한다.
11. “인수공통감염병”이란 동물과 사람 간에 서로 전파되는 병원체에 의하여 발생되는 감염병 중 질병관리청장이 고시하는 감염병을 말한다.
12. “의료관련감염병”이란 환자나 임산부 등이 의료행위를 적용받는 과정에서 발생한 감염병으로서 감시활동이 필요하여 질병관리청장이 고시하는 감염병을 말한다.
13. “감염병환자”란 감염병의 병원체가 인체에 침입하여 증상을 나타내는 사람으로서 제11조제6항의 진단 기준에 따른 의사, 치과의사 또는 한의사의 진단이나 제16조의2에 따른 감염병병원체 확인기관의 실험실 검사를 통하여 확인된 사람을 말한다.
14. “감염병의사환자”란 감염병병원체가 인체에 침입한 것으로 의심이 되나 감염병환자로 확인되기 전 단계에 있는 사람을 말한다.
15. “병원체보유자”란 임상적인 증상은 없으나 감염병병원체를 보유하고 있는 사람을 말한다.

15의2. “감염병의심자”란 다음 각 목의 어느 하나에 해당하는 사람을 말한다.

가. 감염병환자, 감염병의사환자 및 병원체보유자(이하 “감염병환자등”이라 한다)와 접촉하거나 접촉이 의심되는 사람(이하 “접촉자”라 한다)
나. 「검역법」 제2조제7호 및 제8호에 따른 검역관리지역 또는 중점검역관리지역에 체류하거나 그 지역을 경유한 사람으로서 감염이 우려되는 사람
다. 감염병병원체 등 위험요인에 노출되어 감염이 우려되는 사람

16. “감시”란 감염병 발생과 관련된 자료, 감염병병원체 · 매개체에 대한 자료를 체계적이고 지속적으로 수집, 분석 및 해석하고 그 결과를 제때에 필요한 사람에게 배포하여 감염병 예방 및 관리에 사용하도록 하는 일체의 과정을 말한다.

16의2. “표본감시”란 감염병 중 감염병환자의 발생빈도가 높아 전수조사가 어렵고 중증도가

비교적 낮은 감염병의 발생에 대하여 감시기관을 지정하여 정기적이고 지속적인 의과학적 감시를 실시하는 것을 말한다.

17. "역학조사"란 감염병환자등이 발생한 경우 감염병의 차단과 확산 방지 등을 위하여 감염병환자등의 발생 규모를 파악하고 감염원을 추적하는 등의 활동과 감염병 예방접종 후 이상반응 사례가 발생한 경우나 감염병 여부가 불분명하나 그 발병원인을 조사할 필요가 있는 사례가 발생한 경우 그 원인을 규명하기 위하여 하는 활동을 말한다.
18. "예방접종 후 이상반응"이란 예방접종 후 그 접종으로 인하여 발생할 수 있는 모든 증상 또는 질병으로서 해당 예방접종과 시간적 관련성이 있는 것을 말한다.
19. "고위험병원체"란 생물테러의 목적으로 이용되거나 사고 등에 의하여 외부에 유출될 경우 국민 건강에 심각한 위험을 초래할 수 있는 감염병병원체로서 보건복지부령으로 정하는 것을 말한다.
20. "관리대상 해외 신종감염병"이란 기존 감염병의 변이 및 변종 또는 기존에 알려지지 아니한 새로운 병원체에 의해 발생하여 국제적으로 보건문제를 야기하고 국내 유입에 대비하여야 하는 감염병으로서 질병관리청장이 보건복지부장관과 협의하여 지정하는 것을 말한다.
21. "의료·방역 물품"이란 「약사법」 제2조에 따른 의약품·의약외품, 「의료기기법」 제2조에 따른 의료기기 등 의료 및 방역에 필요한 물품 및 장비로서 질병관리청장이 지정하는 것을 말한다.

**[규칙]제2조** 삭제 〈2016.1.7.〉

**[규칙]제3조** 삭제 〈2019.11.22.〉

**[규칙]제4조** 삭제 〈2020.3.4.〉

**[규칙]제5조(고위험병원체의 종류)** 법 제2조제19호에 따른 고위험병원체의 종류는 별표 1과 같다.

**참고**

**[별표 1] 고위험병원체의 종류(제5조 관련) 〈개정 2023.7.13.〉**

1. 세균 및 진균
   가. 페스트균(*Yersinia pestis*)
   나. 탄저균(*Bacillus anthracis*). 다만, 탄저균 중 탄저균 스턴(*Bacillus anthracis* Sterne)은 제외한다.
   다. 브루셀라균(*Brucella melitensis, Brucella suis*)
   라. 비저균(*Burkholderia mallei*)
   마. 멜리오이도시스균(*Burkholderia pseudomallei*)
   바. 보툴리눔균(*Clostridium botulinum*)
   사. 이질균 (*Shigella dysenteriae* type 1)
   아. 클라미디아 시타시(*Chlamydia psittaci*)
   자. 큐열균(*Coxiella burnetii*)

차. 야토균(*Francisella tularensis*)
카. 발진티푸스균(*Rickettsia prowazekii*)
타. 홍반열 리케치아균(*Rickettsia rickettsii*)
파. 콕시디오이데스균(*Coccidioides immitis, Coccidioides posadasii*)
하. 콜레라균(*Vibrio cholerae* O1 · O139)

2. 바이러스 및 프리온
가. 헤르페스 B 바이러스(Cercopithecine herpesvirus 1, Herpes B virus)
나. 크리미안 콩고 출혈열 바이러스(Crimean-Congo haemorrhagic fever virus)
다. 이스턴 이콰인 뇌염 바이러스(Eastern equine encephalitis virus)
라. 에볼라 바이러스(Ebola virus)
마. 헨드라 바이러스(Hendra virus)
바. 라싸 바이러스(Lassa virus)
사. 마버그 바이러스(Marbug virus)
아. 원숭이폭스 바이러스(Monkeypox virus)
자. 니파 바이러스(Nipah virus)
차. 리프트 벨리열 바이러스(Rift Valley fever virus)
카. 남아메리카 출혈열 바이러스(South American haemorrhagic fever; Flexal, Guanarito, Junin, Machupo, Sabia)
타. 황열 바이러스 (Yellow fever virus)
파. 서부 마 뇌염 바이러스 (Western equine encephalitis virus)
하. 진드기 매개뇌염 바이러스(Tick-borne encephalitis complex virus; Central European tick-borne encephalitis virus, Far Eastern tick-borne encephalitis virus, Siberian tick-borne encephalitis virus, Kyasanur Forest disease virus, Omsk haemorrhagic fever virus)
거. 두창 바이러스(Variola virus)
너. 소두창 바이러스(Variola minor virus, Alastrim)
더. 베네주엘라 이콰인 뇌염 바이러스(Venezuelan equine encephalitis virus)
러. 중증 급성호흡기 증후군 코로나 바이러스(SARS-CoV)
머. 조류 인플루엔자 인체감염증 바이러스(인체 유래 H5N1, H7N7, H7N9). 다만, 해당 바이러스 중 세계보건기구가 백신 후보로 인정하는 바이러스(백신 후보주) 제외한다.
버. 고위험 인플루엔자 바이러스(1918 influenza virus의 8개 병원성 유전자중 하나 이상의 유전자를 포함하는 influenza virus)
서. 전염성 해면상 뇌병증 병원체(Transmission of spongiform encephalopathy agent; Bovine spongiform encephalopathy prion, variant Creutzfeldt-Jakob disease prion)
어. 중동 호흡기 증후군 코로나 바이러스(MERS-CoV)
저. 차파레 바이러스(Chapare virus)
처. 루요 바이러스(Lujo virus)
커. 폴리오바이러스(Poliovirus). 다만, 폴리오바이러스 중 사빈 타입(Sabin type) 1, 2 또는 3에 해당하는 바이러스와 세계보건기구가 백신으로 인정하여 승인을 받은 바이러스(백신주)는 제외한다.

3. 그 밖에 질병관리청장이 외부에 유출될 경우 공중보건상 위해 우려가 큰 세균, 진균, 바이러스 또는 프리온으로서 긴급한 관리가 필요하다고 인정하여 지정 · 공고하는 병원체

**제3조(다른 법률과의 관계)** 감염병의 예방 및 관리에 관하여는 다른 법률에 특별한 규정이 있는 경우를 제외하고는 이 법에 따른다.

**제4조(국가 및 지방자치단체의 책무)** ① 국가 및 지방자치단체는 감염병환자등의 인간으로서의 존엄과 가치를 존중하고 그 기본적 권리를 보호하며, 법률에 따르지 아니하고는 취업 제한 등의 불이익을 주어서는 아니 된다.

② 국가 및 지방자치단체는 감염병의 예방 및 관리를 위하여 다음 각 호의 사업을 수행하여야 한다.

1. 감염병의 예방 및 방역대책
2. 감염병환자등의 진료 및 보호
3. 감염병 예방을 위한 예방접종계획의 수립 및 시행
4. 감염병에 관한 교육 및 홍보
5. 감염병에 관한 정보의 수집 · 분석 및 제공
6. 감염병에 관한 조사 · 연구
7. 감염병병원체(감염병병원체 확인을 위한 혈액, 체액 및 조직 등 검체를 포함한다) 수집 · 검사 · 보존 · 관리 및 약제내성 감시(藥劑耐性 監視)
8. 감염병 예방 및 관리 등을 위한 전문인력의 양성

8의2. 감염병 예방 및 관리 등의 업무를 수행한 전문인력의 보호

9. 감염병 관리정보 교류 등을 위한 국제협력
10. 감염병의 치료 및 예방을 위한 의료 · 방역 물품의 비축
11. 감염병 예방 및 관리사업의 평가
12. 기후변화, 저출산 · 고령화 등 인구변동 요인에 따른 감염병 발생조사 · 연구 및 예방대책 수립
13. 한센병의 예방 및 진료 업무를 수행하는 법인 또는 단체에 대한 지원
14. 감염병 예방 및 관리를 위한 정보시스템의 구축 및 운영
15. 해외 신종감염병의 국내 유입에 대비한 계획 준비, 교육 및 훈련
16. 해외 신종감염병 발생 동향의 지속적 파악, 위험성 평가 및 관리대상 해외 신종감염병의 지정
17. 관리대상 해외 신종감염병에 대한 병원체 등 정보 수집, 특성 분석, 연구를 통한 예방과 대응체계 마련, 보고서 발간 및 지침(매뉴얼을 포함한다) 고시

③ 국가 · 지방자치단체(교육감을 포함한다)는 감염병의 효율적 치료 및 확산방지를 위하여 질병의 정보, 발생 및 전파 상황을 공유하고 상호 협력하여야 한다.

④ 국가 및 지방자치단체는 「의료법」에 따른 의료기관 및 의료인단체와 감염병의 발생 감시 · 예방을 위하여 관련 정보를 공유하여야 한다.

**제5조(의료인 등의 책무와 권리)** ① 「의료법」에 따른 의료인 및 의료기관의 장 등은 감염병 환자의 진료에 관한 정보를 제공받을 권리가 있고, 감염병 환자의 진단 및 치료 등으로 인하여 발생한 피해에 대하여 보상받을 수 있다.

② 「의료법」에 따른 의료인 및 의료기관의 장 등은 감염병 환자의 진단 · 관리 · 치료 등에 최선을 다하여야 하며, 보건복지부장관, 질병관리청장 또는 지방자치단체의 장의 행정명령에 적극 협조하여야 한다.

③ 「의료법」에 따른 의료인 및 의료기관의 장 등은 국가와 지방자치단체가 수행하는 감염병의 발생 감시와 예방·관리 및 역학조사 업무에 적극 협조하여야 한다.

**제6조(국민의 권리와 의무)** ① 국민은 감염병으로 격리 및 치료 등을 받은 경우 이로 인한 피해를 보상받을 수 있다.

② 국민은 감염병 발생 상황, 감염병 예방 및 관리 등에 관한 정보와 대응방법을 알 권리가 있고, 국가와 지방자치단체는 신속하게 정보를 공개하여야 한다.

③ 국민은 의료기관에서 이 법에 따른 감염병에 대한 진단 및 치료를 받을 권리가 있고, 국가와 지방자치단체는 이에 소요되는 비용을 부담하여야 한다.

④ 국민은 치료 및 격리조치 등 국가와 지방자치단체의 감염병 예방 및 관리를 위한 활동에 적극 협조하여야 한다.

## 제2장 기본계획 및 사업

**제7조(감염병 예방 및 관리 계획의 수립 등)** ① 질병관리청장은 보건복지부장관과 협의하여 감염병의 예방 및 관리에 관한 기본계획(이하 "기본계획"이라 한다)을 5년마다 수립 · 시행하여야 한다.

② 기본계획에는 다음 각 호의 사항이 포함되어야 한다.

1. 감염병 예방 · 관리의 기본목표 및 추진방향
2. 주요 감염병의 예방 · 관리에 관한 사업계획 및 추진방법

2의2. 감염병 대비 의료 · 방역 물품의 비축 및 관리에 관한 사항

3. 감염병 전문인력의 양성 방안

3의2. 「의료법」 제3조제2항 각 호에 따른 의료기관 종별 감염병 위기대응역량의 강화 방안

4. 감염병 통계 및 정보통신기술 등을 활용한 감염병 정보의 관리 방안
5. 감염병 관련 정보의 의료기관 간 공유 방안
6. 그 밖에 감염병의 예방 및 관리에 필요한 사항

③ 특별시장 · 광역시장 · 특별자치시장 · 도지사 · 특별자치도지사(이하 "시 · 도지사"라 한다)와 시장 · 군수 · 구청장(자치구의 구청장을 말한다. 이하 같다)은 기본계획에 따라 시행계획을

수립ㆍ시행하여야 한다. 〈개정 2023. 6. 13.〉
④ 질병관리청장, 시ㆍ도지사 또는 시장ㆍ군수ㆍ구청장은 기본계획이나 제3항에 따른 시행계획의 수립ㆍ시행에 필요한 자료의 제공 등을 관계 행정기관 또는 단체에 요청할 수 있다.
⑤ 제4항에 따라 요청받은 관계 행정기관 또는 단체는 특별한 사유가 없으면 이에 따라야 한다.

**제8조(감염병관리사업지원기구의 운영)** ① 질병관리청장 및 시ㆍ도지사는 제7조에 따른 기본계획 및 시행계획의 시행과 국제협력 등의 업무를 지원하기 위하여 민간전문가 등으로 구성된 감염병관리사업지원기구를 둘 수 있다. 〈개정 2010. 1. 18., 2020. 8. 11., 2023. 5. 19.〉
② 국가 및 지방자치단체는 감염병관리사업지원기구의 운영 등에 필요한 예산을 지원할 수 있다.
③ 제1항 및 제2항에 따른 감염병관리사업지원기구의 설치ㆍ운영 및 지원 등에 필요한 사항은 대통령령으로 정한다.

**[영]제1조의2(감염병관리사업지원기구의 설치·운영 등)** ①「감염병의 예방 및 관리에 관한 법률」(이하 “법”이라 한다) 제8조제1항에 따라 질병관리청에 중앙감염병사업지원기구를, 특별시ㆍ광역시ㆍ특별자치시ㆍ도ㆍ특별자치도(이하 “시ㆍ도”라 한다)에 질병관리청장이 정하는 바에 따라 시ㆍ도감염병사업지원기구를 둔다. 〈개정 2020. 9. 11., 2023. 9. 26.〉
② 중앙감염병사업지원기구의 구성원은 다음 각 호의 어느 하나에 해당하는 사람 중에서 질병관리청장이 위촉한다.
1. 「의료법」 제2조제1호에 따른 의료인으로서 감염병 관련 분야에서 근무한 사람
2. 「고등교육법」에 따른 대학 또는 「공공기관의 운영에 관한 법률」에 따른 공공기관의 감염병 관련 분야에서 근무한 사람
3. 감염병 예방 및 관리에 관한 전문지식과 경험이 풍부한 사람
4. 역학조사 및 방역 분야 등에 관한 전문지식과 경험이 풍부한 사람
5. 그 밖에 질병관리청장이 감염병관리사업의 지원에 필요하다고 인정하는 사람
③ 중앙감염병사업지원기구는 그 업무수행에 필요한 경우에는 관계 기관ㆍ단체 및 전문가 등에게 자료 또는 의견의 제출 등을 요청할 수 있다.
④ 중앙감염병사업지원기구는 매 반기별로 질병관리청장이 정하는 바에 따라 그 활동현황 등을 질병관리청장에게 보고하여야 한다.
⑤ 질병관리청장은 중앙감염병사업지원기구에 예산의 범위에서 다음 각 호의 비용을 지원을 할 수 있다.
1. 자료수집, 조사, 분석 및 자문 등에 소요되는 비용
2. 국내외 협력사업의 추진에 따른 여비 및 수당 등의 경비
3. 그 밖에 질병관리청장이 업무수행을 위하여 특히 필요하다고 인정하는 경비
⑥ 제2항부터 제5항까지에서 규정한 사항 외에 중앙감염병사업지원기구의 설치ㆍ운영 및 지원 등에 필요한 세부사항은 질병관리청장이 정한다. 〈개정 2020. 9. 11.〉

⑦ 시 · 도감염병사업지원기구의 구성원 위촉, 자료제출 요청, 활동현황 보고 및 비용지원 등에 관하여는 제2항부터 제6항까지의 규정을 준용한다. 이 경우 "질병관리청장"은 "특별시장 · 광역시장 · 특별자치시장 · 도지사 · 특별자치도지사(이하 "시 · 도지사"라 한다)"로, "중앙감염병사업지원기구"는 "시 · 도감염병사업지원기구"로 본다. 〈개정 2020. 9. 11., 2023. 9. 26.〉

**제8조의2(감염병병원)** ① 국가는 감염병의 연구·예방, 전문가 양성 및 교육, 환자의 진료 및 치료 등을 위한 시설, 인력 및 연구능력을 갖춘 감염병전문병원 또는 감염병연구병원을 설립하거나 지정하여 운영한다.

② 국가는 감염병환자의 진료 및 치료 등을 위하여 권역별로 보건복지부령으로 정하는 일정 규모 이상의 병상(음압병상 및 격리병상을 포함한다)을 갖춘 감염병전문병원을 설립하거나 지정하여 운영한다. 이 경우 인구 규모, 지리적 접근성 등을 고려하여 권역을 설정하여야 한다.

③ 국가는 예산의 범위에서 제1항 및 제2항에 따른 감염병전문병원 또는 감염병연구병원을 설립하거나 지정하여 운영하는 데 필요한 예산을 지원할 수 있다.

④ 제1항 및 제2항에 따른 감염병전문병원 또는 감염병연구병원을 설립하거나 지정하여 운영하는 데 필요한 절차, 방법, 지원내용 등의 사항은 대통령령으로 정한다.

**제8조의2(감염병병원)** ① 국가는 감염병의 연구 · 예방, 전문가 양성 및 교육, 환자의 진료 및 치료 등을 위한 시설, 인력 및 연구능력을 갖춘 중앙감염병전문병원을 설립하거나 지정하여 운영한다. 〈개정 2023. 8. 16.〉

② 국가는 감염병환자의 진료 및 치료 등을 위하여 권역별로 보건복지부령으로 정하는 일정 규모 이상의 병상(음압병상 및 격리병상을 포함한다)을 갖춘 권역별 감염병전문병원을 설립하거나 지정하여 운영한다. 이 경우 인구 규모, 지리적 접근성 등을 고려하여 권역을 설정하여야 한다. 〈개정 2021. 10. 19., 2023. 8. 16.〉

③ 국가는 예산의 범위에서 제1항 및 제2항에 따른 중앙감염병전문병원 또는 권역별 감염병전문병원을 설립하거나 지정하여 운영하는 데 필요한 예산을 지원할 수 있다. 〈개정 2023. 8. 16.〉

④ 국가는 제1항에 따른 중앙감염병전문병원의 업무에 관한 자문 등을 수행하기 위하여 중앙감염병전문병원에 감염병임상위원회를 설치할 수 있다. 〈신설 2023. 8. 16.〉

⑤ 제1항 및 제2항에 따른 중앙감염병전문병원 또는 권역별 감염병전문병원을 설립하거나 지정하여 운영하는 데 필요한 절차, 방법, 지원내용 등의 사항은 대통령령으로 정한다. 〈개정 2023. 8. 16.〉

[본조신설 2015. 12. 29.]

**[시행일: 2024. 2. 17.] 제8조의2**

**[영]제1조의3(감염병전문병원의 지정 등)** ① 법 제8조의2제1항에 따른 감염병전문병원(이하 "중앙감염병병원"이라 한다)으로 지정받을 수 있는 의료기관(「의료법」 제3조에 따른 의료기관을 말한다. 이하 "의료기관"이라 한다)은 「의료법」 제3조의3 또는 제3조의4에 따른 종합병원 또는 상급종합병원으로서 보건복지부장관이 정하여 고시하는 의료기관으로 한다.

② 중앙감염병병원의 지정기준은 별표 1과 같다.
③ 보건복지부장관은 중앙감염병병원을 지정하는 경우에는 그 지정기준 또는 업무수행 등에 필요한 조건을 붙일 수 있다.
④ 보건복지부장관은 중앙감염병병원을 지정한 경우에는 지정서를 교부하고, 보건복지부 인터넷 홈페이지에 그 지정내용을 게시하여야 한다.
⑤ 중앙감염병병원은 매 분기별로 보건복지부장관이 정하는 바에 따라 그 업무추진 현황 등을 보건복지부장관에게 보고하여야 한다.
⑥ 보건복지부장관은 법 제8조의2제3항에 따라 중앙감염병병원에 대해서는 기획재정부장관과 협의하여 건축비용, 운영비용 및 설비비용 등을 지원할 수 있다.
⑦ 제3항부터 제6항까지에서 규정한 사항 외에 중앙감염병병원의 지정절차 및 경비지원 등에 필요한 세부사항은 보건복지부장관이 정하여 고시한다.

### 참고

**[별표 1] 중앙감염병병원 지정기준(제1조의3제2항 관련)**

1. 시설기준
 가. 음압격리병동
  1) 음압격리병동은 병원 내 다른 구역과 물리적으로 구분하여 설치한다.
  2) 음압격리병동에서는 감염병환자등, 오염사체, 오염폐기물 등이 이동하는 오염동선을 일반동선과 분리하여 설치한다.
  3) 음압격리병동에서 공기나 배수 등을 통하여 병원 내 다른 구역 및 건물외부로 감염병이 전파되지 않도록 적절한 설비를 설치한다.
  4) 음압격리병동에는 다음의 구분에 따라 음압격리병상을 설치한다.
   가) 일반음압격리병상은 감염병환자등의 진료 및 치료를 목적으로 80개 이상 설치한다.
   나) 중환자음압격리병상은 중한 감염병환자등의 진료 및 치료를 목적으로 일반음압격리병상 개수의 100분의 20 이상 설치한다.
   다) 고도음압격리병상은 원인불명, 신종감염병 등 감염위험도가 높은 감염병환자등의 진료 및 치료를 목적으로 4개 이상 설치한다.
 나. 음압격리병상
  1) 일반음압격리병상은 병상 당 18제곱미터 이상의 면적을 확보한다.
  2) 중환자음압격리병상은 병상 당 20제곱미터 이상의 면적을 확보한다.
  3) 고도음압격리병상은 일반음압격리병상 및 중환자음압격리병상이 있는 구역과 구분하여 독립적으로 설치하고 병상 당 25제곱미터 이상의 면적을 확보한다.
 다. 그 밖의 시설
  1) 음압설비를 갖춘 수술실을 2개 이상 설치한다.
  2) 고도음압격리병상과 같은 구역에 생물안전 3등급(Bio-Safety Level, BSL 3) 이상의 검사실을 설치한다.
2. 인력기준
 가. 의사
  다음의 전문의를 각각 포함하여 10명 이상의 전문의를 둔다.
   1) 감염병 관련 분야 전문의 6명 이상
   2) 체외막산소공급기를 다룰 수 있는 전문의 2명 이상

나. 간호사
21명 이상의 간호사를 둔다.
3. 장비기준: 다음 각 목의 장비를 각각 1개 이상 갖추어야 한다.
가. 체외순환장치
나. 인공호흡기
다. 체외막산소공급기(Extra Corporeal Membrane Oxygenation)
라. 이동용 영상촬영장치
마. 컴퓨터 단층촬영(Computed Tomography)
바. 미생물 및 바이러스 등 검사장비
4. 운영기준
가. 원인불명, 신종감염병, 감염병환자등 또는 감염병병원체 등의 오염원 등으로부터 다른 환자, 보호자 및 근무자 등에게 전파되지 않도록 관련 시설·인력·장비 등을 설치·운영한다.
나. 전체 음압격리병상 중 보건복지부장관이 정하여 고시하는 병상 수 이상을 감염병 대비를 위한 준비병상으로 운영하여, 감염병환자등이 발생한 경우 지체 없이 진료·치료가 가능하도록 한다.
다. 감염병 위기 시 위기대응 매뉴얼에 따라 병상 및 대응인력을 신속히 확충하되, 보건복지부 및 질병관리청과 긴밀히 협력하여 대응한다.
라. 전문의 2명으로 구성된 당직체계를 24시간 운영한다.
마. 그 밖에 보건복지부장관이 감염병의 예방 및 관리 등을 위하여 특히 필요하다고 인정하여 고시하는 절차 및 방법에 따라 운영한다.

비 고
1. 위 표 제1호부터 제4호까지의 규정에 따른 시설기준, 인력기준, 장비기준 및 운영기준에 필요한 세부사항은 보건복지부장관이 정하여 고시한다.
2. 보건복지부장관이 법 제8조의2제1항에 따라 중앙감염병병원을 설립하는 경우그 설립기준은 위 표의 기준에 따른다.

**[영]제1조의4(권역별 감염병전문병원의 지정)** ① 법 제8조의2제2항에 따른 권역별 감염병전문병원(이하 "권역별 감염병병원"이라 한다)으로 지정받을 수 있는 의료기관은 「의료법」 제3조의3 또는 제3조의4에 따른 종합병원 또는 상급종합병원으로서 질병관리청장이 정하여 고시하는 의료기관으로 한다.
② 권역별 감염병병원의 지정기준은 별표 1의2와 같다.
③ 질병관리청장은 법 제8조의2제2항에 따라 권역별 감염병병원을 지정하는 경우에는 다음 각 호의 사항을 종합적으로 고려하여야 한다.
1. 해당 권역에서의 의료자원의 분포 수준
2. 해당 권역에서의 주민의 인구와 생활권의 범위
3. 해당 권역에서의 감염병의 발생 빈도 및 관리 수준
4. 해당 권역에서의 항만 및 공항 등의 인접도
5. 그 밖에 질병관리청장이 권역별 감염병 관리와 관련하여 특히 필요하다고 인정하는 사항
④ 질병관리청장은 권역별 감염병병원을 지정하기 위하여 필요한 경우에는 지방자치단체의 장, 관계 공공기관 또는 관계 단체 등의 의견을 듣거나 자료의 제출을 요청할 수 있다.
⑤ 권역별 감염병병원에 대한 지정조건의 부과, 지정서의 교부, 지정사실의 공표, 업무추진 현황 보고, 경비 지원, 지정절차 등에 필요한 세부사항의 고시 등에 관하여는 제1조의3제3

항부터 제7항까지의 규정을 준용한다. 이 경우 "보건복지부장관"은 "질병관리청장"으로, "중앙감염병병원"은 "권역별 감염병병원"으로, "보건복지부"는 "질병관리청"으로 본다.

## 참고

**[별표 1의2] 권역별 감염병병원의 지정기준(제1조의4제2항 관련)**

1. 시설기준
   가. 음압격리병동
      1) 음압격리병동은 병원 내 다른 구역과 물리적으로 구분하여 설치한다.
      2) 음압격리병동에서는 감염병환자등, 오염사체, 오염폐기물 등이 이동하는 오염 동선을 일반동선과 분리하여 설치한다.
      3) 음압격리병동에서 공기나 배수 등을 통해 병원 내 다른 구역 및 건물외부로 감염병이 전파되지 않도록 적절한 설비를 설치한다.
      4) 음압격리병동은 다음의 구분에 따라 음압격리병상을 설치한다.
         가) 일반음압격리병상은 감염병환자등의 진료 및 치료를 목적으로 30개 이상 설치한다. 다만, 감염병 전문인력의 수, 주민의 생활권, 주민의 수, 감염병환자 수 등을 고려하여 질병관리청장이 인정하는 경우 이를 조정할 수 있다.
         나) 중환자음압격리병상은 중한 감염병환자등의 진료 및 치료를 목적으로 일반 음압격리병상 개수의 100분의 20 이상 설치한다.
   나. 음압격리병상
      1) 일반음압격리병상은 병상 당 18제곱미터 이상의 면적을 확보한다.
      2) 중환자음압격리병상은 병상 당 20제곱미터 이상의 면적을 확보한다.
   다. 그 밖의 시설
      음압설비를 갖춘 수술실을 2개 이상 설치한다.
2. 인력기준
   가. 의사
      다음의 전문의를 각각 포함하여 4명 이상의 전문의를 둔다.
      1) 감염병 관련 분야 전문의 2명 이상
      2) 체외막산소공급기를 다룰 수 있는 전문의 또는 중환자 관련 분야 전문의 1명 이상
   나. 간호사
      8명 이상의 간호사를 둔다.
3. 장비기준: 다음 각 목의 장비를 각각 1개 이상 갖추어야 한다.
   가. 체외순환장치
   나. 인공호흡기
   다. 체외막산소공급기(Extra Corporeal Membrane Oxygenation)
   라. 이동용 영상촬영장치
   마. 컴퓨터 단층촬영(Computed Tomography)
   바. 미생물 및 바이러스 등 검사장비
4. 운영기준
   가. 원인불명, 신종감염병, 감염병환자등 또는 감염병병원체 등의 오염원 등으로부터 다른 환자, 보호자 및 근무자 등에게 전파되지 않도록 관련 시설·인력·장비 등을 설치·운영한다.
   나. 전체 음압격리병상 중 질병관리청장이 정하여 고시하는 병상 수 이상을 감염병 대비를 위한 준비병상으로 운영하여, 감염병환자등이 발생한 경우 지체 없이 진료·치료가 가능하도록 한다.
   다. 감염병 위기 시 위기대응 매뉴얼에 따라 병상 및 관련 대응인력을 신속히 확충하되, 보건복지부 및 질병관리청과 긴밀히 협력하여 대응한다.

라. 전문의 1명으로 구성된 당직체계를 24시간 운영한다.

마. 그 밖에 질병관리청장이 감염병의 예방 및 관리 등을 위하여 특히 필요하다고 인정하여 고시하는 절차 및 방법에 따라 운영한다.

비 고

1. 위 표 제1호부터 제4호까지의 규정에 따른 시설기준, 인력기준, 장비기준 및 운영기준에 필요한 세부사항은 질병관리청장이 정하여 고시한다.
2. 질병관리청장이 법 제8조의2제2항에 따라 권역별 감염병병원을 설립하는 경우 그 설립기준은 위 표의 기준에 따른다.

**[규칙]제5조의2(감염병전문병원 지정서)** ① 법 제8조의2제1항에 따른 감염병전문병원 지정서는 별지 제1호서식과 같다.

② 법 제8조의2제2항에 따른 권역별 감염병전문병원 지정서는 별지 제1호의2서식과 같다.

**[규칙]제5조의3(권역별 감염병전문병원의 병상규모)** 법 제8조의2제2항에서 "보건복지부령으로 정하는 일정규모 이상의 병상"이란 36병상 이상의 병상을 말한다.

**제8조의3(내성균 관리대책)** ① 보건복지부장관은 내성균 발생 예방 및 확산 방지 등을 위하여 제9조에 따른 감염병관리위원회의 심의를 거쳐 내성균 관리대책을 5년마다 수립 · 추진하여야 한다.

② 내성균 관리대책에는 정책목표 및 방향, 진료환경 개선 등 내성균 확산 방지를 위한 사항 및 감시체계 강화에 관한 사항, 그 밖에 내성균 관리대책에 필요하다고 인정되는 사항이 포함되어야 한다.

③ 내성균 관리대책의 수립 절차 등에 관하여 필요한 사항은 대통령령으로 정한다.

**[영]제1조의5(내성균 관리대책의 수립)** ① 보건복지부장관은 법 제8조의3제1항에 따른 내성균 관리대책(이하 "내성균 관리대책"이라 한다)에 포함된 사항 중 보건복지부장관이 정하는 중요 사항을 변경하려는 경우에는 법 제9조제1항에 따른 감염병관리위원회의 심의를 거쳐야 한다.

② 보건복지부장관은 내성균 관리대책을 수립하거나 변경한 경우에는 보건복지부의 인터넷 홈페이지에 게재하고, 관계 중앙행정기관의 장, 「국민건강보험법」에 따른 건강보험심사평가원의 원장, 그 밖에 내성균 관련 기관·법인·단체의 장에게 그 내용을 알려야 한다.

③ 제1항 및 제2항에서 규정한 사항 외에 내성균 관리대책의 수립 및 변경에 필요한 세부사항은 보건복지부장관이 정한다.

**제8조의4(업무의 협조)** ① 보건복지부장관은 내성균 관리대책의 수립 · 시행을 위하여 관계 공무원 또는 관계 전문가의 의견을 듣거나 관계 기관 및 단체 등에 필요한 자료제출 등 협조를 요청할 수 있다.

② 보건복지부장관은 내성균 관리대책의 작성을 위하여 관계 중앙행정기관의 장에게 내성균

관리대책의 정책목표 및 방향과 관련한 자료 또는 의견의 제출 등 필요한 협조를 요청할 수 있다.
③ 제1항 및 제2항에 따른 협조 요청을 받은 자는 정당한 사유가 없으면 이에 따라야 한다.

**제8조의5(긴급상황실)** ① 질병관리청장은 감염병 정보의 수집·전파, 상황관리, 감염병이 유입되거나 유행하는 긴급한 경우의 초동조치 및 지휘 등의 업무를 수행하기 위하여 상시 긴급상황실을 설치·운영하여야 한다.
② 제1항에 따른 긴급상황실의 설치·운영에 필요한 사항은 대통령령으로 정한다.

**[영]제1조의6(긴급상황실의 설치·운영)** ① 법 제8조의5에 따라 설치하는 긴급상황실(이하 "긴급상황실"이라 한다)은 다음 각 호의 설치·운영 요건을 모두 갖추어야 한다.
1. 신속한 감염병 정보의 수집·전파와 감염병 위기상황의 종합관리 등을 위한 정보통신체계를 갖출 것
2. 감염병 위기상황의 효율적 대처를 위한 시설·장비 및 그 운영·관리체계를 갖출 것
3. 긴급상황실의 24시간 운영에 필요한 전담인력을 확보할 것
4. 긴급상황실의 업무를 원활하게 수행하기 위한 운영규정 및 업무매뉴얼을 마련할 것
② 긴급상황실의 설치·운영에 관한 세부사항은 질병관리청장이 정한다.

**제8조의6(감염병 연구개발 지원 등)** ① 질병관리청장은 감염병에 관한 조사·연구를 위하여 감염병 연구개발 기획 및 치료제·백신 등의 연구개발에 관한 사업을 추진할 수 있다. 이 경우 질병관리청장은 예산의 범위에서 연구개발사업을 하는 기관 또는 단체에 그 연구에 드는 비용을 충당할 자금을 출연금으로 지급할 수 있다.
② 질병관리청장은 제1항에 따른 조사·연구를 위하여 보건복지부령으로 「국가연구개발혁신법」 제2조제4호에 따른 전문기관을 지정 또는 해제한다.
③ 제1항에 따른 출연금의 지급·사용·관리 및 제2항에 따른 전문기관의 지정·운영 등에 관하여 필요한 사항은 「보건의료기술 진흥법」을 준용한다.
④ 질병관리청장은 감염병 치료제·백신 개발 관련 연구기관·대학 및 기업 등의 의뢰를 받아 보건복지부령으로 정하는 바에 따라 감염병 치료제·백신 개발에 관한 시험·분석을 할 수 있다.
⑤ 제4항에 따라 시험·분석을 의뢰하는 자는 보건복지부령으로 정하는 바에 따라 수수료를 내야 한다.
[전문개정 2023. 5. 19.]

**[영]제1조의7** 삭제 〈2023. 8. 18.〉

**[규칙]제5조의4(감염병 연구개발사업 전문기관의 지정·해제)** ① 질병관리청장은 법 제8조의6 제2항에 따라 「국가연구개발혁신법」 제22조제2항 각 호의 기관 중 감염병 관련 분야의 업무를 전문적으로 수행하는 기관을 감염병 연구개발사업 전문기관으로 지정한다.

② 질병관리청장은 제1항에 따라 지정된 전문기관(이하 "감염병연구전문기관"이라 한다)이 수행하는 감염병 연구개발 업무에 관하여 그 감염병연구전문기관을 감독한다.
③ 질병관리청장은 감염병연구전문기관의 감염병 연구개발 업무가 종료되거나 업무를 계속하여 수행하는 것이 불가능하다고 인정되는 경우에는 감염병연구전문기관 지정을 해제할 수 있다.
④ 질병관리청장은 제1항에 따라 감염병연구전문기관을 지정하거나 제3항에 따라 감염병연구전문기관 지정을 해제한 때에는 과학기술정보통신부장관에게 그 사실을 알려야 한다.
⑤ 제1항부터 제4항까지에서 규정한 사항 외에 감염병연구전문기관의 지정 또는 해제 등에 관하여 필요한 사항은 질병관리청장이 정하여 고시한다.
[본조신설 2023. 12. 29.]
[종전 제5조의4는 제5조의5로 이동 〈2023. 12. 29.〉]

**[규칙]제5조의5(감염병 치료제·백신 개발에 관한 시험·분석)** ① 법 제8조의6제4항에 따라 감염병 치료제·백신 개발에 관한 시험·분석을 의뢰하려는 자는 의뢰신청서에 연구계획서 등 시험 또는 분석에 필요한 자료를 첨부하여 질병관리청장에게 제출해야 한다.
② 제1항에 따라 감염병 치료제·백신 개발에 관한 시험 또는 분석을 의뢰받은 질병관리청장은 치료제·백신 후보 물질의 특성을 고려하여 미생물학적 분석법, 혈청학적 분석법, 면역학적 분석법, 동물시험 관련 분석법 등으로 시험·분석을 할 수 있다.
③ 질병관리청장은 제2항에 따른 시험·분석을 위하여 필요하다고 인정하는 경우에는 전문가의 의견을 들을 수 있다.
④ 시험·분석을 의뢰하려는 자는 법 제8조의6제5항에 따라 시험·분석의 대상 및 방법 등을 고려하여 질병관리청장이 정하여 고시하는 수수료를 수입인지로 내거나 정보통신망을 이용하여 전자화폐·전자결제 등의 방법으로 내야 한다.
⑤ 제1항부터 제4항까지에서 규정한 사항 외에 시험·분석 및 수수료에 관하여 필요한 사항은 질병관리청장이 정하여 고시한다.
[제5조의4에서 이동 〈2023. 12. 29.〉]

**제9조(감염병관리위원회)** ① 감염병의 예방 및 관리에 관한 주요 시책을 심의하기 위하여 질병관리청에 감염병관리위원회(이하 "위원회"라 한다)를 둔다.
② 위원회는 다음 각 호의 사항을 심의한다.
1. 기본계획의 수립
2. 감염병 관련 의료 제공
3. 감염병에 관한 조사 및 연구
4. 감염병의 예방·관리 등에 관한 지식 보급 및 감염병환자등의 인권 증진
5. 제20조에 따른 해부명령에 관한 사항
6. 제32조제3항에 따른 예방접종의 실시기준과 방법에 관한 사항
6의2. 제33조의2제1항에 따라 제24조의 필수예방접종 및 제25조의 임시예방접종에 사용되는 의약품(이하 "필수예방접종약품등"이라 한다)의 사전 비축 및 장기 구매에 관한 사항

6의3. 제33조의2제2항에 따른 필수예방접종약품등의 공급의 우선순위 등 분배기준, 그 밖에 필요한 사항의 결정
7. 제34조에 따른 감염병 위기관리대책의 수립 및 시행
8. 제40조제1항 및 제2항에 따른 예방·치료 의료·방역 물품의 사전 비축, 장기 구매 및 생산에 관한 사항
8의2. 제40조의2에 따른 의료·방역 물품(「약사법」에 따른 의약품 및 「의료기기법」에 따른 의료기기로 한정한다) 공급의 우선순위 등 분배기준, 그 밖에 필요한 사항의 결정
8의3. 제40조의6에 따른 개발 중인 백신 또는 의약품의 구매 및 공급에 필요한 계약에 관한 사항
9. 제71조에 따른 예방접종 등으로 인한 피해에 대한 국가보상에 관한 사항
10. 내성균 관리대책에 관한 사항
11. 그 밖에 감염병의 예방 및 관리에 관한 사항으로서 위원장이 위원회의 회의에 부치는 사항

**[영]제2조(감염병관리위원회 위원의 임무 및 임기)** ① 법 제9조제1항에 따른 감염병관리위원회(이하 "위원회"라 한다) 위원장은 위원회를 대표하고 위원회의 사무를 총괄한다.
② 위원회 부위원장은 위원장을 보좌하며 위원장이 부득이한 사유로 직무를 수행할 수 없을 때에는 그 직무를 대행한다.
③ 위원회 위원 중 위촉위원의 임기는 2년으로 한다.
④ 위원회 위원의 자리가 빈 경우 그 보궐위원의 임기는 전임위원 임기의 남은 기간으로 한다.

**제10조(위원회의 구성)** ① 위원회는 위원장 1명과 부위원장 1명을 포함하여 30명 이내의 위원으로 구성한다.
② 위원장은 질병관리청장이 되고, 부위원장은 위원 중에서 위원장이 지명하며, 위원은 다음 각 호의 어느 하나에 해당하는 사람 중에서 위원장이 임명하거나 위촉하는 사람으로 한다. 이 경우 공무원이 아닌 위원이 전체 위원의 과반수가 되도록 하여야 한다.
1. 감염병의 예방 또는 관리 업무를 담당하는 공무원
2. 감염병 또는 감염관리를 전공한 의료인
3. 감염병과 관련된 전문지식을 소유한 사람
4. 「지방자치법」 제182조에 따른 시·도지사협의체가 추천하는 사람
5. 「비영리민간단체 지원법」 제2조에 따른 비영리민간단체가 추천하는 사람
6. 그 밖에 감염병에 관한 지식과 경험이 풍부한 사람
③ 위원회의 업무를 효율적으로 수행하기 위하여 위원회의 위원과 외부 전문가로 구성되는 분야별 전문위원회를 둘 수 있다.
④ 제1항부터 제3항까지에서 규정한 사항 외에 위원회 및 전문위원회의 구성·운영 등에 관하여 필요한 사항은 대통령령으로 정한다.

**[영]제3조(회의)** ① 위원회의 회의는 질병관리청장 또는 위원 과반수가 요구하거나 위원장이 필요하다고 인정할 때에 소집한다.

② 위원회의 회의는 재적위원 과반수의 출석으로 개의(開議)하고 출석위원 과반수의 찬성으로 의결한다.

③ 삭제 〈2020.9.11.〉

④ 위원회는 그 업무 수행에 필요하다고 인정할 때에는 관계 공무원 또는 관계 전문가를 위원회에 출석하게 하여 그 의견을 들을 수 있다.

**[영]제4조(간사)** 위원회의 사무 처리를 위하여 위원회에 간사 1명을 두며, 간사는 질병관리청 소속 공무원 중에서 위원장이 임명한다.

**[영]제5조(수당의 지급 등)** 위원회의 회의에 출석한 위원에게 예산의 범위에서 수당과 여비를 지급할 수 있다. 다만, 공무원인 위원이 그 소관 업무와 직접 관련하여 출석하는 경우에는 그러하지 아니하다.

**[영]제6조(운영세칙)** 이 영에서 규정한 사항 외에 위원회의 운영에 필요한 사항은 위원회의 의결을 거쳐 위원장이 정한다.

**[영]제7조(전문위원회의 구성)** ① 법 제10조제3항에 따라 위원회에 다음 각 호의 분야별 전문위원회를 둔다.

1. 예방접종 전문위원회
2. 예방접종피해보상 전문위원회
3. 후천성면역결핍증 전문위원회
4. 결핵 전문위원회
5. 역학조사 전문위원회
6. 인수(人獸)공통감염 전문위원회
6의2. 의료관련감염 전문위원회
7. 감염병 위기관리 전문위원회
7의2. 감염병 진단분석 전문위원회
8. 감염병 연구기획 전문위원회
9. 항생제 내성(耐性) 전문위원회
10. 검역 전문위원회

② 전문위원회는 각각 위원장 1명을 포함한 25명 이내의 위원으로 구성한다.

③ 전문위원회 위원장은 위원회 위원 중에서 위원회의 위원장이 임명한다.

④ 전문위원회 위원은 위원회 위원 중에서 위원회 위원장이 임명하거나 관련 학회와 단체 또는 위원회 위원의 추천을 받아 위원회의 위원장이 위촉한다.

**[영]제8조(전문위원회의 회의 및 운영)** ① 전문위원회의 회의는 위원회 위원장 또는 전문위원회 위원 과반수가 요구하거나 전문위원회 위원장이 필요하다고 인정할 때에 소집한다.

② 전문위원회의 회의는 재적위원 과반수의 출석으로 개의하고 출석위원 과반수의 찬성으로 의결한다.

③ 전문위원회 위원장은 전문위원회에서 심의·의결한 사항을 위원회 위원장에게 보고하여야 한다.

④ 이 영에서 규정한 사항 외에 전문위원회의 운영에 필요한 사항은 전문위원회의 의결을 거쳐 전문위원회 위원장이 정한다.

# 제3장 신고 및 보고

**제11조(의사 등의 신고)** ① 의사, 치과의사 또는 한의사는 다음 각 호의 어느 하나에 해당하는 사실(제16조제6항에 따라 표본감시 대상이 되는 제4급감염병으로 인한 경우는 제외한다)이 있으면 소속 의료기관의 장에게 보고하여야 하고, 해당 환자와 그 동거인에게 질병관리청장이 정하는 감염 방지 방법 등을 지도하여야 한다. 다만, 의료기관에 소속되지 아니한 의사, 치과의사 또는 한의사는 그 사실을 관할 보건소장에게 신고하여야 한다.

1. 감염병환자등을 진단하거나 그 사체를 검안(檢案)한 경우
2. 예방접종 후 이상반응자를 진단하거나 그 사체를 검안한 경우
3. 감염병환자등이 제1급감염병부터 제3급감염병까지에 해당하는 감염병으로 사망한 경우
4. 감염병환자로 의심되는 사람이 감염병병원체 검사를 거부하는 경우

② 제16조의2에 따른 감염병병원체 확인기관의 소속 직원은 실험실 검사 등을 통하여 보건복지부령으로 정하는 감염병환자등을 발견한 경우 그 사실을 그 기관의 장에게 보고하여야 한다.

③ 제1항 및 제2항에 따라 보고를 받은 의료기관의 장 및 제16조의2에 따른 감염병병원체 확인기관의 장은 제1급감염병의 경우에는 즉시, 제2급감염병 및 제3급감염병의 경우에는 24시간 이내에, 제4급감염병의 경우에는 7일 이내에 질병관리청장 또는 관할 보건소장에게 신고하여야 한다.

④ 육군, 해군, 공군 또는 국방부 직할 부대에 소속된 군의관은 제1항 각 호의 어느 하나에 해당하는 사실(제16조제6항에 따라 표본감시 대상이 되는 제4급감염병으로 인한 경우는 제외한다)이 있으면 소속 부대장에게 보고하여야 하고, 보고를 받은 소속 부대장은 제1급감염병의 경우에는 즉시, 제2급감염병 및 제3급감염병의 경우에는 24시간 이내에 관할 보건소장에게 신고하여야 한다.

⑤ 제16조제1항에 따른 감염병 표본감시기관은 제16조제6항에 따라 표본감시 대상이 되는 제4급감염병으로 인하여 제1항제1호 또는 제3호에 해당하는 사실이 있으면 보건복지부령으로 정하는 바에 따라 질병관리청장 또는 관할 보건소장에게 신고하여야 한다.

⑥ 제1항부터 제5항까지의 규정에 따른 감염병환자등의 진단 기준, 신고의 방법 및 절차 등에 관하여 필요한 사항은 보건복지부령으로 정한다.

**벌칙 : 제79조의4** 500만원 이하의 벌금

☞ 제1급감염병, 제2급감염병의 보고 또는 신고 의무를 위반하거나 거짓으로 보고 또는 신고
☞ 제1급감염병, 제2급감염병의 보고 또는 신고를 방해한 자

**벌칙 : 제80조** 300만원 이하의 벌금

☞ 제3급감염병, 제4급감염병의 보고 또는 신고 의무를 위반하거나 거짓으로 보고 또는 신고
☞ 제3급감염병, 제4급감염병의 보고 또는 신고를 방해한 자

**[규칙]제6조(의사 등의 감염병 발생신고)** ① 법 제11조제1항 각 호 외의 부분 단서, 제3항 및

제4항에 따라 같은 조 제1항제1호, 제3호 및 제4호에 해당하는 사실을 신고하려는 의사, 치과의사, 한의사, 의료기관의 장 또는 소속 부대장은 별지 제1호의3서식의 감염병 발생·사망(검안) 신고서(전자문서로 된 신고서를 포함한다)를 질병관리청장에게 정보시스템을 이용하여 제출하거나 감염병환자, 감염병의사환자 또는 병원체보유자(이하 "감염병환자등"이라 한다) 또는 신고인의 소재지를 관할하는 보건소장에게 정보시스템 또는 팩스를 이용하여 제출해야 한다. 다만, 제1급감염병의 경우에는 신고서를 제출하기 전에 질병관리청장 또는 관할 보건소장에게 구두, 전화 등의 방법으로 알려야 한다. 〈개정 2016. 1. 7., 2016. 6. 30., 2019. 11. 22., 2020. 6. 4., 2020. 9. 11., 2023. 7. 13.〉

1. 삭제 〈2023. 7. 13.〉
2. 삭제 〈2023. 7. 13.〉

② 법 제11조제3항에 따라 신고를 하려는 감염병병원체확인기관의 장은 별지 제1호의5서식의 병원체 검사결과 신고서(전자문서로 된 신고서를 포함한다)를 질병관리청장에게 정보시스템을 이용하여 제출하거나 해당 감염병병원체 확인을 의뢰한 기관의 소재지를 관할하는 보건소장에게 정보시스템 또는 팩스를 이용하여 제출해야 한다. 다만, 제1급감염병의 경우에는 신고서를 제출하기 전에 질병관리청장 또는 관할 보건소장에게 구두, 전화 등의 방법으로 알려야 한다.

③ 법 제11조제2항 및 제3항에 따라 보고 및 신고를 해야 하는 감염병은 제1급감염병부터 제3급감염병까지로 한다.

④ 법 제11조제5항에 따라 같은 조 제1항제1호 및 제3호에 해당하는 사실을 신고하려는 감염병 표본감시기관은 질병관리청장이 정하는 표본감시기관용 신고서(전자문서로 된 신고서를 포함한다)를 질병관리청장이나 감염병환자등 또는 표본감시기관의 소재지를 관할하는 보건소장에게 정보시스템 또는 팩스를 이용하여 제출해야 한다.

⑤ 법 제11조제6항에 따른 감염병환자등의 진단 기준은 별표 2와 같으며, 그 밖의 세부 사항은 질병관리청장이 정하여 고시한다.

**참고**

**[별표 2] 감염병의 진단 기준(제6조제5항 관련)**

1. 제1급감염병의 경우
   가. 감염병환자: 해당 감염병에 부합되는 임상적 특징을 나타내면서 혈액, 대변, 인두도말 등 검체에서 배양검사, 유전자 검출검사 등의 검사방법으로 감염병병원체가 확인된 사람
   나. 의사환자: 임상적 특징 및 역학적 연관성을 고려할 때 해당 감염병이 의심되나 감염병병원체가 확인되지 않은 사람
   다. 병원체보유자: 임상증상을 나타내지 않으나 감염병병원체가 확인된 사람
2. 제2급감염병의 경우
   가. 감염병환자: 해당 감염병에 부합되는 임상적 특징을 나타내면서 혈액, 대변, 인두도말, 뇌척수액, 가래 등 검체에서 배양검사, 유전자 검출검사, 항체 검출검사 등의 검사방법으로 감염병병원체가 확인된 사람
   나. 의사환자: 임상적 특징 및 역학적 연관성을 고려할 때 해당 감염병이 의심되나 감염병병원체가 확인되지 않은 사람
   다. 병원체보유자: 임상증상을 나타내지 않으나 감염병병원체가 확인된 사람

3. 제3급감염병의 경우
   가. 감염병환자: 해당 감염병에 부합되는 임상적 특징을 나타내면서 혈액, 대변, 소변, 뇌척수액, 가래, 기관지세척액 등 검체에서 배양검사, 유전자 검출검사, 항체 검출검사, 항원 검출검사, 현미경검사 등의 검사방법으로 감염병병원체가 확인된 사람. 다만, 파상풍의 경우에는 임상적 특징을 나타내는 것만으로도 감염병환자로 진단한다.
   나. 의사환자: 임상적 특징 및 역학적 연관성을 고려할 때 해당 감염병이 의심되나 감염병병원체가 확인되지 않은 사람
   다. 병원체보유자: 임상증상을 나타내지 않으나 감염병병원체가 확인된 사람
4. 제4급감염병의 경우
   가. 감염병환자: 해당 감염병에 부합되는 임상적 특징을 나타내면서 혈액, 대변, 소변, 인두도말, 궤양부위도말, 병변조직, 피하조직 등 검체에서 배양검사, 유전자 검출검사, 항체 검출검사, 항원 검출검사, 현미경검사 등의 검사방법으로 감염병병원체가 확인된 사람
   나. 의사환자: 임상적 특징 및 역학적 연관성을 고려할 때 해당 감염병이 의심되나 감염병병원체가 확인되지 않은 사람
   다. 병원체보유자: 임상증상을 나타내지 않으나 감염병병원체가 확인된 사람

**[규칙]제7조(의사 등의 예방접종 후 이상반응 신고)** ① 법 제11조제1항 각 호 외의 부분 단서, 제3항 및 제4항에 따라 같은 조 제1항제2호에 해당하는 사실을 신고하려는 의사, 치과의사, 한의사, 의료기관의 장 또는 소속 부대장은 별지 제2호서식의 예방접종 후 이상반응 발생신고서(전자문서로 된 신고서를 포함한다)를 질병관리청장에게 정보시스템을 이용하여 제출하거나 이상반응자의 소재지를 관할하는 보건소장에게 정보시스템 또는 팩스를 이용하여 제출해야 한다.

② 법 제11조제1항부터 제5항까지의 규정에 따라 신고하여야 하는 예방접종 후 이상반응자의 범위는 별표 3과 같다.

**참고**

**[별표 3] 신고하여야 하는 예방접종 후 이상반응자의 범위 (제7조제2항 관련)〈개정 2023. 9. 22.〉**

신고하여야 하는 예방접종 후 이상반응자의 범위는 다음 표의 분류에 따라 이상반응이 발생한 자를 말한다.

<table>
<tr><th>예방접종 종류</th><th>이상반응의 범위</th><th>예방접종 후 이상반응이 나타날 때까지의 시간</th></tr>
<tr><td rowspan="4">디프테리아, 파상풍, 백일해 (DTaP, Tdap)<br>디프테리아, 파상풍 (Td)<br>디프테리아, 파상풍, 백일해, 폴리오 (DTaP-IPV)</td><td>1. 아나필락시스</td><td>24시간 이내</td></tr>
<tr><td>2. 뇌염, 뇌증</td><td>7일 이내</td></tr>
<tr><td>3. 위팔신경총 말초신경병증</td><td>28일 이내</td></tr>
<tr><td>4. 국소 이상반응</td><td>7일 이내</td></tr>
</table>

| | | |
|---|---|---|
| 디프테리아, 파상풍, 백일해, 폴리오, b형 헤모필루스 인플루엔자 (DTaP-IPV/Hib) | 5. 그 밖에 접종과 연관성이 있는 것으로 의심되는 이상반응 | 기한 없음 |
| | 6. 제1호부터 제5호까지의 이상반응으로 인한 후유증 | 기한 없음 |
| 폴리오 (IPV) | 1. 아나필락시스 | 24시간 이내 |
| | 2. 국소 이상반응 | 7일 이내 |
| | 3. 그 밖에 접종과 연관성이 있는 것으로 의심되는 이상반응 | 기한 없음 |
| | 4. 제1호부터 제3호까지의 이상반응으로 인한 후유증 | 기한 없음 |
| 홍역, 유행성이하선염, 풍진 (MMR) | 1. 아나필락시스 | 24시간 이내 |
| | 2. 뇌염, 뇌증 | 21일 이내 |
| | 3. 혈소판 감소성 자반증 | 7-30일 |
| | 4. 만성 관절염 | 42일 이내 |
| | 5. 국소 이상반응 | 7일 이내 |
| | 6. 그 밖에 접종과 연관성이 있는 것으로 의심되는 이상반응 | 기한 없음 |
| | 7. 제1호부터 제6호까지의 이상반응으로 인한 후유증 | 기한 없음 |
| 결핵 (BCG) | 1. 림프절 부기(지름 1.5cm 이상) | 1년 이내 |
| | 2. 골염, 골수염 | 6개월 이내 |
| | 3. 전신 파종성 비씨지 감염증 | 6개월 이내 |
| | 4. 국소 이상반응 | 6개월 이내 |
| | 5. 그 밖에 접종과 연관성이 있는 것으로 의심되는 이상반응 | 기한 없음 |
| | 6. 제1호부터 제5호까지의 이상반응으로 인한 후유증 | 기한 없음 |
| B형간염 (HepB) | 1. 아나필락시스 | 24시간 이내 |
| | 2. 국소 이상반응 | 7일 이내 |
| | 3. 그 밖에 접종과 연관성이 있는 것으로 의심되는 이상반응 | 기한 없음 |
| | 4. 제1호부터 제3호까지의 이상반응으로 인한 후유증 | 기한 없음 |
| 수두 (VAR) | 1. 아나필락시스 | 24시간 이내 |
| | 2. 뇌염, 뇌증 | 7일 이내 |
| | 3. 국소 이상반응 | 7일 이내 |
| | 4. 그 밖에 접종과 연관성이 있는 것으로 의심되는 이상반응 | 기한 없음 |
| | 5. 제1호부터 제4호까지의 이상반응으로 인한 후유증 | 기한 없음 |
| 일본뇌염 (IJEV, LJEV) | 1. 아나필락시스 | 24시간 이내 |
| | 2. 뇌염, 뇌증 | 7일 이내 |
| | 3. 국소 이상반응 | 7일 이내 |

| | | |
|---|---|---|
| | 4. 그 밖에 접종과 연관성이 있는 것으로 의심되는 이상반응 | 기한 없음 |
| | 5. 제1호부터 제4호까지의 이상반응으로 인한 후유증 | 기한 없음 |
| b형 헤모필루스 인플루엔자 (Hib) | 1. 아나필락시스 | 24시간 이내 |
| | 2. 국소 이상반응 | 7일 이내 |
| | 3. 그 밖에 접종과 연관성이 있는 것으로 의심되는 이상반응 | 기한 없음 |
| | 4. 제1호부터 제3호까지의 이상반응으로 인한 후유증 | 기한 없음 |
| 폐렴구균 (PCV, PPSV) | 1. 아나필락시스 | 24시간 이내 |
| | 2. 국소 이상반응 | 7일 이내 |
| | 3. 그 밖에 접종과 연관성이 있는 것으로 의심되는 이상반응 | 기한 없음 |
| | 4. 제1호부터 제3호까지의 이상반응으로 인한 후유증 | 기한 없음 |
| 인플루엔자 (Flu) | 1. 아나필락시스 | 24시간 이내 |
| | 2. 위팔신경총 말초신경병증 | 28일 이내 |
| | 3. 국소 이상반응 | 7일 이내 |
| | 4. 그 밖에 접종과 연관성이 있는 것으로 의심되는 이상반응 | 기한 없음 |
| | 5. 제1호부터 제4호로 인한 후유증 | 기한 없음 |
| A형간염 (HepA) | 1. 아나필락시스 | 24시간 이내 |
| | 2. 국소 이상반응 | 7일 이내 |
| | 3. 그 밖에 접종과 연관성이 있는 것으로 의심되는 이상반응 | 기한없음 |
| | 4. 제1호부터 제3호로 인한 후유증 | 기한없음 |
| 사람유두종 바이러스감염증 (HPV) | 1. 아나필락시스 | 24시간 이내 |
| | 2. 국소 이상반응 | 7일 이내 |
| | 3. 그 밖에 접종과 연관성이 있는 것으로 의심되는 이상반응 | 기한없음 |
| | 4. 제1호부터 제3호로 인한 후유증 | 기한없음 |
| 그룹 A형 로타바이러스 감염증 | 1. 아나필락시스 | 24시간 이내 |
| | 2. 장중첩증 | 21일 이내 |
| | 3. 그 밖에 접종과 연관성이 있는 것으로 의심되는 이상반응 | 기한 없음 |
| | 4. 제1호부터 제3호로 인한 후유증 | 기한 없음 |
| 법 제24조제1항 제18호에 따라 질병관리청장이 지정한 감염병 | 감염병의 특성에 따라 질병관리청장이 고시한 이상반응 | 감염병의 특성에 따라 질병관리청장이 고시한 시간 |
| 법 제25조제1항에 따라 임시예방접종을 하는 감염병 | 감염병의 특성에 따라 질병관리청장이 고시한 이상반응 | 감염병의 특성에 따라 질병관리청장이 고시한 시간 |

**제12조(그 밖의 신고의무자)** ① 다음 각 호의 어느 하나에 해당하는 사람은 제1급감염병부터 제3급감염병까지에 해당하는 감염병 중 보건복지부령으로 정하는 감염병이 발생한 경우에는 의사, 치과의사 또는 한의사의 진단이나 검안을 요구하거나 해당 주소지를 관할하는 보건소장에게 신고하여야 한다.

1. 일반가정에서는 세대를 같이하는 세대주. 다만, 세대주가 부재 중인 경우에는 그 세대원
2. 학교, 사회복지시설, 병원, 관공서, 회사, 공연장, 예배장소, 선박 · 항공기 · 열차 등 운송수단, 각종 사무소 · 사업소, 음식점, 숙박업소 또는 그 밖에 여러 사람이 모이는 장소로서 보건복지부령으로 정하는 장소의 관리인, 경영자 또는 대표자
3. 「약사법」에 따른 약사 · 한약사 및 약국개설자

② 제1항에 따른 신고의무자가 아니더라도 감염병환자등 또는 감염병으로 인한 사망자로 의심되는 사람을 발견하면 보건소장에게 알려야 한다.

③ 제1항에 따른 신고의 방법과 기간 및 제2항에 따른 통보의 방법과 절차 등에 관하여 필요한 사항은 보건복지부령으로 정한다.

**벌칙 : 제81조** 200만원 이하의 벌금

☞ 제1항 : 신고를 게을리한 자

☞ 세대주, 관리인 등으로 하여금 제1항에 따른 신고를 하지 아니하도록 한 자

**[규칙]제8조(그 밖의 신고대상 감염병)** ①법 제12조제1항 각 호 외의 부분 중에서 "보건복지부령으로 정하는 감염병"이란 다음 각 호의 감염병을 말한다.

1. 결핵
2. 홍역
3. 콜레라
4. 장티푸스
5. 파라티푸스
6. 세균성이질
7. 장출혈성대장균감염증
8. A형간염

② 법 제12조제1항제2호에서 "보건복지부령으로 정하는 장소"란 다음 각 호의 장소를 말한다.

1. 「모자보건법」 제2조제10호에 따른 산후조리원
2. 「공중위생관리법」 제2조에 따른 목욕장업소, 이용업소, 미용업소

**[규칙]제9조(그 밖의 신고의무자의 신고)** 법 제12조제1항 및 제2항에 따라 그 밖의 신고의무자는 다음 각 호의 사항을 서면, 구두(口頭), 전보, 전화 또는 컴퓨터통신의 방법으로 보건소장에게 지체 없이 신고하거나 알려야 한다.

1. 신고인의 성명, 주소와 감염병환자등 또는 사망자와의 관계
2. 감염병환자등 또는 사망자의 성명, 주소 및 직업
3. 감염병환자등 또는 사망자의 주요 증상 및 발병일

**제13조(보건소장 등의 보고 등)** ① 제11조 및 제12조에 따라 신고를 받은 보건소장은 그 내용을 관할 특별자치시장 · 특별자치도지사 또는 시장 · 군수 · 구청장에게 보고하여야 하며, 보

고를 받은 특별자치시장 · 특별자치도지사는 질병관리청장에게, 시장 · 군수 · 구청장은 질병관리청장 및 시 · 도지사에게 이를 각각 보고하여야 한다. 〈개정 2010. 1. 18., 2020. 8. 11., 2023. 6. 13.〉

② 제1항에 따라 보고를 받은 질병관리청장, 시 · 도지사 또는 시장 · 군수 · 구청장은 제11조 제1항제4호에 해당하는 사람(제1급감염병 환자로 의심되는 경우에 한정한다)에 대하여 감염병병원체 검사를 하게 할 수 있다.

③ 제1항에 따른 보고의 방법 및 절차 등에 관하여 필요한 사항은 보건복지부령으로 정한다.

**벌칙 : 제80조** 300만원 이하의 벌금

☞ 제2항 : 감염병병원체 검사를 거부한 자

**[규칙]제10조(보건소장 등의 보고)** 법 제13조제1항에 따라 보고하려는 보건소장은 다음 각 호의 구분에 따른 시기에 별지 제1호의3서식의 감염병 발생 신고서, 별지 제1호의4서식의 감염병환자등 사망(검안) 신고서, 별지 제1호의5서식의 병원체 검사결과 신고서(전자문서로 된 신고서를 포함한다) 또는 별지 제2호서식의 예방접종 후 이상반응 발생보고서(전자문서로 된 보고서를 포함한다)를 특별자치도지사 또는 시장 · 군수 · 구청장(자치구의 구청장을 말한다. 이하 같다)에게 정보시스템을 이용하여 제출해야 하고, 보고를 받은 특별자치도지사 또는 시장 · 군수 · 구청장은 해당 신고서 또는 발생보고서를 질병관리청장 및 특별시장 · 광역시장 · 도지사에게 정보시스템을 이용하여 각각 제출해야 한다.

1. 제1급감염병의 발생, 사망, 병원체 검사결과의 보고: 법 제11조 및 제12조에 따라 신고를 받은 후 즉시
2. 제2급감염병 및 제3급감염병의 발생, 사망 및 병원체 검사결과의 보고: 법 제11조 및 제12조에 따라 신고를 받은 후 24시간 이내
3. 제4급감염병의 발생 및 사망의 보고: 법 제11조 및 제12조에 따라 신고를 받은 후 7일 이내
4. 예방접종 후 이상반응의 보고: 법 제11조에 따라 신고를 받은 후 즉시

**제14조(인수공통감염병의 통보)** ① 「가축전염병예방법」 제11조제1항제2호에 따라 신고를 받은 국립가축방역기관장, 신고대상 가축의 소재지를 관할하는 시장 · 군수 · 구청장 또는 시 · 도 가축방역기관의 장은 같은 법에 따른 가축전염병 중 다음 각 호의 어느 하나에 해당하는 감염병의 경우에는 즉시 질병관리청장에게 통보하여야 한다.

1. 탄저
2. 고병원성조류인플루엔자
3. 광견병
4. 그 밖에 대통령령으로 정하는 인수공통감염병

② 제1항에 따른 통보를 받은 질병관리청장은 감염병의 예방 및 확산 방지를 위하여 이 법에 따른 적절한 조치를 취하여야 한다.

③ 제1항에 따른 신고 또는 통보를 받은 행정기관의 장은 신고자의 요청이 있는 때에는 신고자의 신원을 외부에 공개하여서는 아니 된다.

④ 제1항에 따른 통보의 방법 및 절차 등에 관하여 필요한 사항은 보건복지부령으로 정한다.

**참고**

**가축전염병예방법**

**제11조(죽거나 병든 가축의 신고)** ① 다음 각 호의 어느 하나에 해당하는 가축(이하 "신고대상 가축"이라 한다)의 소유자등, 신고대상 가축에 대하여 사육계약을 체결한 축산계열화사업자, 신고대상 가축을 진단하거나 검안(檢案)한 수의사, 신고대상 가축을 조사하거나 연구한 대학·연구소 등의 연구책임자 또는 신고대상 가축의 소유자등의 농장을 방문한 동물약품 또는 사료 판매자는 신고대상 가축을 발견하였을 때에는 농림축산식품부령으로 정하는 바에 따라 지체 없이 국립가축방역기관장, 신고대상 가축의 소재지를 관할하는 시장·군수·구청장 또는 시·도 가축방역기관의 장(이하 "시·도 가축방역기관장"이라 한다)에게 신고하여야 한다. 다만, 수의사 또는 제12조제6항에 따른 가축병성감정 실시기관(이하 "수의사등"이라 한다)에 그 신고대상 가축의 진단이나 검안을 의뢰한 가축의 소유자등과 그 의뢰사실을 알았거나 알 수 있었을 동물약품 또는 사료 판매자는 그러하지 아니하다.

1. 병명이 분명하지 아니한 질병으로 죽은 가축
2. 가축의 전염성 질병에 걸렸거나 걸렸다고 믿을 만한 역학조사·정밀검사·간이진단키트검사 결과나 임상증상이 있는 가축

**[영]제9조(그 밖의 인수공통감염병)** 법 제14조제1항제4호에서 "대통령령으로 정하는 인수공통감염병"이란 동물인플루엔자를 말한다.

**[규칙]제11조(인수공통감염병 발생 시 통보 절차)** 법 제14조제1항에 따라 인수공통감염병을 통보하려는 국립가축방역기관장, 신고대상 가축의 소재지를 관할하는 시장·군수·구청장 또는 시·도 가축방역기관의 장은 별지 제3호서식의 인수공통감염병 의사환축(擬似患畜: 임상검사, 정밀검사 또는 역학조사 결과 가축전염병에 걸렸다고 믿을 만한 상당한 이유가 있는 가축) 발생신고서를 질병관리청장에게 제출하여야 한다.

**제15조(감염병환자등의 파악 및 관리)** 보건소장은 관할구역에 거주하는 감염병환자등에 관하여 제11조 및 제12조에 따른 신고를 받았을 때에는 보건복지부령으로 정하는 바에 따라 기록하고 그 명부(전자문서를 포함한다)를 관리하여야 한다.

**[규칙]제12조(감염병환자등의 명부 작성 및 관리)** ① 보건소장은 법 제15조에 따라 별지 제4호서식의 감염병환자등의 명부를 작성하고 이를 3년간 보관하여야 한다.

② 보건소장은 법 제15조에 따라 별지 제5호서식의 예방접종 후 이상반응자의 명부를 작성하고 이를 10년간 보관하여야 한다.

# 제4장 감염병감시 및 역학조사 등

**제16조(감염병 표본감시 등)** ① 질병관리청장은 감염병의 표본감시를 위하여 질병의 특성과 지역을 고려하여 「보건의료기본법」에 따른 보건의료기관이나 그 밖의 기관 또는 단체를 감염병 표본감시기관으로 지정할 수 있다.

② 질병관리청장, 시·도지사 또는 시장·군수·구청장은 제1항에 따라 지정받은 감염병 표본감시기관(이하 "표본감시기관"이라 한다)의 장에게 감염병의 표본감시와 관련하여 필요한 자료의 제출을 요구하거나 감염병의 예방·관리에 필요한 협조를 요청할 수 있다. 이 경우 표본감시기관은 특별한 사유가 없으면 이에 따라야 한다.

③ 질병관리청장, 시·도지사 또는 시장·군수·구청장은 제2항에 따라 수집한 정보 중 국민 건강에 관한 중요한 정보를 관련 기관·단체·시설 또는 국민들에게 제공하여야 한다.

④ 질병관리청장, 시·도지사 또는 시장·군수·구청장은 표본감시활동에 필요한 경비를 표본감시기관에 지원할 수 있다.

⑤ 질병관리청장은 표본감시기관이 다음 각 호의 어느 하나에 해당하는 경우에는 그 지정을 취소할 수 있다.

1. 제2항에 따른 자료 제출 요구 또는 협조 요청에 따르지 아니하는 경우
2. 폐업 등으로 감염병 표본감시 업무를 수행할 수 없는 경우
3. 그 밖에 감염병 표본감시 업무를 게을리하는 등 보건복지부령으로 정하는 경우

⑥ 제1항에 따른 표본감시의 대상이 되는 감염병은 제4급감염병으로 하고, 표본감시기관의 지정 및 지정취소의 사유 등에 관하여 필요한 사항은 보건복지부령으로 정한다.

⑦ 질병관리청장은 감염병이 발생하거나 유행할 가능성이 있어 관련 정보를 확보할 긴급한 필요가 있다고 인정하는 경우 「공공기관의 운영에 관한 법률」에 따른 공공기관 중 대통령령으로 정하는 공공기관의 장에게 정보 제공을 요구할 수 있다. 이 경우 정보 제공을 요구받은 기관의 장은 정당한 사유가 없는 한 이에 따라야 한다.

⑧ 제7항에 따라 제공되는 정보의 내용, 절차 및 정보의 취급에 필요한 사항은 대통령령으로 정한다.

**[영]제10조(공공기관)** 법 제16조제7항 전단에서 "대통령령으로 정하는 공공기관"이란 「국민건강보험법」에 따른 건강보험심사평가원 및 국민건강보험공단을 말한다.

**[영]제11조(제공 정보의 내용)** 법 제16조제7항에 따라 요구할 수 있는 정보의 내용에는 다음 각 호의 사항이 포함될 수 있다.

1. 감염병환자, 감염병의사환자 또는 병원체보유자(이하 "감염병환자등"이라 한다)의 성명·주민등록번호·성별·주소·전화번호·직업·감염병명·발병일 및 진단일
2. 감염병환자등을 진단한 의료기관의 명칭·주소지·전화번호 및 의사 이름

**[규칙]제13조** 삭제 〈2019.11.22.〉

**[규칙]제14조(감염병 표본감시기관의 지정 등)** ① 법 제16조제1항에 따라 질병관리청장은 표본감시 대상 감염병별로 다음 각 호의 구분에 따른 기관ㆍ시설ㆍ단체 또는 법인 중에서 특별시장ㆍ광역시장ㆍ특별자치시장ㆍ도지사ㆍ특별자치도지사(이하 "시ㆍ도지사"라 한다)의 추천을 받아 감염병 표본감시기관(이하 "표본감시기관"이라 한다)을 지정할 수 있다. 〈개정 2015. 11. 18., 2016. 1. 7., 2016. 6. 30., 2019. 11. 22., 2020. 6. 4., 2020. 9. 11., 2020. 12. 30., 2023. 9. 22.〉

1. 인플루엔자: 다음 각 목의 기관ㆍ시설ㆍ단체 또는 법인
   가. 「지역보건법」 제10조에 따른 보건소 중 보건의료원
   나. 법 제16조의2제1항제3호ㆍ제5호 및 제9호에 따른 기관
   다. 의료기관 중 소아과ㆍ내과ㆍ가정의학과ㆍ이비인후과 진료과목이 있는 의료기관
2. 제4급감염병 중 기생충감염병에 해당하는 감염병: 다음 각 목의 기관ㆍ시설ㆍ단체 또는 법인
   가. 「지역보건법」 제10조에 따른 보건소
   나. 법 제16조의2제1항제3호ㆍ제5호 및 제9호에 따른 기관
   다. 의료기관 중 의원ㆍ병원 및 종합병원
   라. 기생충감염병에 관한 연구 및 학술발표 등을 목적으로 결성된 학회
   마. 기생충감염병의 예방 및 관리를 목적으로 설립된 비영리법인
3. 제4급감염병(인플루엔자 및 기생충감염병은 제외한다. 이하 이 호에서 같다): 다음 각 목의 기관ㆍ시설ㆍ단체 또는 법인
   가. 「지역보건법」 제10조에 따른 보건소
   나. 법 제16조의2제1항제3호ㆍ제5호 및 제9호에 따른 기관
   다. 의료기관 중 의원ㆍ병원 및 종합병원
   라. 제4급감염병에 관한 연구 및 학술발표 등을 목적으로 결성된 학회

② 질병관리청장은 제1항에 따라 표본감시기관을 지정한 경우에는 해당 표본감시기관에 별지 제5호의2서식의 표본감시기관 지정서를 발급해야 한다. 〈신설 2023. 7. 13.〉

③ 질병관리청장은 법 제16조제5항에 따라 표본감시기관이 다음 각 호의 어느 하나에 해당하는 경우에는 그 지정을 취소할 수 있다. 〈개정 2016. 1. 7., 2020. 6. 4., 2020. 9. 11., 2023. 7. 13.〉

1. 표본감시 업무를 게을리하는 경우
2. 그 밖에 법 제11조제5항에 따른 신고 실적이 없는 등 질병관리청장이 표본감시기관으로서 표본감시 업무를 계속하여 수행할 수 없다고 인정하는 경우
3. 삭제 〈2020. 6. 4.〉

④ 질병관리청장은 제3항에 따라 표본감시기관의 지정을 취소한 경우에는 별지 제5호의3서식의 표본감시기관 지정취소 통보서에 따라 그 사실을 해당 표본감시기관에 통보해야 한다. 〈신설 2023. 7. 13.〉

**제16조의2(감염병병원체 확인기관)** ① 다음 각 호의 기관(이하 "감염병병원체 확인기관"이라 한다)은 실험실 검사 등을 통하여 감염병병원체를 확인할 수 있다. 〈개정 2020. 8. 11., 2023.

5. 19.〉
1. 질병관리청
2. 질병대응센터
3. 「보건환경연구원법」 제2조에 따른 보건환경연구원
4. 「지역보건법」 제10조에 따른 보건소
5. 「의료법」 제3조에 따른 의료기관 중 진단검사의학과 전문의가 상근(常勤)하는 기관
6. 「고등교육법」 제4조에 따라 설립된 의과대학 중 진단검사의학과가 개설된 의과대학
7. 「결핵예방법」 제21조에 따라 설립된 대한결핵협회(결핵환자의 병원체를 확인하는 경우만 해당한다)
8. 「민법」 제32조에 따라 한센병환자 등의 치료 · 재활을 지원할 목적으로 설립된 기관(한센병환자의 병원체를 확인하는 경우만 해당한다)
9. 인체에서 채취한 검사물에 대한 검사를 국가, 지방자치단체, 의료기관 등으로부터 위탁받아 처리하는 기관 중 진단검사의학과 전문의가 상근하는 기관

② 질병관리청장은 감염병병원체 확인의 정확성 · 신뢰성을 확보하기 위하여 감염병병원체 확인기관의 실험실 검사능력을 평가하고 관리할 수 있다.

③ 제2항에 따른 감염병병원체 확인기관의 실험실 검사능력 평가 및 관리에 관한 방법, 절차 등에 관하여 필요한 사항은 보건복지부령으로 정한다.

**[규칙]제14조의2(감염병병원체 확인기관의 실험실 검사능력 평가 및 관리)** ① 법 제16조의2제2항에 따라 질병관리청장이 같은 조 제1항에 따른 감염병병원체 확인기관(이하 "감염병병원체 확인기관"이라 한다)의 실험실 검사능력을 평가할 때에는 다음 각 호의 사항을 평가한다.
1. 실험실 검사 숙련도
2. 실험실 검사 운영체계

② 질병관리청장은 감염병병원체 확인기관의 실험실 검사능력을 평가하기 위한 계획을 매년 수립하여 공고한다.

③ 질병관리청장은 제1항에 따라 평가한 결과 실험실 검사능력이 미흡하다고 판단되는 감염병병원체 확인기관의 장에게 그 원인을 분석하여 시정하도록 할 수 있고, 해당 기관에 대하여 현장 지도 또는 교육을 하거나 평가를 다시 할 수 있다.

④ 질병관리청장은 감염병병원체 확인기관의 실험실 검사능력을 관리하기 위하여 필요한 경우에는 감염병병원체 확인기관의 장에게 시설 · 장비 및 인력 등의 현황 자료를 요청할 수 있다.

⑤ 제1항부터 제4항까지의 규정에서 정한 사항 외에 감염병병원체 확인기관의 실험실 검사능력 평가 및 관리에 필요한 사항은 질병관리청장이 정하여 고시한다.

**제17조(실태조사)** ① 질병관리청장 및 시 · 도지사는 감염병의 관리 및 감염 실태와 내성균 실태를 파악하기 위하여 실태조사를 실시하고, 그 결과를 공표하여야 한다.

② 질병관리청장 및 시 · 도지사는 제1항에 따른 조사를 위하여 의료기관 등 관계 기관 · 법

인 및 단체의 장에게 필요한 자료의 제출 또는 의견의 진술을 요청할 수 있다. 이 경우 요청을 받은 자는 정당한 사유가 없으면 이에 협조하여야 한다.
③ 제1항에 따른 실태조사에 포함되어야 할 사항과 실태조사의 시기, 방법, 절차 및 공표 등에 관하여 필요한 사항은 보건복지부령으로 정한다.

**제17조(실태조사)** ① 질병관리청장, 시 · 도지사 및 시장 · 군수 · 구청장은 감염병의 예방 및 관리에 관한 정책을 효과적으로 수립 · 시행하기 위하여 다음 각 호의 구분에 따라 실태조사를 실시하고, 그 결과를 공표하여야 한다. 〈개정 2024. 1. 30.〉
1. 감염병 및 내성균 발생 등에 대한 실태조사: 질병관리청장 또는 시 · 도지사
2. 의료기관의 감염관리 현황에 대한 실태조사: 질병관리청장, 시 · 도지사 또는 시장 · 군수 · 구청장

② 질병관리청장, 시 · 도지사 또는 시장 · 군수 · 구청장은 제1항에 따른 조사를 위하여 의료기관 등 관계 기관 · 법인 및 단체의 장에게 필요한 자료의 제출 또는 의견의 진술을 요청할 수 있다. 이 경우 요청을 받은 자는 정당한 사유가 없으면 이에 협조하여야 한다. 〈신설 2020. 3. 4., 2020. 8. 11., 2024. 1. 30.〉
③ 제1항에 따른 실태조사에 포함되어야 할 사항과 실태조사의 시기, 방법, 절차 및 공표 등에 관하여 필요한 사항은 보건복지부령으로 정한다. 〈개정 2010. 1. 18., 2020. 3. 4.〉
**[시행일: 2025. 7. 31.] 제17조**

**[규칙]제15조(실태조사의 방법 및 절차 등)** ① 법 제17조제1항에 따른 실태조사(이하 "실태조사"라 한다)에 포함되어야 할 사항은 다음 각 호와 같다.
1. 의료기관 감염관리 실태조사
   가. 「의료법」 제47조에 따라 의료기관에 두는 감염관리위원회와 감염관리실의 설치 · 운영 등에 관한 사항
   나. 의료기관의 감염관리 인력 · 장비 및 시설 등에 관한 사항
   다. 의료기관의 감염관리체계에 관한 사항
   라. 의료기관의 감염관리 교육 및 감염예방에 관한 사항
   마. 그 밖에 의료기관의 감염관리에 관하여 질병관리청장이 특히 필요하다고 인정하는 사항
2. 감염병 실태조사
   가. 감염병환자등의 연령별 · 성별 · 지역별 분포 등에 관한 사항
   나. 감염병환자등의 임상적 증상 및 경과 등에 관한 사항
   다. 감염병환자등의 진단 · 검사 · 처방 등 진료정보에 관한 사항
   라. 감염병의 진료 및 연구와 관련된 인력 · 시설 및 장비 등에 관한 사항
   마. 감염병에 대한 각종 문헌 및 자료 등의 조사에 관한 사항
   바. 그 밖에 감염병의 관리를 위하여 질병관리청장이 특히 필요하다고 인정하는 사항
3. 내성균 실태조사
   가. 항생제 사용 실태에 관한 사항

나. 내성균의 유형 및 발생경로 등에 관한 사항
다. 내성균의 연구와 관련된 인력 · 시설 및 장비 등에 관한 사항
라. 내성균에 대한 각종 문헌 및 자료 등의 조사에 관한 사항
마. 그 밖에 내성균의 관리를 위하여 질병관리청장이 특히 필요하다고 인정하는 사항

② 실태조사의 실시 주기는 다음 각 호의 구분에 따른다. 다만, 질병관리청장 또는 시 · 도지사가 필요하다고 인정하는 경우에는 제1호 및 제2호에 해당하는 실태조사를 수시로 실시할 수 있다.
1. 의료기관의 감염관리 실태조사: 3년
2. 감염병 실태조사: 3년
3. 내성균 실태조사: 매년

③ 실태조사의 방법은 다음 각 호와 같다.
1. 감염병환자등 또는 내성균과 관련된 환자에 대한 설문조사 및 검체(檢體) 검사
2. 의료기관의 진료기록부 등에 대한 자료조사
3. 국민건강보험 및 의료급여 청구 명세 등에 대한 자료조사
4. 일반 국민에 대한 표본 설문조사 및 검체 검사

④ 질병관리청장 또는 시 · 도지사는 실태조사를 전문연구기관 · 단체나 관계 전문가에게 의뢰하여 실시할 수 있다.

⑤ 질병관리청장 또는 시 · 도지사는 법 제17조제1항에 따라 실태조사의 결과를 질병관리청 또는 시 · 도의 인터넷 홈페이지 등에 공표해야 한다. 〈신설 2020.6.4., 2020.9.11.〉

⑥ 제1항부터 제5항까지의 규정에서 정한 사항 외에 실태조사에 필요한 사항은 질병관리청장이 정한다.

**제18조(역학조사)** ① 질병관리청장, 시 · 도지사 또는 시장 · 군수 · 구청장은 감염병이 발생하여 유행할 우려가 있거나, 감염병 여부가 불분명하나 발병원인을 조사할 필요가 있다고 인정하면 지체 없이 역학조사를 하여야 하고, 그 결과에 관한 정보를 필요한 범위 에서 해당 의료기관에 제공하여야 한다. 다만, 지역확산 방지 등을 위하여 필요한 경우 다른 의료기관에 제공하여야 한다.

② 질병관리청장, 시 · 도지사 또는 시장 · 군수 · 구청장은 역학조사를 하기 위하여 역학조사반을 각각 설치하여야 한다.

③ 누구든지 질병관리청장, 시 · 도지사 또는 시장 · 군수 · 구청장이 실시하는 역학조사에서 다음 각 호의 행위를 하여서는 아니 된다.
1. 정당한 사유 없이 역학조사를 거부 · 방해 또는 회피하는 행위
2. 거짓으로 진술하거나 거짓 자료를 제출하는 행위
3. 고의적으로 사실을 누락 · 은폐하는 행위

④ 제1항에 따른 역학조사의 내용과 시기 · 방법 및 제2항에 따른 역학조사반의 구성 · 임무 등에 관하여 필요한 사항은 대통령령으로 정한다.

**벌칙 : 제79조** 2년 이하의 징역 2천만원 이하의 벌금
☞ 제3항

**[영]제12조(역학조사의 내용)** ① 법 제18조제1항에 따른 역학조사에 포함되어야 하는 내용은 다음 각 호와 같다.
1. 감염병환자등 및 감염병의심자의 인적 사항
2. 감염병환자등의 발병일 및 발병 장소
3. 감염병의 감염원인 및 감염경로
4. 감염병환자등 및 감염병의심자에 관한 진료기록
5. 그 밖에 감염병의 원인 규명과 관련된 사항

② 법 제29조에 따른 역학조사에 포함되어야 하는 내용은 다음 각 호와 같다.
1. 예방접종 후 이상반응자의 인적 사항
2. 예방접종기관, 접종일시 및 접종내용
3. 예방접종 후 이상반응에 관한 진료기록
4. 예방접종약에 관한 사항
5. 그 밖에 예방접종 후 이상반응의 원인 규명과 관련된 사항

**[영]제13조(역학조사의 시기)** 법 제18조제1항 및 제29조에 따른 역학조사는 다음 각 호의 구분에 따라 해당 사유가 발생하면 실시한다.
1. 질병관리청장이 역학조사를 하여야 하는 경우
   가. 둘 이상의 시 · 도에서 역학조사가 동시에 필요한 경우
   나. 감염병 발생 및 유행 여부 또는 예방접종 후 이상반응에 관한 조사가 긴급히 필요한 경우
   다. 시 · 도지사의 역학조사가 불충분하였거나 불가능하다고 판단되는 경우
2. 시 · 도지사 또는 시장 · 군수 · 구청장(자치구의 구청장을 말한다. 이하 같다)이 역학조사를 하여야 하는 경우
   가. 관할 지역에서 감염병이 발생하여 유행할 우려가 있는 경우
   나. 관할 지역 밖에서 감염병이 발생하여 유행할 우려가 있는 경우로서 그 감염병이 관할구역과 역학적 연관성이 있다고 의심되는 경우
   다. 관할 지역에서 예방접종 후 이상반응 사례가 발생하여 그 원인 규명을 위한 조사가 필요한 경우

**[영]제14조(역학조사의 방법)** 법 제18조제1항 및 제29조에 따른 역학조사의 방법은 별표 1의3과 같다.

## 참고

**[별표 1의3] 역학조사의 방법(제14조 관련)**

1. 법 제18조제1항에 따른 역학조사의 방법
 가. 설문조사 및 면접조사
  1) 설문조사
   가) 설문조사는 감염병환자등 및 감염병의심자를 대상으로 실시한다.
   나) 설문조사지는 질병관리청장이 정하는 역학조사서로 하며, 유행의 양상에 따라 역학조사반에서 수정하여 사용할 수 있다.
   다) 역학조사서는 해당 감염병의 감염경로 및 감염원을 규명하기 위한 항목으로 구성한다.
   라) 설문조사지는 역학조사반원이 설문조사 대상자를 직접 면접하여 작성한다. 다만, 설문조사 대상자의 상태나 감염병 발생 장소의 특성 등을 고려하여 부득이한 경우에는 전화나 우편, 전자우편 등을 이용하여 실시할 수 있다.
  2) 면접조사
   가) 면접조사는 감염병이 발생한 시설 또는 기관의 보건·위생·환경 관리자를 대상으로 실시한다.
   나) 면접은 감염병 발생과 관련된 보건·위생·환경 관리에 관한 사항을 그 내용으로 한다.
   다) 면접조사는 역학조사반원이 면접조사 대상자와 대면하여 실시해야 한다. 다만, 면접조사 대상자의 상태나 감염병 발생 장소의 특성 등을 고려하여 부득이한 경우에는 전화나 우편, 전자우편 등을 이용하여 실시할 수 있다.
 나. 인체검체(人體檢體) 채취 및 시험
  1) 인체검체의 채취 및 시험은 감염병환자등 및 감염병의심자를 대상으로 실시한다.
  2) 인체검체의 채취 및 시험방법 등은 보건복지부령으로 정하는 감염병 진단기준에 따라 실시해야 한다.
  3) 인체검체의 시험기관은 감염병환자 및 감염병의사환자를 확인할 수 있는 기관으로서 보건복지부령으로 정하는 기관으로 한다.
  4) 역학조사반은 시험기관에 검사의뢰서와 검체를 제출하여 시험을 의뢰한다.
  5) 삭제 〈2020.12.29.〉
 다. 환경검체(環境檢體) 채취 및 시험
  1) 환경검체는 병원체에 오염되었거나 오염되었다고 추정되는 토양, 물(상수도, 지하수, 냉각탑·수영장·온천·목욕탕 등의 공중시설의 물을 말한다), 식품, 도구(조리도구 등 병원체를 전파할 수 있는 물건을 말한다), 장비 등에서 채취한다.
  2) 환경검체에 대해서는 해당 감염병의 원인 병원체 검출시험 또는 감염을 유발할 수 있는 오염을 간접적으로 확인할 수 있는 시험을 하며, 검체 대상에 따른 시험 종류는 다음과 같다.

| 시험 종류 | 검체 대상 |
|---|---|
| 레지오넬라균 검출 시험 | 상수도, 지하수, 공중시설의 물 |
| 장출혈성대장균 검출 시험 | 수영장, 냉·온수기의 물 |
| 노로바이러스 검출 시험 | 상수도, 지하수, 보존식(保存食) |
| 「먹는 물 관리법」에 따른 먹는물 검사 | 상수도, 지하수, 냉·온수기의 물 |
| 식품공전(食品公典)에 따른 식품 규격 시험 | 장관감염증 집단발생 시 보존식 |
| 식품공전에 따른 조리기구 규격 시험 | 장관감염증 집단발생 시 조리도구(도마, 칼, 행주, 식기, 수족관 물 등을 말한다) |
| 수인성(水因性) 원충 검출 시험 | 상수도, 지하수, 수영장 |

3) 역학조사반은 시험기관에 검사의뢰서와 검체를 제출하여 시험을 의뢰한다.
4) 환경검체의 시험기관은 감염병환자 및 감염병의사환자를 확인할 수 있는 기관으로서 보건복지부령으로 정하는 기관으로 한다. 다만, 상수도나 지하수의 노로바이러스 검출 시험 기관은 국립환경과학원 또는 식품의약품안전처으로 한다.

라. 감염병 매개 곤충 및 동물의 검체 채취 및 시험
1) 감염병환자등 또는 감염병의심자와 역학적 연관성이 있다고 판단되는 감염병 매개 곤충(모기, 진드기, 이, 벼룩 등을 말한다) 또는 동물(소, 돼지, 닭, 사슴, 멧돼지, 야생고양이, 들쥐 등을 말한다)에서 해당 감염병의 병원체를 검출하기 위한 시험을 한다.
2) 역학조사반은 시험기관에 검사의뢰서와 검체를 제출하여 시험을 의뢰한다.
3) 감염병 매개 곤충 및 동물의 검체에 대한 시험기관은 감염병환자 및 감염병의사환자를 확인할 수 있는 기관으로서 보건복지부령으로 정하는 기관 또는 「가축전염병예방법」 제12조제1항에 따른 가축의 질병진단 등 병성(病性)감정을 하는 국립수의과학검역원이나 시·도 가축방역기관으로 한다.

마. 진료기록부 등의 조사 및 의사 면접

역학조사반은 감염병환자등 또는 감염병의심자가 병원·의원 치료를 받은 경우, 해당 감염병의 감염경로, 임상양상, 치료결과, 타인으로의 확산 여부 등을 파악하기 위하여 감염병환자등 또는 감염병의심자의 「의료법」 제22조에 따른 진료기록부등(이하 "진료기록부등"이라 한다)을 열람하거나 담당 의사와 면접할 수 있다.

2. 법 제29조에 따른 역학조사의 방법

가. 예방접종 후 이상반응 의심자에 대한 조사
1) 역학조사반이 예방접종 후 이상반응 의심자에 대하여 조사할 수 있는 사항은 다음과 같다.
가) 인적 사항 : 성명, 나이, 주민등록번호, 보호자 성명, 가족사항, 주소, 연락처
나) 과거력 : 출생력, 발달력, 과거 병력, 이전 예방접종력
2) 역학조사반이 예방접종 후 이상반응 발생 및 임상 경과 파악을 위하여 조사할 수 있는 사항은 다음과 같다.
가) 진단 및 치료 기관의 진료기록부등 확인과 담당 의사의 면접
나) 보호자 면접을 통한 환자 경과 파악
다) 예진 여부 및 예진 당시 환자 상태 확인을 위한 예진 의사 면접 및 관련 진료기록부등 확인
라) 주요 임상검사 및 실험실 검사 내용 및 결과

나. 기록 및 자료수집
1) 역학조사반이 원인규명과 관련하여 수집할 수 있는 기록 및 자료는 다음과 같다.
가) 접종 백신 관련 사항
① 접종 여부 및 접종일
② 접종 백신의 이름, 제조번호, 제조회사, 유효기간
나) 백신 보관 상태
① 장기 보관 냉장(동)고와 임시 보관 냉장고의 운영 여부 및 적정온도 유지 여부
② 온도 측정 방법(외부에서 온도 확인 가능 여부)과 측정 기록 확인
③ 백신 외의 다른 물건과 공동 사용 여부
④ 냉장(동)고 고장 혹은 정전 유무 및 정전 시 대책
⑤ 냉장(동)고 주위에 혼란을 일으킬 수 있는 물건 혹은 장비 여부
다) 접종 과정 파악
① 접종자, 접종장소, 접종부위, 접종방법

② 접종과정의 재현

라) 동일 제조번호 백신 접종자 조사

① 동일 제조번호 접종자에 대해서 이상반응 유무 확인과 분석

② 동일 제조번호 접종자에 대한 이상반응 사례 유무 및 발현 빈도 조사

마) 접종기록 등 관련 기록의 관리 상태

① 백신 출납 대장

② 백신 국가검정성적서

③ 백신 생물학적제제출하증명서

④ 예방접종약품보관냉장고점검표

⑤ 예방접종 사전 예진표 작성 여부 및 결과 확인

⑥ 예방접종 후 이상반응 명부 확인

⑦ 예방접종 실시대장 및 실적보고 확인

2) 역학조사관은 필요시 접종 백신에 대한 재검정을 식품의약품안전처에 요청하여 백신 관련 자료를 수집할 수 있다.

---

**[영]제15조(역학조사반의 구성)** ① 법 제18조제1항 및 제29조에 따른 역학조사를 하기 위하여 질병관리청에 중앙역학조사반을 두고, 시·도에 시·도역학조사반을 두며, 시·군·구(자치구를 말한다. 이하 같다)에 시·군·구역학조사반을 둔다.

② 중앙역학조사반은 30명 이상, 시·도역학조사반 및 시·군·구역학조사반은 각각 10명 이상의 반원으로 구성한다.

③ 역학조사반의 반장은 법 제60조에 따른 방역관 또는 법 제60조의2에 따른 역학조사관으로 한다.

④ 역학조사반원은 다음 각 호의 어느 하나에 해당하는 사람 중에서 질병관리청장, 시·도지사 및 시장·군수·구청장이 각각 임명하거나 위촉한다. 〈개정 2016. 1. 6., 2020. 9. 11., 2021. 12. 14., 2023. 8. 18.〉

1. 방역, 역학조사 또는 예방접종 업무를 담당하는 공무원
2. 법 제60조의2에 따른 역학조사관 또는 수습역학조사관
3. 「농어촌 등 보건의료를 위한 특별조치법」에 따라 채용된 공중보건의사
4. 「의료법」 제2조제1항에 따른 의료인
5. 그 밖에 감염병 등과 관련된 분야의 전문가 등으로서 질병관리청장, 시·도지사 및 시장·군수·구청장이 역학조사를 위해 필요하다고 인정하는 사람

⑤ 역학조사반은 감염병 분야와 예방접종 후 이상반응 분야로 구분하여 운영하되, 분야별 운영에 필요한 사항은 질병관리청장이 정한다.

**[영]제16조(역학조사반의 임무 등)** ① 역학조사반의 임무는 다음 각 호와 같다.

1. 중앙역학조사반
   가. 역학조사 계획의 수립, 시행 및 평가
   나. 역학조사의 실시 기준 및 방법의 개발
   다. 시·도역학조사반 및 시·군·구역학조사반에 대한 교육·훈련

라. 감염병에 대한 역학적인 연구
마. 감염병의 발생·유행 사례 및 예방접종 후 이상반응의 발생 사례 수집, 분석 및 제공
바. 시·도역학조사반에 대한 기술지도 및 평가
2. 시·도 역학조사반
가. 관할 지역 역학조사 계획의 수립, 시행 및 평가
나. 관할 지역 역학조사의 세부 실시 기준 및 방법의 개발
다. 중앙역학조사반에 관할 지역 역학조사 결과 보고
라. 관할 지역 감염병의 발생·유행 사례 및 예방접종 후 이상반응의 발생 사례 수집, 분석 및 제공
마. 시·군·구역학조사반에 대한 기술지도 및 평가
3. 시·군·구 역학조사반
가. 관할 지역 역학조사 계획의 수립 및 시행
나. 시·도역학조사반에 관할 지역 역학조사 결과 보고
다. 관할 지역 감염병의 발생·유행 사례 및 예방접종 후 이상반응의 발생 사례 수집, 분석 및 제공

② 역학조사를 하는 역학조사반원은 보건복지부령으로 정하는 역학조사반원증을 지니고 관계인에게 보여 주어야 한다.

③ 질병관리청장, 시·도지사 또는 시장·군수·구청장은 역학조사반원에게 예산의 범위에서 역학조사 활동에 필요한 수당과 여비를 지급할 수 있다.

**[규칙]제16조(역학조사반원증)** 「감염병의 예방 및 관리에 관한 법률 시행령」(이하 "영"이라 한다) 제16조제2항에 따른 역학조사반원증은 별지 제6호서식과 같다.

**제18조의2(역학조사의 요청)** ① 「의료법」에 따른 의료인 또는 의료기관의 장은 감염병 또는 알 수 없는 원인으로 인한 질병이 발생하였거나 발생할 것이 우려되는 경우 질병관리청장 또는 시·도지사에게 제18조에 따른 역학조사를 실시할 것을 요청할 수 있다.

② 제1항에 따른 요청을 받은 질병관리청장 또는 시·도지사는 역학조사의 실시 여부 및 그 사유 등을 지체 없이 해당 의료인 또는 의료기관 개설자에게 통지하여야 한다.

③ 제1항에 따른 역학조사 실시 요청 및 제2항에 따른 통지의 방법·절차 등 필요한 사항은 보건복지부령으로 정한다.

**제18조의2(역학조사의 요청)** ① 「의료법」에 따른 의료인 또는 의료기관의 장은 감염병 또는 알 수 없는 원인으로 인한 질병이 발생하였거나 발생할 것이 우려되는 경우 질병관리청장, 시·도지사 또는 시장·군수·구청장에게 제18조에 따른 역학조사를 실시할 것을 요청할 수 있다. 〈개정 2020. 8. 11., 2024. 1. 30.〉

② 제1항에 따른 요청을 받은 질병관리청장, 시·도지사 또는 시장·군수·구청장은 역학조사의 실시 여부 및 그 사유 등을 지체 없이 해당 의료인 또는 의료기관 개설자에게 통지하여야 한다. 〈개정 2020. 8. 11., 2024. 1. 30.〉

③ 제1항에 따른 역학조사 실시 요청 및 제2항에 따른 통지의 방법·절차 등 필요한 사항은 보건복지부령으로 정한다.
[본조신설 2015. 7. 6.]
**[시행일: 2025. 7. 31.] 제18조의2**

**[규칙]제16조의2(역학조사의 요청 등)** ① 법 제18조의2제1항에 따라 역학조사의 실시를 요청하려는 의료인 또는 의료기관의 장은 별지 제6호의2서식을 작성하여 질병관리청장 또는 시·도지사에게 제출하여야 한다.
② 질병관리청장 또는 시·도지사는 제1항에 따른 요청을 접수하면, 역학조사를 실시하는 경우에는 역학조사 계획을 수립하여 요청자에게 서면으로 통보하고, 역학조사를 실시하지 아니하는 경우에는 그 사유를 명시하여 서면으로 통보하여야 한다.

**제18조의3(역학조사인력의 양성)** ① 질병관리청장은 제60조의2에 따른 역학조사관 또는 수습역학조사관에 대하여 정기적으로 역학조사에 관한 교육·훈련을 실시할 수 있다. 〈개정 2020. 3. 4., 2020. 8. 11., 2023. 5. 19.〉
② 제1항에 따른 대상별 교육·훈련 과정 및 그 밖에 필요한 사항은 보건복지부령으로 정한다. 〈개정 2023. 5. 19.〉

**[규칙]제16조의3(역학조사인력 교육과정)** 법 제18조의3제1항에 따른 교육·훈련 과정의 세부기준은 별표 3의2와 같다.

**참고**

**[별표 3의2]**
**역학조사인력(역학조사관) 교육·훈련 과정의 세부기준(제16조의3 관련)**
1. 교육·훈련 과정의 교육내용

| 구분 | 교육내용 |
|---|---|
| 기본교육 | 역학조사관의 권한 및 책임, 감염병별 역학적 특성, 감염병 감시체계 등 역학조사 관련 기본과정 |
| 지속교육 | 역학조사 통계 산출 및 자료 분석, 역학조사 보고서 작성, 역학조사 방법론 등 역학조사 관련 심화과정 |
| 보수교육 | 감염병 관련 국내·외 현안, 최신 역학조사 사례 검토 등 역학조사 역량 유지 및 함양 교육 |
| 그 밖의 교육 | 역학조사 실무역량 습득을 위해 필요하다고 인정되는 교육 및 훈련 등 |

2. 그 밖에 교육·훈련 기간, 교육 횟수, 교육 세부내용 등 역학조사관의 교육·훈련 과정에 필요한 세부기준은 질병관리청장이 정하여 고시한다.

**제18조의4(자료제출 요구 등)** ① 질병관리청장은 제18조에 따른 역학조사 등을 효율적으로 시행하기 위하여 관계 중앙행정기관의 장, 대통령령으로 정하는 기관 · 단체 등에 대하여 역학조사에 필요한 자료제출을 요구할 수 있다.

② 질병관리청장 또는 시 · 도지사는 감염병과 관련하여 「재난 및 안전관리 기본법」 제38조 제2항에 따른 주의 이상의 위기경보가 발령된 경우에는 제18조에 따른 역학조사를 효율적으로 시행하기 위하여 법인 · 단체 · 개인 등에 대하여 역학조사에 필요한 자료제출을 요구할 수 있다. 〈신설 2023. 5. 19.〉

③ 질병관리청장은 제18조에 따른 역학조사를 실시하는 경우 필요에 따라 관계 중앙행정기관의 장에게 인력 파견 등 필요한 지원을 요청할 수 있다. 〈개정 2020. 8. 11., 2023. 5. 19.〉

④ 제1항 및 제2항에 따른 자료제출 요구 및 제3항에 따른 지원 요청 등을 받은 자는 특별한 사정이 없으면 이에 따라야 한다. 〈개정 2023. 5. 19.〉

⑤ 제1항 및 제2항에 따른 자료제출 요구 및 제3항에 따른 지원 요청 등의 범위와 방법 등에 관하여 필요한 사항은 대통령령으로 정한다. 〈개정 2023. 5. 19.〉

**제18조의4(자료제출 요구 등)** ① 질병관리청장, 시 · 도지사 또는 시장 · 군수 · 구청장은 제18조에 따른 역학조사 등을 효율적으로 시행하기 위하여 관계 중앙행정기관의 장, 대통령령으로 정하는 기관 · 단체 등에 대하여 역학조사에 필요한 자료제출을 요구할 수 있다. 〈개정 2020. 8. 11., 2024. 1. 30.〉

② 질병관리청장 또는 시 · 도지사는 감염병과 관련하여 「재난 및 안전관리 기본법」 제38조 제2항에 따른 주의 이상의 위기경보가 발령된 경우에는 제18조에 따른 역학조사를 효율적으로 시행하기 위하여 법인 · 단체 · 개인 등에 대하여 역학조사에 필요한 자료제출을 요구할 수 있다. 〈신설 2023. 5. 19.〉

③ 질병관리청장은 제18조에 따른 역학조사를 실시하는 경우 필요에 따라 관계 중앙행정기관의 장에게 인력 파견 등 필요한 지원을 요청할 수 있다. 〈개정 2020. 8. 11., 2023. 5. 19.〉

④ 제1항 및 제2항에 따른 자료제출 요구 및 제3항에 따른 지원 요청 등을 받은 자는 특별한 사정이 없으면 이에 따라야 한다. 〈개정 2023. 5. 19.〉

⑤ 제1항 및 제2항에 따른 자료제출 요구 및 제3항에 따른 지원 요청 등의 범위와 방법 등에 관하여 필요한 사항은 대통령령으로 정한다. 〈개정 2023. 5. 19.〉

[본조신설 2015. 7. 6.]

**[시행일: 2025. 7. 31.] 제18조의4**

**벌칙 : 제79조의2** 1년 이하의 징역 2천만원 이하의 벌금

☞ 제4항, 2항에 따른 질병관리청장 또는 시 · 도지사의 자료제출 요구를 받고 이를 거부 · 방해 · 회피하거나, 거짓자료를 제출하거나 또는 고의적으로 사실을 누락 · 은폐한 자

**[영]제16조의2(자료제출 요구 대상 기관 · 단체)** 법 제18조의4제1항에서 "대통령령으로 정하는 기관·단체"란 다음 각 호의 기관·단체를 말한다.

1. 의료기관

2. 「국민건강보험법」 제13조에 따른 국민건강보험공단
3. 「국민건강보험법」 제62조에 따른 건강보험심사평가원

**[영]제16조의3(지원 요청 등의 범위)** 법 제18조의4제3항에 따라 질병관리청장은 관계 중앙행정기관의 장에게 역학조사를 실시하는 데 필요한 인력 파견 및 물자 지원, 역학조사 대상자 및 대상 기관에 대한 관리, 감염원 및 감염경로 조사를 위한 검사·정보 분석 등의 지원을 요청할 수 있다. 〈개정 2020. 9. 11., 2023. 8. 18.〉

**제18조의5(감염병 교육의 실시)** ① 국가기관의 장 및 지방자치단체의 장은 소속 공무원 및 직원 등에 대하여 감염병의 예방·관리 및 위기 대응을 위한 교육(이하 "감염병 교육"이라 한다)을 연 1회 이상 실시하고, 그 결과를 질병관리청장에게 제출하여야 한다.
② 「공공기관의 운영에 관한 법률」 제4조에 따른 공공기관의 장은 소속된 임직원 및 종사자에게 감염병 교육을 실시할 수 있다.
③ 질병관리청장은 제1항 및 제2항에 따른 감염병 교육을 효과적으로 실시하기 위하여 관련 교육과정을 개발하여 보급하여야 한다.
④ 제1항 및 제2항에 따른 감염병 교육의 대상과 범위, 내용 및 방법, 제3항에 따른 교육과정 개발 및 보급 등에 필요한 사항은 대통령령으로 정한다.
[본조신설 2023. 9. 14.]
**[시행일: 2024. 9. 15.] 제18조의5**

**제19조(건강진단)** 성매개감염병의 예방을 위하여 종사자의 건강진단이 필요한 직업으로 보건복지부령으로 정하는 직업에 종사하는 사람과 성매개감염병에 감염되어 그 전염을 매개할 상당한 우려가 있다고 특별자치시장·특별자치도지사 또는 시장·군수·구청장이 인정한 사람은 보건복지부령으로 정하는 바에 따라 성매개감염병에 관한 건강진단을 받아야 한다. 〈개정 2010. 1. 18., 2023. 6. 13.〉

**제20조(해부명령)** ① 질병관리청장은 국민 건강에 중대한 위협을 미칠 우려가 있는 감염병으로 사망한 것으로 의심이 되어 시체를 해부(解剖)하지 아니하고는 감염병 여부의 진단과 사망의 원인규명을 할 수 없다고 인정하면 그 시체의 해부를 명할 수 있다.
② 제1항에 따라 해부를 하려면 미리 「장사 등에 관한 법률」 제2조제16호에 따른 연고자(같은 호 각 목에 규정된 선순위자가 없는 경우에는 그 다음 순위자를 말한다. 이하 "연고자"라 한다)의 동의를 받아야 한다. 다만, 소재불명 및 연락두절 등 미리 연고자의 동의를 받기 어려운 특별한 사정이 있고 해부가 늦어질 경우 감염병 예방과 국민 건강의 보호라는 목적을 달성하기 어렵다고 판단되는 경우에는 연고자의 동의를 받지 아니하고 해부를 명할 수 있다.
③ 질병관리청장은 감염병 전문의, 해부학, 병리학 또는 법의학을 전공한 사람을 해부를 담당하는 의사로 지정하여 해부를 하여야 한다.

④ 제3항에 따른 해부는 사망자가 걸린 것으로 의심되는 감염병의 종류별로 질병관리청장이 정하여 고시한 생물학적 안전 등급을 갖춘 시설에서 실시하여야 한다.
⑤ 제3항에 따른 해부를 담당하는 의사의 지정, 감염병 종류별로 갖추어야 할 시설의 기준, 해당 시체의 관리 등에 관하여 필요한 사항은 보건복지부령으로 정한다.

**벌칙 : 제81조** 200만원 이하의 벌금
☞ 해부명령을 거부한 자

**참고**

**장사 등에 관한 법률**
**제2조(정의)** 이 법에서 사용하는 용어의 뜻은 다음과 같다.
1-15 (생략)
16. "연고자"란 사망한 자와 다음 각 목의 관계에 있는 자를 말하며, 연고자의 권리·의무는 다음 각 목의 순서로 행사한다. 다만, 순위가 같은 자녀 또는 직계비속이 2명 이상이면 최근친(最近親)의 연장자가 우선 순위를 갖는다.
가. 배우자
나. 자녀
다. 부모
라. 자녀 외의 직계비속
마. 부모 외의 직계존속
바. 형제·자매
사. 사망하기 전에 치료·보호 또는 관리하고 있었던 행정기관 또는 치료·보호기관의 장으로서 대통령령으로 정하는 사람
아. 가목부터 사목까지에 해당하지 아니하는 자로서 시신이나 유골을 사실상 관리하는 자

**[규칙]제17조(해부시설 기준 등)** ① 법 제20조제5항에 따라 감염병 종류별로 갖추어야 할 시설의 기준이란 크로이츠펠트-야콥병(CJD) 및 변종크로이츠펠트-야콥병(vCJD)의 경우 「유전자변형생물체의 국가간 이동 등에 관한 법률 시행령」 제23조제1항에 따른 안전관리등급 2등급에 해당하는 연구시설을 말한다.
② 법 제20조제5항에 따른 시체의 관리 방법은 다음 각 호와 같으며, 그 밖의 세부 사항은 질병관리청장이 정한다.
1. 시체의 이동이나 보관 시 시체 및 시체의 일부가 외부에 노출되지 않도록 밀봉할 것
2. 해부를 통해 외부로 배출된 시체의 체액으로 인한 오염에 주의할 것
3. 시체 취급 시 일회용 마스크, 가운, 장갑 등 개인보호장구를 착용할 것
4. 크로이츠펠트-야콥병(CJD) 및 변종크로이츠펠트-야콥병(vCJD)으로 사망한 시체의 장례 시 작업장과 관계자의 안전을 확보할 것

**제20조의2(시신의 장사방법 등)** ① 질병관리청장은 감염병환자등이 사망한 경우(사망 후 감염병병원체를 보유하였던 것으로 확인된 사람을 포함한다) 감염병의 차단과 확산 방지 등을 위하여 필요한 범위에서 그 시신의 장사방법 등을 제한할 수 있다.
② 질병관리청장은 제1항에 따른 제한을 하려는 경우 연고자에게 해당 조치의 필요성 및 구체적인 방법 · 절차 등을 미리 설명하여야 한다.

③ 질병관리청장은 화장시설의 설치·관리자에게 제1항에 따른 조치에 협조하여 줄 것을 요청할 수 있으며, 요청을 받은 화장시설의 설치·관리자는 이에 적극 협조하여야 한다.
④ 제1항에 따른 제한의 대상·방법·절차 등 필요한 사항은 보건복지부령으로 정한다.

**[규칙]제17조의2(시신의 장사방법 제한 대상 등)** ① 법 제20조의2제1항에 따라 장사방법이 제한되는 시신은 질병관리청장이 정하여 공고하는 감염병과 관련된 감염병환자등(감염병병원체를 보유하였던 것으로 확인된 사람을 포함한다. 이하 이 조에서 같다)의 시신으로 한다. 이 경우 질병관리청장은 해당 감염병의 공고를 하기 전에 관계 기관·단체 및 전문가 등의 의견 또는 자료의 제출을 요청할 수 있다.
② 제1항에 따른 감염병환자등의 시신에 대한 장사방법은 「장사 등에 관한 법률」 제2조제2호에 따른 화장의 방법으로 한다. 다만, 질병관리청장이 해당 감염병환자등의 시신을 화장의 방법으로 장사하는 것이 현저히 곤란하다고 인정하는 경우에는 질병관리청장이 지정하는 다른 방법으로 처리할 수 있다.
③ 법 제20조의2제2항에 따른 장사방법 제한 및 절차 등에 대한 설명은 구술로 한다. 이 경우 장사의 제한방법 및 절차 등을 설명하는 관계 공무원은 그 권한을 표시하는 증표를 제시하여야 한다.
④ 제2항 및 제3항에서 정한 사항 외에 감염병환자등의 시신에 대한 장사방법 및 장사절차 등에 필요한 사항은 질병관리청장이 정하여 고시한다.

## 제5장 고위험병원체

**제21조(고위험병원체의 분리, 분양·이동 및 이동신고)** ① 감염병환자, 식품, 동식물, 그 밖의 환경 등으로부터 고위험병원체를 분리한 자는 지체 없이 고위험병원체의 명칭, 분리된 검체명, 분리 일자 등을 질병관리청장에게 신고하여야 한다.
② 고위험병원체를 분양·이동받으려는 자는 사전에 고위험병원체의 명칭, 분양 및 이동계획 등을 질병관리청장에게 신고하여야 한다.
③ 고위험병원체를 이동하려는 자는 사전에 고위험병원체의 명칭과 이동계획 등을 질병관리청장에게 신고하여야 한다.
④ 질병관리청장은 제1항부터 제3항까지의 신고를 받은 경우 그 내용을 검토하여 이 법에 적합하면 신고를 수리하여야 한다.
⑤ 질병관리청장은 제1항에 따라 고위험병원체의 분리신고를 받은 경우 현장조사를 실시할 수 있다.
⑥ 고위험병원체를 보유·관리하는 자는 매년 고위험병원체 보유현황에 대한 기록을 작성하여 질병관리청장에게 제출하여야 한다.

⑦ 제1항부터 제3항까지에 따른 신고 및 제6항에 따른 기록 작성 · 제출의 방법 및 절차 등에 관하여 필요한 사항은 보건복지부령으로 정한다.

**벌칙 : 제79조** 2년 이하의 징역 2천만원 이하의 벌금
☞ 제1항 ~ 제3항 위반 : 신고를 하지 아니하거나 거짓으로 신고한 자
☞ 제5항 : 정당한 사유 없이 거부 · 방해 또는 기피한 자

**[규칙]제18조(고위험병원체 분리, 분양 · 이동 및 이동 신고 등)** ① 법 제21조제1항에 따라 고위험병원체의 분리신고를 하려는 자는 별지 제7호서식의 고위험병원체 분리신고서(전자문서로 된 신고서를 포함한다)에 별지 제7호의2서식의 고위험병원체 분리경위서를 첨부하여 질병관리청장에게 제출하여야 한다.
② 제1항에 따라 신고를 받은 질병관리청장은 신고서를 제출받은 날부터 10일 이내에 신고수리 여부를 통지해야 한다. 이 경우 신고를 수리하는 때에는 별지 제7호의3서식의 고위험병원체 분리신고 확인서를 신고자에게 발급해야 한다.
③ 법 제21조제2항에 따라 고위험병원체를 분양 · 이동받으려는 자는 별지 제7호의4서식의 고위험병원체 분양 · 이동신고서(전자문서로 된 신고서를 포함한다)에 다음 각 호의 서류(전자문서를 포함한다)를 첨부하여 질병관리청장에게 제출해야 한다.〉
1. 고위험병원체 분양계약서 또는 주문서
2. 분양 · 이동받으려는 고위험병원체의 사용계획서
3. 법 제23조제1항에 따른 고위험병원체 취급시설의 허가서 · 신고확인서 또는 사용계약서
4. 분양 · 이동받으려는 고위험병원체의 운반계획서(운반경로, 운반수단 및 운반자에 관한 사항이 포함되어야 한다)
5. 이동대행계약서(대행기관이 고위험병원체의 이동을 대행하는 경우만 해당한다)
6. 고위험병원체를 취급하는 사람의 성명 · 학력 및 경력이 기재된 서류

④ 제3항에 따라 신고를 받은 질병관리청장은 신고서를 제출받은 날부터 10일 이내에 신고수리 여부를 통지해야 한다. 이 경우 신고를 수리하는 때에는 별지 제7호의5서식의 고위험병원체 분양 · 이동신고 확인서를 신고자에게 발급해야 한다.
⑤ 법 제21조제3항에 따라 고위험병원체의 이동신고를 하려는 자는 별지 제8호서식의 고위험병원체 이동신고서(전자문서로 된 신고서를 포함한다)에 다음 각 호의 서류를 첨부하여 질병관리청장에게 제출해야 한다.
1. 이동하는 고위험병원체의 사용계획서
2. 이동하는 고위험병원체의 운반계획서(운반경로, 운반수단 및 운반자에 관한 사항을 포함하여야 한다)
3. 이동대행계약서(대행기관이 고위험병원체의 이동을 대행하는 경우만 해당한다)

⑥ 제5항에 따라 신고를 받은 질병관리청장은 신고서를 제출받은 날부터 10일 이내에 신고수리 여부를 통지해야 한다. 이 경우 신고를 수리하는 때에는 별지 제8호의2서식의 고위험병원체 이동신고 확인서를 신고자에게 발급해야 한다.
⑦ 법 제21조제6항에 따라 고위험병원체를 보유 · 관리하는 자는 별지 제8호의3서식의 고

위험병원체 보유현황보고서(전자문서로 된 보고서를 포함한다)를 작성하여 매년 1월 31일까지 질병관리청장에게 제출해야 한다.

**제22조(고위험병원체의 반입 허가 등)** ① 감염병의 진단 및 학술 연구 등을 목적으로 고위험병원체를 국내로 반입하려는 자는 다음 각 호의 요건을 갖추어 질병관리청장의 허가를 받아야 한다.

1. 제23조제1항에 따른 고위험병원체 취급시설을 설치·운영하거나 고위험병원체 취급시설을 설치·운영하고 있는 자와 고위험병원체 취급시설을 사용하는 계약을 체결할 것
2. 고위험병원체의 안전한 수송 및 비상조치 계획을 수립할 것
3. 보건복지부령으로 정하는 요건을 갖춘 고위험병원체 전담관리자를 둘 것

② 제1항에 따라 허가받은 사항을 변경하려는 자는 질병관리청장의 허가를 받아야 한다. 다만, 대통령령으로 정하는 경미한 사항을 변경하려는 경우에는 질병관리청장에게 신고하여야 한다.

③ 제1항에 따라 고위험병원체의 반입 허가를 받은 자가 해당 고위험병원체를 인수하여 이동하려면 대통령령으로 정하는 바에 따라 그 인수 장소를 지정하고 제21조제1항에 따라 이동계획을 질병관리청장에게 미리 신고하여야 한다. 이 경우 질병관리청장은 그 내용을 검토하여 이 법에 적합하면 신고를 수리하여야 한다.

④ 질병관리청장은 제1항에 따라 허가를 받은 자가 다음 각 호의 어느 하나에 해당하는 경우에는 그 허가를 취소할 수 있다. 다만, 제1호 또는 제2호에 해당하는 경우에는 그 허가를 취소하여야 한다.

1. 속임수나 그 밖의 부정한 방법으로 허가를 받은 경우
2. 허가를 받은 날부터 1년 이내에 제3항에 따른 인수 신고를 하지 않은 경우
3. 제1항의 요건을 충족하지 못하는 경우

⑤ 제1항부터 제4항까지의 규정에 따른 허가, 신고 또는 허가 취소의 방법과 절차 등에 관하여 필요한 사항은 보건복지부령으로 정한다.

**벌칙 : 제77조** 5년 이하의 징역 5천만원 이하의 벌금

☞ 제1,2항 위반

**벌칙 : 제79조** 2년 이하의 징역 2천만원 이하의 벌금

☞ 제3항 위반 : 신고를 하지 아니하거나 거짓으로 신고한 자

**[영]제17조** 삭제 〈2020.6.2.〉

**[영]제18조(고위험병원체의 반입 허가 변경신고 사항)** 법 제22조제2항 단서에서 "대통령령으로 정하는 경미한 사항"이란 다음 각 호의 사항을 말한다.

1. 고위험병원체의 반입 허가를 받은 자(자연인인 경우로 한정한다)의 성명·주소 및 연락처
2. 고위험병원체의 반입 허가를 받은 자(법인인 경우로 한정한다)의 명칭·주소 및 연락처

와 그 대표자의 성명 및 연락처
3. 고위험병원체 전담관리자의 성명 · 직위 및 연락처

**[영]제19조(고위험병원체 인수 장소 지정)** 법 제22조제3항에 따라 고위험병원체를 인수하여 이동하려는 자는 질병관리청장이 정하는 장소 중에서 인수 장소를 지정하여야 한다.

**[규칙]제19조(고위험병원체 반입 허가 신청 등)** ① 법 제22조제1항에 따라 고위험병원체의 반입 허가를 받으려는 자는 별지 제9호서식의 고위험병원체 반입허가신청서(전자문서로 된 신청서를 포함한다)에 다음 각 호의 서류를 첨부하여 질병관리청장에게 제출해야 한다.
1. 반입계약서(반입을 대행하는 경우에는 반입대행계약서를 말한다) 또는 주문서
2. 반입하려는 고위험병원체 사용계획서
3. 운반경로 · 운반수단 및 운반업자가 기록된 운반계약서 또는 자가 운반계획서
4. 법 제23조제1항에 따른 고위험병원체 취급시설 허가서 · 신고확인서 또는 사용계약서
5. 고위험병원체를 취급하는 사람의 성명 · 학력 및 경력이 기재된 서류

② 제1항에 따라 신청을 받은 질병관리청장이 그 허가를 하는 경우에는 별지 제10호서식의 고위험병원체 반입허가서를 해당 신청자에게 발급하여야 한다.

③ 법 제22조제2항 본문에 따라 변경 허가를 받으려는 자는 별지 제11호서식의 고위험병원체 반입허가 변경신청서(전자문서로 된 신청서를 포함한다)에 다음 각 호의 서류를 첨부하여 질병관리청장에게 제출하여야 한다.
1. 반입허가서 또는 조건부 반입허가서 사본
2. 변경 내용을 증명하는 서류

④ 제3항에 따라 신청을 받은 질병관리청장이 그 변경 허가를 하는 경우에는 변경 허가 사항을 반영한 고위험병원체 반입허가서를 해당 신청자에게 재발급하여야 한다.

⑤ 법 제22조제2항 단서에 따라 변경신고를 하려는 자는 별지 제11호서식의 고위험병원체 반입허가 변경신청서에 제3항 각 호의 서류를 첨부하여 질병관리청장에게 제출하여야 한다.

**[규칙]제19조의2(고위험병원체 전담관리자의 요건)** 법 제22조제1항제3호에서 "보건복지부령으로 정하는 요건을 갖춘 고위험병원체 전담관리자"란 다음 각 호의 요건을 모두 갖춘 사람을 말한다.
1. 법 제23조의4제1항 각 호의 어느 하나에 해당할 것
2. 제20조의10제2항에 따른 교육을 이수했을 것

**[규칙]제20조(고위험병원체 인수신고)** ① 법 제22조제3항 전단에 따라 고위험병원체를 인수하여 이동하려는 자는 별지 제12호서식의 고위험병원체 인수신고서(전자문서로 된 신고서를 포함한다)에 다음 각 호의 서류를 첨부하여 질병관리청장에게 제출해야 한다.
1. 인수하려는 병원체별 상세 정보 및 사용 목적
2. 대행기관이 고위험병원체의 인수를 대행하는 경우 다음 각 목의 서류
   가. 인수대행계약서
   나. 운반경로 · 운반수단 · 운반업자 및 보관정보가 기록된 운반계약서 또는 운반계획서

② 제1항에 따라 신고를 받은 질병관리청장은 신고서를 제출받은 날부터 10일 이내에 신고 수리 여부를 통지해야 한다. 이 경우 신고를 수리하는 때에는 별지 제13호서식의 고위험병원체 인수신고 확인서를 신고자에게 발급해야 한다.

**제23조(고위험병원체의 안전관리 등)** ① 고위험병원체를 검사, 보유, 관리 및 이동하려는 자는 그 검사, 보유, 관리 및 이동에 필요한 시설(이하 "고위험병원체 취급시설"이라 한다)을 설치·운영하거나 고위험병원체 취급시설을 설치·운영하고 있는 자와 고위험병원체 취급시설을 사용하는 계약을 체결하여야 한다.

② 고위험병원체 취급시설을 설치·운영하려는 자는 고위험병원체 취급시설의 안전관리 등급별로 질병관리청장의 허가를 받거나 질병관리청장에게 신고하여야 한다. 이 경우 고위험병원체 취급시설을 설치·운영하려는 자가 둘 이상인 경우에는 공동으로 허가를 받거나 신고하여야 한다.

③ 제2항에 따라 허가를 받은 자는 허가받은 사항을 변경하려면 변경허가를 받아야 한다. 다만, 대통령령으로 정하는 경미한 사항을 변경하려면 변경신고를 하여야 한다.

④ 제2항에 따라 신고한 자는 신고한 사항을 변경하려면 변경신고를 하여야 한다.

⑤ 제2항에 따라 허가를 받거나 신고한 자는 고위험병원체 취급시설을 폐쇄하는 경우 그 내용을 질병관리청장에게 신고하여야 한다.

⑥ 질병관리청장은 제2항, 제4항 및 제5항에 따른 신고를 받은 경우 그 내용을 검토하여 이 법에 적합하면 신고를 수리하여야 한다.

⑦ 제2항에 따라 허가를 받거나 신고한 자는 고위험병원체 취급시설의 안전관리 등급에 따라 대통령령으로 정하는 안전관리 준수사항을 지켜야 한다.

⑧ 질병관리청장은 고위험병원체를 검사, 보유, 관리 및 이동하는 자가 제7항에 따른 안전관리 준수사항 및 제9항에 따른 허가 및 신고 기준을 지키고 있는지 여부 등을 점검할 수 있다.

⑨ 제1항부터 제5항까지의 규정에 따른 고위험병원체 취급시설의 안전관리 등급, 설치·운영 허가 및 신고의 기준과 절차, 폐쇄 신고의 기준과 절차 등에 필요한 사항은 대통령령으로 정한다.

**벌칙 : 제78조** 3년 이하의 징역 또는 3천만원 이하의 벌금

☞ 제2항, 제3항

**벌칙 : 제79조** 2년 이하의 징역 또는 2천만원 이하의 벌금

☞ 제2항(신고), 제8항

**과태료 : 제83조** 1천만원 이하의 과태료

☞ 제3항 단서 또는 같은 조 제4항에 따른 변경신고를 하지 아니한 자

☞ 제5항에 따른 신고를 하지 아니한 자

**[영]제19조의2(고위험병원체 취급시설의 설치·운영 허가 및 신고)** ① 법 제23조제1항에 따른 고위험병원체 취급시설(이하 "고위험병원체 취급시설"이라 한다)의 안전관리 등급의 분류와 허가 또는 신고의 대상이 되는 고위험병원체 취급시설은 별표 1의4와 같다.

② 질병관리청장은 고위험병원체 취급시설의 안전관리 등급별로 다음 각 호의 사항에 대한 설치 · 운영의 허가 및 신고수리 기준을 정하여 고시하여야 한다.
1. 고위험병원체 취급시설의 종류
2. 고위험병원체의 검사 · 보유 · 관리 및 이동에 필요한 설비 · 인력 및 안전관리
3. 고위험병원체의 검사 · 보유 · 관리 및 이동의 과정에서 인체에 대한 위해(危害)가 발생하는 것을 방지할 수 있는 시설(이하 "인체 위해방지시설"이라 한다)의 설비 · 인력 및 안전관리
③ 법 제23조제2항 및 별표 1의4에 따라 허가대상이 되는 고위험병원체 취급시설을 설치 · 운영하려는 자는 보건복지부령으로 정하는 허가신청서에 다음 각 호의 서류를 첨부하여 질병관리청장에게 제출하여야 한다.
1. 고위험병원체 취급시설의 설계도서 또는 그 사본
2. 고위험병원체 취급시설의 범위와 그 소유 또는 사용에 관한 권리를 증명하는 서류
3. 인체 위해방지시설의 기본설계도서 또는 그 사본
4. 제2항에 따른 허가기준을 갖추었음을 증명하는 서류
④ 질병관리청장은 제3항에 따른 허가신청서를 제출받은 날부터 60일 이내에 허가 여부를 신청인에게 통지하여야 한다. 이 경우 허가를 하는 때에는 보건복지부령으로 정하는 고위험병원체 취급시설 설치 · 운영허가서를 발급하여야 한다.
⑤ 법 제23조제2항 및 별표 1의4에 따라 신고대상이 되는 고위험병원체 취급시설을 설치 · 운영하려는 자는 보건복지부령으로 정하는 신고서에 다음 각 호의 서류를 첨부하여 질병관리청장에게 제출하여야 한다.
1. 제2항에 따른 신고수리 기준을 갖추었음을 증명하는 서류
2. 제3항제1호부터 제3호까지의 서류
⑥ 질병관리청장은 제5항에 따른 신고서를 제출받은 날부터 60일 이내에 신고수리 여부를 신고인에게 통지하여야 한다. 이 경우 신고수리를 하는 때에는 보건복지부령으로 정하는 고위험병원체 취급시설 설치 · 운영 신고확인서를 발급하여야 한다.

**참고**

**[별표 1의4] 고위험병원체 취급시설의 안전관리 등급의 분류 및 허가 또는 신고 대상(제19조의2제1항 관련)**

| 등급 | 고위험병원체 취급시설의 내용 | 허가 또는 신고여부 |
|---|---|---|
| 1등급 | 건강한 성인에게는 감염되더라도 질병을 일으키지 않는 것으로 알려진 고위험병원체를 취급하거나 이를 이용하는 실험을 실시하는 시설 | 신고 |
| 2등급 | 사람에게 감염되어 발병하더라도 치료가 용이한 질병을 일으킬 수 있는 고위험병원체를 취급하거나 이를 이용하는 실험을 실시하는 시설 | 신고 |
| 3등급 | 사람에게 감염되어 발병하였을 경우 증세가 심각할 수 있으나 치료가 가능한 질병을 일으킬 수 있는 고위험병원체를 취급하거나 이를 이용하는 실험을 실시하는 시설 | 허가 |

| | | |
|---|---|---|
| 4등급 | 사람에게 감염되어 발병하였을 경우 증세가 치명적이며 치료가 어려운 질병을 일으킬 수 있는 고위험병원체를 취급하거나 이를 이용하는 실험을 실시하는 시설 | 허가 |

**[규칙]제20조의2(고위험병원체 취급시설의 설치 · 운영 허가 및 신고 등의 서식)** ① 영 제19조의2제3항 각 호 외의 부분에 따른 허가신청서는 별지 제14호서식과 같다.

② 영 제19조의2제4항 후단에 따른 고위험병원체 취급시설 설치 · 운영허가서는 별지 제15호서식과 같다.

③ 영 제19조의2제5항 각 호 외의 부분에 따른 신고서는 별지 제14호서식과 같다.

④ 영 제19조의2제6항 후단에 따른 고위험병원체 취급시설 설치 · 운영 신고확인서는 별지 제15호서식과 같다.

**[영]제19조의3(고위험병원체 취급시설 변경허가 등)** ① 법 제23조제3항 본문에 따라 변경허가를 받으려는 자는 보건복지부령으로 정하는 변경허가신청서에 허가사항의 변경사유와 변경내용을 증명하는 서류를 첨부하여 질병관리청장에게 제출하여야 한다.

② 질병관리청장은 제1항에 따른 변경허가신청서를 제출받은 날부터 60일 이내에 변경허가 여부를 신청인에게 통지하여야 한다. 이 경우 변경허가를 하는 때에는 보건복지부령으로 정하는 변경허가서를 발급하여야 한다.

③ 법 제23조제3항 단서에서 "대통령령으로 정하는 경미한 사항"이란 다음 각 호의 어느 하나에 해당하는 사항을 말한다.

1. 고위험병원체 취급시설을 설치 · 운영하는 자(자연인인 경우로 한정한다)의 성명 · 주소 및 연락처
2. 고위험병원체 취급시설을 설치 · 운영하는 자(법인인 경우로 한정한다)의 명칭 · 주소 및 연락처와 그 대표자의 성명 · 연락처
3. 제19조의6제1항제1호에 따른 고위험병원체 취급시설의 설치 · 운영 책임자, 고위험병원체의 전담관리자 및 생물안전관리책임자의 성명 · 연락처

④ 법 제23조제3항 단서에 따라 변경신고를 하려는 자는 보건복지부령으로 정하는 허가사항 변경신고서를 질병관리청장에게 제출하여야 한다.

⑤ 질병관리청장은 제4항에 따른 허가사항 변경신고서를 제출받은 때에는 보건복지부령으로 정하는 변경신고확인서를 발급하여야 한다.

**[규칙]제20조의3(고위험병원체 취급시설 허가사항의 변경 등의 서식)** ① 영 제19조의3제1항에 따른 변경허가신청서는 별지 제15호의2서식과 같다.

② 영 제19조의3제2항 후단에 따른 변경허가서는 별지 제15호서식과 같다.

③ 영 제19조의3제4항에 따른 허가사항 변경신고서는 별지 제15호의2서식과 같다.

④ 영 제19조의3제5항에 따른 변경신고확인서는 별지 제15호서식과 같다.

**[영]제19조의4(고위험병원체 취급시설 변경신고)** ① 법 제23조제4항에 따라 변경신고를 하려

는 자는 보건복지부령으로 정하는 변경신고서를 질병관리청장에게 제출하여야 한다.
② 질병관리청장은 제1항에 따른 변경신고서를 제출받은 날부터 60일 이내에 신고수리 여부를 신고인에게 통지해야 한다. 이 경우 신고를 수리하는 때에는 보건복지부령으로 정하는 변경신고확인서를 발급해야 한다.

**[규칙]제20조의4(고위험병원체 취급시설 신고사항의 변경 등의 서식)** ① 영 제19조의4제1항에 따른 변경신고서는 별지 제15호의2서식과 같다.
② 영 제19조의4제2항에 따른 변경신고확인서는 별지 제15호서식과 같다.

**[영]제19조의5(고위험병원체 취급시설의 폐쇄신고 등)** ① 법 제23조제5항에 따라 고위험병원체 취급시설의 폐쇄신고를 하려는 자는 보건복지부령으로 정하는 폐쇄신고서에 고위험병원체의 폐기처리를 증명하는 서류를 첨부하여 질병관리청장에게 제출하여야 한다.
② 질병관리청장은 제1항에 따른 폐쇄신고서를 제출받은 날부터 10일 이내에 신고수리 여부를 신고인에게 통지하여야 한다. 이 경우 신고를 수리하는 때에는 보건복지부령으로 정하는 폐쇄신고확인서를 발급하여야 한다.
③ 법 제23조제5항에 따라 고위험병원체 취급시설을 폐쇄하는 경우 고위험병원체 취급시설의 소독과 고위험병원체에 대한 폐기처리 등 고위험병원체 취급시설의 폐쇄방법과 절차 등은 질병관리청장이 정하여 고시한다.

**[규칙]제20조의5(고위험병원체 취급시설의 폐쇄신고 등의 서식)** ① 영 제19조의5제1항에 따른 폐쇄신고서는 별지 제15호의3서식과 같다.
② 영 제19조의5제2항 후단에 따른 폐쇄신고확인서는 별지 제15호의4서식과 같다.

**[영]제19조의6(고위험병원체 취급시설 설치·운영의 안전관리 준수사항)** ① 법 제23조제7항에서 "대통령령으로 정하는 안전관리 준수사항"이란 다음 각 호의 사항을 말한다.
1. 고위험병원체 취급시설의 설치·운영 책임자, 고위험병원체의 전담관리자 및 생물안전관리책임자를 둘 것
2. 고위험병원체의 검사·보유·관리 및 이동과 관련된 안전관리에 대한 사항을 심의하기 위하여 고위험병원체 취급시설에 외부전문가, 생물안전관리책임자 등으로 구성되는 심의기구를 설치·운영할 것
3. 고위험병원체는 보존 단위용기에 고위험병원체의 이름, 관리번호 등 식별번호, 제조일 등 관련 정보를 표기하여 보안 잠금장치가 있는 별도의 보존상자 또는 보존장비에 보존할 것
4. 고위험병원체의 취급구역 및 보존구역에 대한 출입제한 및 고위험병원체의 취급을 확인할 수 있는 보안시스템을 운영할 것
5. 고위험병원체를 불활성화(폐기하지 아니하면서 영구적으로 생존하지 못하게 하는 처리를 말한다)하여 이용하려는 경우에는 제2호에 따른 심의기구의 심의를 거칠 것
6. 제19조의2제2항에 따른 허가 및 신고수리 기준을 준수할 것

② 제1항에서 규정한 사항 외에 안전관리 세부사항 및 제1항제2호에 따른 심의기구의 구성·운영 등의 사항은 질병관리청장이 정하여 고시한다.

**[영]제19조의7(고위험병원체 취급시설 허가 및 신고사항의 자료보완)** 질병관리청장은 제19조의2에 따른 고위험병원체 취급시설 설치·운영 허가 또는 신고, 제19조의3에 따른 고위험병원체 취급시설 설치·운영 허가사항의 변경허가 및 변경신고, 제19조의4에 따른 고위험병원체 취급시설의 변경신고 및 제19조의5에 따른 고위험병원체 취급시설의 폐쇄신고를 위하여 제출된 자료의 보완이 필요하다고 판단하는 경우 30일 이내의 기간을 정하여 필요한 자료를 제출하게 할 수 있다. 이 경우 보완에 걸리는 기간은 제19조의2제4항·제6항, 제19조의3제2항 및 제19조의5제2항에 따른 결정기간에 산입하지 아니한다.

**[규칙]제21조** 삭제

**제23조의2(고위험병원체 취급시설의 허가취소 등)** ① 질병관리청장은 제23조제2항에 따라 고위험병원체 취급시설 설치·운영의 허가를 받거나 신고를 한 자가 다음 각 호의 어느 하나에 해당하는 경우에는 그 허가를 취소하거나 고위험병원체 취급시설의 폐쇄를 명하거나 1년 이내의 기간을 정하여 그 시설의 운영을 정지하도록 명할 수 있다. 다만, 제1호에 해당하는 경우에는 허가를 취소하거나 고위험병원체 취급시설의 폐쇄를 명하여야 한다.

1. 속임수나 그 밖의 부정한 방법으로 허가를 받거나 신고한 경우
2. 제23조제3항 또는 제4항에 따른 변경허가를 받지 아니하거나 변경신고를 하지 아니하고 허가 내용 또는 신고 내용을 변경한 경우
3. 제23조제7항에 따른 안전관리 준수사항을 지키지 아니한 경우
4. 제23조제9항에 따른 허가 또는 신고의 기준에 미달한 경우

② 제1항에 따라 허가가 취소되거나 고위험병원체 취급시설의 폐쇄명령을 받은 자는 보유하고 있는 고위험병원체를 90일 이내에 폐기하고 그 결과를 질병관리청장에게 보고하여야 한다. 다만, 질병관리청장은 본문에 따라 고위험병원체를 폐기 및 보고하여야 하는 자가 천재지변 등 부득이한 사유로 기한 내에 처리할 수 없어 기한의 연장을 요청하는 경우에는 90일의 범위에서 그 기한을 연장할 수 있다.

③ 제1항에 따라 허가가 취소되거나 고위험병원체 취급시설의 폐쇄명령을 받은 자가 보유하고 있는 고위험병원체를 제2항의 기한 이내에 폐기 및 보고하지 아니하는 경우에는 질병관리청장은 해당 고위험병원체를 폐기할 수 있다.

④ 제2항 및 제3항에 따른 고위험병원체의 폐기 방법 및 절차 등에 필요한 사항은 보건복지부령으로 정한다. ]

**벌칙 : 제79조** 2년 이하의 징역 또는 2천만원 이하의 벌금

☞ 고위험병원체 취급시설의 폐쇄명령 또는 운영정지명령 위반

**제23조의3(생물테러감염병병원체의 보유허가 등)** ① 감염병의 진단 및 학술연구 등을 목적으로

생물테러감염병을 일으키는 병원체 중 보건복지부령으로 정하는 병원체(이하 "생물테러감염병병원체"라 한다)를 보유하고자 하는 자는 사전에 질병관리청장의 허가를 받아야 한다. 다만, 감염병의사환자로부터 생물테러감염병병원체를 분리한 후 보유하는 경우 등 대통령령으로 정하는 부득이한 사정으로 사전에 허가를 받을 수 없는 경우에는 보유 즉시 허가를 받아야 한다.

② 제22조제1항에 따라 국내반입허가를 받은 경우에는 제1항에 따른 허가를 받은 것으로 본다.

③ 제1항에 따라 허가받은 사항을 변경하고자 하는 경우에는 질병관리청장의 변경허가를 받아야 한다. 다만, 고위험병원체를 취급하는 사람의 변경 등 대통령령으로 정하는 경미한 사항을 변경하려는 경우에는 질병관리청장에게 변경신고를 하여야 한다.

④ 질병관리청장은 제1항에 따라 생물테러감염병병원체의 보유허가를 받은 자가 속임수나 그 밖의 부정한 방법으로 허가를 받은 경우에는 그 허가를 취소하여야 한다.

⑤ 제1항부터 제4항까지의 규정에 따른 허가, 변경허가, 변경신고 또는 허가취소의 방법 및 절차 등에 관하여 필요한 사항은 보건복지부령으로 정한다.

**벌칙 : 제77조** 5년 이하의 징역 5천만원 이하의 벌금

☞ 제1항 위반

**벌칙 : 제78조** 3년 이하의 징역 또는 3천만원 이하의 벌금

☞ 제3항

**과태료 : 제83조** 1천만원 이하의 과태료

☞ 제3항 단서에 따른 변경신고를 하지 아니한 자

**[영]제19조의8(생물테러감염병병원체의 보유에 대한 사후 허가 사항)** 법 제23조의3제1항 단서에서 "대통령령으로 정하는 부득이한 사정"이란 같은 항 본문에 따른 생물테러감염병병원체(이하 "생물테러감염병병원체"라 한다)를 분리할 의도가 없는 경우로서 다음 각 호의 어느 하나에 해당하는 경우를 말한다.

1. 감염병환자등의 질병진단과정에서 생물테러감염병병원체가 분리되어 보유하는 경우
2. 동물 또는 식물의 질병진단과정에서 생물테러감염병병원체가 분리되어 보유하는 경우
3. 식품 또는 토양 등 환경검체로부터 생물테러감염병병원체가 분리되어 보유하는 경우

**[영]제19조의9(생물테러감염병병원체 보유허가의 변경신고 사항)** 법 제23조의3제3항 단서에서 "대통령령으로 정하는 경미한 사항"이란 다음 각 호의 사항을 말한다.

1. 생물테러감염병병원체의 보유허가를 받은 자(자연인인 경우로 한정한다)의 성명·주소 및 연락처
2. 생물테러감염병병원체의 보유허가를 받은 자(법인인 경우로 한정한다)의 명칭·주소 및 연락처와 그 대표자의 성명 및 연락처
3. 고위험병원체 전담관리자의 성명·직위 및 연락처

**[규칙]제20조의6(고위험병원체의 폐기)** ① 법 제23조의2제2항에 따라 고위험병원체 취급시설 설치·운영 허가가 취소되거나 고위험병원체 취급시설의 폐쇄명령을 받은 자는 질병관리청 소속 공무원의 참관 하에 보유하고 있는 고위험병원체를 폐기해야 한다.

② 제1항에 따라 고위험병원체를 폐기한 경우에는 다음 각 호의 사항이 포함된 폐기 결과를 폐기한 날부터 10일 이내에 질병관리청장에게 보고해야 한다.

1. 고위험병원체 정보
2. 고위험병원체 폐기 과정
3. 고위험병원체 폐기 결과[생물학적 표지자 테스트(Biological Indicator test, BI test: 모든 미생물의 생존 여부를 확인함으로써 멸균을 확인하는 실험) 또는 배양실험 결과를 말한다]

③ 법 제23조의2제3항에 따라 질병관리청장이 고위험병원체를 직접 폐기하는 경우에는 폐기한 날부터 10일 이내에 해당 고위험병원체 취급시설 설치·운영 허가가 취소되거나 고위험병원체 취급시설의 폐쇄명령을 받은 자에게 고위험병원체 폐기 사실을 통보해야 한다.

**[규칙]제20조의7(생물테러감염병병원체의 종류)** 법 제23조의3제1항 본문에서 "보건복지부령으로 정하는 병원체"(이하 "생물테러감염병병원체"라 한다)란 별표 4에 따른 병원체를 말한다.

**참고**

**[별표 4] 생물테러감염병병원체의 종류(제20조의7 관련)〈개정 2022.4.20.〉**

1. 세균
   가. 페스트균(*Yersinia pestis*)
   나. 탄저균(*Bacillus anthracis*) 다만, 탄저균 중 탄저균 스턴(*Bacillus anthracis Sterne*)은 제외한다.
   다. 보툴리눔균(*Clostridium botulinum*)
   라. 야토균(*Francisella tularensis*)
2. 바이러스
   가. 에볼라 바이러스(Ebola virus)
   나. 라싸 바이러스(Lassa virus)
   다. 마버그 바이러스(Marbug virus)
   라. 두창 바이러스(Variola virus)

**[규칙]제20조의8(생물테러감염병병원체의 보유허가 신청 등)** ① 법 제23조의3제1항에 따라 생물테러감염병병원체의 보유허가(이하 "보유허가"라 한다)를 받으려는 자는 별지 제13호의2서식의 생물테러감염병병원체 보유허가 신청서(전자문서로 된 신청서를 포함한다)에 다음 각 호의 서류(전자문서를 포함한다)를 첨부하여 질병관리청장에게 제출해야 한다.

1. 생물테러감염병병원체의 보유 및 안전관리 계획서
2. 법 제23조제1항에 따른 고위험병원체 취급시설의 허가서·신고확인서 또는 사용계약서
3. 생물테러감염병병원체를 취급하는 사람의 성명·학력 및 경력이 기재된 서류

② 제1항에 따라 신청을 받은 질병관리청장은 보유허가를 하는 경우에는 별지 제13호의3서

식의 생물테러감염병병원체 보유허가서를 신청자에게 발급해야 한다.

③ 법 제23조의3제3항 본문에 따라 변경허가를 받거나 같은 항 단서에 따라 변경신고를 하려는 자는 별지 제13호의4서식의 생물테러감염병병원체 보유허가 변경신청서(전자문서로 된 신청서를 포함한다)에 다음 각 호의 서류(전자문서를 포함한다)를 첨부하여 질병관리청장에게 제출해야 한다.

1. 생물테러감염병병원체 보유허가서
2. 변경 내용을 증명하는 서류

④ 제3항에 따라 신청을 받은 질병관리청장은 보유허가 사항의 변경허가를 하거나 변경신고를 수리하는 경우에는 변경허가 또는 변경신고 사항이 반영된 생물테러감염병병원체 보유허가서를 신청자에게 재발급해야 한다.

⑤ 법 제23조의3제4항에 따라 생물테러감염병병원체 보유허가가 취소된 자는 그 허가가 취소된 날부터 90일 이내에 질병관리청 소속 공무원의 참관 하에 보유하고 있는 생물테러감염병병원체를 폐기해야 한다. 이 경우 생물테러감염병병원체의 폐기 방법에 관하여는 제20조의6제2항을 적용하되, "고위험병원체"는 "생물테러감염병병원체"로 본다.

⑥ 질병관리청장은 제1항 · 제3항 또는 법 제23조의3제4항에 따라 생물테러감염병병원체 보유허가, 변경허가 또는 허가취소 여부를 결정하기 위하여 필요한 경우 전문가의 의견을 들을 수 있다.

**제23조의4(고위험병원체의 취급 기준)** ① 고위험병원체는 다음 각 호의 어느 하나에 해당하는 사람만 취급할 수 있다.

1. 「고등교육법」 제2조제4호에 따른 전문대학 이상의 대학에서 보건의료 또는 생물 관련 분야를 전공하고 졸업한 사람 또는 이와 동등한 학력을 가진 사람
2. 「고등교육법」 제2조제4호에 따른 전문대학 이상의 대학을 졸업한 사람 또는 이와 동등 이상의 학력을 가진 사람으로서 보건의료 또는 생물 관련 분야 외의 분야를 전공하고 2년 이상의 보건의료 또는 생물 관련 분야의 경력이 있는 사람
3. 「초 · 중등교육법」 제2조제3호에 따른 고등학교 · 고등기술학교를 졸업한 사람 또는 이와 동등 이상의 학력을 가진 사람으로서 4년 이상의 보건의료 또는 생물 관련 분야의 경력이 있는 사람

② 누구든지 제1항 각 호의 어느 하나에 해당하지 아니하는 사람에게 고위험병원체를 취급하도록 하여서는 아니 된다.

③ 제1항 각 호의 학력 및 경력에 관한 구체적인 사항은 보건복지부령으로 정한다.

**벌칙 : 제79조의2** 1년 이하의 징역 2천만원 이하의 벌금

☞ 제1항, 제2항

**[규칙]제20조의9(고위험병원체를 취급하는 사람의 학력 및 경력 기준)** ① 법 제23조의4제1항 제1호에 따른 보건의료 또는 생물 관련 분야는 다음 각 호와 같다.

1. 감염학, 미생물학 또는 병리학

2. 의학, 치의학, 한의학, 약학, 간호학 및 수의학
3. 생물학, 미생물학, 생명과학, 생명공학, 생화학, 분자생물학 및 유전공학
4. 그 밖에 질병관리청장이 제1호부터 제3호까지의 학과와 동일하거나 유사하다고 인정하는 보건의료 또는 생물 관련 학과

② 법 제23조의4제1항제2호 및 제3호에서 “보건의료 또는 생물 관련 분야의 경력이 있는 사람”이란 각각 다음 각 호의 어느 하나에 해당하는 경력이 있는 사람을 말한다.

1. 질병 진단관리 및 연구 경력
2. 병원체 관리 및 연구 경력
3. 미생물 시험 · 검사 및 연구 경력
4. 그 밖에 질병관리청장이 제1호부터 제3호까지의 분야와 동일하거나 유사하다고 인정하는 보건의료 또는 생물 관련 분야의 경력

**제23조의5(고위험병원체 취급 교육)** ① 고위험병원체를 취급하는 사람은 고위험병원체의 안전한 취급을 위하여 매년 필요한 교육을 받아야 한다.

② 질병관리청장은 제1항에 따른 교육을 보건복지부령으로 정하는 전문 기관 또는 단체에 위탁할 수 있다. 〈개정 2020.8.11.〉

③ 제1항 및 제2항에 따른 교육 및 교육의 위탁 등에 필요한 사항은 보건복지부령으로 정한다.

[본조신설 2019.12.3.]

**[규칙]제20조의10(고위험병원체 취급 교육의 대상 및 내용)** ① 법 제23조의5제1항에 따라 고위험병원체의 안전한 취급을 위하여 매년 필요한 교육을 받아야 하는 사람은 다음 각 호의 어느 하나에 해당하는 사람으로 한다.

1. 법 제22조제1항제3호에 따른 고위험병원체 전담관리자
2. 영 제19조의6제1항제1호에 따른 고위험병원체 취급시설의 설치 · 운영 책임자, 고위험병원체의 전담관리자 및 생물안전관리책임자
3. 그 밖에 고위험병원체를 취급하는 사람

② 법 제23조의5제1항에 따른 고위험병원체의 안전한 취급을 위한 교육(이하 "고위험병원체 취급 교육"이라 한다)에는 다음 각 호의 내용이 포함되어야 한다.

1. 고위험병원체의 안전한 취급 기술
2. 물리적 밀폐 및 생물학적 밀폐에 관한 사항
3. 고위험병원체 취급 실험의 위해성 평가에 관한 사항
4. 고위험병원체 사고 발생 시 비상조치에 관한 사항
5. 고위험병원체 취급시설의 안전관리 등급별 준수사항 등 생물안전관리에 관한 규정의 내용

③ 제1항 및 제2항에서 정한 사항 외에 고위험병원체 취급 교육의 세부내용 및 이수시간 등 고위험병원체 취급 교육에 필요한 세부 사항은 질병관리청장이 정하여 고시한다.

**[규칙]제20조의11(고위험병원체 취급 교육의 위탁)** ① 법 제23조의5제2항에서 "보건복지부령으로 정하는 전문 기관 또는 단체"란 다음 각 호의 어느 하나에 해당하는 전문 기관 또는 단체를 말한다.

1. 「고등교육법」 제2조제1호 및 제4호에 따른 대학 및 전문대학
2. 「공공기관의 운영에 관한 법률」 제4조에 따른 공공기관
3. 「과학기술분야 정부출연연구기관 등의 설립 · 운영 및 육성에 관한 법률」에 따른 과학기술분야 정부출연연구기관
4. 「민법」 제32조에 따라 보건복지부장관의 허가를 받아 설립된 비영리법인
5. 「정부출연연구기관 등의 설립 · 운영 및 육성에 관한 법률」에 따른 정부출연연구기관

② 고위험병원체 취급 교육의 위탁기간 · 방법 · 절차 및 위탁받은 기관에 대한 평가 등에 관한 세부 사항은 질병관리청장이 정하여 고시한다.

# 제6장 예방접종

**제24조(필수예방접종)** ① 특별자치시장 · 특별자치도지사 또는 시장 · 군수 · 구청장은 다음 각 호의 질병에 대하여 관할 보건소를 통하여 필수예방접종(이하 "필수예방접종"이라 한다)을 실시하여야 한다. 〈개정 2010. 1. 18., 2013. 3. 22., 2014. 3. 18., 2016. 12. 2., 2018. 3. 27., 2020. 8. 11., 2023. 3. 28., 2023. 6. 13.〉

1. 디프테리아
2. 폴리오
3. 백일해
4. 홍역
5. 파상풍
6. 결핵
7. B형간염
8. 유행성이하선염
9. 풍진
10. 수두
11. 일본뇌염
12. b형헤모필루스인플루엔자
13. 폐렴구균
14. 인플루엔자
15. A형간염
16. 사람유두종바이러스 감염증
17. 그룹 A형 로타바이러스 감염증
18. 그 밖에 질병관리청장이 감염병의 예방을 위하여 필요하다고 인정하여 지정하는 감염병

② 특별자치시장 · 특별자치도지사 또는 시장 · 군수 · 구청장은 제1항에 따른 필수예방접종업무를 대통령령으로 정하는 바에 따라 관할구역 안에 있는 「의료법」에 따른 의료기관에 위탁할 수 있다. 〈개정 2018. 3. 27., 2023. 6. 13.〉

③ 특별자치시장 · 특별자치도지사 또는 시장 · 군수 · 구청장은 필수예방접종 대상 아동 부모에게 보건복지부령으로 정하는 바에 따라 필수예방접종을 사전에 알려야 한다. 이 경우 「개인정보 보호법」 제24조에 따른 고유식별정보를 처리할 수 있다. 〈신설 2012. 5. 23., 2018. 3. 27., 2023. 6. 13.〉

**제24조(필수예방접종)** ① 특별자치시장·특별자치도지사 또는 시장·군수·구청장은 다음 각 호의 질병에 대하여 관할 보건소를 통하여 필수예방접종(이하 "필수예방접종"이라 한다)을 실시하여야 한다. 〈개정 2010. 1. 18., 2013. 3. 22., 2014. 3. 18., 2016. 12. 2., 2018. 3. 27., 2020. 8. 11., 2023. 3. 28., 2023. 6. 13.〉

1. 디프테리아
2. 폴리오
3. 백일해
4. 홍역
5. 파상풍
6. 결핵
7. B형간염
8. 유행성이하선염
9. 풍진
10. 수두
11. 일본뇌염
12. b형헤모필루스인플루엔자
13. 폐렴구균
14. 인플루엔자
15. A형간염
16. 사람유두종바이러스 감염증
17. 그룹 A형 로타바이러스 감염증
18. 그 밖에 질병관리청장이 감염병의 예방을 위하여 필요하다고 인정하여 지정하는 감염병

② 특별자치시장·특별자치도지사 또는 시장·군수·구청장은 제1항에 따른 필수예방접종업무를 대통령령으로 정하는 바에 따라 관할구역 안에 있는 「의료법」에 따른 의료기관에 위탁할 수 있다. 〈개정 2018. 3. 27., 2023. 6. 13.〉

③ 특별자치시장·특별자치도지사 또는 시장·군수·구청장은 필수예방접종 대상 아동 부모(아동의 법정대리인을 포함한다)에게 보건복지부령으로 정하는 바에 따라 필수예방접종을 사전에 알려야 한다. 이 경우 「개인정보 보호법」 제24조에 따른 고유식별정보를 처리할 수 있다. 〈신설 2012. 5. 23., 2018. 3. 27., 2023. 6. 13., 2024. 1. 23.〉

**[시행일: 2024. 4. 24.] 제24조제3항**

**[영]제20조(예방접종업무의 위탁)** ① 특별자치시장·특별자치도지사(관할 구역 안에 지방자치단체인 시·군이 있는 특별자치도의 도지사는 제외한다. 이하 같다) 또는 시장·군수·구청장은 법 제24조제2항 및 제25조제2항에 따라 보건소에서 시행하기 어렵거나 보건소를 이용하기 불편한 주민 등에 대한 예방접종업무를 다음 각 호에 해당하는 의료기관 중에서 특별자치시장·특별자치도지사 또는 시장·군수·구청장이 지정하는 의료기관에 위탁할 수 있다. 이 경우 특별자치시장·특별자치도지사 또는 시장·군수·구청장은 위탁한 기관을 공고해야 한다. 〈개정 2021. 8. 3., 2023. 8. 18.〉

1. 「의료법」 제3조제2항제1호가목에 따른 의원
2. 「의료법」 제3조제2항제3호에 따른 병원급 의료기관(치과병원 및 한방병원은 같은 법 제43조제2항에 따라 의사를 두어 의과 진료과목을 추가로 설치·운영하는 경우로 한정한다)

② 특별자치시장·특별자치도지사 또는 시장·군수·구청장은 제1항에 따라 예방접종업무를 위탁할 때에는 다음 각 호의 사항이 포함된 위탁계약서를 작성하여야 한다. 〈신설 2015. 1. 6., 2023. 8. 18.〉

1. 예방접종업무의 위탁범위에 관한 사항
2. 위탁계약 기간에 관한 사항
3. 위탁계약 조건에 관한 사항
4. 위탁계약 해지에 관한 사항

③ 제1항에 따라 예방접종업무를 위탁한 경우의 예방접종 비용 산정 및 비용 상환 절차 등에 관하여 필요한 사항은 질병관리청장이 정하여 고시한다.

**[영]제20조의2(예방접종 내역의 사전확인)** 법 제24조제1항 및 제25조제1항에 따라 예방접종을 하는 보건소장과 법 제24조제2항(법 제25조제2항에서 준용하는 경우를 포함한다)에 따라 예방접종을 위탁받은 의료기관의 장(이하 "보건소장등"이라 한다)은 법 제26조의2제1항 본문에 따라 예방접종을 받으려는 사람 또는 법정대리인에게 다음 각 호의 사항에 대하여 서면으로 동의를 받아야 한다.
1. 예방접종 내역을 확인한다는 사실
2. 예방접종 내역에 대한 확인 방법

**[규칙]제21조의2(필수예방접종의 사전 알림)** ① 특별자치도지사 또는 시장 · 군수 · 구청장은 법 제24조제3항에 따라 필수예방접종을 사전에 알리는 경우 휴대전화에 의한 문자전송, 전자메일, 전화, 우편 또는 이에 상당하는 방법으로 알려야 한다. 다만, 사전 알림에 동의한 사람에만 해당한다.
② 제1항에 따른 사전 알림에 동의하지 않거나 필요한 개인 정보가 없는 경우에는 해당 지방자치단체의 인터넷 홈페이지에 공고함으로써 필수예방접종을 사전에 알려야 한다.

**제25조(임시예방접종)** ① 특별자치시장 · 특별자치도지사 또는 시장 · 군수 · 구청장은 다음 각 호의 어느 하나에 해당하면 관할 보건소를 통하여 임시예방접종(이하 “임시예방접종”이라 한다)을 하여야 한다. 〈개정 2010. 1. 18., 2020. 8. 11., 2023. 6. 13.〉
1. 질병관리청장이 감염병 예방을 위하여 특별자치시장 · 특별자치도지사 또는 시장 · 군수 · 구청장에게 예방접종을 실시할 것을 요청한 경우
2. 특별자치시장 · 특별자치도지사 또는 시장 · 군수 · 구청장이 감염병 예방을 위하여 예방접종이 필요하다고 인정하는 경우

② 제1항에 따른 임시예방접종업무의 위탁에 관하여는 제24조제2항을 준용한다.

**제26조(예방접종의 공고)** 특별자치시장 · 특별자치도지사 또는 시장 · 군수 · 구청장은 임시예방접종을 할 경우에는 예방접종의 일시 및 장소, 예방접종의 종류, 예방접종을 받을 사람의 범위를 정하여 미리 인터넷 홈페이지에 공고하여야 한다. 다만, 제32조제3항에 따른 예방접종의 실시기준 등이 변경될 경우에는 그 변경 사항을 미리 인터넷 홈페이지에 공고하여야 한다. 〈개정 2021. 3. 9., 2023. 6. 13.〉

**제26조의2(예방접종 내역의 사전확인)** ① 보건소장 및 제24조제2항(제25조제2항에서 준용하는 경우를 포함한다)에 따라 예방접종업무를 위탁받은 의료기관의 장은 예방접종을 하기 전에 대통령령으로 정하는 바에 따라 예방접종을 받으려는 사람 본인 또는 법정대리인의 동의를 받아 해당 예방접종을 받으려는 사람의 예방접종 내역을 확인하여야 한다. 다만, 예방접종을

받으려는 사람 또는 법정대리인의 동의를 받지 못한 경우에는 그러하지 아니하다.
② 제1항 본문에 따라 예방접종을 확인하는 경우 제33조의4에 따른 예방접종통합관리시스템을 활용하여 그 내역을 확인할 수 있다.

**제27조(예방접종증명서)** ① 질병관리청장, 특별자치시장·특별자치도지사 또는 시장·군수·구청장은 필수예방접종 또는 임시예방접종을 받은 사람 본인 또는 법정대리인에게 보건복지부령으로 정하는 바에 따라 예방접종증명서를 발급하여야 한다. 〈개정 2010. 1. 18., 2015. 12. 29., 2018. 3. 27., 2020. 8. 11., 2023. 6. 13.〉
② 특별자치시장·특별자치도지사 또는 시장·군수·구청장이 아닌 자가 이 법에 따른 예방접종을 한 때에는 질병관리청장, 특별자치시장·특별자치도지사 또는 시장·군수·구청장은 보건복지부령으로 정하는 바에 따라 해당 예방접종을 한 자로 하여금 예방접종증명서를 발급하게 할 수 있다. 〈개정 2010. 1. 18., 2015. 12. 29., 2020. 8. 11., 2023. 6. 13.〉
③ 제1항 및 제2항에 따른 예방접종증명서는 전자문서를 이용하여 발급할 수 있다.

**벌칙 : 제81조** 200만원 이하의 벌금
☞ 예방접종증명서를 거짓으로 발급한 자

**[규칙]제22조(예방접종증명서)** 법 제27조 및 제33조의4제4항에 따른 예방접종증명서는 별지 제16호서식과 같다.

**제28조(예방접종 기록의 보존 및 보고 등)** ① 특별자치시장·특별자치도지사 또는 시장·군수·구청장은 필수예방접종 및 임시예방접종을 하거나, 제2항에 따라 보고를 받은 경우에는 보건복지부령으로 정하는 바에 따라 예방접종에 관한 기록을 작성·보관하여야 하고, 특별자치시장·특별자치도지사는 질병관리청장에게, 시장·군수·구청장은 질병관리청장 및 시·도지사에게 그 내용을 각각 보고하여야 한다. 〈개정 2010. 1. 18., 2018. 3. 27., 2020. 8. 11., 2023. 6. 13.〉
② 특별자치시장·특별자치도지사 또는 시장·군수·구청장이 아닌 자가 이 법에 따른 예방접종을 하면 보건복지부령으로 정하는 바에 따라 특별자치시장·특별자치도지사 또는 시장·군수·구청장에게 보고하여야 한다. 〈개정 2010. 1. 18., 2023. 6. 13.〉

**과태료 : 제83조** 100만원 이하의 과태료
☞ 제2항 : 보고를 하지 아니하거나 거짓으로 보고를 한 자

**[규칙]제23조(예방접종에 관한 기록의 작성 및 보고)** ① 법 제28조제1항에 따라 특별자치시장·특별자치도지사 또는 시장·군수·구청장은 필수예방접종 및 임시예방접종을 한 경우 별지 제17호서식의 예방접종 실시 기록 및 보고서(전자문서를 포함한다. 이하 이 조에서 같다)에 예방접종에 관한 기록을 작성하여야 한다. 〈개정 2014. 12. 31., 2018. 9. 27., 2023. 9. 22.〉

② 법 제28조제2항에 따라 특별자치시장 · 특별자치도지사 또는 시장 · 군수 · 구청장이 아닌 자가 예방접종을 실시하면 별지 제17호서식의 예방접종 실시 기록 및 보고서에 예방접종에 관한 기록을 작성하고, 예방접종 실시 기록 및 보고서를 특별자치시장 · 특별자치도지사 또는 시장 · 군수 · 구청장에게 제출하여야 한다. 〈개정 2014. 12. 31., 2023. 9. 22.〉
③ 특별자치시장 · 특별자치도지사 또는 시장 · 군수 · 구청장은 제1항에 따라 예방접종에 관한 기록을 작성하거나 제2항에 따라 제출받은 예방접종 실시 기록 및 보고서를 시 · 도지사 및 질병관리청장에게 각각 제출하여야 한다. 〈개정 2014. 12. 31., 2020. 9. 11., 2023. 9. 22.〉
④ 질병관리청장은 필수예방접종 또는 임시예방접종을 받은 사람(미성년자의 경우에는 그 부모를 말한다)에게 제3항에 따라 제출받은 예방접종에 관한 기록을 인터넷 홈페이지를 통하여 열람하게 하거나 전자문서를 이용하여 예방접종증명서를 발급할 수 있다. 〈신설 2014. 12. 31., 2018. 9. 27., 2020. 9. 11.〉
⑤ 질병관리청장은 예방접종 대상자의 중복접종 등을 예방하기 위하여 다음 각 호의 어느 하나에 해당하는 사람에게 제3항에 따라 제출받은 예방접종에 관한 기록을 열람하게 할 수 있다. 〈신설 2014. 12. 31., 2020. 9. 11.〉
1. 법 제24조제1항 및 제25조제1항에 따라 예방접종을 실시하는 보건소에서 예방접종을 하는 의료인
2. 법 제24조제2항 및 제25조제2항에 따라 예방접종을 실시하는 의료기관에서 예방접종을 하는 의료인
3. 「영유아보육법」 제31조의3에 따라 영유아의 예방접종 여부를 확인하여야 하는 어린이집의 원장

**제29조(예방접종에 관한 역학조사)** 질병관리청장, 시 · 도지사 또는 시장 · 군수 · 구청장은 다음 각 호의 구분에 따라 조사를 실시하고, 예방접종 후 이상반응 사례가 발생하면 그 원인을 밝히기 위하여 제18조에 따라 역학조사를 하여야 한다.
1. 질병관리청장: 예방접종의 효과 및 예방접종 후 이상반응에 관한 조사
2. 시 · 도지사 또는 시장 · 군수 · 구청장: 예방접종 후 이상반응에 관한 조사

**벌칙 : 제81조** 200만원 이하의 벌금
☞ 역학조사를 거부 · 방해 또는 기피한 자

**제29조의2(예방접종 후 이상반응에 대한 검사)** ① 「의료법」에 따른 의료인 및 의료기관의 장은 필수예방접종 또는 임시예방접종 후 혈소판감소성 혈전증 등 보건복지부령으로 정하는 이상반응이 나타나거나 의심되는 사람을 발견한 경우에는 질병관리청장에게 이상반응에 대한 검사를 의뢰할 수 있다.
② 제1항에 따라 의뢰받은 질병관리청장은 검사를 실시하여야 한다.
③ 제1항 및 제2항에 따른 검사항목, 검사의뢰 방법 및 절차, 검사방법은 질병관리청장이

정한다.
[본조신설 2023. 9. 14.]

**[규칙]제23조의2(예방접종 후 이상반응에 대한 검사)** 법 제29조의2제1항에서 "보건복지부령으로 정하는 이상반응"이란 혈소판감소성 혈전증을 말한다.
[본조신설 2023. 12. 29.]

**제30조(예방접종피해조사반)** ① 제71조제1항 및 제2항에 규정된 예방접종으로 인한 질병·장애·사망의 원인 규명 및 피해 보상 등을 조사하고 제72조제1항에 따른 제3자의 고의 또는 과실 유무를 조사하기 위하여 질병관리청에 예방접종피해조사반을 둔다.
② 제1항에 따른 예방접종피해조사반의 설치 및 운영 등에 관하여 필요한 사항은 대통령령으로 정한다.

**[영]제21조(예방접종피해조사반의 구성 등)** ① 법 제30조제1항에 따른 예방접종피해조사반(이하 이 조에서 "피해조사반"이라 한다)은 감염병 예방접종 후 이상반응의 발생 건수 등을 고려하여 필요한 경우 복수로 설치할 수 있다.
② 피해조사반은 10명 이내의 반원으로 구성한다.
③ 피해조사반원은 질병관리청장이 소속 공무원이나 다음 각 호의 어느 하나에 해당하는 사람 중에서 임명하거나 위촉한다.
1. 예방접종 및 예방접종 후 이상반응 분야의 전문가
2. 「의료법」 제2조제1항에 따른 의료인
④ 피해조사반은 다음 각 호의 사항을 조사하고, 그 결과를 예방접종피해보상 전문위원회에 보고하여야 한다.
1. 제31조제2항에 따라 시·도지사가 제출한 기초조사 결과에 대한 평가 및 보완
2. 법 제72조제1항에서 규정하는 제3자의 고의 또는 과실 유무
3. 그 밖에 예방접종으로 인한 피해보상과 관련하여 예방접종피해보상 전문위원회가 결정하는 사항
⑤ 피해조사반원은 제4항에 따라 피해조사를 하는 경우 보건복지부령으로 정하는 예방접종피해조사반원증을 지니고 관계인에게 보여 주어야 한다.
⑥ 질병관리청장은 피해조사반원에게 예산의 범위에서 피해조사 활동에 필요한 수당과 여비를 지급할 수 있다.
⑦ 피해조사반의 운영에 관한 세부사항은 예방접종피해보상 전문위원회의 의결을 거쳐 질병관리청장이 정한다.

**[규칙]제24조(예방접종피해조사반원증)** 영 제21조제4항에 따른 예방접종피해조사반원증은 별지 제18호서식과 같다.

**제31조(예방접종 완료 여부의 확인)** ① 특별자치시장 · 특별자치도지사 또는 시장 · 군수 · 구청장은 초등학교와 중학교의 장에게 「학교보건법」 제10조에 따른 예방접종 완료 여부에 대한 검사 기록을 제출하도록 요청할 수 있다. 〈개정 2023. 6. 13.〉

② 특별자치시장 · 특별자치도지사 또는 시장 · 군수 · 구청장은 「유아교육법」에 따른 유치원의 장과 「영유아보육법」에 따른 어린이집의 원장에게 보건복지부령으로 정하는 바에 따라 영유아의 예방접종 여부를 확인하도록 요청할 수 있다. 〈개정 2010. 1. 18., 2011. 6. 7., 2023. 6. 13.〉

③ 특별자치시장 · 특별자치도지사 또는 시장 · 군수 · 구청장은 제1항에 따른 제출 기록 및 제2항에 따른 확인 결과를 확인하여 예방접종을 끝내지 못한 영유아, 학생 등이 있으면 그 영유아 또는 학생 등에게 예방접종을 하여야 한다. 〈개정 2023. 6. 13.〉

**참고**

학교보건법

**제10조(예방접종 완료 여부의 검사)** ① 초등학교와 중학교의 장은 학생이 새로 입학한 날부터 90일 이내에 시장·군수 또는 구청장(자치구의 구청장을 말한다. 이하 같다)에게 「감염병의 예방 및 관리에 관한 법률」 제27조에 따른 예방접종증명서를 발급받아 같은 법 제24조 및 제25조에 따른 예방접종을 모두 받았는지를 검사한 후 이를 교육정보시스템에 기록하여야 한다.

② 초등학교와 중학교의 장은 제1항에 따른 검사결과 예방접종을 모두 받지 못한 입학생에게는 필요한 예방접종을 받도록 지도하여야 하며, 필요하면 관할 보건소장에게 예방접종 지원 등의 협조를 요청할 수 있다.

**[규칙]제25조(예방접종 여부의 확인 요청)** 법 제31조제2항에 따라 특별자치도지사 또는 시장 · 군수 · 구청장은 「유아교육법」에 따른 유치원의 장과 「영유아보육법」에 따른 어린이집의 원장으로 하여금 영유아의 예방접종 여부를 확인하기 위하여 필수예방접종을 받은 영유아의 예방접종증명서를 확인하도록 요청할 수 있다.

**제32조(예방접종의 실시주간 및 실시기준 등)** ① 질병관리청장은 국민의 예방접종에 대한 관심을 높여 감염병에 대한 예방접종을 활성화하기 위하여 예방접종주간을 설정할 수 있다.

② 누구든지 거짓이나 그 밖의 부정한 방법으로 예방접종을 받아서는 아니 된다.

③ 예방접종의 실시기준과 방법 등에 관하여 필요한 사항은 보건복지부령으로 정한다.

**벌칙 : 제81조** 200만원 이하의 벌금

☞ 제2항 : 거짓이나 그 밖의 부정한 방법으로 예방접종을 받은 사람

**[규칙]제26조(예방접종의 실시기준과 방법)** 법 제32조제3항에 따른 예방접종의 실시기준과 방법 등에 관한 사항은 「약사법」 제58조제1호에 따른 용법 및 용량 등을 따르되, 예방접종의 실시 대상 · 시기 및 주의사항은 영 제7조제1항제1호에 따른 예방접종 전문위원회의 심의를 거쳐 질병관리청장이 고시한다.

**제32조의2(예방접종 휴가)** ① 사업주는 이 법에 따른 예방접종을 받은 근로자에게 유급휴가를 줄 수 있다. 이 경우 국가 및 지방자치단체는 필요한 경우 사업주에게 해당 유급휴가를 위한 비용을 지원할 수 있다.
② 국가 및 지방자치단체는 「고용보험법」 제2조제1호에 따른 피보험자 등 대통령령으로 정하는 사람으로서 제1항에 따른 유급휴가를 사용하지 못하는 경우 그 비용을 지원할 수 있다.
③ 제1항 및 제2항에 따른 예방접종 및 비용의 지원 범위, 신청·지원 절차 등에 필요한 사항은 대통령령으로 정한다.
[본조신설 2023. 5. 19.]

**[영]제21조의2(예방접종 휴가 비용지원 대상 등)** ① 법 제32조의2제1항에 따른 유급휴가를 위한 비용지원 및 같은 조 제2항에 따른 유급휴가 미사용에 따른 비용지원을 위해서는 다음 각 호의 요건을 모두 충족해야 한다.

1. 제1급감염병의 유행으로 인해 「재난 및 안전관리 기본법」 제38조제2항에 따른 심각 단계의 위기경보가 발령되었을 것
2. 제2항에 따른 사업주가 법 제25조에 따른 임시예방접종을 받은 소속 근로자에게 유급휴가를 주었거나 제3항에 해당하는 사람이 법 제25조에 따른 임시예방접종을 받고 유급휴가를 사용하지 못하였을 것

② 법 제32조의2제1항 후단에 따른 비용지원 대상은 상시 4명 이하의 근로자를 사용하는 사업주로 한다.

③ 법 제32조의2제2항에 따른 비용지원 대상은 다음 각 호의 어느 하나에 해당하는 사람으로 한다.

1. 「고용보험법」 제2조제1호가목에 따른 예술인 중 「고용보험 및 산업재해보상보험의 보험료징수 등에 관한 법률」(이하 "고용산재보험료징수법"이라 한다) 제48조의2제8항제3호에서 준용하는 고용산재보험료징수법 제21조에 따라 고용보험료의 지원을 받는 사람
2. 「고용보험법」 제2조제1호가목에 따른 노무제공자 중 고용산재보험료징수법 제48조의3제8항제3호에서 준용하는 고용산재보험료징수법 제21조에 따라 고용보험료의 지원을 받는 사람

④ 제2항에 따른 유급휴가를 위한 비용지원의 범위 및 제3항에 따른 유급휴가 미사용에 따른 비용지원의 범위는 1일의 유급휴가에 상당하는 비용으로 한정한다. 다만, 예방접종일 다음 날이 근무일 또는 노무제공일이 아닌 경우에는 비용을 지원하지 않는다.

⑤ 비용지원 금액의 기준은 질병관리청장이 기획재정부장관과 협의하여 고시한다.

[본조신설 2023. 8. 18.]
[종전 제21조의2는 제21조의4로 이동 〈2023. 8. 18.〉]

**[영]제21조의3(예방접종 휴가 비용지원 절차)** ① 법 제32조의2제1항 후단에 따라 비용을 지원받으려는 사업주는 보건복지부령으로 정하는 신청서(전자문서로 된 신청서를 포함한다)에 다음 각 호의 서류(전자문서로 된 서류를 포함한다)를 첨부하여 특별자치시장·특별자치도지사 또는 시장·군수·구청장에게 제출해야 한다.

1. 근로자가 예방접종을 받은 사실 및 예방접종을 받은 다음 날이 근무일임을 확인할 수 있는 서류
2. 근로자가 예방접종을 받은 다음 날 재직하고 있는 사실을 증명하는 서류
3. 근로자에게 유급휴가를 준 사실을 증명하는 서류
4. 그 밖에 질병관리청장이 유급휴가를 위한 비용지원을 위하여 필요하다고 인정하는 서류

② 법 제32조의2제2항에 따라 비용을 지원받으려는 예술인 또는 노무제공자는 보건복지부령으로 정하는 신청서(전자문서로 된 신청서를 포함한다)에 다음 각 호의 서류(전자문서로 된 서류를 포함한다)를 첨부하여 특별자치시장ㆍ특별자치도지사 또는 시장ㆍ군수ㆍ구청장에게 제출해야 한다.

1. 예술인 또는 노무제공자가 예방접종을 받은 사실 및 예방접종을 받은 다음 날이 노무제공일임을 확인할 수 있는 서류
2. 다음 각 목의 어느 하나에 해당하는 서류
   가. 예술인이 고용산재보험료징수법 제48조의2제8항제3호에서 준용하는 고용산재보험료징수법 제21조에 따라 고용보험료의 지원을 받은 사실을 확인할 수 있는 서류
   나. 노무제공자가 고용산재보험료징수법 제48조의3제8항제3호에서 준용하는 고용산재보험료징수법 제21조에 따라 고용보험료의 지원을 받은 사실을 확인할 수 있는 서류
3. 그 밖에 질병관리청장이 유급휴가 미사용에 따른 비용지원을 위하여 필요하다고 인정하는 서류

③ 특별자치시장ㆍ특별자치도지사 또는 시장ㆍ군수ㆍ구청장은 제1항에 따른 신청서를 제출받은 경우에는 「전자정부법」 제36조제1항에 따라 행정정보의 공동이용을 통하여 사업자등록증을 확인해야 한다. 다만, 사업주가 확인에 동의하지 않는 경우에는 해당 서류를 첨부하도록 해야 한다.

④ 제1항 또는 제2항에 따른 신청서를 제출받은 특별자치시장ㆍ특별자치도지사 또는 시장ㆍ군수ㆍ구청장은 비용지원 여부를 결정한 후 해당 신청자에게 서면으로 알려야 한다.

⑤ 제1항부터 제4항까지에서 규정한 사항 외에 유급휴가를 위한 비용지원 및 유급휴가 미사용에 따른 비용지원의 신청절차 및 결과통보에 필요한 사항은 보건복지부령으로 정한다.

[본조신설 2023. 8. 18.]

[종전 제21조의3은 제21조의5로 이동 〈2023. 8. 18.〉]

**[규칙]제26조의2(예방접종 휴가 비용지원 신청서)** 영 제21조의3제1항 및 제2항에 따른 신청서(전자문서로 된 신청서를 포함한다)는 별지 제18호의2서식과 같다.

[본조신설 2023. 9. 22.]

**제33조(예방접종약품의 계획 생산)** ① 질병관리청장은 예방접종약품의 국내 공급이 부족하다고 판단되는 경우 등 보건복지부령으로 정하는 경우에는 예산의 범위에서 감염병의 예방접종에 필요한 수량의 예방접종약품을 미리 계산하여 「약사법」 제31조에 따른 의약품 제조업자(이하 "의약품 제조업자"라 한다)에게 생산하게 할 수 있으며, 예방접종약품을 연구하는 자 등

을 지원할 수 있다.
② 질병관리청장은 보건복지부령으로 정하는 바에 따라 제1항에 따른 예방접종약품의 생산에 드는 비용의 전부 또는 일부를 해당 의약품 제조업자에게 미리 지급할 수 있다.

**참고**

약사법
**제31조 (제조업 허가 등)** ① 의약품 제조를 업(業)으로 하려는 자는 대통령령으로 정하는 시설기준에 따라 필요한 시설을 갖추고 총리령으로 정하는 바에 따라 식품의약품안전처장의 허가를 받아야 한다.

**[규칙]제27조(예방접종약품의 계획 생산)** ① 법 제33조제1항에 따라 질병관리청장이 의약품 제조업자로 하여금 예방접종약품을 미리 생산하게 할 수 있는 경우는 다음 각 호와 같다.
1. 예방접종약품의 원료를 외국으로부터 수입하여야 하는 경우
2. 시범접종에 사용할 목적으로 생산하게 하는 경우
3. 예방접종약품의 생산기간이 6개월 이상 걸릴 경우
4. 예방접종약품의 국내 공급이 부족하다고 판단될 경우
② 질병관리청장은 법 제33조제2항에 따라 예방접종약품의 생산에 드는 비용을 다음 각 호의 구분에 따라 의약품 제조업자에게 미리 지급할 수 있다.
1. 제1항제1호에 따른 원료의 수입에 드는 금액의 전액
2. 제1항제2호에 따른 예방접종약품의 제조에 드는 금액의 전액
3. 제1항제3호에 따른 예방접종약품의 제조에 드는 금액의 2분의 1

**제33조의2(필수예방접종약품등의 비축 등)** ① 질병관리청장은 제24조에 따른 필수예방접종 및 제25조에 따른 임시예방접종이 원활하게 이루어질 수 있도록 하기 위하여 필요한 필수예방접종약품등을 위원회의 심의를 거쳐 미리 비축하거나 장기 구매를 위한 계약을 미리 할 수 있다.
② 질병관리청장은 제1항에 따라 비축한 필수예방접종약품등의 공급의 우선순위 등 분배기준, 그 밖에 필요한 사항을 위원회의 심의를 거쳐 정할 수 있다.

**제33조의3(필수예방접종약품등의 생산 계획 등의 보고)** 「약사법」 제31조 및 같은 법 제42조에 따른 품목허가를 받거나 신고를 한 자 중 필수예방접종의약품등을 생산·수입하거나 하려는 자는 보건복지부령으로 정하는 바에 따라 필수예방접종약품등의 생산·수입 계획(계획의 변경을 포함한다) 및 실적을 질병관리청장에게 보고하여야 한다.

**과태료 : 제83조** 100만원 이하의 과태료
☞ 보고를 하지 아니하거나 거짓으로 보고를 한 자

**[규칙]제27조의2(필수예방접종약품등의 생산 · 수입 계획의 보고 등)** ① 법 제33조의3에 따라 법 제24조의 필수예방접종 및 법 제25조의 임시예방접종에 사용되는 의약품(이하 "필수예방접종약품등"이라 한다)을 생산 · 수입하거나 하려는 자는 별지 제18호의3서식의 필수예방접종약품등 품목별 생산 · 수입 계획 보고서를 매월 10일(필수예방접종약품등을 생산 · 수입하려는 자의 경우에는 그 생산 · 수입하려는 날이 속하는 달의 직전 달의 10일을 말한다)까지 법 제33조의4제1항에 따른 예방접종통합관리시스템(이하 "통합관리시스템"이라 한다)을 통하여 질병관리청장에게 제출해야 한다. 〈개정 2020. 9. 11., 2023. 9. 22.〉

② 법 제33조의3에 따라 필수예방접종약품등을 생산 · 수입하는 자는 별지 제18호의4서식의 필수예방접종약품등 품목별 생산 · 수입 실적 보고서를 매 분기가 끝난 후 2주 이내에 통합관리시스템을 통하여 질병관리청장에게 제출해야 한다. 〈개정 2020. 9. 11., 2023. 9. 22.〉

③ 법 제33조의3에 따라 필수예방접종약품등을 생산 · 수입하거나 하려는 자는 제1항에 따른 생산 · 수입 계획을 변경하려는 경우에는 별지 제18호의5서식의 필수예방접종약품등 품목별 생산 · 수입 계획 변경 보고서를 통합관리시스템을 통하여 질병관리청장에게 제출해야 한다. 〈개정 2020. 9. 11., 2023. 9. 22.〉

**제33조의4(예방접종통합관리시스템의 구축 · 운영 등)** ① 질병관리청장은 예방접종업무에 필요한 각종 자료 또는 정보의 효율적 처리와 기록 · 관리업무의 전산화를 위하여 예방접종통합관리시스템(이하 "통합관리시스템"이라 한다)을 구축 · 운영하여야 한다.

② 질병관리청장은 통합관리시스템을 구축 · 운영하기 위하여 다음 각 호의 자료를 수집 · 관리 · 보유할 수 있으며, 관련 기관 및 단체에 필요한 자료의 제공을 요청할 수 있다. 이 경우 자료의 제공을 요청받은 기관 및 단체는 정당한 사유가 없으면 이에 따라야 한다. 〈개정 2020. 8. 11., 2023. 3. 28.〉

1. 예방접종 대상자의 인적사항(「개인정보 보호법」 제24조에 따른 고유식별정보 등 대통령령으로 정하는 개인정보를 포함한다)
2. 예방접종을 받은 사람의 이름, 접종명, 접종일시 등 예방접종 실시 내역
3. 예방접종 위탁 의료기관 개설 정보, 제11조 및 제13조에 따른 예방접종 후 이상반응 신고 · 보고 내용, 제29조에 따른 예방접종에 관한 역학조사 내용, 제71조에 따른 예방접종 피해보상 신청 내용 등 그 밖에 예방접종업무를 하는 데에 필요한 자료로서 대통령령으로 정하는 자료

③ 보건소장 및 제24조제2항(제25조제2항에서 준용하는 경우를 포함한다)에 따라 예방접종업무를 위탁받은 의료기관의 장은 이 법에 따른 예방접종을 하면 제2항제2호의 정보를 대통령령으로 정하는 바에 따라 통합관리시스템에 입력하여야 한다.

④ 질병관리청장은 대통령령으로 정하는 바에 따라 통합관리시스템을 활용하여 예방접종 대상 아동 부모에게 자녀의 예방접종 내역을 제공하거나 예방접종증명서 발급을 지원할 수 있다. 이 경우 예방접종 내역 제공 또는 예방접종증명서 발급의 적정성을 확인하기 위하여 법원행정처장에게 「가족관계의 등록 등에 관한 법률」 제11조에 따른 등록전산정보자료를 요청할 수 있으며, 법원행정처장은 정당한 사유가 없으면 이에 따라야 한다.

⑤ 통합관리시스템은 예방접종업무와 관련된 다음 각 호의 정보시스템과 전자적으로 연계하

여 활용할 수 있다.
1. 「초 · 중등교육법」 제30조의4에 따른 교육정보시스템
2. 「유아교육법」 제19조의2에 따른 유아교육정보시스템
3. 「민원 처리에 관한 법률」 제12조의2제3항에 따른 통합전자민원창구 등 그 밖에 보건복지부령으로 정하는 정보시스템

⑥ 제1항부터 제5항까지의 정보의 보호 및 관리에 관한 사항은 이 법에서 규정된 것을 제외하고는 「개인정보 보호법」의 규정에 따른다.

**[영]제21조의4(예방접종 대상자의 개인정보 등)** ① 법 제33조의4제2항제1호에 따라 질병관리청장이 관련 기관 및 단체에 요청할 수 있는 예방접종 대상자의 인적사항에 관한 자료는 다음 각 호의 구분에 따른다.

1. 예방접종 대상자가 국민인 경우: 다음 각 목의 자료
   가. 예방접종 대상자의 성명, 주민등록번호, 주소 및 전화번호(휴대전화번호를 포함한다)
   나. 예방접종 대상자의 소속에 관한 다음의 자료
      1) 「초 · 중등교육법」 제2조에 따른 소속 학교에 관한 자료
      2) 「유아교육법」 제2조제2호에 따른 소속 유치원에 관한 자료
      3) 「영유아보육법」 제2조제3호에 따른 소속 어린이집에 관한 자료
      4) 「아동복지법」 제3조제10호에 따른 소속 아동복지시설에 관한 자료
   다. 그 밖에 예방접종 대상자에 대한 다음의 자료
      1) 「장애인복지법」 제32조에 따라 등록된 장애인인지 여부
      2) 「다문화가족지원법」 제2조제1호에 따른 다문화가족의 구성원인지 여부
      3) 「국민기초생활 보장법」 제2조제2호에 따른 수급자(같은 조 제10호에 따른 차상위계층을 포함한다) 또는 수급자의 자녀인지 여부
2. 예방접종 대상자가 외국인 또는 외국국적동포인 경우: 다음 각 목의 자료
   가. 「출입국관리법」 제31조에 따른 외국인등록에 관한 정보
   나. 「재외동포의 출입국과 법적 지위에 관한 법률」 제6조에 따른 외국국적동포의 국내거소신고에 관한 정보
3. 그 밖에 예방접종 대상자의 인적사항에 관한 정보로서 예방접종업무의 수행과 관련하여 질병관리청장이 특히 필요하다고 인정하여 고시하는 정보

② 법 제33조의4제2항제3호에 따라 질병관리청장이 예방접종업무를 하는 데 필요한 자료로서 관련 기관 및 단체에 요청할 수 있는 자료는 다음 각 호와 같다. 〈개정 2020. 6. 2., 2020. 9. 11., 2023. 9. 26.〉

1. 법 제24조제2항(법 제25조제2항에서 준용하는 경우를 포함한다)에 따라 예방접종업무를 위탁받은 의료기관의 개설정보

1의2. 법 제11조 및 제13조에 따른 예방접종 후 이상반응 신고 · 보고 내용에 관한 자료

1의3. 법 제29조에 따른 예방접종에 관한 역학조사 내용에 관한 자료

2. 법 제71조에 따른 예방접종 피해보상 신청 내용에 관한 자료
3. 예방접종을 하는 데에 현저히 곤란한 질병이나 질환 또는 감염병의 관리 등에 관한 정보

[제21조의2에서 이동, 종전 제21조의4는 제21조의6으로 이동 〈2023. 8. 18.〉]

**[영]제21조의5(예방접종 정보의 입력)** 보건소장등이 예방접종을 실시한 경우에는 법 제33조의4제3항에 따라 같은 조 제1항에 따른 예방접종통합관리시스템(이하 "통합관리시스템"이라 한다)에 다음 각 호의 정보를 지체 없이 입력해야 한다.

1. 예방접종을 받은 사람에 대한 다음 각 목의 정보
   가. 성명
   나. 주민등록번호. 다만, 예방접종을 받은 사람이 외국인이거나 외국국적동포인 경우에는 외국인등록번호 또는 국내거소신고번호를 말한다.
2. 예방접종의 내용에 대한 다음 각 목의 정보
   가. 예방접종 명칭
   나. 예방접종 차수
   다. 예방접종 연월일
   라. 예방접종에 사용된 백신의 이름
   마. 예진(豫診)의사 및 접종의사의 성명

[제21조의3에서 이동 〈2023. 8. 18.〉]

**[영]제21조의6(예방접종 내역의 제공 등)** ① 질병관리청장은 법 제33조의4제4항 전단에 따라 예방접종 대상 아동 부모에게 자녀의 예방접종 내역을 제공하는 경우에는 통합관리시스템을 활용한 열람의 방법으로 제공한다. 다만, 질병관리청장이 필요하다고 인정하는 경우에는 통합관리시스템을 활용하여 문자전송, 전자메일, 전화, 우편 또는 이에 상응하는 방법으로 제공할 수 있다.

② 질병관리청장은 법 제33조의4제4항 전단에 따라 예방접종증명서를 발급하는 경우에는 질병관리청장이 정하는 바에 따라 통합관리시스템에서 직접 발급하거나 「민원 처리에 관한 법률」 제12조의2제3항에 따른 전자민원창구와 연계하여 발급할 수 있다.

[제21조의4에서 이동 〈2023. 8. 18.〉]

**[규칙]제27조의3(예방접종통합관리시스템의 연계시스템)** ① 법 제33조의4제5항제3호에서 "보건복지부령으로 정하는 정보시스템"이란 다음 각 호의 정보시스템을 말한다. 〈개정 2020. 6. 4., 2020. 9. 11., 2023. 7. 13.〉

1. 법 제40조의5제1항에 따른 감염병관리통합정보시스템
2. 「주민등록법」 제28조제1항에 따른 주민등록전산정보를 처리하는 정보시스템
3. 「사회보장기본법」 제37조제2항에 따른 사회보장정보시스템
4. 「지역보건법」 제5조제1항에 따른 지역보건의료정보시스템
5. 「지방재정법」 제96조의2제1항에 따른 정보시스템
6. 그 밖에 예방접종 업무의 효율적 운영을 위하여 질병관리청장이 필요하다고 인정하는 정보시스템

# 제7장 감염전파의 차단조치

**제34조(감염병 위기관리대책의 수립·시행)** ① 보건복지부장관 및 질병관리청장은 감염병의 확산 또는 해외 신종감염병의 국내 유입으로 인한 재난상황에 대처하기 위하여 위원회의 심의를 거쳐 감염병 위기관리대책(이하 "감염병 위기관리대책"이라 한다)을 수립 · 시행하여야 한다.

② 감염병 위기관리대책에는 다음 각 호의 사항이 포함되어야 한다. 〈개정 2010. 1. 18., 2015. 7. 6., 2020. 8. 11., 2020. 9. 29., 2020. 12. 15., 2021. 3. 9., 2023. 9. 14.〉

1. 재난상황 발생 및 해외 신종감염병 유입에 대한 대응체계 및 기관별 역할
2. 재난 및 위기상황의 판단, 위기경보 결정 및 관리체계
3. 감염병위기 시 동원하여야 할 의료인 등 전문인력, 시설, 의료기관의 명부 작성
4. 의료 · 방역 물품의 비축방안 및 조달방안
5. 재난 및 위기상황별 국민행동요령, 동원 대상 인력, 시설, 기관에 대한 교육 및 도상연습, 제1급감염병 등 긴급한 대처가 필요한 감염병에 대한 위기대응 등 실제 상황대비 훈련

5의2. 감염취약계층에 대한 유형별 보호조치 방안 및 사회복지시설의 유형별 · 전파상황별 대응방안

6. 그 밖에 재난상황 및 위기상황 극복을 위하여 필요하다고 보건복지부장관 및 질병관리청장이 인정하는 사항

③ 보건복지부장관 및 질병관리청장은 감염병 위기관리대책에 따른 정기적인 훈련을 실시하여야 한다.

④ 감염병 위기관리대책의 수립 및 시행 등에 필요한 사항은 대통령령으로 정한다.

**[영]제22조(감염병 위기관리대책 수립 절차 등)** ① 보건복지부장관 및 질병관리청장은 법 제34조제1항에 따라 감염병 위기관리대책을 수립하기 위하여 관계 행정기관, 지방자치단체 및 「공공기관의 운영에 관한 법률」 제4조에 따른 공공기관 등에 자료의 제출을 요청할 수 있다.

② 보건복지부장관 및 질병관리청장은 법 제34조제1항에 따라 수립한 감염병 위기관리대책을 관계 중앙행정기관의 장에게 통보하여야 한다.

**제34조의2(감염병위기 시 정보공개)** ① 질병관리청장, 시 · 도지사 및 시장 · 군수 · 구청장은 국민의 건강에 위해가 되는 감염병 확산으로 인하여 「재난 및 안전관리 기본법」 제38조제2항에 따른 주의 이상의 위기경보가 발령되면 감염병 환자의 이동경로, 이동수단, 진료의료기관 및 접촉자 현황, 감염병의 지역별 · 연령대별 발생 및 검사 현황 등 국민들이 감염병 예방을 위하여 알아야 하는 정보를 정보통신망 게재 또는 보도자료 배포 등의 방법으로 신속히 공개하여야 한다. 다만, 성별, 나이, 그 밖에 감염병 예방과 관계없다고 판단되는 정보로서 대통령령으로 정하는 정보는 제외하여야 한다.

② 질병관리청장, 시 · 도지사 및 시장 · 군수 · 구청장은 제1항에 따라 공개한 정보가 그 공

개목적의 달성 등으로 공개될 필요가 없어진 때에는 지체 없이 그 공개된 정보를 삭제하여야 한다.
③ 누구든지 제1항에 따라 공개된 사항이 다음 각 호의 어느 하나에 해당하는 경우에는 질병관리청장, 시 · 도지사 또는 시장 · 군수 · 구청장에게 서면이나 말로 또는 정보통신망을 이용하여 이의신청을 할 수 있다.
1. 공개된 사항이 사실과 다른 경우
2. 공개된 사항에 관하여 의견이 있는 경우
④ 질병관리청장, 시 · 도지사 또는 시장 · 군수 · 구청장은 제3항에 따라 신청한 이의가 상당한 이유가 있다고 인정하는 경우에는 지체 없이 공개된 정보의 정정 등 필요한 조치를 하여야 한다.
⑤ 제1항부터 제3항까지에 따른 정보공개 및 삭제와 이의신청의 범위, 절차 및 방법 등에 관하여 필요한 사항은 보건복지부령으로 정한다.

**[영]제22조의2(감염병위기 시 공개 제외 정보)** ① 법 제34조의2제1항에서 "대통령령으로 정하는 정보"란 다음 각 호의 정보를 말한다.
1. 성명
2. 읍 · 면 · 동 단위 이하의 거주지 주소
3. 그 밖에 질병관리청장이 감염병별 특성을 고려하여 감염병의 예방과 관계없다고 정하는 정보
② 질병관리청장은 제1항제3호에 따라 감염병의 예방과 관계없는 정보를 정한 경우에는 그 내용을 질병관리청의 인터넷 홈페이지에 게재하고, 시 · 도지사 및 시장 · 군수 · 구청장에게 알려야 한다.

**[규칙]제27조의4(감염병위기 시 정보공개 범위 및 절차 등)** ① 질병관리청장, 시 · 도지사 및 시장 · 군수 · 구청장은 법 제34조의2제1항에 따라 정보를 공개하는 경우에는 감염병 위기 상황, 감염병의 특성 및 역학적 필요성을 고려하여 공개하는 정보의 범위를 결정해야 한다.
② 법 제34조의2제3항에 따라 서면으로 이의신청을 하려는 사람은 별지 제18호의6서식의 정보공개 이의신청서를 질병관리청장, 시 · 도지사 또는 시장 · 군수 · 구청장에게 제출해야 한다. 〈개정 2020. 6. 4., 2020. 9. 11., 2020. 12. 30., 2023. 9. 22.〉

**제35조(시 · 도별 감염병 위기관리대책의 수립 등)** ① 질병관리청장은 제34조제1항에 따라 수립한 감염병 위기관리대책을 시 · 도지사에게 알려야 한다.
② 시 · 도지사는 제1항에 따라 통보된 감염병 위기관리대책에 따라 특별시 · 광역시 · 특별자치시 · 도 · 특별자치도(이하 "시 · 도"라 한다)별 감염병 위기관리대책을 수립 · 시행하여야 한다. 〈개정 2023. 6. 13.〉

**제35조의2(재난 시 의료인에 대한 거짓 진술 등의 금지)** 누구든지 감염병에 관하여 「재난 및 안전관리 기본법」 제38조제2항에 따른 주의 이상의 예보 또는 경보가 발령된 후에는 의료인에 대하여 의료기관 내원(內院)이력 및 진료이력 등 감염 여부 확인에 필요한 사실에 관하여 거짓 진술, 거짓 자료를 제출하거나 고의적으로 사실을 누락·은폐하여서는 아니 된다.

**과태료 : 제83조** 1천만원 이하의 과태료

☞ 거짓 진술, 거짓 자료를 제출하거나 고의적으로 사실을 누락·은폐한 자

**제36조(감염병관리기관의 지정 등)** ① 보건복지부장관, 질병관리청장 또는 시·도지사는 보건복지부령으로 정하는 바에 따라 「의료법」 제3조에 따른 의료기관을 감염병관리기관으로 지정하여야 한다.

② 시장·군수·구청장은 보건복지부령으로 정하는 바에 따라 「의료법」에 따른 의료기관을 감염병관리기관으로 지정할 수 있다.

③ 제1항 및 제2항에 따라 지정받은 의료기관(이하 "감염병관리기관"이라 한다)의 장은 감염병을 예방하고 감염병환자등을 진료하는 시설(이하 "감염병관리시설"이라 한다)을 설치하여야 한다. 이 경우 보건복지부령으로 정하는 일정규모 이상의 감염병관리기관에는 감염병의 전파를 막기 위하여 전실(前室) 및 음압시설(陰壓施設) 등을 갖춘 1인 병실을 보건복지부령으로 정하는 기준에 따라 설치하여야 한다.

④ 보건복지부장관, 질병관리청장, 시·도지사 또는 시장·군수·구청장은 감염병관리시설의 설치 및 운영에 드는 비용을 감염병관리기관에 지원하여야 한다.

⑤ 감염병관리기관이 아닌 의료기관이 감염병관리시설을 설치·운영하려면 보건복지부령으로 정하는 바에 따라 특별자치시장·특별자치도지사 또는 시장·군수·구청장에게 신고하여야 한다. 이 경우 특별자치시장·특별자치도지사 또는 시장·군수·구청장은 그 내용을 검토하여 이 법에 적합하면 신고를 수리하여야 한다. 〈개정 2010. 1. 18., 2020. 3. 4., 2023. 6. 13.〉

⑥ 보건복지부장관, 질병관리청장, 시·도지사 또는 시장·군수·구청장은 감염병 발생 등 긴급상황 발생 시 감염병관리기관에 진료개시 등 필요한 사항을 지시할 수 있다.

**[규칙]제28조(감염병관리기관의 지정)** ① 법 제36조제1항 및 제2항에 따른 감염병관리기관은 「의료법」 제3조제2항제3호가목 및 바목에 따른 병원 및 종합병원 중에서 지정한다.

② 법 제36조제1항 및 제2항에 따라 감염병관리기관을 지정한 보건복지부장관, 질병관리청장, 시·도지사 또는 시장·군수·구청장은 해당 감염병관리기관의 장에게 별지 제19호서식의 감염병관리기관 지정서를 발급해야 한다.

**[규칙]제29조(감염병관리기관이 아닌 의료기관의 감염병관리시설의 설치)** ① 법 제36조제5항에 따라 감염병관리기관이 아닌 의료기관이 법 제36조제3항에 따른 감염병관리시설(이하 "감염병관리시설"이라 한다)을 설치·운영하려면 별지 제20호서식의 비지정 감염병관리시

설 설치신고서에 사업계획서를 첨부하여 관할하는 특별자치시장·특별자치도지사 또는 시장·군수·구청장에게 제출해야 한다. 이 경우 특별자치시장·특별자치도지사 또는 시장·군수·구청장은 「전자정부법」 제36조제1항에 따른 행정정보의 공동이용을 통하여 법인 등기사항증명서(법인인 경우만 해당한다)를 확인해야 한다. 〈개정 2014. 12. 31., 2016. 6. 30., 2020. 6. 4., 2023. 9. 22.〉

② 특별자치시장·특별자치도지사 또는 시장·군수·구청장은 제1항에 따른 신고를 받은 경우에는 별지 제21호서식의 비지정 감염병관리시설 설치신고확인증을 신고자에게 발급하여야 한다. 〈개정 2023. 9. 22.〉

**제37조(감염병위기 시 감염병관리기관의 설치 등)** ① 보건복지부장관, 질병관리청장, 시·도지사 또는 시장·군수·구청장은 감염병환자가 대량으로 발생하거나 제36조에 따라 지정된 감염병관리기관만으로 감염병환자등을 모두 수용하기 어려운 경우에는 다음 각 호의 조치를 취할 수 있다.

1. 제36조에 따라 지정된 감염병관리기관이 아닌 의료기관을 일정 기간 동안 감염병관리기관으로 지정
2. 격리소·요양소 또는 진료소의 설치·운영

② 제1항제1호에 따라 지정된 감염병관리기관의 장은 보건복지부령으로 정하는 바에 따라 감염병관리시설을 설치하여야 한다.

③ 보건복지부장관, 질병관리청장, 시·도지사 또는 시장·군수·구청장은 제2항에 따른 시설의 설치 및 운영에 드는 비용을 감염병관리기관에 지원하여야 한다.

④ 제1항제1호에 따라 지정된 감염병관리기관의 장은 정당한 사유없이 제2항의 명령을 거부할 수 없다.

⑤ 보건복지부장관, 질병관리청장, 시·도지사 또는 시장·군수·구청장은 감염병 발생 등 긴급상황 발생 시 감염병관리기관에 진료개시 등 필요한 사항을 지시할 수 있다.

**벌칙 : 제80조** 300만원 이하의 벌금

☞ 제4항

**[규칙]제30조(감염병위기 시 감염병관리기관의 지정절차)** 법 제37조제1항제1호에 따른 감염병관리기관의 지정절차에 관하여는 제28조제2항을 준용한다.

**제38조(감염병환자등의 입소 거부 금지)** 감염병관리기관은 정당한 사유 없이 감염병환자등의 입소(入所)를 거부할 수 없다.

**제39조(감염병관리시설 등의 설치 및 관리방법)** 감염병관리시설 및 제37조(감염병위기 시 감염병관리기관의 설치 등)에 따른 격리소·요양소 또는 진료소의 설치 및 관리방법 등에 관하여 필요한 사항은 보건복지부령으로 정한다.

**[규칙]제31조(감염병관리시설 등의 설치 기준 등)** ① 법 제36조제3항 및 법 제39조에 따른 감염병관리시설, 격리소 · 요양소 또는 진료소의 설치 기준은 다음 각 호와 같으며, 그 밖의 세부 사항은 질병관리청장이 정한다.

1. 감염병관리시설: 다음 각 목의 구분에 따른다.
   가. 300개 이상의 병상을 갖춘 감염병관리기관: 별표 4의2의 기준에 적합한 음압병실을 1개 이상 설치할 것
   나. 300개 미만의 병상을 갖춘 감염병관리기관: 외부와 격리된 진료실 또는 격리된 병실을 1개 이상 설치할 것
2. 격리소 · 요양소: 「의료법 시행규칙」 제34조에 따른 의료기관의 시설 기준 중 의원에 해당하는 시설을 갖추거나 임시숙박시설 및 간이진료시설을 갖출 것
3. 진료소: 「의료법 시행규칙」 제34조에 따른 의료기관의 시설 기준 중 의원에 해당하는 시설을 갖추거나 「지역보건법」 제13조에 따른 보건지소일 것

② 삭제 〈2016.1.7.〉

**참고**

**[별표 4의2] 음압병실 설치 · 운영 기준(제31조제1항제1호가목 관련)〈개정 2022. 1. 28.〉**

1. 설치기준: 다음 각 목의 구분에 따라 설치할 것
   가. 음압병상
      1) 음압병동의 음압병상: 1인실은 10㎡, 다인실은 음압병상마다 6.3㎡ 이상의 면적을 확보할 것. 이 경우 다인실은 음압병상 간 간격이 1.5m 이상이고, 벽으로부터 0.6m 이상 떨어져 있을 것
      2) 그 밖의 음압병상: 15㎡ 이상의 면적을 확보할 것
   나. 전실: 음압병상이 있는 음압구역과 비음압구역을 물리적으로 구분할 수 있는 장소에 설치할 것
   다. 화장실: 음압병상이 있는 공간에 설치할 것. 다만, 중환자실인 음압병상에는 설치하지 않을 수 있다.
   라. 음압용 공급 · 배출 시설: 다른 공급 · 배출시설과 구분하여 설치하고, 헤파필터(HEPA filter)를 설치할 것
   마. 음압용 역류방지시설: 음압병상이 있는 공간의 배관에 설치할 것
   바. 음압용 배수처리집수조 시설: 다른 배수처리집수조 시설과 구분하여 설치할 것

2. 운영기준
   가. 음압병상이 있는 공간과 전실 간에, 전실과 비음압구역 간의 음압차를 각각 -2.5 pa(-0.255 mmAq) 이상 유지할 것
   나. 음압병상이 있는 공간과 전실은 1시간에 6회 이상 환기할 것
   다. 배수처리집수조에 있는 물은 소독하거나 멸균한 후 방류할 것

비 고

음압병실의 설치 · 운영기준에 필요한 세부사항은 질병관리청장이 정하여 고시한다.

**제39조의2(감염병관리시설 평가)** 질병관리청장, 시 · 도지사 및 시장 · 군수 · 구청장은 감염병관리시설을 정기적으로 평가하고 그 결과를 시설의 감독 · 지원 등에 반영할 수 있다. 이 경우

| 평가의 방법, 절차, 시기 및 감독 · 지원의 내용 등은 보건복지부령으로 정한다. |
|---|

**[규칙]제31조의2(감염병관리시설 평가)** ① 법 제39조의2에 따른 감염병관리시설에 대한 정기적 평가의 평가항목은 다음 각 호와 같다.

1. 감염병관리시설의 시설기준 적합성
2. 감염병관리시설의 근무인력 적정성
3. 감염병관리시설의 진료 및 운영실적
4. 그 밖에 감염병관리시설의 설치 · 운영 및 관리의 적정성을 위하여 질병관리청장이 필요하다고 인정하는 사항

② 법 제39조의2에 따른 감염병관리시설에 대한 정기적 평가는 모든 감염병관리시설을 대상으로 서면평가의 방법에 따라 실시한다. 다만, 감염병관리기관의 장이 요청하거나 서면평가 결과 추가적 확인이 필요한 경우에는 방문평가의 방법으로 실시할 수 있다.

③ 질병관리청장, 시 · 도지사 또는 시장 · 군수 · 구청장은 법 제39조의2에 따른 감염병관리시설의 평가를 위하여 필요한 경우에는 감염병관리기관의 장에게 자료의 제출을 요청할 수 있다.

④ 질병관리청장, 시 · 도지사 또는 시장 · 군수 · 구청장은 제2항에 따른 평가를 실시하는 경우에는 감염병관리기관의 장에게 다음 각 호의 구분에 따라 평가실시일, 평가항목 및 세부평가일정에 관한 사항을 알려야 한다.

1. 평가실시일 및 평가항목: 평가실시일 90일 전
2. 세부 평가일정: 평가실시일 7일 전

⑤ 질병관리청장, 시 · 도지사 또는 시장 · 군수 · 구청장은 필요하다고 인정하는 경우에는 감염병관리시설에 대한 평가를 관계 전문기관 또는 전문단체에 의뢰하여 실시할 수 있다.

⑥ 질병관리청장, 시 · 도지사 또는 시장 · 군수 · 구청장은 감염병관리시설에 대한 평가결과에 따라 시정을 요구하거나 운영비를 차등하여 지원할 수 있다.

⑦ 제2항부터 제6항까지에서 정한 사항 외에 감염병관리시설에 대한 평가방법, 평가절차 및 지도 · 감독 등에 필요한 세부사항은 질병관리청장이 정하여 고시한다.

**제39조의3(감염병의심자 격리시설 지정)** ① 시 · 도지사는 감염병 발생 또는 유행 시 감염병의심자를 격리하기 위한 시설(이하 "감염병의심자 격리시설"이라 한다)을 지정하여야 한다. 다만, 「의료법」 제3조에 따른 의료기관은 감염병의심자 격리시설로 지정할 수 없다.

② 질병관리청장 또는 시 · 도지사는 감염병의심자가 대량으로 발생하거나 제1항에 따라 지정된 감염병의심자 격리시설만으로 감염병의심자를 모두 수용하기 어려운 경우에는 제1항에 따라 감염병의심자 격리시설로 지정되지 아니한 시설을 일정기간 동안 감염병의심자 격리시설로 지정할 수 있다.

③ 제1항 및 제2항에 따른 감염병의심자 격리시설의 지정 및 관리 방법 등에 필요한 사항은 보건복지부령으로 정한다.

**제39조의3(감염병의심자 격리시설 지정)** ① 시 · 도지사 또는 시장 · 군수 · 구청장은 감염병 발

생 또는 유행 시 감염병의심자를 격리하기 위한 시설(이하 "감염병의심자 격리시설"이라 한다)을 지정하여야 한다. 다만, 「의료법」 제3조에 따른 의료기관은 감염병의심자 격리시설로 지정할 수 없다. 〈개정 2020. 12. 15., 2024. 1. 30.〉

② 질병관리청장 또는 시·도지사는 감염병의심자가 대량으로 발생하거나 제1항에 따라 지정된 감염병의심자 격리시설만으로 감염병의심자를 모두 수용하기 어려운 경우에는 제1항에 따라 감염병의심자 격리시설로 지정되지 아니한 시설을 일정기간 동안 감염병의심자 격리시설로 지정할 수 있다.

③ 제1항 및 제2항에 따른 감염병의심자 격리시설의 지정 및 관리 방법 등에 필요한 사항은 보건복지부령으로 정한다.

**[시행일: 2025. 7. 31.] 제39조의3**

**[규칙]제31조의3(감염병의심자 격리시설 지정 기준 등)**① 법 제39조의3제1항 및 제2항에 따른 감염병의심자를 격리하기 위한 시설(이하 "감염병의심자 격리시설"이라 한다)의 지정 기준은 다음 각 호와 같다.

1. 독립된 건물로서 여러 개의 방으로 구획되어 있을 것
2. 구획된 각 방마다 샤워시설과 화장실이 모두 구비되어 있을 것
3. 음압병상을 보유한 「의료법」에 따른 의료기관에 근접하여, 감염병의심자의 이송이 가능한 거리에 위치할 것
4. 감염병의심자 격리시설의 규모는 해당 특별시·광역시·도·특별자치도의 인구, 지리적 여건, 교통 등을 고려하여 정할 것

② 시·도지사는 감염병 확산을 방지하기 위하여 감염병의심자와 다른 사람과의 접촉을 차단하여야 하며, 격리기간 동안 감염병의심자의 생활에 불편함이 없도록 필요한 조치를 하여야 한다.

**제40조(생물테러감염병 등에 대비한 의료·방역 물품의 비축)** ① 질병관리청장은 생물테러감염병 및 그 밖의 감염병의 대유행이 우려되면 위원회의 심의를 거쳐 예방·치료 의료·방역 물품의 품목을 정하여 미리 비축하거나 장기 구매를 위한 계약을 미리 할 수 있다.

② 질병관리청장은 「약사법」 제31조제2항에도 불구하고 생물테러감염병이나 그 밖의 감염병의 대유행이 우려되면 예방·치료 의약품을 정하여 의약품 제조업자에게 생산하게 할 수 있다.

③ 질병관리청장은 제2항에 따른 예방·치료 의약품의 효과와 이상반응에 관하여 조사하고, 이상반응 사례가 발생하면 제18조에 따라 역학조사를 하여야 한다.

**제40조의2(감염병 대비 의료·방역 물품 공급의 우선순위 등 분배기준)** 질병관리청장은 생물테러감염병이나 그 밖의 감염병의 대유행에 대비하여 제40조제1항 및 제2항에 따라 비축하거나 생산한 의료·방역 물품(「약사법」에 따른 의약품 및 「의료기기법」에 따른 의료기기로 한정한다) 공급의 우선순위 등 분배기준, 그 밖에 필요한 사항을 위원회의 심의를 거쳐 정할 수 있다. 이 경우 분배기준을 정할 때에는 다음 각 호의 어느 하나에 해당하는 지역에 의료

· 방역 물품이 우선 분배될 수 있도록 노력하여야 한다.
1. 감염병 확산으로 인하여 「재난 및 안전관리 기본법」 제60조에 따른 특별재난지역으로 선포된 지역
2. 감염병이 급속히 확산하거나 확산될 우려가 있는 지역으로서 치료병상 현황, 환자 중증도 등을 고려하여 질병관리청장이 정하는 지역

**제40조의3(수출금지 등)** ① 보건복지부장관은 제1급감염병의 유행으로 그 예방 · 방역 및 치료에 필요한 의료 · 방역 물품 중 보건복지부령으로 정하는 물품의 급격한 가격상승 또는 공급부족으로 국민건강을 현저하게 저해할 우려가 있을 때에는 그 물품의 수출이나 국외 반출을 금지할 수 있다.
② 보건복지부장관은 제1항에 따른 금지를 하려면 미리 관계 중앙행정기관의 장과 협의하여야 하고, 금지 기간을 미리 정하여 공표하여야 한다.

**벌칙 : 제77조** 5년 이하의 징역 5천만원 이하의 벌금
☞ 제1항 위반

**[규칙]제31조의4(수출금지 등)** 법 제40조의3제1항에서 "의료 · 방역 물품 중 보건복지부령으로 정하는 물품"이란 다음 각 호의 어느 하나에 해당하는 물품을 말한다.
1. 「약사법」 제2조제7호에 따른 의약외품에 해당하는 마스크
2. 「약사법」 제2조제7호에 따른 의약외품에 해당하는 손 소독용 외용 소독제
3. 감염병 예방을 위하여 착용하는 보호장비
4. 그 밖에 제1급감염병의 예방 · 방역 및 치료에 필요한 물품으로서 보건복지부장관이 정하여 고시하는 물품

**제40조의4(지방자치단체의 감염병 대비 의료 · 방역 물품의 비축)** 시 · 도지사 또는 시장 · 군수 · 구청장은 감염병의 확산 또는 해외 신종감염병의 국내 유입으로 인한 재난상황에 대처하기 위하여 감염병 대비 의료 · 방역 물품을 비축 · 관리하고, 재난상황 발생 시 이를 지급하는 등 필요한 조치를 취할 수 있다.

**제40조의5(감염병관리통합정보시스템)** ① 질병관리청장은 감염병의 예방 · 관리 · 치료 업무에 필요한 각종 자료 또는 정보의 효율적 처리와 기록 · 관리 업무의 전산화를 위하여 감염병환자등, 「의료법」에 따른 의료인, 의약품 및 장비 등을 관리하는 감염병관리통합정보시스템(이하 "감염병정보시스템"이라 한다)을 구축 · 운영할 수 있다.
② 질병관리청장은 감염병정보시스템을 구축 · 운영하기 위하여 다음 각 호의 자료를 수집 · 관리 · 보유 및 처리할 수 있으며, 관련 기관 및 단체에 필요한 자료의 입력 또는 제출을 요청할 수 있다. 이 경우 자료의 입력 또는 제출을 요청받은 기관 및 단체는 정당한 사유가 없으면 이에 따라야 한다.

1. 감염병환자등의 인적사항(「개인정보 보호법」 제24조에 따른 고유식별정보 등 대통령령으로 정하는 개인정보를 포함한다)
2. 감염병 치료내용, 그 밖에 감염병환자등에 대한 예방 · 관리 · 치료 업무에 필요한 자료로서 대통령령으로 정하는 자료

③ 감염병정보시스템은 다음 각 호의 정보시스템과 전자적으로 연계하여 활용할 수 있다. 이 경우 연계를 통하여 수집할 수 있는 자료 또는 정보는 감염병환자등에 대한 예방 · 관리 · 치료 업무를 위한 것으로 한정한다.

1. 「주민등록법」 제28조제1항에 따른 주민등록전산정보를 처리하는 정보시스템
2. 「지역보건법」 제5조제1항에 따른 지역보건의료정보시스템
3. 「식품안전기본법」 제24조의2에 따른 통합식품안전정보망
4. 「가축전염병 예방법」 제3조의3에 따른 국가가축방역통합정보시스템
5. 「재난관리자원의 관리 등에 관한 법률」 제46조에 따른 재난관리자원 통합관리시스템
6. 그 밖에 대통령령으로 정하는 정보시스템

④ 제1항에서 제3항까지의 규정에 따른 정보의 보호 및 관리에 관한 사항은 이 법에서 규정된 것을 제외하고는 「개인정보 보호법」 및 「공공기관의 정보공개에 관한 법률」을 따른다.

⑤ 감염병정보시스템의 구축 · 운영 및 감염병 관련 정보의 요청 방법 등에 관하여 필요한 사항은 보건복지부령으로 정한다.

**제40조의5(감염병관리통합정보시스템)** ① 질병관리청장은 감염병의 예방 · 관리 · 치료 업무에 필요한 각종 자료 또는 정보의 효율적 처리와 기록 · 관리 업무의 전산화를 위하여 감염병환자등, 「의료법」에 따른 의료인, 의약품 및 장비 등을 관리하는 감염병관리통합정보시스템(이하 "감염병정보시스템"이라 한다)을 구축 · 운영할 수 있다.

② 질병관리청장은 감염병정보시스템을 구축 · 운영하기 위하여 다음 각 호의 자료를 수집 · 관리 · 보유 및 처리할 수 있으며, 관련 기관 및 단체에 필요한 자료의 입력 또는 제출을 요청할 수 있다. 이 경우 자료의 입력 또는 제출을 요청받은 기관 및 단체는 정당한 사유가 없으면 이에 따라야 한다.

1. 감염병환자등의 인적사항(「개인정보 보호법」 제24조에 따른 고유식별정보 등 대통령령으로 정하는 개인정보를 포함한다)
2. 감염병 치료내용, 그 밖에 감염병환자등에 대한 예방 · 관리 · 치료 업무에 필요한 자료로서 대통령령으로 정하는 자료

③ 감염병정보시스템은 다음 각 호의 정보시스템과 전자적으로 연계하여 활용할 수 있다. 이 경우 연계를 통하여 수집할 수 있는 자료 또는 정보는 감염병환자등에 대한 예방 · 관리 · 치료 업무를 위한 것으로 한정한다. 〈개정 2023. 1. 17., 2023. 8. 16.〉

1. 「주민등록법」 제28조제1항에 따른 주민등록전산정보를 처리하는 정보시스템
2. 「지역보건법」 제5조제1항에 따른 지역보건의료정보시스템
3. 「식품안전기본법」 제24조의2에 따른 통합식품안전정보망
4. 「가축전염병 예방법」 제3조의3에 따른 국가가축방역통합정보시스템
5. 「재난관리자원의 관리 등에 관한 법률」 제46조에 따른 재난관리자원 통합관리시스템

6. 「결핵예방법」 제7조제2항에 따른 결핵통합관리시스템
7. 그 밖에 대통령령으로 정하는 정보시스템

④ 제1항에서 제3항까지의 규정에 따른 정보의 보호 및 관리에 관한 사항은 이 법에서 규정된 것을 제외하고는 「개인정보 보호법」 및 「공공기관의 정보공개에 관한 법률」을 따른다.

⑤ 감염병정보시스템의 구축ㆍ운영 및 감염병 관련 정보의 요청 방법 등에 관하여 필요한 사항은 보건복지부령으로 정한다.

[본조신설 2020. 9. 29.]

**[시행일: 2024. 2. 17.] 제40조의5**

**[영]제22조의3(감염병관리통합정보시스템)** ① 법 제40조의5제2항제1호에서 "「개인정보 보호법」 제24조에 따른 고유식별정보 등 대통령령으로 정하는 개인정보"란 다음 각 호의 구분에 따른 정보를 말한다.

1. 감염병환자등이 대한민국 국민인 경우: 성명, 주민등록번호, 주소, 직업 및 연락처
2. 감염병환자등이 외국인인 경우: 「출입국관리법」 제32조 각 호에 따른 외국인등록사항 및 연락처
3. 감염병환자등이 외국국적동포인 경우: 「재외동포의 출입국과 법적 지위에 관한 법률 시행령」 제7조제1항 각 호에 따른 국내거소 신고사항 및 연락처

② 법 제40조의5제2항제2호에서 "대통령령으로 정하는 자료"란 다음 각 호의 자료를 말한다.

1. 법 제11조부터 제14조까지의 규정에 따른 신고, 보고 및 통보를 통하여 수집된 자료
2. 법 제16조제2항 전단에 따른 감염병의 표본감시 관련 자료
3. 법 제18조제1항 본문에 따른 역학조사의 결과에 관한 정보
4. 법 제76조의2제1항 및 제2항에 따라 수집된 감염병환자등 및 감염병의심자에 관한 정보
5. 의료기관별 다음 각 목의 의료자원 현황에 관한 자료
   가. 「의료법」 제2조제1항에 따른 의료인
   나. 「약사법」 제2조제4호에 따른 의약품
   다. 의료 시설ㆍ장비 및 물품
6. 그 밖에 감염병환자등에 대한 예방ㆍ관리ㆍ치료 업무에 필요한 자료로서 질병관리청장이 정하여 고시하는 자료

③ 법 제40조의5제3항제6호에서 "대통령령으로 정하는 정보시스템"이란 다음 각 호의 정보시스템을 말한다. 〈개정 2023. 6. 27.〉

1. 통합관리시스템
2. 「119구조ㆍ구급에 관한 법률」 제10조의2제2항제4호에 따른 119구급이송 관련 정보망
3. 「검역법」 제29조의2제1항에 따른 검역정보시스템
4. 「국민건강보험법」 제13조에 따른 국민건강보험공단의 정보시스템
5. 「국민건강보험법」 제62조에 따른 건강보험심사평가원의 정보시스템
6. 「선박의 입항 및 출항 등에 관한 법률」 제50조제1항에 따른 항만운영정보시스템
7. 「야생생물 보호 및 관리에 관한 법률」 제34조의7제1항에 따른 야생동물의 질병진단 관련 정보를 처리하는 정보시스템

8. 「여권법」 제8조제2항에 따른 여권정보통합관리시스템
9. 「응급의료에 관한 법률」 제15조제1항에 따른 응급의료정보통신망
10. 「초·중등교육법」 제30조의4제1항에 따른 교육정보시스템
11. 「출입국관리법」에 따른 출입국관리정보를 처리하는 정보시스템
12. 그 밖에 질병관리청장이 감염병환자등에 대한 예방·관리·치료 업무를 위해 필요하다고 인정하는 정보시스템

**[규칙]제31조의5(감염병관리통합정보시스템의 구축·운영)** ① 법 제40조의5제2항 전단에 따라 자료의 입력 또는 제출을 요청받은 기관 및 단체는 해당 자료를 같은 조 제1항에 따른 감염병관리통합정보시스템(이하 "감염병정보시스템"이라 한다)에 입력하거나 이를 통해 제출해야 한다.

② 법 제40조의5제2항 전단에 따라 자료의 입력 또는 제출을 요청받은 기관 및 단체는 제1항에 따라 입력 또는 제출한 자료의 내용이 변경된 경우에는 지체 없이 그 변경된 내용을 감염병정보시스템에 반영해야 한다.

③ 제1항 및 제2항에서 규정한 사항 외에 감염병정보시스템의 구축·운영에 필요한 사항은 질병관리청장이 정한다.

**제40조의6(생물테러감염병 등에 대비한 개발 중인 백신 및 치료제 구매 특례)** ① 질병관리청장은 생물테러감염병 및 그 밖의 감염병의 대유행에 대하여 기존의 백신이나 의약품으로 대처하기 어렵다고 판단되는 경우 「국가를 당사자로 하는 계약에 관한 법률」에도 불구하고 위원회의 심의를 거쳐 개발 중인 백신이나 의약품의 구매 및 공급에 필요한 계약을 할 수 있다.

② 공무원이 제1항에 따른 계약 및 계약 이행과 관련된 업무를 적극적으로 처리한 결과에 대하여 그의 행위에 고의나 중대한 과실이 없는 경우에는 「국가공무원법」 등 관계법령에 따른 징계 또는 문책 등 책임을 묻지 아니한다.

③ 제1항에 따른 계약의 대상 및 절차, 그 밖에 필요한 사항은 질병관리청장이 기획재정부장관과 협의하여 정한다.

**제41조(감염병환자등의 관리)** ① 감염병 중 특히 전파 위험이 높은 감염병으로서 제1급감염병 및 질병관리청장이 고시한 감염병에 걸린 감염병환자등은 감염병관리기관, 감염병전문병원 및 감염병관리시설을 갖춘 의료기관(이하 "감염병관리기관등"이라 한다)에서 입원치료를 받아야 한다.

② 질병관리청장, 시·도지사 또는 시장·군수·구청장은 다음 각 호의 어느 하나에 해당하는 사람에게 자가(自家)치료, 제37조제1항제2호에 따라 설치·운영하는 시설에서의 치료(이하 "시설치료"라 한다) 또는 의료기관 입원치료를 하게 할 수 있다.

1. 제1항에도 불구하고 의사가 자가치료 또는 시설치료가 가능하다고 판단하는 사람
2. 제1항에 따른 입원치료 대상자가 아닌 사람
3. 감염병의심자

③ 보건복지부장관, 질병관리청장, 시·도지사 또는 시장·군수·구청장은 다음 각 호의 어느 하나에 해당하는 경우 제1항 또는 제2항에 따라 치료 중인 사람을 다른 감염병관리기관등이나 감염병관리기관등이 아닌 의료기관으로 전원(轉院)하거나, 자가 또는 제37조제1항제2호에 따라 설치·운영하는 시설로 이송(이하 "전원등"이라 한다)하여 치료받게 할 수 있다.

1. 중증도의 변경이 있는 경우
2. 의사가 입원치료의 필요성이 없다고 판단하는 경우
3. 격리병상이 부족한 경우 등 질병관리청장이 전원등의 조치가 필요하다고 인정하는 경우

④ 감염병환자등은 제3항에 따른 조치를 따라야 하며, 정당한 사유 없이 이를 거부할 경우 치료에 드는 비용은 본인이 부담한다.

⑤ 제1항 및 제2항에 따른 입원치료, 자가치료, 시설치료의 방법 및 절차, 제3항에 따른 전원등의 방법 및 절차 등에 관하여 필요한 사항은 대통령령으로 정한다.

**제41조(감염병환자등의 관리)** ① 감염병 중 특히 전파 위험이 높은 감염병으로서 제1급감염병 및 질병관리청장이 고시한 감염병에 걸린 감염병환자등은 감염병관리기관, 중앙감염병전문병원, 권역별 감염병전문병원 및 감염병관리시설을 갖춘 의료기관(이하 "감염병관리기관등"이라 한다)에서 입원치료를 받아야 한다. 〈개정 2010. 1. 18., 2018. 3. 27., 2020. 8. 11., 2020. 8. 12., 2023. 8. 16.〉

② 질병관리청장, 시·도지사 또는 시장·군수·구청장은 다음 각 호의 어느 하나에 해당하는 사람에게 자가(自家)치료, 제37조제1항제2호에 따라 설치·운영하는 시설에서의 치료(이하 "시설치료"라 한다) 또는 의료기관 입원치료를 하게 할 수 있다.

1. 제1항에도 불구하고 의사가 자가치료 또는 시설치료가 가능하다고 판단하는 사람
2. 제1항에 따른 입원치료 대상자가 아닌 사람
3. 감염병의심자

③ 보건복지부장관, 질병관리청장, 시·도지사 또는 시장·군수·구청장은 다음 각 호의 어느 하나에 해당하는 경우 제1항 또는 제2항에 따라 치료 중인 사람을 다른 감염병관리기관등이나 감염병관리기관등이 아닌 의료기관으로 전원(轉院)하거나, 자가 또는 제37조제1항제2호에 따라 설치·운영하는 시설로 이송(이하 "전원등"이라 한다)하여 치료받게 할 수 있다.

1. 중증도의 변경이 있는 경우
2. 의사가 입원치료의 필요성이 없다고 판단하는 경우
3. 격리병상이 부족한 경우 등 질병관리청장이 전원등의 조치가 필요하다고 인정하는 경우

④ 감염병환자등은 제3항에 따른 조치를 따라야 하며, 정당한 사유 없이 이를 거부할 경우 치료에 드는 비용은 본인이 부담한다.

⑤ 제1항 및 제2항에 따른 입원치료, 자가치료, 시설치료의 방법 및 절차, 제3항에 따른 전원등의 방법 및 절차 등에 관하여 필요한 사항은 대통령령으로 정한다.

**[시행일: 2024. 2. 17.] 제41조**

**벌칙 : 제79조의3** 1년 이하의 징역 1천만원 이하의 벌금

☞ 제1항, 제2항

**[영]제23조(치료 및 격리의 방법 및 절차 등)** 법 제41조제1항 및 제2항에 따른 입원치료, 자가(自家)치료 및 시설치료, 법 제42조제2항에 따른 자가격리 및 시설격리의 방법 및 절차 등은 별표 2와 같다.

**참고**

**[별표 2] 치료 및 격리의 방법 및 절차 등(제23조 관련)**

1. 입원치료
  가. 입원치료의 방법
    1) 호흡기를 통한 감염의 우려가 있는 감염병(이하 "호흡기 감염병"이라 한다) 및 제1급감염병의 경우에는 입원치료 기간 동안 감염병관리기관등 또는 감염병관리기관등이 아닌 의료기관(이하 "의료기관등"이라 한다)의 1인 병실(세면대와 화장실을 갖춘 것을 말한다. 이하 같다)에 입원시키되, 그 1인 병실은 전실(前室) 및 음압시설(陰壓施設)을 갖춘 병실(이하 "음압병실"이라 한다)이어야 한다. 다만, 음압시설이 갖추어지지 않은 경우 또는 방역관이 음압격리가 필수적이지 않다고 판단하는 경우에는 음압병실이 아닌 1인 병실에 입원시켜야 하고, 음압병실이 아닌 1인 병실에도 입원시키기 곤란할 경우에는 옆 병상의 환자에게 감염병이 전파되지 않도록 차단 조치를 한 상태에서 공동 격리한다.
    2) 호흡기 감염병 및 제1급감염병을 제외한 감염병의 경우에는 입원치료 기간 동안 의료기관등의 1인 병실에 입원시켜야 한다. 다만, 1인 병실에 입원시키기 곤란할 경우에는 같은 질환을 앓는 사람이나 재감염의 우려가 적은 환자와 공동 격리한다.
    3) 입원치료 중인 사람에 대하여 입원치료 기간 동안 치료를 위한 감염관리가 가능한 병원 내 구역을 제외하고는 병실 이탈 및 이동을 제한해야 한다.
    4) 입원치료 중인 사람의 분비물 및 배설물 등은 위생적으로 철저히 관리해야 하고, 화장실 및 오염된 물품은 소독해야 한다.
    5) 의료진, 관계 공무원 등으로 출입자를 최소화하고, 출입자에 대해서는 1회용 장갑, 마스크 등의 개인보호구를 착용하게 해야 하며, 손 씻기 등 감염병 전파를 차단하기 위한 적절한 조치를 하게 해야 한다.
    6) 환자의 진료 시에는 1회용 의료기구를 사용한 후 폐기처분해야 하고, 1회용으로 사용하는 것이 적합하지 않은 체온계 등의 물품은 환자 전용으로 사용한 후 소독해야 한다.
  나. 입원치료의 절차 등
    1) 입원치료 대상 감염병환자등을 진찰 또는 진단한 의료인이나 의료기관등의 장은 그 감염병환자등을 입원시키고, 지체 없이 관할 보건소장에게 신고해야 한다.
    2) 신고를 받은 관할 보건소장은 입원치료 여부를 지체 없이 확인하고, 대상자와 그 보호자에게 통지해야 한다.
    3) 입원치료 기간은 감염병환자등으로 밝혀진 시점부터 감염력이 소멸된 시점까지로 한다.
    4) 의료기관등의 장 및 해당 의료기관등에 종사하는 의료인은 치료가 끝나 입원치료의 해제가 가능하다고 판단되는 사람에 대해 입원치료를 해제하고, 그 내용을 관할 보건소장에게 지체 없이 신고해야 하며, 관할 보건소장은 지체 없이 입원치료의 해제 여부를 확인해야 한다.
2. 자가치료
  가. 자가치료의 방법
    1) 자가치료 기간 동안 샤워실과 화장실이 구비된 독립된 공간에 격리되어 치료받는 것을 원칙으로 하되, 대상자가 장애인·영유아인 경우 등 불가피한 경우에는 함께 거주하는 사람 등과 공동 격리할 수 있다.
    2) 자가치료 중인 사람은 자가치료 장소를 이탈하거나 이동하지 않아야 한다. 다만, 조사나 진찰 등 외출이 불가피한 경우에는 미리 관할 보건소에 연락하고, 그 지시에 따라야 한다.

3) 자가치료 중인 사람은 가능하면 다른 사람과 별도의 화장실을 사용해야 하고, 분비물 및 배설물 등은 위생적으로 철저히 관리해야 하며, 화장실 및 오염된 물품은 소독해야 한다.
4) 의료진, 관계 공무원 등으로 출입자를 최소화하고, 출입자에 대해서는 일회용 장갑, 마스크 등의 개인보호구를 착용하게 해야 하며, 손 씻기 등 감염병 전파를 차단하기 위한 적절한 조치를 하게 해야 한다.
5) 자가치료 중인 사람이 사용한 일회용 물품은 폐기물 용기에 넣어 용기 외부 전체를 소독하여 폐기처분하고, 체온계 등의 물품은 자가치료 중인 사람 전용으로 사용한 후 소독해야 한다.

나. 자가치료 절차 등
1) 관할 보건소장은 자가치료가 가능한 감염병환자등을 결정한 경우에는 대상자와 그 보호자에게 통지하고, 자가치료 중인 사람의 상태를 정기적으로 확인해야 한다.
2) 자가치료 기간은 감염병환자등으로 밝혀진 시점부터 감염력이 소멸된 시점까지로 한다.
3) 관할 보건소장은 자가치료 기간이 끝난 사람 중 자가치료의 해제가 가능하다고 판단되는 사람에 대하여 자가치료를 해제해야 한다.

3. 시설치료

가. 시설치료의 방법
1) 시설치료 기간 동안 독립된 건물 내 샤워실과 화장실이 구비된 독립된 공간에 격리되어 치료받는 것을 원칙으로 하되, 불가피한 경우에는 공동 격리할 수 있다.
2) 시설치료 중인 사람은 시설치료 장소를 이탈하거나 지정된 공간 밖으로 이동하지 않아야 한다. 다만, 조사나 진찰 등 외출이 불가피한 경우에는 미리 관할 보건소에 연락하고, 그 지시에 따라야 한다.
3) 의료진, 관계 공무원 등으로 출입자를 최소화하고, 출입자에 대해서는 일회용 장갑, 마스크 등의 개인보호구를 착용하게 해야 하며, 손씻기 등 감염병 전파를 차단하기 위한 적절한 조치를 하게 해야 한다.
4) 격리치료 중인 사람이 사용한 일회용 물품은 폐기물 용기에 넣어 용기 외부 전체를 소독하여 폐기처분하고, 체온계 등의 물품은 시설치료 중인 사람 전용으로 사용한 후 소독해야 한다.

나. 시설치료의 절차 등
1) 관할 보건소장은 시설치료가 필요한 사람을 결정한 경우 대상자와 그 보호자에게 통지한 후 시설로 이송하고, 시설치료 중인 사람의 상태를 정기적으로 확인해야 한다.
2) 시설치료 기간은 감염병환자등으로 밝혀진 시점부터 감염력이 소멸된 시점까지로 한다.
3) 관할 보건소장은 시설치료의 해제가 가능하다고 판단되는 사람에 대하여 시설치료를 해제해야 한다.

4. 자가격리

가. 자가격리의 방법
1) 자가격리 기간 동안 샤워실과 화장실이 구비된 독립된 공간에 격리하는 것을 원칙으로 하되, 대상자가 장애인·영유아인 경우 등 불가피한 경우에는 함께 거주하는 사람 등과 공동 격리할 수 있다.
2) 자가격리 중인 사람은 자가격리 장소를 이탈하거나 이동하지 않아야 한다. 다만, 조사나 진찰 등 외출이 불가피한 경우에는 미리 관할 보건소에 연락하고, 그 지시에 따라야 한다.
3) 자가격리 중인 사람은 가능하면 다른 사람과 별도의 화장실을 사용해야 하고, 분비물 및 배설물 등은 위생적으로 철저히 관리해야 하며, 화장실 및 오염된 물품은 소독해야 한다.
4) 의료진, 관계 공무원 등으로 출입자를 최소화하고, 출입자에 대해서는 일회용 장갑, 마스크 등의 개인보호구를 착용하게 해야 하며, 손 씻기 등 감염병 전파를 차단하기 위한 적절한 조치를 하게 해야 한다.
5) 자가격리 중인 사람이 사용한 일회용 물품은 폐기물 용기에 넣어 용기 외부 전체를 소독하여 폐기처분하고, 체온계 등의 물품은 자가격리 중인 사람 전용으로 사용한 후 소독해야 한다.

나. 자가격리의 절차 등

1) 관할 보건소장은 자가격리가 필요한 감염병의심자를 결정한 경우 대상자와 그 보호자에게 통지하고, 자가격리 중인 사람의 상태를 정기적으로 확인해야 한다.

2) 자가격리 기간은 감염병환자등과 마지막으로 접촉한 날, 「검역법」 제2조제7호 및 제8호에 따른 검역관리지역 및 중점검역관리지역에서 입국한 날 또는 감염병병원체등 위험요인에 마지막으로 노출된 날부터 해당 감염병의 최대잠복기가 끝나는 날까지로 한다. 다만, 자가격리 기간이 끝나는 날은 질병관리청장이 예방접종 상황 등을 고려하여 최대잠복기 내에서 달리 정할 수 있다.

3) 관할 보건소장은 자가격리의 기간이 끝난 사람 중 자가격리의 해제가 가능하다고 판단되는 사람에 대하여 자가격리를 해제해야 한다.

5. 시설격리

가. 시설격리의 방법

1) 시설격리 기간 동안 샤워실과 화장실이 구비된 독립된 공간에 격리하는 것을 원칙으로 하되, 불가피한 경우에는 공동 격리할 수 있다.

2) 시설격리 중인 사람은 시설격리 장소를 이탈하거나 이동하지 않아야 한다. 다만, 조사나 진찰 등 외출이 불가피한 경우에는 미리 관할 보건소에 연락하고 그 지시에 따라야 한다.

3) 시설격리 중인 사람은 가능하면 다른 사람과 별도의 화장실을 사용해야 하고, 분비물 및 배설물 등은 위생적으로 철저히 관리해야 하며, 화장실 및 오염된 물품은 소독해야 한다.

4) 의료진, 관계 공무원 등으로 출입자를 최소화하고, 출입자에 대해서는 1회용 장갑, 마스크 등의 개인보호구를 착용하게 해야 하며, 손 씻기 등 감염병 전파를 차단하기 위한 적절한 조치를 하게 해야 한다.

5) 시설격리 중인 사람이 사용한 1회용 물품은 폐기물 용기에 넣어 용기 외부 전체를 소독하여 폐기처분하고, 체온계 등의 물품은 시설격리 중인 사람 전용으로 사용한 후 소독해야 한다.

나. 시설격리의 절차 등

1) 관할 보건소장은 감염병의심자 중 시설격리가 필요한 사람을 결정한 경우에는 대상자와 그 보호자에게 통지한 후 시설에 격리시킬 수 있으며, 시설격리 중인 사람의 상태를 정기적으로 확인해야 한다.

2) 시설격리 기간은 감염병환자등과 마지막으로 접촉한 날, 「검역법」 제2조제7호 및 제8호에 따른 검역관리지역 및 중점검역관리지역에서 입국한 날 또는 감염병병원체등 위험요인에 마지막으로 노출된 날부터 해당 감염병의 최대잠복기가 끝나는 날까지로 한다. 다만, 시설격리 기간이 끝나는 날은 질병관리청장이 예방접종 상황 등을 고려하여 최대잠복기 내에서 달리 정할 수 있다.

3) 관할 보건소장은 시설격리 기간이 끝난 사람 중 시설격리의 해제가 가능하다고 판단되는 사람에 대하여 시설격리를 해제해야 한다.

비고: 관할 보건소장은 제1호부터 제5호까지의 규정에도 불구하고 입원치료 · 자가치료 · 시설치료 중이거나 자가격리 · 시설격리 중인 감염병환자등 및 감염병의심자가 선거권 행사 등 질병관리청장이 정하는 외출 사유에 해당하는 경우에는 그 감염병환자등 및 감염병의심자의 외출을 허용해야 한다. 이 경우 관할 보건소장은 외출이 허용되는 사람에게 전화, 우편, 전자우편, 휴대전화 문자전송이나 그 밖에 전자적인 방법 등을 통하여 외출 시 주의사항 등을 통지해야 한다.

**[영]제23조의2(전원등의 방법 및 절차)** ① 법 제41조제1항에 따른 감염병관리기관등(이하 "감염병관리기관등"이라 한다)의 장, 감염병관리기관등이 아닌 의료기관의 장 또는 법 제37조제1항제2호에 따라 설치 · 운영하는 시설(이하 이 조에서 "시설"이라 한다)의 장은 법 제41조제3항 각 호의 어느 하나에 해당하는 경우 관할 특별자치시장 · 특별자치도지사 · 시장 ·

군수 · 구청장에게 같은 조 제1항 또는 제2항에 따라 해당 기관에서 치료 중인 사람에 대한 같은 조 제3항에 따른 전원(轉院) 또는 이송(이하 "전원등"이라 한다)의 조치를 요청할 수 있다. 〈개정 2023. 8. 18.〉

② 특별자치시장 · 특별자치도지사 · 시장 · 군수 · 구청장은 다음 각 호의 어느 하나에 해당하는 경우 관할구역 내에서 전원등의 조치를 할 수 있다. 〈개정 2023. 8. 18.〉

1. 제1항에 따라 전원등의 조치를 요청받은 경우
2. 법 제41조제3항 각 호의 어느 하나에 해당하는 경우로서 관할구역 내에서 자가치료 중인 사람에 대해 전원등의 조치가 필요하다고 인정되는 경우

③ 시장 · 군수 · 구청장은 관할구역 내의 격리병상 및 시설이 부족하여 제2항에 따른 전원등의 조치를 하기 어려울 때에는 해당 시 · 군 · 구를 관할하는 시 · 도지사에게 전원등의 조치를 요청할 수 있다.

④ 시 · 도지사는 제3항에 따라 전원등의 조치를 요청받은 경우 관할구역 내에서 시 · 군 · 구간 전원등의 조치를 할 수 있다.

⑤ 감염병관리기관등의 장, 감염병관리기관등이 아닌 의료기관의 장, 시설의 장 또는 시 · 도지사는 다음 각 호의 구분에 따라 보건복지부장관 또는 질병관리청장에게 전원등의 조치를 요청할 수 있다.

1. 감염병관리기관등의 장, 감염병관리기관등이 아닌 의료기관의 장 또는 시설의 장: 제1항에도 불구하고 시 · 도 간 전원등의 조치가 긴급히 필요한 경우
2. 시 · 도지사: 관할구역 내의 격리병상 및 시설이 부족하여 제4항에 따른 전원등의 조치를 하기 어려운 경우

⑥ 보건복지부장관 또는 질병관리청장은 제5항에 따라 전원등의 조치를 요청받은 경우 시 · 도 간 전원등의 조치를 할 수 있다.

⑦ 특별자치시장 · 특별자치도지사 · 시장 · 군수 · 구청장은 관할구역에 주소를 둔 사람에 대해 제2항, 제4항 또는 제6항에 따라 전원등의 조치가 결정된 때에는 전원등 대상자와 그 보호자에게 입원 · 격리 장소의 변경 사항을 명시한 입원 · 격리통지서를 보내야 한다. 〈개정 2023. 8. 18.〉

⑧ 감염병관리기관등의 장, 감염병관리기관등이 아닌 의료기관의 장 또는 시설의 장은 해당 기관에서 치료 중인 사람이 다른 의료기관 또는 시설로 전원되거나 이송되는 경우에는 해당 의료기관 또는 시설에 의무기록 등 치료에 필요한 정보를 제공해야 한다.

⑨ 제1항부터 제8항까지에서 규정한 사항 외에 전원등에 필요한 사항은 질병관리청장이 정하여 고시한다.

**제41조의2(사업주의 협조의무)** ① 사업주는 근로자가 이 법에 따라 입원 또는 격리되는 경우 「근로기준법」 제60조 외에 그 입원 또는 격리기간 동안 유급휴가를 줄 수 있다. 이 경우 사업주가 국가로부터 유급휴가를 위한 비용을 지원 받을 때에는 유급휴가를 주어야 한다.
② 사업주는 제1항에 따른 유급휴가를 이유로 해고나 그 밖의 불리한 처우를 하여서는 아니 되며, 유급휴가 기간에는 그 근로자를 해고하지 못한다. 다만, 사업을 계속할 수 없는 경우

에는 그러하지 아니하다.
③ 국가는 제1항에 따른 유급휴가를 위한 비용을 지원할 수 있다.
④ 제3항에 따른 비용의 지원 범위 및 신청·지원 절차 등 필요한 사항은 대통령령으로 정한다.

**[영]제23조의3(유급휴가 비용 지원 등)** ① 법 제41조의2제3항에 따라 사업주에게 주는 유급휴가 지원비용은 질병관리청장이 기획재정부장관과 협의하여 고시하는 금액에 근로자가 법에 따라 입원 또는 격리된 기간을 곱한 금액으로 한다.
② 법 제41조의2제3항에 따라 비용을 지원받으려는 사업주는 보건복지부령으로 정하는 신청서(전자문서로 된 신청서를 포함한다)에 다음 각 호의 서류(전자문서로 된 서류를 포함한다)를 첨부하여 질병관리청장에게 제출하여야 한다.
1. 근로자가 입원 또는 격리된 사실과 기간을 확인할 수 있는 서류
2. 재직증명서 등 근로자가 계속 재직하고 있는 사실을 증명하는 서류
3. 보수명세서 등 근로자에게 유급휴가를 준 사실을 증명하는 서류
4. 그 밖에 질병관리청장이 유급휴가 비용지원을 위하여 특히 필요하다고 인정하는 서류
③ 질병관리청장은 제2항에 따른 신청서를 제출받은 경우에는 「전자정부법」 제36조제1항에 따라 행정정보의 공동이용을 통하여 사업자등록증을 확인하여야 한다. 다만, 사업주가 확인에 동의하지 아니하는 경우에는 그 서류를 첨부하도록 하여야 한다.
④ 질병관리청장은 제2항에 따른 신청서를 제출받은 경우에는 유급휴가 비용지원 여부와 지원금액을 결정한 후 해당 사업주에게 서면으로 알려야 한다.
⑤ 제2항부터 제4항까지에서 규정한 사항 외에 유급휴가 비용지원의 신청절차 및 결과통보 등에 필요한 사항은 보건복지부령으로 정한다.

**[규칙]제31조의5(유급휴가 비용지원 신청서)** 영 제23조의3제2항 각 호 외의 부분에 따른 신청서(전자문서로 된 신청서를 포함한다)는 별지 제21호의2서식과 같다.

**제42조(감염병에 관한 강제처분)** ① 질병관리청장, 시 · 도지사 또는 시장 · 군수 · 구청장은 해당 공무원으로 하여금 다음 각 호의 어느 하나에 해당하는 감염병환자등이 있다고 인정되는 주거시설, 선박 · 항공기 · 열차 등 운송수단 또는 그 밖의 장소에 들어가 필요한 조사나 진찰을 하게 할 수 있으며, 그 진찰 결과 감염병환자등으로 인정될 때에는 동행하여 치료받게 하거나 입원시킬 수 있다.
1. 제1급감염병
2. 제2급감염병 중 결핵, 홍역, 콜레라, 장티푸스, 파라티푸스, 세균성이질, 장출혈성대장균감염증, A형간염, 수막구균 감염증, 폴리오, 성홍열 또는 질병관리청장이 정하는 감염병
3. 삭제 〈2018.3.27.〉
4. 제3급감염병 중 질병관리청장이 정하는 감염병
5. 세계보건기구 감시대상 감염병
6. 삭제 〈2018.3.27.〉

② 질병관리청장, 시·도지사 또는 시장·군수·구청장은 제1급감염병이 발생한 경우 해당 공무원으로 하여금 감염병의심자에게 다음 각 호의 조치를 하게 할 수 있다. 이 경우 해당 공무원은 감염병 증상 유무를 확인하기 위하여 필요한 조사나 진찰을 할 수 있다.

1. 자가(自家) 또는 시설에 격리

1의2. 제1호에 따른 격리에 필요한 이동수단의 제한

2. 유선·무선 통신, 정보통신기술을 활용한 기기 등을 이용한 감염병의 증상 유무 확인이나 위치정보의 수집. 이 경우 위치정보의 수집은 제1호에 따라 격리된 사람으로 한정한다.

3. 감염 여부 검사

③ 질병관리청장, 시·도지사 또는 시장·군수·구청장은 제2항에 따른 조사나 진찰 결과 감염병환자등으로 인정된 사람에 대해서는 해당 공무원과 동행하여 치료받게 하거나 입원시킬 수 있다.

④ 질병관리청장, 시·도지사 또는 시장·군수·구청장은 제1항·제2항에 따른 조사·진찰이나 제13조제2항에 따른 검사를 거부하는 사람(이하 이 조에서 "조사거부자"라 한다)에 대해서는 해당 공무원으로 하여금 감염병관리기관에 동행하여 필요한 조사나 진찰을 받게 하여야 한다.

⑤ 제1항부터 제4항까지에 따라 조사·진찰·격리·치료 또는 입원 조치를 하거나 동행하는 공무원은 그 권한을 증명하는 증표를 지니고 이를 관계인에게 보여주어야 한다.

⑥ 질병관리청장, 시·도지사 또는 시장·군수·구청장은 제2항부터 제4항까지 및 제7항에 따른 조사·진찰·격리·치료 또는 입원 조치를 위하여 필요한 경우에는 관할 경찰서장에게 협조를 요청할 수 있다. 이 경우 요청을 받은 관할 경찰서장은 정당한 사유가 없으면 이에 따라야 한다.

⑦ 질병관리청장, 시·도지사 또는 시장·군수·구청장은 조사거부자를 자가 또는 감염병관리시설에 격리할 수 있으며, 제4항에 따른 조사·진찰 결과 감염병환자등으로 인정될 때에는 감염병관리시설에서 치료받게 하거나 입원시켜야 한다.

⑧ 질병관리청장, 시·도지사 또는 시장·군수·구청장은 감염병의심자 또는 조사거부자가 감염병환자등이 아닌 것으로 인정되면 제2항 또는 제7항에 따른 격리 조치를 즉시 해제하여야 한다.

⑨ 질병관리청장, 시·도지사 또는 시장·군수·구청장은 제7항에 따라 조사거부자를 치료·입원시킨 경우 그 사실을 조사거부자의 보호자에게 통지하여야 한다. 이 경우 통지의 방법·절차 등에 관하여 필요한 사항은 제43조를 준용한다.

⑩ 제8항에도 불구하고 정당한 사유 없이 격리 조치가 해제되지 아니하는 경우 감염병의심자 및 조사거부자는 구제청구를 할 수 있으며, 그 절차 및 방법 등에 대해서는 「인신보호법」을 준용한다. 이 경우 "감염병의심자 및 조사거부자"는 "피수용자"로, 격리 조치를 명한 "질병관리청장, 시·도지사 또는 시장·군수·구청장"은 "수용자"로 본다(다만, 「인신보호법」 제6조제1항제3호는 적용을 제외한다).

⑪ 제1항부터 제4항까지 및 제7항에 따라 조사·진찰·격리·치료를 하는 기관의 지정 기준, 제2항에 따른 감염병의심자에 대한 격리나 증상여부 확인 방법 등 필요한 사항은 대통령령으로 정한다.

⑫ 제2항제2호에 따라 수집된 위치정보의 저장·보호·이용 및 파기 등에 관한 사항은 「위

치정보의 보호 및 이용 등에 관한 법률」을 따른다.

**벌칙 : 제79조의3** 1년 이하의 징역 1천만원 이하의 벌금
☞ 제1항, 제2항제1호, 제3항, 제7항 : 입원 또는 격리 조치를 거부한 자

**벌칙 : 제80조** 300만원 이하의 벌금
☞ 강제처분에 따르지 아니한 자 (입원 또는 격리 조치를 거부한 자는 제외)

**[영]제23조의4(감염병환자등의 격리 등을 위한 감염병관리기관의 지정)** ① 법 제42조제4항 및 제7항에 따라 감염병환자등에 대한 조사·진찰을 하거나 격리·치료 등을 하는 감염병관리기관으로 지정받을 수 있는 기관은 법 제36조제1항 및 제2항에 따라 지정받은 감염병관리기관(이하 "감염병관리기관"이라 한다)으로서 감염병환자등을 위한 1인 병실[전실(前室) 및 음압시설(陰壓施設)을 갖춘 병실을 말한다]을 설치한 감염병관리기관으로 한다.
② 질병관리청장, 시·도지사 또는 시장·군수·구청장은 법 제42조제11항에 따라 조사·진찰·격리·치료를 하는 감염병관리기관을 지정하는 경우에는 법 제39조의2에 따른 감염병관리시설에 대한 평가 결과를 고려하여야 한다.
③ 질병관리청장, 시·도지사 또는 시장·군수·구청장은 법 제42조제11항에 따라 조사·진찰·격리·치료를 하는 감염병관리기관을 지정한 경우에는 질병관리청장이 정하는 바에 따라 지정서를 발급하여야 한다.

**제43조(감염병환자등의 입원 통지)** ① 질병관리청장, 시·도지사 또는 시장·군수·구청장은 감염병환자등이 제41조에 따른 입원치료가 필요한 경우에는 그 사실을 입원치료 대상자와 그 보호자에게 통지하여야 한다.
② 제1항에 따른 통지의 방법·절차 등에 관하여 필요한 사항은 보건복지부령으로 정한다.

**제43조의2(격리자에 대한 격리 통지)** ① 질병관리청장, 시·도지사 또는 시장·군수·구청장은 제42조제2항·제3항 및 제7항, 제47조제3호 또는 제49조제1항제14호에 따른 입원 또는 격리 조치를 할 때에는 그 사실을 입원 또는 격리 대상자와 그 보호자에게 통지하여야 한다.
② 제1항에 따른 통지의 방법·절차 등에 관하여 필요한 사항은 보건복지부령으로 정한다.

**[규칙]제32조(감염병환자등의 입원 통지 및 격리 통지)** ① 질병관리청장, 시·도지사 또는 시장·군수·구청장은 법 제43조 및 제43조의2에 따라 입원 통지 및 격리 통지를 하는 경우에는 별지 제22호서식의 입원·격리 통지서를 발급해야 한다. 〈개정 2020. 9. 11., 2023. 12. 29.〉
② 질병관리청장, 시·도지사 또는 시장·군수·구청장은 제1항에 따른 통지를 받은 입원 또는 격리 대상자와 그 보호자가 요청하는 경우 별지 제22호의2서식의 입원·격리 사실확인서를 발급해야 한다. 〈신설 2023. 12. 29.〉

**제44조(수감 중인 환자의 관리)** 교도소장은 수감자로서 감염병에 감염된 자에게 감염병의 전파를 차단하기 위한 조치와 적절한 의료를 제공하여야 한다.

**제45조(업무 종사의 일시 제한)** ① 감염병환자등은 보건복지부령으로 정하는 바에 따라 업무의 성질상 일반인과 접촉하는 일이 많은 직업에 종사할 수 없고, 누구든지 감염병환자등을 그러한 직업에 고용할 수 없다.

② 제19조에 따른 성매개감염병에 관한 건강진단을 받아야 할 자가 건강진단을 받지 아니한 때에는 같은 조에 따른 직업에 종사할 수 없으며 해당 영업을 영위하는 자는 건강진단을 받지 아니한 자를 그 영업에 종사하게 하여서는 아니 된다.

**벌칙 : 제80조** 300만원 이하의 벌금

☞ 일반인과 접촉하는 일이 많은 직업에 종사한 자 또는 그러한 직업에 고용한 자

**벌칙 : 제81조** 200만원 이하의 벌금

☞ 제2항의 규정에 위반하여 성매개감염병에 관한 건강진단을 받지 아니한 자를 영업에 종사하게 한 자

**[규칙]제33조(업무 종사의 일시 제한)** ① 법 제45조제1항에 따라 일시적으로 업무 종사의 제한을 받는 감염병환자등은 다음 각 호의 감염병에 해당하는 감염병환자등으로 하고, 그 제한 기간은 감염력이 소멸되는 날까지로 한다.

1. 콜레라
2. 장티푸스
3. 파라티푸스
4. 세균성이질
5. 장출혈성대장균감염증
6. A형간염

② 법 제45조제1항에 따라 업무 종사의 제한을 받는 업종은 다음 각 호와 같다.

1. 「식품위생법」제2조제12호에 따른 집단급식소
2. 「식품위생법」제36제1항제3호 따른 식품접객업

**제46조(건강진단 및 예방접종 등의 조치)** 질병관리청장, 시·도지사 또는 시장·군수·구청장은 보건복지부령으로 정하는 바에 따라 다음 각 호의 어느 하나에 해당하는 사람에게 건강진단을 받거나 감염병 예방에 필요한 예방접종을 받게 하는 등의 조치를 할 수 있다.

1. 감염병환자등의 가족 또는 그 동거인
2. 감염병 발생지역에 거주하는 사람 또는 그 지역에 출입하는 사람으로서 감염병에 감염되었을 것으로 의심되는 사람
3. 감염병환자등과 접촉하여 감염병에 감염되었을 것으로 의심되는 사람

**벌칙 : 제81조** 200만원 이하의 벌금

☞ 건강진단을 거부하거나 기피한 자

**[규칙]제34조(건강진단 등의 조치)** 법 제46조에 따라 질병관리청장, 시·도지사 또는 시장·군수·구청장이 건강진단을 받거나 감염병 예방에 필요한 예방접종을 받게 하는 등의 조치를 할 때에는 별지 제23호서식의 건강진단(예방접종) 명령서를 발급하여야 한다.

**제47조(감염병 유행에 대한 방역 조치)** 질병관리청장, 시·도지사 또는 시장·군수·구청장은 감염병이 유행하면 감염병 전파를 막기 위하여 다음 각 호에 해당하는 모든 조치를 하거나 그에 필요한 일부 조치를 하여야 한다.

1. 감염병환자등이 있는 장소나 감염병병원체에 오염되었다고 인정되는 장소에 대한 다음 각 목의 조치
   가. 일시적 폐쇄
   나. 일반 공중의 출입금지
   다. 해당 장소 내 이동제한
   라. 그 밖에 통행차단을 위하여 필요한 조치
2. 의료기관에 대한 업무 정지
3. 감염병의심자를 적당한 장소에 일정한 기간 입원 또는 격리시키는 것
4. 감염병병원체에 오염되었거나 오염되었다고 의심되는 물건을 사용·접수·이동하거나 버리는 행위 또는 해당 물건의 세척을 금지하거나 태우거나 폐기처분하는 것
5. 감염병병원체에 오염된 장소에 대한 소독이나 그 밖에 필요한 조치를 명하는 것
6. 일정한 장소에서 세탁하는 것을 막거나 오물을 일정한 장소에서 처리하도록 명하는 것

**벌칙 : 제79조의3** 1년 이하의 징역 1천만원 이하의 벌금

☞ 제3호 : 입원 또는 격리 조치를 위반한 자

**벌칙 : 제80조** 300만원 이하의 벌금

☞ 조치 위반 시(제3호 제외)

**제48조(오염장소 등의 소독 조치)** ① 육군·해군·공군 소속 부대의 장, 국방부직할부대의 장 및 제12조제1항 각 호의 어느 하나에 해당하는 사람은 감염병환자등이 발생한 장소나 감염병병원체에 오염되었다고 의심되는 장소에 대하여 의사, 한의사 또는 관계 공무원의 지시에 따라 소독이나 그 밖에 필요한 조치를 하여야 한다.

② 제1항에 따른 소독 등의 조치에 관하여 필요한 사항은 보건복지부령으로 정한다.

**[규칙]제35조(소독의 기준 및 방법)** ① 법 제48조제2항에 따른 소독 등 조치의 기준은 별표 5와 같다.

② 법 제48조제2항에 따른 소독 등 조치의 방법은 별표 6과 같다.

**참고**

**[별표 5] 소독의 기준(제35조제1항, 제36조제2항 및 제40조제1항 관련)**

1. 콜레라, 장티푸스, 파라티푸스, 세균성이질, 장출혈성대장균, A형간염의 경우
   가. 분뇨, 토사물(吐瀉物) 및 이의 처치에 사용한 기구·천·종이 등

나. 시체
다. 감염병환자 또는 시체에 사용한 의류, 침구, 운반기구 등
라. 간호인 또는 감염병환자와 접촉한 사람 및 이들이 사용한 의류, 침구 등
마. 감염병환자의 음식물찌꺼기, 감염병환자가 사용한 식기, 기구, 서적 등
바. 병실의 바닥 등
사. 우물, 주방, 주방기구, 물통 등
아. 화장실, 수세변기구, 쓰레기통, 하수구 등 불결한 장소
자. 옥내 및 옥외에 대한 청소
차. 고인 물이나 습기가 찬 장소에 대한 매몰 또는 배수
카. 실내의 충분한 채광 및 환기

2. 성홍열, 디프테리아, 수막구균성수막염의 경우
가. 콧물, 가래침, 고름, 부스럼딱지 및 이의 처치에 사용한 기구, 천, 종이 등
나. 시체
다. 감염병환자 또는 시체에 사용한 의류, 침구, 운반기구 등
라. 간호인 또는 감염병환자와 접촉한 사람 및 이들이 사용한 의류, 침구 등
마. 감염병환자의 음식물찌꺼기, 감염병환자가 사용한 식기, 기구, 서적 등
바. 병실의 바닥, 기구, 벽 등
사. 옥내 및 옥외에 대한 청소
아. 고인 물이나 습기가 찬 장소에 대한 매몰 또는 배수
자. 실내의 충분한 채광 및 환기

3. 발진티푸스의 경우
가. 콧물, 가래침 및 이의 처치에 사용한 기구·천·종이 등
나. 시체
다. 감염병환자 또는 시체에 사용한 의류, 침구, 운반기구 등
라. 간호인 또는 감염병환자와 접촉한 사람 및 이들이 사용한 의류, 침구 등
마. 병실의 바닥 등
바. 이가 서식하기 쉬운 물건
사. 옥내 및 옥외에 대한 청소
아. 고인 물이나 습기가 찬 장소에 대한 매몰 또는 배수
자. 실내의 충분한 채광 및 환기

4. 페스트의 경우
가. 혈액, 콧물, 가래침, 고름 및 이의 처치에 사용한 기구·천·종이 등
나. 시체
다. 감염병환자 또는 시체에 사용한 의류, 침구, 운반기구 등
라. 간호인 또는 감염병환자와 접촉한 사람 및 이들이 사용한 의류, 침구 등
마. 감염병환자가 사용한 식기, 기구, 서적 등
바. 병실의 바닥, 기구, 벽 등
사. 쥐가 서식하거나 지나다니는 장소
아. 이가 서식하기 쉬운 물건 또는 장소
자. 옥내 및 옥외에 대한 청소
차. 고인 물이나 습기가 찬 장소에 대한 매몰 또는 배수
카. 실내의 충분한 채광 및 환기

5. 일본뇌염, 말라리아의 경우

가. 하수구, 고인 물, 잡초, 농수로 등
나. 모기가 발생하고 서식하기 쉬운 장소
다. 옥내 및 옥외에 대한 청소
라. 고인 물이나 습기가 찬 장소에 대한 매몰 또는 배수
마. 실내의 충분한 채광 및 환기

**참고**

**[별표 6] 소독의 방법(제35조제2항, 제36조제3항 및 제40조제1항 관련)**

1. 청소

오물 또는 오염되었거나 오염이 의심되는 물건을 수집하여 「폐기물관리법」에 따라 위생적인 방법으로 안전하게 처리해야 한다.

2. 소독

가. 소각

오염되었거나 오염이 의심되는 소독대상 물건 중 소각해야 할 물건을 불에 완전히 태워야 한다.

나. 증기소독

유통증기(流通蒸氣)를 사용하여 소독기 안의 공기를 빼고 1시간 이상 섭씨 100도 이상의 증기소독을 해야 한다. 다만, 증기소독을 할 경우 더럽혀지고 손상될 우려가 있는 물건은 다른 방법으로 소독을 해야 한다.

다. 끓는 물 소독

소독할 물건을 30분 이상 섭씨 100도 이상의 물속에 넣어 살균해야 한다.

라. 약물소독

다음의 약품을 소독대상 물건에 뿌려야 한다.

1) 석탄산수(석탄산 3% 수용액)
2) 크레졸수(크레졸액 3% 수용액)
3) 승홍수(승홍 0.1%, 식염수 0.1%, 물 99.8% 혼합액)
4) 생석회(대한약전 규격품)
5) 크롤칼키수(크롤칼키 5% 수용액)
6) 포르마린(대한약전 규격품)
7) 그 밖의 소독약을 사용하려는 경우에는 석탄산 3% 수용액에 해당하는 소독력이 있는 약제를 사용해야 한다.

마. 일광소독

의류, 침구, 용구, 도서, 서류나 그 밖의 물건으로서 가목부터 라목까지의 규정에 따른 소독방법을 따를 수 없는 경우에는 일광소독을 해야 한다.

3. 질병매개곤충 방제(防除)

가. 물리적·환경적 방법

1) 서식 장소를 완전히 제거하여 질병매개곤충이 서식하지 못하게 한다.
2) 질병매개곤충의 발생이나 유입을 막기 위한 시설을 설치해야 한다.
3) 질병매개곤충의 종류에 따른 적절한 덫을 사용하여 밀도를 낮추어야 한다.

나. 화학적 방법

1) 질병매개곤충에 맞는 곤충 성장 억제제 또는 살충제를 사용하여 유충과 성충을 제거해야 한다.

2) 잔류성 살충제를 사용하여 추가적인 유입을 막아야 한다.
3) 살충제 처리가 된 창문스크린이나 모기장을 사용해야 하다.
다. 생물학적 방법
1) 모기 방제를 위하여 유충을 잡아먹는 천적(미꾸라지, 송사리, 잠자리 유충 등)을 이용한다.
2) 모기유충 서식처에 미생물 살충제를 사용한다.
4. 쥐의 방제
가. 위생적 처리
1) 음식 찌꺼기통이나 쓰레기통의 용기는 밀폐하거나 뚜껑을 덮어 먹이 제공을 방지해야 한다.
2) 쓰레기 더미, 퇴비장, 풀이 우거진 담장 등의 쥐가 숨어있는 곳을 사전에 제거함으로써 서식처를 제거한다.
나. 건물의 출입문, 환기통, 배관, 외벽, 외벽과 창문 및 전선 등을 통하여 쥐가 침입하지 못하도록 처리해야 한다.
다. 쥐약을 적당량 사용하여 쥐를 방제한다.
5. 소독약품의 사용
살균·살충·쥐잡기 등의 소독에 사용하는 상품화된 약품은「생활화학제품 및 살생물제의 안전관리에 관한 법률」제3조제4호에 따른 안전확인대상생활화학제품(살균제품 및 구제제품으로 한정한다) 또는 같은 조 제8호에 따른 살생물제품(살균제류 및 구제제류로 한정한다)으로서 환경부장관의 승인을 받은 제품을 용법·용량에 따라 안전하게 사용해야 한다.

# 제8장 예방 조치

**제49조(감염병의 예방 조치)** ① 질병관리청장, 시 · 도지사 또는 시장 · 군수 · 구청장은 감염병을 예방하기 위하여 다음 각 호에 해당하는 모든 조치를 하거나 그에 필요한 일부 조치를 하여야 하며, 보건복지부장관은 감염병을 예방하기 위하여 제2호, 제2호의2부터 제2호의4까지, 제12호 및 제12호의2에 해당하는 조치를 할 수 있다.
1. 관할 지역에 대한 교통의 전부 또는 일부를 차단하는 것
2. 흥행, 집회, 제례 또는 그 밖의 여러 사람의 집합을 제한하거나 금지하는 것
2의2. 감염병 전파의 위험성이 있는 장소 또는 시설의 관리자 · 운영자 및 이용자 등에 대하여 출입자 명단 작성, 마스크 착용 등 방역지침의 준수를 명하는 것
2의3. 버스 · 열차 · 선박 · 항공기 등 감염병 전파가 우려되는 운송수단의 이용자에 대하여 마스크 착용 등 방역지침의 준수를 명하는 것
2의4. 감염병 전파가 우려되어 지역 및 기간을 정하여 마스크 착용 등 방역지침 준수를 명하는 것
3. 건강진단, 시체 검안 또는 해부를 실시하는 것
4. 감염병 전파의 위험성이 있는 음식물의 판매 · 수령을 금지하거나 그 음식물의 폐기나 그 밖에 필요한 처분을 명하는 것
5. 인수공통감염병 예방을 위하여 살처분(殺處分)에 참여한 사람 또는 인수공통감염병에 드

러난 사람 등에 대한 예방조치를 명하는 것
6. 감염병 전파의 매개가 되는 물건의 소지 · 이동을 제한 · 금지하거나 그 물건에 대하여 폐기, 소각 또는 그 밖에 필요한 처분을 명하는 것
7. 선박 · 항공기 · 열차 등 운송 수단, 사업장 또는 그 밖에 여러 사람이 모이는 장소에 의사를 배치하거나 감염병 예방에 필요한 시설의 설치를 명하는 것
8. 공중위생에 관계있는 시설 또는 장소에 대한 소독이나 그 밖에 필요한 조치를 명하거나 상수도 · 하수도 · 우물 · 쓰레기장 · 화장실의 신설 · 개조 · 변경 · 폐지 또는 사용을 금지하는 것
9. 쥐, 위생해충 또는 그 밖의 감염병 매개동물의 구제(驅除) 또는 구제시설의 설치를 명하는 것
10. 일정한 장소에서의 어로(漁撈) · 수영 또는 일정한 우물의 사용을 제한하거나 금지하는 것
11. 감염병 매개의 중간 숙주가 되는 동물류의 포획 또는 생식을 금지하는 것
12. 감염병 유행기간 중 의료인 · 의료업자 및 그 밖에 필요한 의료관계요원을 동원하는 것
12의2. 감염병 유행기간 중 의료기관 병상, 연수원 · 숙박시설 등 시설을 동원하는 것
13. 감염병병원체에 오염되었거나 오염되었을 것으로 의심되는 시설 또는 장소에 대한 소독이나 그 밖에 필요한 조치를 명하는 것
14. 감염병의심자를 적당한 장소에 일정한 기간 입원 또는 격리시키는 것

② 시 · 도지사 또는 시장 · 군수 · 구청장은 제1항제8호 및 제10호에 따라 식수를 사용하지 못하게 하려면 그 사용금지기간 동안 별도로 식수를 공급하여야 하며, 제1항제1호 · 제2호 · 제6호 · 제8호 · 제10호 및 제11호에 따른 조치를 하려면 그 사실을 주민에게 미리 알려야 한다.

③ 시 · 도지사 또는 시장 · 군수 · 구청장은 제1항제2호의2의 조치를 따르지 아니한 관리자 · 운영자에게 해당 장소나 시설의 폐쇄를 명하거나 3개월 이내의 기간을 정하여 운영의 중단을 명할 수 있다. 다만, 운영중단 명령을 받은 자가 그 운영중단기간 중에 운영을 계속한 경우에는 해당 장소나 시설의 폐쇄를 명하여야 한다.

④ 제3항에 따라 장소나 시설의 폐쇄 또는 운영 중단 명령을 받은 관리자 · 운영자는 정당한 사유가 없으면 이에 따라야 한다.

⑤ 시 · 도지사 또는 시장 · 군수 · 구청장은 제3항에 따른 폐쇄 명령에도 불구하고 관리자 · 운영자가 그 운영을 계속하는 경우에는 관계 공무원에게 해당 장소나 시설을 폐쇄하기 위한 다음 각 호의 조치를 하게 할 수 있다.
1. 해당 장소나 시설의 간판이나 그 밖의 표지판의 제거
2. 해당 장소나 시설이 제3항에 따라 폐쇄된 장소나 시설임을 알리는 게시물 등의 부착

⑥ 제3항에 따른 장소나 시설의 폐쇄를 명한 시 · 도지사 또는 시장 · 군수 · 구청장은 위기경보 또는 방역지침의 변경으로 장소 또는 시설 폐쇄의 필요성이 없어진 경우, 「재난 및 안전관리 기본법」 제11조의 지역위원회 심의를 거쳐 폐쇄 중단 여부를 결정할 수 있다.

⑦ 제3항에 따른 행정처분의 기준은 그 위반행위의 종류와 위반 정도 등을 고려하여 보건복지부령으로 정한다.

**벌칙 : 제79조** 2년 이하의 징역 또는 2천만원 이하의 벌금

☞ 제4항 : 정당한 사유 없이 폐쇄 명령에 따르지 아니한 자

**벌칙 : 제79조의3** 1년 이하의 징역 1천만원 이하의 벌금

☞ 제1항제14호 : 입원 또는 격리 조치를 위반한 자

**벌칙 : 제80조** 300만원 이하의 벌금

☞ 제1항 조치 위반 시(제3호 중 건강진단에 관한 사항과 제14호는 제외)

**벌칙 : 제81조** 200만원 이하의 벌금

☞ 제1항 3호에 따른 건강진단을 거부 또는 기피한 자

**과태료 : 제83조** 300만원 이하의 과태료

☞ 제1항 제2호의2의 조치를 따르지 아니한 관리자 · 운영자

**과태료 : 제83조** 10만원 이하의 과태료

☞ 제1항 제2호의2 또는 제2호의3의 조치를 따르지 아니한 이용자

☞ 제1항 제2호의4의 조치를 따르지 아니한 자

**제49조의2(감염취약계층의 보호 조치)** ① 보건복지부장관, 시 · 도지사 또는 시장 · 군수 · 구청장은 호흡기와 관련된 감염병으로부터 저소득층과 사회복지시설을 이용하는 어린이, 노인, 장애인 및 기타 보건복지부령으로 정하는 대상(이하 "감염취약계층"이라 한다)을 보호하기 위하여 「재난 및 안전관리 기본법」 제38조제2항에 따른 주의 이상의 위기경보가 발령된 경우 감염취약계층에게 의료 · 방역 물품(「약사법」에 따른 의약외품으로 한정한다) 지급 등 필요한 조치를 취할 수 있다.

② 질병관리청장, 시 · 도지사 또는 시장 · 군수 · 구청장은 「재난 및 안전관리 기본법」 제38조제2항에 따른 주의 이상의 위기경보가 발령된 경우 감염취약계층이 이용하는 「사회복지사업법」 제2조제4호의 사회복지시설에 대하여 소독이나 그 밖에 필요한 조치를 명할 수 있다.

③ 제1항에 따른 감염병의 종류, 감염취약계층의 범위 및 지급절차 등에 관하여 필요한 사항은 보건복지부령으로 정한다.

**[규칙]제35조의2(감염취약계층의 범위 등)** ① 법 제49조의2제1항에 따라 의료 · 방역 물품 지급 등 필요한 조치를 취할 수 있는 감염병은 중증급성호흡기증후군(SARS), 중동호흡기증후군(MERS) 등 질병관리청장이 정하여 고시하는 호흡기감염병으로 한다.

② 법 제49조의2제1항에 따른 감염취약계층은 다음 각 호와 같다.

1. 「국민기초생활 보장법」 제2조제2호에 따른 수급자
2. 「국민기초생활 보장법」 제2조제10호에 따른 차상위계층으로서 다음 각 목의 어느 하나에 해당하는 사람
   가. 「국민기초생활 보장법」 제7조제1항제7호에 따른 자활급여의 수급자
   나. 「국민건강보험법 시행령」 별표 2 제3호라목에 따라 요양급여비용 중 본인부담액을

경감받는 사람
다. 「장애인복지법」 제49조제1항에 따른 장애수당 또는 같은 법 제50조제1항에 따른 장애아동수당을 지급받는 사람
라. 「장애인연금법」 제2조제4호에 따른 수급자
3. 「의료급여법」 제2조제1호에 따른 수급권자
4. 사회복지시설 이용자로서 다음 각 목의 어느 하나에 해당하는 사람
가. 만 12세 이하의 어린이 및 만 65세 이상의 노인
나. 임산부 및 기저질환자
다. 「장애인복지법」 제2조제1항에 따른 장애인

③ 보건복지부장관, 시·도지사 또는 시장·군수·구청장은 법 제49조의2제1항에 따라 의료·방역 물품 등을 관할 보건소를 통해 사회복지시설의 장에게 지급할 수 있다.

**제49조의3(의료인, 환자 및 의료기관 보호를 위한 한시적 비대면 진료)** ① 의료업에 종사하는 의료인(「의료법」 제2조에 따른 의료인 중 의사·치과의사·한의사만 해당한다. 이하 이 조에서 같다)은 감염병과 관련하여 「재난 및 안전관리 기본법」 제38조제2항에 따른 심각 단계 이상의 위기경보가 발령된 때에는 환자, 의료인 및 의료기관 등을 감염의 위험에서 보호하기 위하여 필요하다고 인정하는 경우 「의료법」 제33조제1항에도 불구하고 보건복지부장관이 정하는 범위에서 유선·무선·화상통신, 컴퓨터 등 정보통신기술을 활용하여 의료기관 외부에 있는 환자에게 건강 또는 질병의 지속적 관찰, 진단, 상담 및 처방을 할 수 있다.
② 보건복지부장관은 위원회의 심의를 거쳐 제1항에 따른 한시적 비대면 진료의 지역, 기간 등 범위를 결정한다.

**제50조(그 밖의 감염병 예방 조치)** ①육군·해군·공군 소속 부대의 장, 국방부직할부대의 장 및 제12조제1항제2호에 해당하는 사람은 감염병환자등이 발생하였거나 발생할 우려가 있으면 소독이나 그 밖에 필요한 조치를 하여야 하고, 특별자치시장·특별자치도지사 또는 시장·군수·구청장과 협의하여 감염병 예방에 필요한 추가 조치를 하여야 한다. 〈개정 2015. 7. 6., 2023. 6. 13.〉
② 교육부장관 또는 교육감은 감염병 발생 등을 이유로 「학교보건법」 제2조제2호의 학교에 대하여 「초·중등교육법」 제64조에 따른 휴업 또는 휴교를 명령하거나 「유아교육법」 제31조에 따른 휴업 또는 휴원을 명령할 경우 질병관리청장과 협의하여야 한다.

**제51조(소독 의무)** ① 특별자치시장·특별자치도지사 또는 시장·군수·구청장은 감염병을 예방하기 위하여 청소나 소독을 실시하거나 쥐, 위생해충 등의 구제조치(이하 "소독"이라 한다)를 하여야 한다. 이 경우 소독은 사람의 건강과 자연에 유해한 영향을 최소화하여 안전하게 실시하여야 한다. 〈개정 2010. 1. 18., 2020. 3. 4., 2023. 6. 13.〉
② 제1항에 따른 소독의 기준과 방법은 보건복지부령으로 정한다.

③ 공동주택, 숙박업소 등 여러 사람이 거주하거나 이용하는 시설 중 대통령령으로 정하는 시설을 관리·운영하는 자는 보건복지부령으로 정하는 바에 따라 감염병 예방에 필요한 소독을 하여야 한다.
④ 제3항에 따라 소독을 하여야 하는 시설의 관리·운영자는 제52조제1항에 따라 소독업의 신고를 한 자에게 소독하게 하여야 한다. 다만, 「공동주택관리법」 제2조제1항제15호에 따른 주택관리업자가 제52조제1항에 따른 소독장비를 갖추었을 때에는 그가 관리하는 공동주택은 직접 소독할 수 있다.

**과태료 : 제83조** 100만원 이하의 과태료

☞ 제3항 : 소독을 하지 아니한 자

**[영]제24조(소독을 해야 하는 시설)** 법 제51조제3항에 따라 감염병 예방에 필요한 소독을 해야 하는 시설은 다음 각 호와 같다.

1. 「공중위생관리법」에 따른 숙박업소(객실 수 20실 이상인 경우만 해당한다), 「관광진흥법」에 따른 관광숙박업소
2. 「식품위생법 시행령」 제21조제8호(마목은 제외한다)에 따른 식품접객업 업소(이하 "식품접객업소"라 한다) 중 연면적 300제곱미터 이상의 업소
3. 「여객자동차 운수사업법」에 따른 시내버스·농어촌버스·마을버스·시외버스·전세버스·장의자동차, 「항공안전법」에 따른 항공기 및 「공항시설법」에 따른 공항시설, 「해운법」에 따른 여객선, 「항만법」에 따른 연면적 300제곱미터 이상의 대합실, 「철도사업법」 및 「도시철도법」에 따른 여객운송 철도차량과 역사(驛舍) 및 역 시설
4. 「유통산업발전법」에 따른 대형마트, 전문점, 백화점, 쇼핑센터, 복합쇼핑몰, 그 밖의 대규모 점포와 「전통시장 및 상점가 육성을 위한 특별법」에 따른 전통시장
5. 「의료법」 제3조제2항제3호에 따른 병원급 의료기관
6. 「식품위생법」 제2조제12호에 따른 집단급식소(한 번에 100명 이상에게 계속적으로 식사를 공급하는 경우만 해당한다)

6의2. 「식품위생법 시행령」 제21조제8호마목에 따른 위탁급식영업을 하는 식품접객업소 중 연면적 300제곱미터 이상의 업소

7. 「건축법 시행령」 별표 1 제2호라목에 따른 기숙사

7의2. 「소방시설 설치 및 관리에 관한 법률 시행령」 별표 2 제8호가목에 따른 합숙소(50명 이상을 수용할 수 있는 경우만 해당한다)

8. 「공연법」에 따른 공연장(객석 수 300석 이상인 경우만 해당한다)
9. 「초·중등교육법」 제2조 및 「고등교육법」 제2조에 따른 학교
10. 「학원의 설립·운영 및 과외교습에 관한 법률」에 따른 연면적 1천제곱미터 이상의 학원
11. 연면적 2천제곱미터 이상의 사무실용 건축물 및 복합용도의 건축물
12. 「영유아보육법」에 따른 어린이집 및 「유아교육법」에 따른 유치원(50명 이상을 수용하는 어린이집 및 유치원만 해당한다)
13. 「공동주택관리법」에 따른 공동주택(300세대 이상인 경우만 해당한다)

**[규칙]제36조(방역기동반의 운영 및 소독의 기준 등)** ① 법 제51조제1항에 따라 특별자치시장·특별자치도지사 또는 시장·군수·구청장은 청소나 소독을 실시하거나 쥐, 위생해충 등의 구제조치(이하 "소독"이라 한다)를 실시하기 위하여 관할 보건소마다 방역기동반을 편성·운영할 수 있다. 〈개정 2023. 9. 22.〉

② 법 제51조제1항 및 제4항 단서에 따른 소독의 기준은 별표 5와 같다.

③ 법 제51조제1항 및 제4항 단서에 따른 소독의 방법은 별표 6과 같다.

④ 법 제51조제3항에 따라 소독을 하여야 하는 시설을 관리·운영하는 자는 별표 7의 소독 횟수 기준에 따라 소독을 하여야 한다.

**참고**

**[별표 7] 소독횟수 기준(제36조제4항 관련)**

| 소독을 해야 하는 시설의 종류 | 소독횟수 | |
|---|---|---|
| | 4월부터 9월까지 | 10월부터 3월까지 |
| 1. 「공중위생관리법」에 따른 숙박업소(객실 수 20실 이상인 경우만 해당한다), 「관광진흥법」에 따른 관광숙박업소<br>2. 「식품위생법 시행령」 제21조제8호(마목은 제외한다)에 따른 식품접객업 업소(이하 "식품접객업소"라 한다) 중 연면적 300제곱미터 이상의 업소<br>3. 「여객자동차 운수사업법」에 따른 시내버스·농어촌버스·마을버스·시외버스·전세버스·장의자동차, 「항공법」에 따른 항공기와 공항시설, 「해운법」에 따른 여객선, 「항만법」에 따른 연면적 300제곱미터 이상의 대합실, 「철도사업법」 및 「도시철도법」에 따른 여객운송 철도차량과 역사(驛舍) 및 역 시설<br>4. 「유통산업발전법」에 따른 대형마트, 전문점, 백화점, 쇼핑센터, 복합쇼핑몰, 그 밖의 대규모 점포와 「전통시장 및 상점가 육성을 위한 특별법」에 따른 전통시장<br>5. 「의료법」 제3조제2항제3호에 따른 병원급 의료기관 | 1회 이상/1개월 | 1회 이상/2개월 |
| 6. 「식품위생법」 제2조제12호에 따른 집단급식소(한 번에 100명 이상에게 계속적으로 식사를 공급하는 경우만 해당한다)<br>6의2. 「식품위생법 시행령」 제21조제8호마목에 따른 위탁급식영업을 하는 식품접객업소 중 연면적 300제곱미터 이상의 업소<br>7. 「건축법 시행령」 별표 1 제2호라목에 따른 기숙사<br>7의2. 「소방시설 설치·유지 및 안전관리에 관한 법률 시행령」 별표 2 제8호가목에 따른 합숙소(50명 이상을 수용할 수 있는 경우만 해당한다)<br>8. 「공연법」에 따른 공연장(객석 수 300석 이상인 경우만 해당한다)<br>9. 「초·중등교육법」 제2조 및 「고등교육법」 제2조에 따른 학교<br>10. 「학원의 설립·운영 및 과외교습에 관한 법률」에 따른 연면적 1천제곱미터 이상의 학원 | 1회 이상/2개월 | 1회 이상/3개월 |

| | | |
|---|---|---|
| 11. 연면적 2천제곱미터 이상의 사무실용 건축물 및 복합용도의 건축물<br>12. 「영유아보육법」에 따른 어린이집 및 「유아교육법」에 따른 유치원(50명 이상을 수용하는 어린이집 및 유치원만 해당한다) | | |
| 13. 「주택법」에 따른 공동주택(300세대 이상인 경우만 해당한다) | 1회 이상/3개월 | 1회 이상/6개월 |

**제52조(소독업의 신고 등)** ① 소독을 업으로 하려는 자(제51조제4항 단서에 따른 주택관리업자는 제외한다)는 보건복지부령으로 정하는 시설·장비 및 인력을 갖추어 특별자치시장·특별자치도지사 또는 시장·군수·구청장에게 신고하여야 한다. 신고한 사항을 변경하려는 경우에도 또한 같다. 〈개정 2010. 1. 18., 2020. 3. 4., 2023. 6. 13.〉

② 특별자치시장·특별자치도지사 또는 시장·군수·구청장은 제1항에 따른 신고를 받은 경우 그 내용을 검토하여 이 법에 적합하면 신고를 수리하여야 한다. 〈신설 2020. 3. 4., 2023. 6. 13.〉

③ 특별자치시장·특별자치도지사 또는 시장·군수·구청장은 제1항에 따라 소독업의 신고를 한 자(이하 "소독업자"라 한다)가 다음 각 호의 어느 하나에 해당하면 소독업 신고가 취소된 것으로 본다. 〈개정 2017. 12. 12., 2018. 12. 31., 2020. 3. 4., 2020. 12. 22., 2023. 6. 13.〉

1. 「부가가치세법」 제8조제8항에 따라 관할 세무서장에게 폐업 신고를 한 경우
2. 「부가가치세법」 제8조제9항에 따라 관할 세무서장이 사업자등록을 말소한 경우
3. 제53조제1항에 따른 휴업이나 폐업 신고를 하지 아니하고 소독업에 필요한 시설 등이 없어진 상태가 6개월 이상 계속된 경우

④ 특별자치시장·특별자치도지사 또는 시장·군수·구청장은 제3항에 따른 소독업 신고가 취소된 것으로 보기 위하여 필요한 경우 관할 세무서장에게 소독업자의 폐업 여부에 대한 정보 제공을 요청할 수 있다. 이 경우 요청을 받은 관할 세무서장은 「전자정부법」 제36조제1항에 따라 소독업자의 폐업 여부에 대한 정보를 제공하여야 한다. 〈신설 2017. 12. 12., 2020. 3. 4., 2023. 6. 13.〉

**벌칙 : 제80조** 300만원 이하의 벌금

☞ 제1항 위반 : 소독업 신고를 하지 아니하거나 거짓이나 그 밖의 부정한 방법으로 신고하고 소독업을 영위한 자

**[규칙]제37조(소독업의 신고)** ① 법 제52조제1항 전단에 따라 소독을 업(業)으로 하려는 자가 갖추어야 하는 시설·장비 및 인력 기준은 별표 8과 같다.

② 법 제52조제1항에 따라 소독을 업으로 하려는 자는 별지 제24호서식의 소독업 신고서에 시설·장비 및 인력 명세서를 첨부하여 특별자치시장·특별자치도지사 또는 시장·군수·구청장에게 제출하여야 한다. 〈개정 2023. 9. 22.〉

③ 특별자치시장·특별자치도지사 또는 시장·군수·구청장은 제1항에 따라 신고를 수리(受理)하였을 때에는 별지 제25호서식의 소독업 신고증을 신고자에게 발급하여야 한다. 〈개정 2023. 9. 22.〉

**참고**

**[별표 8] 소독업의 시설·장비 및 인력 기준(제37조제1항 관련)**

1. 시설: 사무실 및 사무실과 구획된 창고를 갖추되, 창고시설은 다음 각 목의 기준에 따른다.
   가. 사람이 생활하는 장소와 구획되어야 한다.
   나. 환기 및 잠금 설비가 있어야 한다.
2. 장비
   가. 휴대용 초미립자살충제 살포기 1대 이상
   나. 휴대용 연막소독기 2대 이상
   다. 삭제 〈2014.12.31.〉
   라. 수동식 분무기 3대 이상
   마. 방독면 및 보호용 안경 각각 5개 이상
   바. 보호용 의복(상·하) 5벌 이상
   사. 진공청소기 등 청소 및 소독에 필요한 기계·기구
3. 인력: 대표자 외에 소독업무 종사자 1명 이상

**[규칙]제38조(신고사항의 변경)** ① 법 제52조제1항 후단에 따라 소독업자가 신고사항을 변경하려는 경우에는 별지 제26호서식의 소독업 신고사항 변경신고서에 소독업 신고증과 변경사항을 증명할 수 있는 서류를 첨부하여 특별자치시장·특별자치도지사 또는 시장·군수·구청장에게 제출하여야 한다. 〈개정 2023. 9. 22.〉
② 제1항에 따른 변경신고를 받은 특별자치도지사 또는 시장·군수·구청장은 신고사항을 소독업 신고증 뒷면에 적어 이를 신고자에게 발급하여야 한다.

**제53조(소독업의 휴업 등의 신고)** ① 소독업자가 그 영업을 30일 이상 휴업하거나 폐업하려면 보건복지부령으로 정하는 바에 따라 특별자치시장·특별자치도지사 또는 시장·군수·구청장에게 신고하여야 한다. 〈개정 2010. 1. 18., 2020. 3. 4., 2023. 6. 13.〉
② 소독업자가 휴업한 후 재개업을 하려면 보건복지부령으로 정하는 바에 따라 특별자치시장·특별자치도지사 또는 시장·군수·구청장에게 신고하여야 한다. 이 경우 특별자치시장·특별자치도지사 또는 시장·군수·구청장은 그 내용을 검토하여 이 법에 적합하면 신고를 수리하여야 한다. 〈신설 2020. 3. 4., 2023. 6. 13.〉

**과태료 : 제83조** 100만원 이하의 과태료

☞ 휴업, 폐업 또는 재개업 신고를 하지 아니한 자

**[규칙]제39조(소독업의 휴업 등의 신고)** ① 법 제53조에 따라 휴업·폐업 또는 재개업을 신고하려는 소독업자는 별지 제27호서식의 신고서(전자문서로 된 신고서를 포함한다)에 소독업

신고증을 첨부하여 특별자치시장 · 특별자치도지사 또는 시장 · 군수 · 구청장에게 제출해야 한다. 다만, 폐업을 신고하려는 소독업자가 소독업 신고증을 분실한 경우에는 별지 제27호 서식의 신고서에 분실 사유를 적으면 소독업 신고증을 첨부하지 않을 수 있다. 〈개정 2020. 6. 4., 2023. 9. 22.〉
② 제1항에도 불구하고 「부가가치세법 시행령」 제13조제5항에 따라 관할 세무서장이 송부한 제1항의 신고서를 관할 특별자치시장 · 특별자치도지사 또는 시장 · 군수 · 구청장이 접수한 경우에는 제1항에 따라 신고서를 제출한 것으로 본다. 〈신설 2013. 9. 23., 2023. 9. 22.〉
③ 제1항 또는 제2항에 따른 신고서를 접수한 특별자치시장 · 특별자치도지사 또는 시장 · 군수 · 구청장은 신고사항을 소독업 신고증 뒷면에 적어 이를 신고자에게 발급하여야 한다. 다만, 폐업신고인 경우에는 발급하지 아니한다. 〈개정 2013. 9. 23., 2023. 9. 22.〉

**제54조(소독의 실시 등)** ① 소독업자는 보건복지부령으로 정하는 기준과 방법에 따라 소독하여야 한다.
② 소독업자가 소독하였을 때에는 보건복지부령으로 정하는 바에 따라 그 소독에 관한 사항을 기록 · 보존하여야 한다.

**벌칙 : 제80조** 300만원 이하의 벌금
☞ 제1항 위반

**과태료 : 제83조** 100만원 이하의 과태료
☞ 제2항 위반 : 소독에 관한 사항을 기록, 보존하지 아니하거나 거짓으로 기록한 자

**[규칙]제40조(소독의 기준 및 소독에 관한 사항의 기록 등)** ① 법 제54조제1항에 따른 소독의 기준과 방법은 각각 별표 5 및 별표 6과 같다.
② 법 제54조제1항에 따라 소독을 실시한 소독업자는 별지 제28호서식의 소독증명서를 소독을 실시한 시설의 관리 · 운영자에게 발급하여야 한다.
③ 소독업자는 법 제54조제2항에 따라 별지 제29호서식의 소독실시대장에 소독에 관한 사항을 기록하고, 이를 2년간 보존하여야 한다.

**제55조(소독업자 등에 대한 교육)** ① 소독업자(법인인 경우에는 그 대표자를 말한다. 이하 이 조에서 같다)는 소독에 관한 교육을 받아야 한다.
② 소독업자는 소독업무 종사자에게 소독에 관한 교육을 받게 하여야 한다.
③ 제1항 및 제2항에 따른 교육의 내용과 방법, 교육시간, 교육비 부담 등에 관하여 필요한 사항은 보건복지부령으로 정한다.

**[규칙]제41조(소독업자 등에 대한 교육)** ① 법 제55조제1항에 따라 소독업자는 소독업의 신고를 한 날부터 6개월 이내에 별표 9의 교육과정에 따른 소독에 관한 교육을 받아야 한다. 다만, 신고를 한 날이 본문에 따른 교육을 받은 날(해당 교육이 종료된 날을 말한다)부터

3년이 지나지 아니한 경우에는 그러하지 아니하다.

② 법 제55조제2항에 따라 소독업자는 소독업무 종사자에게 소독업무에 종사한 날부터 6개월 이내에 별표 9의 교육과정에 따른 소독에 관한 교육을 받게 해야 하고, 그 후에는 직전의 교육이 종료된 날부터 3년이 되는 날이 속하는 달의 말일까지 1회 이상 보수교육을 받게 해야 한다.

③ 제1항과 제2항에 따른 소독업자 등에 대한 교육은 질병관리청장이 지정하는 기관이 실시하며, 질병관리청장이 교육기관을 지정하는 경우에는 별지 제30호서식의 교육기관 지정서를 교육기관에 발급해야 한다.

④ 제1항과 제2항에 따른 교육에 필요한 경비는 교육을 받는 자가 부담한다.

**참고**

**[별표 9] 교육과정(제41조제1항 및 제2항 관련)**

| 교육대상 | 교육내용 | 교육시간 |
|---|---|---|
| 소독업자 및 소독업무 종사자 | 「감염병의 예방 및 관리에 관한 법률」, 감염병관리정책, 공중보건, 환경위생, 소독 장비 및 약품의 종류와 사용법, 소독대상 미생물과 소독방법, 쥐·벌레 등의 생태와 이를 없애는 방법, 소독작업의 안전수칙 및 해독방법. 다만, 공중보건 및 환경위생은 소독업자에만 해당한다. | 16시간 |
| 〈보수교육〉 소독업무 종사자 | 「감염병의 예방 및 관리에 관한 법률」, 감염병관리정책, 소독 장비 및 약품의 종류와 사용법, 소독 실무 및 안전관리 | 8시간 |

**제56조(소독업무의 대행)** 특별자치시장·특별자치도지사 또는 시장·군수·구청장은 제47조제5호, 제48조제1항, 제49조제1항제8호·제9호·제13호, 제50조 및 제51조제1항·제3항에 따라 소독을 실시하여야 할 경우에는 그 소독업무를 소독업자가 대행하게 할 수 있다. 〈개정 2015. 7. 6., 2020. 3. 4., 2023. 6. 13.〉

**제57조(서류제출 및 검사 등)** ① 특별자치시장·특별자치도지사 또는 시장·군수·구청장은 소속 공무원으로 하여금 소독업자에게 소독의 실시에 관한 관계 서류의 제출을 요구하게 하거나 검사 또는 질문을 하게 할 수 있다. 〈개정 2023. 6. 13.〉

② 제1항에 따라 서류제출을 요구하거나 검사 또는 질문을 하려는 소속 공무원은 그 권한을 표시하는 증표를 지니고 이를 관계인에게 보여주어야 한다.

**제58조(시정명령)** 특별자치시장·특별자치도지사 또는 시장·군수·구청장은 소독업자가 다음 각 호의 어느 하나에 해당하면 1개월 이상의 기간을 정하여 그 위반 사항을 시정하도록 명하여야 한다. 〈개정 2023. 6. 13.〉

1. 제52조제1항에 따른 시설·장비 및 인력 기준을 갖추지 못한 경우

2. 제55조제1항에 따른 교육을 받지 아니하거나 소독업무 종사자에게 같은 조 제2항에 따른 교육을 받게 하지 아니한 경우

**제59조(영업정지 등)** ① 특별자치시장 · 특별자치도지사 또는 시장 · 군수 · 구청장은 소독업자가 다음 각 호의 어느 하나에 해당하면 영업소의 폐쇄를 명하거나 6개월 이내의 기간을 정하여 영업의 정지를 명할 수 있다. 다만, 제5호에 해당하는 경우에는 영업소의 폐쇄를 명하여야 한다. 〈개정 2020. 3. 4., 2023. 6. 13.〉

1. 제52조제1항 후단에 따른 변경 신고를 하지 아니하거나 제53조제1항 및 제2항에 따른 휴업, 폐업 또는 재개업 신고를 하지 아니한 경우
2. 제54조제1항에 따른 소독의 기준과 방법에 따르지 아니하고 소독을 실시하거나 같은 조 제2항을 위반하여 소독실시 사항을 기록 · 보존하지 아니한 경우
3. 제57조에 따른 관계 서류의 제출 요구에 따르지 아니하거나 소속 공무원의 검사 및 질문을 거부 · 방해 또는 기피한 경우
4. 제58조에 따른 시정명령에 따르지 아니한 경우
5. 영업정지기간 중에 소독업을 한 경우

② 특별자치시장 · 특별자치도지사 또는 시장 · 군수 · 구청장은 제1항에 따른 영업소의 폐쇄명령을 받고도 계속하여 영업을 하거나 제52조제1항에 따른 신고를 하지 아니하고 소독업을 하는 경우에는 관계 공무원에게 해당 영업소를 폐쇄하기 위한 다음 각 호의 조치를 하게 할 수 있다. 〈개정 2023. 6. 13.〉

1. 해당 영업소의 간판이나 그 밖의 영업표지 등의 제거 · 삭제
2. 해당 영업소가 적법한 영업소가 아님을 알리는 게시물 등의 부착

③ 제1항에 따른 행정처분의 기준은 그 위반행위의 종류와 위반 정도 등을 고려하여 보건복지부령으로 정한다.

**[규칙]제42조(행정처분의 기준)** ① 법 제49조제3항에 따른 행정처분의 세부 기준은 별표 10과 같다.

② 법 제59조제3항에 따른 행정처분의 세부 기준은 별표 11과 같다.

**참고**

**[별표 10] 행정처분의 기준(제42조제1항 관련)**

1. 공통기준

가. 동시에 둘 이상의 위반행위가 있는 경우에는 그 중 무거운 행정처분 기준에 나머지 행정처분 기준의 2분의 1을 각각 더하여 처분한다. 이 경우 운영중단기간은 3개월을 초과할 수 없다.

나. 위반행위에 대한 행정처분을 하기 위한 절차가 진행되는 기간 중에 추가로 다른 위반행위를 한 경우에는 가목에 따라 처분한다.

다. 위반행위에 대한 행정처분을 하기 위한 절차가 진행되는 기간 중에 반복하여 같은 위반행위를 한 경우에는 위반횟수마다 행정처분 기준의 2분의 1씩 더하여 처분한다. 이 경우 운영중단기

간은 3개월을 초과할 수 없다.

라. 같은 날 같은 위반사항이 적발된 경우에는 같은 위반행위로 본다.

마. 위반행위의 횟수에 따른 행정처분(가중처분) 기준은 최근 1년간 같은 위반행위로 행정처분을 받은 경우에 적용한다. 이 경우 기간의 계산은 위반행위에 대하여 행정처분의 효력이 발생한 날(업무정지처분에 갈음하여 과징금을 부과하는 경우에는 과징금 부과처분을 한 날을 말한다)과 그 처분 후 다시 같은 위반행위를 적발된 날을 기준으로 한다.

바. 마목에 따라 가중된 처분을 하는 경우 가중처분의 적용 차수는 그 위반행위 전 처분 차수(마목에 따른 기간 내에 처분이 둘 이상 있었던 경우에는 높은 차수를 말한다)의 다음 차수로 한다.

사. 위반사항의 내용으로 보아 그 위반의 정도가 경미하거나 위반 행위가 고의·과실이 아닌 사소한 부주의나 오류로 인한 것인 경우 또는 관리자·운영자가 그 위반행위를 방지하기 위해 해당 업무에 관하여 상당한 주의와 감독을 게을리하지 않은 것으로 인정되는 경우에는 그 행정처분 기준의 2분의 1의 범위에서 감경하여 처분할 수 있다.

아. 운영중단기간 1개월은 30일을 기준으로 하고, 감경 또는 가중 처분하려는 경우에는 그 처분기간을 산정할 때 1일 미만은 처분기간에서 제외한다.

자. 운영중단 명령을 받은 자가 그 운영중단기간 중에 운영을 계속한 경우에는 해당 장소나 시설의 폐쇄를 명해야 한다.

2. 개별기준

| 위반사항 | 근거 법조문 | 행정처분 기준 | | | | |
|---|---|---|---|---|---|---|
| | | 1차 위반 | 2차 위반 | 3차 위반 | 4차 위반 | 5차 이상 위반 |
| 법 제49조제1항제2호의2의 조치를 따르지 않은 경우 | 법 제49조 제3항 | | | | | |
| 가. 출입자 명단 작성, 마스크 착용, 예방접종증명 확인 등의 방역지침을 따르지 않은 경우 | | 운영중단 10일 | 운영중단 20일 | 운영중단 3개월 | 폐쇄명령 | - |
| 나. 소독, 환기 등 시설 관리에 관한 방역지침을 따르지 않은 경우 | | 경고 | 운영중단 10일 | 운영중단 20일 | 운영중단 3개월 | 폐쇄명령 |

**참고**

**[별표 11] 행정처분기준(제42조제2항 관련)**

Ⅰ. 일반기준

1. 위반사항이 2개 이상인 경우에는 그 중 가장 무거운 처분을 한다.
2. 영업정지처분을 받은 자가 영업정지기간에 영업행위를 한 사실이 적발되었거나, 영업정지처분을 받은 후 6개월 이내에 다시 같은 위반행위를 한 경우에는 최초 영업정지 처분기간의 2분의 1까지 가중하여 처분한다.
3. 1년 이내에 3회 이상 영업정지처분을 받은 경우에는 그 영업소를 폐쇄한다.
4. 위반행위의 횟수에 따른 행정처분기준은 해당 위반행위가 있는 날 이전 최근 1년간 같은 위반행위로 행정처분을 받은 경우에 적용한다.

Ⅱ. 개별기준

| 위반사항 | 근거 법조문 | 행정처분 기준 | | |
|---|---|---|---|---|
| | | 1차 | 2차 | 3차 |
| 1. 법 제52조제1항에 따른 소독업의 신고를 하지 않은 경우 | 법 제59조제1항 및 제2항 | | | |
| 가. 영업신고를 하지 않은 경우 | | 영업소 폐쇄 | | |
| 나. 변경신고를 하지 않은 경우 | | 시정명령 | 영업정지 1개월 | 영업정지 3개월 |
| 2. 법 제52조제1항에 따른 시설·장비 및 인력 기준을 갖추지 못한 경우 | 법 제59조제1항 | 시정명령 | 영업정지 1개월 | 영업정지 3개월 |
| 3. 법 제53조에 따른 휴업, 폐업 또는 재개업 신고를 하지 않은 경우 | 법 제59조제1항 | 시정명령 | 영업정지 1개월 | 영업정지 3개월 |
| 4. 법 제54조에 따른 소독의 기준 및 방법 등을 위반한 경우 | 법 제59조제1항 | | | |
| 가. 소독의 기준 및 방법에 따르지 않고 소독을 실시한 경우 | | 영업정지 1월 | 영업정지 3개월 | 영업소 폐쇄 |
| 나. 소독실시 사항을 기록·보존하지 않은 경우 | | 시정명령 | 영업정지 1개월 | 영업정지 3개월 |
| 5. 법 제55조에 따른 소독교육에 관한 의무를 위반한 경우 | 법 제59조제1항 | | | |
| 가. 소독업자가 교육을 받지 않은 경우 | | 시정명령 | 영업정지 3개월 | |
| 나. 소독업자가 소독업무 종사자에게 교육을 받게 하지 않은 경우 | | 시정명령 | 영업정지 1개월 | |
| 6. 법 제57조제1항에 따른 관계 서류의 제출 요구에 따르지 않거나 소속 공무원의 검사 및 질문을 거부·방해 또는 기피한 경우 | 법 제59조제1항 | 시정명령 | 영업정지 1개월 | 영업정지 3개월 |

## 제9장 방역관, 역학조사관, 검역위원 및 예방위원 등

**제60조(방역관)** ① 질병관리청장 및 시·도지사는 감염병 예방 및 방역에 관한 업무를 담당하는 방역관을 소속 공무원 중에서 임명한다. 다만, 감염병 예방 및 방역에 관한 업무를 처리하기 위하여 필요한 경우에는 시장·군수·구청장이 방역관을 소속 공무원 중에서 임명할 수 있다.

② 방역관은 제4조제2항제1호부터 제7호까지의 업무를 담당한다. 다만, 질병관리청 소속 방역관은 같은 항 제8호의 업무도 담당한다.

③ 방역관은 감염병의 국내 유입 또는 유행이 예견되어 긴급한 대처가 필요한 경우 제4조제2항제1호 및 제2호에 따른 업무를 수행하기 위하여 통행의 제한 및 주민의 대피, 감염병의 매개가 되는 음식물 · 물건 등의 폐기 · 소각, 의료인 등 감염병 관리인력에 대한 임무부여 및 방역물자의 배치 등 감염병 발생지역의 현장에 대한 조치권한을 가진다.

④ 감염병 발생지역을 관할하는 「국가경찰과 자치경찰의 조직 및 운영에 관한 법률」 제12조 및 제13조에 따른 경찰관서 및 「소방기본법」 제3조에 따른 소방관서의 장, 「지역보건법」 제10조에 따른 보건소의 장 등 관계 공무원 및 그 지역 내의 법인 · 단체 · 개인은 정당한 사유가 없으면 제3항에 따른 방역관의 조치에 협조하여야 한다.

⑤ 제1항부터 제4항까지 규정한 사항 외에 방역관의 자격·직무·조치권한의 범위 등에 관하여 필요한 사항은 대통령령으로 정한다.

**벌칙 : 제79조** 2년 이하의 징역 2천만원 이하의 벌금

☞ 제4항 : 공무원은 제외

**[영]제25조(방역관의 자격 및 직무 등)** ① 법 제60조제1항에 따른 방역관은 감염병 관련 분야의 경험이 풍부한 4급 이상 공무원 중에서 임명한다. 다만, 시·군·구 소속 방역관은 감염병 관련 분야의 경험이 풍부한 5급 이상 공무원 중에서 임명할 수 있다.

② 법 제60조제3항에 따른 조치권한 외에 방역관이 가지는 감염병 발생지역의 현장에 대한 조치권한은 다음 각 호와 같다.

1. 감염병의심자를 적당한 장소에 일정한 기간 입원조치 또는 격리조치
2. 감염병병원체에 오염된 장소 또는 건물에 대한 소독이나 그 밖에 필요한 조치
3. 일정한 장소에서 세탁하는 것을 막거나 오물을 일정한 장소에서 처리하도록 명하는 조치
4. 인수공통감염병 예방을 위하여 살처분에 참여한 사람 또는 인수공통감염병에 노출된 사람 등에 대한 예방조치

③ 삭제 〈2016.1.6.〉

**제60조의2(역학조사관)** ① 감염병 역학조사에 관한 사무를 처리하기 위하여 질병관리청 소속 공무원으로 100명 이상, 시 · 도 소속 공무원으로 각각 2명 이상의 역학조사관을 두어야 한다. 이 경우 시 · 도 역학조사관 중 1명 이상은 「의료법」 제2조제1항에 따른 의료인 중 의사로 임명하여야 한다.

② 시장 · 군수 · 구청장은 역학조사에 관한 사무를 처리하기 위하여 필요한 경우 소속 공무원으로 역학조사관을 둘 수 있다. 다만, 인구수 등을 고려하여 보건복지부령으로 정하는 기준을 충족하는 시 · 군 · 구의 장은 소속 공무원으로 1명 이상의 역학조사관을 두어야 한다.

③ 제1항 및 제2항에 따른 역학조사관은 다음 각 호의 어느 하나에 해당하는 사람으로서 제18조의3에 따른 역학조사 교육 · 훈련 과정을 이수한 사람 중에서 임명한다. 〈개정 2020. 3. 4., 2023. 5. 19.〉

1. 방역, 역학조사 또는 예방접종 업무를 담당하는 공무원

2. 「의료법」 제2조제1항에 따른 의료인
3. 그 밖에 「약사법」 제2조제2호에 따른 약사, 「수의사법」 제2조제1호에 따른 수의사 등 감염병 · 역학 관련 분야의 전문가

④ 질병관리청장, 시 · 도지사 또는 시장 · 군수 · 구청장은 소속 공무원을 역학조사관으로 임명하기 위하여 제18조의3에 따른 역학조사 교육 · 훈련 과정을 이수하도록 하여야 할 경우 해당 공무원을 수습역학조사관으로 임명하여야 한다. 〈신설 2023. 5. 19.〉

⑤ 역학조사관은 감염병의 확산이 예견되는 긴급한 상황으로서 즉시 조치를 취하지 아니하면 감염병이 확산되어 공중위생에 심각한 위해를 가할 것으로 우려되는 경우 일시적으로 제47조제1호 각 목의 조치를 할 수 있다. 다만, 수습역학조사관은 방역관 또는 역학조사관의 지휘를 받는 경우에 한정하여 일시적으로 제47조제1호 각 목의 조치를 할 수 있다. 〈개정 2020. 3. 4., 2023. 5. 19.〉

⑥ 「국가경찰과 자치경찰의 조직 및 운영에 관한 법률」 제12조 및 제13조에 따른 경찰관서 및 「소방기본법」 제3조에 따른 소방관서의 장, 「지역보건법」 제10조에 따른 보건소의 장 등 관계 공무원은 정당한 사유가 없으면 제5항에 따른 역학조사관 및 수습역학조사관의 조치에 협조하여야 한다. 〈개정 2020. 3. 4., 2020. 12. 22., 2023. 5. 19.〉

⑦ 역학조사관 및 수습역학조사관은 제5항에 따른 조치를 한 경우 즉시 질병관리청장, 시 · 도지사 또는 시장 · 군수 · 구청장에게 보고하여야 한다. 〈개정 2020. 3. 4., 2020. 8. 11., 2023. 5. 19.〉

⑧ 질병관리청장, 시 · 도지사 또는 시장 · 군수 · 구청장은 제1항 · 제2항 및 제4항에 따라 임명된 역학조사관 및 수습역학조사관에게 예산의 범위에서 직무 수행에 필요한 비용 등을 지원할 수 있다. 〈개정 2020. 3. 4., 2020. 8. 11., 2023. 5. 19.〉

⑨ 제1항부터 제8항까지 규정한 사항 외에 역학조사관 및 수습역학조사관의 자격 · 직무 · 권한 · 비용지원 등에 관하여 필요한 사항은 대통령령으로 정한다. 〈개정 2020. 3. 4., 2023. 5. 19.〉

**[영]제26조(역학조사관 및 수습역학조사관의 직무 등)** ① 삭제 〈2016.1.6.〉

② 역학조사관 및 수습역학조사관은 다음 각 호의 업무를 담당한다. 〈개정 2023. 8. 18.〉

1. 역학조사 계획 수립
2. 역학조사 수행 및 결과 분석
3. 역학조사 실시 기준 및 방법의 개발
4. 역학조사 기술지도
5. 역학조사 교육훈련
6. 감염병에 대한 역학적인 연구

③ 삭제 〈2016. 1. 6.〉

④ 질병관리청장, 시 · 도지사 및 시장 · 군수 · 구청장은 역학조사관 및 수습역학조사관에게 예산의 범위에서 연구비와 여비를 지급할 수 있다. 〈개정 2020. 9. 11., 2020. 10. 13., 2023. 8. 18.〉

[제목개정 2023. 8. 18.]

**[규칙]제42조의2(역학조사관을 두어야 하는 시·군·구)** 법 제60조의2제2항 단서에서 "보건복지부령으로 정하는 기준을 충족하는 시 · 군 · 구"란 인구 10만명 이상인 시 · 군 · 구를 말한다.

| |
|---|
| **제60조의3(한시적 종사명령)** ① 질병관리청장 또는 시·도지사는 감염병의 유입 또는 유행이 우려되거나 이미 발생한 경우 기간을 정하여 「의료법」 제2조제1항의 의료인에게 제36조 및 제37조에 따라 감염병관리기관으로 지정된 의료기관 또는 제8조의2에 따라 설립되거나 지정된 감염병전문병원 또는 감염병연구병원에서 방역업무에 종사하도록 명할 수 있다.<br>② 질병관리청장, 시·도지사 또는 시장·군수·구청장은 감염병이 유입되거나 유행하는 긴급한 경우 제60조의2제3항제2호 또는 제3호에 해당하는 자를 기간을 정하여 방역관으로 임명하여 방역업무를 수행하게 할 수 있다.<br>③ 질병관리청장, 시·도지사 또는 시장·군수·구청장은 감염병의 유입 또는 유행으로 역학조사인력이 부족한 경우 제60조의2제3항제2호 또는 제3호에 해당하는 자를 기간을 정하여 역학조사관으로 임명하여 역학조사에 관한 직무를 수행하게 할 수 있다.<br>④ 제2항 또는 제3항에 따라 질병관리청장, 시·도지사 또는 시장·군수·구청장이 임명한 방역관 또는 역학조사관은 「국가공무원법」 제26조의5에 따른 임기제공무원으로 임용된 것으로 본다.<br>⑤ 제1항에 따른 종사명령 및 제2항·제3항에 따른 임명의 기간·절차 등 필요한 사항은 대통령령으로 정한다. |
| **제60조의3(한시적 종사명령)** ① 질병관리청장 또는 시·도지사는 감염병의 유입 또는 유행이 우려되거나 이미 발생한 경우 기간을 정하여 「의료법」 제2조제1항의 의료인에게 제36조 및 제37조에 따라 감염병관리기관으로 지정된 의료기관 또는 제8조의2에 따라 설립되거나 지정된 중앙감염병전문병원 또는 권역별 감염병전문병원에서 방역업무에 종사하도록 명할 수 있다. 〈개정 2020. 8. 11., 2023. 8. 16.〉<br>② 질병관리청장, 시·도지사 또는 시장·군수·구청장은 감염병이 유입되거나 유행하는 긴급한 경우 제60조의2제3항제2호 또는 제3호에 해당하는 자를 기간을 정하여 방역관으로 임명하여 방역업무를 수행하게 할 수 있다.<br>③ 질병관리청장, 시·도지사 또는 시장·군수·구청장은 감염병의 유입 또는 유행으로 역학조사인력이 부족한 경우 제60조의2제3항제2호 또는 제3호에 해당하는 자를 기간을 정하여 역학조사관으로 임명하여 역학조사에 관한 직무를 수행하게 할 수 있다.<br>④ 제2항 또는 제3항에 따라 질병관리청장, 시·도지사 또는 시장·군수·구청장이 임명한 방역관 또는 역학조사관은 「국가공무원법」 제26조의5에 따른 임기제공무원으로 임용된 것으로 본다.<br>⑤ 제1항에 따른 종사명령 및 제2항·제3항에 따른 임명의 기간·절차 등 필요한 사항은 대통령령으로 정한다.<br>[본조신설 2015. 12. 29.]<br>**[시행일: 2024. 2. 17.] 제60조의3** |

**[영]제26조의2(의료인에 대한 방역업무 종사명령)** ① 질병관리청장 또는 시·도지사는 법 제60조의3제1항에 따라 방역업무 종사명령을 하는 경우에는 방역업무 종사명령서를 발급하여야 한다. 이 경우 해당 명령서에는 방역업무 종사기관, 종사기간 및 종사업무 등이 포함되

어야 한다.
② 법 제60조의3제1항에 따른 방역업무 종사기간은 30일 이내로 한다. 다만, 본인이 사전에 서면으로 동의하는 경우에는 그 기간을 달리 정할 수 있다.
③ 질병관리청장 또는 시·도지사는 제2항에 따른 방역업무 종사기간을 연장하는 경우에는 해당 종사기간이 만료되기 전에 본인의 동의를 받아야 한다. 이 경우 그 연장기간은 30일을 초과할 수 없되, 본인이 동의하는 경우에는 그 연장기간을 달리 정할 수 있다.
④ 질병관리청장 또는 시·도지사는 제3항에 따라 방역업무 종사기간을 연장하는 경우에는 방역업무 종사명령서를 새로 발급하여야 한다.

**[규칙]제42조의3(방역업무 종사명령서 및 임명장)** ① 영 제26조의2제1항 전단에 따른 방역업무 종사명령서는 별지 제30호의2서식과 같다.
② 영 제26조의3제1항 전단에 따른 방역관 또는 같은 조 제2항 전단에 따른 역학조사관에 대한 임명장은 다음 각 호의 구분에 따른다.
1. 방역관: 별지 제30호의3서식
2. 역학조사관: 별지 제30호의4서식

**[영]제26조의3(방역관 등의 임명)** ① 질병관리청장, 시·도지사 또는 시장·군수·구청장은 법 제60조의3제2항에 따라 방역관을 임명하는 경우에는 임명장을 발급해야 한다. 이 경우 해당 임명장에는 직무수행기간이 포함되어야 한다.
② 질병관리청장, 시·도지사 또는 시장·군수·구청장은 법 제60조의3제3항에 따라 역학조사관을 임명하는 때에는 임명장을 발급해야 한다. 이 경우 해당 임명장에는 직무수행기간이 포함되어야 한다.
③ 방역관 또는 역학조사관의 직무수행기간, 직무수행기간 연장 및 직무수행기간 연장에 따른 임명장의 발급 등에 관하여는 제26조의2제2항부터 제4항까지의 규정을 준용한다.

**제61조(검역위원)** ① 시·도지사는 감염병을 예방하기 위하여 필요하면 검역위원을 두고 검역에 관한 사무를 담당하게 하며, 특별히 필요하면 운송수단 등을 검역하게 할 수 있다.
② 검역위원은 제1항에 따른 사무나 검역을 수행하기 위하여 운송수단 등에 무상으로 승선하거나 승차할 수 있다.
③ 제1항에 따른 검역위원의 임명 및 직무 등에 관하여 필요한 사항은 보건복지부령으로 정한다.

**[규칙]제43조(검역위원의 임명 및 직무)** ① 법 제61조제1항에 따라 시·도지사는 보건·위생 분야에 종사하는 소속 공무원 중에서 검역위원을 임명할 수 있다.
② 검역위원의 직무는 다음 각 호와 같다.
1. 역학조사에 관한 사항
2. 감염병병원체에 오염된 장소의 소독에 관한 사항
3. 감염병환자등의 추적, 입원치료 및 감시에 관한 사항

4. 감염병병원체에 오염되거나 오염이 의심되는 물건 및 장소에 대한 수거, 파기, 매몰 또는 폐쇄에 관한 사항
5. 검역의 공고에 관한 사항

**제62조(예방위원)** ① 특별자치시장 · 특별자치도지사 또는 시장 · 군수 · 구청장은 감염병이 유행하거나 유행할 우려가 있으면 특별자치시 · 특별자치도 또는 시 · 군 · 구(자치구를 말한다. 이하 같다)에 감염병 예방 사무를 담당하는 예방위원을 둘 수 있다. 〈개정 2023. 6. 13.〉
② 제1항에 따른 예방위원은 무보수로 한다. 다만, 특별자치시 · 특별자치도 또는 시 · 군 · 구의 인구 2만명당 1명의 비율로 유급위원을 둘 수 있다. 〈개정 2023. 6. 13.〉
③ 제1항에 따른 예방위원의 임명 및 직무 등에 관하여 필요한 사항은 보건복지부령으로 정한다.

**[규칙]제44조(예방위원의 임명 및 직무)** ① 법 제62조제1항에 따라 특별자치시장 · 특별자치도지사 또는 시장 · 군수 · 구청장은 다음 각 호의 어느 하나에 해당하는 사람 중에서 예방위원을 임명 또는 위촉할 수 있다. 〈개정 2023. 9. 22.〉
1. 의사, 한의사, 수의사, 약사 또는 간호사
2. 「고등교육법」 제2조에 따른 학교에서 공중보건 분야 학과를 졸업한 사람
3. 공중보건 분야에 근무하고 있는 소속 공무원
4. 그 밖에 공중보건 분야에 관한 학식과 경험이 풍부하다고 인정하는 사람
② 예방위원의 직무는 다음 각 호와 같다.
1. 역학조사에 관한 사항
2. 감염병 발생의 정보 수집 및 판단에 관한 사항
3. 위생교육에 관한 사항
4. 감염병환자등의 관리 및 치료에 관한 기술자문에 관한 사항
5. 그 밖에 감염병 예방을 위하여 필요한 사항

**제63조(한국건강관리협회)** ① 제2조제6호에 따른 기생충감염병에 관한 조사 · 연구 등 예방사업을 수행하기 위하여 한국건강관리협회(이하 "협회"라 한다)를 둔다. 〈개정 2018.3.27.〉
② 협회는 법인으로 한다.
③ 협회에 관하여는 이 법에서 정한 사항 외에는 「민법」 중 사단법인에 관한 규정을 준용한다.

# 제10장 경 비

**제64조(특별자치시 · 특별자치도와 시 · 군 · 구가 부담할 경비)** 다음 각 호의 경비는 특별자치시 · 특별자치도와 시 · 군 · 구가 부담한다. 〈개정 2015. 7. 6., 2015. 12. 29., 2020. 8. 12., 2020. 9. 29., 2023. 6. 13.〉

1. 제4조제2항제13호에 따른 한센병의 예방 및 진료 업무를 수행하는 법인 또는 단체에 대한 지원 경비의 일부
2. 제24조제1항 및 제25조제1항에 따른 예방접종에 드는 경비
3. 제24조제2항 및 제25조제2항에 따라 의료기관이 예방접종을 하는 데 드는 경비의 전부 또는 일부
4. 제36조에 따라 특별자치시장 · 특별자치도지사 또는 시장 · 군수 · 구청장이 지정한 감염병관리기관의 감염병관리시설의 설치 · 운영에 드는 경비
5. 제37조에 따라 특별자치시장 · 특별자치도지사 또는 시장 · 군수 · 구청장이 설치한 격리소 · 요양소 또는 진료소 및 같은 조에 따라 지정된 감염병관리기관의 감염병관리시설 설치 · 운영에 드는 경비
6. 제47조제1호 및 제3호에 따른 교통 차단 또는 입원으로 인하여 생업이 어려운 사람에 대한 「국민기초생활 보장법」 제2조제6호에 따른 최저보장수준 지원
7. 제47조, 제48조, 제49조제1항제8호 · 제9호 · 제13호 및 제51조제1항에 따라 특별자치시 · 특별자치도와 시 · 군 · 구에서 실시하는 소독이나 그 밖의 조치에 드는 경비
8. 제49조제1항제7호 및 제12호에 따라 특별자치시장 · 특별자치도지사 또는 시장 · 군수 · 구청장이 의사를 배치하거나 의료인 · 의료업자 · 의료관계요원 등을 동원하는 데 드는 수당 · 치료비 또는 조제료

8의2. 제49조제1항제12호의2에 따라 특별자치시장 · 특별자치도지사 또는 시장 · 군수 · 구청장이 동원한 의료기관 병상, 연수원 · 숙박시설 등 시설의 운영비 등 경비

9. 제49조제2항에 따른 식수 공급에 드는 경비
10. 제62조에 따른 예방위원의 배치에 드는 경비

10의2. 제70조의6제1항에 따라 특별자치시장 · 특별자치도지사 또는 시장 · 군수 · 구청장이 실시하는 심리지원에 드는 경비

10의3. 제70조의6제2항에 따라 특별자치시장 · 특별자치도지사 또는 시장 · 군수 · 구청장이 위탁하여 관계 전문기관이 심리지원을 실시하는 데 드는 경비

11. 그 밖에 이 법에 따라 특별자치시 · 특별자치도와 시 · 군 · 구가 실시하는 감염병 예방 사무에 필요한 경비

[제목개정 2023. 6. 13.]

**제64조(특별자치시 · 특별자치도와 시 · 군 · 구가 부담할 경비)** 다음 각 호의 경비는 특별자치시 · 특별자치도와 시 · 군 · 구가 부담한다. 〈개정 2015. 7. 6., 2015. 12. 29., 2020. 8. 12., 2020. 9. 29., 2023. 6. 13., 2024. 1. 30.〉

1. 제4조제2항제13호에 따른 한센병의 예방 및 진료 업무를 수행하는 법인 또는 단체에 대한 지원 경비의 일부
2. 제24조제1항 및 제25조제1항에 따른 예방접종에 드는 경비
3. 제24조제2항 및 제25조제2항에 따라 의료기관이 예방접종을 하는 데 드는 경비의 전부 또는 일부
4. 제36조에 따라 특별자치시장·특별자치도지사 또는 시장·군수·구청장이 지정한 감염병관리기관의 감염병관리시설의 설치·운영에 드는 경비
5. 제37조에 따라 특별자치시장·특별자치도지사 또는 시장·군수·구청장이 설치한 격리소·요양소 또는 진료소 및 같은 조에 따라 지정된 감염병관리기관의 감염병관리시설 설치·운영에 드는 경비

5의2. 제39조의3에 따라 시장·군수·구청장이 지정한 감염병의심자 격리시설의 설치·운영에 드는 경비

6. 제47조제1호 및 제3호에 따른 교통 차단 또는 입원으로 인하여 생업이 어려운 사람에 대한 「국민기초생활 보장법」 제2조제6호에 따른 최저보장수준 지원
7. 제47조, 제48조, 제49조제1항제8호·제9호·제13호 및 제51조제1항에 따라 특별자치시·특별자치도와 시·군·구에서 실시하는 소독이나 그 밖의 조치에 드는 경비
8. 제49조제1항제7호 및 제12호에 따라 특별자치시장·특별자치도지사 또는 시장·군수·구청장이 의사를 배치하거나 의료인·의료업자·의료관계요원 등을 동원하는 데 드는 수당·치료비 또는 조제료

8의2. 제49조제1항제12호의2에 따라 특별자치시장·특별자치도지사 또는 시장·군수·구청장이 동원한 의료기관 병상, 연수원·숙박시설 등 시설의 운영비 등 경비

9. 제49조제2항에 따른 식수 공급에 드는 경비

9의2. 제60조의3제1항부터 제3항까지에 따라 시장·군수·구청장이 의료인 등을 방역업무에 종사하게 하는 데 드는 수당 등 경비

10. 제62조에 따른 예방위원의 배치에 드는 경비

10의2. 제70조의6제1항에 따라 특별자치시장·특별자치도지사 또는 시장·군수·구청장이 실시하는 심리지원에 드는 경비

10의3. 제70조의6제2항에 따라 특별자치시장·특별자치도지사 또는 시장·군수·구청장이 위탁하여 관계 전문기관이 심리지원을 실시하는 데 드는 경비

11. 그 밖에 이 법에 따라 특별자치시·특별자치도와 시·군·구가 실시하는 감염병 예방 사무에 필요한 경비

[제목개정 2023. 6. 13.]

**[시행일: 2025. 7. 31.] 제64조**

**제65조(시·도가 부담할 경비)** 다음 각 호의 경비는 시·도가 부담한다. 〈개정 2015. 12. 29., 2018. 3. 27., 2020. 8. 12., 2020. 9. 29., 2020. 12. 15., 2023. 9. 14.〉

1. 제4조제2항제13호에 따른 한센병의 예방 및 진료 업무를 수행하는 법인 또는 단체에 대

한 지원 경비의 일부

1의2. 제35조제2항에 따른 시·도의 위기대응 훈련에 드는 경비

2. 제36조에 따라 시·도지사가 지정한 감염병관리기관의 감염병관리시설의 설치·운영에 드는 경비

3. 제37조에 따른 시·도지사가 설치한 격리소·요양소 또는 진료소 및 같은 조에 따라 지정된 감염병관리기관의감염병관리시설 설치·운영에 드는 경비

3의2. 제39조의3에 따라 시·도지사가 지정한 감염병의심자 격리시설의 설치·운영에 드는 경비

4. 제41조 및 제42조에 따라 내국인 감염병환자등의 입원치료, 조사, 진찰 등에 드는 경비

5. 제46조에 따른 건강진단, 예방접종 등에 드는 경비

6. 제49조제1항제1호에 따른 교통 차단으로 생업이 어려운 자에 대한 「국민기초생활 보장법」 제2조제6호에 따른 최저보장수준 지원

6의2. 제49조제1항제12호에 따라 시·도지사가 의료인·의료업자·의료관계요원 등을 동원하는 데 드는 수당·치료비 또는 조제료

6의3. 제49조제1항제12호의2에 따라 시·도지사가 동원한 의료기관 병상, 연수원·숙박시설 등 시설의 운영비 등 경비

7. 제49조제2항에 따른 식수 공급에 드는 경비

7의2. 제60조의3제1항 및 제3항에 따라 시·도지사가 의료인 등을 방역업무에 종사하게 하는 데 드는 수당 등 경비

8. 제61조에 따른 검역위원의 배치에 드는 경비

8의2. 제70조의6제1항에 따라 시·도지사가 실시하는 심리지원에 드는 경비

8의3. 제70조의6제2항에 따라 시·도지사가 위탁하여 관계 전문기관이 심리지원을 실시하는 데 드는 경비

9. 그 밖에 이 법에 따라 시·도가 실시하는 감염병 예방 사무에 필요한 경비

**제65조(시·도가 부담할 경비)** 다음 각 호의 경비는 시·도가 부담한다. 〈개정 2015. 12. 29., 2018. 3. 27., 2020. 8. 12., 2020. 9. 29., 2020. 12. 15., 2023. 9. 14., 2024. 1. 30.〉

1. 제4조제2항제13호에 따른 한센병의 예방 및 진료 업무를 수행하는 법인 또는 단체에 대한 지원 경비의 일부

1의2. 제35조제2항에 따른 시·도의 위기대응 훈련에 드는 경비

2. 제36조에 따라 시·도지사가 지정한 감염병관리기관의 감염병관리시설의 설치·운영에 드는 경비

3. 제37조에 따른 시·도지사가 설치한 격리소·요양소 또는 진료소 및 같은 조에 따라 지정된 감염병관리기관의감염병관리시설 설치·운영에 드는 경비

3의2. 제39조의3에 따라 시·도지사가 지정한 감염병의심자 격리시설의 설치·운영에 드는 경비

4. 제41조 및 제42조에 따라 내국인 감염병환자등의 입원치료, 조사, 진찰 등에 드는 경비

5. 제46조에 따른 건강진단, 예방접종 등에 드는 경비
6. 제49조제1항제1호에 따른 교통 차단으로 생업이 어려운 자에 대한 「국민기초생활 보장법」 제2조제6호에 따른 최저보장수준 지원
6의2. 제49조제1항제12호에 따라 시 · 도지사가 의료인 · 의료업자 · 의료관계요원 등을 동원하는 데 드는 수당 · 치료비 또는 조제료
6의3. 제49조제1항제12호의2에 따라 시 · 도지사가 동원한 의료기관 병상, 연수원 · 숙박시설 등 시설의 운영비 등 경비
7. 제49조제2항에 따른 식수 공급에 드는 경비
7의2. 제60조의3제1항부터 제3항까지에 따라 시 · 도지사가 의료인 등을 방역업무에 종사하게 하는 데 드는 수당 등 경비
8. 제61조에 따른 검역위원의 배치에 드는 경비
8의2. 제70조의6제1항에 따라 시 · 도지사가 실시하는 심리지원에 드는 경비
8의3. 제70조의6제2항에 따라 시 · 도지사가 위탁하여 관계 전문기관이 심리지원을 실시하는 데 드는 경비
9. 그 밖에 이 법에 따라 시 · 도가 실시하는 감염병 예방 사무에 필요한 경비

**[시행일: 2025. 7. 31.] 제65조**

**제66조(시 · 도가 보조할 경비)** 시 · 도(특별자치시 · 특별자치도는 제외한다)는 제64조에 따라 시 · 군 · 구가 부담할 경비에 관하여 대통령령으로 정하는 바에 따라 보조하여야 한다. 〈개정 2023. 6. 13.〉

**[영]제27조(시 · 도의 보조 비율)** 법 제66조에 따른 시 · 도[특별자치시 및 특별자치도(관할 구역 안에 지방자치단체인 시 · 군이 없는 특별자치도를 말한다)는 제외한다]의 경비 보조액은 시 · 군 · 구가 부담하는 금액의 3분의 2로 한다. 〈개정 2023. 8. 18., 2023. 9. 26.〉

**제67조(국고 부담 경비)** 다음 각 호의 경비는 국가가 부담한다. 〈개정 2010. 1. 18., 2015. 7. 6., 2015. 12. 29., 2018. 3. 27., 2019. 12. 3., 2020. 3. 4., 2020. 8. 11., 2020. 8. 12., 2020. 9. 29., 2020. 12. 15., 2023. 9. 14.〉
1. 제4조제2항제2호에 따른 감염병환자등의 진료 및 보호에 드는 경비
2. 제4조제2항제4호에 따른 감염병 교육 및 홍보를 위한 경비
3. 제4조제2항제8호에 따른 감염병 예방을 위한 전문인력의 양성에 드는 경비
4. 제16조제4항에 따른 표본감시활동에 드는 경비
4의2. 제18조의3에 따른 교육 · 훈련에 드는 경비
5. 제20조에 따른 해부에 필요한 시체의 운송과 해부 후 처리에 드는 경비
5의2. 제20조의2에 따라 시신의 장사를 치르는 데 드는 경비
6. 제33조에 따른 예방접종약품의 생산 및 연구 등에 드는 경비

6의2. 제33조의2제1항에 따른 필수예방접종약품등의 비축에 드는 경비
6의3. 제34조제2항제5호에 따른 국가의 위기대응 훈련에 드는 경비
6의4. 제36조제1항에 따라 보건복지부장관 또는 질병관리청장이 지정한 감염병관리기관의 감염병관리시설의 설치 · 운영에 드는 경비
7. 제37조에 따라 보건복지부장관 및 질병관리청장이 설치한 격리소 · 요양소 또는 진료소 및 같은 조에 따라 지정된 감염병관리기관의감염병관리시설 설치 · 운영에 드는 경비
7의2. 제39조의3에 따라 질병관리청장이 지정한 감염병의심자 격리시설의 설치 · 운영에 드는 경비
8. 제40조제1항에 따라 위원회의 심의를 거친 품목의 비축 또는 장기구매를 위한 계약에 드는 경비
9. 삭제 〈2020. 8. 12.〉
9의2. 제49조제1항제12호에 따라 국가가 의료인 · 의료업자 · 의료관계요원 등을 동원하는 데 드는 수당 · 치료비 또는 조제료
9의3. 제49조제1항제12호의2에 따라 국가가 동원한 의료기관 병상, 연수원 · 숙박시설 등 시설의 운영비 등 경비
9의4. 제60조의3제1항부터 제3항까지에 따라 국가가 의료인 등을 방역업무에 종사하게 하는 데 드는 수당 등 경비
9의5. 제70조의6제1항에 따라 국가가 실시하는 심리지원에 드는 경비
9의6. 제70조의6제2항에 따라 국가가 위탁하여 관계 전문기관이 심리지원을 실시하는 데 드는 경비
10. 제71조에 따른 예방접종 등으로 인한 피해보상을 위한 경비

**제68조(국가가 보조할 경비)** 국가는 다음 각 호의 경비를 보조하여야 한다.
1. 제4조제2항제13호에 따른 한센병의 예방 및 진료 업무를 수행하는 법인 또는 단체에 대한 지원 경비의 일부
2. 제65조 및 제66조에 따라 시 · 도가 부담할 경비의 2분의 1 이상

**제69조(본인으로부터 징수할 수 있는 경비)** 특별자치시장 · 특별자치도지사 또는 시장 · 군수 · 구청장은 보건복지부령으로 정하는 바에 따라 제41조 및 제42조에 따른 입원치료비 외에 본인의 지병이나 본인에게 새로 발병한 질환 등으로 입원, 진찰, 검사 및 치료 등에 드는 경비를 본인이나 그 보호자로부터 징수할 수 있다. 〈개정 2010. 1. 18., 2023. 6. 13.〉

**[규칙]제45조(본인으로부터 징수할 수 있는 경비)** 법 제69조에 따라 본인이나 그 보호자로부터 징수할 수 있는 경비는 다음 각 호와 같다.
1. 진찰비, 치료비, 검사료
2. 수술비
3. 입원료
4. 그 밖에 진료에 든 경비

**제69조의2(외국인의 비용 부담)** 질병관리청장은 국제관례 또는 상호주의 원칙 등을 고려하여 외국인인 감염병환자등 및 감염병의심자에 대한 다음 각 호의 경비를 본인에게 전부 또는 일부 부담하게 할 수 있다. 다만, 국내에서 감염병에 감염된 것으로 확인된 외국인에 대해서는 그러하지 아니하다.

1. 제41조에 따른 치료비
2. 제42조에 따른 조사 · 진찰 · 치료 · 입원 및 격리에 드는 경비

**제70조(손실보상)** ① 보건복지부장관, 시 · 도지사 및 시장 · 군수 · 구청장은 다음 각 호의 어느 하나에 해당하는 손실을 입은 자에게 제70조의2의 손실보상심의위원회의 심의 · 의결에 따라 그 손실을 보상하여야 한다.

1. 제36조 및 제37조에 따른 감염병관리기관의 지정 또는 격리소 등의 설치 · 운영으로 발생한 손실

1의2. 제39조의3에 따른 감염병의심자 격리시설의 설치 · 운영으로 발생한 손실

2. 이 법에 따른 조치에 따라 감염병환자, 감염병의사환자 등을 진료한 의료기관의 손실
3. 이 법에 따른 의료기관의 폐쇄 또는 업무 정지 등으로 의료기관에 발생한 손실
4. 제47조제1호, 제4호 및 제5호, 제48조제1항, 제49조제1항제4호, 제6호부터 제10호까지, 제12호, 제12호의2 및 제13호에 따른 조치로 인하여 발생한 손실
5. 감염병환자등이 발생 · 경유하거나 질병관리청장, 시 · 도지사 또는 시장 · 군수 · 구청장이 그 사실을 공개하여 발생한 「국민건강보험법」 제42조에 따른 요양기관의 손실로서 제1호부터 제4호까지의 손실에 준하고, 제70조의2에 따른 손실보상심의위원회가 심의 · 의결하는 손실

② 제1항에 따른 손실보상금을 받으려는 자는 보건복지부령으로 정하는 바에 따라 손실보상 청구서에 관련 서류를 첨부하여 보건복지부장관, 시 · 도지사 또는 시장 · 군수 · 구청장에게 청구하여야 한다.

③ 제1항에 따른 보상액을 산정함에 있어 손실을 입은 자가 이 법 또는 관련 법령에 따른 조치의무를 위반하여 그 손실을 발생시켰거나 확대시킨 경우에는 보상금을 지급하지 아니하거나 보상금을 감액하여 지급할 수 있다.

④ 제1항에 따른 보상의 대상 · 범위와 보상액의 산정, 제3항에 따른 지급 제외 및 감액의 기준 등에 관하여 필요한 사항은 대통령령으로 정한다.

**[영]제28조(손실보상의 대상 및 범위 등)** ① 법 제70조제1항에 따른 손실보상의 대상 및 범위는 별표 2의2와 같다.

② 법 제70조의2제1항에 따른 손실보상심의위원회(이하 "심의위원회"라 한다)는 법 제70조제1항에 따라 손실보상액을 산정하기 위하여 필요한 경우에는 관계 분야의 전문기관이나 전문가로 하여금 손실 항목에 대한 감정, 평가 또는 조사 등을 하게 할 수 있다.

③ 심의위원회는 법 제70조제1항제1호부터 제3호까지의 손실에 대하여 보상금을 산정하는 경우에는 해당 의료기관의 연평균수입 및 영업이익 등을 고려하여야 한다.

**참고**

**[별표 2의2] 손실보상의 대상 및 범위(제28조제1항 관련)**

1. 법 제36조 및 제37조에 따른 감염병관리기관의 지정 또는 격리소 등의 설치·운영으로 발생한 다음 각 목의 어느 하나에 해당하는 손실
   가. 감염병관리시설의 설치·운영으로 발생하는 비용(법 제36조제4항에 따라 감염병관리시설을 설치·운영하는 경우는 제외한다)
   나. 감염병환자, 감염병의사환자 등의 치료·진료·격리로 시설·장비·인력 등을 원래의 목적대로 사용하지 못하게 되는 경우 발생하는 비용

1의2. 법 제39조의3에 따른 감염병의심자 격리시설(이하 "감염병의심자격리시설"이라 한다)의 설치·운영으로 발생한 다음 각 목의 어느 하나에 해당하는 손실
   가. 감염병의심자격리시설의 설치·운영으로 발생하는 비용
   나. 감염병의심자격리시설을 설치·운영함에 따라 해당 시설 및 장비, 인력 등을 원래의 목적대로 사용하지 못하게 되는 경우 발생하는 비용

2. 법에 따른 조치에 따라 감염병환자, 감염병의사환자 등을 진료한 의료기관의 손실: 해당 의료기관(감염병관리기관인 의료기관은 제외한다)이 감염병환자, 감염병의사환자 등을 진료·치료·격리함에 따라 발생하는 다음 각 목의 어느 하나에 해당하는 비용
   가. 치료·진료·격리로 시설·장비·인력 등을 사용하게 되는 경우 그 소요비용
   나. 치료·진료·격리로 인해 시설·장비·인력 등을 원래의 목적대로 사용하지 못하게 되는 경우 발생하는 비용

3. 법에 따른 의료기관의 폐쇄 또는 업무 정지 등으로 의료기관에 발생한 손실: 해당 의료기관이 폐쇄 또는 업무 정지로 시설·장비·인력 등을 원래의 목적대로 사용하지 못하게 되는 경우 발생하는 비용

4. 법 제47조제1호에 따른 조치로 인하여 발생한 손실: 폐쇄·출입금지·이동제한 또는 통행차단으로 활용하지 못하게 되는 시설·장비·인력 비용

5. 법 제47조제4호에 따른 조치로 인하여 발생한 손실: 감염병병원체에 오염되었거나 오염되었다고 의심되는 물건을 버리는 행위 또는 태우거나 폐기처분 당시 그 물건의 평가액

6. 법 제47조제5호에 따른 조치로 인하여 발생한 손실: 감염병병원체에 오염된 장소에 대한 소독이나 그 밖에 필요한 조치에 드는 비용

7. 법 제48조제1항에 따른 조치로 인하여 발생한 손실: 감염병환자등이 발생한 장소나 감염병병원체에 오염되었다고 의심되는 장소에 대한 소독이나 그 밖에 필요한 조치에 드는 비용

8. 법 제49조제1항제4호에 따른 조치로 인하여 발생한 손실: 감염병 전파의 위험성이 있어 판매·수령이 금지된 음식물, 폐기된 음식물 또는 그 밖에 필요한 처분의 대상이 된 음식물의 평가액

9. 법 제49조제1항제6호에 따른 조치로 인하여 발생한 손실: 물건의 소지·이동이 제한·금지됨에 따라 발생한 비용 또는 폐기, 소각 또는 그 밖에 필요한 처분의 대상이 된 물건의 평가액

10. 법 제49조제1항제7호에 따른 조치로 인하여 발생한 손실: 배치된 의사의 인건비 및 감염병 예방에 필요한 시설의 설치에 드는 비용

11. 법 제49조제1항제8호에 따른 조치로 인하여 발생한 손실: 공중위생에 관계있는 시설 또는 장소에 대한 소독이나 그 밖에 필요한 조치에 드는 비용

12. 법 제49조제1항제9호에 따른 조치로 인하여 발생한 손실: 쥐, 위생해충 또는 그 밖의 감염병 매개동물의 구제(驅除)에 드는 비용 또는 구제시설의 설치에 드는 비용

13. 법 제49조제1항제10호에 따른 조치로 인하여 발생한 비용: 어로(漁撈)의 사용을 제한하거나 금지하는 경우 제한기간 또는 금지기간 동안 해당 어로를 통하여 얻을 수 있는 매출액

14. 법 제49조제1항제12호에 따른 조치로 인하여 발생한 비용: 동원된 의료인·의료업자 및 그 밖에 필요한 의료관계요원에 대한 인건비
14의2. 법 제49조제1항제12호의2에 따른 조치로 인하여 발생한 비용: 동원된 의료기관 병상, 연수원·숙박시설 등 시설을 원래의 목적대로 사용하지 못하게 되는 경우 발생하는 비용
15. 법 제49조제1항제13호에 따른 조치로 인하여 발생한 비용: 오염된 건물에 대한 소독이나 그 밖에 필요한 조치에 드는 비용

비 고
1. 위 표에 따른 손실보상의 대상 및 범위에 관한 세부사항은 보건복지부장관이 정하여 고시한다.
2. 보건복지부장관은 감염병의 특성에 따라 위 표에 따른 손실보상의 대상 및 범위를 적용하는 것이 곤란하다고 판단하는 경우에는 위 표에도 불구하고 손실보상의 대상 및 범위를 별도로 정하여 고시할 수 있다.

**[영]제28조의2(손실보상금의 지급제외 및 감액기준)** ① 법 제70조제3항에 따라 법 또는 관련 법령에 따른 조치의무를 위반하여 손실보상금을 지급하지 않거나 손실보상금을 감액하여 지급할 수 있는 위반행위의 종류는 다음 각 호와 같다.

1. 법 제11조에 따른 보고·신고를 게을리하거나 방해한 경우 또는 거짓으로 보고·신고한 경우
2. 법 제12조에 따른 신고의무를 게을리하거나 같은 조 제1항 각 호에 따른 신고의무자의 신고를 방해한 경우
3. 법 제18조제3항에 따른 역학조사 시 금지행위를 한 경우
4. 법 제36조제3항 또는 제37조제2항에 따른 감염병관리시설을 설치하지 않은 경우
5. 법 제60조제4항에 따른 협조의무를 위반한 경우
6. 「의료법」 제59조제1항에 따른 지도와 명령을 위반한 경우
7. 그 밖에 법령상의 조치의무로서 보건복지부장관이 특히 중요하다고 인정하여 고시하는 조치의무를 위반한 경우

② 법 제70조제3항에 따라 손실보상금을 지급하지 아니하거나 감액을 하는 경우에는 제1항 각 호의 위반행위가 그 손실의 발생 또는 확대에 직접적으로 관련되는지 여부와 중대한 원인인지의 여부를 기준으로 한다.

③ 심의위원회는 제2항에 따라 제1항 각 호의 위반행위와 손실 발생 또는 손실 확대와의 인과관계를 인정하는 경우에는 해당 위반행위의 동기, 경위, 성격 및 유형 등을 종합적으로 고려하여야 한다.

④ 제2항 및 제3항에 따른 손실보상금 지급제외 및 감액기준 등에 필요한 세부사항은 보건복지부장관이 정하여 고시한다.

**[규칙]제46조(손실보상 청구)** ① 법 제70조제2항에 따라 손실보상을 청구하려는 자는 별지 제31호서식의 손실보상청구서(전자문서로 된 청구서를 포함한다)에 손실을 증명하는 서류(전자문서로 된 서류를 포함한다)를 첨부하여 보건복지부장관, 시·도지사 또는 시장·군수·구청장에게 제출하여야 한다.

② 제1항에 따른 청구서를 받은 보건복지부장관, 시·도지사 또는 시장·군수·구청장은 제출 서류에 흠결이 있거나 사실 확인 등이 필요한 경우에는 추가 자료의 제출을 요청할 수 있다.
③ 제1항 및 제2항에서 정한 사항 외에 손실보상 청구방법 및 청구절차에 필요한 세부사항은 보건복지부장관이 정하여 고시한다.

**제70조의2(손실보상심의위원회)** ① 제70조에 따른 손실보상에 관한 사항을 심의·의결하기 위하여 보건복지부 및 시·도에 손실보상심의위원회(이하 "심의위원회"라 한다)를 둔다.
② 위원회는 위원장 2인을 포함한 20인 이내의 위원으로 구성하되, 보건복지부에 설치된 심의위원회의 위원장은 보건복지부차관과 민간위원이 공동으로 되며, 시·도에 설치된 심의위원회의 위원장은 부시장 또는 부지사와 민간위원이 공동으로 된다.
③ 심의위원회 위원은 관련 분야에 대한 학식과 경험이 풍부한 사람과 관계 공무원 중에서 대통령령으로 정하는 바에 따라 보건복지부장관 또는 시·도지사가 임명하거나 위촉한다.
④ 심의위원회는 제1항에 따른 심의·의결을 위하여 필요한 경우 관계자에게 출석 또는 자료의 제출 등을 요구할 수 있다.
⑤ 그 밖의 심의위원회의 구성과 운영 등에 관하여 필요한 사항은 대통령령으로 정한다.

**[영]제28조의3(손실보상심의위원회의 구성 및 운영)** ① 보건복지부에 두는 심의위원회의 위원은 보건복지부장관이 성별을 고려하여 다음 각 호의 사람 중에서 임명하거나 위촉한다.
1. 「의료법」에 따라 설립된 의료인 단체 및 의료기관 단체와 「약사법」에 따라 설립된 대한약사회 및 대한한약사회에서 추천하는 사람
2. 「비영리민간단체 지원법」에 따른 비영리민간단체로서 보건의료분야와 밀접한 관련이 있다고 보건복지부장관이 인정하는 단체에서 추천하는 사람
3. 「국민건강보험법」에 따른 국민건강보험공단의 이사장 또는 건강보험심사평가원의 원장이 추천하는 사람
4. 「고등교육법」에 따른 대학의 보건의료 관련 학과에서 부교수 이상 또는 이에 상당하는 직위에 재직 중이거나 재직하였던 사람
5. 감염병 예방 및 관리에 관한 전문지식과 경험이 풍부한 사람
6. 손실보상에 관한 전문지식과 경험이 풍부한 사람
7. 보건의료 정책을 담당하는 고위공무원단에 속하는 공무원

② 제1항제1호부터 제6호까지의 규정에 따른 위촉위원의 임기는 3년으로 한다. 다만, 위원의 해촉(解囑) 등으로 인하여 새로 위촉된 위원의 임기는 전임 위원 임기의 남은 기간으로 한다.
③ 보건복지부장관은 제1항에 따른 심의위원회의 위촉위원이 다음 각 호의 어느 하나에 해당하는 경우에는 해당 위촉위원을 해촉할 수 있다.
1. 심신장애로 인하여 직무를 수행할 수 없게 된 경우
2. 직무와 관련된 비위사실이 있는 경우
3. 직무태만, 품위손상이나 그 밖의 사유로 인하여 위원으로 적합하지 아니하다고 인정되는 경우

4. 위원 스스로 직무를 수행하는 것이 곤란하다고 의사를 밝히는 경우

④ 제1항에 따른 심의위원회의 위원장은 심의위원회를 대표하고, 심의위원회의 업무를 총괄한다.

⑤ 제1항에 따른 심의위원회의 회의는 재적위원 과반수의 요구가 있거나 심의위원회의 위원장이 필요하다고 인정할 때에 소집하고, 심의위원회의 위원장이 그 의장이 된다.

⑥ 제1항에 따른 심의위원회의 회의는 재적위원 과반수의 출석으로 개의(開議)하고, 출석위원 과반수의 찬성으로 의결한다.

⑦ 제1항에 따른 심의위원회는 업무를 효율적으로 수행하기 위하여 심의위원회에 관계 분야의 전문가로 구성되는 전문위원회를 둘 수 있다.

⑧ 제1항부터 제7항까지에서 규정한 사항 외에 제1항에 따른 심의위원회 및 전문위원회의 구성·운영 등에 필요한 사항은 심의위원회의 의결을 거쳐 심의위원회의 위원장이 정한다.

⑨ 법 제70조의2제1항에 따라 시·도에 두는 심의위원회의 구성·운영 등에 관하여는 제1항부터 제8항까지를 준용한다. 이 경우 "보건복지부장관"은 "시·도지사"로 본다.

**제70조의3(보건의료인력 등에 대한 재정적 지원)** ① 질병관리청장, 시·도지사 및 시장·군수·구청장은 이 법에 따른 감염병의 발생 감시, 예방·관리 및 역학조사업무에 조력한 의료인, 의료기관 개설자 또는 약사에 대하여 예산의 범위에서 재정적 지원을 할 수 있다. 〈개정 2020. 8. 11., 2020. 12. 15.〉

② 질병관리청장, 시·도지사 및 시장·군수·구청장은 감염병 확산으로 인하여 「재난 및 안전관리 기본법」 제38조제2항에 따른 심각 단계 이상의 위기경보가 발령되는 경우 이 법에 따른 감염병의 발생 감시, 예방·방역·검사·치료·관리 및 역학조사 업무에 조력한 보건의료인력 및 보건의료기관 종사자(「보건의료인력지원법」 제2조제3호에 따른 보건의료인력 및 같은 조 제4호에 따른 보건의료기관 종사자를 말한다)에 대하여 예산의 범위에서 재정적 지원을 할 수 있다. 〈신설 2021. 12. 21.〉

③ 제1항 및 제2항에 따른 지원 내용, 절차, 방법 등 지원에 필요한 사항은 대통령령으로 정한다. 〈개정 2021. 12. 21.〉

[본조신설 2015. 12. 29.]

[제목개정 2020. 12. 15., 2021. 12. 21.]

**[영]제28조의4(보건의료인력 등에 대한 지원 등)** ① 질병관리청장, 시·도지사 또는 시장·군수·구청장은 법 제70조의3제1항에 따라 감염병의 발생 감시, 예방·관리 또는 역학조사업무에 조력한 의료인, 의료기관 개설자 또는 약사에게 수당 및 여비 등의 비용을 지원할 수 있다.

② 질병관리청장, 시·도지사 및 시장·군수·구청장은 법 제70조의3제2항에 따라 감염병의 발생 감시, 예방·방역·검사·치료·관리 및 역학조사 업무에 조력한 보건의료인력 및 보건의료기관 종사자에게 수당 및 여비 등의 비용을 지원할 수 있다.

③ 제1항 또는 제2항에 따른 지원을 받으려는 자는 감염병의 발생 감시, 예방·방역·검사·치료·관리 및 역학조사업무에 조력한 사실을 증명하는 자료를 첨부하여 질병관리청장, 시·

도지사 또는 시장·군수·구청장에게 신청하여야 한다.

④ 제3항에 따른 지원 신청을 받은 질병관리청장, 시·도지사 또는 시장·군수·구청장은 지원여부, 지원항목 및 지원금액 등을 결정하고, 그 사실을 신청인에게 알려야 한다.

**제70조의4(감염병환자등에 대한 생활지원)** ① 질병관리청장, 시·도지사 및 시장·군수·구청장은 이 법에 따라 입원 또는 격리된 사람에 대하여 예산의 범위에서 치료비, 생활지원 및 그 밖의 재정적 지원을 할 수 있다.

② 시·도지사 및 시장·군수·구청장은 제1항에 따른 사람 및 제70조의3제1항에 따른 의료인이 입원 또는 격리조치, 감염병의 발생 감시, 예방·관리 및 역학조사업무에 조력 등으로 자녀에 대한 돌봄 공백이 발생한 경우 「아이돌봄 지원법」에 따른 아이돌봄서비스를 제공하는 등 필요한 조치를 하여야 한다.

③ 제1항 및 제2항에 따른 지원·제공을 위하여 필요한 사항은 대통령령으로 정한다.

**[영]제28조의5(감염병환자등에 대한 생활지원 등)** 질병관리청장, 시·도지사 또는 시장·군수·구청장은 법 제70조의4제1항에 따라 다음 각 호의 지원을 할 수 있다. 다만, 법 제41조의2제1항에 따라 유급휴가를 받은 경우에는 제2호에 따른 지원을 하지 아니한다.

1. 치료비 및 입원비: 본인이 부담하는 치료비 및 입원비. 다만, 「국민건강보험법」에 따른 요양급여의 대상에서 제외되는 비용 등 질병관리청장이 정하는 비용은 제외한다.
2. 생활지원비: 질병관리청장이 기획재정부장관과 협의하여 고시하는 금액

**제70조의5(손실보상금의 긴급지원)** 보건복지부장관, 시·도지사 및 시장·군수·구청장은 심의위원회의 심의·의결에 따라 제70조제1항 각 호의 어느 하나에 해당하는 손실을 입은 자로서 경제적 어려움으로 자금의 긴급한 지원이 필요한 자에게 제70조제1항에 따른 손실보상금의 일부를 우선 지급할 수 있다.

**제70조의6(심리지원)** ① 보건복지부장관, 시·도지사 또는 시장·군수·구청장은 감염병환자등과 그 가족, 감염병의심자, 감염병 대응 의료인, 그 밖의 현장대응인력에 대하여 「정신건강증진 및 정신질환자 복지서비스 지원에 관한 법률」 제15조의2에 따른 심리지원(이하 "심리지원"이라 한다)을 할 수 있다.

② 보건복지부장관, 시·도지사 또는 시장·군수·구청장은 심리지원을 「정신건강증진 및 정신질환자 복지서비스 지원에 관한 법률」 제15조의2에 따른 국가트라우마센터 또는 대통령령으로 정하는 관계 전문기관에 위임 또는 위탁할 수 있다.

③ 제1항에 따른 현장대응인력의 범위와 제1항 및 제2항에 따른 심리지원에 관하여 필요한 사항은 대통령령으로 정한다.

**참고**

**정신건강증진 및 정신질환자 복지서비스 지원에 관한 법률**

**제15조의2(국가트라우마센터의 설치 · 운영)** ① 보건복지부장관은 다음 각 호의 어느 하나에 해당하는 사람의 심리적 안정과 사회 적응을 지원(이하 이 조에서 "심리지원"이라 한다)하기 위하여 국가트라우마센터를 설치 · 운영할 수 있다.

1. 재난이나 그 밖의 사고로 정신적 피해를 입은 사람과 그 가족
2. 재난이나 사고 상황에서 구조, 복구, 치료 등 현장대응업무에 참여한 사람으로서 정신적 피해를 입은 사람

② 국가트라우마센터는 다음 각 호의 업무를 수행한다. 〈개정 2020.12.29〉

1. 심리지원을 위한 지침의 개발 · 보급
2. 제1항 각 호의 어느 하나에 해당하는 사람에 대한 심리평가, 심리상담, 심리치료
3. 트라우마에 관한 조사 · 연구
4. 심리지원 관련 기관 간 협력체계의 구축
5. 그 밖에 심리지원을 위하여 보건복지부장관이 정하는 업무

③ 보건복지부장관은 대통령령으로 정하는 바에 따라 국가트라우마센터의 설치 · 운영을 그 업무에 필요한 전문인력과 시설을 갖춘 기관에 위임 또는 위탁할 수 있다.

④ 제1항부터 제3항까지에서 규정한 사항 외에 국가트라우마센터의 설치 · 운영에 필요한 사항은 대통령령으로 정한다.

---

**[영]제28조의6(심리지원의 대상 등)** ① 법 제70조의6제1항에 따라 「정신건강증진 및 정신질환자 복지서비스 지원에 관한 법률」 제15조의2제1항에 따른 심리지원(이하 "심리지원"이라 한다)을 받을 수 있는 현장대응인력의 범위는 다음 각 호와 같다. 〈개정 2023. 8. 18.〉

1. 법 제49조제1항제12호에 따라 감염병 유행기간 중 동원된 의료업자 및 의료관계요원
2. 법 제60조제1항 및 제60조의3제2항에 따른 방역관
3. 법 제60조의2제1항 · 제2항 · 제4항 및 제60조의3제3항에 따른 역학조사관 및 수습역학조사관

② 보건복지부장관, 시 · 도지사 또는 시장 · 군수 · 구청장은 법 제70조의6제2항에 따라 심리지원에 관한 권한 또는 업무를 다음 각 호의 기관에 위임하거나 위탁할 수 있다.

1. 「정신건강증진 및 정신질환자 복지서비스 지원에 관한 법률」 제3조제3호에 따른 정신건강복지센터
2. 「정신건강증진 및 정신질환자 복지서비스 지원에 관한 법률」 제3조제5호에 따른 정신의료기관
3. 「정신건강증진 및 정신질환자 복지서비스 지원에 관한 법률」 제15조의2에 따른 국가트라우마센터
4. 그 밖에 보건복지부장관이 심리지원에 관한 전문성이 있다고 인정하는 기관

③ 보건복지부장관, 시 · 도지사 또는 시장 · 군수 · 구청장은 제2항에 따라 심리지원에 관한 권한 또는 업무를 위임하거나 위탁한 경우에는 다음 각 호의 사항을 고시해야 한다.

1. 위임받거나 위탁받은 기관
2. 위임 또는 위탁한 내용.

**제71조(예방접종 등에 따른 피해의 국가보상)** ① 국가는 제24조 및 제25조에 따라 예방접종을 받은 사람 또는 제40조제2항에 따라 생산된 예방 · 치료 의약품을 투여받은 사람이 그 예방접종 또는 예방 · 치료 의약품으로 인하여 질병에 걸리거나 장애인이 되거나 사망하였을 때에는 대통령령으로 정하는 기준과 절차에 따라 다음 각 호의 구분에 따른 보상을 하여야 한다.

1. 질병으로 진료를 받은 사람: 진료비 전액 및 정액 간병비
2. 장애인이 된 사람: 일시보상금
3. 사망한 사람: 대통령령으로 정하는 유족에 대한 일시보상금 및 장제비

② 제1항에 따라 보상받을 수 있는 질병, 장애 또는 사망은 예방접종약품의 이상이나 예방접종 행위자 및 예방 · 치료 의약품 투여자 등의 과실 유무에 관계없이 해당 예방접종 또는 예방 · 치료 의약품을 투여받은 것으로 인하여 발생한 피해로서 질병관리청장이 인정하는 경우로 한다.

③ 질병관리청장은 제1항에 따른 보상청구가 있은 날부터 120일 이내에 제2항에 따른 질병, 장애 또는 사망에 해당하는지를 결정하여야 한다. 이 경우 미리 위원회의 의견을 들어야 한다.

④ 제1항에 따른 보상의 청구, 제3항에 따른 결정의 방법과 절차 등에 관하여 필요한 사항은 대통령령으로 정한다.

**[영]제29조(예방접종 등에 따른 피해의 보상 기준)** 법 제71조제1항에 따라 보상하는 보상금의 지급 기준 및 신청기한은 다음 각 호의 구분과 같다.

1. 진료비
   가. 지급 기준: 예방접종피해로 발생한 질병의 진료비 중 「국민건강보험법」에 따라 보험자가 부담하거나 지급한 금액을 제외한 잔액 또는 「의료급여법」에 따라 의료급여기금이 부담한 금액을 제외한 잔액. 다만, 제3호에 따른 일시보상금을 지급받은 경우에는 진료비를 지급하지 않는다.
   나. 신청기한: 해당 예방접종피해가 발생한 날부터 5년 이내
2. 간병비: 입원진료의 경우에 한정하여 1일당 5만원
3. 장애인이 된 사람에 대한 일시보상금
   가. 지급 기준
      1) 「장애인복지법」에 따른 장애인 중 장애의 정도가 심한 장애인: 사망한 사람에 대한 일시보상금의 100분의 100
      2) 「장애인복지법」에 따른 장애인 중 장애의 정도가 심하지 않은 장애인: 사망한 사람에 대한 일시보상금의 100분의 55
      3) 1) 및 2) 외의 장애인으로서 「국민연금법」, 「공무원연금법」, 「공무원 재해보상법」 및 「산업재해보상보험법」 등 질병관리청장이 정하여 고시하는 법률에서 정한 장애등급이나 장해 등급에 해당하는 장애인: 사망한 사람에 대한 일시보상금의 100분의 20 범위에서 해당 장애 등급이나 장해 등급의 기준별로 질병관리청장이 정하여 고시하는 금액
   나. 신청기한: 장애진단을 받은 날부터 5년 이내

4. 사망한 사람에 대한 일시보상금
   가. 지급 기준: 사망 당시의 「최저임금법」에 따른 월 최저임금액에 240을 곱한 금액에 상당하는 금액
   나. 신청기한: 사망한 날부터 5년 이내
5. 장제비: 30만원

**[영]제30조(예방접종 등에 따른 피해의 보상대상자)** ① 법 제71조제1항에 따라 보상을 받을 수 있는 사람은 다음 각 호의 구분에 따른다.
1. 법 제71조제1항제1호 및 제2호의 경우: 본인
2. 법 제71조제1항제3호의 경우: 유족 중 우선순위자

② 법 제71조제1항제3호에서 "대통령령으로 정하는 유족"이란 배우자(사실상 혼인관계에 있는 사람을 포함한다), 자녀, 부모, 손자 · 손녀, 조부모, 형제자매를 말한다.

③ 유족의 순위는 제2항에 열거한 순위에 따르되, 행방불명 등으로 지급이 어려운 사람은 제외하며, 우선순위의 유족이 2명 이상일 때에는 사망한 사람에 대한 일시보상금을 균등하게 배분한다.

**[영]제31조(예방접종 등에 따른 피해의 보상 절차)** ① 법 제71조제1항에 따라 보상을 받으려는 사람은 보건복지부령으로 정하는 바에 따라 보상청구서에 피해에 관한 증명서류를 첨부하여 관할 특별자치시장 · 특별자치도지사 또는 시장 · 군수 · 구청장에게 제출하여야 한다. 〈개정 2023. 8. 18.〉

② 시장 · 군수 · 구청장은 제1항에 따라 받은 서류(이하 "피해보상청구서류"라 한다)를 시 · 도지사에게 제출하고, 피해보상청구서류를 받은 시 · 도지사와 제1항에 따라 피해보상청구서류를 받은 특별자치시장 · 특별자치도지사는 지체 없이 예방접종으로 인한 피해에 관한 기초조사를 한 후 피해보상청구서류에 기초조사 결과 및 의견서를 첨부하여 질병관리청장에게 제출하여야 한다. 〈개정 2020. 9. 11., 2023. 9. 26.〉

③ 질병관리청장은 예방접종피해보상 전문위원회의 의견을 들어 보상 여부를 결정한 후 그 사실을 시 · 도지사에게 통보하고, 시 · 도지사(특별자치시장 · 특별자치도지사는 제외한다)는 시장 · 군수 · 구청장에게 통보하여야 한다. 이 경우 통보를 받은 특별자치시장 · 특별자치도지사 또는 시장 · 군수 · 구청장은 제1항에 따라 보상을 받으려는 사람에게 결정 내용을 통보하여야 한다. 〈개정 2015. 1. 6., 2020. 9. 11., 2023. 8. 18., 2023. 9. 26.〉

④ 질병관리청장은 제3항에 따라 보상을 하기로 결정한 사람에 대하여 제29조의 보상 기준에 따른 보상금을 지급한다. 〈개정 2020. 9. 11.〉

⑤ 이 영에서 규정한 사항 외에 예방접종으로 인한 피해보상 심의의 절차 및 방법에 관하여 필요한 사항은 질병관리청장이 정한다. 〈개정 2020. 9. 11.〉

**[규칙]제47조(보상의 신청 등)** ① 법 제71조제1항 및 영 제31조제1항에 따라 진료비 및 간병비를 신청하려는 사람은 별지 제32호서식의 진료비 및 간병비 신청서에 다음 각 호의 서류를 첨부하여 관할 특별자치시장 · 특별자치도지사 또는 시장 · 군수 · 구청장에게 제출하여야

한다. 이 경우 특별자치시장 · 특별자치도지사 또는 시장 · 군수 · 구청장은 「전자정부법」 제36조제1항에 따른 행정정보의 공동이용을 통하여 주민등록표 등본 또는 가족관계증명서를 확인하여야 하며, 신청인이 확인에 동의하지 않는 경우에는 이를 첨부하도록 하여야 한다. 〈개정 2016. 6. 30., 2023. 9. 22.〉

1. 별지 제33호서식의 진료확인서 1부
2. 신청인과 본인과의 관계를 증명하는 서류 1부(주민등록표 등본 또는 가족관계증명서로 신청인과 본인의 관계를 증명할 수 없는 경우만 해당한다)

② 법 제71조제1항 및 영 제31조제1항에 따라 일시보상금 및 장제비를 신청하려는 사람은 별지 제34호서식의 일시보상금 및 장제비 신청서에 다음 각 호의 서류를 첨부하여 관할 특별자치시장 · 특별자치도지사 또는 시장 · 군수 · 구청장에게 제출하여야 한다. 이 경우 특별자치시장 · 특별자치도지사 또는 시장 · 군수 · 구청장은 「전자정부법」 제36조제1항에 따른 행정정보의 공동이용을 통하여 주민등록표 등본 또는 가족관계증명서를 확인하여야 하며, 신청인이 확인에 동의하지 않는 경우에는 이를 첨부하도록 하여야 한다. 〈개정 2016. 6. 30., 2021. 8. 13., 2022. 2. 9., 2023. 9. 22.〉

1. 사망 일시보상금 및 장제비의 경우
   가. 사망진단서
   나. 부검소견서. 다만, 다음의 어느 하나에 해당하는 경우는 제외한다.
      1) 시신 화장 등으로 인하여 부검을 실시할 수 없는 경우
      2) 질병관리청장이 역학조사 등을 실시하여 예방접종으로 인한 사망임을 인정한 경우로서 특별자치시장 · 특별자치도지사, 시장 · 군수 · 구청장 또는 신청인이 이에 관한 통지를 받은 경우
   다. 보상금 신청인이 유족임을 증명하는 서류(주민등록표 등본 또는 가족관계증명서로 유족임을 증명할 수 없는 경우만 해당한다)
2. 장애인 일시보상금의 경우
   가. 의료기관이 발행한 진단서
   나. 보상금 신청인과 본인의 관계를 증명하는 서류(주민등록표 등본 또는 가족관계증명서로 신청인과 본인의 관계를 증명할 수 없는 경우만 해당한다)

**제72조(손해배상청구권과의 관계 등)** ① 국가는 예방접종약품의 이상이나 예방접종 행위자, 예방 · 치료 의약품의 투여자 등 제3자의 고의 또는 과실로 인하여 제71조에 따른 피해보상을 하였을 때에는 보상액의 범위에서 보상을 받은 사람이 제3자에 대하여 가지는 손해배상청구권을 대위한다.

② 예방접종을 받은 자, 예방 · 치료 의약품을 투여받은 자 또는 제71조제1항제3호에 따른 유족이 제3자로부터 손해배상을 받았을 때에는 국가는 그 배상액의 범위에서 제71조에 따른 보상금을 지급하지 아니하며, 보상금을 잘못 지급하였을 때에는 해당 금액을 국세 징수의 예에 따라 징수할 수 있다.

**제72조의2(손해배상청구권)** 보건복지부장관, 질병관리청장, 시 · 도지사 및 시장 · 군수 · 구청장은 이 법을 위반하여 감염병을 확산시키거나 확산 위험성을 증대시킨 자에 대하여 입원치료비, 격리비, 진단검사비, 손실보상금 등 이 법에 따른 예방 및 관리 등을 위하여 지출된 비용에 대해 손해배상을 청구할 권리를 갖는다.

**제73조(국가보상을 받을 권리의 양도 등 금지)** 제70조 및 제71조에 따라 보상받을 권리는 양도하거나 압류할 수 없다.

## 제11장 보　칙

**제74조(비밀누설의 금지)** 이 법에 따라 건강진단, 입원치료, 진단 등 감염병 관련 업무에 종사하는 자 또는 종사하였던 자는 그 업무상 알게 된 비밀을 다른 사람에게 누설하거나 업무목적 외의 용도로 사용하여서는 아니 된다.

**벌칙 : 제78조** 3년 이하의 징역 또는 3천만원 이하의 벌금

☞ 제74조 위반

**제74조의2(자료의 제공 요청 및 검사)** ① 질병관리청장, 시 · 도지사 또는 시장 · 군수 · 구청장은 감염병관리기관의 장 등에게 감염병관리시설, 제37조에 따른 격리소 · 요양소 또는 진료소, 제39조의3에 따른 감염병의심자 격리시설의 설치 및 운영에 관한 자료의 제공을 요청할 수 있으며, 소속 공무원으로 하여금 해당 시설에 출입하여 관계 서류나 시설 · 장비 등을 검사하게 하거나 관계인에게 질문을 하게 할 수 있다.

② 제1항에 따라 출입 · 검사를 행하는 공무원은 그 권한을 표시하는 증표를 지니고 이를 관계인에게 제시하여야 한다.

**벌칙 : 제81조** 200만원 이하의 벌금

☞ 제1항 3호 위반 : 자료 제공 요청에 따르지 아니하거나 거짓 자료를 제공한 자, 검사나 질문을 거부 · 방해 또는 기피한 자

**제75조(청문)** 시 · 도지사 또는 시장 · 군수 · 구청장은 다음 각 호의 어느 하나에 해당하는 처분을 하려면 청문을 실시하여야 한다.

1. 제49조제3항에 따른 장소나 시설의 폐쇄 명령
2. 제59조제1항에 따른 영업소의 폐쇄 명령

**제76조(위임 및 위탁)** ① 이 법에 따른 보건복지부장관의 권한 또는 업무는 대통령령으로 정하는 바에 따라 그 일부를 질병관리청장 또는 시 · 도지사에게 위임하거나 관련 기관 또는 관련 단체에 위탁할 수 있다.

② 이 법에 따른 질병관리청장의 권한 또는 업무는 대통령령으로 정하는 바에 따라 그 일부를 시 · 도지사에게 위임하거나 관련 기관 또는 관련 단체에 위탁할 수 있다.

**[영]제32조(권한의 위임 및 업무의 위탁)** ① 보건복지부장관은 법 제76조제1항에 따라 다음 각 호의 권한을 질병관리청장에게 위임한다.

1. 법 제8조의2제1항 · 제3항 및 이 영 제1조의3에 따른 중앙감염병병원의 운영 및 지원
2. 법 제8조의3 및 이 영 제1조의5에 따른 내성균 관리대책의 수립 · 추진
3. 법 제8조의4에 따른 의견 청취 및 자료 제출 요청 등 협조 요청

② 보건복지부장관은 법 제76조제1항에 따라 법 제70조에 따른 업무를 다음 각 호의 어느 하나에 해당하는 자에게 위탁할 수 있다.

1. 「고등교육법」 제2조에 따른 학교
2. 「공공기관의 운영에 관한 법률」 제4조에 따른 공공기관
3. 「민법」 또는 다른 법률에 따라 설립된 비영리법인으로서 감염병의 예방 및 관리와 관련된 업무를 수행하는 법인
4. 「정부출연연구기관 등의 설립 · 운영 및 육성에 관한 법률」에 따른 정부출연연구기관
5. 그 밖에 감염병의 예방 및 관리 업무에 전문성이 있다고 보건복지부장관이 인정하는 기관 또는 단체

③ 질병관리청장은 법 제76조제2항에 따라 법 제71조제2항 · 제3항 및 이 영 제31조제3항 · 제4항에 따른 보상(법 제71조제1항제1호 및 이 영 제29조제1호가목에 따라 보상금으로 지급받을 수 있는 진료비가 30만원 미만인 보상으로 한정한다)의 결정 및 지급 권한을 시 · 도지사에게 위임한다.

④ 질병관리청장은 법 제76조제2항에 따라 법 제4조제2항제4호부터 제9호까지 · 제14호부터 제17호까지, 제16조의2제2항, 제29조제1호, 제41조제3항, 제41조의2제3항, 제70조의3제1항 · 제2항, 제70조의4제1항 및 제71조제2항 · 제3항에 따른 업무의 전부 또는 일부를 다음 각 호의 어느 하나에 해당하는 자에게 위탁할 수 있다.

1. 「고등교육법」 제2조에 따른 학교
2. 「공공기관의 운영에 관한 법률」 제4조에 따른 공공기관
3. 「민법」 또는 다른 법률에 따라 설립된 비영리법인으로서 감염병의 예방 및 관리와 관련된 업무를 수행하는 법인
4. 「정부출연연구기관 등의 설립 · 운영 및 육성에 관한 법률」에 따른 정부출연연구기관
5. 그 밖에 질병관리청장이 감염병의 예방 및 관리 업무에 전문성이 있다고 인정하는 기관 또는 단체

⑤ 보건복지부장관 및 질병관리청장은 제2항 및 제4항에 따라 업무를 위탁하는 경우 위탁받는 기관 및 위탁업무의 내용을 고시해야 한다.

**제76조의2(정보 제공 요청 및 정보 확인 등)** ① 질병관리청장 또는 시·도지사는 감염병 예방·관리 및 감염 전파의 차단을 위하여 필요한 경우 관계 중앙행정기관(그 소속기관 및 책임운영기관을 포함한다)의 장, 지방자치단체의 장(「지방교육자치에 관한 법률」 제18조에 따른 교육감을 포함한다), 「공공기관의 운영에 관한 법률」 제4조에 따른 공공기관, 의료기관 및 약국, 법인·단체·개인에 대하여 감염병환자등, 감염병의심자 및 예방접종을 받은 자에 관한 다음 각 호의 정보 제공을 요청할 수 있으며, 요청을 받은 자는 이에 따라야 한다. 〈개정 2016. 12. 2., 2020. 3. 4., 2020. 8. 11., 2020. 9. 29., 2023. 3. 28.〉

1. 성명, 「주민등록법」 제7조의2제1항에 따른 주민등록번호, 주소 및 전화번호(휴대전화번호를 포함한다) 등 인적사항
2. 「의료법」 제17조에 따른 처방전 및 같은 법 제22조에 따른 진료기록부등
3. 「국민건강보험법」 제5조에 따른 가입자 및 피부양자 또는 「의료급여법」 제3조에 따른 수급권자에 관한 정보 중 장애중증도, 장애유형, 소득분위 등 감염병 예방·관리를 위하여 필요한 정보로서 대통령령으로 정하는 정보
4. 진료이력, 투약정보, 상병내역 등 「국민건강보험법」 제47조에 따른 요양급여비용의 청구와 지급에 관한 정보 및 「의료급여법」 제11조에 따른 급여비용의 청구와 지급에 관한 정보로서 대통령령으로 정하는 정보
5. 질병관리청장이 정하는 기간의 출입국관리기록
6. 그 밖에 이동경로를 파악하기 위하여 대통령령으로 정하는 정보

② 질병관리청장, 시·도지사 또는 시장·군수·구청장은 감염병 예방·관리 및 감염 전파의 차단을 위하여 필요한 경우 감염병환자등 및 감염병의심자의 위치정보를 「국가경찰과 자치경찰의 조직 및 운영에 관한 법률」에 따른 경찰청, 시·도경찰청 및 경찰서(이하 이 조에서 "경찰관서"라 한다)의 장에게 요청할 수 있다. 이 경우 질병관리청장, 시·도지사 또는 시장·군수·구청장의 요청을 받은 경찰관서의 장은 「위치정보의 보호 및 이용 등에 관한 법률」 제15조 및 「통신비밀보호법」 제3조에도 불구하고 「위치정보의 보호 및 이용 등에 관한 법률」 제5조제7항에 따른 개인위치정보사업자, 「전기통신사업법」 제2조제8호에 따른 전기통신사업자에게 감염병환자등 및 감염병의심자의 위치정보를 요청할 수 있고, 요청을 받은 위치정보사업자와 전기통신사업자는 정당한 사유가 없으면 이에 따라야 한다. 〈개정 2015. 12. 29., 2018. 4. 17., 2020. 3. 4., 2020. 8. 11., 2020. 12. 22., 2023. 3. 28.〉

③ 질병관리청장은 제1항 및 제2항에 따라 수집한 정보를 관련 중앙행정기관의 장, 지방자치단체의 장, 국민건강보험공단 이사장, 건강보험심사평가원 원장, 「보건의료기본법」 제3조제4호의 보건의료기관(이하 "보건의료기관"이라 한다) 및 그 밖의 단체 등에게 제공할 수 있다. 이 경우 보건의료기관 등에 제공하는 정보는 감염병 예방·관리 및 감염 전파의 차단을 위하여 해당 기관의 업무에 관련된 정보로 한정한다. 〈개정 2020. 3. 4., 2020. 8. 11., 2023. 3. 28.〉

④ 질병관리청장은 감염병 예방·관리 및 감염 전파의 차단을 위하여 필요한 경우 제3항 전단에도 불구하고 다음 각 호의 정보시스템을 활용하여 보건의료기관에 제1항제5호에 따른 정보 및 같은 항 제6호에 따른 이동경로 정보를 제공하여야 한다. 이 경우 보건의료기관에 제공하는 정보는 해당 기관의 업무에 관련된 정보로 한정한다. 〈신설 2020. 3. 4., 2020.

8. 11., 2023. 3. 28.〉
1. 국민건강보험공단의 정보시스템
2. 건강보험심사평가원의 정보시스템
3. 감염병의 국내 유입 및 확산 방지를 위하여 질병관리청장이 필요하다고 인정하여 지정하는 기관의 정보시스템

⑤ 의료인, 약사 및 보건의료기관의 장은 의료행위를 하거나 의약품을 처방 · 조제하는 경우 제4항 각 호의 어느 하나에 해당하는 정보시스템을 통하여 같은 항에 따라 제공된 정보를 확인하여야 한다. 〈신설 2020. 3. 4.〉

⑥ 제3항 및 제4항에 따라 정보를 제공받은 자는 이 법에 따른 감염병 관련 업무 이외의 목적으로 정보를 사용할 수 없으며, 업무 종료 시 지체 없이 파기하고 질병관리청장에게 통보하여야 한다. 〈개정 2020. 3. 4., 2020. 8. 11.〉

⑦ 질병관리청장, 시 · 도지사 또는 시장 · 군수 · 구청장은 제1항 및 제2항에 따라 수집된 정보의 주체에게 다음 각 호의 사실을 통지하여야 한다. 〈개정 2020. 3. 4., 2020. 8. 11., 2023. 3. 28.〉
1. 감염병 예방 · 관리 및 감염 전파의 차단을 위하여 필요한 정보가 수집되었다는 사실
2. 제1호의 정보가 다른 기관에 제공되었을 경우 그 사실
3. 제2호의 경우에도 이 법에 따른 감염병 관련 업무 이외의 목적으로 정보를 사용할 수 없으며, 업무 종료 시 지체 없이 파기된다는 사실

⑧ 제3항 및 제4항에 따라 정보를 제공받은 자가 이 법의 규정을 위반하여 해당 정보를 처리한 경우에는 「개인정보 보호법」에 따른다. 〈개정 2020. 3. 4.〉

⑨ 제3항에 따른 정보 제공의 대상 · 범위 및 제7항에 따른 통지의 방법 등에 관하여 필요한 사항은 보건복지부령으로 정한다. 〈개정 2020. 3. 4.〉

**제76조의2(정보 제공 요청 및 정보 확인 등)** ① 질병관리청장 또는 시 · 도지사는 감염병 예방 · 관리 및 감염 전파의 차단을 위하여 필요한 경우 관계 중앙행정기관(그 소속기관 및 책임운영기관을 포함한다)의 장, 지방자치단체의 장(「지방교육자치에 관한 법률」 제18조에 따른 교육감을 포함한다), 「공공기관의 운영에 관한 법률」 제4조에 따른 공공기관, 의료기관 및 약국, 법인 · 단체 · 개인에 대하여 감염병환자등, 감염병의심자 및 예방접종을 받은 자에 관한 다음 각 호의 정보 제공을 요청할 수 있으며, 요청을 받은 자는 이에 따라야 한다. 〈개정 2016. 12. 2., 2020. 3. 4., 2020. 8. 11., 2020. 9. 29., 2023. 3. 28.〉
1. 성명, 「주민등록법」 제7조의2제1항에 따른 주민등록번호, 주소 및 전화번호(휴대전화번호를 포함한다) 등 인적사항
2. 「의료법」 제17조에 따른 처방전 및 같은 법 제22조에 따른 진료기록부등
3. 「국민건강보험법」 제5조에 따른 가입자 및 피부양자 또는 「의료급여법」 제3조에 따른 수급권자에 관한 정보 중 장애중증도, 장애유형, 소득분위 등 감염병 예방 · 관리를 위하여 필요한 정보로서 대통령령으로 정하는 정보
4. 진료이력, 투약정보, 상병내역 등 「국민건강보험법」 제47조에 따른 요양급여비용의 청구와 지급에 관한 정보 및 「의료급여법」 제11조에 따른 급여비용의 청구와 지급에 관한

정보로서 대통령령으로 정하는 정보

5. 질병관리청장이 정하는 기간의 출입국관리기록
6. 그 밖에 이동경로를 파악하기 위하여 대통령령으로 정하는 정보

② 질병관리청장, 시·도지사 또는 시장·군수·구청장은 감염병 예방·관리 및 감염 전파의 차단을 위하여 필요한 경우 감염병환자등 및 감염병의심자의 위치정보를 「국가경찰과 자치경찰의 조직 및 운영에 관한 법률」에 따른 경찰청, 시·도경찰청 및 경찰서(이하 이 조에서 "경찰관서"라 한다)의 장에게 요청할 수 있다. 이 경우 질병관리청장, 시·도지사 또는 시장·군수·구청장의 요청을 받은 경찰관서의 장은 「위치정보의 보호 및 이용 등에 관한 법률」 제15조 및 「통신비밀보호법」 제3조에도 불구하고 「위치정보의 보호 및 이용 등에 관한 법률」 제5조제7항에 따른 개인위치정보사업자, 「전기통신사업법」 제2조제8호에 따른 전기통신사업자에게 감염병환자등 및 감염병의심자의 위치정보를 요청할 수 있고, 요청을 받은 위치정보사업자와 전기통신사업자는 정당한 사유가 없으면 이에 따라야 한다. 〈개정 2015. 12. 29., 2018. 4. 17., 2020. 3. 4., 2020. 8. 11., 2020. 12. 22., 2023. 3. 28.〉

③ 질병관리청장은 제1항 및 제2항에 따라 수집한 정보를 관련 중앙행정기관의 장, 지방자치단체의 장, 국민건강보험공단 이사장, 건강보험심사평가원 원장, 「보건의료기본법」 제3조제4호의 보건의료기관(이하 "보건의료기관"이라 한다) 및 그 밖의 단체 등에게 제공할 수 있다. 이 경우 보건의료기관 등에 제공하는 정보는 감염병 예방·관리 및 감염 전파의 차단을 위하여 해당 기관의 업무에 관련된 정보로 한정한다. 〈개정 2020. 3. 4., 2020. 8. 11., 2023. 3. 28.〉

④ 질병관리청장은 감염병 예방·관리 및 감염 전파의 차단을 위하여 필요한 경우 제3항 전단에도 불구하고 다음 각 호의 정보시스템을 활용하여 보건의료기관에 제1항제5호에 따른 정보 및 같은 항 제6호에 따른 이동경로 정보를 제공하여야 한다. 이 경우 보건의료기관에 제공하는 정보는 해당 기관의 업무에 관련된 정보로 한정한다. 〈신설 2020. 3. 4., 2020. 8. 11., 2023. 3. 28.〉

1. 국민건강보험공단의 정보시스템
2. 건강보험심사평가원의 정보시스템
3. 감염병의 국내 유입 및 확산 방지를 위하여 질병관리청장이 필요하다고 인정하여 지정하는 기관의 정보시스템

⑤ 의료인, 약사 및 보건의료기관의 장은 의료행위를 하거나 의약품을 처방·조제하는 경우 제4항 각 호의 어느 하나에 해당하는 정보시스템을 통하여 같은 항에 따라 제공된 정보를 확인하여야 한다. 〈신설 2020. 3. 4.〉

⑥ 제3항 및 제4항에 따라 정보를 제공받은 자는 이 법에 따른 감염병 관련 업무 이외의 목적으로 정보를 사용할 수 없으며, 업무 종료 시 지체 없이 파기하고 질병관리청장에게 통보하여야 한다. 〈개정 2020. 3. 4., 2020. 8. 11.〉

⑦ 질병관리청장, 시·도지사 또는 시장·군수·구청장은 제1항 및 제2항에 따라 수집된 정보의 주체(이하 "정보주체"라 한다)에게 다음 각 호의 사실을 통지하여야 한다. 〈개정 2020. 3. 4., 2020. 8. 11., 2023. 3. 28., 2024. 1. 23.〉

1. 감염병 예방·관리 및 감염 전파의 차단을 위하여 필요한 정보가 수집되었다는 사실
2. 제1호의 정보가 다른 기관에 제공되었을 경우 그 사실
3. 제2호의 경우에도 이 법에 따른 감염병 관련 업무 이외의 목적으로 정보를 사용할 수 없으며, 업무 종료 시 지체 없이 파기된다는 사실

⑧ 제3항 및 제4항에 따라 정보를 제공받은 자가 이 법의 규정을 위반하여 해당 정보를 처리한 경우에는 「개인정보 보호법」에 따른다. 〈개정 2020. 3. 4.〉

⑨ 제3항에 따른 정보 제공의 대상·범위 및 제7항에 따른 통지의 방법 등에 관하여 필요한 사항은 보건복지부령으로 정한다. 〈개정 2020. 3. 4.〉

[본조신설 2015. 7. 6.]

[제목개정 2020. 3. 4.]

**[시행일: 2024. 7. 24.] 제76조의2**

**벌칙 : 제79조** 2년 이하의 징역 2천만원 이하의 벌금

☞ 제6항

**벌칙 : 제79조의2** 1년 이하의 징역 2천만원 이하의 벌금

☞ 제1항 : 요청을 거부하거나 거짓자료를 제공한 의료기관 및 약국, 법인·단체·개인

☞ 제2항 후단 : 요청을 거부하거나 거짓자료를 제공한 자

**[영]제32조의2(제공 요청할 수 있는 정보)** ① 법 제76조의2제1항제3호에서 "대통령령으로 정하는 정보"란 다음 각 호의 정보를 말한다. 〈신설 2023. 9. 26.〉

1. 「국민건강보험법」 제5조에 따른 가입자 및 피부양자에 관한 정보 중 장애중증도, 장애유형, 소득분위 및 사업장 정보
2. 「의료급여법」 제3조에 따른 수급권자에 관한 정보 중 장애중증도, 장애유형 및 소득분위 정보
3. 그 밖에 제1호 또는 제2호에 준하는 것으로서 질병관리청장이 감염병 예방·관리 및 감염 전파의 차단을 위하여 필요하다고 정하여 고시하는 정보

② 법 제76조의2제1항제4호에서 "대통령령으로 정하는 정보"란 다음 각 호의 정보를 말한다. 〈신설 2023. 9. 26.〉

1. 「국민건강보험법」 제47조에 따른 요양급여비용의 청구와 지급에 관한 정보 중 진료이력, 투약정보, 상병내역 및 요양기관 정보
2. 「의료급여법」 제11조에 따른 급여비용의 청구와 지급에 관한 정보 중 진료이력, 투약정보, 상병내역 및 의료급여기관 정보
3. 그 밖에 제1호 또는 제2호에 준하는 것으로서 질병관리청장이 감염병 예방·관리 및 감염 전파의 차단을 위하여 필요하다고 정하여 고시하는 정보

③ 법 제76조의2제1항제6호에서 "대통령령으로 정하는 정보"란 다음 각 호의 정보를 말한다. 〈개정 2023. 9. 12., 2023. 9. 26.〉

1. 「여신전문금융업법」 제2조제3호·제6호 및 제8호에 따른 신용카드·직불카드·선불카드 사용명세

2. 「대중교통의 육성 및 이용촉진에 관한 법률」 제10조의2제1항에 따른 교통카드 사용명세
3. 「개인정보 보호법」 제2조제7호에 따른 고정형 영상정보처리기기를 통하여 수집된 영상정보

**[규칙]제47조의2(감염병 차단을 위한 정보 제공 대상 등)** ① 질병관리청장은 법 제76조의2제3항에 따라 다음 각 호의 대상에게 법 제76조의2제1항 및 제2항에 따라 수집한 정보를 제공할 수 있다.

1. 중앙행정기관의 장
2. 지방자치단체의 장
3. 국민건강보험공단 이사장
4. 건강보험심사평가원 원장
5. 「보건의료기본법」 제3조제4호에 따른 보건의료기관
6. 「의료법」 제28조에 따른 의료인 단체 및 「약사법」 제11조에 따른 약사회
7. 「의료법」 제52조에 따른 의료기관 단체

② 질병관리청장은 제1항에 따라 정보를 제공하는 경우에 다음 각 호의 정보시스템을 활용할 수 있다.

1. 국민건강보험공단의 정보시스템
2. 건강보험심사평가원의 정보시스템
3. 그 밖에 감염병 예방 및 감염 전파의 차단을 위하여 질병관리청장이 필요하다고 인정하여 지정하는 기관의 정보시스템

③ 법 제76조의2제6항에 따른 정보의 파기 결과 통보는 서면으로 해야 한다.

④ 법 제76조의2제7항에 따른 통지는 전자우편 · 서면 · 팩스 · 전화 또는 이와 유사한 방법 중 어느 하나의 방법으로 해야 한다.

**제76조의3(감염병 정보의 분석 및 연구)** ① 질병관리청장은 감염병 예방 · 관리 및 감염 전파의 차단을 위하여 필요한 경우 다음 각 호의 정보를 분석하거나 감염병 관련 연구에 이용할 수 있다.

1. 제11조제5항에 따른 신고 및 제13조에 따른 보고를 통하여 수집한 정보
2. 제18조에 따른 역학조사 정보
3. 제28조의 예방접종 기록 정보
4. 제29조의 예방접종에 관한 역학조사 정보
5. 제76조의2제1항 및 제2항에 따라 제공받은 정보
6. 그 밖에 감염병 예방 · 관리 및 감염 전파의 차단을 위하여 필요한 정보로서 질병관리청장이 정하는 정보

② 질병관리청장이 제1항에 따라 개인정보를 이용하는 경우에는 「개인정보 보호법」 제2조제1호의2에 따른 가명처리(이하 이 조에서 "가명처리"라 한다)를 하여야 한다. 다만, 다음 각 호의 어느 하나에 해당하는 경우에는 그러하지 아니하다.

1. 병상배정 등 긴급한 조치가 필요하여 가명처리를 할 시간적 여유가 없는 경우

2. 예방접종 후 이상반응 대응, 감염병 후유증 관리, 감염취약계층 지원 등 가명처리한 개인정보로는 원활한 업무 수행이 어려운 경우

③ 제1항에 따라 개인정보를 이용하는 경우에는 그 법적 근거, 목적 및 범위 등에 관하여 필요한 사항을 「개인정보 보호법」 제18조제4항에 따라 관보 또는 인터넷 홈페이지 등에 게재하여야 한다. 다만, 제2항 각 호 외의 부분 본문에 따라 가명처리하여 이용하는 경우에는 그러하지 아니하다.

[본조신설 2023. 3. 28.]

[종전 제76조의3은 제76조의4로 이동 〈2023. 3. 28.〉]

**제76조의3(개인정보처리 보고서 작성 및 공개)** ① 질병관리청장은 제76조의2제7항에 따른 정보주체에 대한 통지 등 개인정보처리에 관한 보고서(이하 "개인정보처리 보고서"라 한다)를 매년 작성하여야 한다.

② 시·도지사 또는 시장·군수·구청장은 제76조의2제7항에 따른 정보주체에 대한 통지 관련 자료를 질병관리청장에게 제출하여야 한다.

③ 질병관리청장은 제1항에 따라 작성된 개인정보처리 보고서를 보건복지부령으로 정하는 바에 따라 다음 연도 상반기까지 질병관리청의 인터넷 홈페이지에 공개하여야 한다.

④ 개인정보처리 보고서의 작성 및 자료제출에 필요한 사항은 보건복지부령으로 정한다.

[본조신설 2024. 1. 23.]

[종전 제76조의3은 제76조의4로 이동 〈2024. 1. 23.〉]

**[시행일: 2024. 7. 24.] 제76조의3**

**제76조의4(준용규정)** 제42조제6항은 제41조제1항, 제47조제3호, 제49조제1항제14호에 따른 입원 또는 격리에 관하여도 준용한다. 〈개정 2020. 8. 12.〉

[본조신설 2020. 3. 4.]

[제76조의3에서 이동, 종전 제76조의4는 제76조의5로 이동 〈2023. 3. 28.〉]

**제76조의4(감염병 정보의 분석 및 연구)** ① 질병관리청장은 감염병 예방·관리 및 감염 전파의 차단을 위하여 필요한 경우 다음 각 호의 정보를 분석하거나 감염병 관련 연구에 이용할 수 있다.

1. 제11조제5항에 따른 신고 및 제13조에 따른 보고를 통하여 수집한 정보
2. 제18조에 따른 역학조사 정보
3. 제28조의 예방접종 기록 정보
4. 제29조의 예방접종에 관한 역학조사 정보
5. 제76조의2제1항 및 제2항에 따라 제공받은 정보
6. 그 밖에 감염병 예방·관리 및 감염 전파의 차단을 위하여 필요한 정보로서 질병관리청장이 정하는 정보

② 질병관리청장이 제1항에 따라 개인정보를 이용하는 경우에는 「개인정보 보호법」 제2조제1호의2에 따른 가명처리(이하 이 조에서 "가명처리"라 한다)를 하여야 한다. 다만, 다음 각

호의 어느 하나에 해당하는 경우에는 그러하지 아니하다.

1. 병상배정 등 긴급한 조치가 필요하여 가명처리를 할 시간적 여유가 없는 경우
2. 예방접종 후 이상반응 대응, 감염병 후유증 관리, 감염취약계층 지원 등 가명처리한 개인정보로는 원활한 업무 수행이 어려운 경우

③ 제1항에 따라 개인정보를 이용하는 경우에는 그 법적 근거, 목적 및 범위 등에 관하여 필요한 사항을 「개인정보 보호법」 제18조제4항에 따라 관보 또는 인터넷 홈페이지 등에 게재하여야 한다. 다만, 제2항 각 호 외의 부분 본문에 따라 가명처리하여 이용하는 경우에는 그러하지 아니하다.

[본조신설 2023. 3. 28.]

[제76조의3에서 이동, 종전 제76조의4는 제76조의5로 이동 〈2024. 1. 23.〉]

**[시행일: 2024. 7. 24.] 제76조의4**

**제76조의5(벌칙 적용에서 공무원 의제)** 심의위원회 위원 중 공무원이 아닌 사람은 「형법」 제127조 및 제129조부터 제132조까지의 규정을 적용할 때에는 공무원으로 본다.

[제76조의4에서 이동 〈2023. 3. 28.〉]

**제76조의5(준용규정)** 제42조제6항은 제41조제1항, 제47조제3호, 제49조제1항제14호에 따른 입원 또는 격리에 관하여도 준용한다. 〈개정 2020. 8. 12.〉

[본조신설 2020. 3. 4.]

[제76조의4에서 이동, 종전 제76조의5는 제76조의6으로 이동 〈2024. 1. 23.〉]

**[시행일: 2024. 7. 24.] 제76조의5**

**제76조의6(벌칙 적용에서 공무원 의제)** 심의위원회 위원 중 공무원이 아닌 사람은 「형법」 제127조 및 제129조부터 제132조까지의 규정을 적용할 때에는 공무원으로 본다.

[본조신설 2020. 3. 4.]

[제76조의5에서 이동 〈2024. 1. 23.〉]

**[시행일: 2024. 7. 24.] 제76조의6**

**[영]제32조의3(민감정보 및 고유식별정보의 처리)** ① 국가 및 지방자치단체(해당 업무가 위탁된 경우에는 해당 업무를 위탁받은 자를 포함한다)는 다음 각 호의 사무를 수행하기 위하여 불가피한 경우 「개인정보 보호법」 제23조에 따른 건강에 관한 정보, 같은 법 시행령 제19조제1호, 제2호 또는 제4호에 따른 주민등록번호, 여권번호 또는 외국인등록번호가 포함된 자료를 처리할 수 있다.

1. 법 제4조제2항제2호에 따른 감염병환자등의 진료 및 보호 사업에 관한 사무
2. 법 제4조제2항제8호에 따른 감염병 예방 및 관리 등을 위한 전문인력 양성 사업에 관한 사무
3. 법 제4조제2항제9호에 따른 감염병 관리정보 교류 등을 위한 국제협력 사업에 관한 사무

② 보건복지부장관, 질병관리청장, 시 · 도지사, 시장 · 군수 · 구청장(해당 업무가 위탁된 경

우에는 해당 업무를 위탁받은 자를 포함한다), 보건소장 또는 법 제16조제1항에 따라 지정받은 감염병 표본감시기관은 다음 각 호의 사무를 수행하기 위하여 불가피한 경우 제1항 각 호 외의 부분에 따른 개인정보가 포함된 자료를 처리할 수 있다.

1. 법 제11조부터 제13조까지 및 제15조에 따른 감염병환자등의 신고 · 보고 · 파악 및 관리에 관한 사무
2. 법 제16조에 따른 감염병 표본감시 등에 관한 사무
3. 법 제17조에 따른 실태조사에 관한 사무
4. 법 제18조에 따른 역학조사에 관한 사무
5. 법 제19조에 따른 건강진단에 관한 사무
6. 법 제20조에 따른 해부명령에 관한 사무
7. 법 제21조부터 제23조까지의 규정에 따른 고위험병원체에 관한 사무
8. 법 제24조, 제25조, 제26조의2, 제27조부터 제32조까지 및 제33조의4에 따른 예방접종에 관한 사무
9. 법 제36조 및 제37조에 따른 감염병관리기관 지정, 감염병관리시설, 격리소, 요양소 및 진료소의 설치 · 운영에 관한 사무

9의2. 법 제40조의5에 따른 감염병관리통합정보시스템의 구축 · 운영에 관한 사무

10. 법 제41조, 제41조의2, 제42조, 제43조, 제45조부터 제47조까지, 제49조, 제50조 및 제76조의2에 따른 감염병환자등 · 감염병의심자의 관리 및 감염병의 방역 · 예방 조치에 관한 사무
11. 법 제52조 및 제53조에 따른 소독업의 신고에 관한 사무
12. 법 제55조에 따른 소독업자 등에 관한 교육에 관한 사무
13. 법 제70조부터 제72조까지의 규정에 따른 손실보상 및 예방접종 등에 따른 피해의 국가보상에 관한 사무

**[영]제32조의4(규제의 재검토)** ① 보건복지부장관은 제1조의3제2항 및 별표 1에 따른 중앙감염병병원의 지정기준에 대하여 2022년 1월 1일을 기준으로 5년마다(매 5년이 되는 해의 1월 1일 전까지를 말한다) 그 타당성을 검토하여 개선 등의 조치를 해야 한다.

② 질병관리청장은 다음 각 호의 사항에 대하여 2022년 1월 1일을 기준으로 3년마다(매 3년이 되는 해의 1월 1일 전까지를 말한다) 그 타당성을 검토하여 개선 등의 조치를 해야 한다.

1. 제1조의4제2항 및 별표 1의2에 따른 권역별 감염병병원의 지정기준
2. 제19조의6제1항에 따른 고위험병원체 취급시설의 안전관리 준수사항
3. 제32조의2에 따른 요청 정보의 범위

**[규칙]제48조(규제의 재검토)** ①질병관리청장은 다음 각 호의 사항에 대하여 다음 각 호의 기준일을 기준으로 3년마다(매 3년이 되는 해의 기준일과 같은 날 전까지를 말한다) 그 타당성을 검토하여 개선 등의 조치를 하여야 한다.

1. 제6조제3항에 따른 보고 및 신고 대상 감염병: 2022년 3월 1일
2. 제8조에 따른 신고 대상 감염병 및 장소: 2022년 3월 1일
3. 제14조에 따른 표본감시기관 지정 기준 및 지정 취소: 2022년 3월 1일

4. 제17조의2에 따른 장사방법 제한 시신 및 장사방법: 2022년 3월 1일
5. 제19조의2에 따른 고위험병원체 전담관리자 요건: 2022년 3월 1일
6. 제35조제1항, 제36조제2항, 제40조제1항 및 별표 5에 따른 소독의 대상: 2014년 1월 1일
7. 제35조제2항, 제36조제3항, 제40조제1항 및 별표 6에 따른 소독의 방법: 2014년 1월 1일
8. 삭제 〈2022.4.20.〉
9. 제42조, 별표 10 및 별표 11에 따른 행정처분 기준: 2022년 3월 1일

② 질병관리청장은 제37조제1항 및 별표 8에 따른 소독업의 시설·장비 및 인력 기준에 대하여 2019년 1월 1일을 기준으로 2년마다(매 2년이 되는 해의 1월 1일 전까지를 말한다) 그 타당성을 검토하여 개선 등의 조치를 해야 한다.

# 제12장 벌칙

**제77조(벌칙)** 다음 각 호의 어느 하나에 해당하는 자는 5년 이하의 징역 또는 5천만원 이하의 벌금에 처한다.

1. 제22조제1항 또는 제2항을 위반하여 고위험병원체의 반입 허가를 받지 아니하고 반입한 자
2. 제23조의3제1항을 위반하여 보유허가를 받지 아니하고 생물테러감염병병원체를 보유한 자
3. 제40조의3제1항을 위반하여 의료·방역 물품을 수출하거나 국외로 반출한 자

**제78조(벌칙)** 다음 각 호의 어느 하나에 해당하는 자는 3년 이하의 징역 또는 3천만원 이하의 벌금에 처한다.

1. 제23조제2항에 따른 허가를 받지 아니하거나 같은 조 제3항 본문에 따른 변경허가를 받지 아니하고 고위험병원체 취급시설을 설치·운영한 자
2. 제23조의3제3항에 따른 변경허가를 받지 아니한 자
3. 제74조를 위반하여 업무상 알게 된 비밀을 누설하거나 업무목적 외의 용도로 사용한 자

**제79조(벌칙)** 다음 각 호의 어느 하나에 해당하는 자는 2년 이하의 징역 또는 2천만원 이하의 벌금에 처한다.

1. 제18조제3항을 위반한 자
2. 제21조제1항부터 제3항까지 또는 제22조제3항에 따른 신고를 하지 아니하거나 거짓으로 신고한 자

2의2. 제21조제5항에 따른 현장조사를 정당한 사유 없이 거부·방해 또는 기피한 자
2의3. 제23조제2항에 따른 신고를 하지 아니하고 고위험병원체 취급시설을 설치·운영한 자
3. 제23조제8항에 따른 안전관리 점검을 거부·방해 또는 기피한 자
3의2. 제23조의2에 따른 고위험병원체 취급시설의 폐쇄명령 또는 운영정지명령을 위반한 자

3의3. 제49조제4항을 위반하여 정당한 사유 없이 폐쇄 명령에 따르지 아니한 자
4. 제60조제4항을 위반한 자(다만, 공무원은 제외한다)
5. 제76조의2제6항을 위반한 자

**제79조의2(벌칙)** 다음 각 호의 어느 하나에 해당하는 자는 1년 이하의 징역 또는 2천만원 이하의 벌금에 처한다. 〈개정 2019. 12. 3., 2020. 9. 29., 2023. 5. 19.〉
1. 제18조의4제4항을 위반하여 같은 조 제2항에 따른 질병관리청장 또는 시·도지사의 자료제출 요구를 받고 이를 거부·방해·회피하거나, 거짓자료를 제출하거나 또는 고의적으로 사실을 누락·은폐한 자
2. 제23조의4제1항을 위반하여 고위험병원체를 취급한 자
3. 제23조의4제2항을 위반하여 고위험병원체를 취급하게 한 자
4. 제76조의2제1항을 위반하여 질병관리청장 또는 시·도지사의 요청을 거부하거나 거짓자료를 제공한 의료기관 및 약국, 법인·단체·개인
5. 제76조의2제2항 후단을 위반하여 경찰관서의 장의 요청을 거부하거나 거짓자료를 제공한 자

**제79조의3(벌칙)** 다음 각 호의 어느 하나에 해당하는 자는 1년 이하의 징역 또는 1천만원 이하의 벌금에 처한다.
1. 제41조제1항을 위반하여 입원치료를 받지 아니한 자
2. 삭제 〈2020.8.12.〉
3. 제41조제2항을 위반하여 자가치료 또는 시설치료 및 의료기관 입원치료를 거부한 자
4. 제42조제1항·제2항제1호·제3항 또는 제7항에 따른 입원 또는 격리 조치를 거부한 자
5. 제47조제3호 또는 제49조제1항제14호에 따른 입원 또는 격리 조치를 위반한 자

**제79조의4(벌칙)** 다음 각 호의 어느 하나에 해당하는 자는 500만원 이하의 벌금에 처한다.
1. 제1급감염병 및 제2급감염병에 대하여 제11조에 따른 보고 또는 신고 의무를 위반하거나 거짓으로 보고 또는 신고한 의사, 치과의사, 한의사, 군의관, 의료기관의 장 또는 감염병병원체 확인기관의 장
2. 제1급감염병 및 제2급감염병에 대하여 제11조에 따른 의사, 치과의사, 한의사, 군의관, 의료기관의 장 또는 감염병병원체 확인기관의 장의 보고 또는 신고를 방해한 자

**제80조(벌칙)** 다음 각 호의 어느 하나에 해당하는 자는 300만원 이하의 벌금에 처한다.
1. 제3급감염병 및 제4급감염병에 대하여 제11조에 따른 보고 또는 신고 의무를 위반하거나 거짓으로 보고 또는 신고한 의사, 치과의사, 한의사, 군의관, 의료기관의 장, 감염병병원체 확인기관의 장 또는 감염병 표본감시기관
2. 제3급감염병 및 제4급감염병에 대하여 제11조에 따른 의사, 치과의사, 한의사, 군의관,

의료기관의 장, 감염병병원체 확인기관의 장 또는 감염병 표본감시기관의 보고 또는 신고를 방해한 자
2의2. 제13조제2항에 따른 감염병병원체 검사를 거부한 자
3. 제37조제4항을 위반하여 감염병관리시설을 설치하지 아니한 자
4. 삭제 〈2020.3.4.〉
5. 제42조에 따른 강제처분에 따르지 아니한 자(제42조제1항·제2항제1호·제3항 및 제7항에 따른 입원 또는 격리 조치를 거부한 자는 제외한다)
6. 제45조를 위반하여 일반인과 접촉하는 일이 많은 직업에 종사한 자 또는 감염병환자등을 그러한 직업에 고용한 자
7. 제47조(같은 조 제3호는 제외한다) 또는 제49조제1항(같은 항 제2호의2부터 제2호의4까지 및 제3호 중 건강진단에 관한 사항과 같은 항 제14호는 제외한다)에 따른 조치에 위반한 자
8. 제52조제1항에 따른 소독업 신고를 하지 아니하거나 거짓이나 그 밖의 부정한 방법으로 신고하고 소독업을 영위한 자
9. 제54조제1항에 따른 기준과 방법에 따라 소독하지 아니한 자

**제81조(벌칙)** 다음 각 호의 어느 하나에 해당하는 자는 200만원 이하의 벌금에 처한다.
1. 내지 2. 삭제 〈2018.3.27.〉
3. 제12조제1항에 따른 신고를 게을리한 자
4. 세대주, 관리인 등으로 하여금 제12조제1항에 따른 신고를 하지 아니하도록 한 자
5. 삭제 〈2015.7.6.〉
6. 제20조에 따른 해부명령을 거부한 자
7. 제27조에 따른 예방접종증명서를 거짓으로 발급한 자
8. 제29조를 위반하여 역학조사를 거부·방해 또는 기피한 자
8의2. 제32조제2항을 위반하여 거짓이나 그 밖의 부정한 방법으로 예방접종을 받은 사람
9. 제45조제2항을 위반하여 성매개감염병에 관한 건강진단을 받지 아니한 자를 영업에 종사하게 한 자
10. 제46조 또는 제49조제1항제3호에 따른 건강진단을 거부하거나 기피한 자
11. 정당한 사유 없이 제74조의2제1항에 따른 자료 제공 요청에 따르지 아니하거나 거짓 자료를 제공한 자, 검사나 질문을 거부·방해 또는 기피한 자

**제81조의2(형의 가중처벌)** ① 단체나 다중(多衆)의 위력(威力)을 통하여 조직적·계획적으로 제79조제1호의 죄를 범한 경우 그 죄에서 정한 형의 2분의 1까지 가중한다.
② 제79조의3 각 호의 죄를 범하여 고의 또는 중과실로 타인에게 감염병을 전파시킨 경우 그 죄에서 정한 형의 2분의 1까지 가중한다.

**제82조(양벌규정)** 법인의 대표자나 법인 또는 개인의 대리인, 사용인, 그 밖의 종업원이 그 법인 또는 개인의 업무에 관하여 제77조부터 제81조까지의 어느 하나에 해당하는 위반행위를 하면 그 행위자를 벌하는 외에 그 법인 또는 개인에게도 해당 조문의 벌금형을 과(科)한다. 다만, 법인 또는 개인이 그 위반행위를 방지하기 위하여 해당 업무에 관하여 상당한 주의와 감독을 게을리하지 아니한 경우에는 그러하지 아니하다.

**제83조(과태료)** ① 다음 각 호의 어느 하나에 해당하는 자에게는 1천만원 이하의 과태료를 부과한다.

1. 제23조제3항 단서 또는 같은 조 제4항에 따른 변경신고를 하지 아니한 자
2. 제23조제5항에 따른 신고를 하지 아니한 자
3. 제23조의3제3항 단서에 따른 변경신고를 하지 아니한 자
4. 제35조의2를 위반하여 거짓 진술, 거짓 자료를 제출하거나 고의적으로 사실을 누락·은폐한 자

② 제49조제1항제2호의2의 조치를 따르지 아니한 관리자·운영자에게는 300만원 이하의 과태료를 부과한다.

③ 다음 각 호의 어느 하나에 해당하는 자에게는 100만원 이하의 과태료를 부과한다.

1. 제28조제2항에 따른 보고를 하지 아니하거나 거짓으로 보고한 자
2. 제33조의3에 따른 보고를 하지 아니하거나 거짓으로 보고한 자

2의2. 제41조제3항에 따른 전원등의 조치를 거부한 자

3. 제51조제3항에 따른 소독을 하지 아니한 자
4. 제53조제1항 및 제2항에 따른 휴업·폐업 또는 재개업 신고를 하지 아니한 자
5. 제54조제2항에 따른 소독에 관한 사항을 기록·보존하지 아니하거나 거짓으로 기록한 자

④ 다음 각 호의 어느 하나에 해당하는 자에게는 10만원 이하의 과태료를 부과한다.

1. 제49조제1항제2호의2 또는 제2호의3의 조치를 따르지 아니한 이용자
2. 제49조제1항제2호의4의 조치를 따르지 아니한 자

⑤ 제1항부터 제4항까지에 따른 과태료는 대통령령으로 정하는 바에 따라 보건복지부장관, 질병관리청장, 관할 시·도지사 또는 시장·군수·구청장이 부과·징수한다. 〈개정 2015. 7. 6., 2020. 8. 11., 2020. 8. 12., 2023. 6. 13.〉

**[영]제33조(과태료의 부과)** 법 제83조제1항부터 제4항까지의 규정에 따른 과태료의 부과기준은 별표 3과 같다.

**참고**

**[별표 3] 과태료의 부과기준(제33조 관련)**

1. 일반기준

가. 위반행위의 횟수에 따른 과태료의 가중된 부과기준은 최근 1년간 같은 위반행위로 과태료 부과처분을 받은 경우에 적용한다. 이 경우 기간의 계산은 위반행위에 대하여 과태료 부과처분을

받은 날과 그 처분 후 다시 같은 위반행위를 하여 적발된 날을 기준으로 한다.

나. 가목에 따라 가중된 부과처분을 하는 경우 가중처분의 적용차수는 그 위반행위 전 부과처분 차수(가목에 따른 기간 내에 과태료 부과처분이 둘 이상 있었던 경우에는 높은 차수를 말한다)의 다음 차수로 한다.

다. 질병관리청장, 시·도지사 또는 시장·군수·구청장(이하 "부과권자"라 한다)은 위반행위자가 다음의 어느 하나에 해당하는 경우에는 제2호의 개별기준에 따른 과태료 금액의 2분의 1 범위에서 그 금액을 감경할 수 있다. 다만, 과태료를 체납하고 있는 위반행위자에 대해서는 그렇지 않다.

1) 위반행위자가 자연재해·화재 등으로 재산에 현저한 손실이 발생하거나 사업 여건의 악화로 사업이 중대한 위기에 처하는 등의 사정이 있는 경우
2) 위반행위가 사소한 부주의나 오류 등 과실로 인한 것으로 인정되는 경우
3) 위반행위자가 해당 위반행위로 이 법에 따른 제재 처분을 받거나 다른 법률에 따른 과태료·벌금 등의 처분을 받은 경우
4) 그 밖에 위반행위의 정도, 위반행위의 동기와 그 결과 등을 고려하여 감경할 필요가 있다고 인정되는 경우

라. 부과권자는 위반행위의 정도, 위반행위의 동기와 그 결과 등을 고려하여 위반행위자가 다음의 어느 하나에 해당하는 경우에는 제2호의 개별기준에 따른 과태료 금액의 2분의 1 범위에서 그 금액을 늘려 부과할 수 있다. 다만, 늘려 부과하는 경우에도 법 제83조제1항부터 제4항까지의 규정에 따른 과태료 금액의 상한을 넘을 수 없다.

1) 위반행위가 고의나 중대한 과실에 의한 것으로 인정되는 경우
2) 위반의 내용 및 정도가 중대하여 소비자 등에게 미치는 피해가 크다고 인정되는 경우
3) 법 위반상태의 기간이 3개월 이상인 경우
4) 그 밖에 위반행위의 정도, 위반행위의 동기와 그 결과 등을 고려하여 과태료를 가중할 필요가 있다고 인정되는 경우

2. 개별기준

| 위반행위 | 근거 법조문 | 과태료(단위: 만원) | | |
|---|---|---|---|---|
| | | 1차 위반 | 2차 위반 | 3차 이상 위반 |
| 가. 법 제23조제3항 단서 또는 같은 조 제4항에 따른 변경신고를 하지 않은 경우 | 법 제83조 제1항제1호 | 100 | 200 | |
| 나. 법 제23조제5항에 따른 신고를 하지 않은 경우 | 법 제83조 제1항제2호 | 100 | 200 | |
| 다. 법 제23조의3제3항 단서에 따른 변경신고를 하지 않은 경우 | 법 제83조 제1항제3호 | 100 | 200 | |
| 라. 법 제28조제2항에 따른 보고를 하지 않거나 거짓으로 보고한 경우 | 법 제83조 제3항제1호 | 50 | 100 | |
| 마. 법 제33조의3에 따른 보고를 하지 않거나 거짓으로 보고한 경우 | 법 제83조 제3항제2호 | 50 | 100 | |
| 바. 법 제35조의2를 위반하여 거짓 진술, 거짓 자료를 제출하거나 고의적으로 사실을 누락·은폐한 경우 | 법 제83조 제1항제4호 | 500 | 1,000 | |

<table>
<tr><td>사. 법 제41조제3항에 따른 전원등의 조치를 거부한 경우</td><td>법 제83조<br>제3항제2호의2</td><td>50</td><td colspan="2">100</td></tr>
<tr><td>아. 감염병 전파의 위험성이 있는 장소 또는 시설의 관리자·운영자가 법 제49조제1항제2호의2의 조치를 따르지 않은 경우</td><td>법 제83조<br>제2항</td><td>50</td><td>100</td><td>200</td></tr>
<tr><td>자. 감염병 전파의 위험성이 있는 장소 또는 시설의 이용자나 감염병 전파가 우려되는 운송수단의 이용자가 법 제49조제1항제2호의2 또는 제2호의3의 조치를 따르지 않은 경우</td><td>법 제83조<br>제4항제1호</td><td>10</td><td colspan="2">10</td></tr>
<tr><td>차. 법 제49조제1항제2호의4의 조치를 따르지 않은 경우</td><td>법 제83조<br>제4항제2호</td><td>10</td><td colspan="2">10</td></tr>
<tr><td>카. 법 제51조제3항에 따른 소독을 하지 않은 경우</td><td>법 제83조<br>제3항제3호</td><td>50</td><td colspan="2">100</td></tr>
<tr><td>타. 법 제53조제1항 및 제2항에 따른 휴업·폐업 또는 재개업 신고를 하지 않은 경우</td><td>법 제83조<br>제3항제4호</td><td>25</td><td colspan="2">50</td></tr>
<tr><td>파. 법 제54조제2항에 따른 소독에 관한 사항을 기록·보존하지 않거나 거짓으로 기록한 경우</td><td>법 제83조<br>제3항제5호</td><td>15</td><td colspan="2">30</td></tr>
</table>

### 부칙 <법률 제19715호, 2023. 9. 14.>

**제1조(시행일)** 이 법은 공포 후 3개월이 경과한 날부터 시행한다. 다만, 제18조의5의 개정규정은 공포 후 1년이 경과한 날부터 시행하고, 제34조제2항, 제65조 및 제67조의 개정규정은 2024년 1월 1일부터 시행한다.

**제2조(검사의뢰에 관한 적용례)** 제29조의2제1항의 개정규정은 이 법 시행 이후 의료인 및 의료기관의 장이 질병관리청장에게 이상반응에 대한 검사를 의뢰한 경우부터 적용한다.

# 감염병의 예방 및 관리에 관한 법률 시행령

### 부칙 <대통령령 제33757호, 2023. 9. 26.>

이 영은 2023년 9월 29일부터 시행한다.

# 감염병의 예방 및 관리에 관한 법률 시행규칙

### 부칙 <보건복지부령 제990호, 2023. 12. 29.>

**제1조(시행일)** 이 규칙은 2024년 1월 1일부터 시행한다.

**제2조(감염병연구전문기관에 관한 경과조치)** 이 규칙 시행 전에 종전의 규정에 따라 감염병연구전문기관으로 지정된 기관은 제5조의4제1항의 개정규정에 따라 감염병연구전문기관으로 지정된 것으로 본다.

# 2. 감염병의 예방 및 관리에 관한 법률 요약

## 제1장 총 칙

### 1. 목적 (법1조)

1) 국민 건강에 위해가 되는 감염병의 발생과 유행을 방지
2) 감염병의 예방 및 관리를 위하여 필요한 사항을 규정
3) 국민 건강의 증진 및 유지에 이바지함

### 2. 감염병 (법2조)

#### 1) 정의

제1급감염병, 제2급감염병, 제3급감염병, 제4급감염병, 기생충감염병, 세계보건기구 감시대상 감염병, 생물테러감염병, 성매개감염병, 인수(人獸)공통감염병 및 의료관련감염병.

#### 2) 제1급감염병

**생물테러감염병** 또는 **치명률이 높거나 집단 발생의 우려가 커서** 발생 또는 유행 **즉시 신고**하여야 하고, **음압격리와 같은 높은 수준의 격리**가 필요한 감염병
(갑작스러운 국내 유입 또는 유행이 예견되어 긴급한 예방·관리가 필요하여 질병관리청장이 보건복지부장관과 협의하여 지정하는 감염병 포함)

- 에볼라바이러스병
- 라싸열
- 남아메리카출혈열
- 두창
- 탄저
- 야토병
- 중증급성호흡기증후군(SARS)
- 동물인플루엔자 인체감염증
- 디프테리아
- 마버그열
- 크리미안콩고출혈열
- 리프트밸리열
- 페스트
- 보툴리눔독소증
- 신종감염병증후군
- 중동호흡기증후군(MERS)
- 신종인플루엔자

#### 3) 제2급감염병

전파가능성을 고려하여 발생 또는 유행 시 **24시간 이내에 신고**하여야 하고, **격리가 필요**한 감염병(갑작스러운 국내 유입 또는 유행이 예견되어 긴급한 예방·관리가 필요하여 질병관리청장이 보건복지부장관과 협의하여 지정하는 감염병 포함)

| | |
|---|---|
| • 결핵(結核) | • 수두(水痘) |
| • 홍역(紅疫) | • 콜레라 |
| • 장티푸스 | • 파라티푸스 |
| • 세균성이질 | • 장출혈성대장균감염증 |
| • A형간염 | • 백일해(百日咳) |
| • 유행성이하선염(流行性耳下腺炎) | • 풍진(風疹) |
| • 폴리오 | • 수막구균 감염증 |
| • b형헤모필루스인플루엔자 | • 폐렴구균 감염증 |
| • 한센병 | • 성홍열 |
| • 반코마이신내성황색포도알균(VRSA) 감염증 | • E형간염 |
| • 카바페넴내성장내세균목(CRE) 감염증 | |

### 4) 제3급감염병

발생을 **계속 감시**할 필요가 있어 발생 또는 유행 시 **24시간 이내에 신고**하여야 하는 감염병(갑작스러운 국내 유입 또는 유행이 예견되어 긴급한 예방·관리가 필요하여 질병관리청장이 보건복지부장관과 협의하여 지정하는 감염병 포함)

| | |
|---|---|
| • 파상풍(破傷風) | • B형간염 |
| • 일본뇌염 | • C형간염 |
| • 말라리아 | • 레지오넬라증 |
| • 비브리오패혈증 | • 발진티푸스 |
| • 발진열(發疹熱) | • 쯔쯔가무시증 |
| • 렙토스피라증 | • 브루셀라증 |
| • 공수병(恐水病) | • 신증후군출혈열(腎症侯群出血熱) |
| • 후천성면역결핍증(AIDS) | |
| • 크로이츠펠트-야콥병(CJD) 및 변종크로이츠펠트-야콥병(vCJD) | |
| • 황열 | • 뎅기열 |
| • 큐열(Q熱) | • 웨스트나일열 |
| • 라임병 | • 진드기매개뇌염 |
| • 유비저(類鼻疽) | • 치쿤구니야열 |
| • 중증열성혈소판감소증후군(SFTS) | • 지카바이러스 감염증 |
| • 매독(梅毒) | |

### 5) 제4급감염병

제1급감염병부터 제3급감염병까지의 감염병 외에 유행 여부를 조사하기 위하여 **표본감시 활동**이 필요한 감염병 (질병관리청장이 지정하는 감염병을 포함)

| | | |
|---|---|---|
| • 인플루엔자 | • 회충증 | • 편충증 |
| • 요충증 | • 간흡충증 | • 폐흡충증 |
| • 장흡충증 | • 수족구병 | • 임질 |

- 클라미디아감염증
- 연성하감
- 성기단순포진
- 첨규콘딜롬
- 반코마이신내성장알균(VRE) 감염증
- 메티실린내성황색포도알균(MRSA) 감염증
- 다제내성녹농균(MRPA) 감염증
- 다제내성아시네토박터바우마니균(MRAB) 감염증
- 장관감염증
- 급성호흡기감염증
- 해외유입기생충감염증
- 엔테로바이러스감염증
- 사람유두종바이러스 감염증

### 6) 기생충감염병

**기생충**에 감염되어 발생하는 감염병 중 **보건복지부장관이 고시**하는 감염병

### 7) 세계보건기구 감시대상 감염병

세계보건기구가 **국제공중보건의 비상사태**에 대비하기 위하여 감시대상으로 정한 질환으로서 보건복지부장관이 고시하는 감염병

### 8) 생물테러감염병

**고의 또는 테러** 등을 목적으로 이용된 병원체에 의하여 발생된 감염병 중 보건복지부장관이 고시하는 감염병

### 9) 성매개감염병

**성 접촉을 통하여** 전파되는 감염병 중 보건복지부장관이 고시하는 감염병

### 10) 인수공통감염병

**동물과 사람 간에 서로 전파**되는 병원체에 의하여 발생되는 감염병 중 보건복지부장관이 고시하는 감염병

### 11) 의료관련감염병

**환자나 임산부 등이 의료행위를 적용받는 과정**에서 발생한 감염병으로서 **감시활동**이 필요하여 보건복지부장관이 고시하는 감염병

## 3. 감염병환자

### 1) 정의

감염병의 병원체가 인체에 침입하여 **증상을 나타내는 사람**으로서 진단 기준에 따른 **의사, 치과의사 또는 한의사의 진단**이나 **감염병병원체 확인기관의 실험실 검사**를 통하여 확인된 사람

### 2) 감염병병원체 확인기관 (법16조의2)

- 질병관리본부
- 국립검역소
- 보건환경연구원

- 보건소
- 의료기관 중 진단검사의학과 전문의가 상근(常勤)하는 기관
- 의과대학 중 진단검사의학과가 개설된 의과대학
- 대한결핵협회(결핵환자의 병원체를 확인하는 경우만 해당)
- 한센병환자 등의 치료·재활을 지원할 목적으로 설립된 기관(한센병환자의 병원체를 확인하는 경우만 해당)
- 인체에서 채취한 검사물에 대한 검사를 국가, 지방자치단체, 의료기관 등으로부터 위탁받아 처리하는 기관 중 진단검사의학과 전문의가 상근하는 기관

### 3) 감염병의사환자

감염병병원체가 인체에 침입한 것으로 의심이 되나 감염병환자로 **확인되기 전 단계**에 있는 사람

### 4) 병원체보유자

임상적인 **증상은 없으나 감염병병원체를 보유**하고 있는 사람

### 5) 감염병의심자

- 감염병환자, 감염병의사환자 및 병원체보유자와 접촉하거나 접촉이 의심되는 사람
- 검역관리지역 또는 중점검역관리지역에 체류하거나 그 지역을 경유한 사람으로서 감염이 우려되는 사람
- 감염병병원체 등 위험요인에 노출되어 감염이 우려되는 사람

### 6) 감시

감염병 발생과 관련된 자료, 감염병병원체·매개체에 대한 자료를 체계적이고 지속적으로 수집, 분석 및 해석하고 그 결과를 제때에 필요한 사람에게 배포하여 감염병 예방 및 관리에 사용하도록 하는 일체의 과정

### 7) 표본감시

감염병 중 감염병환자의 발생빈도가 높아 전수조사가 어렵고 중증도가 비교적 낮은 감염병의 발생에 대하여 감시기관을 지정하여 정기적이고 지속적인 의과학적 감시를 실시하는 것

### 8) 역학조사

감염병환자등이 발생한 경우 감염병의 차단과 확산 방지 등을 위하여 감염병환자등의 발생 규모를 파악하고 감염원을 추적하는 등의 활동과 감염병 예방접종 후 이상반응 사례가 발생한 경우나 감염병 여부가 불분명하나 그 발병원인을 조사할 필요가 있는 사례가 발생한 경우 그 원인을 규명하기 위하여 하는 활동

### 9) 예방접종 후 이상반응

예방접종 후 그 접종으로 인하여 발생할 수 있는 모든 증상 또는 질병으로서 해당 예방접종과 시간적 관련성이 있는 것

### 10) 고위험병원체

생물테러의 목적으로 이용되거나 사고 등에 의하여 외부에 유출될 경우 국민 건강에 심각한 위험을 초래할 수 있는 감염병병원체로서 보건복지부령(규5조, 규별표1 참조)으로 정하는 것을 말한다.

### 11) 관리대상 해외 신종감염병

**기존 감염병의 변이 및 변종** 또는 **기존에 알려지지 아니한 새로운 병원체**에 의해 발생하여 국제적으로 보건문제를 야기하고 국내 유입에 대비하여야 하는 감염병. (**질병관리청장**이 보건복지부장관과 **협의**하여 **지정**)

### 12) 의료 · 방역 물품

의약품 · 의약외품, 의료기기 등 의료 및 방역에 필요한 물품 및 장비 (**질병관리청장** 지정)

## 4. 국가 및 지방자치단체의 책무 (법4조)

국가 및 지방자치단체는 감염병환자등의 **인간으로서의 존엄과 가치를 존중**하고 그 **기본적 권리를 보호**하며, 법률에 따르지 아니하고는 취업 제한 등의 불이익을 주어서는 아니 된다.

### 1) 시행사업

국가 및 지방자치단체는 감염병의 예방 및 관리를 위하여 다음의 사업을 수행하여야 한다.

- 감염병의 예방 및 방역대책
- 감염병환자등의 진료 및 보호
- 감염병 예방을 위한 예방접종계획의 수립 및 시행
- 감염병에 관한 교육 및 홍보
- 감염병에 관한 정보의 수집·분석 및 제공
- 감염병에 관한 조사·연구
- 감염병병원체 검사·보존·관리 및 약제내성 감시(藥劑耐性 監視)
- 감염병 예방 및 관리 등을 위한 전문인력의 양성
- 감염병 예방 및 관리 등의 업무를 수행한 전문인력의 보호
- 감염병 관리정보 교류 등을 위한 국제협력
- 감염병의 치료 및 예방을 위한 의료、방역 물품의 비축
- 감염병 예방 및 관리사업의 평가
- 기후변화, 저출산 · 고령화 등 인구변동 요인에 따른 감염병 발생조사 · 연구 및 예방대책 수립
- 한센병의 예방 및 진료 업무를 수행하는 법인 또는 단체에 대한 지원
- 감염병 예방 및 관리를 위한 정보시스템의 구축 및 운영

- 해외 신종감염병의 국내 유입에 대비한 계획 준비, 교육 및 훈련
- 해외 신종감염병 발생 동향의 지속적 파악, 위험성 평가 및 관리대상 해외 신종감염병의 지정
- 관리대상 해외 신종감염병에 대한 병원체 등 정보 수집, 특성 분석, 연구를 통한 예방과 대응체계 마련, 보고서 발간 및 지침(매뉴얼을 포함한다) 고시

### 2) 상호 협력

국가·지방자치단체(교육감 포함)는 감염병의 효율적 치료 및 확산방지를 위하여 질병의 정보, 발생 및 전파 상황을 공유하고 **상호 협력**하여야 한다.

### 3) 정보의 공유

국가 및 지방자치단체는「의료법」에 따른 의료기관 및 의료인단체와 감염병의 발생 감시·예방을 위하여 관련 정보를 공유하여야 한다.

## 5. 의료인 등의 책무와 권리 (법5조) : 의료인 및 의료기관의 장 등

(1) 감염병 환자의 진료에 관한 **정보를 제공받을 권리**가 있고, 감염병 환자의 진단 및 치료 등으로 인하여 **발생한 피해에 대하여 보상**받을 수 있다.

(2) 감염병 환자의 진단·관리·치료 등에 **최선을 다하여야 하며, 보건복지부장관, 질병관리청장 또는 지방자치단체의 장의 행정명령에 적극 협조**

(3) 국가와 지방자치단체가 수행하는 **감염병의 발생 감시와 예방·관리 및 역학조사 업무에 적극 협조**

## 6. 국민의 권리와 의무 (법6조)

### 1) 국민의 권리

(1) 국민은 감염병으로 **격리 및 치료 등을 받은 경우 이로 인한 피해를 보상**받을 수 있다.

(2) 국민은 감염병 발생 상황, 감염병 예방 및 관리 등에 관한 **정보와 대응방법을 알 권리**가 있고, 국가와 지방자치단체는 **신속하게 정보를 공개**하여야 한다.

(3) 국민은 의료기관에서 감염병에 대한 **진단 및 치료를 받을 권리**가 있고, 국가와 지방자치단체는 이에 소요되는 **비용을 부담**하여야 한다.

### 2) 국민의 의무

국민은 치료 및 격리조치 등 국가와 지방자치단체의 감염병 예방 및 관리를 위한 활**동에 적극 협조**하여야 한다.

# 제2장 기본계획 및 사업

## 1. 감염병 예방 및 관리 계획의 수립 등 (법7조)

### 1) 기본계획

(1) **질병관리청장**은 보건복지부장관과 협의하여 감염병의 예방 및 관리에 관한 기본계획(**기본계획**)을 **5년**마다 수립 · 시행하여야 한다.

(2) 포함되어야 할 내용

- 감염병 예방 · 관리의 기본목표 및 추진방향
- 주요 감염병의 예방 · 관리에 관한 사업계획 및 추진방법
- 감염병 대비 의료 · 방역 물품의 비축 및 관리에 관한 사항
- 감염병 전문인력의 양성 방안
- 의료기관 종별 감염병 위기대응역량의 강화 방안
- 감염병 통계 및 정보통신기술 등을 활용한 감염병 정보의 관리 방안
- 감염병 관련 정보의 의료기관 간 공유 방안
- 그 밖에 감염병의 예방 및 관리에 필요한 사항

(3) 시·도지사와 시장·군수·구청장은 기본계획에 따라 시행계획을 수립·시행

(4) 질병관리청장, 시 · 도지사 또는 시장 · 군수 · 구청장은 기본계획이나 시행계획의 수립 · 시행에 필요한 자료의 제공 등을 관계 행정기관 또는 단체에 요청할 수 있으며 요청받은 관계 행정기관 또는 단체는 특별한 사유가 없으면 이에 따라야 한다.

## 2. 감염병관리사업지원기구의 운영 (법8조)

(1) 질병관리청장 및 시 · 도지사는 기본계획 및 시행계획의 시행과 국제협력 등의 업무를 지원하기 위하여 민간전문가 등으로 구성된 감염병관리사업지원기구를 둘 수 있다.

(2) 국가 및 지방자치단체는 감염병관리사업지원기구의 운영 등에 필요한 예산을 지원할 수 있다.

## 3. 감염병병원 (법8조의2) : 감염병전문병원 또는 감염병연구병원

### 1) 목적

(1) 감염병의 연구·예방

(2) 전문가 양성 및 교육

(3) 환자의 진료 및 치료 등

### 2) 세부사항

(1) 감염병환자의 진료 및 치료 등을 위한 감염병전문병원은 일정규모 이상의 병상(**음압병상** 및 **격리병상**을 포함)을 갖추어야 한다.

(2) 감염병전문병원은 권역별로 국가가 설립하거나 지정하여 운영 (인구 규모, 지리적 접근성 등을 고려하여 권역을 설정)

(3) 국가는 예산의 범위에서 감염병전문병원 또는 감염병연구병원을 설립하거나 지정하여 운영하는 데 필요한 예산을 지원가능

## 4. 내성균 관리대책 (법8조의3)

보건복지부장관은 내성균 발생 예방 및 확산 방지 등을 위하여 감염병관리위원회의 심의를 거쳐 내성균 관리대책을 **5년마다** 수립·추진

### 1) 세부사항

(1) 정책목표 및 방향
(2) 진료환경 개선 등 내성균 확산 방지를 위한 사항
(3) 감시체계 강화에 관한 사항
(4) 그 밖에 내성균 관리대책에 필요하다고 인정되는 사항

## 5. 업무의 협조 (법8조의4)

(1) 보건복지부장관은 내성균 관리대책의 **수립·시행**을 위하여 **관계 공무원** 또는 **관계 전문가**의 의견을 듣거나 **관계 기관 및 단체 등**에 필요한 **자료제출** 등 협조를 요청할 수 있다.
(2) 보건복지부장관은 내성균 관리대책의 **작성**을 위하여 관계 **중앙행정기관의 장**에게 내성균 관리대책의 정책목표 및 방향과 관련한 **자료 또는 의견의 제출** 등 필요한 협조를 요청할 수 있다.

## 6. 긴급상황실 (법8조의5)

**질병관리청장**은 감염병 정보의 수집 · 전파, 상황관리, 감염병이 유입되거나 유행하는 긴급한 경우의 초동조치 및 지휘 등의 업무를 수행하기 위하여 상시 긴급상황실을 설치 · 운영

## 7. 감염병 연구개발 지원 등 (법8조의6) : 질병관리청장

(1) 감염병에 관한 조사 · 연구를 위하여 감염병 연구개발 기획 및 치료제 · 백신 등의 연구개발에 관한 사업을 추진
(2) 연구개발사업을 추진하기 위하여 예산의 범위에서 연구개발사업을 하는 기관이나 단체에 출연금을 지급할 수 있다.
(3) 조사 · 연구를 위하여 전문기관을 지정 또는 해제할 수 있다.
(4) 감염병 치료제 · 백신 개발 관련 연구기관 · 대학 및 기업 등의 의뢰를 받아 시험 · 분석을 할 수 있다. (수수료 부여)

## 8. 감염병관리위원회 (법9조, 법10조) (영2조부터 영8조까지)

(1) 감염병의 예방 및 관리에 관한 주요 시책을 심의하기 위하여 **질병관리청**에 감염병관리위원회를 둔다.

(2) 위원회에서 심의 사항

- 기본계획의 수립
- 감염병 관련 의료 제공
- 감염병에 관한 조사 및 연구
- 감염병의 예방·관리 등에 관한 지식 보급 및 감염병환자등의 인권 증진
- 해부명령에 관한 사항
- 예방접종의 실시기준과 방법에 관한 사항
- 필수예방접종 및 임시예방접종에 사용되는 의약품의 사전 비축 및 장기 구매에 관한 사항
- 필수예방접종약품등의 공급의 우선순위 등 분배기준, 그 밖에 필요한 사항의 결정
- 감염병 위기관리대책의 수립 및 시행
- 예방·치료 의료·방역 물품의 사전 비축, 장기 구매 및 생산에 관한 사항
- 의료·방역 물품 공급의 우선순위 등 분배기준, 그 밖에 필요한 사항의 결정
- 개발 중인 백신 또는 의약품의 구매 및 공급에 필요한 계약에 관한 사항
- 예방접종 등으로 인한 피해에 대한 국가보상에 관한 사항
- 내성균 관리대책에 관한 사항
- 그 밖에 감염병의 예방 및 관리에 관한 사항으로서 위원장이 위원회의 회의에 부치는 사항

(3) 위원회의 구성(법10조)

① 위원장 1명(**질병관리청장**)과 부위원장 1명(위원 중에서 위원장이 지명)을 포함하여 30명 이내의 위원으로 구성

② 위원 : 다음 중 하나에 해당하는 사람 중 위원장이 임명하거나 위촉, **공무원이 아닌** 위원이 전체 위원의 **과반수**가 되어야 한다

- 감염병의 예방 또는 관리 업무를 담당하는 공무원
- 감염병 또는 감염관리를 전공한 의료인
- 감염병과 관련된 전문지식을 소유한 사람
- 시·도지사협의체가 추천하는 사람
- 비영리민간단체가 추천하는 사람
- 그 밖에 감염병에 관한 지식과 경험이 풍부한 사람

# 제3장 신고 및 보고

## 1. 의사 등의 신고 (법11조)

► 벌칙 : 500만원 이하의 벌금
1,2급감염병에 대한 보고 또는 신고 의무 위반, 거짓으로 보고 또는 신고..
1,2급감염병에 대한 보고 또는 신고를 방해한 자

► 벌칙 : 300만원 이하의 벌금
3,4급감염병에 대한 보고 또는 신고 의무 위반, 거짓으로 보고 또는 신고..
3,4급감염병에 대한 보고 또는 신고를 방해한 자

### 1) 사유

(1) 감염병환자등을 진단하거나 그 사체를 검안(檢案)한 경우
(2) 예방접종 후 이상반응자를 진단하거나 그 사체를 검안한 경우
(3) 감염병환자 등이 **제1급**감염병부터 **제3급**감염병까지에 해당하는 감염병으로 **사망**한 경우
(4) 감염병환자로 의심되는 사람이 감염병병원체 검사를 **거부**하는 경우

### 2) 보고 및 지도

(1) 보고 (표본감시 대상이 되는 **제4급감염병 제외**)
① **의사, 치과의사** 또는 **한의사**는 **소속 의료기관의 장**에게 **보고 (의료기관에 소속되지 아니한** 의사, 치과의사 또는 한의사는 그 사실을 **관할 보건소장**에게 **신고)**
② 지도 : **해당 환자와 그 동거인**에게 질병관리청장이 정하는 감염 방지 방법 등을 **지도**
(2) **감염병병원체 확인기관**의 **소속 직원**은 실험실 검사 등을 통하여 감염병환자등을 발견한 경우 **감염병병원체 확인기관의 장**에게 보고

### 3) 의료기관의 장 및 감염병병원체 확인기관의 장의 신고

(1) **제1급**감염병 : **즉시**
(2) **제2급**감염병, **제3급**감염병 : **24시간** 이내
(3) **제4급**감염병 : **7일** 이내
(4) 질병관리청장 또는 관할 보건소장에게 신고

### 4) 육군, 해군, 공군 또는 국방부 직할 부대에 소속된 군의관의 신고

육군, 해군, 공군 또는 국방부 직할 부대에 **소속된 군의관**은 1)에 해당하는 사실(표본감시 대상이 되는 **제4급감염병 제외**)이 있으면 **소속 부대장에게 보고**하여야 하고, 보고를 받은 **소속 부대장은 관할 보건소장에게 신고**하여야 한다.

(1) **제1급**감염병 : **즉시**
(2) **제2급**감염병, **제3급**감염병 : **24시간** 이내

### 5) 감염병 표본감시기관의 신고

**표본감시 대상이 되는 제4급감염병**으로 인하여 1)의 (1) 또는 (3)에 해당하는 사실이 있으면 **질병관리청장 또는 관할 보건소장에게 신고**하여야 한다.

## 2. 그 밖의 신고의무자 (법12조)

### 1) 신고

(1) **제1급**감염병부터 **제3급**감염병까지에 해당하는 감염병 중 다음의 감염병(규8조)이 발생한 경우에는 **의사, 치과의사 또는 한의사**의 **진단**이나 **검안**을 요구하거나 관할 주소지의 **보건소장**에게 **신고**

| | |
|---|---|
| • 결핵 | • 홍역 |
| • 콜레라 | • 장티푸스 |
| • 파라티푸스 | • 세균성이질 |
| • 장출혈성대장균감염증 | • A형간염 |

► 벌칙 : 200만원 이하의 벌금

(2) 그 밖의 신고 의무자

① 일반가정 : 세대를 같이하는 **세대주**. 다만, 세대주가 부재중인 경우에는 그 세대원

② 학교, 사회복지시설, 병원, 관공서, 회사, 공연장, 예배장소, 선박·항공기·열차 등 운송수단, 각종 사무소·사업소, 음식점, 숙박업소 또는 그 밖에 여러 사람이 모이는 장소(산후조리원, 목욕장업소, 이용업소, 미용업소(**규8조**))의 **관리인**, **경영자** 또는 **대표자**

③ 약사·한약사 및 약국개설자

④ 신고의무자가 아니더라도 감염병환자등 또는 감염병으로 인한 사망자로 의심되는 사람을 발견하면 보건소장에게 알려야 한다.

### 2) 신고 방법 및 신고 내용(규9조)

(1) 신고방법 : 서면, 구두(口頭), 전보, 전화 또는 컴퓨터통신

(2) 신고내용

① 신고인의 성명, 주소와 감염병환자등 또는 사망자와의 관계

② 감염병환자등 또는 사망자의 성명, 주소 및 직업

③ 감염병환자등 또는 사망자의 주요 증상 및 발병일

## 3. 보건소장 등의 보고 (법13조)

### 1) 보고의 절차

보건소장 → 특별자치시장、특별자치도지사 → 질병관리청장
보건소장 → 시장·군수·구청장 → 질병관리청장 및 시·도지사

### 2) 보고의 방법

(1) **제1군**감염병부터 **제4군**감염병까지의 발생 및 **예방접종 후 이상반응**의 보고
: 신고를 받은 후 **지체 없이**

(2) **제5군**감염병 및 지정감염병의 발생 보고 : **매주 1회**

### 3) 감염병병원체 검사 거부에 대한 조치

보고를 받은 **질병관리청장, 시·도지사** 또는 **시장·군수·구청장**은 감염병병원체 검사를 거부하는 사람(**제1급감염병 환자로 의심되는 경우에 한정**한다)에 대하여 감염병병원체 검사를 하게 할 수 있다.

► 벌칙 : 300만원 이하의 벌금

## 4. 인수공통감염병의 통보 (법14조)

(1) 「가축전염병예방법」에 따라 신고를 받은 **국립가축방역기관장**, 신고대상 가축의 소재지를 관할하는 **시장·군수·구청장** 또는 **시·도 가축방역기관의 장**은 같은 법에 따른 가축전염병 중 다음에 해당하는 감염병의 경우에는 즉시 **질병관리청장**에게 **통보**하여야 한다.

- 탄저
- 고병원성조류인플루엔자
- 광견병
- 그 밖에 대통령령으로 정하는 인수공통감염병{영9조 : **동물인플루엔자**}

(2) 통보를 받은 **질병관리청장**은 감염병의 예방 및 확산 방지를 위하여 이 법에 따른 **적절한 조치**를 취하여야 한다.

(3) 신고 또는 통보를 받은 행정기관의 장은 신고자의 요청이 있는 때에는 신고자의 신원을 **외부에 공개하여서는 아니** 된다.

## 5. 감염병환자등의 파악 및 관리 (법15조)

(1) 보건소장은 관할구역에 거주하는 감염병환자등에 관하여 신고를 받았을 때에는 기록하고 그 명부(전자문서포함)를 관리하여야 한다.

(2) **감염병환자등의 명부**는 **3년**간 보관하고 **예방접종 후 이상반응자의 명부**는 **10년**간 보관(규12조)

# 제4장 감염병감시 및 역학조사 등

## 1. 감염병 표본감시 등 (법16조, 법16조의2)

### 1) 표본감시의 지정

**질병관리청장**은 감염병 발생의 의과학적인 감시를 위하여 질병의 특성과 지역을 고려하여 **보건의료기관이나 그 밖의 기관 또는 단체를 감염병 표본감시기관으로 지정**할 수 있다.

(1) 표본감시의 대상이 되는 감염병 : **제4급감염병**

(2) 지정 : **질병관리청장** (시·도지사의 추천) (규14조)

① 인플루엔자

- 보건소 중 보건의료원
- 보건환경연구원
- 의료기관 중 진단검사의학과 전문의가 상근하는 기관
- 인체에서 채취한 검사물에 대한 검사를 국가, 지방자치단체, 의료기관 등으로부터 위탁받아 처리하는 기관 중 진단검사의학과 전문의가 상근하는 기관
- 의료기관 중 소아과·내과·가정의학과·이비인후과 진료과목이 있는 의료기관

② 제4급감염병 중 기생충감염병에 해당하는 감염병

- 보건소
- 보건환경연구원
- 의료기관 중 진단검사의학과 전문의가 상근하는 기관

- 인체에서 채취한 검사물에 대한 검사를 국가, 지방자치단체, 의료기관 등으로부터 위탁받아 처리하는 기관 중 진단검사의학과 전문의가 상근하는 기관
- 의료기관 중 의원·병원 및 종합병원
- 기생충감염병에 관한 연구 및 학술발표 등을 목적으로 결성된 학회
- 기생충감염병의 예방 및 관리를 목적으로 설립된 비영리법인

③ 제4급감염병(인플루엔자 및 기생충감염병은 제외)

- 보건소
- 보건환경연구원
- 의료기관 중 진단검사의학과 전문의가 상근하는 기관
- 인체에서 채취한 검사물에 대한 검사를 국가, 지방자치단체, 의료기관 등으로부터 위탁받아 처리하는 기관 중 진단검사의학과 전문의가 상근하는 기관
- 의료기관 중 의원·병원 및 종합병원
- 제4급감염병에 관한 연구 및 학술발표 등을 목적으로 결성된 학회

(3) 지정 취소 : 질병관리청장 (규14조)

① 표본감시 관련 자료 제출 요구와 감염병의 예방 및 관리에 필요한 협조 요청에 불응하는 경우

② 폐업 등으로 감염병의 발생 감시 업무를 계속하여 수행할 수 없는 경우

③ 그 밖에 감염병의 발생 감시 업무를 게을리 하는 경우 (규14조)

- 표본감시 업무를 게을리하는 경우
- 신고 실적이 없는 등 질병관리본부장이 표본감시기관으로서 표본감시 업무를 계속하여 수행할 수 없다고 인정하는 경우

### 2) 자료의 제출 및 협조 요청

질병관리청장, 시·도지사 또는 시장·군수·구청장은 감염병의 표본감시와 관련하여 필요한 자료의 제출을 요구하거나 감염병의 예방·관리에 필요한 협조를 요청할 수 있다.

### 3) 정보제공

질병관리청장, 시·도지사 또는 시장·군수·구청장은 수집한 정보 중 국민 건강에 관한 중요한 정보를 관련 기관·단체·시설 또는 국민들에게 제공하여야 한다.

### 4) 경비지원

질병관리청장, 시·도지사 또는 시장·군수·구청장은 표본감시활동에 필요한 경비를 표본감시기관에 지원할 수 있다.

### 5) 정보제공의 요구

질병관리청장은 감염병이 발생하거나 유행할 가능성이 있어 관련 정보를 확보할 긴급한 필요가 있다고 인정하는 경우 공공기관의 장(영10조 : 건강보험심사평가원 및 국민건강보험공단)에게 정보 제공을 요구할 수 있다.

### 6) 감염병병원체 확인기관(법16조의2)

(1) 실험실 검사등을 통해 감염병병원체 확인 가능한 기관

- 질병관리청
- 질병대응센터
- 보건환경연구원
- 보건소
- 의료기관 중 진단검사의학과 전문의가 상근(常勤)하는 기관
- 의과대학 중 진단검사의학과가 개설된 의과대학
- 대한결핵협회(결핵환자 병원체)
- 한센병환자 등의 치료 · 재활을 지원할 목적으로 설립된 기관(한센병환자 병원체)
- 인체에서 채취한 검사물에 대한 검사를 국가, 지방자치단체, 의료기관 등으로부터 위탁받아 처리하는 기관 중 진단검사의학과 전문의가 상근하는 기관

(2) 질병관리청장이 감염병병원체 확인의 정확성 · 신뢰성을 확보하기 위하여 감염병병원체 확인기관의 실험실 검사능력을 평가하고 관리

## 2. 실태조사 (법17조)

(1) 시행자 : 질병관리청장 및 시 · 도지사
(2) **감염병의 관리 및 감염 실태**와 **내성균 실태**를 파악, 결과를 공표
(3) 의료기관 등 관계 기관 · 법인 및 단체의 장에게 필요한 자료의 제출 또는 의견의 진술을 요청할 수 있다

## 3. 역학조사 (법18조)

### 1) 실시의무

(1) 시행자 : **질병관리청장, 시 · 도지사 또는 시장 · 군수 · 구청장**
(2) 감염병이 발생하여 **유행**할 우려가 있거나, 감염병 여부가 불분명하나 **발병원인**을 조사할 필요가 있다고 인정하면 **지체 없이** 역학조사
(3) 결과에 관한 정보를 필요한 범위 에서 **해당 의료기관**에 제공, **지역확산 방지** 등을 위하여 필요한 경우 **다른 의료기관**에 제공
(4) 역학조사를 하기 위하여 **역학조사반**을 각각 설치
(3) 누구든지 역학조사에서 다음의 행위를 하여서는 아니 된다.

- 정당한 사유 없이 역학조사를 거부·방해 또는 회피하는 행위
- 거짓으로 진술하거나 거짓 자료를 제출하는 행위
- 고의적으로 사실을 누락·은폐하는 행위

► 벌칙 : 2년 이하의 징역이나 2천만원 이하의 벌금

## 4. 역학조사의 요청 (법18조의2)

(1) **의료인** 또는 **의료기관의 장**은 감염병 또는 알 수 없는 원인으로 인한 질병이 발생하였거나 발생할 것이 우려되는 경우 **질병관리청장** 또는 **시·도지사**에게 역학조사를 실시할 것을 요청 가능.

(2) **질병관리청장** 또는 **시·도지사**는 역학조사의 실시 여부 및 그 사유 등을 지체 없이 해당 의료인 또는 의료기관 개설자에게 **통지**

## 5. 역학조사인력의 양성 (법18조의3)

(1) 다음(법60조의2)에 해당하는 역학조사관 또는 수습역학조사관에 대하여 정기적으로 역학조사에 관한 교육·훈련을 실시

- 방역, 역학조사 또는 예방접종 업무를 담당하는 공무원
- 의료인
- 약사, 수의사 등 감염병 · 역학 관련 분야의 전문가

## 6. 역학조사 자료제출 요구 등 (법18조의4)

(1) **질병관리청장**은 **역학조사 등을 효율적으로 시행**하기 위해 역학조사에 필요한 자료제출을 요구할 수 있다.

(2) 대상 : 관계 중앙행정기관의 장, 의료기관, 국민건강보험공단, 건강보험심사평가원(영16조의2)

(3) 질병관리청장 또는 시 · 도지사는 감염병과 관련하여 **주의** 이상의 위기경보가 발령된 경우에는 **법인 · 단체 · 개인** 등에 대하여 역학조사에 필요한 자료제출을 요구할 수 있다.

► 벌칙 : 1년 이하의 징역 또는 2천만원 이하의 벌금
- 자료제출 요구를 받고 이를 거부 · 방해 · 회피하거나, 거짓자료를 제출하거나 또는 고의적으로 사실을 누락 · 은폐한 자

(4) 역학조사를 실시하는 경우 필요에 따라 관계 중앙행정기관의 장에게 인력 파견 등(영16조의3 : 인력 파견 및 물자 지원, 역학조사 대상자 및 대상 기관에 대한 관리, 감염원 및 감염경로 조사를 위한 검사·정보 분석 등) 필요한 지원을 요청할 수 있다.

## 7. 건강진단 (법19조) : 성매개감염병의 예방

- 종사자의 건강진단이 필요한 직업에 종사하는 자
- 성매개감염병에 감염되어 그 전염을 매개할 상당한 우려가 있다고 특별자치시장 · 특별자치도지사 또는 시장 · 군수 · 구청장이 인정한 자

## 8. 해부명령 (법20조)

► 벌칙 : 200만원 이하의 벌금

(1) 해부 명령 : **질병관리청장**

(2) 동의

해부를 하려면 미리 **연고자**의 동의를 받아야 한다.

(3) 해부 담당자

**질병관리본부장**은 감염병 전문의, 해부학, 병리학 또는 법의학을 전공한 사람을 해부를 담당하는 의사로 지정하여 해부를 하여야 한다.

## 9. 시신의 장사방법 등 (법20조의2)

(1) 감염병의 차단과 확산 방지 목적

(2) 연고자에게 해당 조치의 필요성 및 구체적인 방법·절차 등을 미리 설명

(3) 화장시설의 설치·관리자에게 조치에 협조하여 줄 것을 요청

# 제5장 고위험병원체

## 1. 고위험병원체의 분리 및 이동 신고 (법21조)

(1) 감염병환자, 식품, 동식물, 그 밖의 환경 등으로부터 **고위험병원체를 분리한 자**는 지체 없이 고위험병원체의 명칭, 분리된 검체명, 분리 일자 등을 **질병관리청장**에게 **신고**

► 벌칙 : 2년 이하의 징역이나 2천만원 이하의 벌금 - 미신고 또는 거짓 신고

(2) **고위험병원체를 분양·이동받으려는 자**는 사전에 고위험병원체의 명칭, 분양 및 이동계획 등을 **질병관리청장**에게 신고

► 벌칙 : 2년 이하의 징역이나 2천만원 이하의 벌금 - 미신고 또는 거짓 신고

(3) **고위험병원체를 이동하려는 자**는 사전에 고위험병원체의 명칭과 이동계획 등을 **질병관리청장**에게 신고

► 벌칙 : 2년 이하의 징역이나 2천만원 이하의 벌금 - 미신고 또는 거짓 신고

(4) 신고를 받은 경우 그 내용을 검토하여 적합하면 신고를 수리

(5) 고위험병원체의 분리신고를 받은 경우 **현장조사**를 실시할 수 있다.

► 벌칙 : 2년 이하의 징역이나 2천만원 이하의 벌금 - 정당한 사유 없이 거부·방해 또는 기피

(6) 고위험병원체를 보유·관리하는 자는 매년 고위험병원체 보유현황에 대한 기록을 작성하여 **질병관리청장**에게 제출

## 2. 고위험병원체의 반입 허가 등 (법22조)

### 1) 반입 허가

감염병의 진단 및 학술 연구 등을 목적으로 고위험병원체를 국내로 반입하려는 자는 다음으로

정하는 요건을 갖추어 **질병관리청장**의 허가를 받아야 한다.

- 고위험병원체 취급시설을 설치·운영하거나 고위험병원체 취급시설을 설치·운영하고 있는 자와 고위험병원체 취급시설을 사용하는 계약을 체결할 것
- 고위험병원체의 안전한 수송 및 비상조치 계획을 수립할 것
- 고위험병원체 전담관리자를 둘 것

► 벌칙 : 5년 이하의 징역 또는 5천만원 이하의 벌금

### 2) 허가사항의 변경

(1) 허가받은 사항을 변경하려는 자는 질병관리청장의 **허가**

(2) **경미한 사항**을 변경하려는 경우에는 질병관리청장에게 **신고**

► 벌칙 : 5년 이하의 징역 또는 5천만원 이하의 벌금

### 3) 인수 이동

(1) 고위험병원체의 반입 허가를 받은 자가 해당 고위험병원체를 인수하여 이동하려면 그 인수장소를 지정하고 이동계획을 **질병관리청장**에게 미리 신고하여야 한다.

► 벌칙 : 2년 이하의 징역이나 2천만원 이하의 벌금

### 4) 허가 취소 : 질병관리청장

- 속임수나 그 밖의 부정한 방법으로 허가를 받은 경우 (필히 취소)
- 허가를 받은 날부터 1년 이내에 인수 신고를 하지 않은 경우 (필히 취소)
- 반입 허가 요건을 충족하지 못하는 경우

## 3. 고위험병원체의 안전관리 등 (법23조)

(1) 고위험병원체를 검사, 보존, 관리 및 이동에 필요한 시설을 설치·운영 또는 설치·운영하고 있는 자와 사용 계약을 체결

(2) 안전관리 등급별로 **질병관리청장**의 허가를 받거나 **질병관리청장**에게 신고 (설치·운영하려는 자가 둘 이상인 경우에는 **공동**으로 허가를 받거나 신고)

► 벌칙 : 3년 이하의 징역이나 3천만원 이하의 벌금(허가)
► 벌칙 : 2년 이하의 징역이나 2천만원 이하의 벌금(신고)

(3) 허가를 받은 자가 허가받은 사항을 변경하려면 변경 허가(경미한 사항은 신고)

► 벌칙 : 3년 이하의 징역이나 3천만원 이하의 벌금 (허가)

► 과태료 : 1천만원 이하의 과태료 (신고)

(4) 신고한 자는 신고한 사항을 변경하려면 변경 신고

► 과태료 : 1천만원 이하의 과태료

(5) 고위험병원체 취급시설을 폐쇄하는 경우 **질병관리청장**에게 신고

► 과태료 : 1천만원 이하의 과태료

(6) 허가를 받거나 신고한 자는 고위험병원체 취급시설의 안전관리 등급에 따라 **안전관리 준수사항**을 지켜야 한다.

(7) **질병관리청장**은 고위험병원체를 검사, 보존, 관리 및 이동하는 자가 안전관리 준수사항 및 허가 및 신고 기준을 지키고 있는지 여부 등을 점검할 수 있다.

► 벌칙 : 2년 이하의 징역이나 2천만원 이하의 벌금

## 4. 고위험병원체 취급시설의 허가취소 등 (법23조의2)

### 1) 허가취소, 폐쇄, 운영 정지

(1) 시행 : 질병관리청장

(2) 사유

- 속임수나 그 밖의 부정한 방법으로 허가를 받거나 신고한 경우(폐쇄)
- 변경허가를 받지 아니하거나 변경신고를 하지 아니하고 허가 내용 또는 신고 내용을 변경한 경우
- 안전관리 준수사항을 지키지 아니한 경우
- 허가 또는 신고의 기준에 미달한 경우

(3) 처벌

① 허가 취소

② 고위험병원체 취급시설의 폐쇄 명령

③ **1년 이내**의 운영 정지

► 벌칙 : 폐쇄명령, 운영정지명령 위반시 2년 이하의 징역이나 2천만원 이하의 벌금

### 2) 고위험병원체의 폐기

(1) 허가가 취소되거나 고위험병원체 취급시설의 폐쇄명령을 받은 자는 보유하고 있는 고위험병원체를 90일 이내에 폐기(**질병관리청장**에게 결과 보고)

(2) 천재지변 등 부득이한 사유로 기한 내에 처리할 수 없어 기한의 연장을 요청하는 경우에는 **질병관리청장**은 **90일**의 범위에서 그 기한을 연장

(3) 고위험병원체를 기한 이내에 폐기 및 보고하지 아니하는 경우에는 질병관리청장은 해당 고위험병원체를 폐기할 수 있다

## 5. 생물테러감염병병원체의 보유허가 등 (법23조의3)

(1) **감염병의 진단 및 학술연구 등**을 목적으로 생물테러감염병병원체를 보유하고자 하는 자는 사전에 **질병관리청장**의 허가

① 부득이한 사정(감염병의사환자로부터 생물테러감염병병원체를 분리한 후 보유하는 경우 등)으로 사전에 허가를 받을 수 없는 경우에는 보유 즉시 허가)

> ► 벌칙 : 5년 이하의 징역 또는 5천만원 이하의 벌금

(2) 고위험병원체 국내반입허가를 받은 경우에는 본 허가를 받은 것으로 본다.

(3) 변경허가(**질병관리청장**) : 허가받은 사항을 변경하고자 하는 경우

> ► 벌칙 : 3년 이하의 징역 또는 3천만원 이하의 벌금

(4) 변경신고(**질병관리청장**) : 고위험병원체를 취급하는 사람의 변경 등 경미한 사항을 변경하려는 경우

> ► 과태료 : 1천만원 이하의 과태료

(5) 허가 취소(**질병관리청장**) : 생물테러감염병병원체의 보유허가를 받은 자가 **속임수나 그 밖의 부정한 방법**으로 허가를 받은 경우

## 6. 고위험병원체의 취급 기준 (법23조의4)

- 전문대학 이상의 대학에서 보건의료 또는 생물 관련 분야를 전공하고 졸업한 사람 또는 이와 동등한 학력을 가진 사람
- 전문대학 이상의 대학을 졸업한 사람 또는 이와 동등 이상의 학력을 가진 사람으로서 보건의료 또는 생물 관련 분야 외의 분야를 전공하고 2년 이상의 보건의료 또는 생물 관련 분야의 경력이 있는 사람
- 고등학교·고등기술학교를 졸업한 사람 또는 이와 동등 이상의 학력을 가진 사람으로서 4년 이상의 보건의료 또는 생물 관련 분야의 경력이 있는 사람

> ► 벌칙 : 1년 이하의 징역 또는 2천만원 이하의 벌금
> - 취급 기준을 위반하여 고위험병원체를 취급하거나 취급하게 한 자

## 7. 고위험병원체의 취급 교육 (법23조의5)

(1) 고위험병원체를 취급하는 사람은 고위험병원체의 안전한 취급을 위하여 **매년** 필요한 교육을 받아야 한다.

(2) 질병관리청장은 교육을 전문 기관 또는 단체에 위탁할 수 있다.

# 제6장 예방접종

## 1. 필수예방접종 (법24조)

### 1) 실시의무자

특별자치시장 · 특별자치도지사 또는 시장 · 군수 · 구청장

### 2) 접종기관

(1) **보건소**를 통하여 필수예방접종을 실시하여야 한다.

(2) 필수예방접종업무를 관할구역 안에 있는 **의료기관**에 **위탁**할 수 있다.

### 3) 필수예방접종 대상 질병

| | |
|---|---|
| • 디프테리아 | • 폴리오 |
| • 백일해 | • 홍역 |
| • 파상풍 | • 결핵 |
| • B형간염 | • 유행성이하선염 |
| • 풍진 | • 수두 |
| • 일본뇌염 | • b형헤모필루스인플루엔자 |
| • 폐렴구균 | • 인플루엔자 |
| • A형간염 | • 사람유두종바이러스 감염증 |
| • 그룹 A형 로타바이러스 감염증 | |
| • 그 밖에 질병관리청장이 감염병의 예방을 위하여 필요하다고 인정하여 지정하는 감염병 | |

### 4) 필수예방접종의 사전 알림

필수예방접종 대상 아동 부모에게 **필수예방접종을 사전**에 알려야 한다.
(이 경우 고유식별정보를 처리할 수 있다).

## 2. 임시예방접종 (법25조)

(1) **특별자치시장 · 특별자치도지사 또는 시장 · 군수 · 구청장**은 다음에 해당하면 관할 보건소를 통하여 임시예방접종을 하여야 한다.

- 질병관리청장이 감염병 예방을 위하여 특별자치도지사 또는 시장 · 군수 · 구청장에게 예방접종을 실시할 것을 요청한 경우
- 특별자치도지사 또는 시장 · 군수 · 구청장이 감염병 예방을 위하여 예방접종이 필요하다고 인정하는 경우

## 3. 예방접종의 공고 (법26조)

**특별자치시장 · 특별자치도지사 또는 시장 · 군수 · 구청장**은 **임시예방접종**을 할 경우에는 예방접종의 일시 및 장소, 예방접종의 종류, 예방접종을 받을 사람의 범위를 정하여 **미리 공고**하여야 한

다. 다만, 법(제32조 제2항)에 따른 **예방접종의 실시기준** 등이 변경될 경우에는 그 **변경 사항을 미리 공고**하여야 한다.

## 4. 예방접종 내역의 사전확인 (법26조의2)

(1) 예방접종업무를 위탁받은 **의료기관의 장**
(2) 예방접종을 하기 전에 예방접종을 받으려는 사람 **본인 또는 법정대리인의 동의**를 받아 해당 예방접종을 받으려는 사람의 **예방접종 내역을 확인**
(3) 예방접종을 확인하는 경우 **예방접종통합관리시스템**을 활용하여 그 내역을 확인할 수 있다.

## 5. 예방접종증명서 (법27조)

► 벌칙 : 200만원 이하의 벌금(거짓으로 발급한 경우)

(1) **질병관리청장, 특별자치시장 · 특별자치도지사** 또는 **시장 · 군수 · 구청장**은 필수예방접종 또는 임시예방접종을 받은 사람 본인 또는 법정대리인에게 **예방접종증명서**를 발급하여야 한다.
(2) 특별자치시장 · 특별자치도지사나 시장 · 군수 · 구청장이 **아닌** 자가 예방접종을 한 때에는 질병관리청장, 특별자치시장 · 특별자치도지사 또는 시장·군수·구청장은 해당 예방접종을 한 자로 하여금 예방접종증명서를 발급하게 할 수 있다.
(3) 예방접종증명서는 **전자문서**를 이용하여 발급할 수 있다.

## 6. 예방접종 기록의 보존 및 보고 등 (법28조)

(1) **특별자치시장 · 특별자치도지사** 또는 **시장 · 군수 · 구청장**은 필수예방접종 및 임시예방접종을 하거나, 보고를 받은 경우에는 예방접종에 관한 **기록을 작성 · 보관**하여야 하고, 그 내용을 시 · 도지사 및 질병관리청장에게 **각각 보고**하여야 한다.
(2) 특별자치시장 · 특별자치도지사나 시장 · 군수 · 구청장이 아닌 자가 이 법에 따른 예방접종을 하면 보건복지부령(규23조)으로 정하는 바에 따라 특별자치시장 · 특별자치도지사 또는 시장 · 군수 · 구청장에게 보고하여야 한다.

► 과태료 : 100만원 이하의 과태료

## 7. 예방접종에 관한 역학조사 (법29조)

► 벌칙 : 200만원 이하의 벌금

질병관리청장, 시 · 도지사 또는 시장 · 군수 · 구청장은 다음에 따라 조사를 실시하고, 예방접종 후 이상반응 사례가 발생하면 그 원인을 밝히기 위하여 역학조사를 하여야 한다.

(1) 질병관리청장 : 예방접종의 효과 및 예방접종 후 이상반응에 관한 조사
(2) 시 · 도지사 또는 시장 · 군수 · 구청장 : 예방접종 후 이상반응에 관한 조사

## 8. 예방접종 후 이상반응에 대한 검사(법29조의2)

**의료인 및 의료기관의 장**은 필수예방접종 또는 임시예방접종 후 혈소판감소성 혈전증 등 이상반응이 나타나거나 의심되는 사람을 발견한 경우에는 **질병관리청장**에게 이상반응에 대한 검사를 의뢰할 수 있다.

## 9. 예방접종피해조사반 (법30조)

예방접종으로 인한 질병 · 장애 · 사망의 원인 규명 및 피해 보상 등을 조사하고 법(제72조 제1항)에 따른 제3자의 고의 또는 과실 유무를 조사하기 위하여 질병관리청에 예방접종피해조사반을 둔다.

## 10. 예방접종 완료 여부의 확인 (법31조) : 특별자치시장 · 특별자치도지사 또는 시장 · 군수 · 구청장

(1) 초등학교와 중학교의 장에게 예방접종 완료 여부에 대한 검사 기록을 제출하도록 요청
(2) 유치원의 장과 어린이집의 원장에게 영유아의 예방접종 여부를 확인하도록 요청
(3) 제출 기록 및 확인 결과를 확인하여 예방접종을 끝내지 못한 영유아, 학생 등이 있으면 그 영유아 또는 학생 등에게 예방접종 실시

## 11. 예방접종의 실시주간 및 실시기준 등 (법32조)

(1) 질병관리청장은 국민의 예방접종에 대한 관심을 높여 감염병에 대한 예방접종을 활성화하기 위하여 예방접종주간을 설정할 수 있다.
(2) 누구든지 거짓이나 그 밖의 부정한 방법으로 예방접종을 받아서는 아니 된다.

## 12. 예방접종 휴가(법32조의2)

(1) 사업주는 예방접종을 받은 근로자에게 유급휴가를 줄 수 있다.
(2) 국가 및 지방자치단체는 필요한 경우 사업주에게 해당 유급휴가를 위한 비용을 지원
(3) 국가 및 지방자치단체는 고용보험 피보험자 등이 유급휴가를 사용하지 못하는 경우 그 비용을 지원

## 13. 예방접종약품의 계획 생산 (법33조)

(1) 질병관리청장은 예방접종약품의 국내 공급이 부족하다고 판단되는 경우 등에는 예산의 범위에서 감염병의 예방접종에 필요한 수량의 예방접종약품을 미리 계산하여 의약품 제조업자에게 생산하게 할 수 있으며, 예방접종약품을 연구하는 자 등을 지원할 수 있다.
(2) 예방접종약품의 생산에 드는 비용의 전부 또는 일부를 해당 의약품 제조업자에게 미리 지급할 수 있다.

## 14. 필수예방접종약품등의 비축 등 (법33조의2)

(1) 질병관리청장은 **필수예방접종** 및 **임시예방접종**이 원활하게 이루어질 수 있도록 하기 위하여

필요한 필수예방접종약품등을 **위원회의 심의**를 거쳐 미리 비축하거나 장기 구매를 위한 계약을 미리 할 수 있다.

(2) 비축한 필수예방접종약품등의 공급의 우선순위 등 **분배기준**, 그 밖에 필요한 사항을 위원회의 **심의를 거쳐** 정할 수 있다.

## 15. 필수예방접종약품등의 생산 계획 등의 보고 (법33조의3)

「약사법」에 따른 품목허가를 받거나 신고를 한 자 중 필수예방접종의약품등을 생산 · 수입하거나 하려는 자는 필수예방접종약품등의 생산 · 수입 계획(계획의 변경을 포함) 및 실적을 질병관리청장에게 보고

► 과태료 : 100만원 이하의 과태료

## 16. 예방접종통합관리시스템의 구축 · 운영 등 (법33조의4)

(1) **질병관리청장**은 예방접종업무에 필요한 각종 자료 또는 정보의 효율적 처리와 기록·관리업무의 전산화를 위하여 **예방접종통합관리시스템을 구축·운영**하여야 한다.

(2) **통합관리시스템을 구축·운영**하기 위하여 **자료를 수집·관리·보유**할 수 있으며, **관련 기관 및 단체**에 필요한 자료의 제공을 **요청**할 수 있다. 이 경우 자료의 제공을 요청받은 기관 및 단체는 정당한 사유가 없으면 이에 따라야 한다.

- 예방접종 대상자의 인적사항 (고유식별정보 등 개인정보를 포함)
- 예방접종을 받은 사람의 이름, 접종명, 접종일시 등 예방접종 실시 내역
- 예방접종 위탁 의료기관 개설 정보, 예방접종 후 이상반응 신고 · 보고 내용, 예방접종에 관한 역학조사 내용, 예방접종 피해보상 신청 내용 등

(3) **보건소장** 및 **예방접종업무를 위탁받은 의료기관의 장**은 예방접종을 하면 해당 정보를 통합관리시스템에 입력하여야 한다.

(4) 통합관리시스템을 활용하여 예방접종 대상 아동 부모에게 자녀의 예방접종 내역을 제공하거나 예방접종증명서 발급을 지원할 수 있다. 이 경우 예방접종 내역 제공 또는 예방접종증명서 발급의 적정성을 확인하기 위하여 법원행정처장에게 등록전산정보자료를 요청할 수 있으며, 법원행정처장은 정당한 사유가 없으면 이에 따라야 한다.

(5) 통합관리시스템은 예방접종업무와 관련된 정보시스템과 전자적으로 연계하여 활용할 수 있다.

- 교육정보시스템
- 유아교육정보시스템
- 통합전자민원창구 등 그 밖에 보건복지부령으로 정하는 정보시스템

# 제7장 감염 전파의 차단 조치

## 1. 감염병 위기관리대책의 수립 · 시행 (법34조)

(1) 보건복지부장관 및 질병관리청장은 감염병의 확산 또는 해외 신종감염병의 국내 유입으로 인한 재난상황에 대처하기 위하여 위원회의 심의를 거쳐 **감염병 위기관리대책을 수립 · 시행**하여야 한다.

(2) 감염병 위기관리대책에 포함될 사항

- 재난상황 발생 및 해외 신종감염병 유입에 대한 대응체계 및 기관별 역할
- 재난 및 위기상황의 판단, 위기경보 결정 및 관리체계
- 감염병위기 시 동원하여야 할 의료인 등 전문인력, 시설, 의료기관의 명부 작성
- 의료 · 방역 물품의 비축방안 및 조달방안
- 재난 및 위기상황별 국민행동요령, 동원 대상 인력, 시설, 기관에 대한 교육 및 도상연습, 제1급감염병 등 긴급한 대처가 필요한 감염병에 대한 위기대응 등 실제 상황대비 훈련
- 감염취약계층에 대한 유형별 보호조치 방안 및 사회복지시설의 유형별 · 전파상황별 대응방안
- 그 밖에 재난상황 및 위기상황 극복을 위하여 필요하다고 보건복지부장관이 인정하는 사항

(3) 보건복지부장관 및 질병관리청장은 감염병 위기관리대책에 따른 정기적인 훈련을 실시하여야 한다.

## 2. 감염병위기 시 정보공개 (법34조의2)

(1) 질병관리청장, 시 · 도지사 및 시장 · 군수 · 구청장은 국민의 건강에 위해가 되는 감염병 확산으로 인하여 **주의** 이상의 **위기경보**가 발령되면 감염병 환자의 이동경로, 이동수단, 진료의료기관 및 접촉자 현황, 감염병의 지역별 · 연령대별 발생 및 검사 현황 등 정보를 **정보통신망 게재** 또는 **보도자료 배포** 등의 방법으로 신속히 공개하여야 한다. 다만, 성별, 나이, 그 밖에 감염병 예방과 관계없다고 판단되는 정보는 제외하여야 한다.

(2) 공개한 정보가 그 공개목적의 달성 등으로 공개될 필요가 없어진 때에는 지체 없이 그 공개된 정보를 삭제

(3) 공개된 사항 중 사실과 다르거나 의견이 있는 누구나 서면이나 말로 또는 정보통신망을 이용하여 이의신청을 할 수 있고, 신청한 이의가 상당한 이유가 있다고 인정하는 경우에는 공개된 정보의 정정 등 필요한 조치를 하여야 한다.

## 3. 시 · 도별 감염병 위기관리대책의 수립 등 (법35조)

질병관리청장은 수립한 감염병 위기관리대책을 시 · 도지사에게 알려야 하며 시 · 도지사는 통보된 감염병 위기관리대책에 따라 시 · 도별 감염병 위기관리대책을 수립 · 시행하여야 한다.

## 4. 재난 시 의료인에 대한 거짓 진술 등의 금지 (법35조의2)

**누구든지** 감염병에 관하여 **주의** 이상의 **예보 또는 경보**가 발령된 후에는 **의료인**에 대하여 의료기관 내원(內院)이력 및 진료이력 등 **감염 여부 확인에 필요한 사실**에 관하여 거짓 진술, 거짓 자료를 제출하거나 고의적으로 사실을 누락·은폐하여서는 아니 된다.

► 과태료 : 1천만원 이하의 과태료

## 5. 감염병관리기관의 지정 등 (법36조)

(1) **보건복지부장관, 질병관리청장 또는 시 · 도지사**는 의료기관을 감염병관리기관으로 **지정하여야** 한다.
(2) **시장 · 군수 · 구청장**은 의료기관을 감염병관리기관으로 **지정할 수** 있다.
(3) 감염병관리기관의 장은 감염병을 예방하고 감염병관리시설을 설치하여야 한다. (일정규모 이상의 감염병관리기관에는 감염병의 전파를 막기 위하여 전실(前室) 및 음압시설(陰壓施設) 등을 갖춘 1인 병실 설치)
(4) 보건복지부장관, 질병관리청장, 시 · 도지사 또는 시장 · 군수 · 구청장은 감염병관리시설의 설치 및 운영에 드는 비용을 감염병관리기관에 지원하여야 한다.
(5) 감염병관리기관이 아닌 의료기관이 감염병관리시설을 설치 · 운영하려면 특별자치시장 · 특별자치도지사 또는 시장 · 군수 · 구청장에게 신고하여야 한다.
(6) 보건복지부장관, 질병관리청장, 시 · 도지사 또는 시장 · 군수 · 구청장은 감염병 발생 등 긴급상황 발생 시 감염병관리기관에 진료개시 등 필요한 사항을 지시할 수 있다.

## 6. 감염병위기 시 감염병관리기관의 설치 등 (법37조)

(1) 보건복지부장관, 질병관리청장, 시 · 도지사 또는 시장 · 군수 · 구청장은 감염병환자가 대량으로 발생하거나 지정된 감염병관리기관만으로 감염병환자등을 모두 수용하기 어려운 경우에는 다음의 조치를 취할 수 있다.
  ① 지정된 감염병관리기관이 아닌 의료기관을 일정 기간 동안 감염병관리기관으로 지정
  ② 격리소 · 요양소 또는 진료소의 설치 · 운영
(2) 지정된 감염병관리기관의 장은 감염병관리시설을 설치하여야 하며, 보건복지부장관, 질병관리청장, 시 · 도지사 또는 시장 · 군수 · 구청장은 시설의 설치 및 운영에 드는 비용을 감염병관리기관에 지원하여야 한다.
(3) 지정된 감염병관리기관의 장은 정당한 사유없이 명령을 거부할 수 없다.

► 벌칙 : 300만원 이하의 벌금

(4) 보건복지부장관, 시·도지사 또는 시장·군수·구청장은 감염병 발생 등 긴급상황 발생 시 감염병관리기관에 진료개시 등 필요한 사항을 지시할 수 있다.

## 7. 감염병환자등의 입소 거부 금지 (법38조)

감염병관리기관은 정당한 사유 없이 감염병환자 등의 입소를 거부할 수 없다.

## 8. 감염병관리시설 (법39조, 법39조의2, 법39조의3)

### 1) 감염병관리시설

감염병관리시설 및 격리소 · 요양소 또는 진료소의 설치 및 관리방법 등에 관하여 필요한 사항은 규31조로 정한다.

- 감염병관리시설 : 외부와 격리된 진료실 또는 격리된 병실을 갖출 것
- 격리소 · 요양소 : 의료기관의 시설 기준 중 의원에 해당하는 시설을 갖추거나 임시숙박시설 및 간이진료시설을 갖출 것
- 진료소 : 의료기관의 시설 기준 중 의원에 해당하는 시설을 갖추거나 보건지소일 것

### 2) 감염병관리시설 평가 (법39조의2)

질병관리청장, 시·도지사 및 시장·군수·구청장은 감염병관리시설을 정기적으로 평가하고 그 결과를 시설의 감독·지원 등에 반영할 수 있다.

### 3) 감염병의심자 격리시설(법39조의3)

(1) **시 · 도지사**는 감염병 발생 또는 유행 시 감염병의심자를 격리하기 위한 시설(감염병의심자 격리시설)을 지정(**의료기관 제외**)

(2) **질병관리청장** 또는 **시 · 도지사**는 감염병환자등의 감염병의심자가 **대량으로 발생**하거나 감염병의심자 격리시설만으로 감염병의심자를 **모두 수용하기 어려운 경우**에는 감염병의심자 격리시설로 지정되지 않은 시설을 **일정기간 동안 지정**할 수 있다.

## 9. 생물테러감염병 등에 대비한 의약품 및 장비의 비축 (법40조) - 질병관리청장

(1) 생물테러감염병 및 그 밖의 감염병의 대유행이 우려되면 위원회의 심의를 거쳐 예방 · 치료 의료 · 방역 물품의 품목을 정하여 미리 비축하거나 장기 구매를 위한 계약을 미리 할 수 있다.

(2) 「약사법」에도 불구하고 생물테러감염병이나 그 밖의 감염병의 대유행이 우려되면 예방 · 치료 의약품을 정하여 의약품 제조업자에게 생산하게 할 수 있으며, 이에 따른 예방 · 치료 의약품의 효과와 이상반응에 관하여 조사하고, 이상반응 사례가 발생하면 역학조사를 하여야 한다.

## 10. 감염병 대비 의약품 공급의 우선순위 등 분배기준 (법40조의2)

(1) 질병관리청장은 생물테러감염병이나 그 밖의 감염병의 대유행에 대비하여 비축하거나 생산한 **의료 · 방역 물품** 공급의 우선순위 등 분배기준 등을 위원회의 심의를 거쳐 정할 수 있다.

(2) 분배기준을 정할 때 **우선 분배**되도록 노력할 지역 조건

- 감염병 확산으로 인하여 특별재난지역으로 선포된 지역
- 감염병이 급속히 확산하거나 확산될 우려가 있는 지역으로서 치료병상 현황, 환자

중증도 등을 고려하여 질병관리청장이 정하는 지역

## 11. 수출금지 등 (법40조의3) : 보건복지부장관

(1) **제1급감염병의 유행**으로 그 예방 · 방역 및 치료에 필요한 의료 · 방역 물품 중 급격한 가격 상승 또는 공급부족으로 국민건강을 현저하게 저해할 우려가 있을 때에는 그 물품의 수출이나 국외 반출을 금지

► 벌칙 : 5년 이하의 징역 5천만원 이하의 벌금

(2) 금지를 하려면 미리 **관계 중앙행정기관의 장과 협의**하여야 하고, **금지 기간**을 미리 정하여 공표하여야 한다.

## 12. 지방자치단체의 감염병 대비 의료 · 방역 물품의 비축 (법40조의4)

**시 · 도지사 또는 시장 · 군수 · 구청장**은 감염병의 확산 또는 해외 신종감염병의 국내 유입으로 인한 재난상황에 대처하기 위하여 감염병 대비 의료 · 방역 물품을 비축 · 관리하고, 재난상황 발생 시 이를 지급하는 등 필요한 조치를 취할 수 있다.

## 13. 감염병관리통합정보시스템 (법40조의5)

(1) **질병관리청장**은 감염병의 예방 · 관리 · 치료 업무에 필요한 각종 자료 또는 정보의 효율적 처리와 기록 · 관리 업무의 전산화를 위하여 **감염병환자등, 의료인, 의약품 및 장비 등**을 관리하는 감염병관리통합정보시스템을 구축 · 운영할 수 있다.

(2) 감염병정보시스템을 구축 · 운영하기 위하여 감염병환자등의 **인적사항**, 감염병 **치료내용**, 그 밖에 감염병환자등에 대한 **예방 · 관리 · 치료 업무에 필요한 자료**를 수집 · 관리 · 보유 및 처리할 수 있으며, 관련 기관 및 단체에 필요한 자료의 입력 또는 제출을 요청할 수 있다.

(3) 감염병정보시스템은 다음의 정보시스템과 전자적으로 연계하여 활용할 수 있다.

- 주민등록전산정보를 처리하는 정보시스템
- 지역보건의료정보시스템
- 통합식품안전정보망
- 국가가축방역통합정보시스템
- 재난관리자원 통합관리시스템
- 그 밖에 대통령령으로 정하는 정보시스템

## 14. 생물테러감염병 등에 대비한 개발 중인 백신 및 치료제 구매 특례(법40조의6)

(1) **질병관리청장**은 생물테러감염병 및 그 밖의 감염병의 대유행에 대하여 **기존의 백신이나 의약품으로 대처하기 어렵다고 판단**되는 경우 위원회의 심의를 거쳐 개발 중인 백신이나 의약품의 구매 및 공급에 필요한 계약 수행

(2) 공무원이 계약 및 계약 이행과 관련된 업무를 적극적으로 처리한 결과에 대하여 고의나 중

대한 과실이 없는 경우에는 징계 또는 문책 등 책임을 묻지 않음

## 15. 감염병환자등의 관리 (법41조)

► 벌칙 : 1년 이하의 징역 1천만원 이하의 벌금

(1) 감염병 중 특히 전파 위험이 높은 감염병으로서 질병관리청장이 고시한 감염병에 걸린 감염병환자등은 감염병관리기관, 감염병전문병원 및 감염병관리시설을 갖춘 의료기관(감염병관리기관등)에서 입원치료를 받아야 한다.

(2) 질병관리청장, 시 · 도지사 또는 시장 · 군수 · 구청장은 다음의 어느 하나에 해당하는 사람에게 자가(自家)치료, 시설치료 또는 의료기관 입원치료를 하게 할 수 있다.

- 의사가 자가치료 또는 시설치료가 가능하다고 판단하는 사람
- 입원치료 대상자가 아닌 사람
- 감염병의심자

(3) **보건복지부장관,** 질병관리청장, 시 · 도지사 또는 시장 · 군수 · 구청장은 다음의 어느 하나에 해당하는 경우 치료 중인 사람을 다른 감염병관리기관등이나 감염병관리기관등이 아닌 의료기관으로 전원(轉院)하거나, 자가 또는 시설로 이송하여 치료받게 할 수 있다. 이 경우 감염병환자등은 조치를 따라야 하며, 정당한 사유 없이 이를 거부할 경우 치료에 드는 비용은 본인이 부담한다.

- 중증도의 변경이 있는 경우
- 의사가 입원치료의 필요성이 없다고 판단하는 경우
- 격리병상이 부족한 경우 등 질병관리청장이 조치가 필요하다고 인정하는 경우

## 16. 사업주의 협조의무 (법41조의2)

(1) 사업주는 근로자가 입원 또는 격리되는 경우 그 입원 또는 격리기간 동안 **유급휴가**를 줄 수 있다. 이 경우 사업주가 **국가로부터** 유급휴가를 위한 **비용을 지원 받을 때에는 유급휴가를 주어야 한다.**

(2) 사업주는 (1)에 따른 유급휴가를 이유로 해고나 그 밖의 불리한 처우를 하여서는 아니 되며, 유급휴가 기간에는 그 근로자를 해고하지 못한다. (사업을 계속할 수 없는 경우 제외)

(3) 국가는 (1)에 따른 유급휴가를 위한 비용을 지원할 수 있다.

## 17. 감염병에 관한 강제처분 (법42조) : 질병관리청장, 시 · 도지사 또는 시장 · 군수 · 구청장

(1) 해당 **공무원**으로 하여금 다음에 해당하는 감염병환자등이 있다고 인정되는 **주거시설, 선박 · 항공기 · 열차 등 운송수단 또는 그 밖의 장소**에 들어가 필요한 조사나 진찰을 하게 할 수 있으며, 그 진찰 결과 감염병환자등으로 인정될 때에는 동행하여 치료받게 하거나 입원시킬 수 있다.

- 제1급감염병
- 제2급감염병 중 결핵, 홍역, 콜레라, 장티푸스, 파라티푸스, 세균성이질, 장출혈성대장균감염증, A형간염, 수막구균 감염증, 폴리오, 성홍열 또는 질병관리청장이 정하는 감염병
- 제3급감염병 중 질병관리청장이 정하는 감염병
- 세계보건기구 감시대상 감염병

(2) **제1급감염병**이 발생한 경우 해당 공무원으로 하여금 **감염병의심자**에게 다음 조치를 하게 할 수 있다. 이 경우 해당 공무원은 감염병 증상 유무를 확인하기 위하여 필요한 조사나 진찰을 할 수 있다.

- 자가(自家) 또는 시설에 격리
- 격리에 필요한 이동수단의 제한
- 유선·무선 통신, 정보통신기술을 활용한 기기 등을 이용한 감염병의 증상 유무 확인이나 위치정보의 수집. 이 경우 위치정보의 수집은 격리된 사람으로 한정한다.
- 감염 여부 검사

(3) 조사나 진찰 결과 **감염병환자등으로 인정된 사람**에 대해서는 해**당 공무원과 동행하여 치료받게 하거나 입원**시킬 수 있다.

(4) 조사·진찰이나 검사를 거부하는 사람(**조사거부자**)에 대해서는 해당 공무원으로 하여금 감염병관리기관에 동행하여 필요한 조사나 진찰을 받게 하여야 한다.

(5) 조사·진찰·격리·치료 또는 입원 조치를 하거나 동행하는 공무원은 **그 권한을 증명하는 증표**를 지니고 이를 관계인에게 보여주어야 한다.

(6) 조사·진찰·격리·치료 또는 입원 조치를 위하여 필요한 경우에는 **관할 경찰서장**에게 협조를 요청할 수 있다. 이 경우 요청을 받은 관할 **경찰서장**은 정당한 사유가 없으면 이에 따라야 한다.

(7) 조사거부자를 자가 또는 감염병관리시설에 **격리**할 수 있으며, 조사·진찰 결과 감염병환자등으로 인정될 때에는 감염병관리시설에서 **치료**받게 하거나 **입원**시켜야 한다.

(8) 감염병의심자 또는 조사거부자가 감염병환자등이 아닌 것으로 인정되면 격리 조치를 즉시 해제

(9) 조사거부자를 치료·입원시킨 경우 그 사실을 조사거부자의 **보호자에게 통지**

(10) 정당한 사유 없이 격리 조치가 해제되지 아니하는 경우 감염병의심자 및 조사거부자는 구제청구를 할 수 있으며, 그 절차 및 방법 등에 대해서는 「인신보호법」을 준용한다.

► 벌칙 : 1년 이하의 징역 1천만원 이하의 벌금 - 입원 또는 격리 조치를 거부한 자

► 벌칙 : 300만원 이하의 벌금 - 강제처분에 따르지 아니한 자

## 18. 감염병환자등의 입원 통지 (법43조)

질병관리청장, 시·도지사 또는 시장·군수·구청장은 감염병환자등이 입원치료가 필요한 경우에는 그 사실을 입원치료 대상자와 그 보호자에게 통지하여야 한다.

## 19. 격리자에 대한 격리 통지 (법43조의2)

질병관리청장, 시 · 도지사 또는 시장 · 군수 · 구청장은 입원 또는 격리 조치를 할 때에는 그 사실을 입원 또는 격리 **대상자**와 그 **보호자**에게 통지

## 20. 수감 중인 환자의 관리 (법44조)

교도소장은 수감자로서 감염병에 감염된 자에게 감염병의 전파를 차단하기 위한 조치와 적절한 의료를 제공하여야 한다.

## 21. 업무 종사의 일시 제한 (법45조)

(1) 감염병환자등은 업무의 성질상 일반인과 접촉하는 일이 많은 직업에 종사할 수 없고, 누구든지 감염병환자등을 그러한 직업에 고용할 수 없다.

► 벌칙 : 300만원 이하의 벌금(업무에 종사한 자, 고용한 자)

(2) 성매개감염병에 관한 건강진단을 받아야 할 자가 건강진단을 받지 아니한 때에는 같은 조에 따른 직업에 종사할 수 없으며 해당 영업을 영위하는 자는 건강진단을 받지 아니한 자를 그 영업에 종사하게 하여서는 아니 된다.

► 벌칙 : 200만원 이하의 벌금

## 22. 건강진단 및 예방접종 등의 조치 (법46조)

► 벌칙 : 200만원 이하의 벌금

질병관리청장, 시·도지사 또는 시장·군수·구청장은 다음의 어느 하나에 해당하는 사람에게 건강진단을 받거나 감염병 예방에 필요한 예방접종을 받게 하는 등의 조치를 할 수 있다.

① 감염병환자등의 가족 또는 그 동거인
② 감염병 발생지역에 거주하는 사람 또는 그 지역에 출입하는 사람으로서 감염병에 감염되었을 것으로 의심되는 사람
③ 감염병환자등과 접촉하여 감염병에 감염되었을 것으로 의심되는 사람

## 23. 감염병 유행에 대한 방역 조치 (법47조)

질병관리청장, 시·도지사 또는 시장·군수·구청장은 감염병이 유행하면 감염병 전파를 막기 위하여 모든 조치를 하거나 그에 필요한 일부 조치를 하여야 한다.

- 감염병환자등이 있는 장소나 감염병병원체에 오염되었다고 인정되는 장소에 대한 다음 각 목의 조치
  가. 일시적 폐쇄
  나. 일반 공중의 출입금지

다. 해당 장소 내 이동제한
라. 그 밖에 통행차단을 위하여 필요한 조치
• 의료기관에 대한 업무 정지
• 감염병의심자를 적당한 장소에 일정한 기간 입원 또는 격리시키는 것
• 감염병병원체에 오염되었거나 오염되었다고 의심되는 물건을 사용·접수·이동하거나 버리는 행위 또는 해당 물건의 세척을 금지하거나 태우거나 폐기처분하는 것
• 감염병병원체에 오염된 장소에 대한 소독이나 그 밖에 필요한 조치를 명하는 것
• 일정한 장소에서 세탁하는 것을 막거나 오물을 일정한 장소에서 처리하도록 명하는 것

► 벌칙 : 300만원 이하의 벌금

## 24. 오염장소 등의 소독 조치 (법48조)

육군 · 해군 · 공군 소속 부대의 장, 국방부직할부대의 장 및 그 밖의 신고 의무자는 감염병환자 등이 발생한 장소나 감염병병원체에 오염되었다고 의심되는 장소에 대하여 의사, 한의사 또는 관계 공무원의 지시에 따라 소독이나 그 밖에 필요한 조치를 하여야 한다.

# 제8장 예방 조치

## 1. 감염병의 예방 조치 (법49조)

(1) 질병관리청장, 시·도지사 또는 시장·군수·구청장은 감염병을 예방하기 위하여 다음의 모든 조치를 하거나 그에 필요한 일부 조치를 하여야 한다. 보건복지부장관은 감염병을 예방하기 위하여 제2호, 제2호의2부터 제2호의4까지, 제12호 및 제12호의2에 해당하는 조치를 할 수 있다.

1. 관할 지역에 대한 교통의 전부 또는 일부를 차단하는 것
2. 흥행, 집회, 제례 또는 그 밖의 여러 사람의 집합을 제한하거나 금지하는 것
2의2. 감염병 전파의 위험성이 있는 장소 또는 시설의 관리자 · 운영자 및 이용자 등에 대하여 출입자 명단 작성, 마스크 착용 등 방역지침의 준수를 명하는 것
2의3. 버스 · 열차 · 선박 · 항공기 등 감염병 전파가 우려되는 운송수단의 이용자에 대하여 마스크 착용 등 방역지침의 준수를 명하는 것
2의4. 감염병 전파가 우려되어 지역 및 기간을 정하여 마스크 착용 등 방역지침 준수를 명하는 것
3. 건강진단, 시체 검안 또는 해부를 실시하는 것
4. 감염병 전파의 위험성이 있는 음식물의 판매 · 수령을 금지하거나 그 음식물의 폐기나 그 밖에 필요한 처분을 명하는 것
5. 인수공통감염병 예방을 위하여 살처분(殺處分)에 참여한 사람 또는 인수공통감염병에

드러난 사람 등에 대한 예방조치를 명하는 것
6. 감염병 전파의 매개가 되는 물건의 소지·이동을 제한·금지하거나 그 물건에 대하여 폐기, 소각 또는 그 밖에 필요한 처분을 명하는 것
7. 선박·항공기·열차 등 운송 수단, 사업장 또는 그 밖에 여러 사람이 모이는 장소에 의사를 배치하거나 감염병 예방에 필요한 시설의 설치를 명하는 것
8. 공중위생에 관계있는 시설 또는 장소에 대한 소독이나 그 밖에 필요한 조치를 명하거나 상수도·하수도·우물·쓰레기장·화장실의 신설·개조·변경·폐지 또는 사용을 금지하는 것
9. 쥐, 위생해충 또는 그 밖의 감염병 매개동물의 구제(驅除) 또는 구제시설의 설치를 명하는 것
10. 일정한 장소에서의 어로(漁撈)·수영 또는 일정한 우물의 사용을 제한하거나 금지하는 것
11. 감염병 매개의 중간 숙주가 되는 동물류의 포획 또는 생식을 금지하는 것
12. 감염병 유행기간 중 의료인·의료업자 및 그 밖에 필요한 의료관계요원을 동원하는 것
12의2. 감염병 유행기간 중 의료기관 병상, 연수원·숙박시설 등 시설을 동원하는 것
13. 감염병병원체에 오염되었거나 오염되었을 것으로 의심되는 시설 또는 장소에 대한 소독이나 그 밖에 필요한 조치를 명하는 것
14. 감염병의심자를 적당한 장소에 일정한 기간 입원 또는 격리시키는 것
※ 시·도지사 또는 시장·군수·구청장은 제8호 및 제10호에 따라 식수를 사용하지 못하게 하려면 그 사용금지기간 동안 별도로 식수를 공급하여야 하며, 제1호·제2호·제6호·제8호·제10호 및 제11호에 따른 조치를 하려면 그 사실을 주민에게 미리 알려야 한다.

► 벌칙 : 1년 이하의 징역 1천만원 이하의 벌금 – 14호 입원 또는 격리 조치를 위반

► 벌칙 : 300만원 이하의 벌금 (조치 위반 시 – 제3호 중 건강진단에 관한 사항과 제14호는 제외)

► 벌칙 : 200만원 이하의 벌금 – 3호에 따른 건강진단을 거부 또는 기피

(2) 시·도지사 또는 시장·군수·구청장은 제2호의2의 조치를 따르지 아니한 관리자·운영자에게 해당 장소나 시설의 폐쇄를 명하거나 3개월 이내의 기간을 정하여 운영의 중단을 명할 수 있다. 다만, 운영중단 명령을 받은 자가 그 운영중단기간 중에 운영을 계속한 경우에는 해당 장소나 시설의 폐쇄를 명하여야 한다. 폐쇄 명령에도 불구하고 관리자·운영자가 그 운영을 계속하는 경우에는 관계 공무원에게 해당 장소나 시설을 폐쇄하기 위한 다음의 조치를 하게 할 수 있다.
① 해당 장소나 시설의 간판이나 그 밖의 표지판의 제거
② 해당 장소나 시설이 제3항에 따라 폐쇄된 장소나 시설임을 알리는 게시물 등의 부착

(3) 장소나 시설의 폐쇄를 명한 시·도지사 또는 시장·군수·구청장은 **위기경보 또는 방역지침의 변경**으로 장소 또는 시설 폐쇄의 필요성이 없어진 경우, 지역위원회 심의를 거쳐 폐쇄 중단 여부를 결정

## 2. 감염취약계층의 보호 조치 (법49조의2)

(1) **보건복지부장관,** 시 · 도지사 또는 시장 · 군수 · 구청장은 **호흡기와 관련된 감염병**으로부터 저소득층과 사회복지시설을 이용하는 어린이, 노인, 장애인 및 기타 대상(감염취약계층)을 보호하기 위하여 **주의** 이상의 **위기경보**가 발령된 경우 감염취약계층에게 의료 · 방역 물품 지급 등 필요한 조치를 취할 수 있다.

(2) **질병관리청장,** 시 · 도지사 또는 시장 · 군수 · 구청장은 **주의 이상의 위기경보**가 발령된 경우 감염취약계층이 이용하는 사회복지시설에 대하여 **소독** 등 필요한 조치를 명할 수 있다.

## 3. 의료인, 환자 및 의료기관 보호를 위한 한시적 비대면 진료 (법49조의3)

의료업에 종사하는 의료인(**의사 · 치과의사 · 한의사**)은 감염병과 관련하여 **심각 단계 이상의 위기경보**가 발령된 때에는 환자, 의료인 및 의료기관 등을 감염의 위험에서 보호하기 위하여 필요하다고 인정하는 경우 유선 · 무선 · 화상통신, 컴퓨터 등 정보통신기술을 활용하여 의료기관 외부에 있는 환자에게 건강 또는 질병의 지속적 관찰, 진단, 상담 및 처방을 할 수 있다.

## 4. 그 밖의 감염병 예방 조치 (법50조)

(1) 육군 · 해군 · 공군 소속 부대의 장,국방부직할부대의 장 및 관리인, 경영자, 대표자등(기타신고의무자에 해당)은 감염병환자등이 발생하였거나 발생할 우려가 있으면 소독이나 그 밖에 필요한 조치를 하여야 하고, 특별자치시장 · 특별자치도지사 또는 시장 · 군수 · 구청장과 협의하여 감염병 예방에 필요한 추가 조치를 하여야 한다.

(2) **교육부장관** 또는 **교육감**은 감염병 발생 등을 이유로 **학교**에 대하여 **휴업 또는 휴교**를 명령하거나 **휴업 또는 휴원**을 명령할 경우 **질병관리청장**과 협의하여야 한다.

## 5. 소독 의무 (법51조)

(1) 특별자치시장 · 특별자치도지사 또는 시장 · 군수 · 구청장은 감염병을 예방하기 위하여 청소나 소독을 실시하거나 쥐, 위생해충 등의 구제조치를 하여야 하고, 사람의 건강과 자연에 유해한 영향을 최소화하여 안전하게 실시하여야 한다.

(2) 공동주택, 숙박업소 등 여러 사람이 거주하거나 이용하는 시설 중 대통령령으로 정하는 시설을 관리 · 운영하는 자는 감염병 예방에 필요한 소독을 하여야 한다.

► 과태료 : 100만원 이하의 과태료

(3) 소독을 하여야 하는 시설의 관리 · 운영자는 소독업의 신고를 한 자에게 소독하게 하여야 한다. 다만, 주택관리업자가 소독장비를 갖추었을 때에는 그가 관리하는 공동주택은 직접 소독할 수 있다.

## 6. 소독업의 신고 등 (법52조)

(1) 소독을 업으로 하려는 자(주택관리업자는 제외)는 시설 · 장비 및 인력을 갖추어 특별자치시장 ·

특별자치도지사 또는 시장 · 군수 · 구청장에게 신고하여야 한다. 신고한 사항을 변경하려는 경우에도 또한 같다.

► 벌칙 : 300만원 이하의 벌금

(2) 신고를 받은 경우 그 내용을 검토하여 적합하면 신고를 수리하여야 한다.
(3) 소독업의 신고를 한 자(소독업자)가 다음에 해당하면 소독업 신고가 취소된 것으로 본다.

- 관할 세무서장에게 폐업 신고를 한 경우
- 관할 세무서장이 사업자등록을 말소한 경우
- 휴업이나 폐업 신고를 하지 아니하고 소독업에 필요한 시설 등이 없어진 상태가 6개월 이상 계속된 경우

(4) 소독업 신고가 취소된 것으로 보기 위하여 필요한 경우 관할 세무서장에게 소독업자의 폐업 여부에 대한 정보 제공을 요청할 수 있다.

## 7. 소독업의 휴업 등의 신고 (법53조)

(1) 소독업자가 그 영업을 30일 이상 휴업하거나 폐업하려면 특별자치시장 · 특별자치도지사 또는 시장 · 군수 · 구청장에게 신고하여야 한다.
(2) 소독업자가 휴업한 후 재개업을 하려면 신고하여야 한다. 이 경우 그 내용을 검토하여 적합하면 신고를 수리하여야 한다.

► 과태료 : 100만원 이하의 과태료

## 8. 소독의 실시 등 (법54조)

(1) 소독업자는 보건복지부령(규40조, 규별표5, 6 참조)으로 정하는 기준과 방법에 따라 소독하여야 한다.

► 벌칙 : 300만원 이하의 벌금

(2) 소독업자가 소독하였을 때에는 그 소독에 관한 사항을 기록 · 보존하여야 한다.

► 과태료 : 100만원 이하의 과태료

## 9. 소독업자 등에 대한 교육 (법55조)

(1) 소독업자(법인인 경우에는 그 대표자)는 소독에 관한 교육을 받아야 한다.
(2) 소독업자는 소독업무 종사자에게 소독에 관한 교육을 받게 하여야 한다.

## 10. 소독업무의 대행 (법56조)

특별자치시장 · 특별자치도지사 또는 시장 · 군수 · 구청장은 소독을 실시하여야 할 경우에는 그

소독업무를 소독업자가 대행하게 할 수 있다.

## 11. 서류제출 및 검사 등 (법57조)

(1) 특별자치시장 · 특별자치도지사 또는 시장 · 군수 · 구청장은 소속 공무원으로 하여금 소독업자에게 소독의 실시에 관한 관계 서류의 제출을 요구하게 하거나 검사 또는 질문을 하게 할 수 있다.

(2) 서류제출을 요구하거나 검사 또는 질문을 하려는 소속 공무원은 그 **권한을 표시하는 증표**를 지니고 이를 관계인에게 보여주어야 한다.

## 12. 시정명령 (법58조)

특별자치시장 · 특별자치도지사 또는 시장 · 군수 · 구청장은 소독업자가 다음에 해당하면 1개월 이상의 기간을 정하여 그 위반 사항을 시정하도록 명하여야 한다.

(1) 시설 · 장비 및 인력 기준을 갖추지 못한 경우

(2) 교육을 받지 아니하거나 소독업무 종사자에게 교육을 받게 하지 아니한 경우

## 13. 영업정지 등 (법59조)

(1) 특별자치시장 · 특별자치도지사 또는 시장 · 군수 · 구청장은 소독업자가 다음에 해당하면 영업소의 폐쇄를 명하거나 6개월 이내의 기간을 정하여 영업의 정지를 명할 수 있다. 단 영업정지기간 중에 소독업을 한 경우 영업소의 폐쇄를 명하여야 한다.

- 변경 신고를 하지 아니하거나 휴업, 폐업 또는 재개업 신고를 하지 아니한 경우
- 소독의 기준과 방법에 따르지 아니하고 소독을 실시하거나 소독실시 사항을 기록 · 보존하지 아니한 경우
- 관계 서류의 제출 요구에 따르지 아니하거나 소속 공무원의 검사 및 질문을 거부 · 방해 또는 기피한 경우
- 시정명령에 따르지 아니한 경우
- 영업정지기간 중에 소독업을 한 경우(영업소의 폐쇄를 명하여야 한다)

(2) 영업소의 폐쇄명령을 받고도 계속하여 영업을 하거나 신고를 하지 아니하고 소독업을 하는 경우에는 관계 공무원에게 해당 영업소를 폐쇄하기 위한 다음 각 호의 조치를 하게 할 수 있다.

- 해당 영업소의 간판이나 그 밖의 영업표지 등의 제거 · 삭제
- 해당 영업소가 적법한 영업소가 아님을 알리는 게시물 등의 부착

# 제9장 방역관, 역학조사관, 검역위원 및 예방위원 등

## 1. 방역관 (법60조)

(1) **질병관리청장 및 시·도지사**는 감염병 예방 및 방역에 관한 업무를 담당하는 방역관을 소속 공무원 중에서 임명

(2) 감염병 예방 및 방역에 관한 업무를 처리하기 위하여 **필요한 경우**에는 **시장·군수·구청장**이 방역관을 소속 공무원 중에서 임명할 수 있다.

(3) 업무 범위 (법4조제2항제1호 ~ 제7호, 보건복지부 소속 방역관은 제8호도 담당)

- 감염병의 예방 및 방역대책
- 감염병환자등의 진료 및 보호
- 감염병 예방을 위한 예방접종계획의 수립 및 시행
- 감염병에 관한 교육 및 홍보
- 감염병에 관한 정보의 수집·분석 및 제공
- 감염병에 관한 조사·연구
- 감염병병원체 검사·보존·관리 및 약제내성 감시(藥劑耐性 監視)
- 감염병 예방을 위한 전문인력의 양성 (질병관리청 소속 방역관만 해당)

(4) 감염병 발생지역의 현장에 대한 조치권한 : 감염병의 국내 유입 또는 유행이 예견되어 긴급한 대처가 필요한 경우. (이 때 감염병 발생지역을 관할하는 경찰관서 및 소방관서의 장, 보건소의 장 등 관계 공무원 및 그 지역 내의 법인·단체·개인은 정당한 사유가 없으면 협조)

- 통행의 제한 및 주민의 대피
- 염병의 매개가 되는 음식물·물건 등의 폐기·소각
- 의료인 등 감염병 관리인력에 대한 임무부여
- 방역물자의 배치

► 벌칙 : 2년 이하의 징역이나 2천만원 이하의 벌금 (공무원 제외)

## 2. 역학조사관 (법60조의2)

(1) 감염병 역학조사에 관한 사무를 처리하기 위하여 질병관리청 소속 공무원으로 **100명** 이상, 시·도 소속 공무원으로 각각 **2명** 이상의 역학조사관을 두어야 한다.

(2) 시·도 **역학조사관 중 1명 이상**은 **의사**로 임명

(3) 시·도지사는 역학조사에 관한 **사무를 처리**하기 위하여 필요한 경우 **시·군·구**에도 역학조사관을 둘 수 있다. 다만, 인구수 등을 고려하여 일정 기준을 충족하는 시·군·구의 장은 소속 공무원으로 **1명** 이상의 역학조사관을 두어야 한다.

(4) 역학조사관은 다음 어느 하나에 해당하는 사람으로서 **역학조사 교육·훈련 과정을 이수**한 사람 중에서 임명

| | |
|---|---|
| • 방역, 역학조사 또는 예방접종 업무를 담당하는 공무원 | |
| • 의료인 | • 약사, 수의사 등 감염병·역학 관련 분야의 전문가 |

(5) 질병관리청장, 시·도지사 또는 시장·군수·구청장은 소속 공무원을 역학조사 교육·훈련 과정을 이수하도록 하여야 할 경우 해당 공무원을 **수습역학조사관**으로 임명

(6) 역학조사관은 감염병의 확산이 예견되는 긴급한 상황으로서 즉시 조치를 취하지 아니하면 감염병이 확산되어 공중위생에 심각한 위해를 가할 것으로 우려되는 경우 일시적으로 다음의 조치를 할 수 있다. (수습역학조사관은 방역관 또는 역학조사관의 지휘를 받는 경우에만 가능)

| | |
|---|---|
| • 일시적 폐쇄 | • 일반 공중의 출입금지 |
| • 해당 장소 내 이동제한 | • 그 밖에 통행차단을 위하여 필요한 조치 |

(7) 경찰관서 및 소방관서의 장, 보건소의 장 등 관계 공무원은 역학조사관 및 수습역학조사관의 조치에 협조, 역학조사관 및 수습역학조사관은 조치를 한 경우 즉시 질병관리청장, 시·도지사 또는 시장·군수·구청장에게 보고

(8) 질병관리청장 또는 시·도지사는 제2항에 따라 임명된 역학조사관 및 수습역학조사관에게 예산의 범위에서 직무 수행에 필요한 비용 등을 지원할 수 있다.

## 3. 한시적 종사명령 (법60조의3)

(1) **질병관리청장** 또는 **시·도지사**는 감염병의 유입 또는 유행이 우려되거나 이미 발생한 경우 기간을 정하여 **의료인**에게 감염병관리기관으로 지정된 의료기관 또는 감염병전문병원 또는 감염병연구병원에서 방역업무에 종사하도록 명할 수 있다.

(2) 질병관리청장, 시·도지사 또는 시장·군수·구청장은 감염병이 유입되거나 유행하는 긴급한 경우 의료인 또는 약사, 수의사 등 감염병·역학 관련 분야의 전문가를 기간을 정하여 **방역관**으로 임명하여 방역업무를 수행하게 할 수 있다.

(3) 질병관리청장, 시·도지사 또는 시장·군수·구청장은 감염병의 유입 또는 유행으로 역학조사 인력이 부족한 경우 의료인 또는 약사, 수의사 등 감염병·역학 관련 분야의 전문가를 기간을 정하여 **역학조사관**으로 임명하여 역학조사에 관한 직무를 수행하게 할 수 있다.

(4) 질병관리청장, 시·도지사 또는 시장·군수·구청장이 임명한 **방역관** 또는 **역학조사관**은 **임기제공무원**으로 임용된 것으로 본다.

## 4. 검역위원 (법61조, 규43조)

(1) 시·도지사는 감염병을 예방하기 위하여 필요하면 검역위원을 두고 검역에 관한 사무를 담당하게 하며, 특별히 필요하면 운송수단 등을 검역하게 할 수 있다.

(2) 검역위원은 사무나 검역을 수행하기 위하여 운송수단 등에 무상으로 승선하거나 승차할 수 있다.

## 5. 예방위원 (법62조)

(1) 특별자치시장 · 특별자치도지사 또는 시장 · 군수 · 구청장은 감염병이 유행하거나 유행할 우려가 있으면 특별자치도 또는 시 · 군 · 구(자치구)에 감염병 예방 사무를 담당하는 예방위원을 둘 수 있다.

(2) 예방위원은 무보수로 한다. 다만, 특별자치도 또는 시 · 군 · 구의 인구 2만명당 1명의 비율로 유급위원을 둘 수 있다.

## 6. 한국건강관리협회 (법63조)

(1) 제5군감염병에 관한 조사 · 연구 등 제5군감염병의 예방사업을 수행하기 위하여 한국건강관리협회(협회)를 둔다.

(2) 협회는 법인으로 한다.

(3) 협회에 관하여는 이 법에서 정한 사항 외에는 「민법」중 사단법인에 관한 규정을 준용한다.

# 제10장 경비

## 1. 특별자치도 · 시 · 군 · 구가 부담할 경비 (법64조)

- 한센병의 예방 및 진료 업무를 수행하는 법인 또는 단체에 대한 지원 경비의 일부
- 예방접종에 드는 경비
- 의료기관이 예방접종을 하는 데 드는 경비의 전부 또는 일부
- 특별자치시장 、특별자치도지사 또는 시장 · 군수 · 구청장이 지정한 감염병관리기관의 감염병관리시설의 설치 、운영에 드는 경비
- 특별자치시장 、특별자치도지사 또는 시장 · 군수 · 구청장이 설치한 격리소 · 요양소 또는 진료소 및 같은 조에 따라 지정된 감염병관리기관의 감염병관리시설 설치 · 운영에 드는 경비
- 교통 차단 또는 입원으로 인하여 생업이 어려운 사람에 대한최저보장수준 지원
- 특별자치시 、특별자치도와 시 · 군 · 구에서 실시하는 소독이나 그 밖의 조치에 드는 경비
- 특별자치시장 、특별자치도지사 또는 시장 · 군수 · 구청장이 의사를 배치하거나 의료인 、의료업자 、의료관계요원 등을 동원하는 데 드는 수당 、치료비 또는 조제료
- 특별자치시장 、특별자치도지사 또는 시장 · 군수 · 구청장이 동원한 의료기관 병상, 연수원 、숙박시설 등 시설의 운영비 등 경비
- 식수 공급에 드는 경비
- 예방위원의 배치에 드는 경비
- 특별자치시장 、특별자치도지사 또는 시장 · 군수 · 실시하는 심리지원에 드는 경비
- 특별자치시장 、특별자치도지사 또는 시장 · 군수 · 구청장이 위탁하여 관계 전문기관

이 심리지원을 실시하는 데 드는 경비
- 그 밖에 특별자치시、특별자치도와 시・군・구가 실시하는 감염병 예방 사무에 필요한 경비

## 2. 시 · 도가 부담할 경비 (법65조)

- 한센병의 예방 및 진료 업무를 수행하는 법인 또는 단체에 대한 지원 경비의 일부
- 시・도의 위기대응 훈련에 드는 경비
- 시・도지사가 지정한 감염병관리기관의 감염병관리시설의 설치、운영에 드는 경비
- 시・도지사가 설치한 격리소・요양소 또는 진료소 및 같은 조에 따라 지정된 감염병관리기관의감염병관리시설 설치・운영에 드는 경비
- 시、도지사가 지정한 감염병의심자 격리시설의 설치・운영에 드는 경비
- 내국인 감염병환자등의 입원치료, 조사, 진찰 등에 드는 경비
- 건강진단, 예방접종 등에 드는 경비
- 교통 차단으로 생업이 어려운 자에 대한 최저보장수준 지원
- 시・도지사가 의료인・의료업자・의료관계요원 등을 동원하는 데 드는 수당・치료비 또는 조제료
- 시・도지사가 동원한 의료기관 병상, 연수원、숙박시설 등 시설의 운영비 등 경비
- 식수 공급에 드는 경비
- 시、도지사가 의료인 등을 방역업무에 종사하게 하는 데 드는 수당 등 경비
- 검역위원의 배치에 드는 경비
- 시・도지사가 실시하는 심리지원에 드는 경비
- 시・도지사가 위탁하여 관계 전문기관이 심리지원을 실시하는 데 드는 경비
- 그 밖에 시・도가 실시하는 감염병 예방 사무에 필요한 경비

## 3. 시 · 도가 보조할 경비 (법66조)

시 · 도(특별자치시 · 특별자치도는 제외한다)의 경비 보조액은 시·군·구가 부담하는 금액의 3분의 2로 한다. (영27조)

## 4. 국고 부담 경비 (법67조)

- 감염병환자등의 진료 및 보호에 드는 경비
- 감염병 교육 및 홍보를 위한 경비
- 감염병 예방을 위한 전문인력의 양성에 드는 경비
- 표본감시활동에 드는 경비
- 교육、훈련에 드는 경비
- 해부에 필요한 시체의 운송과 해부 후 처리에 드는 경비

- 시신의 장사를 치르는 데 드는 경비
- 예방접종약품의 생산 및 연구 등에 드는 경비
- 필수예방접종약품등의 비축에 드는 경비
- 국가의 위기대응 훈련에 드는 경비
- 보건복지부장관 또는 질병관리청장이 지정한 감염병관리기관의 감염병관리시설의 설치 · 운영에 드는 경비
- 보건복지부장관 및 질병관리청장이 설치한 격리소 · 요양소 또는 진료소 및 같은 조에 따라 지정된 감염병관리기관의감염병관리시설 설치 · 운영에 드는 경비
- 질병관리청장이 지정한 감염병의심자 격리시설의 설치 · 운영에 드는 경비
- 위원회의 심의를 거친 품목의 비축 또는 장기구매를 위한 계약에 드는 경비
- 국가가 의료인 · 의료업자 · 의료관계요원 등을 동원하는 데 드는 수당 · 치료비 또는 조제료
- 국가가 동원한 의료기관 병상, 연수원 · 숙박시설 등 시설의 운영비 등 경비
- 국가가 의료인 등을 방역업무에 종사하게 하는 데 드는 수당 등 경비
- 국가가 실시하는 심리지원에 드는 경비
- 국가가 위탁하여 관계 전문기관이 심리지원을 실시하는 데 드는 경비
- 예방접종 등으로 인한 피해보상을 위한 경비

## 5. 국가가 보조할 경비 (법68조)

- 한센병의 예방 및 진료 업무를 수행하는 법인 또는 단체에 대한 지원 경비의 일부
- 시 · 도가 부담할 경비의 2분의 1 이상

## 6. 본인으로부터 징수할 수 있는 경비 (법69조)

특별자치시장 · 특별자치도지사 또는 시장 · 군수 · 구청장은 보건복지부령으로 정하는 바에 따라 입원치료비 외에 본인의 지병이나 본인에게 새로 발병한 질환 등으로 입원, 진찰, 검사 및 치료 등에 드는 경비를 본인이나 그 보호자로부터 징수할 수 있다.

## 7. 외국인의 비용 부담 (법69조의2)

**질병관리청장**은 국제관례 또는 상호주의 원칙 등을 고려하여 외국인인 감염병환자등 및 감염병의심자에 대한 다음의 경비를 본인에게 전부 또는 일부 부담하게 할 수 있다. (국내에서 감염병에 감염된 것으로 확인된 외국인 제외)

- 치료비
- 조사 · 진찰 · 치료 · 입원 및 격리에 드는 경비

## 8. 손실보상 (법70조)

(1) 보건복지부장관, 시 · 도지사 및 시장 · 군수 · 구청장은 다음의 어느 하나에 해당하는 손실을 입은 자에게 손실보상심의위원회의 심의 · 의결에 따라 그 손실을 보상하여야 한다.

- 감염병관리기관의 지정 또는 격리소 등의 설치 · 운영으로 발생한 손실
- 감염병의심자 격리시설의 설치 · 운영으로 발생한 손실
- 조치에 따라 감염병환자, 감염병의사환자 등을 진료한 의료기관의 손실
- 의료기관의 폐쇄 또는 업무 정지 등으로 의료기관에 발생한 손실
- 감염병의 전파, 예방 조치로 인하여 발생한 손실
- 감염병환자등이 발생 · 경유하거나 질병관리청장, 시 · 도지사 또는 시장 · 군수 · 구청장이 그 사실을 공개하여 발생한 요양기관의 손실로서 손실보상심의위원회가 심의 · 의결하는 손실

(2) 손실보상금을 받으려는 자는 손실보상 청구서에 관련 서류를 첨부하여 보건복지부장관, 시 · 도지사 또는 시장 · 군수 · 구청장에게 청구

(3) 보상액을 산정함에 있어 손실을 입은 자가 이 법 또는 관련 법령에 따른 조치의무를 위반하여 그 손실을 발생시켰거나 확대시킨 경우에는 보상금을 지급하지 아니하거나 보상금을 감액하여 지급할 수 있다.

## 9. 손실보상심의위원회 (법70조의2)

(1) 손실보상에 관한 사항을 심의 · 의결하기 위하여 보건복지부 및 시 · 도에 손실보상심의위원회를 둔다.

(2) **위원장 2인**을 포함한 **20인 이내**의 위원으로 구성

(3) **보건복지부**에 설치된 심의위원회의 위원장은 **보건복지부차관**과 **민간위원**이 공동

(4) **시 · 도에** 설치된 심의위원회의 위원장은 **부시장 또는 부지사**와 **민간위원**이 공동

(5) 심의위원회 위원은 관련 분야에 대한 학식과 경험이 풍부한 사람과 관계 공무원 중에서 보건복지부장관 또는 시 · 도지사가 **임명**하거나 **위촉**

(6) 심의위원회는 심의 · 의결을 위하여 필요한 경우 관계자에게 출석 또는 자료의 제출 등을 요구할 수 있다.

## 10. 보건의료인력 등에 대한 재정적 지원 (법70조의3)

(1) **질병관리청장, 시 · 도지사 및 시장 · 군수 · 구청장**은 감염병의 발생 감시, 예방 · 관리 및 역학조사업무에 조력한 **의료인, 의료기관 개설자 또는 약사**에 대하여 예산의 범위에서 재정적 지원을 할 수 있다.

(2) 감염병 확산으로 인하여 **심각 단계 이상의 위기경보**가 발령되는 경우 감염병의 발생 감시, 예방 · 방역 · 검사 · 치료 · 관리 및 역학조사 업무에 조력한 **보건의료인력 및 보건의료기관 종사자**에 대하여 예산의 범위에서 재정적 지원을 할 수 있다.

## 11. 감염병환자등에 대한 생활지원 (법70조의4)

(1) 질병관리청장, 시 · 도지사 및 시장 · 군수 · 구청장은 **입원 또는 격리된 사람**에 대하여 예산의 범위에서 **치료비, 생활지원 및 그 밖의 재정적 지원**을 할 수 있다.
(2) 시 · 도지사 및 시장 · 군수 · 구청장은 **의료인**이 입원 또는 격리조치, 감염병의 발생 감시, 예방 · 관리 및 역학조사업무에 조력 등으로 자녀에 대한 **돌봄 공백**이 발생한 경우 **아이돌봄서비스**를 제공하는 등 필요한 조치를 해야한다.

## 12. 손실보상금의 긴급지원 (법70조의5)

보건복지부장관, 시 · 도지사 및 시장 · 군수 · 구청장은 심의위원회의 심의 · 의결에 따라 손실을 입은 자로서 경제적 어려움으로 자금의 긴급한 지원이 필요한 자에게 손실보상금의 일부를 우선 지급할 수 있다.

## 13. 심리지원 (법70조의6)

(1) 보건복지부장관, 시 · 도지사 또는 시장 · 군수 · 구청장은 감염병환자등과 그 가족, 감염병의 심자, 감염병 대응 의료인, 그 밖의 현장대응인력에 대하여 심리지원을 할 수 있다.
(2) 심리지원을 국가트라우마센터 또는 관계 전문기관에 위임 또는 위탁할 수 있다.

## 14. 예방접종 등에 따른 피해의 국가보상 (법71조)

(1) 국가는 예방접종을 받은 사람 또는 생산된 예방 · 치료 의약품을 투여받은 사람이 그 예방접종 또는 예방 · 치료 의약품으로 인하여 질병에 걸리거나 장애인이 되거나 사망하였을 때에는 대통령령으로 정하는 기준과 절차에 따라 다음의 구분에 따른 보상을 하여야 한다.

- 질병으로 진료를 받은 사람 : 진료비 전액 및 정액 간병비
- 장애인이 된 사람 : 일시보상금
- 사망한 사람 : 유족에 대한 일시보상금 및 장제비

(2) 보상받을 수 있는 질병, 장애 또는 사망은 예방접종약품의 이상이나 예방접종 행위자 및 예방 · 치료 의약품 투여자 등의 과실 유무에 관계없이 해당 예방접종 또는 예방 · 치료 의약품을 투여받은 것으로 인하여 발생한 피해로서 질병관리청장이 인정하는 경우로 한다.
(3) 질병관리청장은 보상청구가 있은 날부터 120일 이내에 질병, 장애 또는 사망에 해당하는지를 결정하여야 한다. 이 경우 미리 위원회의 의견을 들어야 한다.

## 15. 손해배상청구권과의 관계 등 (법72조)

(1) 국가는 예방접종약품의 이상이나 예방접종 행위자, 예방 · 치료 의약품의 투여자 등 제3자의 고의 또는 과실로 인하여 피해보상을 하였을 때에는 보상액의 범위에서 보상을 받은 사람이 제3자에 대하여 가지는 손해배상청구권을 대위한다.
(2) 예방접종을 받은 자, 예방 · 치료 의약품을 투여받은 자 또는 유족이 제3자로부터 손해배상

을 받았을 때에는 국가는 그 배상액의 범위에서 보상금을 지급하지 아니하며, 보상금을 잘못 지급하였을 때에는 해당 금액을 국세 징수의 예에 따라 징수할 수 있다.

### 16. 손해배상청구권 (법72조의2)

**보건복지부장관, 질병관리청장, 시 · 도지사** 및 **시장 · 군수 · 구청장**은 감염병을 확산시키거나 확산 위험성을 증대시킨 자에 대하여 입원치료비, 격리비, 진단검사비, 손실보상금 등 예방 및 관리 등을 위하여 지출된 비용에 대해 손해배상을 청구할 권리를 갖는다.

### 17. 국가보상을 받을 권리의 양도 등 금지 (법73조)

보상받을 권리는 양도하거나 압류할 수 없다.

## 제11장 보 칙

### 1. 비밀누설의 금지 (법74조)

건강진단, 입원치료, 진단 등 감염병 관련 업무에 종사하는 자 또는 종사하였던 자는 그 업무상 알게 된 비밀을 다른 사람에게 누설하거나 업무목적 외의 용도로 사용하여서는 아니 된다.

► 벌칙 : 3년 이하의 징역 또는 3천만원 이하의 벌금

### 2. 자료의 제공 요청 및 검사 (법74조의2)

(1) 질병관리청장, 시 · 도지사 또는 시장 · 군수 · 구청장은 감염병관리기관의 장 등에게 감염병관리시설, 격리소 · 요양소 또는 진료소, 접촉자 격리시설의 설치 및 운영에 관한 자료의 제공을 요청할 수 있으며, 소속 공무원으로 하여금 해당 시설에 출입하여 관계 서류나 시설 · 장비 등을 검사하게 하거나 관계인에게 질문을 하게 할 수 있다.

(2) (1)에 따라 출입·검사를 행하는 공무원은 그 권한을 표시하는 증표를 지니고 이를 관계인에게 제시하여야 한다.

### 3. 청문 (법75조)

특별자치도지사 또는 시장 · 군수 · 구청장은 영업소의 폐쇄를 명하려면 청문을 하여야 한다.

### 4. 위임 및 위탁 (법76조)

(1) 보건복지부장관의 권한 또는 업무는 그 일부를 질병관리청장 또는 시 · 도지사에게 위임하거나 관련 기관 또는 관련 단체에 위탁할 수 있다.

(2) 질병관리청장의 권한 또는 업무는 그 일부를 시 · 도지사에게 위임하거나 관련 기관 또는 관

련 단체에 위탁할 수 있다.

## 5. 정보 제공 요청 및 정보 확인 등 (법76조의2)

(1) **질병관리청장 또는 시·도지사**는 감염병 예방 및 감염 전파의 차단을 위하여 필요한 경우 관계 중앙행정기관(소속기관 및 책임운영기관 포함)의 장, 지방자치단체의 장(교육감포함), 공공기관, 의료기관 및 약국, 법인·단체·개인에 대하여 감염병환자등 및 감염병의심자 및 예방접종을 받은 자에 관한 다음의 정보 제공을 요청할 수 있으며, 요청을 받은 자는 이에 따라야 한다.

- 성명, 「주민등록법」 제7조의2제1항에 따른 주민등록번호, 주소 및 전화번호(휴대전화번호를 포함한다) 등 인적사항
- 처방전 및 진료기록부등
- 「가입자 및 피부양자 또는 수급권자에 관한 정보 중 장애중증도, 장애유형, 소득분위 등 감염병 예방·관리를 위하여 필요한 정보
- 진료이력, 투약정보, 상병내역 등 요양급여비용의 청구와 지급에 관한 정보 및 급여비용의 청구와 지급에 관한 정보
- 질병관리청장이 정하는 기간의 출입국관리기록
- 그 밖에 이동경로를 파악하기 위하여 대통령령으로 정하는 정보

(2) **질병관리청장, 시·도지사 또는 시장·군수·구청장**은 감염병 예방·관리 및 감염 전파의 차단을 위하여 필요한 경우 감염병환자등 및 감염병의심자의 위치정보를 경찰청, 시·도경찰청 및 경찰서의 장에게 요청할 수 있다. 이 경우 개인위치정보사업자, 전기통신사업자에게 감염병환자등 및 감염병의심자의 위치정보를 요청할 수 있고, 요청을 받은 위치정보사업자와 전기통신사업자는 정당한 사유가 없으면 이에 따라야 한다.

► 벌칙 : 1년 이하의 징역이나 2천만원 이하의 벌금(위치정보사업자와 전기통신사업자)

(3) **질병관리청장**은 수집한 정보를 관련 중앙행정기관의 장, 지방자치단체의 장, 국민건강보험공단 이사장, 건강보험심사평가원 원장, 보건의료기관 및 그 밖의 단체 등에게 제공할 수 있다. (보건의료기관 등에 제공하는 정보는 감염병 예방·관리 및 감염 전파의 차단을 위하여 해당 기관의 업무에 관련된 정보로 한정)

(4) 질병관리청장은 감염병 예방 및 감염 전파의 차단을 위하여 필요한 경우 다음의 정보시스템을 활용하여 보건의료기관에 정보 및 이동경로 정보를 제공하여야 한다. (보건의료기관에 제공하는 정보는 해당 기관의 업무에 관련된 정보로 한정)

- 국민건강보험공단의 정보시스템
- 건강보험심사평가원의 정보시스템
- 감염병의 국내 유입 및 확산 방지를 위하여 질병관리청장이 필요하다고 인정하여 지정하는 기관의 정보시스템

(5) 의료인, 약사 및 보건의료기관의 장은 의료행위를 하거나 의약품을 처방·조제하는 경우 정

보시스템을 통하여 제공된 정보를 확인.

(6) 정보를 제공받은 자는 감염병 관련 업무 이외의 목적으로 정보를 사용할 수 없으며, 업무 종료 시 지체 없이 파기하고 질병관리청장에게 통보.

► 벌칙 : 2년 이하의 징역이나 2천만원 이하의 벌금

(7) 질병관리청장, 시·도지사 또는 시장·군수·구청장은 수집된 정보의 주체에게 다음의 사실을 통지

- 감염병 예방·관리 및 감염 전파의 차단을 위하여 필요한 정보가 수집되었다는 사실
- 정보가 다른 기관에 제공되었을 경우 그 사실
- 감염병 관련 업무 이외의 목적으로 정보를 사용할 수 없으며, 업무 종료 시 지체 없이 파기된다는 사실

## 6. 감염병 정보의 분석 및 연구 (법76조의3)

(1) 질병관리청장은 감염병 예방·관리 및 감염 전파의 차단을 위하여 필요한 경우 다음 각 호의 정보를 분석하거나 감염병 관련 연구에 이용할 수 있다.

- 신고 및 보고를 통하여 수집한 정보
- 역학조사 정보
- 예방접종 기록 정보
- 예방접종에 관한 역학조사 정보
- 감염병환자등, 감염병의심자 및 예방접종을 받은 자에 관한 정보 및 감염병환자등 및 감염병의심자의 위치정보
- 그 밖에 감염병 예방·관리 및 감염 전파의 차단을 위하여 필요한 정보로서 질병관리청장이 정하는 정보

(2) 질병관리청장이 제1항에 따라 개인정보를 이용하는 경우에는 가명처리를 하여야 한다. 다만, 다음 각 호의 어느 하나에 해당하는 경우에는 그러하지 아니하다.

- 병상배정 등 긴급한 조치가 필요하여 가명처리를 할 시간적 여유가 없는 경우
- 예방접종 후 이상반응 대응, 감염병 후유증 관리, 감염취약계층 지원 등 가명처리한 개인정보로는 원활한 업무 수행이 어려운 경우

(3) 개인정보를 이용하는 경우에는 그 법적 근거, 목적 및 범위 등에 관하여 필요한 사항을 관보 또는 인터넷 홈페이지 등에 게재하여야 한다. (가명처리하여 이용하는 경우 제외)

## 7. 준용규정 (법76조의4)

관할 경찰서장에게 협조 요청은 감염병환자, 감염병의심자의 입원 또는 격리에 관하여도 준용

### 8. 벌칙 적용에서 공무원 의제 (법76조의5)

심의위원회 위원 중 공무원이 아닌 사람은 비밀의 누설(「형법」 제127조) 및 뇌물 제공 및 수뢰 규정(제129조부터 제132조)을 적용할 때에는 공무원으로 본다.

## 제12장 벌 칙

### 1. 5년 이하의 징역 또는 5천만원 이하의 벌금 (법77조)

- 고위험병원체의 반입 허가를 받지 아니하고 반입한 자
- 보유허가를 받지 아니하고 생물테러감염병병원체를 보유한 자
- 수출금지를 위반하고 의료·방역 물품을 수출하거나 국외로 반출한 자

### 2. 3년 이하의 징역 또는 3천만원 이하의 벌금 (법78조)

- 허가를 받지 아니하거나 변경허가를 받지 아니하고 고위험병원체 취급시설을 설치·운영한 자
- 생물테러감염병병원체의 보유 변경허가를 받지 아니한 자
- 업무상 알게 된 비밀을 누설하거나 업무목적 외의 용도로 사용한 자

### 3. 2년 이하의 징역 또는 2천만원 이하의 벌금 (법79조)

- 역학조사에서 정당한 사유 없이 역학조사를 거부·방해 또는 회피하거나, 거짓으로 진술 또는 거짓 자료를 제출하거나, 고의적으로 사실을 누락·은폐한 자
- 고위험병원체의 분리 및 이동 신고 또는 고위험병원체의 인수 장소, 이동계획의 신고를 하지 아니하거나 거짓으로 신고한 자
- 고위험병원체의 분리 현장조사를 정당한 사유 없이 거부·방해 또는 기피한 자
- 신고를 하지 아니하고 고위험병원체 취급시설을 설치·운영한 자
- 고위험병원체 안전관리 점검을 거부·방해 또는 기피한 자
- 고위험병원체 취급시설의 폐쇄명령 또는 운영정지명령을 위반한 자
- 정당한 사유 없이 폐쇄 명령에 따르지 아니한 자
- 방역관의 조치에 협조하지 않은 자 (공무원 제외)
- 감염병 관련 업무 이외의 목적으로 정보를 사용하거나, 업무 종료 시 지체 없이 파기하고 질병관리청장에게 통보하지 않은 자

## 4. 1년 이하의 징역 또는 2천만원 이하의 벌금 (법79조의2)

- 질병관리청장 또는 시、도지사의 자료제출 요구를 받고 이를 거부、방해、회피하거나, 거짓자료를 제출하거나 또는 고의적으로 사실을 누락、은폐한 자
- 취급기준을 위반하여 고위험병원체를 취급한 자
- 취급기준을 위반하여 고위험병원체를 취급하게 한 자
- 질병관리청장 또는 시·도지사의 정보 제공 요청을 거부하거나 거짓자료를 제공한 의료기관 및 약국, 법인·단체·개인
- 경찰관서의 감염병환자등 및 감염병의심자의 위치정보를 요청을 받고 정당한 사유 없이 거부한 위치정보사업자와 전기통신사업자

## 5. 1년 이하의 징역 또는 1천만원 이하의 벌금 (법79조의3)

- 전파 위험이 높은 감염병환자등이 감염병관리기관에서 입원치료를 받지 아니한 경우
- 자가치료 또는 시설치료 및 의료기관 입원치료를 거부한 자
- 입원 또는 격리 조치를 거부한 자
- 입원 또는 격리 조치를 위반한 자

## 6. 500만원 이하의 벌금 (법79조의4)

- 제1급감염병 및 제2급감염병에 대하여 보고 또는 신고 의무를 위반하거나 거짓으로 보고 또는 신고한 의사, 치과의사, 한의사, 군의관, 의료기관의 장 또는 감염병병원체 확인기관의 장
- 제1급감염병 및 제2급감염병에 대하여 의사, 치과의사, 한의사, 군의관, 의료기관의 장 또는 감염병병원체 확인기관의 장의 보고 또는 신고를 방해한 자

## 7. 300만원 이하의 벌금 (법80조)

- 제3급감염병 및 제4급감염병에 대하여 보고 또는 신고 의무를 위반하거나 거짓으로 보고 또는 신고한 의사, 치과의사, 한의사, 군의관, 의료기관의 장 또는 감염병병원체 확인기관의 장
- 제3급감염병 및 제4급감염병에 대하여 의사, 치과의사, 한의사, 군의관, 의료기관의 장 또는 감염병병원체 확인기관의 장의 보고 또는 신고를 방해한 자
- 감염병병원체 검사를 거부한 자
- 감염병관리시설을 설치하지 아니한 자
- 강제처분에 따르지 아니한 자(입원 또는 격리 조치를 거부한 자는 제외)
- 일반인과 접촉하는 일이 많은 직업에 종사한 자 또는 감염병환자등을 그러한 직업에 고용한 자

- 감염병 전파를 막기 위한 조치(감염병의심자 입원 또는 격리 제외) 또는 감염병을 예방하기 위한 조치에 위반한 자
- 소독업 신고를 하지 아니하거나 거짓이나 그 밖의 부정한 방법으로 신고하고 소독업을 영위한 자
- 기준과 방법에 따라 소독하지 아니한 자

## 8. 200만원 이하의 벌금 (법81조)

- 그 밖의 신고의무자의 신고에 따른 신고를 게을리한 자
- 세대주, 관리인 등으로 하여금 신고를 하지 아니하도록 한 자
- 해부명령을 거부한 자
- 예방접종증명서를 거짓으로 발급한 자
- 예방접종에 관한 역학조사를 거부·방해 또는 기피한 자
- 거짓이나 그 밖의 부정한 방법으로 예방접종을 받은 사람
- 성매개감염병에 관한 건강진단을 받지 아니한 자를 영업에 종사하게 한 자
- 감염병을 예방하기 위한 건강진단을 거부하거나 기피한 자
- 정당한 사유 없이 감염병관리기관 자료 제공 요청에 따르지 아니하거나 거짓 자료를 제공한 자, 검사나 질문을 거부·방해 또는 기피한 자

## 9. 가중처벌 (법81조의2)

- 단체나 다중(多衆)의 위력(威力)을 통하여 조직적·계획적으로 역학조사 관련 죄를 범한 경우 그 죄에서 정한 형의 2분의 1까지 가중
- 입원 또는 격리 조치 관련 죄를 범하여 고의 또는 중과실로 타인에게 감염병을 전파시킨 경우 그 죄에서 정한 형의 2분의 1까지 가중

## 10. 1천만원 이하의 과태료 (법83조)

- 고위험병원체 취급시설 변경 신고를 하지 아니한 자
- 고위험병원체 취급시설 폐쇄 신고를 하지 아니한 자
- 생물테러감염병병원체의 보유허가 변경신고를 하지 아니한 자
- 감염병에 관하여 주의 이상의 예보 또는 경보가 발령된 후 거짓 진술, 거짓 자료를 제출하거나 고의적으로 사실을 누락·은폐한 자

## 11. 300백만원 이하의 과태료 (법83조)

감염병 전파의 위험성이 있는 장소 또는 시설의 관리자·운영자 및 이용자 등에 대하여 출입자 명단 작성, 마스크 착용 등 방역지침의 준수 조치를 따르지 아니한 **관리자·운영자**

## 12. 100만원 이하의 과태료 (법83조)

- 예방접종 기록 보고를 하지 아니하거나 거짓으로 보고한 자
- 필수예방접종약품등의 생산 계획 등의 보고를 하지 아니하거나 거짓으로 보고한 자
- 소독을 해야 하는 공동주택, 숙박업소 등 여러 사람이 거주하거나 이용하는 시설의 소독을 하지 아니한 자
- 소독업의 휴업·폐업 또는 재개업 신고를 하지 아니한 자
- 소독에 관한 사항을 기록·보존하지 아니하거나 거짓으로 기록한 소독업자

## 13. 10만원 이하의 과태료 (법83조)

- 감염병 전파의 위험성이 있는 장소 또는 시설의 관리자·운영자 및 이용자 등에 대하여 출입자 명단 작성, 마스크 착용 등 방역지침의 준수 조치를 따르지 아니한 이용자
- 버스·열차·선박·항공기 등 감염병 전파가 우려되는 운송수단의 이용자에 대하여 마스크 착용 등 방역지침의 준수 조치를 따르지 아니한 이용자
- 감염병 전파가 우려되어 지역 및 기간을 정하여 마스크 착용 등 방역지침 준수 조치를 따르지 아니한 자

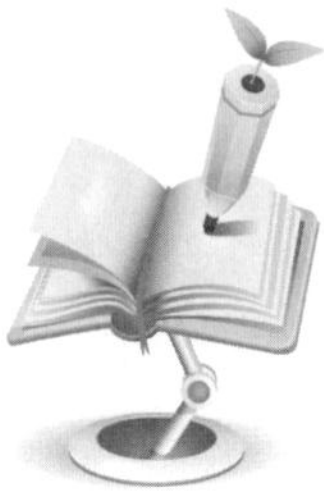

# 감염병의 예방 및 관리에 관한 법률 예상문제

**1.** 감염병의 예방 및 관리에 관한 법률의 목적에 해당되는 것은?

① 보건의료를 효율적으로 제공
② 국민의 생명을 보호
③ 감염병의 발생과 유행을 방지
④ 국민의 건강한 생활 확보에 기여
⑤ 국민의 건강을 보호증진

해설 법1조

**2.** 제4급감염병과 관계가 있는 것은?

① 호흡기계 감염병
② 인수공통감염병
③ 수인성감염병
④ 표본감시 활동이 필요한 감염병
⑤ 만성감염병

해설 법2조

**3.** 의사, 치과의사 또는 한의사가 진단하였을 때 즉시 신고해야 하는 감염병은 무엇인가?

① 1급 ② 2급, 3급 ③ 1급, 2급, 3급 ④ 4급 ⑤ 전부

해설 법11조

**4.** 그 밖의 신고의무자가 신고해야 하는 감염병의 수는?

① 6종 ② 8종 ③ 16종 ④ 35종 ⑤ 52종

해설 제1급감염병부터 제3급감염병까지에 해당하는 감염병 중 보건복지부령으로 정하는 감염병(법12조,규8조)

**5.** 전파가능성을 고려하여 발생 또는 유행 시 24시간 이내에 신고하여야 하는 감염병은?

① 제1급감염병
② 제2급감염병
③ 제3급감염병
④ 제4급감염병
⑤ 생물테러감염병

해설 법2조

**6.** 제1급감염병에 속하는 것은?

① 콜레라 ② 장티푸스 ③ 파라티푸스 ④ 페스트 ⑤ A형간염

해설 법2조

정답 1. ③ 2. ④ 3. ① 4. ② 5. ② 6. ④

**7.** 감염병의 예방 및 관리에 관한 법률에서 정한 인수공통감염병에 해당하는 것은?

① 두창 ② 라임병 ③ 말라리아 ④ 렙토스피라증 ⑤ 일본뇌염

**해설** 법2조

**8.** 다음 중 제3급감염병은?

① 매독 ② 회충증 ③ 유행성이하선염
④ 수두 ⑤ 야토병

**해설** 최근 제3급감염병으로 변경됨(법2조)

**9.** 감염병병원체가 인체에 침입한 것으로 의심이 되나 감염병환자로 확인되기 전 단계에 있는 사람을 부르는 명칭은?

① 감염병의사환자 ② 감염병환자 ③ 병원체보유자
④ 감염병의심자 ⑤ 현성감염자

**해설** 법2조

**10.** 감염병병원체 등 위험요인에 노출되어 감염이 우려되는 사람을 무엇이라 하나?

① 감염병의사환자 ② 감염병환자 ③ 병원체보유자
④ 감염병의심자 ⑤ 현성감염자

**해설** 법2조

**11.** 유행 여부를 조사하기 위하여 표본감시 활동이 필요한 감염병은?

① 제1급감염병 ② 제2급감염병 ③ 제3급감염병 ④ 제4급감염병 ⑤ 의료관련감염병

**해설** 법2조

**12.** 다음 중 제3급감염병이 <u>아닌</u> 것은?

① 황열 ② 공수병 ③ 백일해 ④ 파상풍 ⑤ 말라리아

**해설** ③ 백일해는 제2급감염병임(법2조)

**13.** 그 밖의 신고 의무자가 환자가 발생한 때 보건소장에게 신고해야하는 감염병에 해당되지 <u>않는</u> 것은?

① A형간염 ② 장티푸스 ③ 세균성이질 ④ 백일해 ⑤ 콜레라

**해설** 제1급감염병부터 제3급감염병까지에 해당하는 감염병 중 보건복지부령으로 정하는 감염병 (법12조, 규8조)

정답 7. ⑤ 8. ① 9. ① 10. ④ 11. ④ 12. ③ 13. ④

**14.** 다음 중 제1급감염병은?

① 파라티푸스 ② 세균성이질 ③ A형간염 ④ 콜레라 ⑤ 디프테리아

해설 법2조

**15.** 제1급감염병의 설명으로 옳은 것은?

① 고의 또는 테러 등을 목적으로 이용된 병원체에 의하여 발생된 감염병
② 음압격리와 같은 높은 수준의 격리가 필요한 감염병
③ 유행 여부를 조사하기 위하여 표본감시 활동이 필요한 감염병
④ 간헐적으로 유행하는 감염병
⑤ 환자나 임산부 등이 의료행위를 적용받는 과정에서 발생한 감염병

해설 법2조

**16.** 한센병을 진단한 의사는 얼마 이내에 보건소장에게 신고하여야 하나?

① 즉시 ② 24시간 이내에 ③ 3일 이내에
④ 7일 이내에 ⑤ 10일 이내에

해설 한센병은 제2급이므로 발견 24시간 이내 신고(법11조)

**17.** 제1급감염병으로 옳은 것은?

① 콜레라 ② 홍역 ③ 장티푸스 ④ 말라리아 ⑤ MERS

해설 법2조

**18.** 제3급감염병이 <u>아닌</u> 것은?

① C형간염 ② B형간염 ③ A형간염 ④ 발진열 ⑤ AIDS

해설 법2조

**19.** 제4급감염병이 <u>아닌</u> 것은?

① 임질 ② 편충증 ③ 수족구병 ④ 매독 ⑤ 첨규콘딜롬

해설 법2조

**20.** 제3급감염병의 조합이다. 옳지 <u>않은</u> 것은?

① B형간염, C형간염 ② 회충증, 간흡충증 ③ 말라리아, 일본뇌염
④ 황열, 뎅기열 ⑤ 렙토스피라증, 쯔쯔가무시증

해설 법2조

정답 14. ⑤ 15. ② 16. ② 17. ⑤ 18. ③ 19. ④ 20. ②

**21.** 제4급감염병의 설명으로 옳은 것은?

① 고의 또는 테러 등을 목적으로 이용된 병원체에 의하여 발생된 감염병
② 음압격리와 같은 높은 수준의 격리가 필요한 감염병
③ 유행 여부를 조사하기 위하여 표본감시 활동이 필요한 감염병
④ 동물과 사람 간에 서로 전파되는 병원체에 의하여 발생되는 감염병
⑤ 환자나 임산부 등이 의료행위를 적용받는 과정에서 발생한 감염병

해설 법2조

**22.** 의사, 치과의사 또는 한의사가 지체없이 신고해야 하는 감염병은?

① 제1급감염병 ② 제2급감염병 ③ 제3급감염병 ④ 제4급감염병 ⑤ 의료관련감염병

해설 법11조

**23.** 그 밖의 신고 의무자가 아닌 사람은?

① 세대주 ② 학교장 ③ 군의관 ④ 약사 ⑤ 미용업소 대표자

해설 법 제12조

**24.** 감염병의 예방 및 관리에 관한 기본계획은 몇 년마다 수립시행하나?

① 2년 ② 3년 ③ 5년 ④ 7년 ⑤ 10년

해설 법7조

**25.** 감염병의 예방 및 관리에 관한 기본계획을 수립하는 사람은?

① 보건복지부장관 ② 질병관리청장 ③ 시 · 도지사
④ 시장 · 군수 · 구청장 ⑤ 의료인중앙회장

해설 법7조

**26.** 보건소장은 예방접종 후 이상반응자의 명부를 얼마 동안 보관하여야 하나?

① 2년 ② 3년 ③ 5년 ④ 7년 ⑤ 10년

해설 규12조

**27.** 보건소장이 감염병에 관한 상황을 신고 받은 즉시에 보고해야 하는 것은?

① C형간염 발생보고 ② 임질 발생보고 ③ 클라미디아 발생보고
④ 요충증 발생보고 ⑤ 예방접종 후 이상 반응 보고

해설 규10조

정답 21. ③ 22. ① 23. ③ 24. ③ 25. ② 26. ⑤ 27. ⑤

**28.** 임시예방접종은 누가 실시하는가?

① 보건복지부장관 ② 질병관리청장 ③ 시 · 도지사
④ 보건소장 ⑤ 시장 · 군수 · 구청장

**해설** 법25조

**29.** 필수예방접종을 실시하여야 하는 자는 누구인가?

① 보건복지부장관 ② 질병관리청장 ③ 시 · 도지사
④ 보건소장 ⑤ 시장 · 군수 · 구청장

**해설** 법24조

**30.** 질병관리청장 및 시 · 도지사가 감염병의 예방 및 관리에 관한 기본계획 및 시행계획의 시행과 국제협력 등의 업무를 지원하기 위해 민간전문가로 구성하여 만든 기관은 무엇인가?

① 감염병전문병원 ② 감염병연구병원 ③ 감염병관리위원회
④ 긴급상황실 ⑤ 감염병관리사업지원기구

**해설** 법8조

**31.** 내성균 관리대책은 몇 년마다 수립 · 추진되어야 하는가?

① 매년 ② 2년 ③ 3년 ④ 4년 ⑤ 5년

**해설** 법8조3

**32.** 감염병전문병원 또는 감염병연구병원을 설립하거나 지정하여 운영하는 주체는?

① 보건복지부장관 ② 질병관리청장 ③ 시 · 도지사
④ 국가 ⑤ 시장 · 군수 · 구청장

**해설** 법8조의2

**33.** 의료기관에 소속된 의사가 감염병 환자를 진단한 경우 누구에게 보고하여야 하나?

① 소속 의료기관의 장 ② 보건소장 ③ 시장 · 군수 · 구청장
④ 질병관리청장 ⑤ 시 · 도지사

**해설** 법11조

정답 28. ⑤ 29. ⑤ 30. ⑤ 31. ⑤ 32. ④ 33. ①

**34.** 군의관의 감염병 보고를 받은 소속 부대장이 조치하는 다음 내용 중 맞는 것은?

① 의사, 치과의사 또는 한의사의 진단이나 검안을 요구
② 제3급감염병의 경우에는 3일 이내에 관할 보건소장에게 신고
③ 제4급감염병의 경우에는 7일 이내에 질병관리청장 또는 관할 보건소장에게 신고
④ 제1급감염병의 경우에는 즉시 질병관리청장에게 신고
⑤ 제2급감염병의 경우에는 24시간 이내에 관할 보건소장에게 신고

해설 법11조 3항

**35.** 읍장 또는 면장이 광견병 발생 신고를 받으면 누구에게 통보해야 하나?

① 질병관리청장 ② 보건복지부장관 ③ 보건소장 ④ 시도지사 ⑤ 시장 · 군수 · 구청장

해설 법14조

**36.** 학술목적으로 고위험병원체를 국내로 반입하려는 자는 어떻게 하여야 하나?

① 보건소장에 신고 ② 보건소장의 허가 ③ 질병관리청장의 허가
④ 질병관리청장에 신고 ⑤ 보건복지부장관의 허가

해설 법22조

**37.** 의료기관을 감염병관리기관으로 지정할 수 없는 자는?

① 의료기관의 장 ② 시 · 도지사 ③ 보건복지부장관 ④ 보건소장 ⑤ 질병관리청장

해설 법36조

**38.** 생물테러감염병 등에 대비한 예방 · 치료 의약품 및 장비의 비축은 누가 할 수 있나?

① 시장 · 군수 · 구청장 ② 시 · 도지사 ③ 보건복지부장관 ④ 보건소장 ⑤ 질병관리청장

해설 법40조

**39.** 의료기관의 장이 지체없이 신고하여야 하는 감염병은?

① 제1급감염병 ② 제2급감염병 ③ 제3급감염병 ④ 제4급감염병 ⑤ 의료관련감염병

해설 법11조 2항

**40.** 가축전염병예방법에 의해 광견병에 대한 신고를 받은 특별자치도지사는 누구에게 언제 통보하여야 하나?

① 질병관리청장에게 즉시 ② 질병관리청장에게 24시간 이내
③ 보건소장에게 즉시 ④ 보건소장에게 24시간 이내
⑤ 보건복지부장관에게 즉시

해설 법14조

정답 34. ⑤ 35. ① 36. ④ 37. ① 38. ⑤ 39. ① 40. ①

**41.** 의사, 치과의사 또는 한의사가 진단 또는 검안한 경우 누구에게 신고해야 하나?

① 질병관리청장 ② 보건소장 ③ 의료기관의 장 ④ 병원협회장 ⑤ 의사회장

해설 법11조

**42.** 감염병병원체 확인기관의 소속 직원이 실험실 검사 등을 통하여 감염병환자등을 발견한 경우 그 사실을 누구에게 보고하여야 하나?

① 시 · 도지사 ② 감염병병원체 확인기관의 장 ③ 보건복지부장관
④ 관할 보건소장 ⑤ 질병관리청장

해설 법11조

**43.** 의사가 파상풍환자를 진단 후 조치할 내용 중 틀린 것은?

① 동거인에게 감염 방지 방법 등을 지도하여야 한다.
② 소속 의료기관의 장에게 보고한다.
③ 관할 보건소장에게 즉시 신고하여야 한다.
④ 보고를 받은 의료기관의 장이 질병관리청장에게 24시간 이내에 신고를 하여야 한다.
⑤ 컴퓨터통신으로 신고해도 된다.

해설 파상풍은 제3급이므로 24시간 이내에 보건소장에게 신고하여야 함(법11조)

**44.** 다음중 감염병에 관한 강제처분 중 옳은 것은?

① 모든 감염병 발생 시 필요한 조사나 진찰을 하게 할 수 있다.
② 모든 감염병이 발생한 경우 감염병의심자를 자가 또는 시설에 격리하게 할 수 있다.
③ 조사거부자를 자가 또는 감염병관리시설에 격리할 수는 없다.
④ 감염병의심자 또는 조사거부자가 감염병환자등이 아닌 것으로 인정되어도 그 잠복기간을 고려하여 격리 조치를 해야 한다.
⑤ 감염병환자등의 입원 조치를 위하여 필요한 경우에는 관할 경찰서장에게 협조를 요청할 수 있다.

해설 법42조

**45.** 국민건강에 중대한 위협이 미칠 우려가 있는 감염병으로 사망한 것으로 의심되어 시체를 해부를 하지 아니하고는 감염병 여부의 진단과 사망의 원인규명을 할 수 없다고 인정하는 경우 누가 시체해부를 명할 수 있나?

① 질병관리청장 ② 시장 · 군수 · 구청장 ③ 보건소장
④ 입원하였던 의료기관의 장 ⑤ 보건복지부장관

해설 법20조

정답 41. ③ 42. ② 43. ③ 44. ⑤ 45. ①

**46.** 역학조사에 대한 설명 중 바른 것은?

① 질병관리청장만 수행한다.
② 역학조사반은 해당 지역 보건소장이 설치한다.
③ 역학조사의 실시 여부는 해당 의료인에게 통지한다.
④ 수습역학조사관은 역학조사를 하지 않는다.
⑤ 역학조사의 요청은 해당 지역 보건소장에게 한다.

해설 법18조

**47.** 감염병예방법에서 5년 이하의 징역 또는 5천만원 이하의 벌금에 처하는 것은?

① 고위험병원체의 반입허가를 받지 아니하고 반입한 자
② 업무상 비밀을 누설한 자
③ 고위험병원체에 대한 안전관리 점검을 기피한 자
④ 감염병관리시설을 설치하지 아니한 자
⑤ 강제처분에 따르지 아니한 자

해설 법77조

**48.** 감염병에 대한 강제처분에 해당되는 감염병은?

① E형간염 ② 회충증 ③ 황열 ④ 매독 ⑤ 신종인플루엔자

해설 법42조

**49.** 의료기관의 장이 식품으로부터 고위험 감염병병원체를 분리한 경우 누구에게 신고하여야 하는가?

① 보건복지부장관 ② 질병관리청장 ③ 중앙회의 장 ④ 보건소장 ⑤ 시장 · 군수 · 구청장

해설 법21조

**50.** 감염병예방법에서 2년 이하의 징역 또는 2천만원 이하의 벌금에 처하는 것은?

① 자가치료 또는 시설치료 및 의료기관 입원치료를 거부한 자
② 고위험병원체의 반입 허가를 받지 아니하고 반입한 자
③ 예방접종증명서를 거짓으로 발급한 자
④ 고위험병원체 취급시설의 폐쇄명령 또는 운영정지명령을 위반한 자
⑤ 업무상 알게 된 비밀을 누설하거나 업무목적 외의 용도로 사용한 자

해설 법79조

**51.** 다음 중 그 밖의 신고의무자에 해당하지 <u>않는</u> 자는?

① 세대주 ② 회사사장 ③ 여관주인 ④ 의사 ⑤ 학교의 장

해설 법12조

정답 46. ③ 47. ① 48. ⑤ 49. ② 50. ④ 51. ④

**52.** 감염병의 예방 및 관리에 관한 법률에 따른 신고를 받은 보건소장이 시장 · 군수 · 구청장에게 즉시 보고해야 하는 것은?

① 예방접종 후 이상반응의 보고 ② 간흡충증 발생보고
③ C형간염 발생보고 ④ 수족구증 발생보고
⑤ 반코마이신황색포도상구균감염증 발생보고

해설 법13조, 규10조

**53.** 국가 및 지방자치단체의 책무가 아닌 것은?

① 감염병의 예방 및 방역 대책 ② 감염병환자 등의 보호 및 진료
③ 감염병 등의 치료 ④ 감염병에 관한 교육 및 홍보
⑤ 감염병 예방을 위한 전문인력의 양성

해설 법4조 2항

**54.** 의료기관의 장이 7일 이내에 신고해야하는 감염병의 종류는?

① 제1급감염병 ② 제2급감염병 ③ 제3급감염병 ④ 제4급감염병 ⑤ 기생충감염병

해설 법11조2항

**55.** 감염병 유행에 대한 방역조치로 옳지 않은 것은?

① 감염병환자등이 있는 장소나 감염병병원체에 오염되었다고 인정되는 장소의 일시적 폐쇄
② 의료기관에 대한 업무 정지 ③ 감염병병원체에 오염된 장소에 대한 소독
④ 오염물 세탁 장소 지정 ⑤ 감염병병원체에 오염된 물건의 폐기처분

해설 법47조

**56.** 역학조사반원으로 임명될 수 없는 사람은?

① 역학조사관 ② 의료인 ③ 감염병 등과 관련된 분야의 전문가
④ 의료기사 ⑤ 공중보건의사

해설 영15조

**57.** 다음 중 국고에서 부담해야 하는 경비가 아닌 것은?

① 감염병환자등의 진료 및 보호에 드는 경비
② 감염병 교육 및 홍보를 위한 경비
③ 감염병 예방을 위한 전문인력의 양성에 드는 경비
④ 검역위원에 관한 경비
⑤ 표본감시활동에 드는 경비

해설 법67조

정답 52. ① 53. ③ 54. ④ 55. ④ 56. ④ 57. ④

**58.** 갑작스러운 국내 유입 또는 유행이 예견되어 긴급한 예방 · 관리가 필요하여 보건복지부장관이 지정하는 감염병은?

① 제1급감염병 ② 제1급과 제2급감염병 ③ 제3급과 제4급감염병
④ 제1급, 제2급, 제3급감염병 ⑤ 법에서 정한 모든 감염병

해설 법2조

**59.** 제1급감염병의 유행시 의약외품에 해당하는 손 소독용, 외용 소독제의 수출이나 국외 반출을 금지할 수 있는 사람은?

① 보건복지부장관 ② 질병관리청장 ③ 시 · 도지사
④ 보건소장 ⑤ 시장 · 군수 · 구청장

해설 법40조의3

**60.** 필수예방접종을 받아야 하는 감염병으로 옳지 않은 것은?

① 폴리오 ② 풍진 ③ 말라리아 ④ 결핵 ⑤ 유행성이하선염

해설 법24조

**61.** 의료인 또는 의료기관의 장이 역학조사를 실시할 것을 요청할 수 있는 사람은?

① 보건복지부장관 ② 질병관리청장 ③ 시장 · 군수 · 구청장
④ 관할 보건소장 ⑤ 감염병 표본감시기관의 장

해설 법18조의2

**62.** 검역위원에 대한 설명으로 옳은 것은?

① 감염병 예방을 위하여 필요한 경우 질병관리청장이 임명한다.
② 임무를 수행하기 위하여 승차할 경우 비용을 국고에서 지원할 수 있다.
③ 감염병 발생지역의 현장에 대한 조치권한을 가진다.
④ 감염병 예방 사무를 담당한다.
⑤ 특별히 필요하면 운송수단을 검역하게 할 수 있다

해설 법61조, 규43조

**63.** 시·군·구에서 부담하는 경비로 옳지 않은 것은?

① 감염병 교육 및 홍보를 위한 경비
② 예방접종의 시행에 드는 경비
③ 의료업자 동원을 위한 수당금
④ 한센병의 예방 및 진료업무를 위해 법인 또는 단체에 대한 지원 경비의 일부
⑤ 시 · 군 · 구에서 실시하는 소독에 드는 경비

해설 ①의 경비는 국고임(법67조)

정답 58. ④ 59. ① 60. ③ 61. ② 62. ⑤ 63. ①

**64.** 감염병예방법에서 5년 이하의 징역 또는 5천만원 이하의 벌금에 처하는 것은?

① 고위험병원체의 반입허가를 받지 아니하고 반입한 자
② 업무상 알게 된 비밀을 누설하거나 업무목적 외의 용도로 사용한 자
③ 고위험병원체에 대한 안전관리 점검을 기피한 자
④ 감염병관리시설을 설치하지 아니한 자
⑤ 강제처분에 따르지 아니한 자

해설 법77조

**65.** 감염병예방법에서 2년 이하의 징역 또는 2천만원 이하의 벌금에 처하는 것은?

① 업무상 알게 된 비밀을 누설하거나 업무목적 외의 용도로 사용한 자
② 위험병원체의 반입허가를 받지 아니하고 반입한 자
③ 감염병관리시설을 설치하지 아니한 자
④ 고위험병원체 취급시설의 폐쇄명령 또는 운영정지명령을 위반한 자
⑤ 예방접종증명서를 거짓으로 발급한 자

해설 법79조

**66.** 감염병환자등이 발생한 장소나 감염병병원체에 오염되었다고 의심되는 장소에 대하여 소독할 때 누구의 지시를 따라야 하나?

① 소속 부대의 장　② 질병관리청장　③ 보건복지부장관
④ 한의사　⑤ 보건소장

해설 법48조

**67.** 심리지원을 받는 대상자가 아닌 사람은?

① 감염병환자　② 감염병 대응 의료인　③ 감염병의심자
④ 검역위원　⑤ 감염병환자의 가족

해설 법70조의6

**68.** 감염병의 예방 및 관리에 관한 법률에 의하여 반드시 소독을 실시하여야 하는 시설로 옳지 않은 것은?

① 공중위생법에 의한 호텔　② 종합병원, 한방병원　③ 100세대 공동주택
④ 마을버스, 장의자동차　⑤ 300석의 공연장

해설 영24조

정답 64. ① 65. ④ 66. ④ 67. ④ 68. ③

**69.** 청소소독을 실시하거나 위행해충 등의 구제조치를 해야 하는 자는?

① 의사 · 한의사 ② 의사 ③ 호주
④ 시장 · 군수 · 구청장 ⑤ 시 · 도지사

**해설** ⑤ 소독의무자는 그 밖의신고의무자와 동일함(법51조)

**70.** 고위험병원체를 취급하는 사람은 교육을 몇 년 주기로 받나?

① 매년 ② 2년 ③ 3년 ④ 5년 ⑤ 수시로

**해설** 법23조의5

**71.** 감염병 전파가 우려되어 지역 및 기간을 정하여 마스크 착용 등 방역지침 준수를 명할 수 있는 자는?

① 시 · 도지사 ② 보건복지부장관 ③ 시장 · 군수 · 구청장
④ 보건소장 ⑤ 질병관리청장

**해설** 법49조1항

**72.** 예방접종에 대한 설명 중 옳은 것은?

① 필수 예방접종은 모든 감염병에 대해 예방접종을 실시한다.
② 예방접종을 수행하는 주체는 질병관리청장이다.
③ 사업주는 임시 예방접종을 받은 근로자에게는 유급휴가를 줄 수 없다.
④ 시장 · 군수 · 구청장은 어린이집의 원장에게 영유아의 예방접종 완료 여부에 대한 검사 기록을 제출하도록 요청할 수 있다.
⑤ 의료인은 질병관리청장에게 예방접종 후 이상반응에 대한 검사를 의뢰할 수 있다.

**해설** 법24조~33조의4

**73.** 감염병 전파의 위험성이 있는 시설에서 마스크 착용을 하지 않은 이용자가 받는 벌칙은 ?

① 200만원 이하의 벌금 ② 300만원 이하의 벌금 ③ 1천만원 이하의 과태료
④ 100만원 이하의 과태료 ⑤ 10만원 이하의 과태료

**해설** 법83조

**74.** 감염병환자등의 관리에 대해 옳은 것은?

① 감염병관리기관의 격리병상이 부족한 경우 치료중인 사람은 요양소에서 치료를 받는다.
② 전파 위험이 높은 감염병환자는 감염병관리기관에서 입원치료를 받아야 한다.
③ 어떠한 경우에도 자가치료는 할 수 없다.
④ 정당한 사유 없이 전원을 거부할 경우 100만원 이하의 과태료를 부과한다.
⑤ 감염병의심자는 입원치료를 받을 수 없다.

**해설** 법41조

정답 69. ④ 70. ① 71. ② 72. ⑤ 73. ⑤ 74. ②

# V. 혈액관리법



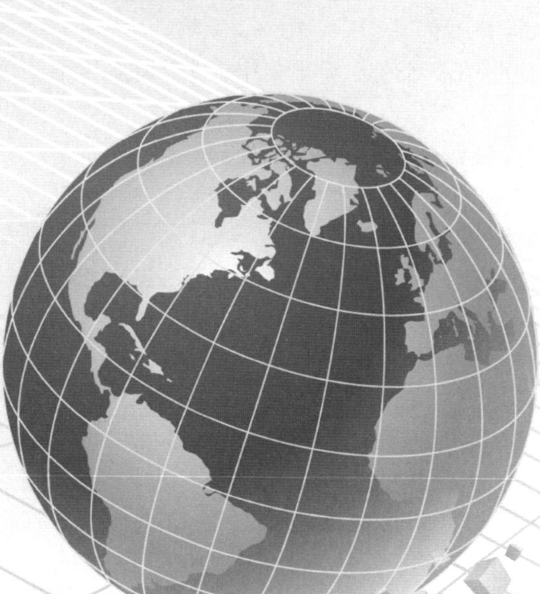

# 1. 혈액관리법 해설

[시행 2023. 6. 22.] [법률 제18626호, 2021. 12. 21., 일부개정]

**시행령 [시행 2023. 6. 22.] [대통령령 제33454호, 2023. 5. 9., 일부개정]**

**시행규칙 [시행 2022. 10. 12.] [보건복지부령 제913호, 2022. 10. 12., 일부개정]**

**제1조(목적)** 이 법은 혈액관리업무에 관하여 필요한 사항을 규정함으로써 수혈자와 헌혈자(獻血者)를 보호하고 혈액관리를 적절하게 하여 국민보건의 향상에 이바지함을 목적으로 한다.

**[영]제1조(목적)** 이 영은 「혈액관리법」에서 위임된 사항과 그 시행에 관하여 필요한 사항을 규정함을 목적으로 한다.

**[규칙]제1조(목적)** 이 규칙은 「혈액관리법」 및 동법시행령에서 위임된 사항과 그 시행에 관하여 필요한 사항을 규정함을 목적으로 한다.

**제2조(정의)** 이 법에서 사용하는 용어의 뜻은 다음과 같다.

1. "혈액"이란 인체에서 채혈(採血)한 혈구(血球) 및 혈장(血漿)을 말한다.
2. "혈액관리업무"란 수혈(輸血)이나 혈액제제(血液製劑)의 제조에 필요한 혈액을 채혈 · 검사 · 제조 · 보존 · 공급 또는 품질관리하는 업무를 말한다.
3. "혈액원"이란 혈액관리업무를 수행하기 위하여 제6조제3항에 따라 허가를 받은 자를 말한다.
4. "헌혈자"란 자기의 혈액을 혈액원에 무상(無償)으로 제공하는 사람을 말한다.
5. "부적격혈액"이란 채혈 시 또는 채혈 후에 이상이 발견된 혈액 또는 혈액제제로서 보건복지부령으로 정하는 혈액 또는 혈액제제를 말한다.
6. "채혈금지대상자"란 감염병 환자, 약물복용 환자 등 건강기준에 미달하는 사람으로서 헌혈을 하기에 부적합하다고 보건복지부령으로 정하는 사람을 말한다.
7. "특정수혈부작용"이란 수혈한 혈액제제로 인하여 발생한 부작용으로서 보건복지부령으로 정하는 것을 말한다.
8. "혈액제제"란 혈액을 원료로 하여 제조한 「약사법」 제2조에 따른 의약품으로서 다음 각 목의 어느 하나에 해당하는 것을 말한다.
   가. 전혈(全血)
   나. 농축적혈구(濃縮赤血球)
   다. 신선동결혈장(新鮮凍結血漿)
   라. 농축혈소판(濃縮血小板)

마. 그 밖에 보건복지부령으로 정하는 혈액 관련 의약품

8의2. "원료혈장" 이란 혈액제제 중 혈장분획제제(혈장을 원료로 일련의 제조과정을 거쳐 얻어진 의약품)의 제조를 위하여 혈액원이 혈장분획제제 제조업자에게 공급하는 혈장을 말한다.

9. "헌혈환급예치금"이란 제14조제5항에 따라 수혈비용을 보상하거나 헌혈사업에 사용할 목적으로 혈액원이 보건복지부장관에게 예치하는 금액을 말한다.

10. "채혈"이란 수혈 등에 사용되는 혈액제제를 제조하기 위하여 헌혈자로부터 혈액을 채취하는 행위를 말한다.

11. "채혈부작용"이란 채혈한 후에 헌혈자에게 나타날 수 있는 혈관미주신경반응 또는 피하출혈 등 미리 예상하지 못한 부작용을 말한다.

**[규칙]제2조(부적격혈액 및 판정기준)** 「혈액관리법」(이하 "법"이라 한다) 제2조제5호에 따른 부적격혈액의 범위와 법 제8조제3항에 따른 혈액 및 혈액제제의 적격여부에 관한 판정기준은 별표 1과 같다.

**참고**

**[별표 1]**

부적격혈액의 범위 및 혈액·혈액제제의 적격여부 판정기준(제2조 관련)

1. 채혈과정에서 응고 또는 오염된 혈액 및 혈액제제
2. 다음의 혈액선별검사에서 부적격기준에 해당되는 혈액 및 혈액제제

| 검사항목 및 검사방법 | | 부적격기준 |
|---|---|---|
| 비(B)형간염검사 | B형간염표면항원(HBsAg) 검사 | 양성 |
| | B형간염바이러스(HBV) 핵산증폭검사 | 양성 |
| 시(C)형간염검사 | C형간염바이러스(HCV) 항체 검사 | 양성 |
| | C형간염바이러스(HCV) 핵산증폭검사 | 양성 |
| 후천성면역결핍증검사 | 사람면역결핍바이러스(HIV) 항체 검사 | 양성 |
| | 사람면역결핍바이러스(HIV) 핵산증폭검사 | 양성 |
| 사람T세포림프친화바이러스(HTLV) 검사 (혈장성분은 제외한다) | 사람T세포림프친화바이러스(HTLV) Ⅰ형/Ⅱ형 항체 검사(혈장성분은 제외한다) | 양성 |
| 매독검사 | | 양성 |
| 간기능검사(ALT검사, 수혈용으로 사용되는 혈액만 해당한다) | | 101 IU/L 이상 |

※ B형간염표면항원(HBsAg) 검사, C형간염바이러스(HCV) 항체 검사, 사람면역결핍바이러스(HIV) 항체 검사, 사람T세포림프친화바이러스(HTLV) Ⅰ형/Ⅱ형 항체 검사의 검사방법은 효소면역측정법(EIA) 또는 이와 동등이상의 감도를 가진 시험방법에 따라야 함

비고: 위 검사항목 외에 국민보건을 위하여 긴급하게 필요하다고 판단되는 혈액검사의 부적격 기준은 보건복지부장관이 별도로 정한다.

3. 제7조에 따른 채혈금지대상자 기준 중 감염병 요인, 약물 요인 및 선별검사결과 부적격 요인에 해당하는 자로부터 채혈된 혈액 및 혈액제제

4. 심한 혼탁을 보이거나 변색 또는 용혈된 혈액 및 혈액제제
5. 혈액용기의 밀봉 또는 표지가 파손된 혈액 및 혈액제제
6. 제12조제2호 가목에 따른 보존기간이 경과한 혈액 및 혈액제제
7. 그 밖에 안전성 등의 이유로 부적격 요인에 해당한다고 보건복지부장관이 정하는 혈액 및 혈액제제

**[규칙]제2조의2(채혈금지대상자)** 법 제2조제6호에서 "보건복지부령으로 정하는 사람"이란 별표 1의2에 해당하는 사람을 말한다.

**참고**

**[별표 1의2]**

## 채혈금지대상자(제2조의2 및 제7조 관련)

I. 공통기준

1. 건강진단관련 요인
   가. 체중이 남자는 50킬로그램 미만, 여자는 45킬로그램 미만인 자
   나. 체온이 섭씨 37.5도를 초과하는 자
   다. 수축기혈압이 90밀리미터(수은주압) 미만 또는 180밀리미터(수은주압) 이상인 자
   라. 이완기혈압이 100밀리미터(수은주압) 이상인 자
   마. 맥박이 1분에 50회 미만 또는 100회를 초과하는 자
2. 질병관련 요인
   가. 감염병
      1) 만성 B형간염, C형간염, 후천성면역결핍증, 바베스열원충증, 샤가스병 또는 크로이츠펠트-야콥병 등 「감염병의 예방 및 관리에 관한 법률」 제2조에 따른 감염병 중 보건복지부장관이 지정하는 혈액 매개 감염병의 환자, 의사환자, 병원체보유자
      2) 일정기간 채혈금지 대상자
         가) 말라리아 병력자로 치료종료 후 3년이 경과하지 아니한 자
         나) 브루셀라증 병력자로 치료종료 후 2년이 경과하지 아니한 자
         다) 매독 병력자로 치료종료 후 1년이 경과하지 아니한 자
         라) 급성 B형간염 병력자로 완치 후 6개월이 경과하지 아니한 자
         마) 그 밖에 보건복지부장관이 정하는 혈액매개 감염병환자 또는 병력자
   나. 그 밖의 질병
      1) 발열, 인후통, 설사 등 급성 감염성 질환이 의심되는 증상이 없어진지 3일이 경과하지 아니한 자
      2) 암환자, 만성폐쇄성폐질환 등 호흡기질환자, 간경변 등 간질환자, 심장병환자, 당뇨병환자, 류마티즘 등 자가면역질환자, 신부전 등 신장질환자, 혈우병, 적혈구증다증 등 혈액질환자, 한센병환자, 성병환자(매독환자는 제외한다), 알콜중독자, 마약중독자 또는 경련환자. 다만, 의사가 헌혈가능하다고 판정한 경우에는 그러하지 아니하다.
3. 약물 또는 예방접종 관련 요인
   가. 약물
      1) 혈소판 기능에 영향을 주는 약물인 아스피린을 투여 받은 후 3일, 티클로피딘 등을 투여받은 후 2주가 경과하지 아니한 자(혈소판 헌혈의 경우에 한한다)

2) 이소트레티노인, 피나스테라이드 성분의 약물을 투여 받고 4주가 경과하지 아니한 자
3) 두타스테라이드 성분의 약물을 투여 받고 6개월이 경과하지 아니한 자
4) B형간염 면역글로불린, 태반주사제를 투여 받고 1년이 경과하지 아니한 자
5) 아시트레틴 성분의 약물을 투여 받고 3년이 경과하지 아니한 자
6) 제9조제2호마목에 따라 보건복지부장관이 인정하여 고시하는 약물의 투여자로서 해당 약물의 성격, 효과 및 유해성 등을 고려하여 보건복지부장관이 정하는 기간을 경과하지 아니한 자
7) 과거에 에트레티네이트 성분의 약물을 투여 받은 적이 있는 자, 소에서 유래한 인슐린을 투여 받은 적이 있는 자, 뇌하수체 유래 성장호르몬을 투여 받은 적이 있는 자, 변종크로이츠펠트-야콥병의 위험지역에서 채혈된 혈액의 혈청으로 제조된 진단시약 등 투여자, 제9조제1호마목에 따라 보건복지부장관이 인정하여 고시하는 약물의 투여자는 영구 금지

나. 예방접종
1) 콜레라, 디프테리아, 인플루엔자, A형간염, B형간염, 주사용 장티푸스, 주사용 소아마비, 파상풍, 백일해, 일본뇌염, 신증후군출혈열(유행성출혈열), 탄저, 공수병 예방접종을 받은 후 24시간이 경과하지 않은 사람
2) 홍역, 유행성이하선염, 황열, 경구용 소아마비, 경구용 장티푸스 예방접종을 받은 날부터 2주가 경과하지 않은 사람
3) 풍진, 수두 예방접종 또는 BCG 접종을 받은 날부터 4주가 경과하지 않은 사람

4. 진료 및 처치 관련 요인
가. 임신 중인 자, 분만 또는 유산 후 6개월 이내인 자. 다만, 본인이 출산한 신생아에게 수혈하고자 하는 경우에는 그러하지 아니하다.
나. 수혈 후 1년이 경과하지 아니한 자
다. 전혈채혈일로부터 8주, 혈장성분채혈, 혈소판혈장성분채혈 및 두단위혈소판성분채혈일로부터 14일, 백혈구성분채혈 및 한단위혈소판성분채혈일로부터 72시간, 두단위적혈구성분채혈일로부터 16주가 경과하지 아니한 자
라. 과거 경막 또는 각막을 이식 받은 경험이 있는 자

5. 선별검사결과 부적격 요인
과거 헌혈검사에서 B형간염검사, C형간염검사, 후천성면역결핍증검사, 인체(T)림프영양성바이러스검사(혈장성분헌혈의 경우는 제외한다) 및 그 밖에 보건복지부장관이 별도로 정하는 혈액검사 결과 부적격 기준에 해당되는 자

6. 그 밖의 요인
가. 제6조제2항제2호의 문진 결과 헌혈불가로 판정된 자
나. 그 밖에 의사의 진단에 의하여 건강상태가 불량하거나 채혈이 부적당하다고 인정되는 자

II. 개별기준

| 채혈의 종류 | 기준 |
|---|---|
| 320밀리리터 전혈채혈 | 1. 16세 미만인 자 또는 70세 이상인 자<br>2. 혈액의 비중이 1.053 미만인 자, 혈액 100밀리리터당 혈색소량이 12.5그램 미만인 자 또는 적혈구용적률이 38퍼센트 미만인 자<br>3. 과거 1년 이내에 전혈채혈횟수가 5회 이상인 자 |
| 400밀리리터 전혈채혈 | 1. 17세 미만인 자 또는 70세 이상인 자<br>2. 체중이 50킬로그램 미만인 자<br>3. 혈액의 비중이 1.053 미만인 자, 혈액 100밀리리터당 혈색소량이 12.5그램 미만인 자 또는 적혈구용적률이 38퍼센트 미만인 자 |

| | |
|---|---|
| | 4. 과거 1년 이내에 전혈채혈횟수가 5회 이상인 자 |
| 혈장 성분채혈 | 1. 17세 미만인 자 또는 70세 이상인 자<br>2. 혈액의 비중이 1.052 미만 또는 혈액 100밀리리터당 혈색소량이 12.0그램 미만인 자<br>3. 직전 헌혈혈액검사 결과 혈액 100밀리리터당 혈청단백량이 6.0그램 미만인 자 |
| 한단위 혈소판 성분채혈 | 1. 17세 미만인 자 또는 60세 이상인 자<br>2. 혈액의 비중이 1.052 미만 또는 혈액 100밀리리터당 혈색소량이 12.0그램 미만인 자<br>3. 혈액 1마이크로리터당 혈소판수가 15만개 미만인 자<br>4. 한단위 혈소판성분채혈 72시간이 경과하지 아니한 자<br>5. 과거 1년 이내에 성분채혈횟수가 24회 이상인 자 |
| 두단위 혈소판 성분채혈 | 1. 17세 미만인 자 또는 60세 이상인 자<br>2. 혈액의 비중이 1.052 미만 또는 혈액 100밀리리터당 혈색소량이 12.0그램 미만인 자<br>3. 혈액 1마이크로리터당 혈소판수가 25만개 미만인 자<br>4. 과거 1년 이내에 성분채혈횟수가 24회 이상인 자 |
| 혈소판 혈장 성분채혈 | 1. 17세 미만인 자 또는 60세 이상인 자<br>2. 혈액의 비중이 1.052 미만 또는 혈액 100밀리리터당 혈색소량이 12.0그램 미만인 자<br>3. 직전 헌혈혈액검사 결과 혈액 100밀리리터당 혈청단백량이 6.0그램 미만인 자<br>4. 혈액 1마이크로리터당 혈소판수가 15만개 미만인 자<br>5. 과거 1년 이내에 성분채혈횟수가 24회 이상인 자 |
| 두단위 적혈구 성분채혈 | 1. 17세 미만인 자 또는 60세 이상인 자<br>2. 체중이 70킬로그램 미만인자<br>3. 혈액 100밀리리터당 혈색소량이 14.0그램 미만인 자<br>4. 과거 1년 이내에 전혈채혈횟수가 4회이상 또는 성분채혈횟수가 24회 이상 또는 두단위적혈구성분채혈횟수가 2회 이상인 자 |

비고: 65세 이상인 자의 헌혈은 60세부터 64세까지 헌혈한 경험이 있는 자에만 가능함

**[규칙]제3조(특정수혈부작용)** 법 제2조제7호에 따른 특정수혈부작용은 다음 각호의 1과 같다.

1. 사망
2. 장애(「장애인복지법」 제2조의 규정에 의한 장애를 말한다)
3. 입원치료를 요하는 부작용
4. 바이러스등에 의하여 감염되는 질병
5. 의료기관의 장이 제1호 내지 제4호의 규정에 의한 부작용과 유사하다고 판단하는 부작용

**[규칙]제4조(혈액 관련 의약품)** 법 제2조제8호마목에 따른 혈액 관련 의약품은 별표 2와 같다.

**참고**

**[별표 2]**

혈액 관련 의약품(제4조 관련)

1. 백혈구제거적혈구
2. 백혈구여과제거적혈구
3. 세척적혈구
4. 동결해동적혈구
5. 농축백혈구
6. 혈소판풍부혈장
7. 백혈구여과제거혈소판
8. 세척혈소판
9. 신선액상혈장
10. 동결혈장
11. 동결침전제제
12. 동결침전물제거혈장
13. 성분채혈적혈구
14. 성분채혈백혈구
15. 성분채혈백혈구혈소판
16. 성분채혈혈소판
17. 백혈구여과제거 성분채혈혈소판
18. 성분채혈혈장
19. 다종백혈구여과제거성분채혈혈소판
20. 다종성분채혈혈장
21. 방사선조사(照射) 농축적혈구
22. 방사선조사 백혈구여과제거적혈구
23. 방사선조사 세척적혈구
24. 방사선조사 농축혈소판
25. 방사선조사 백혈구여과제거성분채혈혈소판
26. 방사선조사 다종백혈구여과제거성분채혈혈소판
27. 방사선조사 세척혈소판

**제3조(혈액 매매행위 등의 금지)** ① 누구든지 금전, 재산상의 이익 또는 그 밖의 대가적 급부(給付)를 받거나 받기로 하고 자신의 혈액(제14조에 따른 헌혈증서를 포함한다)을 제공하거나 제공할 것을 약속하여서는 아니 된다.

② 누구든지 금전, 재산상의 이익 또는 그 밖의 대가적 급부를 주거나 주기로 하고 다른 사람의 혈액(제14조에 따른 헌혈증서를 포함한다)을 제공받거나 제공받을 것을 약속하여서는 아니 된다.

③ 누구든지 제1항 및 제2항에 위반되는 행위를 교사(敎唆)·방조 또는 알선하여서는 아니 된다.

④ 누구든지 제1항 및 제2항에 위반되는 행위가 있음을 알았을 때에는 그 행위와 관련되는 혈액을 채혈하거나 수혈하여서는 아니 된다.

**벌칙 : 제18조** 5년 이하의 징역 5천만원 이하의 벌금

☞ 제3조

**제4조(국가와 지방자치단체의 책무)** 국가와 지방자치단체는 적극적인 헌혈기부문화를 조성하고 건강한 국민의 헌혈을 장려할 수 있도록 대국민 교육 및 홍보 등 필요한 지원책을 수립 · 시행하여야 한다.

**[영]제2조(국가헌혈추진협의회의 구성)** ① 「혈액관리법」(이하 "법"이라 한다) 제4조의2제1항에 따른 국가헌혈추진협의회(이하 "국가헌혈협의회"라 한다)는 위원장 1명을 포함하여 10

명 이내의 위원으로 구성한다.
② 국가헌혈협의회의 위원장은 보건복지부 제2차관으로 한다.
③ 국가헌혈협의회의 위원은 다음 각 호의 중앙행정기관 소속 3급 공무원, 고위공무원단에 속하는 일반직공무원 또는 이에 상당하는 공무원 중에서 소속 기관의 장이 지명하는 사람이 된다.
1. 기획재정부
2. 교육부
3. 국방부
4. 행정안전부
5. 국무조정실
6. 그 밖에 보건복지부장관이 필요하다고 인정하는 중앙행정기관

**[영]제2조의2(국가헌혈협의회의 운영)** ① 국가헌혈협의회의 위원장은 회의를 소집하고, 그 의장이 된다.
② 국가헌혈협의회의 회의는 재적위원 과반수의 출석으로 개의하고, 출석위원 과반수의 찬성으로 의결한다.
③ 국가헌혈협의회의 사무를 처리하기 위하여 국가헌혈협의회에 간사 1명을 두며, 간사는 보건복지부장관이 그 소속 공무원 중에서 지명한다.
④ 제1항부터 제3항까지에서 규정된 사항 외에 국가헌혈협의회의 운영에 필요한 사항은 국가헌혈협의회의 의결을 거쳐 국가헌혈협의회의 위원장이 정한다.

**제4조의2(국가헌혈추진협의회 구성 및 운영)** ① 제4조에 따른 책무를 수행하기 위하여 보건복지부장관 소속으로 국가헌혈추진협의회(이하 "국가헌혈협의회"라 한다)를 둔다.
② 국가헌혈협의회는 다음 각 호의 사항을 심의한다.
1. 헌혈기부문화 조성과 헌혈 장려를 위한 정책 방향의 설정 및 협력 · 조정
2. 헌혈기부문화 조성과 헌혈 장려를 위한 제도 개선 및 예산 지원에 관한 사항
3. 그 밖에 헌혈기부문화 조성과 헌혈 장려를 위하여 보건복지부장관이 필요하다고 인정하는 사항
③ 국가헌혈협의회의 구성 · 운영 등에 필요한 사항은 대통령령으로 정한다.

**제4조의3(헌혈 권장 등)** ① 매년 6월 14일을 헌혈자의 날로 하고, 보건복지부장관은 헌혈자의 날의 취지에 적합한 기념행사를 실시하는 등 건강한 국민에게 헌혈을 권장할 수 있다.
② 보건복지부장관은 혈액원에 혈액관리업무에 필요한 경비의 전부 또는 일부를 보조할 수 있다.
③ 헌혈 권장에 필요한 사항은 대통령령으로 정한다.

**[영]제2조의3(헌혈의 권장)** ① 보건복지부장관은 법 제4조의3제3항에 따라 혈액의 수급조절의 적정을 기하기 위하여 매년 헌혈권장에 관한 계획을 수립 · 시행해야 한다.

② 국가 및 지방자치단체의 기관은 제1항에 따른 헌혈권장에 적극 협조해야 하며, 대한적십자사 회장은 혈액의 수급조절을 위하여 공공단체 · 민간단체 또는 혈액원에 대하여 헌혈권장 등 필요한 협력을 요청할 수 있다.
③ 보건복지부장관은 국민의 헌혈정신을 고취하고 헌혈권장을 위하여 헌혈사상 고취기간을 설정할 수 있다. 〈개정 2008. 2. 29., 2010. 3. 15., 2023. 5. 9.〉
④ 삭제 〈2023. 5. 9.〉

**제4조의4(헌혈자 보호와 의무 등)** ① 헌혈자는 숭고한 박애정신의 실천자로서 헌혈을 하는 현장에서 존중받아야 한다.
② 헌혈자는 안전한 혈액의 채혈 및 공급을 위하여 신상(身上) 및 병력(病歷)에 대한 정보를 사실대로 성실하게 제공하여야 한다.
③ 혈액원이 헌혈자로부터 채혈할 때에는 쾌적하고 안전한 환경에서 하여야 한다.
④ 혈액원은 헌혈자가 자유의사로 헌혈할 수 있도록 헌혈에 관한 유의 사항을 설명하여야 하며, 헌혈자로부터 채혈에 대한 동의를 받아야 한다.
⑤ 헌혈 적격 여부를 판정하기 위한 문진(問診) 사항의 기록과 면담은 헌혈자의 개인비밀이 보호될 수 있는 환경에서 하여야 한다.
⑥ 혈액원은 채혈부작용의 발생 여부를 세심히 관찰하여야 하며, 채혈부작용을 예방하기 위하여 필요한 조치를 하여야 한다.
⑦ 헌혈자에게 채혈부작용이 나타나는 경우 혈액원은 지체 없이 적절한 조치를 하여야 한다.
⑧ 제1항부터 제7항까지에서 규정한 사항 외에 헌혈자를 보호하기 위하여 필요한 사항은 대통령령으로 정한다.

**[영]제3조(헌혈자의 보호)** 혈액원은 법 제4조의4제8항에 따라 헌혈자에게 채혈직후 필요한 음료를 제공하는 등 헌혈자의 보호를 위한 조치를 해야 한다.

**제4조의5(혈액관리기본계획의 수립)** ① 보건복지부장관은 혈액의 안정적 수급 및 관리에 관한 정책을 효율적으로 추진하기 위하여 제5조에 따른 혈액관리위원회의 심의를 거쳐 혈액관리에 관한 기본계획(이하 "기본계획"이라 한다)을 5년마다 수립하여야 한다.
② 기본계획에는 다음 각 호의 사항이 포함되어야 한다.
1. 헌혈 증진과 혈액관리의 발전 방향 및 목표
2. 혈액관리에 관한 각 부처 및 기관 · 단체의 협조에 관한 사항
3. 헌혈 및 수혈의 안전성 향상 방안
4. 혈액제제의 안전성 향상, 안정적 수급 및 적정한 사용 방안
5. 그 밖에 보건복지부장관이 혈액관리를 위하여 필요하다고 인정하는 사항
③ 보건복지부장관은 기본계획을 수립할 때에는 미리 관계 중앙행정기관의 장과 협의하여야 한다.
④ 보건복지부장관은 기본계획의 수립 · 시행을 위하여 필요한 경우에는 관계 중앙행정기관

의 장, 지방자치단체의 장, 관련 기관 · 단체 등에 필요한 자료 및 정보의 제공을 요청할 수 있다. 이 경우 자료 및 정보의 제공을 요청받은 자는 정당한 사유가 없으면 요청에 따라야 한다.

**제4조의6(헌혈추진협의회의 구성)** ① 특별시장 · 광역시장 · 특별자치시장 · 도지사 · 특별자치도지사(이하 "시 · 도지사"라 한다) 또는 시장 · 군수 · 구청장은 헌혈 증진을 위한 홍보 및 적극적인 헌혈기부문화 조성을 위하여 지역사회의 주민 · 단체 또는 공공기관이 참여하는 헌혈추진협의회를 구성할 수 있다.

② 제1항에 따른 헌혈추진협의회의 구성 및 운영 등에 필요한 사항은 해당 특별시 · 광역시 · 특별자치시 · 도 · 특별자치도 또는 시 · 군 · 구의 조례로 정한다.

**제4조의7(원료혈장 수급 관리 등)** ① 보건복지부장관은 원료혈장의 공급 가격 관리 및 배분 등 안정적 수급을 도모하기 위하여 필요한 조치를 취할 수 있다.

② 원료혈장의 안정적 수급을 위하여 필요한 사항은 대통령령으로 정한다.

**[영]제3조의2(원료혈장 수급계획의 수립 · 시행)** ① 보건복지부장관은 법 제4조의7에 따라 원료혈장의 안정적 수급을 위하여 매년 원료혈장의 안정적 수급에 관한 계획(이하 이 조에서 "수급계획"이라 한다)을 수립해야 한다.

② 보건복지부장관은 수급계획의 수립 · 시행을 위하여 필요한 경우에는 원료혈장을 공급하는 혈액원이나 원료혈장을 공급받는 혈장분획제제 제조업자에게 관련 자료 및 정보의 제공을 요청할 수 있다.

③ 제1항 및 제2항에서 규정한 사항 외에 수급계획의 수립 절차 및 보건복지부장관이 요청하는 자료 · 정보의 범위 등 수급계획의 수립 · 시행에 필요한 사항은 보건복지부장관이 정하여 고시한다.

[본조신설 2023. 5. 9.]

**제4조의8(헌혈자에 대한 예우 및 지원)** ① 국가 및 지방자치단체는 헌혈기부문화 조성을 위하여 헌혈자를 위한 예우 증진 사업을 할 수 있다.

② 보건복지부장관은 헌혈에 관하여 특히 공로가 있는 자에게 훈장 또는 포장을 추천하거나 표창을 행할 수 있다.

③ 헌혈자 예우에 필요한 사항은 대통령령으로 정한다.

**[영]제3조의3(헌혈자를 위한 예우 증진 사업)** 법 제4조의8에 따라 국가가 실시하는 헌혈자를 위한 예우 증진 사업은 다음 각 호와 같다.

1. 헌혈에 관하여 공로가 있는 자에 대한 유공 행사
2. 헌혈 장려를 위한 헌혈 교육 및 홍보 활동 지원

3. 그 밖에 헌혈자 예우를 위하여 보건복지부장관이 정하는 사업
[본조신설 2023. 5. 9.]

**제5조(혈액관리위원회의 설치 및 운영)** ① 혈액관리에 관한 다음 각 호의 사항을 심의하기 위하여 보건복지부장관 소속으로 혈액관리위원회(이하 "위원회"라 한다)를 둔다.
1. 혈액관리제도의 개선 및 헌혈 추진 방안
2. 제15조제2항에 따른 헌혈환급적립금의 활용 방안
3. 혈액 수가(酬價)의 조정
4. 혈액제제의 수급(需給) 및 안전성에 관한 사항
5. 혈액원의 개설 및 혈액관리업무의 심사평가에 관한 사항
6. 특정수혈부작용에 관한 사항
7. 기본계획의 수립에 관한 사항
8. 그 밖에 혈액관리에 관하여 보건복지부장관이 위원회의 회의에 부치는 사항
② 위원회는 위원장 1명과 부위원장 1명을 포함하여 15명 이내의 위원으로 구성하고, 그 임기는 2년으로 한다. 다만, 공무원인 위원의 임기는 그 재임기간으로 한다.
③ 위원회의 위원장은 혈액관리에 관한 학식과 행정 경험을 두루 갖추고 생명윤리에 대한 인식이 확고한 사람 중에서 보건복지부장관이 위촉한다.
④ 제1항부터 제3항까지에서 규정한 사항 외에 위원회의 구성 및 운영에 필요한 사항은 대통령령으로 정한다.

**[영]제4조(혈액관리위원회의 구성)** ① 삭제 〈2005.1.29〉
② 법 제5조의 규정에 의한 혈액관리위원회(이하 "위원회"라 한다)의 부위원장은 보건복지부의 3급 공무원, 고위공무원단에 속하는 일반직공무원 또는 이에 상당하는 공무원중에서 보건복지부장관이 임명한다.
③ 위원회의 위원은 다음 각호의 자중에서 보건복지부장관이 임명 또는 위촉한다.
1. 관계행정기관 소속 2급이나 3급 공무원 또는 이에 상당하는 공무원(고위공무원단에 속하는 공무원을 포함한다)
2. 혈액원에 종사하는 자를 대표하는 자
3. 비영리민간단체지원법 제2조의 규정에 의한 비영리민간단체의 장의 추천을 받은 자
4. 언론계를 대표하는 자
5. 변호사의 자격을 가진 자
6. 혈액관리업무에 관한 학식과 경험이 풍부한 자

**[영]제4조의2(위원회 위원의 해임 및 해촉)** 보건복지부장관은 제4조제3항 각 호에 따른 위원이 다음 각 호의 어느 하나에 해당하는 경우에는 해당 위원을 해임하거나 해촉(解囑)할 수 있다.
1. 심신장애로 인하여 직무를 수행할 수 없게 된 경우
2. 직무와 관련된 비위사실이 있는 경우

3. 직무태만, 품위손상이나 그 밖의 사유로 인하여 위원으로 적합하지 아니하다고 인정되는 경우
4. 위원 스스로 직무를 수행하는 것이 곤란하다고 의사를 밝히는 경우

**[영]제5조(위원회의 운영)** ① 위원회의 위원장(이하 "위원장"이라 한다)은 위원회를 대표하고 위원회의 업무를 총괄하며, 부위원장은 위원장을 보좌하고 위원장이 부득이한 사유로 직무를 수행할 수 없는 때에는 그 직무를 대행한다.
② 위원장은 위원회의 회의를 소집하고, 그 의장이 된다.
③ 위원회의 회의는 보건복지부장관 또는 재적위원 3분의 1 이상의 요구가 있거나 위원장이 필요하다고 인정하는 때에 위원장이 소집한다.
④ 위원회의 회의는 재적위원 과반수의 출석으로 개의하고, 출석위원 과반수의 찬성으로 의결한다.
⑤ 위원장은 필요하다고 인정하는 경우에 관계공무원 또는 전문가를 위원회에 출석시켜 그 의견을 들을 수 있다.
⑥ 위원회의 서무를 처리하기 위하여 위원회에 간사 1인을 두되, 간사는 보건복지부장관이 그 소속공무원중에서 임명한다.
⑦ 위원장은 위원회에서 심의한 사항을 지체없이 보건복지부장관에게 보고하여야 한다.
⑧ 삭제 〈2005.1.29.〉

**[영]제5조의2(소위원회)** ① 위원회는 심의사항을 전문적으로 검토하기 위하여 전문분야별로 소위원회를 둘 수 있다.
② 소위원회는 10명 이내의 위원으로 구성하고, 소위원회의 위원장은 소위원회의 위원중에서 호선한다. 〈개정 2023. 5. 9.〉
③ 소위원회의 위원장은 소위원회의 심의결과를 위원회에 보고하여야 하고, 소위원회의 심의를 거친 사항중 위원장이 경미하다고 인정하는 사항에 대하여는 위원회의 심의를 거친 것으로 본다.

**[영]제5조의3(수당 등의 지급)** 위원회 및 소위원회에 출석한 위원·관계전문가에 대하여는 예산의 범위안에서 수당과 여비를 지급할 수 있다. 다만, 공무원인 위원이 그 소관업무와 직접 관련하여 출석하는 경우에는 그러하지 아니하다.

**[영]제5조의4(운영세칙)** 이 영에서 규정한 것 외에 위원회 및 소위원회의 운영에 관하여 필요한 사항은 위원회의 의결을 거쳐 위원장이 정한다.

**제6조(혈액관리업무)** ① 혈액관리업무는 다음 각 호의 어느 하나에 해당하는 자만이 할 수 있다. 다만, 제3호에 해당하는 자는 혈액관리업무 중 채혈을 할 수 없다.
1. 「의료법」에 따른 의료기관(이하 "의료기관"이라 한다)
2. 「대한적십자사 조직법」에 따른 대한적십자사(이하 "대한적십자사"라 한다)

3. 보건복지부령으로 정하는 혈액제제 제조업자
② 제1항제1호 및 제2호에 따라 혈액관리업무를 하는 자는 보건복지부령으로 정하는 기준에 적합한 시설·장비를 갖추어야 한다.
③ 제1항제1호 또는 제2호에 해당하는 자로서 혈액원을 개설하려는 자는 보건복지부령으로 정하는 바에 따라 보건복지부장관의 허가를 받아야 한다. 허가받은 사항 중 보건복지부령으로 정하는 중요한 사항을 변경하려는 경우에도 또한 같다.
④ 혈액관리업무를 하려는 자는 「약사법」 제31조에 따라 의약품 제조업의 허가를 받아야 하며, 품목별로 품목허가를 받거나 품목신고를 하여야 한다.

**벌칙 : 제18조** 5년 이하의 징역 5천만원 이하의 벌금
☞ 제1항, 제3항, 제4항

**벌칙 : 제19조** 2년 이하의 징역 또는 2천만원 이하의 벌금
☞ 제2항

**[규칙]제5조(혈액제제제조업자)** 법 제6조제1항제3호에서 "보건복지부령이 정하는 혈액제제제조업자"라 함은 「약사법」 제31조에 따라 법 제2조제8호에 따른 혈액제제의 제조업허가를 받은 자를 말한다.

**[규칙]제5조의2(시설 · 장비 등)** 법 제6조제2항의 규정에 의하여 혈액관리업무를 행하는 자가 갖추어야 할 시설 · 장비 등은 별표 4와 같다.

**참고**

**[별표 4]**

혈액관리업무를 위한 시설·장비 등(제5조의2 관련)

1. 채혈업무를 하는 경우에 갖추어야 할 시설·장비(혈액원외의 장소에서 채혈하는 경우도 동일기준 적용)

| 시설 | 장비 | 비고 |
|---|---|---|
| 대기실 또는 휴식실 | 의자 또는 침대 | 채혈실, 건강진단실과 분리된 독립공간으로 확보하여야 한다. |
| 건강진단실 | 가. 청진기(자동혈압계 사용시 제외)<br>나. 체중계<br>다. 혈압계<br>라. 체온계<br>마. 빈혈검사용기구 또는 기기(황산구리법에 따른 혈액비중검사의 경우를 제외한다)<br>바. 혈소판수검사용기기(혈소판성분헌혈을 하는 경우에 한한다)<br>사. 과거헌혈경력 및 검사결과조회장비 | 1. 채혈실과 겸용할 수 있다.<br>2. 문진 시 헌혈자의 개인비밀이 보호될 수 있는 환경을 갖추어야 한다.<br>3. 혈소판수검사용기기는 혈액원 건물 내(의료기관의 경우 진단검사의학과 검사실)의 것을 겸용할 수 있다. |

| | | |
|---|---|---|
| 채혈실 | 가. 침대<br>나. 봉합기<br>다. 혈액성분채혈기(성분헌혈을 실시하는 경우에 한한다)<br>라. 전혈혼합기(전혈채혈을 실시하는 경우에 한한다)<br>마. 혈액전용 냉장고<br>바. 삭제 〈2018.11.19.〉<br>사. 혈액중량측정용저울(제제실의 것을 겸용할 수 있다) | 차량에서의 채혈 또는 방문채혈시 혈액제제별 보존온도 유지 용기와 냉매재를 사용하는 경우 혈액전용냉장고로 갈음할 수 있다. |

2. 혈액제제 검사업무를 하는 경우에 갖추어야 할 시설·장비

| 시설 | 장비 | 비고 |
|---|---|---|
| 검사실 | 가. 검체용원심분리기<br>나. 생화학검사기기(ALT검사가 가능하여야 하며 혈장성분채혈을 하는 혈액원은 총단백 검사도 가능하여야 한다.)<br>다. B형간염검사기기 : 효소면역측정법검사기기, 핵산증폭검사장비<br>라. C형간염검사기기 : 효소면역측정법 검사기기, 핵산증폭검사장비<br>마. 후천성면역결핍증검사기기 : 효소면역측정법 검사기기, 핵산증폭검사장비<br>바. 매독검사기기 또는 기구<br>사. 혈액형검사기구(혈청형혈액검사를 포함한다) 및 현미경<br>아. 시약전용냉장고 | 가. 핵산증폭검사를 타 기관에 의뢰하는 경우 핵산증폭검사장비는 제외한다.<br>나. 의료기관의 경우에는 진단의학검사실을 검사실로 겸용할 수 있다.<br>다. 핵산증폭검사만을 수행하는 혈액원의 경우 해당 장비만 갖추고 업무를 수행할 수 있다.<br>라. 효소면역측정법 검사기기는 이와 동등이상의 민감도를 갖는 검사기기를 사용할 수 있다. |

3. 혈액제제 제조업무를 하는 경우에 갖추어야 할 시설·장비

| 시설 | 장비 | 비고 |
|---|---|---|
| 제제실 | 가. 혈액중량측정용 저울 및 봉합기<br>나. 혈액전용냉장고<br>다. 혈액전용냉동고(동결 혈액제제를 제조하는 혈액원에 한정한다)<br>라. 혈액제제제조용원심분리기 및 혈장추출기(전혈로부터 성분분리하여 혈액제제를 제조하는 혈액원에 한정한다)<br>마. 급속동결기(신선동결혈장, 동결해동적혈구등을 제조하는 혈액원에 한정한다)<br>바. 공기청정 장치 또는 시설(혈액제제 제조과정에서 혈액이 외부 오염에 노출되지 않도록 하는 폐쇄식 시스템을 사용하지 않는 경우에 한정한다) | 1. 공급실이 있는 경우에는 공급실을 제제실로 겸용할 수 있다.<br>2. 혈액전용냉장고 및 혈액전용냉동고는 채혈실 또는 공급실의 것을 겸용할 수 있다.<br>3. 의료기관의 경우 급속동결기는 혈액전용냉동고를 겸용할 수 있다. |

4. 혈액제제 보존·공급업무를 하는 경우에 갖추어야 할 시설·장비

| 시설 | 장비 | 비고 |
|---|---|---|
| 보존·공급실 | 가. 혈액전용냉장고<br>나. 혈액전용냉동고(동결 혈액제제를 공급하는 혈액원 | 제제실이 있는 경우에는 제제실을 공급실로 겸용할 수 |

| | | |
|---|---|---|
| | 에 한한다)<br>다. 혈소판교반기(혈소판이 포함된 혈액제제를 공급하는 혈액원에 한한다)<br>라. 현미경 및 교차적합성검사용원심분리기(검사실의 것을 겸용할 수 있으며, 교차적합성검사를 하지 않는 혈액원은 해당하지 않음)<br>마. 전기항온수조기(신선동결혈장을 해동하여·공급하는 혈액원에 한한다)<br>바. 보존온도 유지장치<br>사. 유지온도 기록장치 | 있다.<br>혈액전용냉장고 및 혈액전용냉동고는 채혈실 또는 제제실의 것을 겸용할 수 있다. |

**[규칙]제5조의3(혈액원의 개설허가 및 변경허가)** ① 법 제6조제3항의 규정에 의하여 혈액원의 개설허가를 받고자 하는 자는 별지 제1호서식에 의한 신청서에 다음 각호의 서류를 첨부하여 보건복지부장관에게 제출하여야 한다.

1. 의료기관개설신고확인증 또는 의료기관개설허가증 사본(의료기관인 경우에 한한다)
2. 법 제6조의3제2항의 규정에 의한 혈액제제제조관리자(이하 "제조관리자"라 한다)의 의사면허증 사본(법 제17조의3의 규정에 의하여 혈액제제를 자체에서 소비할 목적으로 공급하는 혈액원을 제외한다)
3. 혈액원으로 사용하고자 하는 건물 부분의 평면도와 구조설명서
4. 혈액원의 시설·장비 및 인력 현황을 기재한 서류
5. 혈액사업계획서
6. 제조하고자 하는 혈액제제의 품목 현황을 기재한 서류
7. 업무지침서

② 보건복지부장관은 혈액원의 개설허가를 하는 때에는 별지 제1호의2서식에 의한 혈액원개설신청 및 허가대장에 해당사항을 기재하고, 신청인에게 별지 제1호의3서식에 의한 혈액원개설허가증을 교부하여야 한다.

③ 혈액원의 개설허가를 받은 자가 허가증을 분실 또는 훼손하여 재교부의 신청을 하고자 하는 때에는 별지 제1호의4서식에 의한 혈액원개설허가증 재교부신청서를 보건복지부장관에게 제출하여야 한다.

④ 법 제6조제3항에서 "보건복지부령이 정하는 중요한 사항"이라 함은 다음 각호의 어느 하나에 해당하는 사항을 말한다.

1. 혈액원의 명칭
2. 혈액원의 소재지

2의2. 혈액원의 개설자

2의3. 혈액원의 장

3. 제조관리자
4. 혈액제제 제조품목
5. 혈액원 부속 채혈시설

⑤ 혈액원의 개설허가를 받은 자가 제4항 각호의 어느 하나에 해당하는 사항을 변경하기

위하여 변경허가를 받고자 하는 때에는 별지 제1호서식에 따른 신청서에 혈액원개설허가증과 변경내용을 증명하는 서류를 첨부하여 보건복지부장관에게 제출하여야 한다. 이 경우 제4항제5호에 따른 혈액원 부속 채혈시설을 새로 설치하거나 추가할 때에는 다음 각 호에 따른 서류를 제출하여야 한다.

1. 혈액원 부속 채혈시설로 사용되는 건물의 평면도 및 구조설명서 각 1부
2. 혈액원 부속 채혈시설의 시설·장비 및 인력 현황을 기재한 서류 1부
3. 혈액원 부속 채혈시설 운영계획서 1부

⑥ 보건복지부장관은 변경허가를 하는 때에는 혈액원개설허가증을 재교부하여야 한다.

**제6조의2(혈액관리업무의 금지 등)** ① 제6조제3항에 따라 보건복지부장관의 허가를 받지 아니한 자는 혈액관리업무를 하지 못한다. 다만, 제6조제1항제3호에 해당하는 자는 그러하지 아니하다.
② 이 법에 따라 혈액원으로 허가받지 아니한 자는 혈액원 또는 이와 유사한 명칭을 사용하지 못한다.
[전문개정 2012.10.22.]

**벌칙 : 제18조** 5년 이하의 징역 5천만원 이하의 벌금
☞ 제1항

**과태료 : 제23조** 200만원 이하의 과태료
☞ 제2항

**제6조의3(혈액제제 제조관리자 등)** ① 혈액원에는 1명 이상의 의사를 두고 혈액의 검사·제조·보존 등 혈액제제 제조업무를 관리하게 하여야 한다.
② 제1항에 따라 혈액제제의 제조업무를 관리하는 사람(이하 "제조관리자"라 한다)은 혈액제제의 제조업무에 종사하는 사람에 대한 지도·감독에 관한 사항과 품질관리, 제조시설의 관리 및 그 밖에 그 제조관리에 관하여 보건복지부령으로 정하는 사항을 준수하여야 한다.
③ 혈액원의 장 등은 제조관리자의 관리업무를 방해하여서는 아니 되며, 제조관리자가 그 의무 이행을 위하여 필요한 사항을 요청하면 정당한 사유 없이 그 요청을 거부하여서는 아니 된다.

**벌칙 : 제21조** 100만원 이하의 벌금
☞ 제2항

**[규칙]제5조의4(제조관리자의 준수사항)** 법 제6조의3제2항의 규정에 의하여 혈액원의 제조관리자가 준수하여야 하는 사항은 다음 각호와 같다.

1. 보건위생상 위해가 없도록 혈액의 검사·혈액제제의 제조·보존 등 혈액제제의 제조업무에 필요한 시설 및 장비를 위생적으로 관리할 것

2. 혈액제제 제조업무에 종사하는 자에 대한 교육계획을 수립하고 연 2회 이상 교육을 실시할 것
3. 혈액제제 제조업무가 업무지침서에 맞게 수행되는지 여부를 연 1회 이상 점검하고 그 내용을 기록할 것
4. 혈액제제 제조과정에 대한 시험검사를 실시할 것

**제6조의4(혈액원의 휴업 등의 신고)** ① 혈액원의 개설자가 그 업무를 휴업·폐업 또는 재개업하려는 경우에는 보건복지부령으로 정하는 바에 따라 보건복지부장관에게 신고하여야 한다. 이 경우 보건복지부장관은 그 내용을 검토하여 이 법에 적합하면 신고를 수리하여야 한다.
② 혈액원의 개설자는 제1항에 따라 폐업 또는 휴업의 신고를 할 때에는 제12조 또는 제12조의2에 따라 기록·보존하고 있는 혈액관리업무기록 등을 대한적십자사 회장에게 이관(移管)하여야 한다. 다만, 혈액원의 개설자가 보건복지부령으로 정하는 바에 따라 혈액관리업무기록 등의 보관계획서를 제출하여 보건복지부장관의 허가를 받은 경우에는 이를 직접 보관할 수 있다.

**[규칙]제5조의5(혈액원의 휴업 등의 신고 등)** ① 혈액원의 개설자가 법 제6조의4제1항에 따라 휴업·폐업 또는 재개업하고자 하는 때에는 별지 제1호의5서식에 따른 혈액원 휴·폐업 및 재개업신고서를 보건복지부장관에게 제출해야 한다. 이 경우 휴업 또는 폐업신고시에는 혈액원개설허가증을 첨부해야 한다.
② 법 제6조의4제2항 본문에 따라 혈액원을 폐업 또는 휴업하는 자가 대한적십자사 회장에게 이관해야 하는 서류는 다음 각 호와 같다.
1. 제14조제1항 각 호의 서류
2. 사용하지 않은 헌혈증서
3. 헌혈환급예치금 납부 관련 서류
③ 법 제6조의4제2항 단서에 따라 혈액관리업무기록 등을 자체 보관하기 위하여 허가를 받으려는 혈액원의 개설자는 별지 제1호의6서식에 따른 혈액관리업무기록보관계획서를 보건복지부장관에게 제출해야 한다.

**제7조(헌혈자의 신원 확인 및 건강진단 등)** ① 혈액원은 보건복지부령으로 정하는 바에 따라 채혈 전에 헌혈자에 대하여 신원 확인 및 건강진단을 하여야 한다.
② 혈액원은 보건복지부령으로 정하는 감염병 환자 및 건강기준에 미달하는 사람으로부터 채혈을 하여서는 아니 된다.
③ 혈액원은 신원이 확실하지 아니하거나 신원 확인에 필요한 요구에 따르지 아니하는 사람으로부터 채혈을 하여서는 아니 된다.
④ 보건복지부장관은 혈액제제의 안전성을 확보하기 위하여 필요하다고 인정할 때에는 관계 중앙행정기관의 장 또는 공공기관의 장으로 하여금 감염병 환자 또는 약물복용 환자 등의 관련 정보를 혈액원 등에 제공하도록 요청할 수 있다. 이 경우 관계 중앙행정기관의 장 또

는 공공기관의 장은 정당한 사유가 없으면 그 요청에 따라야 한다.
⑤ 혈액원은 보건복지부령으로 정하는 바에 따라 헌혈자로부터 채혈하기 전에 채혈금지대상 여부 및 과거 헌혈경력과 그 검사 결과를 조회하여야 한다. 다만, 천재지변, 긴급 수혈 등 보건복지부령으로 정하는 경우에는 그러하지 아니하다.
⑥ 제4항과 제5항에 따른 정보제공의 범위 및 조회 등에 관한 구체적인 사항은 보건복지부령으로 정한다.

**벌칙 : 제19조** 2년 이하의 징역 또는 2천만원 이하의 벌금
☞ 제1항, 제2항, 제3항, 제5항

**[규칙]제6조(헌혈자의 건강진단 등)** ① 법 제7조제1항에 따라 혈액원은 헌혈자로부터 채혈하기 전에 사진이 붙어 있어 본인임을 확인할 수 있는 주민등록증, 여권, 학생증, 그 밖의 신분증명서에 따라 그 신원을 확인하여야 한다. 다만, 학생, 군인 등의 단체헌혈의 경우 그 관리·감독자의 확인으로 갈음할 수 있다.
② 제1항에 따른 신원확인 후에 혈액원은 헌혈자에 대하여 채혈을 실시하기 전에 다음 각 호에 해당하는 건강진단을 실시하여야 한다.
1. 과거의 헌혈경력 및 혈액검사결과와 채혈금지대상자 여부의 조회
2. 문진·시진 및 촉진
3. 체온 및 맥박 측정
4. 체중 측정
5. 혈압 측정
6. 다음 각 목의 어느 하나에 따른 빈혈검사
가. 황산구리법에 따른 혈액비중검사
나. 혈색소검사
다. 적혈구용적률검사
7. 혈소판계수검사(혈소판성분채혈의 경우에만 해당한다)
③ 혈액원은 제2항제1호에 따른 조회를 하려는 때에는 별지 제1호의7서식의 신청서(전자문서를 포함한다)를 대한적십자사 회장에게 제출해야 한다.
④ 대한적십자사 회장은 제3항에 따른 신청을 받은 때에는 제2항제1호에 따른 사항을 확인한 후 그 내용을 지체 없이 혈액원에 통지(전자문서를 포함한다)해야 한다.
⑤ 법 제7조제5항 단서에 따라 제2항제1호에 따른 조회를 하지 않을 수 있는 경우는 다음 각 호와 같다.
1. 헌혈자 본인에게 수혈하기 위하여 채혈하는 경우
2. 천재지변, 재해, 그 밖에 이에 준하는 사유로 인하여 전산 또는 유선 등의 방법으로 정보조회가 불가능한 경우
3. 긴급하게 수혈하지 아니하면 수혈자의 생명이 위태로운 경우로서 신속한 정보조회가 불가능한 경우
⑥ 법 제7조제6항에 따른 혈액원 등이 제공받을 수 있는 정보의 범위는 다음 각 호와 같다.

1. 감염병환자 및 약물복용환자 등의 주민등록번호 등 인적 사항
2. 진단명 또는 처방약물명
3. 진단일 또는 처방일

**[규칙]제7조(채혈금지대상자의 범위)** 법 제7조제2항에 따른 감염병환자 및 건강기준에 미달하는 자는 별표 1의2와 같다. 다만, 헌혈자 본인에게 수혈하기 위하여 채혈을 하려는 때에는 별표 1의2에 따른 기준을 적용하지 아니한다.

> **제7조의2(채혈금지대상자의 관리)** ① 보건복지부장관은 보건복지부령으로 정하는 바에 따라 채혈금지대상자의 명부를 작성·관리할 수 있다.
> ② 혈액원은 채혈금지대상자로부터 채혈을 하여서는 아니 된다.
> ③ 제2항에도 불구하고 혈액원은 보건복지부령으로 정하는 안전성검사를 통과한 채혈금지대상자에 대하여는 채혈을 할 수 있다. 이 경우 그 결과를 보건복지부령으로 정하는 바에 따라 보건복지부장관에게 보고하여야 한다.
> ④ 보건복지부장관은 채혈금지대상자 명부에 있는 사람에게 명부의 기재 사항 등을 대통령령으로 정하는 바에 따라 개별적으로 알릴 수 있다.
> ⑤ 제1항에 따른 채혈금지대상자의 명부를 작성·관리하는 업무에 종사하는 사람 또는 종사하였던 사람은 업무상 알게 된 비밀을 정당한 사유 없이 누설하여서는 아니 된다.

**벌칙 : 제19조** 2년 이하의 징역 또는 2천만원 이하의 벌금
☞ 제2항, 제3항, 제5항

**[영]제5조의5(채혈금지대상자에 대한 통지)** ① 보건복지부장관은 법 제7조의2제4항에 따라 채혈금지대상자 명부에 기재된 자의 요청이 있는 경우 보건복지부령으로 정하는 바에 따라 채혈금지 사유 및 기간 등 관련 사항을 통지할 수 있다.
② 보건복지부장관은 제1항에 따른 통지를 하는 경우 밀봉하는 등의 방법으로 채혈금지대상자 본인 외의 사람은 알 수 없도록 하여야 하며, 채혈금지기간 동안 헌혈하지 않도록 안내하여야 한다.
③ 제1항 및 제2항에서 규정한 사항 외에 채혈금지대상자에 대한 통지에 관하여 필요한 사항은 보건복지부령으로 정한다.

**[규칙]제7조의2(채혈금지대상자의 관리 등)** ① 법 제7조의2제1항에 따라 대한적십자사 회장은 별표 1의2의 채혈금지대상자를 별지 제1호의8서식의 채혈금지대상자 관리대장(전자문서를 포함한다)에 기록하고 관리해야 한다.
② 법 제7조의2제3항에 따라 혈액원은 별표 1의2 제5호에 따른 선별검사결과 부적격 요인에 해당하는 사람 중 같은 표 제2호가목2)에 따른 채혈금지기간이 지난 후 별표 4의2의 안전성 검사를 통과한 사람으로부터 채혈할 수 있다.
③ 혈액원은 제2항에 따른 안전성 검사를 실시하는 경우 검사 대상자의 명단 및 검사결과

등을 별지 제1호의9서식(전자문서를 포함한다)에 따라 대한적십자사 회장을 거쳐 보건복지부장관에게 보고해야 한다.

④ 대한적십자사 회장은 혈액원으로부터 제3항에 따른 보고를 받은 경우 채혈금지대상자 관리대장에서 안전성 검사를 통과한 사람을 제외해야 한다.

⑤ 「혈액관리법 시행령」(이하 "영"이라 한다) 제5조의5제1항에 따른 채혈금지대상자에 대한 통지는 별지 제1호의10서식에 따른다.

**참고**

**[별표 4의2]**

선별검사결과 부적격자에 대한 안전성검사 및 판정기준(제7조의2 관련)

| 부적격 요인 | 안전성 검사 방법 | 채혈금지대상 해제기준 |
|---|---|---|
| B형간염 | B형간염표면항원(HBsAg) 검사 | 다음 각 호의 어느 하나에 해당할 것<br>1. 모두 음성일 것<br>2. B형간염핵심항체(Anti-HBc) 검사 결과가 양성인 경우에는 다음 각 목에 모두 해당할 것<br>가. 완치 후 6개월이 지났을 것<br>나. B형간염표면항원(HBsAg) 검사 결과 및 B형간염바이러스(HBV) 핵산증폭검사(PCR 포함) 결과가 음성일 것<br>다. B형간염표면항체(Anti-HBs)의 추가 검사결과가 100mIU/mL 이상일 것 |
| | B형간염핵심항체(Anti-HBc) 검사 | |
| | B형간염바이러스(HBV) 핵산증폭검사[중합효소연쇄반응(PCR) 포함] | |
| C형간염 | C형간염바이러스(HCV) 항체 검사 | 모두 음성일 것 |
| | C형간염바이러스(HCV) 핵산증폭검사[중합효소연쇄반응(PCR) 포함] | |
| 사람T세포림프친화바이러스(HTLV)감염증(혈장성분헌혈의 경우는 제외한다) | 사람T세포림프친화바이러스(HLTV) I형/II형 항체 검사 | |
| 후천성면역결핍증(AIDS) | 사람면역결핍바이러스(HIV) 항체 검사 | |
| | 사람면역결핍바이러스(HIV) 핵산증폭검사[중합효소연쇄반응(PCR) 포함] | |

비고

1. B형간염표면항원(HBsAg), B형간염핵심항체(Anti-HBc), C형간염바이러스(HCV) 항체, 사람면역결핍바이러스(HIV) 항체 및 사람T세포림프친화바이러스(HTLV) I형/II형 항체의 검사는 효소면역측정법(EIA) 또는 이와 같은 수준 이상의 감도를 가진 시험방법에 따라야 한다.
2. 위 검사 방법 외에 국민보건을 위하여 긴급하게 필요하다고 판단되는 안전성 검사 방법 및 채혈금지대상 해제기준은 보건복지부장관이 별도로 정한다.

**제8조(혈액 등의 안전성 확보)** ① 혈액원은 다음 각 호의 방법으로 혈액 및 혈액제제의 적격 여부를 검사하고 그 결과를 확인하여야 한다.
1. 헌혈자로부터 채혈
2. 보건복지부령으로 정하는 헌혈금지약물의 복용 여부 확인

② 혈액원 등 혈액관리업무를 하는 자(이하 "혈액원등"이라 한다)는 제1항에 따른 검사 결과 부적격혈액을 발견하였을 때에는 보건복지부령으로 정하는 바에 따라 이를 폐기처분하고 그 결과를 보건복지부장관에게 보고하여야 한다. 다만, 부적격혈액을 예방접종약의 원료로 사용하는 등 대통령령으로 정하는 경우에는 그러하지 아니하다.

③ 제1항에 따른 혈액 및 혈액제제의 적격 여부에 관한 판정기준은 보건복지부령으로 정한다.

④ 혈액원은 제1항제2호에 따른 확인 결과 부적격혈액을 발견하였으나 그 혈액이 이미 의료기관으로 출고된 경우에는 해당 의료기관에 부적격혈액에 대한 사항을 즉시 알리고, 부적격혈액을 폐기처분하도록 조치를 하여야 한다.

⑤ 혈액원은 부적격혈액의 수혈 등으로 사고가 발생할 위험이 있거나 사고가 발생하였을 때에는 이를 그 혈액을 수혈받은 사람에게 알려야 한다.

⑥ 혈액원은 헌혈자 및 그의 혈액검사에 관한 정보를 보건복지부령으로 정하는 바에 따라 보건복지부장관에게 보고하여야 한다.

⑦ 보건복지부장관은 제6항에 따라 보고받은 헌혈자 및 그의 혈액검사에 관한 정보를 적절히 유지·관리하여야 한다.

⑧ 제1항에 따른 혈액 및 혈액제제의 적격 여부 검사와 그 밖에 제4항 및 제5항의 부적격혈액 발생 시의 조치에 필요한 사항은 보건복지부령으로 정한다.

**벌칙 : 제19조** 2년 이하의 징역 또는 2천만원 이하의 벌금

☞ 제1항, 제2항, 제4항, 제5항

**과태료 : 제23조** 200만원 이하의 과태료

☞ 제6항

**[영]제6조(부적격혈액 폐기처분의 예외)** 법 제8조제2항 단서에 따라 부적격혈액을 폐기처분하지 아니할 수 있는 경우는 다음 각 호와 같다.
1. 예방접종약의 원료로 사용되는 경우
2. 의학연구 또는 의약품·의료기기 개발에 사용되는 경우
3. 혈액제제 등의 의약품이나 의료기기의 품질관리를 위한 시험에 사용되는 경우

**[규칙]제8조(혈액의 적격여부 검사등)** ① 혈액원은 법 제8조제1항에 따라 헌혈자로부터 혈액을 채혈한 때에는 지체 없이 그 혈액에 대한 간기능검사(ALT검사, 수혈용으로 사용되는 혈액만 해당한다), 비(B)형간염검사, 시(C)형간염검사, 매독검사, 후천성면역결핍증검사, 사람T세포림프친화바이러스(HTLV) 검사(혈장성분은 제외한다), 그 밖에 보건복지부장관이 정하는 검사를 실시하고, 혈액 및 혈액제제의 적격 여부를 확인하여야 한다. 다만, 다음 각 호의 어느 하나에 해당하는 경우로서 별표 1 제2호에 따른 혈액선별검사 중 B형간염바이러스(HBV) · C형간염바이러스(HCV) · 사람면역결핍바이러스(HIV) 핵산증폭검사 및 사람T세

포림프친화바이러스(HTLV) 검사를 하는 경우에는 그 결과를 수혈 후에 확인할 수 있다.
1. 섬 지역에서 긴급하게 수혈하지 아니하면 생명이 위태로운 상황 또는 기상악화 등으로 적격 여부가 확인된 혈액·혈액제제를 공급받을 수 없는 경우
2. 성분채혈백혈구 또는 성분채혈백혈구혈소판을 수혈하는 경우

② 제1항에도 불구하고 혈액원은 헌혈자 본인에게 수혈하기 위하여 헌혈자로부터 혈액을 채혈한 때에는 제1항에 따른 검사를 실시하지 아니할 수 있다.

③ 제1항에 따른 검사는 의사의 지도하에 「의료기사 등에 관한 법률」 제2조에 따른 임상병리사에 의하여 실시되어야 한다.

④ 혈액원은 제1항에 따른 검사 결과(후천성면역결핍증 검사결과를 제외한다)를 헌혈자에게 통보하여야 한다. 다만, 헌혈자가 적격으로 판정된 검사결과의 통보를 명시적으로 거부하는 경우에는 그러하지 아니하다.

**[규칙]제9조(헌혈금지약물의 범위)** 법 제8조제1항제2호에서 "보건복지부령으로 정하는 헌혈금지약물"이란 다음 각 호의 구분에 따른 약물을 말한다.
1. 영구적 헌혈금지약물: 복용한 경우에는 영구적으로 헌혈이 금지되는 다음 각 목의 약물
   가. 에트레티네이트(Etretinate, 중증건선치료제) 성분의 약물
   나. 뇌하수체 유래 성장호르몬
   다. 소에서 유래한 인슐린
   라. 변종크로이츠펠트-야콥병(vCJD) 위험지역에서 채혈된 혈액의 혈청으로 제조된 진단시약
   마. 그 밖에 약물의 성분이나 특성 등을 고려하여 영구적 헌혈 제한이 필요하다고 보건복지부장관이 인정하여 고시하는 약물
2. 상대적 헌혈금지약물: 복용한 경우에는 일정기간 동안 헌혈이 금지되는 다음 각 목의 약물
   가. 아시트레틴 성분의 약물
   나. B형간염 면역글로불린 또는 태반주사제
   다. 두타스테라이드 성분의 약물
   라. 이소트레티노인 또는 피나스테라이드 성분의 약물
   마. 그 밖에 약물의 성분이나 특성 등을 고려하여 일정기간 헌혈 제한이 필요하다고 보건복지부장관이 인정하여 고시하는 약물

**[규칙]제10조(부적격혈액의 폐기처분전 처리)** ① 법 제8조제2항의 규정에 의하여 혈액원 등 혈액관리업무를 하는 자(이하 "혈액원등"이라 한다)가 부적격혈액을 발견한 때에는 폐기처분 전까지 다음 각호의 방법에 의하여 처리하여야 한다.
1. 부적격혈액이 발견된 즉시 식별이 용이하도록 혈액용기의 겉면에 그 사실 및 사유를 기재할 것
2. 부적격혈액은 적격혈액과 분리하여 잠금장치가 설치된 별도의 격리공간에 보관할 것

② 삭제 〈2005.1.29.〉

**[규칙]제11조(부적격혈액의 폐기처분등)** ① 혈액원등은 제10조제1항에 따른 부적격혈액을 「폐기물관리법 시행규칙」 제14조를 준용하여 폐기처분하여야 한다.

② 혈액원등은 매 연도말 기준으로 별지 제4호서식의 부적격혈액처리현황을 작성하여 다음 달 10일까지 보건복지부장관에게 제출하여야 한다.

**[규칙]제11조의2(부적격혈액의 의료기관 통보 등)** ① 법 제8조제4항에 따라 혈액원이 부적격혈액의 출고정보를 의료기관에 알리는 경우에는 다음 각 호의 사항이 포함된 별지 제4호의2서식의 부적격혈액 출고정보서(전자문서를 포함한다)에 따른다.

1. 공급혈액원에 관한 사항
2. 부적격혈액 정보에 관한 사항
3. 부적격혈액의 채혈일자 및 공급일자
4. 그 밖에 부적격혈액 출고정보에 대하여 의료기관에 알려야 할 필요가 있다고 보건복지부장관이 정하는 사항

② 제1항에 따라 부적격혈액 출고정보를 통보받은 의료기관은 다음 각 호의 구분에 따라 해당 부적격혈액(사용하지 아니한 부적격혈액만 해당한다)을 처리하여야 한다.

1. 폐기처분 전: 제10조제1항 각 호의 방법에 따라 부적격혈액을 관리할 것
2. 폐기처분 시: 제11조제1항의 방법에 따라 부적격혈액을 폐기처분할 것

③ 제1항에 따라 부적격혈액 출고정보를 통보받은 의료기관은 해당 부적격혈액을 이미 사용하였거나 제2항에 따라 처리한 경우에는 보건복지부장관이 정하는 바에 따라 그 사용내역 또는 처리결과를 혈액원에 지체없이 알려야 한다.

**[규칙]제11조의3(부적격혈액의 수혈자 통보 등)** ① 법 제8조제5항에 따라 혈액원이 부적격혈액의 수혈정보를 수혈자에게 알리는 경우에는 다음 각 호의 사항이 포함된 별지 제4호의3서식의 부적격혈액 수혈정보서(전자문서를 포함한다)에 따른다.

1. 공급혈액원에 관한 사항
2. 수혈 의료기관에 관한 사항
3. 수혈자 정보에 관한 사항
4. 부적격혈액 정보에 관한 사항
5. 부적격혈액의 채혈일자, 공급일자 및 수혈일자
6. 그 밖에 부적격혈액 수혈정보에 대하여 수혈자에게 알려야 할 필요가 있다고 보건복지부장관이 정하는 사항

② 혈액원은 법 제8조제5항에 따른 부적격혈액 수혈정보 통보를 위하여 필요하다고 인정하는 경우에는 관계 행정기관 또는 의료기관에 필요한 자료를 요청할 수 있다.

③ 혈액원이 제1항에 따른 부적격혈액의 수혈정보를 수혈자에게 알릴 수 없는 부득이한 사유가 있는 경우에는 지체없이 그 사실을 보건복지부장관에게 알려야 한다.

**[규칙]제11조의4(헌혈자의 혈액정보 통보)** ①혈액원은 법 제8조제6항에 따라 헌혈자에 대한 다음 각 호의 혈액정보를 채혈일부터 3일 이내에 별지 제4호의4서식의 통보서(전자문서를 포함한다)에 기재하여 대한적십자사 회장에게 통보해야 한다.

1. 헌혈자의 인적사항
2. 혈액 및 혈액제제 종류
3. 헌혈일자 및 헌혈증서번호

4. 혈액검사 결과

② 혈액원은 제1항에 따라 혈액정보를 통보한 혈액을 공급하거나 폐기한 때에는 별지 제4호의4서식의 통보서(전자문서를 포함한다)에 다음 각 호의 어느 하나에 해당하는 사항을 기재하여 공급일 또는 폐기일부터 7일 이내에 대한적십자사 회장에게 통보해야 한다.

1. 혈액을 혈액제제로 제조하여 공급한 경우 : 혈액제제의 공급일자 및 공급처(자체에서 소비할 목적으로 제조하는 경우를 포함한다)
2. 혈액이 부적격혈액으로 분류되어 폐기처분한 경우 : 혈액제제의 폐기일자 및 폐기사유

**제8조의2(혈액사고 발생 시의 조치 등)** ① 보건복지부장관은 부적격혈액의 수혈 등으로 사고가 발생할 위험이 있거나 사고가 발생하였을 때에는 보건복지부령으로 정하는 바에 따라 혈액원등에 대하여 관련 혈액 및 혈액제제의 폐기 등 필요한 조치를 하거나 이를 하도록 명할 수 있다.

② 보건복지부장관은 제1항에 따른 조치를 하거나 이를 하도록 명할 때 필요하다고 인정하면 식품의약품안전처장 등 유관기관에 협조를 요청할 수 있다.

③ 보건복지부장관은 제1항과 제2항의 조치 및 협조에 필요한 유관기관 임무 수행지침을 제정하여 시행할 수 있으며, 해당 기관은 정당한 사유가 없으면 이를 성실히 이행하여야 한다.

**제9조(혈액의 관리 등)** ① 혈액원등은 채혈 시의 혈액량, 혈액관리의 적정 온도 등 보건복지부령으로 정하는 기준에 따라 혈액관리업무를 하여야 한다.

② 혈액원은 채혈한 혈액을 안전하고 신속하게 공급하기 위하여 혈액 공급 차량을 운영할 수 있다.

③ 제2항에 따른 혈액 공급 차량의 형태, 표시 및 내부 장치 등에 관한 구체적인 사항은 보건복지부령으로 정한다.

**벌칙 : 제19조** 2년 이하의 징역 또는 2천만원 이하의 벌금

☞ 제1항

**[규칙]제12조(혈액관리업무)** 혈액원등이 법 제9조에 따른 혈액관리업무를 수행하는 때에는 다음 각 호의 구분에 따라 행하여야 한다.

1. 채혈업무
   가. 의사 또는 간호사는 채혈전에 제6조에 따른 건강진단을 실시하고 보건복지부장관이 고시하는 헌혈기록카드를 작성하여야 한다.
   나. 채혈은 채혈에 필요한 시설을 갖춘 곳에서 의사의 지도하에 행하여야 한다.
   다. 1인 1회 채혈량(항응고제 및 검사용 혈액을 제외한다)은 다음 한도의 110퍼센트를 초과하여서는 아니 된다. 다만, 희귀혈액을 채혈하는 경우에는 그러하지 아니하다.
      (1) 전혈채혈 : 400밀리리터
      (2) 성분채혈 : 500밀리리터
      (3) 2종류 이상의 혈액성분을 동시에 채혈하는 다종성분채혈 : 600밀리리터

라. 채혈은 항응고제가 포함된 혈액백 또는 성분채혈키트를 사용하여 무균적으로 하여야 한다.

마. 혈액제제제조를 위하여 채혈된 혈액은 제조하기까지 다음의 방법에 따라 관리하여야 한다.

(1) 전혈채혈 : 섭씨 1도이상 10도이하에서 관리할 것. 다만, 혈소판제조용의 경우에는 섭씨 20도이상 24도이하에서 관리할 것

(2) 혈소판성분채혈 : 섭씨 20도이상 24도이하에서 관리할 것

(3) 혈장성분채혈 : 섭씨 6도 이하에서 관리할 것

바. 삭제 〈2005.1.29.〉

2. 혈액제제의 보존업무

가. 혈액제제의 보존온도·보존방법 및 보존기간등은 별표 2의2의 기준에 따라야 한다.

나. 보존온도를 유지하는 장치와 그 유지온도를 기록하는 장치를 갖추어야 한다.

다. 혈액제제의 부적격여부를 주기적으로 점검하여야 한다.

라. 이상이 없는 혈액제제를 보존중에 폐기하거나 변질시키지 말아야 한다.

3. 혈액제제의 공급업무

가. 혈액제제의 운송거리 및 시간을 고려하여 제2호 가목의 규정에 의한 보존온도를 유지할 수 있는 적절한 용기에 넣어 운송·공급하여야 한다.

나. 혈액원은 혈액제제를 공급한 때에는 별지 제7호서식에 따른 혈액제제 운송 및 수령 확인서를 2부 작성하여 1부는 3년간 보관하고 1부는 혈액제제를 수령한 자에게 내주며, 혈액제제를 수령한 자는 해당 확인서를 3년간 보관하여야 한다.

4. 품질관리 업무: 혈액원등은 제1호부터 제3호까지의 혈액관리업무를 시행함에 있어 보건복지부장관이 고시하는 업무절차 및 정도관리 등에 관한 표준업무규정을 준수하여야 한다.

**[규칙]제21조(규제의 재검토)** ① 보건복지부장관은 제12조의5 및 별표 5의2에 따른 수혈관리실의 근무인력 및 교육기준에 대하여 2022년 1월 1일을 기준으로 3년마다(매 3년이 되는 해의 1월 1일 전까지를 말한다) 그 타당성을 검토하여 개선 등의 조치를 해야 한다.
② 보건복지부장관은 제12조에 따른 혈액관리업무 수행 방법에 대하여 2019년 1월 1일을 기준으로 2년마다(매 2년이 되는 해의 1월 1일 전까지를 말한다) 그 타당성을 검토하여 개선 등의 조치를 해야 한다.

**참고**

**[별표 2의2]**

혈액제제의 보존기준(제12조 관련)

| 제제종류 | 보존온도 | 보존기간 | 비고 |
|---|---|---|---|
| 1. 전혈 | 1~6℃ | CPDA 보존액 : 채혈 후 21일<br>CPDA-1 보존액 : 채혈 후 35일<br>ADD/M(SAG/M) 보존액 : 채혈 후 35일 | |

| | | | |
|---|---|---|---|
| 2. 농축적혈구 | 1~6℃ | 전혈과 동일 | |
| 3. 신선동결혈장 | -18℃이하 | 채혈 후 1년 | 해동 후 3시간 이내 사용. 다만, 1~6℃ 보관하는 경우 24시간까지 사용 가능 |
| 4. 농축혈소판 | 20~24℃ | 제조 후 120시간 | 보관시 교반 필요 |
| 5. 백혈구제거적혈구 | 1~6℃ | 제조 후 24시간<br>폐쇄형은 전혈과 동일 | |
| 6. 백혈구여과제거적혈구 | 1~6℃ | 폐쇄형여과는 전혈과 동일,<br>개방형여과는 제조 후 24시간 | |
| 7. 세척적혈구 | 1~6℃ | 제조 후 24시간 | |
| 8. 동결해동적혈구 | -65℃ 이하 동결, 해동 후 1~6℃ | 제조 후 10년,<br>개방형은 세척 후 24시간,<br>폐쇄형은 세척 후 10일 | |
| 9. 농축백혈구 | 20~24℃ | 제조 후 24시간 | |
| 10. 혈소판풍부혈장 | 20~24℃ | 제조 후 120시간 | 보관시 교반 필요 |
| 11. 백혈구여과제거혈소판 | 20~24℃ | 폐쇄용 여과는 농축혈소판과 동일<br>개방형 여과는 제조 후 24시간 | 보관시 교반 필요 |
| 12. 세척혈소판 | 20~24℃ | 제조 후 4시간 | |
| 13. 신선액상혈장 | 1~6℃ | 제조 후 12시간 | |
| 14. 동결혈장 | -18℃이하 | 채혈 후 1년 | 해동 후 3시간 이내 사용. 다만, 1~6℃ 보관하는 경우 24시간까지 사용 가능 |
| 15. 동결침전제제 | -18℃이하 | 채혈 후 1년 | 해동 후 1시간 이내 사용. 다만, 20~24℃ 보관하는 경우 6시간까지 사용 가능 |
| 16. 동결침전물제거혈장 | -18℃이하 | 채혈 후 1년 | 해동 후 3시간 이내 사용. 다만, 1~6℃ 보관하는 경우 24시간까지 사용 가능 |
| 17. 성분채혈적혈구 | 1~6℃ | 채혈 후 35일 | 혈액첨가제 사용시 |
| 18. 성분채혈백혈구 | 20~24℃ | 채혈 후 24시간 | |
| 19. 성분채혈혈소판백혈구 | 20~24℃ | 채혈 후 24시간 | 보관시 교반 필요 |
| 20. 성분채혈혈소판 | 20~24℃ | 제조 후 120시간 | |
| 21. 백혈구여과제거 성분채혈혈소판 | 20~24℃ | 제조 후 120시간 | 보관시 교반 필요 |
| 22. 성분채혈혈장 | -18℃이하 | 채혈 후 1년 | |
| 23. 다종백혈구여과제거성분채혈혈소판 | 20~24℃ | 제조 후 120시간 | 보관 시 교반 필요 |

| | | | |
|---|---|---|---|
| 24. 다종성분채혈혈장 | -18℃ 이하 | 채혈 후 1년 | |
| 25. 방사선조사 농축적혈구 | 1~6℃ | 방사선조사(照射) 후 28일. 다만, 방사선조사 대상이 되는 농축적혈구의 남은 보존기간이 더 짧은 경우에는 그 보존기간을 말한다. | |
| 26. 방사선조사 백혈구여과제거적혈구 | 1~6℃ | 방사선조사 후 28일. 다만, 방사선조사 대상이 되는 백혈구여과제거적혈구의 남은 보존기간이 더 짧은 경우에는 그 보존기간을 말한다. | |
| 27. 방사선조사 세척적혈구 | 1~6℃ | 방사선조사 대상 세척적혈구의 남은 보존기간 | |
| 28. 방사선조사 농축혈소판 | 20~24℃ | 방사선조사 대상 농축혈소판의 남은 보존기간 | 보관 시 교반 필요 |
| 29. 방사선조사 백혈구여과제거성분채혈혈소판 | 20~24℃ | 방사선조사 대상 백혈구여과제거성분채혈혈소판의 남은 보존기간 | 보관 시 교반 필요 |
| 30. 방사선조사 다종백혈구여과제거성분채혈혈소판 | 20~24℃ | 방사선조사 대상 백혈구여과제거성분채혈혈소판의 남은 보존기간 | 보관 시 교반 필요 |
| 31. 방사선조사 세척혈소판 | 20~24℃ | 방사선조사 대상 세척혈소판의 남은 보존기간 | |

비고: 성분채혈혈장 등을 혈장분획제제의 원료로 사용하기 위하여 보관하는 경우 그 보존기준은 식품의약품안전처장이 따로 고시하는 바에 따른다.

**[규칙]제12조의2(혈액공급차량의 형태 등)** 법 제9조제3항의 규정에 의한 혈액공급차량의 형태·표시 및 내부장치 등에 관한 기준은 별표 5와 같다.

**참고**

**[별표 5]**

혈액공급차량의 형태·표시 및 내부장치 등에 관한 기준(제12조의2관련)

1. 형태 및 표시
   가. 「자동차관리법」 제3조의 규정에 의한 승용자동차·승합자동차 또는 화물자동차로서 지붕구조의 덮개가 있을 것
   나. 바탕색은 백색으로 하며, 전·후·좌·우면중 2면 이상에 녹색으로 '혈액공급차량'이라는 표시를 할 것
   다. 좌·우면중 1면 이상에 혈액공급차량을 운영하는 혈액원의 명칭 및 전화번호를 표시할 것
2. 내부장치
   가. 삭제 〈2009.1.30〉
   나. 제12조제3호가목에 따른 보존온도를 유지할 수 있는 적절한 용기와 냉매제를 갖출 것
   다. 혈액제제 보존용기 내의 유지온도를 기록하는 장치
3. 그 밖의 기준
   혈액공급차량 운행일지를 구비할 것

**제9조의2(의료기관의 준수사항)** ① 병상 수와 혈액 사용량을 고려하여 보건복지부령으로 정하는 의료기관의 장은 안전하고 적정한 혈액 사용을 위하여 수혈관리위원회와 수혈관리실을 설치·운영하고 혈액 관련 업무를 전담하는 인력을 두는 등 필요한 조치를 하여야 한다.
② 제1항에 따른 수혈관리위원회의 구성과 운영, 수혈관리실의 설치와 운영 및 혈액 관련 업무를 전담하는 인력의 자격요건, 인원 수, 업무내용 등에 관하여 필요한 사항은 보건복지부령으로 정한다.

**[규칙]제12조의3(수혈관리위원회 및 수혈관리실의 설치 등)** ① 법 제9조의2제1항에서 "보건복지부령으로 정하는 의료기관"이란 다음 각 호의 구분에 따른 의료기관을 말한다.
1. 법 제9조의2제1항에 따른 수혈관리위원회(이하 "수혈관리위원회"라 한다)를 설치·운영해야 하는 의료기관: 다음 각 목의 구분에 따른 의료기관
   가. 2021년 6월 30일 이전: 1천개 이상의 병상을 갖춘 의료기관으로서 전년도 혈액제제 사용량이 2만단위 이상인 의료기관
   나. 2021년 7월 1일 이후: 100개 이상의 병상을 갖춘 의료기관으로서 전년도 혈액제제 사용량이 1천단위 이상인 의료기관
2. 법 제9조의2제1항에 따른 수혈관리실(이하 "수혈관리실"이라 한다)을 설치·운영해야 하는 의료기관: 다음 각 목의 구분에 따른 의료기관
   가. 2021년 6월 30일 이전: 1천개 이상의 병상을 갖춘 의료기관으로서 전년도 혈액제제 사용량이 2만단위 이상인 의료기관
   나. 2021년 7월 1일부터 2022년 6월 30일까지의 기간: 500개 이상의 병상을 갖춘 의료기관으로서 전년도 혈액제제 사용량이 1만단위 이상인 의료기관
   다. 2022년 7월 1일 이후: 100개 이상의 병상을 갖춘 의료기관으로서 전년도 혈액제제 사용량이 5천단위 이상인 의료기관

② 수혈관리위원회는 다음 각 호의 사항을 심의한다.
1. 수혈관리계획의 수립 및 시행
2. 안전하고 적정한 수혈관리를 위한 자체 규정
3. 수혈용 혈액의 보관량·사용량·폐기량의 적정성
4. 수혈용 혈액의 안정적인 수급 방안
5. 수혈 관련 부작용의 예방·대응방법
6. 수혈 관련 교육 및 홍보 방법
7. 그 밖에 안전하고 적정한 혈액 사용을 위하여 보건복지부장관이 정하는 사항

③ 수혈관리실은 다음 각 호의 업무를 수행한다.
1. 수혈용 혈액의 보관·사용·폐기 현황의 관리
2. 수혈 관련 자료의 수집·분석 및 평가
3. 수혈의 적정성에 대한 평가
4. 수혈 관련 부작용의 발생 감시 및 대응
5. 수혈 관련 교육 및 홍보
6. 그 밖에 수혈관리에 필요한 업무

④ 제1항부터 제3항까지에서 규정한 사항 외에 수혈관리위원회 및 수혈관리실의 설치 등에 필요한 사항은 보건복지부장관이 정한다.

**[규칙]제12조의4(수혈관리위원회의 구성 및 운영)** ① 수혈관리위원회는 위원장 1명과 부위원장 1명을 포함한 7명 이상 15명 이하의 위원으로 구성한다.
② 수혈관리위원회의 위원장은 해당 의료기관의 장으로 하고, 부위원장은 위원 중에서 위원장이 지명한다.
③ 수혈관리위원회의 위원은 다음 각 호의 사람이 된다.
1. 진료부서의 장
2. 간호부서의 장
3. 수혈관리실의 장(수혈관리실을 설치한 경우만 해당한다)
4. 수혈관리 분야에 관한 학식과 경험이 풍부한 사람 중에서 위원장이 위촉하는 사람
④ 수혈관리위원회의 회의는 반기별로 1회 이상 개최한다. 다만, 재적위원 과반수가 요구하거나 위원장이 필요하다고 인정하는 경우에는 임시회의를 소집할 수 있다.
⑤ 수혈관리위원회의 회의는 재적위원 과반수의 출석으로 개의(開議)하고, 출석위원 과반수의 찬성으로 의결한다.
⑥ 제1항부터 제5항까지에서 규정한 사항 외에 수혈관리위원회의 구성 및 운영에 필요한 사항은 보건복지부장관이 정한다.

**[규칙]제12조의5(수혈관리실의 근무인력)** ① 법 제9조의2제1항에 따라 의료기관의 장은 수혈관리실에 다음 각 호의 인력을 두어야 한다. 이 경우 다음 각 호의 인력 중 1명 이상은 수혈관리실에서 전담 근무해야 한다.
1. 수혈관리에 관한 경험과 지식이 있는 의사 1명 이상
2. 수혈관리에 관한 경험과 지식이 있는 간호사 1명 이상
3. 수혈관리에 관한 경험과 지식이 있는 임상병리사 1명 이상 또는 의료기관의 장이 수혈관리를 위하여 필요하다고 인정하는 사람 1명 이상
② 수혈관리실에서 근무하는 사람은 별표 5의2에서 정한 교육기준에 따라 교육을 받아야 한다.

**제10조(특정수혈부작용에 대한 조치)** ① 의료기관의 장은 특정수혈부작용이 발생한 경우에는 보건복지부령으로 정하는 바에 따라 그 사실을 시 · 도지사에게 신고하여야 한다.
② 시 · 도지사는 제1항에 따른 특정수혈부작용의 발생 신고를 받은 때에는 이를 보건복지부장관에게 통보하여야 한다.
③ 보건복지부장관은 제2항에 따라 특정수혈부작용의 발생 신고를 통보받으면 그 발생 원인의 파악 등을 위한 실태조사를 하여야 한다. 이 경우 특정수혈부작용과 관련된 의료기관의 장과 혈액원등은 실태조사에 협조하여야 한다.

**과태료 : 제23조** 200만원 이하의 과태료

☞ 제1항, 제3항후단

**[규칙]제13조(특정수혈부작용의 신고 등)** ① 의료기관의 장은 법 제10조제1항에 따라 특정수혈부작용이 발생한 사실을 확인한 날부터 15일 이내에 해당 의료기관 소재지의 보건소장을 거쳐 특별시장 · 광역시장 · 특별자치시장 · 도지사 · 특별자치도지사(이하 "시 · 도지사"라 한다)에게 특정수혈부작용이 발생한 사실을 별지 제8호서식에 따라 신고해야 한다. 다만, 사망의 경우에는 지체 없이 신고해야 한다.

② 시 · 도지사는 매월 말일을 기준으로 별지 제9호서식의 특정수혈부작용 발생현황 보고서를 작성하여 다음 달 10일까지 보건복지부장관에게 제출해야 한다. 다만, 사망의 경우에는 지체 없이 제출해야 한다.

③ 법 제10조제3항에 따른 실태조사에는 다음 각 호의 내용이 포함되어야 한다.

1. 수혈자의 인적사항, 수혈기록 및 의무기록 조사
2. 헌혈자의 헌혈기록 및 과거 헌혈혈액 검사결과 조회
3. 수혈자 및 헌혈자의 특정수혈부작용 관련 진료내역 및 검사결과 확인
4. 헌혈혈액 보관검체 검사결과 확인
5. 헌혈자 채혈혈액 검사결과 확인

**제10조의2(특정수혈부작용 및 채혈부작용의 보상)** ① 혈액원은 다음 각 호의 어느 하나에 해당하는 사람에 대하여 특정수혈부작용 및 채혈부작용에 대한 보상금(이하 "보상금"이라 한다)을 지급할 수 있다.

1. 헌혈이 직접적인 원인이 되어 질병이 발생하거나 사망한 채혈부작용자
2. 혈액원이 공급한 혈액이 직접적인 원인이 되어 질병이 발생하거나 사망한 특정수혈부작용자

② 제1항에 따른 보상금은 위원회의 심의에 따라 결정되며, 보상금이 결정된 때에는 위원장은 그 심의 결과를 지체 없이 혈액원에 통보하여야 한다.

③ 제1항에도 불구하고 다음 각 호의 어느 하나에 해당하는 경우에는 보상금을 지급하지 아니할 수 있다.

1. 채혈부작용이 헌혈자 본인의 고의 또는 중대한 과실로 인하여 발생한 경우
2. 채혈부작용이라고 결정된 사람 또는 그 가족이 손해배상청구소송 등을 제기한 경우 또는 소송제기 의사를 표시한 경우

④ 제1항에 따라 지급할 수 있는 보상금의 범위는 다음 각 호와 같다. 다만, 혈액의 공급과정에서 혈액원의 과실이 없는 경우에는 제6호의 위자료만 지급할 수 있다.

1. 진료비
2. 장애인이 된 자에 대한 일시보상금
3. 사망한 자에 대한 일시보상금
4. 장제비
5. 일실(逸失)소득
6. 위자료

⑤ 그 밖에 보상금의 산정 및 지급 등에 필요한 사항은 보건복지부령으로 정한다.

**[규칙]제13조의2(보상금의 산정 및 지급)** ① 법 제5조제1항에 따른 혈액관리위원회는 법 제10조의2제1항에 따라 보상금을 산정하는 경우에는 다음 각 호의 사항을 고려하여야 한다.

1. 혈액원 및 헌혈자의 과실 수준

2. 채혈 또는 수혈과 사망·질병 등의 부작용 간 직접적 인과관계의 수준
3. 사망·질병 등 부작용의 유형·성격 및 피해정도
4. 그 밖에 보상금을 산정하는 데 특히 고려할 필요가 있다고 보건복지부장관이 정하는 사항

② 혈액원이 법 제10조의2제1항에 따른 보상금을 지급하는 경우에는 보상금을 받는 사람이 지정하는 예금계좌에 입금하여야 한다. 다만, 예금계좌가 없는 경우 등 부득이한 사유가 있는 경우에는 보상금을 받는 사람과 협의하여 그 지급방법을 별도로 정할 수 있다.

③ 제1항 및 제2항에서 규정한 사항 외에 보상금의 산정 및 지급에 필요한 사항은 보건복지부장관이 정하여 고시한다.

**제11조(혈액제제의 수가)** 혈액원이 헌혈자로부터 채혈하여 제조한 혈액제제를 의료기관에 공급하는 가격과 혈액원으로부터 혈액제제를 공급받은 의료기관이 수혈자에게 공급하는 가격은 보건복지부장관이 정하여 고시한다.

**벌칙 : 제21조** 100만원 이하의 벌금

☞ 고시된 혈액제제의 수가를 위반하여 혈액제제를 공급한 자

**제12조(기록의 작성 등)** ① 혈액원등은 보건복지부령으로 정하는 바에 따라 혈액관리업무에 관한 기록을 작성하여 갖추어 두어야 한다.

② 제1항에 따른 기록(제12조의2제1항에 따른 전자혈액관리업무기록을 포함한다)은 기록한 날부터 보건복지부령으로 정하는 기간 동안 보존하여야 한다.

③ 혈액관리업무에 종사하는 자는 이 법 또는 다른 법령에 특별히 규정된 경우를 제외하고는 건강진단·채혈·검사 등 업무상 알게 된 다른 사람의 비밀을 누설하거나 발표하여서는 아니 된다.

**벌칙 : 제19조** 2년 이하의 징역 또는 2천만원 이하의 벌금

☞ 제3항

**[규칙]제14조(서류의 작성등)** ① 혈액원등은 법 제12조제1항에 따라 다음 각 호의 서류를 작성·비치하여야 한다.

1. 별지 제1호의7서식에 의한 헌혈경력 및 검사결과 조회서
2. 별지 제4호서식에 의한 부적격혈액처리현황

2의2. 별지 제4호의2서식의 헌혈자 혈액정보 통보기록

3. 보건복지부장관이 고시하는 헌혈기록카드
4. 삭제 〈2005.1.29.〉
5. 별지 제8호서식에 의한 특정수혈부작용발생신고기록

② 법 제12조제2항에서 "보건복지부령이 정하는 기간"이라 함은 10년을 말한다.

**제12조의2(전자혈액관리업무기록 등)** ① 혈액원등은 헌혈자 대장(臺帳) 등을 「전자서명법」에 따른 전자서명이 기재된 전자문서 등(이하 "전자혈액관리업무기록"이라 한다)으로 작성 · 보관할 수 있다.
② 혈액원등은 전자혈액관리업무기록을 안전하게 관리 · 보존하는 데에 필요한 시설 및 장비 등을 갖추어야 한다.
③ 누구든지 정당한 사유 없이 전자혈액관리업무기록에 저장된 개인정보를 탐지(探知)하거나 누출 · 변조 또는 훼손하여서는 아니 된다.
④ 제14조제3항에 따라 수혈을 요구받은 의료기관은 헌혈증의 유효성 여부를 확인하기 위하여 전자혈액관리업무기록을 조회할 수 있다.

**벌칙 : 제19조** 2년 이하의 징역 또는 2천만원 이하의 벌금
☞ 제3항

**제13조(검사 등)** ① 보건복지부장관은 혈액의 품질관리를 위하여 필요하다고 인정하면 혈액원등에 대통령령으로 정하는 바에 따라 필요한 보고를 하도록 명하거나, 관계 공무원에게 혈액원등의 사무실, 사업장, 그 밖에 필요한 장소에 출입하여 장부·서류 또는 그 밖의 물건을 검사하게 할 수 있다.
② 제1항에 따라 출입·검사를 하는 공무원은 그 권한을 표시하는 증표를 관계인에게 내보여야 한다.
③ 보건복지부장관은 혈액제제의 안전성을 보장하고 효과를 높이기 위하여 대통령령으로 정하는 바에 따라 혈액원의 혈액관리업무에 대한 심사평가를 할 수 있다.

**과태료 : 제23조** 200만원 이하의 과태료
☞ 제1항

**[영]제7조(기록제출)** 보건복지부장관은 법 제13조제1항의 규정에 의하여 혈액원에 대하여 법 제12조제1항의 규정에 의한 혈액관리업무에 관한 기록을 제출하게 할 수 있다.

**[영]제7조의2(혈액관리업무 심사평가)** ① 법 제13조제3항의 규정에 의한 심사평가는 정기평가와 수시평가로 구분하여 실시한다.
② 정기평가는 2년마다 실시하고, 수시평가는 정기평가를 받은 혈액원이 그 평가결과에 따른 평가수준을 지속적으로 유지하고 있는지를 확인할 필요가 있는 경우에 실시한다.
③ 심사평가의 기준은 다음 각호와 같다.
1. 헌혈자 보호 등 채혈과정의 적정성에 관한 사항
2. 혈액검사의 정확성에 관한 사항
3. 혈액제제의 제조·보존·공급 및 품질관리의 안전성에 관한 사항
④ 보건복지부장관은 심사평가업무의 일부를 관계전문기관 또는 단체로 하여금 수행하게

할 수 있다.

⑤ 제3항의 규정에 의한 심사평가의 세부기준 그 밖에 심사평가에 관하여 필요한 사항은 보건복지부장관이 정하여 고시한다.

**제13조의2(혈액원 및 의료기관의 혈액수급정보 제출)** ① 혈액원은 혈액 공급량·재고량·폐기량 등 혈액관리에 관한 정보를 보건복지부장관에게 제출하여야 한다.

② 혈액원(의료기관이 개설한 혈액원 중 혈액제제를 자체에서 소비할 목적으로 공급하는 경우는 제외한다)으로부터 혈액을 공급받은 의료기관의 장은 해당 의료기관의 혈액 사용량·재고량·폐기량 등 혈액 사용에 관한 정보를 보건복지부장관에게 제출하여야 한다.

③ 제1항 및 제2항에 따른 제출정보의 내용, 제출 시기 및 제출 방법은 보건복지부령으로 정한다.

**과태료 : 제23조** 200만원 이하의 과태료

☞ 제1항, 제2항

**[규칙]제14조의2(혈액원 및 의료기관의 혈액수급정보 제출 내용 등)** ① 법 제13조의2제1항에 따라 혈액원은 매일(토요일 및 공휴일은 제외한다) 정오까지 전날의 혈액관리에 관한 다음 각 호의 정보를 보건복지부장관에게 제출해야 한다.

1. 혈액제제의 공급량, 공급일자 및 공급처
2. 혈액제제의 폐기량, 폐기일자 및 폐기사유
3. 혈액제제의 재고량

② 법 제13조의2제2항에 따라 혈액을 공급받은 의료기관의 장은 매일(토요일 및 공휴일은 제외한다) 정오까지 보건복지부장관이 정하는 바에 따라 전날의 혈액 사용에 관한 다음 각 호의 정보를 보건복지부장관에게 제출해야 한다. 다만, 제4호의 정보는 월별로 일괄하여 그 다음 달 1일까지 제출할 수 있다.

1. 혈액을 공급받은 일시
2. 혈액제제의 명칭, 혈액번호 및 혈액형
3. 혈액제제의 사용량, 사용일시, 폐기량, 폐기일시 및 재고량
4. 수혈자의 성별, 연령, 혈액형 및 진료과목
5. 그 밖에 혈액의 사용현황을 파악하기 위하여 필요한 정보로서 보건복지부장관이 정하여 고시하는 정보

③ 보건복지부장관은 혈액부족 등으로 인해 필요한 경우 의료기관의 장에게 당일의 혈액 사용에 관한 제2항 각 호의 정보를 요청할 수 있으며, 요청을 받은 의료기관의 장은 특별한 사유가 없으면 이에 따라야 한다.

④ 법 제13조의2제2항에 따라 혈액을 공급받은 의료기관의 장은 병상 수, 혈액형·혈액제제별 전년도의 일평균 혈액 사용량 등 보건복지부장관이 정하여 고시하는 정보를 매년 1월 31일까지 보건복지부장관에게 제출해야 한다.

⑤ 제1항부터 제4항까지에서 규정한 사항 외에 혈액원 및 의료기관의 혈액수급정보 제출

시기 · 방법 등에 관한 사항은 보건복지부장관이 정한다.

**제14조(헌혈증서의 발급 및 수혈비용의 보상 등)** ① 혈액원이 헌혈자로부터 헌혈을 받았을 때에는 보건복지부령으로 정하는 바에 따라 헌혈증서를 그 헌혈자에게 발급하여야 한다. 이 경우 헌혈증서를 잃어버리거나 훼손되어 못쓰게 된 것이 확인된 경우에는 보건복지부령으로 정하는 바에 따라 재발급 받을 수 있다.
② 제1항에 따른 헌혈증서는 휴대전화에 의한 문자메시지, 전자우편 등의 수단으로 제공할 수 있다.
③ 제1항에 따른 헌혈자 또는 그 헌혈자의 헌혈증서를 양도받은 사람은 의료기관에 그 헌혈증서를 제출하면 무상으로 혈액제제를 수혈받을 수 있다. 다만, 재발급되어 유효하지 아니하게 된 헌혈증서를 사용한 경우 혈액제제의 수혈비용은 수혈자가 부담하여야 한다.
④ 제3항에 따라 수혈을 요구받은 의료기관은 정당한 이유 없이 그 요구를 거부하지 못한다.
⑤ 보건복지부장관은 의료기관이 제3항에 따라 헌혈증서 제출자에게 수혈을 하였을 때에는 보건복지부령으로 정하는 바에 따라 제15조제2항에 따른 헌혈환급적립금에서 그 비용을 해당 의료기관에 보상하여야 한다.

**벌칙 : 제20조** 1년 이하의 징역 또는 1천만원 이하의 벌금
☞ 제1항, 제4항

**[규칙]제15조(헌혈증서의 발급)** ① 혈액원은 법 제14조제1항 전단에 따라 헌혈자로부터 헌혈을 받은 경우에는 별지 제10호서식의 헌혈증서를 지체없이 헌혈자에게 발급해야 한다.
② 대한적십자사 회장은 혈액원이 제1항에 따른 헌혈증서를 헌혈자에게 발급함에 지장이 없도록 그 용지를 미리 혈액원에 송부해야 한다.

**[규칙]제15조의2(헌혈증서의 재발급)** ① 법 제14조제1항 후단에 따라 헌혈증서를 재발급 받으려는 사람은 별지 제10호의2서식의 헌혈증서 재발급 신청서(전자문서를 포함한다)를 혈액원에 제출해야 한다.
② 제1항에 따른 신청서를 받은 혈액원은 신청인의 사진이 붙어 있어 본인임을 확인할 수 있는 주민등록증, 여권, 학생증, 그 밖의 신분증명서에 따라 그 신원을 확인한 후 신청인에게 헌혈증서를 재발급해야 한다. 다만, 법 제14조제1항 후단에 따라 한 번 재발급되었거나 같은 조 제3항에 따라 의료기관에 그 헌혈증서를 제출하여 무상으로 혈액제제를 수혈받은 것이 확인된 경우는 제외한다.

**[규칙]제16조(헌혈증서에 의한 무상수혈)** ① 법 제14조제3항 본문에 따라 무상으로 수혈받을 수 있는 혈액제제량은 헌혈 1회당 혈액제제 1단위로 한다.
② 헌혈증서를 제출받은 의료기관은 전자혈액관리업무기록 등을 통해 재발급되어 유효하지 않게 된 헌혈증서인지 여부를 확인해야 한다.

**[규칙]제17조(수혈비용의 보상)** ①법 제14조제5항에 따른 수혈비용의 보상은 혈액원의 의료기관에 대한 혈액공급가액과 의료기관의 혈액관리료 및 수혈수수료를 합한 금액으로 한다. 다만, 수혈을 받은 사람이 다른 법령의 규정에 따라 수혈비용의 일부를 지급받은 경우에는 그 금액을 제외한 금액으로 보상할 수 있다.

② 의료기관은 제1항에 따른 수혈비용의 보상을 받고자 할 때에는 별지 제11호서식의 수혈비용청구서에 별지 제12호서식의 수혈자내역서를 첨부하여 대한적십자사 회장에게 청구해야 한다.

③ 의료기관은 수혈을 받은 사람의 진료비 중 본인이 부담해야 할 비용에서 제2항에 따라 대한적십자사 회장에게 청구하는 금액을 공제해야 한다.

④ 대한적십자사 회장은 제2항에 따른 수혈비용의 보상청구를 받은 때에는 그 청구를 받은 날부터 1개월 이내에 이를 보상해야 한다.

**제15조(헌혈환급예치금 및 헌혈환급적립금)** ① 혈액원이 헌혈자로부터 헌혈을 받았을 때에는 보건복지부령으로 정하는 바에 따라 헌혈환급예치금을 보건복지부장관에게 내야 한다. 다만, 헌혈 혈액이 제8조제1항에 따른 검사 결과 부적격혈액으로 판정된 경우에는 헌혈환급예치금의 전부 또는 일부를 돌려주거나 면제할 수 있다.

② 보건복지부장관은 제1항에 따른 헌혈환급예치금으로 헌혈환급적립금(이하 "적립금"이라 한다)을 조성 · 관리한다.

③ 적립금은 다음 각 호의 어느 하나에 해당하는 용도에만 사용하여야 한다.

1. 제14조제5항에 따른 수혈비용의 보상
2. 헌혈의 장려
3. 혈액관리와 관련된 연구
4. 그 밖에 대통령령으로 정하는 용도

④ 적립금의 관리 및 운영 등에 필요한 사항은 대통령령으로 정한다.

**벌칙 : 제20조** 1년 이하의 징역 또는 1천만원 이하의 벌금

☞ 제1항

**[영]제8조(헌혈환급적립금의 용도)** 법 제15조제3항제4호에서 "대통령령으로 정하는 용도"란 다음 각 호의 어느 하나에 해당하는 용도를 말한다.

1. 특정수혈부작용에 대한 실태조사 및 연구
2. 혈액원 혈액관리업무의 전산화에 대한 지원
3. 삭제 〈2009.1.30.〉

**[영]제9조(헌혈환급적립금의 관리 및 운영)** ① 제10조제5호에 따라 헌혈환급적립금(이하 "적립금"이라 한다)의 조성 · 관리업무를 위탁받은 대한적십자사 회장은 적립금을 대한적십자사의 다른 회계와 구분하여 독립된 계정으로 운영해야 한다.

② 대한적십자사 회장은 적립금의 수입과 지출을 명확히 하기 위하여 「은행법」에 따른 은행

에 적립금 계좌를 설정해야 한다.

**[규칙]제18조(예치금의 수납)** ① 대한적십자사 회장은 법 제15조제1항에 따른 헌혈환급예치금(이하 "예치금"이라 한다)을 수납하고자 할 때에는 매월 해당 혈액원이 납부해야 할 예치금을 조사·결정하고 별지 제13호서식에 따라 이를 혈액원에 통지해야 한다.
② 제1항에 따라 통지를 받은 혈액원은 그 금액을 영 제9조제2항에 따른 금융기관에 납입해야 한다.
③ 예치금을 수납한 금융기관은 예치금의 납입자에게 영수증을 발급하고, 대한적십자사 회장에게 영수필통지서를 지체없이 송부해야 한다.

**[규칙]제19조(예치금납부의 면제)** ① 혈액원이 법 제15조제1항 단서에 따라 부적격혈액(별표 1 제2호 및 제3호에 따른 부적격혈액에 한정한다)에 대한 예치금의 납부를 면제받고자 하는 때에는 매월말 기준으로 별지 제14호서식의 헌혈환급예치금 납부면제 신청서를 작성하여 다음달 10일까지 대한적십자사 회장에게 신청해야 한다.
② 대한적십자사 회장은 제1항에 따른 예치금납부의 면제신청을 받은 때에는 혈액원이 이미 납부한 예치금 중에서 환불해야 한다.
③ 보건복지부장관은 법 제15조제1항 단서에 따라 매년 예치금납부면제비율을 정하여 고시해야 한다.

**제16조(군의료기관에 대한 특례)** 군의료기관(軍醫療機關)에 설치하는 혈액원의 혈액관리업무에 관하여는 제4조의3, 제6조, 제8조, 제8조의2, 제9조, 제10조, 제12조, 제12조의2 및 제13조부터 제15조까지의 규정에도 불구하고 국방부장관이 보건복지부장관과 협의한 후 국방부령으로 정한다.

**제17조(권한의 위임·위탁 등)** ① 보건복지부장관은 이 법에 따른 권한의 일부를 대통령령으로 정하는 바에 따라 시·도지사에게 위임할 수 있다.
② 보건복지부장관은 이 법에 따른 다음 각 호의 업무를 대통령령으로 정하는 바에 따라 대한적십자사 회장에게 위탁할 수 있다.
1. 제7조의2제1항 및 제4항에 따른 채혈금지대상자 명부의 작성·관리 및 통지에 관한 업무
2. 제8조제6항 및 제7항에 따른 헌혈자의 혈액정보 관리에 관한 업무
3. 제14조제5항에 따른 보상업무
4. 제15조제1항에 따른 헌혈환급예치금의 수납업무
5. 제15조제2항에 따른 적립금의 조성·관리 업무
③ 보건복지부장관은 제2항에 따라 대한적십자사 회장에게 위탁한 업무 및 대한적십자사 회장이 수행하는 다음 각 호의 어느 하나에 해당하는 업무에 대하여 매년 예산의 범위에서 그 수행에 필요한 경비를 보조할 수 있다.
1. 제6조의4제2항에 따라 혈액원의 개설자로부터 이관받은 혈액관리업무기록(전자혈액관리

업무기록을 포함한다)의 보존업무
2. 헌혈자의 헌혈경력 조회업무
3. 헌혈자의 혈액정보 관리에 관한 업무
4. 제14조에 따른 헌혈증서의 발급 및 수혈비용의 보상 업무

**[영]제10조(업무의 위탁)** 보건복지부장관은 법 제17조제2항에 따라 다음 각 호의 업무를 대한적십자사 회장에게 위탁한다.

1. 법 제7조의2제1항 및 제4항에 따른 채혈금지대상자 명부의 작성 · 관리 및 통지에 관한 업무
2. 법 제8조제6항 및 제7항에 따른 헌혈자 및 그의 혈액검사에 관한 정보의 보고 접수 및 유지 · 관리에 관한 업무
3. 법 제14조제4항에 따른 보상업무
4. 법 제15조제1항에 따른 헌혈환급예치금의 수납업무
5. 법 제15조제2항에 따른 적립금의 조성 · 관리업무

**제17조의2(사업계획의 제출 등)** ① 제6조제3항에 따라 혈액원을 개설한 자는 혈액원의 회계를 다른 회계와 구분하여 회계처리하여야 한다.
② 혈액원의 회계연도는 정부의 회계연도에 따른다.
③ 혈액원은 매년 사업계획 및 예산안을 작성하여 해당 회계연도가 시작되기 1개월 전에 보건복지부장관에게 제출하여야 한다.
④ 혈액원은 매 회계연도 경과 후 3개월 이내에 수입 · 지출결산서에 「공인회계사법」 제7조에 따라 등록한 공인회계사 또는 같은 법 제24조에 따라 등록한 회계법인의 회계감사 보고서를 첨부하여 보건복지부장관에게 제출하여야 한다.
⑤ 대한적십자사가 「대한적십자사 조직법」 제21조제1항 및 같은 조 제3항에 따라 사업계획 · 예산안 및 결산서를 제출한 경우 이를 제3항 및 제4항에 따라 제출한 것으로 본다. 다만, 혈액원별로 혈액원의 사업계획 · 예산안 및 결산서를 제출한 경우에 한정한다.
⑥ 제3항 및 제4항에 따른 사업계획, 예산안 및 수입 · 지출결산서의 세부내용 및 제출 방법은 보건복지부령으로 정한다.

**[규칙]제19조의2(수입 · 지출결산서의 세부내용)** 혈액원이 법 제17조의2제4항에 따라 제출하는 수입 · 지출결산서에는 다음 각 호의 내용이 포함되어야 한다.

1. 해당 회계연도의 재무상태표
2. 해당 회계연도의 사업계획과 집행실적의 대비표

**제17조의3(개설허가의 취소 등)** ① 보건복지부장관은 혈액원이 다음 각 호의 어느 하나에 해당하면 혈액원의 개설허가를 취소하거나 6개월의 범위에서 업무의 정지 또는 위반 사항에

대한 시정을 명할 수 있다.
1. 혈액원 개설허가를 받은 날부터 3개월이 지나도록 정당한 사유 없이 그 업무를 시작하지 아니한 경우
2. 개설허가를 받은 혈액원의 시설이 제6조제2항에 따른 시설 · 장비 기준에 적합하지 아니한 경우
3. 혈액원이 제조관리자를 두지 아니한 경우
4. 혈액원에 대한 제13조제1항에 따른 검사 또는 같은 조 제3항에 따른 심사평가 결과 혈액관리업무가 부적절하였음이 발견된 경우
5. 혈액원이 제17조의2제3항 및 제4항을 위반하여 사업계획, 예산안, 수입 · 지출결산서 또는 회계감사 보고서를 제출하지 아니한 경우
6. 그 밖에 이 법 또는 이 법에 따른 명령을 위반한 경우

② 보건복지부장관은 의료기관이 제9조의2제1항을 위반한 경우 위반 사항에 대한 시정을 명할 수 있다.

③ 제1항 및 제2항에 따른 행정처분의 세부적인 기준은 보건복지부령으로 정한다.

**벌칙 : 제21조** 500만원 이하의 벌금
☞ 제2항

**[규칙]제20조(행정처분의 기준)** 법 제17조의3에 따른 행정처분의 기준은 별표 6과 같다.

**참고**

**[별표 6]**

행정처분의 기준(제20조 관련)

1. 일반기준
   가. 위반행위의 횟수에 따른 가중된 행정처분의 기준은 최근 2년간 같은 위반행위로 행정처분을 받은 경우에 적용한다. 이 경우 기간의 계산은 위반행위에 대하여 행정처분을 받은 날과 그 처분 후 다시 같은 위반행위를 하여 적발된 날을 기준으로 한다.
   나. 나목에 따라 가중된 행정처분을 하는 경우 가중처분의 적용 차수는 그 위반행위 전 부과처분 차수(나목에 따른 기간 내에 처분이 둘 이상 있었던 경우에는 높은 차수를 말한다)의 다음 차수로 한다.
   다. 위반행위가 둘 이상인 경우로서 그에 해당하는 각각의 처분기준이 다른 경우에는 그 중 무거운 처분기준에 따른다. 다만, 둘 이상의 처분 기준이 모두 업무정지인 경우에는 각 처분기준을 합산한 기간을 넘지 않는 범위에서 무거운 처분기준의 2분의 1까지 가중할 수 있다.
   라. 처분권자는 제2호에 따른 처분기준이 업무정지인 경우에는 위반행위의 정도, 동기 및 그 결과 등을 고려하여 그 기간의 2분의 1 범위에서 가중하거나 감경할 수 있다. 다만, 가중하는 경우에도 법 제17조의3에 따른 업무정지 기간의 상한을 넘을 수 없다.

2. 개별기준

| 위반행위 | 근거법조문 | 행정처분의 기준 | | |
|---|---|---|---|---|
| | | 1차 위반 | 2차 위반 | 3차 이상위반 |
| 가. 혈액원 개설허가를 받은 날부터 3개월이 지나도록 정당한 사유 없이 그 업무를 시작하지 않은 경우 | 법 제17조의3 제1항제1호 | 허가취소 | | |
| 나. 개설허가를 받은 혈액원의 시설이 법 제6조제2항에 따른 시설·장비 기준에 적합하지 않은 경우 | 법 제17조의3 제1항제2호 | 시정명령 | 업무정지 6개월 | 허가취소 |
| 다. 혈액원이 제조관리자를 두지 않은 경우 | 법 제17조의3 제1항제3호 | 업무정지 3개월 | 업무정지 6개월 | 허가취소 |
| 라. 혈액원에 대한 법 제13조제1항에 따른 검사 또는 같은 조 제3항에 따른 심사평가 결과 혈액관리업무가 부적절했음이 발견된 경우 | 법 제17조의3 제1항제4호 | 시정명령 | 업무정지 3개월 | 업무정지 6개월 |
| 마. 혈액원이 법 제17조의2제3항 및 제4항을 위반하여 사업계획, 예산안, 수입·지출결산서 또는 회계감사 보고서를 제출하지 않은 경우 | 법 제17조의3 제1항제5호 | 시정명령 | 업무정지 3개월 | 업무정지 6개월 |
| 바. 그 밖에 법 또는 법에 따른 명령을 위반한 경우 | 법 제17조의3 제1항제6호 | | | |
| 1) 법 제6조의4제1항에 따른 휴업 또는 재개업 신고를 하지 않은 경우 | | 시정명령 | 업무정지 3개월 | 업무정지 6개월 |
| 2) 폐업 또는 휴업 신고 시 법 제6조의4제2항에 따라 혈액관리업무기록 등을 대한적십자사 회장에게 이관하지 않은 경우 | | 시정명령 | 업무정지 3개월 | 업무정지 6개월 |
| 3) 업무정지 명령을 위반하여 업무를 한 경우 | | 업무정지 6개월 | 허가취소 | |
| 4) 시정명령에 따르지 않은 경우 | | 업무정지 1개월 | 업무정지 3개월 | 업무정지 6개월 |

**제17조의4(적용의 배제)** 제6조제1항제1호에 해당하는 자가 개설한 혈액원 중 혈액제제를 자체에서 소비할 목적으로 공급하는 경우에는 같은 조 제4항, 제6조의3, 제13조의2제1항 및 제17조의2를 적용하지 아니한다.

**제18조(벌칙)** 다음 각 호의 어느 하나에 해당하는 자는 5년 이하의 징역 또는 5천만원 이하의 벌금에 처한다.

1. 제3조를 위반하여 혈액 매매행위 등을 한 자
2. 제6조제1항을 위반하여 혈액관리업무를 할 수 있는 자가 아니면서 혈액관리업무를 한 자
3. 제6조제3항을 위반하여 허가받지 아니하고 혈액원을 개설한 자 또는 변경허가를 받지 아니하고 중요 사항을 변경한 자
4. 제6조제4항을 위반하여 의약품 제조업의 허가를 받지 아니하고 혈액관리업무를 한 자 또는 품목별로 품목허가를 받거나 품목신고를 하지 아니하고 혈액관리업무를 한 자
5. 제6조의2제1항을 위반하여 허가받지 아니하고 혈액관리업무를 한 자

**제19조(벌칙)** 다음 각 호의 어느 하나에 해당하는 자는 2년 이하의 징역 또는 2천만원 이하의 벌금에 처한다.

1. 제6조제2항을 위반하여 보건복지부령으로 정하는 기준에 적합한 시설 · 장비를 갖추지 아니한 자
2. 제7조제1항을 위반하여 채혈 전에 헌혈자에 대하여 신원 확인 및 건강진단을 하지 아니한 자
3. 제7조제2항을 위반하여 보건복지부령으로 정하는 감염병 환자 또는 건강기준에 미달하는 사람으로부터 채혈을 한 자
4. 제7조제3항을 위반하여 신원이 확실하지 아니하거나 신원 확인에 필요한 요구에 따르지 아니하는 사람으로부터 채혈을 한 자
5. 제7조제5항을 위반하여 채혈하기 전에 채혈금지대상 여부 및 과거 헌혈경력과 그 검사 결과를 조회하지 아니한 자
6. 제7조의2제2항 및 제3항을 위반하여 보건복지부령으로 정하는 안전성검사를 통과하지 못한 채혈금지대상자로부터 채혈을 하거나 안전성검사를 통과한 채혈금지대상자로부터 채혈을 한 후 그 결과를 보건복지부장관에게 보고하지 아니한 자
7. 제7조의2제5항을 위반하여 채혈금지대상자 명부의 작성 · 관리 업무상 알게 된 비밀을 정당한 사유 없이 누설한 자
8. 제8조제1항을 위반하여 보건복지부령으로 정하는 바에 따라 혈액과 혈액제제의 적격 여부를 검사하지 아니하거나 검사 결과를 확인하지 아니한 자
9. 제8조제2항을 위반하여 보건복지부령으로 정하는 바에 따라 부적격혈액을 폐기처분하지 아니하거나 폐기처분 결과를 보건복지부장관에게 보고하지 아니한 자

9의2. 제8조제4항을 위반하여 부적격혈액의 정보를 해당 의료기관에 알리지 아니하거나 폐기처분하지 아니한 자

9의3. 제8조제5항을 위반하여 부적격혈액을 수혈받은 사람에게 이를 알리지 아니한 자

10. 제9조제1항을 위반하여 채혈 시의 혈액량, 혈액관리의 적정 온도 등 보건복지부령으로 정하는 기준에 따라 혈액관리업무를 하지 아니한 자
11. 제12조제3항을 위반하여 건강진단 · 채혈 · 검사 등 업무상 알게 된 다른 사람의 비밀을

누설하거나 발표한 자
12. 제12조의2제3항을 위반하여 정당한 사유 없이 전자혈액관리업무기록에 저장된 개인정보를 탐지하거나 누출 · 변조 또는 훼손한 자

**제20조(벌칙)** 다음 각 호의 어느 하나에 해당하는 자는 1년 이하의 징역 또는 1천만원 이하의 벌금에 처한다.
1. 제14조제1항 또는 제4항을 위반하여 헌혈자에게 헌혈증서를 발급하지 아니하거나, 의료기관에 헌혈증서를 제출하면서 무상으로 혈액제제 수혈을 요구한 사람에 대하여 정당한 이유 없이 그 요구를 거절한 자
2. 제15조제1항을 위반하여 거짓이나 그 밖의 부정한 방법으로 헌혈환급예치금을 내지 아니한 자

**제21조(벌칙)** ① 제17조의3제2항에 따른 시정명령을 이행하지 아니한 자는 500만원 이하의 벌금에 처한다.
② 다음 각 호의 어느 하나에 해당하는 자는 100만원 이하의 벌금에 처한다.
1. 제6조의3제2항을 위반한 자
2. 제11조에 따라 고시된 혈액제제의 수가를 위반하여 혈액제제를 공급한 자

**제22조(양벌규정)** 법인의 대표자나 법인 또는 개인의 대리인, 사용인, 그 밖의 종업원이 그 법인 또는 개인의 업무에 관하여 제18조부터 제21조까지의 어느 하나에 해당하는 위반행위를 하면 그 행위자를 벌하는 외에 그 법인 또는 개인에게도 해당 조문의 벌금형을 과(科)한다. 다만, 법인 또는 개인이 그 위반행위를 방지하기 위하여 해당 업무에 관하여 상당한 주의와 감독을 게을리하지 아니한 경우에는 그러하지 아니하다.

**제23조(과태료)** ① 다음 각 호의 어느 하나에 해당하는 자에게는 200만원 이하의 과태료를 부과한다.
1. 제6조의2제2항을 위반하여 혈액원 또는 이와 유사한 명칭을 사용한 자
2. 제8조제6항을 위반하여 보고를 하지 아니하거나 거짓으로 보고한 자
3. 제10조제1항을 위반하여 신고를 하지 아니한 자
4. 제10조제3항 후단을 위반하여 실태조사에 협조하지 아니한 자
5. 제13조제1항에 따른 보고를 하지 아니하거나 거짓으로 보고한 자 또는 검사를 거부 · 기피 또는 방해한 자
6. 제13조의2제1항 · 제2항에 따른 제출을 하지 아니하거나 거짓으로 제출한 자

② 제1항에 따른 과태료는 대통령령으로 정하는 바에 따라 보건복지부장관 또는 시 · 도지사가 부과 · 징수한다.

**[영]제11조(과태료의 부과기준)** 법 제23조제1항에 따른 과태료의 부과기준은 별표와 같다.

**참고**

**[별표]**

과태료의 부과기준(제11조 관련)

1. 일반기준

가. 부과권자는 다음의 어느 하나에 해당하는 경우에는 제2호의 개별기준에 따른 과태료의 2분의 1 범위에서 그 금액을 줄일 수 있다. 다만, 과태료를 체납하고 있는 위반행위자의 경우에는 그렇지 않다.

1) 위반행위가 사소한 부주의나 오류로 인한 것으로 인정되는 경우

2) 위반행위자가 법 위반상태를 시정하거나 해소하기 위하여 노력한 사실이 인정되는 경우

3) 그 밖에 위반행위의 정도, 위반행위의 동기와 그 결과 등을 고려하여 줄일 필요가 있다고 인정되는 경우

나. 부과권자는 다음의 어느 하나에 해당하는 경우에는 제2호의 개별기준에 따른 과태료의 2분의 1 범위에서 그 금액을 늘릴 수 있다. 다만, 늘려 부과하는 경우에도 법 제23조제1항에 따른 과태료의 상한을 넘을 수 없다.

1) 위반의 내용·정도가 중대하여 소비자 등에게 미치는 피해가 크다고 인정되는 경우

2) 법 위반상태의 기간이 6개월 이상인 경우

3) 그 밖에 위반행위의 정도, 위반행위의 동기와 그 결과 등을 고려하여 늘릴 필요가 있다고 인정되는 경우

2. 개별기준

| 위반행위 | 근거 법조문 | 과태료 |
|---|---|---|
| 가. 법 제6조의2제2항을 위반하여 혈액원 또는 이와 유사한 명칭을 사용한 경우 | 법 제23조제1항제1호 | 150만원 |
| 나. 법 제8조제6항을 위반하여 보고를 하지 않거나 거짓으로 보고한 경우 | 법 제23조제1항제2호 | 150만원 |
| 다. 법 제10조제1항을 위반하여 신고를 하지 않은 경우 | 법 제23조제1항제3호 | 200만원 |
| 라. 법 제10조제3항 후단을 위반하여 실태조사에 협조하지 않은 경우 | 법 제23조제1항제4호 | 100만원 |
| 마. 법 제13조제1항에 따른 보고를 하지 않거나 거짓으로 보고한 경우 또는 검사를 거부·기피 또는 방해한 경우 | 법 제23조제1항제5호 | 150만원 |
| 바. 법 제13조의2제1항·제2항에 따른 제출을 하지 않거나 거짓으로 제출한 경우 | 법 제23조제1항제6호 | 150만원 |

**[영]제10조의3(규제의 재검토)** 보건복지부장관은 제11조 및 별표에 따른 과태료의 부과기준에 대하여 2014년 1월 1일을 기준으로 3년마다(매 3년이 되는 해의 1월 1일 전까지를 말한다) 그 타당성을 검토하여 개선 등의 조치를 하여야 한다.

**[영]제10조의2(민감정보 및 고유식별정보의 처리)** ① 보건복지부장관(제10조에 따라 보건복지부장관의 업무를 위탁받은 자를 포함한다) 또는 혈액원은 다음 각 호의 사무를 수행하기 위하여 불가피한 경우 「개인정보 보호법」 제23조제1항에 따른 건강 및 성생활에 관한 정보,

같은 법 시행령 제18조제2호에 따른 범죄경력자료에 해당하는 정보, 같은 영 제19조제1호 또는 제4호에 따른 주민등록번호 또는 외국인등록번호가 포함된 자료를 처리할 수 있다.

1. 법 제6조에 따른 혈액관리업무 및 혈액원 개설 등에 관한 사무
2. 법 제7조에 따른 헌혈자의 신원확인 및 건강진단 등에 관한 사무
3. 법 제7조의2에 따른 채혈금지대상자의 관리에 관한 사무
4. 법 제8조에 따른 혈액의 안전성 확보에 관한 사무
5. 법 제8조의2에 따른 혈액사고발생시 조치 등에 관한 사무
6. 법 제10조에 따른 특정수혈부작용에 대한 조치에 관한 사무
7. 법 제10조의2에 따른 특정수혈부작용 및 채혈부작용의 보상에 관한 사무
8. 법 제12조에 따른 혈액관리업무에 관한 기록의 작성 등에 관한 사무
9. 법 제12조의2에 따른 전자혈액관리업무기록의 작성 등에 관한 사무
10. 법 제13조에 따른 품질관리 검사 등에 관한 사무
11. 법 제14조에 따른 헌혈증서의 발급 및 보상 등에 관한 사무
12. 법 제17조의3에 따른 혈액원의 개설허가 취소 등에 관한 사무

② 특별시장 · 광역시장 · 특별자치시장 · 도지사 · 특별자치도지사는 법 제10조제1항 및 제2항에 따른 특정수혈부작용 발생신고의 접수 및 통보에 관한 사무를 수행하기 위하여 불가피한 경우 「개인정보 보호법」 제23조제1항에 따른 건강 및 성생활에 관한 정보, 같은 법 시행령 제18조제2호에 따른 범죄경력자료에 해당하는 정보, 같은 영 제19조제1호 또는 제4호에 따른 주민등록번호 또는 외국인등록번호가 포함된 자료를 처리할 수 있다.

### 부칙 〈법률 제18626호, 2021. 12. 21.〉

이 법은 공포 후 1년 6개월이 경과한 날부터 시행한다. 다만, 제4조의3의 개정규정은 공포 후 3개월이 경과한 날부터 시행한다.

## 혈액관리법 시행령

### 부칙 〈대통령령 제33454호, 2023. 5. 9.〉

**제1조(시행일)** 이 영은 2023년 6월 22일부터 시행한다.

**제2조(원료혈장 수급계획의 수립에 관한 적용례)** 제3조의2제1항의 개정규정은 2024년도에 수립하는 수급계획부터 적용한다.

## 혈액관리법 시행규칙

### 부칙 〈보건복지부령 제913호, 2022. 10. 12.〉

이 규칙은 공포한 날부터 시행한다.

# 2. 혈액관리법 요약

## □ 목적 (법1조)

1) 혈액관리업무에 관하여 필요한 사항 규정함
2) 수혈자 및 헌혈자를 보호하며 혈액관리를 적절하게 함
3) 국민보건의 향상에 이바지함

## □ 용어 정의 (법2조)

1) **혈액** : 인체에서 채혈한 **혈구 및 혈장**
2) **혈액관리업무** : 수혈 또는 혈액제제의 제조에 필요한 혈액을 채혈 · 검사 · 제조 · 보존 · 공급 또는 품질관리하는 업무
3) **혈액원** : **혈액관리업무**를 수행하기 위하여 허가를 받은 자
4) **헌혈자** : 자기의 혈액을 혈액원에 **무상**으로 제공하는 사람
5) **부적격혈액** : 채혈시 또는 채혈 후에 이상이 발견된 혈액 또는 혈액제제(규 별표 1의 2)
6) **채혈금지대상자** : 감염병 환자, 약물복용 환자 등 **건강기준에 미달**하는 사람으로서 헌혈을 하기에 부적합하다고 정하는 사람
7) **특정수혈부작용** : 수혈한 혈액제제로 인하여 발생한 부작용.(규3조에서 정하는 것)

① 사망
② 장애(「장애인복지법」제2조의 규정에 의한 장애를 말한다)
③ 입원치료를 요하는 부작용
④ 바이러스 등에 의하여 감염되는 질병
⑤ 의료기관의 장이 ①~④의 규정에 의한 부작용과 유사하다고 판단하는 부작용

8) **혈액제제** : **혈액을 원료**로 하여 제조한 **의약품**

- 전혈
- 신선동결혈장
- 혈액관련의약품(규 별표 2)
- 농축적혈구
- 농축혈소판

8-1) **원료혈장** : 혈액제제 중 혈장분획제제(혈장을 원료로 일련의 제조과정을 거쳐 얻어진 의약품)의 제조를 위하여 공급하는 혈장
9) **헌혈환급예치금** : 수혈비용을 보상하거나 헌혈사업에 사용할 목적으로 혈액원이 보건복지부장관에게 예치하는 금액을 말한다.
10) **채혈** : 수혈 등에 사용되는 혈액제제를 제조하기 위하여 헌혈자로부터 혈액을 채취하는 행위

11) **채혈부작용** : 채혈한 후에 헌혈자에게 나타날 수 있는 혈관미주신경반응 또는 피하출혈 등 미리 예상하지 못한 부작용

## □ 혈액매매행위 등의 금지 (법3조)

1) 금전 · 재산상의 이익 기타 대가적 급부를 받거나 받기로 하고 자신의 혈액(**헌혈증서** 포함)을 제공하거나 이를 약속하는 행위
2) 금전 · 재산상의 이익 기타 대가적 급부를 주거나 주기로 하고 타인의 혈액(**헌혈증서** 포함)을 제공받거나 이를 약속하는 행위
3) 1)또는 2)를 교사 · 방조 또는 알선하는 행위
4) 위반되는 행위가 있음을 알았음에도 혈액을 채혈하거나 수혈하는 행위

► 5년 이하의 징역 또는 5천만원 이하의 벌금

## □ 국가와 지방자치단체의 책무 (법4조)

1) 목적 : 적극적인 헌혈기부문화를 조성하고 건강한 국민의 헌혈을 장려
2) 대국민 교육 및 홍보 등 필요한 지원책을 수립 · 시행

## □ 국가헌혈추진협의회 구성 및 운영 (법4조의2)

1) 보건복지부장관 소속
2) 심의 내용

- 헌혈기부문화 조성과 헌혈 장려를 위한 정책 방향의 설정 및 협력 · 조정
- 헌혈기부문화 조성과 헌혈 장려를 위한 제도 개선 및 예산 지원에 관한 사항
- 그 밖에 헌혈기부문화 조성과 헌혈 장려를 위하여 보건복지부장관이 필요하다고 인정하는 사항

## □ 헌혈권장 등 (법4조의3)

1) 헌혈자의 날 : **매년 6월 14일** (행사 등 헌혈권장 업무의 실시 : 보건복지부장관)
2) 보건복지부장관은 혈액원에 대하여 혈액관리업무에 필요한 경비의 전부 또는 일부를 보조할 수 있다.
3) 헌혈 권장에 필요한 사항은 대통령령(영 2조)으로 정한다.

(1) 헌혈의 권장

- 보건복지부장관은 혈액의 수급조절의 적정을 기하기 위하여 매년 헌혈권장에 관한 계획을 수립 · 시행하여야 한다.
- 국가 및 지방자치단체의 기관은 제1항의 규정에 의한 헌혈권장에 적극 협조하여야 하며, 대한적십자사총재는 혈액의 수급조절을 위하여 공공단체 · 민간단체 또는 혈액원에

> 대하여 헌혈권장 등 필요한 협력을 요청할 수 있다.
> • 보건복지부장관은 국민의 헌혈정신을 고취하고 헌혈권장을 위하여 헌혈의 날 또는 헌혈 사상 고취기간을 설정할 수 있다.
> • 보건복지부장관은 헌혈에 관하여 특히 공로가 있는 자에게 훈장 또는 포장을 수여할 것을 상신하거나 표창을 행할 수 있다.

### □ 헌혈자 보호와 의무 등 (법4조의 4)

1) 헌혈자는 숭고한 박애정신의 실천자로서 헌혈을 하는 현장에서 **존중**받아야 한다.
2) 헌혈자는 안전한 혈액의 채혈 및 공급을 위하여 **신상 및 병력에 대한 정보를 사실대로 성실하게 제공**하여야 한다.
3) 혈액원이 헌혈자로부터 채혈할 때에는 **쾌적하고 안전한 환경**에서 하여야 한다.
4) 혈액원은 헌혈자가 **자유의사**로 헌혈할 수 있도록 헌혈에 관한 유의 사항을 설명하여야 하며, 헌혈자로부터 **채혈에 대한 동의**를 받아야 한다.
5) 헌혈 적격 여부를 판정하기 위한 **문진 사항의 기록과 면담**은 헌혈자의 **개인비밀이 보호될 수 있는 환경**에서 하여야 한다.
6) 혈액원은 **채혈부작용의 발생 여부**를 세심히 관찰하여야 하며, 채혈부작용을 예방하기 위하여 필요한 조치를 하여야 한다.
7) 헌혈자에게 채혈부작용이 나타나는 경우 혈액원은 지체 없이 적절한 조치를 하여야 한다.
8) **헌혈자의 보호** : 혈액원은 헌혈자에게 채혈직후 필요한 음료를 제공하는 등 헌혈자의 보호를 위한 조치를 하여야 한다.(**영3조**)

### □ 혈액관리기본계획의 수립 (법4조의 5)

1) **보건복지부장관**은 혈액의 안정적 수급 및 관리에 관한 정책을 효율적으로 추진하기 위하여 **혈액관리위원회**의 심의를 거쳐 혈액관리에 관한 기본계획을 **5년**마다 수립.

> • 헌혈 증진과 혈액관리의 발전 방향 및 목표
> • 혈액관리에 관한 각 부처 및 기관·단체의 협조에 관한 사항
> • 헌혈 및 수혈의 안전성 향상 방안
> • 혈액제제의 안전성 향상, 안정적 수급 및 적정한 사용 방안
> • 그 밖에 보건복지부장관이 혈액관리를 위하여 필요하다고 인정하는 사항

2) 기본계획을 수립할 때에는 미리 관계 **중앙행정기관**의 장과 **협의**
3) 기본계획의 수립·시행을 위하여 필요한 경우에는 관계 중앙행정기관의 장, 지방자치단체의 장, 관련 기관·단체 등에 필요한 **자료 및 정보의 제공을 요청**할 수 있다. 이 경우 자료 및 정보의 제공을 요청받은 자는 정당한 사유가 없으면 요청에 따라야 한다.

### □ 헌혈추진협의회의 구성 (법4조의 6)

시·도지사 또는 시장·군수·구청장은 헌혈 증진을 위한 홍보 및 적극적인 헌혈기부문화 조

성을 위하여 지역사회의 주민 · 단체 또는 공공기관이 참여하는 헌혈추진협의회를 구성할 수 있다. 헌혈추진협의회의 구성 및 운영 등에 필요한 사항은 **조례**로 정한다.

### □ 원료혈장 수급 관리 등 (법4조의 7)

보건복지부장관은 원료혈장의 공급 가격 관리 및 배분 등 **안정적 수급을 도모**하기 위하여 필요한 조치를 취할 수 있다.

### □ 헌혈자에 대한 예우 및 지원 (법4조의 8)

국가 및 지방자치단체는 **헌혈기부문화 조성**을 위하여 헌혈자를 위한 예우 증진 사업을 할 수 있다.

### □ 혈액관리위원회의 설치 및 운영 (법5조)

1) 혈액관리에 관한 다음의 사항을 심의하기 위하여 **보건복지부장관 소속**으로 혈액관리위원회를 둔다.

- 혈액관리제도의 개선 및 헌혈 추진 방안
- 헌혈환급적립금의 활용 방안
- 혈액 수가의 조정
- 혈액제제의 수급 및 안전성에 관한 사항
- 혈액원의 개설 및 혈액관리업무의 심사평가에 관한 사항
- 특정수혈부작용에 관한 사항
- 기본계획의 수립에 관한 사항
- 그 밖에 혈액관리에 관하여 보건복지부장관이 위원회의 회의에 부치는 사항

### □ 혈액관리업무 (법6조)

1) 혈액관리업무는 **다음에 해당하는 자**에 한하여 할 수 있다.

- 의료법에 의한 **의료기관**
- 대한적십자사조직법에 의한 **대한적십자사**
- **혈액제제제조업자** (규 5조 : **약사법**에 따라 혈액제제의 제조업허가를 받은 자)
  - 단, **채혈을 할 수 없다.**

► 5년 이하의 징역 또는 5천만원 이하의 벌금

2) **의료기관** 및 **대한적십자사**는 **적합한 시설 · 장비** 등을 갖추어야 한다.

► 2년 이하의 징역 또는 2천만원 이하의 벌금

3) **의료기관**이나 **대한적십자사**가 **혈액원**을 개설하고자 하고자 하면 **보건복지부장관의 허가**를 받아야 한다. 허가받은 사항 중 중요한 사항을 변경하고자 하는 때에도 또한 같다.

| | |
|---|---|
| • 혈액원의 명칭 | • 혈액원의 소재지 |
| • 제조관리자 | • 혈액제제 제조품목 |
| • 혈액원 부속 채혈시설 | |

► 5년 이하의 징역 또는 5천만원 이하의 벌금

4) 혈액관리업무를 하고자 하는 자는 **약사법**에 의하여 **의약품 제조업 허가**를 받아야 하며, **품목별로 품목허가**를 받거나 **품목 신고**를 하여야 한다.

► 5년 이하의 징역 또는 5천만원 이하의 벌금

## □ 혈액관리업무의 금지 등 (법6조의2)

1) 보건복지부장관의 허가를 받지 아니한 자는 혈액관리업무를 행하지 못한다. 다만, **혈액제제제조업자**는 그러하지 아니하다.

► 5년 이하의 징역 또는 5천만원 이하의 벌금

2) 혈액원으로 허가받지 아니한 자는 혈액원 또는 이와 유사한 명칭을 사용하지 못한다.

► 200만원 이하의 과태료

## □ 혈액제제제조관리자(제조관리자) 등 (법6조의 3)

1) 혈액원에는 **1명 이상의 의사**를 두고 혈액의 **검사·제조·보존** 등 **혈액제제 제조업무를 관리**하게 하여야 한다.
2) 제조관리자는 혈액제제의 제조업무에 종사하는 사람에 대한 **지도·감독**에 관한 사항과 **품질관리, 제조시설의 관리** 및 **그 밖에 그 제조관리**에 관하여 다음 사항을 준수하여야 한다.

- 보건위생상 위해가 없도록 혈액제제의 제조에 필요한 시설 및 장비를 위생적으로 관리
- 혈액제제 제조업무에 종사하는 자에 대하여 연 2회 이상 교육을 실시
- 혈액제제 제조업무에 관한 내부 업무기준을 마련
- 혈액제제 제조과정에 대한 시험검사를 실시

► 100만원 이하의 벌금

3) **혈액원의 장** 등은 제조관리자의 **관리업무를 방해하여서는 아니되며**, 제조관리자로부터 그 의무이행을 위하여 필요한 사항을 요청하면 **정당한 사유 없이 그 요청을 거부하여서는 아니 된다**.

## □ 혈액원의 휴업 등의 신고 (법6조의4)

1) 혈액원의 개설자가 그 업무를 휴업 · 폐업 또는 재개업하려는 경우에는 **보건복지부장관**에게 **신고**하여야 한다. 이 경우 보건복지부장관은 그 내용을 검토하여 이 법에 적합하면 신고를 수리하여야 한다. (규 5조의 5)
2) 혈액원의 개설자는 폐업 또는 휴업의 신고를 하는 때에는 법에 따라 기록 · 보존하고 있는 **혈액관리업무기록 등**을 **대한적십자사 회장**에게 **이관**하거나 **보관계획서**를 제출하여 보건복지부장관의 **허가**를 받아 **직접 보관**한다.

## □ 헌혈자의 신원확인·건강진단 등 (법7조)

1) 혈액원은 채혈 전에 **헌혈자**에 대하여 **신원 확인** 및 **건강진단**을 하여야 한다.
   (1) 신원확인 : 채혈하기 전에 **사진**이 붙어 있어 본인임을 확인할 수 있는 **주민등록증, 여권, 학생증**, 그 밖의 **신분증명서**에 따라 그 신원을 확인하여야 한다. (**단체헌혈**의 경우 그 **관리 · 감독자의 확인**으로 가능)
   (2) 건강진단 : 신원확인 후에 헌혈자에 대하여 채혈을 실시하기 전에 실시

- 과거의 헌혈경력 및 혈액검사결과와 채혈금지대상자 여부의 조회
- 문진 · 시진 및 촉진
- 체온 및 맥박 측정
- 체중 측정
- 혈압 측정
- 빈혈검사
  가. 황산구리법에 따른 혈액비중검사
  나. 혈색소검사
  다. 적혈구용적률검사
- 혈소판계수검사(혈소판성분채혈의 경우에만 해당한다)

► 2년 이하의 징역 또는 2천만원 이하의 벌금

2) 혈액원은 **감염병환자 및 건강기준에 미달하는 사람**으로부터 채혈을 하여서는 아니 된다 (**규7조, 규별표 1의2 참고**)

► 헌혈자 본인에게 수혈하기 위하여 채혈을 하려는 때에는 적용하지 아니한다.

► 2년 이하의 징역 또는 2천만원 이하의 벌금

3) 혈액원은 신원이 확실하지 아니하거나 신원 확인에 필요한 요구에 따르지 아니하는 사람으로부터 채혈을 하여서는 아니 된다.

► 2년 이하의 징역 또는 2천만원 이하의 벌금

4) 보건복지부장관은 혈액제제의 안전성을 확보하기 위하여 필요하다고 인정할 때에는 관계 중앙행정기관의 장 또는 공공기관의 장으로 하여금 감염병 환자 또는 약물복용 환자 등의 관련 정보를 혈액원 등에 제공하도록 요청할 수 있다. 이 경우 관계 중앙행정기관의 장 또는 공공기관의 장은 정당한 사유가 없으면 그 요청에 따라야 한다.

5) 혈액원은 헌혈자로부터 채혈하기 전에 채혈금지대상 여부 및 과거 헌혈경력과 그 검사 결과를 조회하여야 한다. 다만, 천재지변, 긴급 수혈 등 다음으로 정하는 경우에는 그러하지 아니하다.

- 헌혈자 본인에게 수혈하기 위하여 채혈하는 경우
- 천재지변, 재해, 그 밖에 이에 준하는 사유로 인하여 전산 또는 유선 등의 방법으로 정보조회가 불가능한 경우
- 긴급하게 수혈하지 아니하면 수혈자의 생명이 위태로운 경우로서 신속한 정보조회가 불가능한 경우

► 2년 이하의 징역 또는 2천만원 이하의 벌금

6) 혈액원 등이 제공받을 수 있는 정보의 범위는 다음 각 호와 같다.(규6조6항)

- 감염병환자 및 약물복용환자 등의 주민등록번호 등 인적 사항
- 진단명 또는 처방약물명
- 진단일 또는 처방일

## □ 채혈금지대상자의 관리 (법7조의2)

1) **보건복지부장관**은 **채혈금지대상자의 명부**를 작성·관리할 수 있다.

► 대한적십자사총재는 채혈금지대상자 중 감염병 요인, 약물 요인 및 선별검사 결과 부적격 요인에 해당하는 자를 채혈금지대상자 관리대장(전자문서를 포함한다)에 기록하고 관리하여야 한다.

2) 혈액원은 채혈금지대상자로부터 채혈을 하여서는 아니 된다.

► 2년 이하의 징역 또는 2천만원 이하의 벌금

3) 혈액원은 **안전성검사를 통과한 채혈금지대상자**에 대하여는 채혈을 할 수 있다. 이 경우 그 결과를 **보건복지부장관**에게 **보고**하여야 한다.

► 2년 이하의 징역 또는 2천만원 이하의 벌금

4) 보건복지부장관은 채혈금지대상자 명부에 있는 사람에게 명부의 기재 사항 등을 다음(영 5조의5)으로 정하는 바에 따라 개별적으로 알릴 수 있다.

- 채혈금지대상자 명부에 기재된 자의 요청이 있는 경우 보건복지부령으로 정하는 바에 따라 채혈금지 사유 및 기간 등 관련 사항을 통지할 수 있다.
- 보건복지부장관은 통지를 하는 경우 밀봉하는 등의 방법으로 채혈금지대상자 본인 외의 사람은 알 수 없도록 하여야 하며, 채혈금지기간 동안 헌혈하지 않도록 안내하여야 한다.

5) 채혈금지대상자의 명부를 작성·관리하는 업무에 종사하는 사람 또는 종사하였던 사람은 업무상 알게 된 비밀을 정당한 사유 없이 누설하여서는 아니 된다.

► 2년 이하의 징역 또는 2천만원 이하의 벌금

## □ 혈액의 안전성 확보 (법8조)

1) 혈액원은 다음 방법으로 혈액 및 혈액제제의 **적격 여부**를 검사하고 그 결과를 확인하여야 한다.

- 헌혈자로부터 채혈
- 보건복지부령으로 정하는 헌혈금지약물의 복용 여부 확인

► 2년 이하의 징역 또는 2천만원 이하의 벌금

2) 혈액원 등 혈액관리업무를 하는 자(혈액원 등)는 검사 결과 **부적격혈액**을 발견하는 때에는 **폐기처분**하고 그 결과를 **보건복지부장관**에게 **보고**하여야 한다.
   다만, 부적격혈액을 다음(영6조)이 정하는 경우에는 그러하지 아니하다.

- 예방접종약의 원료로 사용되는 경우
- 의학연구 또는 의약품 개발에 사용되는 경우
- 혈액제제 등 의약품의 품질관리를 위한 시험에 사용되는 경우

► 2년 이하의 징역 또는 2천만원 이하의 벌금

3) 혈액 및 혈액제제의 적격 여부에 관한 판정기준은 보건복지부령으로 정한다.(규 별표 1)
4) 혈액원은 **부적격혈액을 발견**하였으나 그 혈액이 **이미 의료기관으로 출고**된 경우에는 해당 의료기관에 부적격혈액에 대한 사항을 즉시 알리고, 부적격혈액을 **폐기처분**하도록 조치

► 2년 이하의 징역 또는 2천만원 이하의 벌금

5) 혈액원은 부적격혈액의 수혈 등으로 사고가 발생할 위험이 있거나 사고가 발생하였을 때에는 이를 그 혈액을 수혈받은 사람에게 알려야 한다.

► 2년 이하의 징역 또는 2천만원 이하의 벌금

6) 혈액원은 헌혈자 및 그의 혈액검사에 관한 정보를 보건복지부령으로 정하는 바에 따라 보건복지부장관에게 보고

► 200만원 이하의 과태료

7) 보건복지부장관은 보고받은 헌혈자 및 그의 혈액검사에 관한 정보를 적절히 유지·관리

## □ 혈액사고발생시 조치 등 (법8조의2)

1) 보건복지부장관은 부적격혈액의 수혈 등으로 사고가 발생할 위험이 있거나 사고가 발생하였을 때에는 보건복지부령으로 정하는 바에 따라 혈액원등에 대하여 관련 혈액 및 혈액제제의 폐기 등 필요한 조치를 하거나 이를 하도록 명할 수 있다.
2) 보건복지부장관은 1)에 따른 조치를 하거나 이를 하도록 명할 때 필요하다고 인정하면 식품의약품안전처장 등 유관기관에 협조를 요청할 수 있다.
3) 보건복지부장관은 1) 및 2)의 조치 및 협조에 필요한 유관기관 임무 수행지침을 제정하여 시행할 수 있으며, 해당 기관은 정당한 사유가 없으면 이를 성실히 이행하여야 한다.

## □ 혈액의 관리 등 (법9조)

1) 혈액원 등은 채혈시의 혈액량, 혈액관리의 적정온도 등 정하는 기준에 의하여 혈액관리 업무를 행하여야 한다. (규12조)

► 2년 이하의 징역 또는 2천만원 이하의 벌금

2) 혈액원은 채혈한 혈액의 안전 및 신속한 공급을 위하여 **혈액공급차량**을 운영할 수 있다.

## □ 특정수혈부작용에 대한 조치 (법10조)

1) 의료기관의 장은 특정수혈부작용이 발생한 경우에는 그 사실을 시 · 도지사에게 **신고**

► 200만원 이하의 과태료

2) 시 · 도지사는 특정수혈부작용의 발생 신고를 받은 때에는 이를 보건복지부장관에게 **통보**
3) 보건복지부장관은 특정수혈부작용의 발생 신고를 통보받으면 그 발생 원인의 파악 등을 위한 **실태조사**를 하여야 한다. 특정수혈부작용과 관련된 의료기관의 장과 혈액원등은 실태조사에 **협조**

► 200만원 이하의 과태료

## □ 특정수혈부작용 및 채혈부작용의 보상 (법10조의2)

1) 혈액원은 다음에 해당하는 자에 대하여 특정수혈부작용 및 채혈부작용에 대한 보상금을 지급할 수 있다.

- 헌혈이 직접적인 원인이 되어 질병이 발생하거나 사망한 채혈부작용자
- 혈액원이 공급한 혈액이 직접적인 원인이 되어 질병이 발생하거나 사망한 특정수혈부작용자

2) 보상금은 **위원회의 심의**에 따라 결정되며, 보상금이 결정된 때에는 위원장은 그 심의 결과를 지체 없이 혈액원에 **통보**
3) 보상금을 지급하지 않는 경우

- 헌혈자 본인의 고의 또는 중대한 과실로 인하여 발생한 경우
- 채혈부작용이라고 결정된 사람 또는 그 가족이 손해배상청구소송 등을 제기한 경우 또는 소송제기 의사를 표시한 경우

4) 보상금의 범위 : 혈액의 공급과정에서 혈액원의 과실이 없는 경우 **위자료**만 지급

- 진료비
- 사망한 자에 대한 일시보상금
- 일실(逸失)소득
- 장애인이 된 자에 대한 일시보상금
- 장제비
- 위자료

## □ 혈액제제의 수가 (법11조)

보건복지부장관이 정하여 고시

(1) 혈액제제를 의료기관에 공급하는 가격

(2) 혈액제제을 공급받은 의료기관이 수혈자에게 공급하는 가격

► 100만원 이하의 벌금

## □ 기록의 작성 등 (법12조)

1) 혈액원 등은 보건복지부령(규14조)이 정하는 바에 의하여 **혈액관리업무에 관한 기록**을 작성·비치하여야 한다.

- 헌혈경력 및 검사결과 조회서
- 부적격혈액처리현황
- 헌혈자 혈액정보 통보기록
- 보건복지부장관이 고시하는 헌혈기록카드
- 특정수혈부작용발생신고기록

2) 기록일부터 보건복지부령이 정하는 기간 동안(규14조 2항 : 10년) 보존

3) 혈액관리업무에 종사하는 자는 건강진단 · 채혈 · 검사 등 업무상 알게 된 다른 사람의 비밀을 누설하거나 발표하여서는 아니 된다.

► 2년 이하의 징역 또는 2천만원 이하의 벌금

## □ 전자혈액관리업무기록 등 (법12조의 2)

1) 혈액원등은 헌혈자 대장 등을 「전자서명법」에 따른 전자서명이 기재된 전자문서 등(이하 "전자혈액관리업무기록"이라 한다)으로 작성·보관할 수 있다.

2) 혈액원 등은 전자혈액관리업무기록을 안전하게 관리 · 보존하는데 필요한 시설 및 장비 등을 갖추어야 한다.

3) 누구든지 정당한 사유 없이 전자혈액관리업무기록에 저장된 개인정보를 탐지하거나 누출·변조 또는 훼손하여서는 아니 된다.

► 2년 이하의 징역 또는 2천만원 이하의 벌금

4) 수혈을 요구받은 의료기관은 헌혈증의 유효성 여부를 확인하기 위하여 전자혈액관리업무기록 조회

## □ 검사 등 (법13조)

1) 보건복지부장관은 혈액의 품질관리를 위하여 필요하다고 인정되는 때에는 혈액원에 대하여 대통령령(영7조)이 정하는 바에 의하여 필요한 보고를 명하거나, 관계 공무원으로 하여금 혈

액원의 사무실 · 사업장 기타 필요한 장소에 출입하여 장부 · 서류 또는 기타 물건을 검사하게 할 수 있다.

► 200만원 이하의 과태료

2) 보건복지부장관은 혈액제제의 안전성을 보장하고 효과를 증대하기 위하여 다음(영7조의2)이 정하는 바에 따라 혈액원의 혈액관리업무에 대한 심사평가를 실시할 수 있다.

- 심사평가는 정기평가와 수시평가로 구분하여 실시한다.
- 정기평가는 2년마다 실시, 수시평가는 정기평가를 받은 혈액원이 그 평가결과에 따른 평가수준을 지속적으로 유지하고 있는지를 확인할 필요가 있는 경우에 실시한다.
- 심사평가의 기준은 다음과 같다.
  ① 헌혈자 보호 등 채혈과정의 적정성에 관한 사항
  ② 혈액검사의 정확성에 관한 사항
  ③ 혈액제제의 제조 · 보존 · 공급 및 품질관리의 안전성에 관한 사항
- 평가업무의 일부를 관계전문기관 또는 단체로 하여금 수행하게 할 수 있다.

## □ 헌혈증서의 발급 및 수혈비용의 보상 등 (법14조)

1) 혈액원이 헌혈자로부터 헌혈을 받았을 때에는 헌혈증서를 발급하여야 한다.

► 1년 이하의 징역 또는 1천만원 이하의 벌금

2) 헌혈증서는 문자메시지, 전자우편 등의 수단으로 제공 가능
3) 헌혈자 또는 그 헌혈자의 헌혈증서를 양도받은 사람은 의료기관에 그 헌혈증서를 제출하면 무상으로 혈액제제를 수혈받을 수 있다.(규16조 : 무상으로 수혈받을 수 있는 혈액제제량은 헌혈 1회당 혈액제제 1단위로 한다.), 재발급되어 유효하지 아니하게 된 헌혈증서 제외.
4) 수혈을 요구받은 의료기관은 정당한 이유 없이 그 요구를 거부하지 못한다.

► 1년 이하의 징역 또는 1천만원 이하의 벌금

5) 보건복지부장관은 의료기관이 헌혈증서의 제출자에게 수혈을 한 경우에는 다음(규17조)이 정하는 바에 의하여 헌혈환급적립금에서 그 비용을 해당 의료기관에 보상하여야 한다.

- 수혈비용의 보상은 혈액원의 의료기관에 대한 혈액공급가액과 의료기관의 혈액관리료 및 수혈수수료를 합한 금액으로 한다. 다만, 수혈을 받은 자가 다른 법령의 규정에 의하여 수혈비용의 일부를 지급받은 경우에는 그 금액을 제외한 금액으로 보상할 수 있다.
- 의료기관은 수혈을 받은 자의 진료비중 본인이 부담하여야 할 비용에서 제2항의 규정에 의하여 대한적십자사총재에게 청구하는 금액을 공제하여야 한다.
- 대한적십자사총재는 수혈비용의 보상청구를 받은 때에는 그 청구를 받은 날부터 1월 이내에 이를 보상하여야 한다.

### □ 헌혈환급예치금 및 헌혈환급적립금 (법15조)

1) 혈액원이 헌혈자로부터 헌혈을 받은 경우에는 보건복지부령(규18조)으로 정하는 바에 따라 헌혈환급예치금을 보건복지부장관에게 내야 한다. 다만, 헌혈 혈액이 부적격혈액으로 판정된 경우에는 헌혈환급예치금의 전부 또는 일부를 돌려주거나 면제할 수 있다.

► 1년 이하의 징역 또는 1천만원 이하의 벌금

2) 보건복지부장관은 헌혈환급예치금으로 헌혈환급적립금을 조성 · 관리한다.
3) 적립금은 다음의 어느 하나에 해당하는 용도에만 사용하여야 한다

(1) 수혈비용의 보상
(2) 헌혈의 장려
(3) 혈액관리와 관련된 연구
(4) 기타 다음(영8조)으로 정하는 용도

- 특정수혈부작용에 대한 실태조사 및 연구
- 혈액원 혈액관리업무의 전산화에 대한 지원

### □ 군의료기관에 대한 특례 (법16조)

군의료기관에 설치하는 혈액원의 혈액관리업무에 관하여는 국방부장관이 보건복지부장관과 협의한 후 국방부령(군혈액관리규칙)으로 정한다.

### □ 권한의 위임·위탁 (법17조)

1) 보건복지부장관은 **권한**의 일부를 **시 · 도지사**에게 위임할 수 있다.
2) 보건복지부장관은 다음의 **업무**를 대한적십자사 회장에게 위탁할 수 있다.

- 채혈금지대상자 명부의 작성·관리 및 통지에 관한 업무
- 헌혈자의 혈액정보 관리에 관한 업무
- 보상업무
- 헌혈환급예치금의 수납업무
- 적립금의 조성·관리 업무

3) 경비의 보조할 수 있는 업무

- 혈액원의 개설자로부터 이관받은 혈액관리업무기록(전자혈액관리업무기록 포함)의 보존업무
- 헌혈자의 헌혈경력 조회업무
- 헌혈자의 혈액정보 관리에 관한 업무
- 헌혈증서의 발급 및 수혈비용의 보상 업무

### □ 허가의 취소 등 (법17조의 2)

**보건복지부장관**은 혈액원이 다음 각 호의 어느 하나에 해당하면 혈액원의 **개설허가를 취소**하거나 **6개월**의 범위에서 **업무의 정지 또는 위반 사항에 대한 시정**을 명할 수 있다.

- 혈액원 개설허가를 받은 날부터 3개월이 지나도록 정당한 사유 없이 그 업무를 시작하지 아니한 경우
- 개설허가를 받은 혈액원의 시설이 시설·장비 기준에 적합하지 아니한 경우
- 혈액원이 제조관리자를 두지 아니한 경우
- 혈액원에 대한 검사 또는 심사평가 결과 혈액관리업무가 부적절하였음이 발견된 경우
- 그 밖에 이 법 또는 이 법에 따른 명령을 위반한 경우

### □ 적용의 배제 (법17조의 3)

혈액원 중 혈액제제를 자체에서 소비할 목적으로 공급하는 경우에는 의약품 제조업의 **허가** 및 품목별로 품목허가를 받거나 품목신고를 하지 않아도 되며, **혈액제제 제조관리자**를 두지 않아도 된다.

# VI. 구강보건법

1. 구강보건법 해설

2. 구강보건법 요약

# 1. 구강보건법 해설

[시행 2023. 6. 11.] [법률 제18894호, 2022. 6. 10., 일부개정]

**시행령** [시행 2020. 9. 12.] [대통령령 제31013호, 2020. 9. 11., 타법개정]
**시행규칙** [시행 2023. 1. 26.] [보건복지부령 제935호, 2023. 1. 26., 일부개정]

## 제1장 총 칙

**제1조(목적)** 이 법은 국민의 구강보건(口腔保健)에 관하여 필요한 사항을 규정하여 구강보건사업을 효율적으로 추진함으로써 국민의 구강질환을 예방하고 구강건강을 증진함을 목적으로 한다.

**[영]제1조(목적)** 이 영은 「구강보건법」에서 위임된 사항과 그 시행에 필요한 사항을 규정함을 목적으로 한다.

**[규칙]제1조(목적)** 이 규칙은 「구강보건법」 및 같은 법 시행령에서 위임된 사항과 그 시행에 필요한 사항을 규정함을 목적으로 한다.

**제2조(정의)** 이 법에서 사용하는 용어의 뜻은 다음과 같다. 〈개정 2015. 5. 18., 2016. 12. 2., 2022. 6. 10.〉

1. "구강보건사업"이란 구강질환의 예방·진단, 구강건강에 관한 교육·관리 등을 함으로써 국민의 구강건강을 유지·증진시키는 사업을 말한다.
2. "수돗물불소농도조정사업"이란 치아우식증(충치)의 발생을 예방하기 위하여 상수도 정수장 또는 수돗물 저장소에서 불소화합물 첨가시설을 이용하여 수돗물의 불소농도를 적정 수준으로 유지·조정하는 사업 또는 이와 관련되는 사업을 말한다.
3. "구강관리용품"이란 구강질환 예방, 구강건강의 증진 및 유지 등의 목적으로 제조된 용품으로서 보건복지부장관이 정하는 것을 말한다.
4. "초등학생 치과주치의사업"이란 초등학생의 구강건강관리를 위하여 구강검사, 구강질환 예방진료, 구강보건교육 등을 지원하는 사업을 말한다.

**제2조(정의)** 이 법에서 사용하는 용어의 뜻은 다음과 같다. 〈개정 2015. 5. 18., 2016. 12. 2., 2022. 6. 10.〉

1. "구강보건사업"이란 구강질환의 예방·진단, 구강건강에 관한 교육·관리 등을 함으로써 국민의 구강건강을 유지·증진시키는 사업을 말한다.

2. “수돗물불소농도조정사업”이란 치아우식증(충치)의 발생을 예방하기 위하여 상수도 정수장 또는 수돗물 저장소에서 불소화합물 첨가시설을 이용하여 수돗물의 불소농도를 적정수준으로 유지 · 조정하는 사업 또는 이와 관련되는 사업을 말한다.
3. 삭제 〈2023. 6. 13.〉
4. “초등학생 치과주치의사업”이란 초등학생의 구강건강관리를 위하여 구강검사, 구강질환 예방진료, 구강보건교육 등을 지원하는 사업을 말한다.

**[시행일: 2025. 6. 14.] 제2조**

**제3조(국가와 지방자치단체의 책무)** 국가와 지방자치단체는 국민의 구강건강 증진을 위하여 필요한 계획을 수립·시행하고, 구강보건사업과 관련된 자료의 조사·연구, 인력 양성 등 그 사업 시행에 필요한 기술적·재정적 지원을 하여야 한다.

**제4조(국민의 의무)** 국민은 구강건강증진을 위한 구강보건사업이 효율적으로 시행되도록 협력하여야 하며, 스스로의 구강건강 증진을 위하여 노력하여야 한다.

**제4조의2(구강보건의 날)** ① 구강보건에 대한 국민의 이해와 관심을 높이기 위하여 매년 6월 9일을 구강보건의 날로 정한다.
② 국가와 지방자치단체는 구강보건의 날의 취지에 부합하는 행사 등 사업을 시행할 수 있다.

## 제2장 구강보건사업계획 수립 등

**제5조(구강보건사업기본계획의 수립)** ① 보건복지부장관은 구강보건사업의 효율적인 추진을 위하여 5년마다 구강보건사업에 관한 기본계획(이하 “기본계획”이라 한다)을 수립하여야 한다.
② 기본계획에는 다음 각 호의 사업이 포함되어야 한다.
1. 구강보건에 관한 조사 · 연구 및 교육사업
2. 수돗물불소농도조정사업
3. 학교 구강보건사업(초등학생 치과주치의사업을 포함한다)
4. 사업장 구강보건사업
5. 노인 · 장애인 구강보건사업
6. 임산부 · 영유아 구강보건사업
7. 구강보건 관련 인력의 역량강화에 관한 사업
8. 그 밖에 구강보건사업과 관련하여 대통령령으로 정하는 사업

> ③ 보건복지부장관은 기본계획을 수립하거나 변경하려는 경우에는 관계 중앙행정기관의 장과 미리 협의하여야 한다. 다만, 대통령령으로 정하는 경미한 사항을 변경하는 경우에는 협의를 하지 아니할 수 있다.
> ④ 기본계획의 수립절차 등에 필요한 사항은 보건복지부령으로 정한다.

**[규칙]제2조(구강보건사업계획 등의 통보)** ① 보건복지부장관은 「구강보건법」(이하 "법"이라 한다) 제5조제1항에 따라 구강보건사업기본계획을 수립한 경우에는 그 계획이 실시되는 연도의 전년도 9월 30일까지 특별시장·광역시장·특별자치시장·도지사·특별자치도지사(이하 "시·도지사"라 한다)에게 통보하여야 한다.
② 시·도지사는 법 제6조제1항에 따라 특별시·광역시·특별자치시·도·특별자치도(이하 "시·도"라 한다)의 구강보건사업세부계획을 수립한 후 이를 그 계획이 실시되는 연도의 전년도 10월 31일까지 시장·군수·구청장(자치구의 구청장을 말한다. 이하 같다)에게 통보하여야 한다.
③ 시장·군수·구청장은 법 제6조제2항에 따라 해당 시·군·구(자치구를 말한다. 이하 같다)의 구강보건사업시행계획을 수립한 후 이를 그 계획이 실시되는 연도의 전년도 11월 30일까지 관할 시·도지사에게 통보하여야 한다.
④ 시·도지사는 구강보건사업세부계획을 제3항에 따라 통보받은 시·군·구의 구강보건사업시행계획과 함께 그 계획이 실시되는 연도의 전년도 12월 31일까지 보건복지부장관에게 통보하여야 한다.

> **제6조(구강보건사업 세부계획 및 시행계획의 수립 · 시행)** ① 특별시장·광역시장·특별자치시장·도지사·특별자치도지사(이하 "시·도지사"라 한다)는 매년 기본계획에 따라 구강보건사업에 관한 세부계획(이하 "세부계획"이라 한다)을 수립·시행하여야 한다.
> ② 시장·군수·구청장(자치구의 구청장을 말한다. 이하 같다)은 매년 기본계획 및 세부계획에 따라 구강보건사업에 관한 시행계획(이하 "시행계획"이라 한다)을 수립·시행하여야 한다.
> ③ 세부계획 및 시행계획을 수립·시행하는 경우 제5조제2항제3호에 따른 학교 구강보건사업에 관하여는 해당 교육감 또는 교육장과 미리 협의하여야 한다.
> ④ 제1항 및 제2항에 따른 세부계획과 시행계획의 수립·시행에 필요한 사항은 보건복지부령으로 정한다.

**[영]제2조(구강보건사업기본계획의 내용)** ① 「구강보건법」(이하 "법"이라 한다) 제5조제2항제8호에서 "그 밖에 구강보건사업과 관련하여 대통령령으로 정하는 사업"이란 다음 각 호의 사업을 말한다.
1. 구강보건 관련 인력의 양성 및 수급에 관한 사업
2. 구강보건에 관한 홍보사업
3. 구강보건사업에 관한 평가사업
4. 그 밖에 구강보건에 관한 국제협력 등 보건복지부장관이 필요하다고 인정하는 사업

② 법 제5조제3항 단서에서 "대통령령으로 정하는 경미한 사항을 변경하는 경우"란 다음 각 호의 어느 하나에 해당하는 사업의 내용을 변경하는 경우를 말한다.
1. 법 제5조제2항제7호에 따른 구강보건 관련 인력의 역량강화에 관한 사업
2. 제1항 각 호의 어느 하나에 해당하는 사업

**제7조(구강보건사업의 시행)** ① 보건복지부장관, 시·도지사 또는 시장·군수·구청장은 이 법에서 정하는 바에 따라 구강보건사업을 시행하여야 한다.
② 특별자치시·특별자치도 또는 시·군·구(자치구를 말한다)의 보건소(보건의료원을 포함한다. 이하 같다)에는 「지역보건법」 제16조에 따라 치과의사 및 치과위생사를 둔다.
③ 보건복지부장관, 시·도지사 또는 시장·군수·구청장은 구강보건사업의 시행을 위하여 필요하면 관계 기관 또는 단체에 인력, 기술 및 재정 지원을 하거나 협조를 요청할 수 있다.

**[영]제3조(구강보건사업의 시행)** 보건복지부장관, 특별시장·광역시장·특별자치시장·도지사·특별자치도지사(이하 "시·도지사"라 한다) 또는 시장·군수·구청장(자치구의 구청장을 말한다. 이하 같다)은 법 제7조제1항에 따른 구강보건사업의 시행에 필요한 인력 및 재정의 확보에 노력하여야 한다.

**제8조(구강보건사업 시행 결과의 평가)** ① 시장·군수·구청장은 해당 시행계획의 시행 결과를 시·도지사에게 제출하여야 한다.
② 시·도지사는 제1항에 따라 받은 시행 결과를 평가하고, 그 평가 결과와 해당 세부계획의 시행 결과를 보건복지부장관에게 제출하여야 한다.
③ 보건복지부장관은 제2항에 따라 받은 세부계획과 시행계획의 평가 및 시행 결과를 평가하여야 한다.
④ 제2항 및 제3항에 따른 평가의 방법·절차, 그 밖에 필요한 사항은 보건복지부령으로 정한다.

**[규칙]제3조(구강보건사업 시행결과의 제출 및 평가)** ① 시장·군수·구청장은 법 제8조제1항에 따라 구강보건사업시행계획의 시행결과를 시행이 완료되는 연도의 다음 연도 1월 31일까지 관할 시·도지사에게 제출하여야 한다.
② 법 제8조제2항에 따라 시·도지사는 제1항에 따라 제출된 시·군·구의 구강보건사업시행계획의 시행결과를 평가한 후 그 평가결과와 해당 시·도의 구강보건사업세부계획의 시행결과를 시행이 완료되는 연도의 다음 연도 2월 말일까지 보건복지부장관에게 제출하여야 한다.
③ 보건복지부장관 및 시·도지사는 구강보건사업시행계획 및 구강보건사업세부계획의 시행결과를 평가할 때에는 그 계획과 추진실적에 기초하여 평가하되, 필요하다고 인정하는 경우에는 해당 계획에 의하여 변화된 다음 각 호의 사항을 조사하여 평가에 포함시킬 수 있다.
1. 해당 시·도 또는 시·군·구의 주민의 구강건강에 대한 지식·태도 및 행동
2. 해당 시·도 또는 시·군·구의 주민의 구강질환의 증감 등 구강건강상태

**제9조(구강건강실태조사)** ① 질병관리청장은 보건복지부장관과 협의하여 국민의 구강건강상태와 구강건강의식 등 구강건강실태를 3년마다 조사하고 그 결과를 공표하여야 한다. 이 경우 장애인의 구강건강실태에 대하여는 별도로 계획을 수립하여 조사할 수 있다.
② 질병관리청장은 제1항에 따른 구강건강실태조사를 위하여 관계 기관 · 법인 또는 단체의 장에게 필요한 자료의 제출 또는 의견의 진술을 요청할 수 있다. 이 경우 요청을 받은 자는 정당한 사유가 없으면 이에 협조하여야 한다.
③ 제1항에 따른 조사의 방법과 그 밖에 필요한 사항은 대통령령으로 정한다.

**[영]제4조(구강건강실태조사 등의 시기 및 방법)** ① 법 제9조에 따른 국민구강건강실태조사는 구강건강상태조사 및 구강건강의식조사로 구분하여 실시하되, 3년마다 정기적으로 실시하여야 한다.
② 제1항에 따른 구강건강상태조사에는 다음 각 호의 사항을 포함하여야 한다.
1. 치아건강상태
2. 치주조직건강상태
3. 틀니보철상태
4. 그 밖에 치아반점도 등 구강건강상태에 관한 사항
③ 제1항에 따른 구강건강의식조사에는 다음 각 호의 사항을 포함하여야 한다.
1. 구강보건에 대한 지식
2. 구강보건에 대한 태도
3. 구강보건에 대한 행동
4. 그 밖에 구강보건의식에 관한 사항
④ 제1항에 따른 구강건강상태조사 및 구강건강의식조사는 표본조사로 실시하되, 구강건강상태조사는 직접 구강검사를 통하여 실시하고, 구강건강의식조사는 면접설문조사를 통하여 실시한다.
⑤ 구강건강실태조사에 관하여 이 영에 규정된 것외에 필요한 사항은 질병관리청장이 따로 정한다.

## 제3장 수돗물불소농도조정사업

**제10조(수돗물불소농도조정사업의 계획 및 시행)** ① 수돗물불소농도조정사업을 시행하려는 시·도지사, 시장·군수·구청장 또는 「한국수자원공사법」에 따른 한국수자원공사(이하 "한국수자원공사"라 한다) 사장은 다음 각 호의 사항이 포함된 사업계획을 수립하여야 한다.
1. 정수시설 및 급수 인구 현황
2. 사업 담당 인력 및 예산
3. 사용하려는 불소제제(弗素製劑) 및 불소화합물 첨가시설

4. 유지하려는 수돗물 불소농도
5. 그 밖에 보건복지부령으로 정하는 사항
② 시·도지사, 시장·군수·구청장 또는 한국수자원공사 사장은 공청회나 여론조사 등을 통하여 관계 지역주민의 의견을 적극 수렴하고 그 결과에 따라 수돗물불소농도조정사업을 시행 또는 중단할 수 있다.
③ 보건복지부장관은 제1항에 따른 사업계획의 수립·시행에 필요한 기술적·재정적 지원을 할 수 있다.
④ 제1항제3호 및 제4호의 세부 사항은 보건복지부령으로 정한다.

**[영]제5조(수돗물불소농도조정사업계획 내용의 공고)** 법 제10조에 따라 수돗물불소농도조정사업을 시행 또는 중단하려는 시·도지사, 시장·군수·구청장 또는 한국수자원공사사장은 수돗물불소농도조정사업계획에 관한 다음 각 호의 사항을 해당 지역주민에게 3주 이상 공보와 해당 지역을 주된 보급지역으로 하는 일간신문에 공고하여야 하고, 그 밖에 필요한 경우에는 인터넷 홈페이지, 방송 등 효과적인 방법으로 공고할 수 있다.
1. 수돗물불소농도조정사업의 시행 목적 또는 중단 사유
2. 수돗물불소농도조정사업의 필요성
3. 수돗물불소농도조정사업의 시행 대상정수장 및 사업대상지역
3의2. 수돗물불소농도조정사업의 중단 대상정수장 및 사업대상지역
4. 그 밖에 주민들의 의견수렴에 필요하다고 인정되는 사항

**[영]제6조(수돗물불소농도조정사업 지원관련 사업계획의 제출)** 법 제10조제3항에 따라 수돗물불소농도조정사업계획의 수립·시행에 필요한 기술적·재정적 지원을 받으려는 시·도지사, 시장·군수·구청장 또는 한국수자원공사사장은 보건복지부장관에게 수돗물불소농도조정사업계획을 제출하여야 한다. 이 경우 시장·군수·구청장은 시·도지사를 거쳐 제출하여야 한다.

**[영]제7조(수돗물불소농도조정사업계획의 조정)** 제6조에 따라 수돗물불소농도조정사업계획을 제출받은 보건복지부장관은 이를 검토하여 수돗물불소농도조정사업계획의 조정이 필요하다고 판단되는 경우에는 해당 시·도지사, 시장·군수·구청장 또는 한국수자원공사사장에게 그 검토 결과를 통보할 수 있다.

**[영]제8조(수돗물불소농도조정사업기술지원단)** ① 보건복지부장관은 수돗물불소농도조정사업을 시행하는 시 · 도지사, 시장·군수·구청장 또는 한국수자원공사사장에 대하여 기술지원을 하기 위하여 보건복지부에 수돗물불소농도조정사업기술지원단을 둔다.
② 제1항의 규정에 의한 수돗물불소농도조정사업기술지원단의 구성·운영 및 기술지원사항 등에 관하여 필요한 사항은 보건복지부령으로 정한다.

**[규칙]제4조(불소제제 등)** ① 법 제10조제1항제3호에 따른 불소제제 및 불소화합물 첨가시설은 다음 각 호와 같다. 이 경우 불소제제의 표준규격 및 기준 등은 보건복지부장관이 정하는

바에 따른다.
1. 불소제제: 불화나트륨, 불화규산 및 불화규소나트륨
2. 불소화합물 첨가시설: 정량 불소화합물 첨가기
② 법 제10조제1항제4호에 따라 시·도지사, 시장·군수·구청장 또는 한국수자원공사사장이 유지하려는 수돗물불소농도는 0.8피피엠으로 하되, 그 허용범위는 최대 1.0피피엠, 최소 0.6피피엠으로 한다.

**[규칙]제5조(수돗물불소농도조정사업계획의 내용)** 법 제10조제1항제5호에서 "그 밖에 보건복지부령으로 정하는 사항"이란 다음 각 호의 사항을 말한다.
1. 수돗물불소농도조정사업 대상 국민의 안전관리에 관한 사항
2. 수돗물불소농도조정사업의 발전방안에 관한 사항
3. 수돗물불소농도조정사업계획의 평가에 관한 사항
4. 그 밖에 보건복지부장관이 수돗물불소농도조정사업계획의 수립 및 시행에 필요하다고 인정하는 사항

**[규칙]제6조(지원단의 구성 및 운영 등)** ① 「구강보건법 시행령」(이하 "영"이라 한다) 제8조제1항에 따른 수돗물불소농도조정사업기술지원단(이하 "지원단"이라 한다)은 단장 1인을 포함한 10인 이내의 단원으로 구성하되, 단원은 다음 각 호의 어느 하나에 해당하는 사람 중에서 각각 보건복지부장관이 임명 또는 위촉하는 사람으로 한다.
1. 구강보건관련 전문가
2. 관계 공무원
3. 그 밖에 보건복지부장관이 수돗물불소농도조정사업 기술지원 및 자문에 필요하다고 인정하는 사람
② 단장은 보건복지부장관이 단원 중에서 지명하는 사람이 된다.
③ 영 제8조제2항에 따른 기술지원 사항은 다음 각 호와 같다.
1. 수돗물불소농도조정사업계획의 수립 및 시행에 필요한 기술적인 지원
2. 불소화합물 첨가기 설치 지원
3. 불소농도의 적정 유지에 대한 기술적인 지원 및 지도
4. 불소화합물 첨가시설의 유지·관리에 대한 기술적인 지원 및 지도
5. 수돗물불소농도조정사업의 평가지원
6. 그 밖에 보건복지부장관이 필요하다고 인정하는 사항
④ 지원단의 단원에게는 예산의 범위안에서 수당과 여비를 지급할 수 있다. 다만, 공무원인 단원이 그 소관업무와 직접 관련하여 기술지원업무를 하는 경우에는 그러하지 아니하다.
⑤ 지원단의 운영에 관하여 이 규칙에서 규정한 사항 외에 필요한 사항은 보건복지부장관이 정하는 바에 따른다.

**제11조(수돗물불소농도조정사업의 관리)** ① 수돗물불소농도조정사업을 시행하는 시·도지사, 시장·군수·구청장 및 한국수자원공사 사장(이하 "사업관리자"라 한다)은 다음 각 호의 사항을

관장(管掌)한다.
1. 불소화합물 첨가시설의 설치 및 운영
2. 불소농도 유지를 위한 지도·감독
3. 불소화합물 첨가 인력의 안전관리
4. 불소제제의 보관 및 관리에 관한 지도·감독
② 사업관리자는 수돗물불소농도조정사업과 관련된 업무 중 보건복지부령으로 정하는 업무를 「수도법」 제3조제19호에 따른 일반수도사업을 하는 사업소의 장 또는 보건소장으로 하여금 수행하게 할 수 있다.

**참고**

**수도법**
**제3조(정의)** 이 법에서 사용하는 용어의 뜻은 다음과 같다.
1~18 (생략)
19. "“일반수도사업”이란 일반 수요자 또는 다른 수도사업자에게 일반수도를 사용하여 원수나 정수를 공급하는 사업을 말한다.
20~32 (생략)

**[규칙]제7조(상수도사업소장의 업무 등)** ① 법 제11조제2항에 따라 시·도지사, 시장·군수·구청장 및 한국수자원공사사장(이하 "사업관리자"라 한다)이 수돗물불소농도조정사업과 관련된 업무 중 상수도사업소장(한국수자원공사의 경우에는 상수도시설의 운영자를 말한다. 이하 같다)으로 하여금 수행하게 할 수 있는 업무는 다음 각 호와 같다.
1. 불소화합물 첨가
2. 불소농도 유지
3. 불소농도 측정 및 기록
4. 불소화합물 첨가시설의 운영·유지관리
5. 불소화합물 첨가 담당자의 안전관리
6. 불소제제의 보관 및 관리
7. 그 밖에 보건복지부장관이 불소화합물 첨가의 적정화와 안정성 확보를 위하여 필요하다고 인정하는 사항
② 상수도사업소장은 제1항제3호에 따른 업무를 수행하는 경우에는 1일 1회 이상 정수장에서 불소농도를 측정하고 그 결과를 별지 제1호서식의 불소농도 측정일지에 기록하여야 한다.
③ 상수도사업소장은 제2항에 따른 매월의 불소농도 측정결과를 측정한 달의 다음 달 10일까지 사업관리자에게 통보하여야 하며, 사업관리자는 통보를 받은 날부터 5일 이내에 보건복지부장관에게 통보하여야 한다.
④ 보건복지부장관은 필요하다고 인정할 경우에는 상수도사업장의 불소화합물 첨가장치를 점검하거나 불소농도를 측정할 수 있다.

**[규칙]제8조(불화물첨가의 중지)** ① 사업관리자와 제7조제1항에 따라 불소화합물 첨가 업무를 하는 상수도사업소장은 다음 각 호의 어느 하나에 해당하는 경우에는 불소화합물 첨가를

중지하여야 한다.

1. 불소화합물 첨가기의 고장 그 밖의 사유로 불소농도가 제4조제2항에 따른 허용범위를 벗어난 경우
2. 급수를 중단한 경우
3. 그 밖에 불소화합물 첨가의 적정화와 안정성 확보를 위하여 필요하다고 인정하는 경우

② 상수도사업소장은 제1항에 따라 불소화합물 첨가를 중지하는 경우에는 해당 사업관리자에게 중지사유 및 중지기간을 보고하여야 한다.

③ 사업관리자는 제2항에 따른 보고를 받은 경우에는 이를 보건복지부장관에게 보고하여야 한다. 이 경우 사업관리자가 시장·군수·구청장인 경우에는 시·도지사를 거쳐 보고하여야 한다.

**[규칙]제9조(보건소장의 업무 등)** ① 법 제11조제2항에 따라 사업관리자가 수돗물불소농도조정사업과 관련된 업무 중 보건소장으로 하여금 수행하게 할 수 있는 업무는 다음 각 호와 같다.

1. 불소농도 측정 및 기록
2. 불소화합물 첨가시설의 점검
3. 수돗물불소농도조정사업에 대한 교육 및 홍보

② 보건소장은 제1항제1호의 업무를 수행하는 경우에는 주 1회 이상 수도꼭지에서 불소농도를 측정하고 그 결과를 별지 제2호서식의 불소농도 측정기록부에 기록하여야 하며, 측정 불소농도가 제4조제2항에 따른 허용범위를 벗어난 경우에는 그 사실을 상수도사업소장에게 통보하여야 한다.

③ 보건소장은 제1항제2호의 업무를 수행하는 경우에는 연 2회 이상 현장을 방문하여 불소화합물 첨가시설을 점검한 후 그 점검결과를 별지 제3호서식의 불소화합물 첨가시설 점검기록부에 기록하여야 한다.

④ 보건소장은 제2항 및 제3항에 따른 불소농도 측정결과와 불소화합물 첨가시설 점검결과를 측정 및 점검한 날이 속하는 달의 다음 달 10일까지 사업관리자에게 보고하여야 하며, 사업관리자는 통보받은 날부터 5일 이내에 시·도지사를 거쳐 보건복지부장관에게 통보하여야 한다.

## 제4장 학교 구강보건사업

**제12조(학교 구강보건사업)** ① 「유아교육법」 제2조제2호에 따른 유치원 및 「초·중등교육법」 제2조에 따른 학교(이하 "학교"라 한다)의 장은 다음 각 호의 사업을 하여야 한다.

1. 구강보건교육
2. 구강검진
3. 칫솔질과 치실질 등 구강위생관리 지도 및 실천

| |
|---|
| 4. 불소용액 양치와 치과의사 또는 치과의사의 지도에 따른 치과위생사의 불소 도포<br>5. 지속적인 구강건강관리<br>6. 그 밖에 학생의 구강건강 증진에 필요하다고 인정되는 사항<br>② 학교의 장은 학교 구강보건사업의 원활한 추진을 위하여 그 학교가 있는 지역을 관할하는 보건소에 필요한 인력 및 기술의 협조를 요청할 수 있다.<br>③ 제1항에 따른 사업의 세부 내용 및 방법 등에 관하여는 대통령령으로 정한다. |

**참고**

**유아교육법**

**제2조(정의)** 이 법에서 사용하는 용어의 뜻은 다음 각 호와 같다.
1. "유아"란 만 3세부터 초등학교 취학전까지의 어린이를 말한다.
2. "유치원"이란 유아의 교육을 위하여 이 법에 따라 설립·운영되는 학교를 말한다.
3~6 (생략)

**초·중등교육법 [시행 2022.7.21.]**

**제2조(학교의 종류)** 초·중등교육을 실시하기 위하여 다음 각 호의 학교를 둔다. 〈개정 2019.12.3.〉
1. 초등학교
2. 중학교·고등공민학교
3. 고등학교·고등기술학교
4. 특수학교
5. 각종학교

**[영]제9조(학교 구강보건교육)** ① 「유아교육법」 제2조제2호에 따른 유치원 및 「초·중등교육법」 제2조에 따른 학교(이하 "학교"라 한다)의 장은 법 제12조제1항제1호에 따른 구강보건교육을 실시하는 경우에는 치아우식증(치齒牙蝕症) 예방 등 구강보건에 관한 사항을 포함하여야 한다.
② 보건복지부장관은 제1항의 규정에 의하여 실시하는 학교구강보건교육에 필요한 자료 등을 교육부장관에게 제공할 수 있다.

**[영]제10조(학교 구강검진)** 학교의 장이 학생에 대하여 「학교보건법」 제7조에 따른 건강검사를 실시한 경우에는 법 제12조제1항제2호에 따른 구강검진을 실시한 것으로 본다.

**[영]제11조(불소용액의 농도 등)** 법 제12조제1항제4호에 따른 불소용액 양치 사업에 필요한 불소용액의 농도 및 불소 도포 사업에 필요한 불소 도포의 횟수 등은 보건복지부령으로 정한다.

**[규칙]제10조(불소용액의 농도 등)** ① 법 제12조제1항제4호에 따른 불소용액 양치사업에 필요한 양치횟수는 매일 1회 또는 주 1회로 한다.
② 영 제11조에 따른 불소용액 양치사업에 필요한 불소용액의 농도는 매일 1회 양치하는 경우에는 양치액의 0.05퍼센트로, 주 1회 양치하는 경우에는 양치액의 0.2퍼센트로 한다.
③ 영 제11조에 따른 불소 도포사업에 필요한 불소 도포의 횟수는 6개월에 1회로 한다.

**[영]제12조(지속적인 구강건강관리)** 학교의 장은 학생에 대하여 법 제12조제1항제5호에 따른

지속적인 구강건강관리를 실시하는 경우에는 구강질환예방 및 조기치료 등에 관한 사항을 포함하여야 한다.

**제13조(학교 구강보건시설)** ① 학교의 장은 학교 구강보건사업을 시행하기 위하여 보건복지부령으로 정하는 구강보건시설을 설치할 수 있다.
② 국가와 지방자치단체는 제1항에 따른 구강보건시설을 설치하려는 학교의 장에게 필요한 비용의 전부 또는 일부를 지원할 수 있다.

**[규칙]제11조(학교구강보건시설의 설치)** ① 법 제13조제1항에서 "보건복지부령으로 정하는 구강보건시설"이란 다음 각 호의 시설을 말한다.
1. 집단잇솔질을 위한 수도시설
2. 지속적인 구강건강관리를 위한 구강보건실
3. 불소용액양치를 위한 구강보건용품 보관시설
② 제1항에 따른 구강보건시설의 설치기준은 보건복지부장관이 정하는 바에 따른다.

# 제5장 사업장 구강보건사업 등

**제14조(사업장 구강보건사업)** 「산업안전보건법」에 따라 사업장의 사업주가 보건교육과 건강진단을 실시할 때에는 대통령령으로 정하는 바에 따라 구강보건교육과 구강검진을 함께 실시하여야 한다.

**[영]제13조(사업장 구강보건교육 내용)** 법 제14조에 따라 사업장의 사업주가 해당 사업장의 근로자에 대하여 실시하는 구강보건교육에는 다음 각 호의 사항을 포함하여야 한다. 다만, 제2호부터 제5호까지의 사항은 직업성 치과질환의 발생위험이 있다고 인정하여 보건복지부령이 정하는 근로자에 대한 구강보건교육의 경우에 한정한다.
1. 구강보건에 관한 사항
2. 직업성 치과질환의 종류에 관한 사항
3. 직업성 치과질환의 위험요인에 관한 사항
4. 직업성 치과질환의 발생·증상 및 치료에 관한 사항
5. 직업성 치과질환의 예방 및 관리에 관한 사항
6. 그 밖에 구강보건증진에 관한 사항

**[규칙]제12조(사업장구강보건교육 대상근로자)** 영 제13조 각 호 외의 부분 단서에서 "보건복지부령이 정하는 근로자"란 「산업안전보건법 시행규칙」 제98조제2호에 따른 특수건강진단 시 치과진찰을 요하는 근로자를 말한다.

**[영]제14조(사업장 구강검진)** ① 사업장의 사업주가 「산업안전보건법」 제129조부터 제131조까지의 규정에 따른 건강진단을 실시한 경우에는 법 제14조에 따른 구강검진을 실시한 것으로 본다.

② 사업장의 사업주는 치아부식증 등 구강질환 발생위험이 있는 업무에 종사하는 근로자의 구강보건관리를 위하여 필요한 경우에는 산업구강보건에 관한 학식이 풍부한 치과의사를 위촉할 수 있다.

**제15조(노인·장애인 구강보건사업 등)** ① 국가와 지방자치단체는 「노인복지법」 제27조제1항에 따라 실시하는 건강진단과 보건교육에 구강검진과 구강보건교육을 포함하여야 한다.

② 국가와 지방자치단체는 「노인복지법」에 따른 노인복지시설 및 「장애인복지법」에 따른 장애인복지시설을 이용하거나 입소하여 생활하는 노인 및 장애인 또는 재가(在家) 노인 및 장애인을 대상으로 구강보건사업을 실시하여야 한다.

③ 국가와 지방자치단체는 홀로 사는 노인의 구강건강을 위하여 노력하여야 한다.

**제15조의2(장애인구강진료센터의 설치 등)** ① 보건복지부장관은 장애인의 구강보건 및 구강건강증진에 관한 다음 각 호의 업무를 수행하기 위하여 중앙장애인구강진료센터를 설치·운영하여야 한다.

1. 권역장애인구강진료센터 및 지역장애인구강진료센터의 진료지침 및 방향설정
2. 권역장애인구강진료센터 및 지역장애인구강진료센터와의 정보의 공유 및 협력
3. 장애인 구강환자의 진료

② 시·도지사는 장애인의 구강진료 등 구강보건 및 구강건강증진을 효율적으로 추진하기 위하여 권역장애인구강진료센터 및 지역장애인구강진료센터를 설치·운영할 수 있다.

③ 보건복지부장관과 시·도지사는 제1항 및 제2항에 따른 중앙장애인구강진료센터, 권역장애인구강진료센터 및 지역장애인구강진료센터의 설치·운영을 업무에 필요한 전문인력과 시설을 갖춘 기관에 위탁할 수 있다.

④ 보건복지부장관과 시·도지사는 제1항 및 제2항에 따른 중앙장애인구강진료센터, 권역장애인구강진료센터 및 지역장애인구강진료센터를 위탁·운영하는 자에게 위탁·운영에 필요한 경비의 전부 또는 일부를 보조할 수 있다.

⑤ 제1항 및 제2항에 따른 중앙장애인구강진료센터, 권역장애인구강진료센터 및 지역장애인구강진료센터의 설치·운영 및 제3항에 따른 위탁 등에 필요한 사항은 보건복지부령으로 정한다.

**제15조의2(장애인구강진료센터의 설치 등)** ① 보건복지부장관은 장애인의 구강보건 및 구강건강증진에 관한 다음 각 호의 업무를 수행하기 위하여 중앙장애인구강진료센터를 설치 · 운영하여야 한다.

1. 권역장애인구강진료센터 및 지역장애인구강진료센터의 진료지침 및 방향설정
2. 권역장애인구강진료센터 및 지역장애인구강진료센터와의 정보의 공유 및 협력
3. 장애인 구강환자의 진료

② 시·도지사는 장애인의 구강진료 등 구강보건 및 구강건강증진을 효율적으로 추진하기 위하여 권역장애인구강진료센터 및 지역장애인구강진료센터를 설치·운영할 수 있다. 이 경우 권역장애인구강진료센터는 각 시·도에 1개소 이상 설치·운영하여야 한다. 〈개정 2023. 3. 28.〉
③ 보건복지부장관과 시·도지사는 제1항 및 제2항에 따른 중앙장애인구강진료센터, 권역장애인구강진료센터 및 지역장애인구강진료센터의 설치·운영을 업무에 필요한 전문인력과 시설을 갖춘 기관에 위탁할 수 있다.
④ 보건복지부장관과 시·도지사는 제1항 및 제2항에 따른 중앙장애인구강진료센터, 권역장애인구강진료센터 및 지역장애인구강진료센터를 위탁·운영하는 자에게 위탁·운영에 필요한 경비의 전부 또는 일부를 보조할 수 있다.
⑤ 제1항 및 제2항에 따른 중앙장애인구강진료센터, 권역장애인구강진료센터 및 지역장애인구강진료센터의 설치·운영 및 제3항에 따른 위탁 등에 필요한 사항은 보건복지부령으로 정한다.
[본조신설 2015. 5. 18.]
**[시행일: 2024. 3. 29.] 제15조의2**

**[규칙]제12조의2(권역·지역장애인구강진료센터의 업무범위)** ① 법 제15조의2제2항에 따른 권역장애인구강진료센터는 다음 각 호의 업무를 수행한다.
1. 장애인 구강환자의 전문 진료 및 지역장애인구강진료센터에서 의뢰한 장애인 구강환자의 진료
2. 지역장애인구강진료센터와의 정보의 공유 및 협력
② 법 제15조의2제2항에 따른 지역장애인구강진료센터는 다음 각 호의 업무를 수행한다.
1. 장애인 구강환자의 일반 진료
2. 인접지역 장애인 구강진료지원 사업

**[규칙]제12조의3(중앙장애인구강진료센터의 설치·운영의 위탁 기준·방법 및 절차)** ① 법 제15조의2제3항에 따라 보건복지부장관이 중앙장애인구강진료센터의 설치·운영을 위탁할 수 있는 기관은 「의료법」 제3조제2항제3호나목·마목에 따른 치과병원 또는 종합병원으로서 장애인 구강환자의 전문 진료 및 진료지원을 할 수 있는 시설·장비 및 인력을 갖춘 기관이어야 한다.
② 중앙장애인구강진료센터의 설치·운영을 위탁받으려는 치과병원 또는 종합병원은 별지 제4호서식의 중앙장애인구강진료센터 위탁기관 지정신청서(전자문서를 포함한다)에 다음 각 호의 서류(전자문서를 포함한다)를 첨부하여 보건복지부장관에게 신청하여야 한다.
1. 의료기관의 시설·장비 및 인력 등의 명세
2. 중앙장애인구강진료센터 운영계획서
③ 보건복지부장관은 제2항에 따른 지정신청서를 제출받은 경우에는 민간위원을 포함한 5명 이상의 평가위원단의 심사를 거쳐 위탁기관을 지정하고, 별지 제5호서식의 중앙장애인구강진료센터 위탁기관 지정서를 발급하여야 한다.

④ 보건복지부장관은 제3항에 따른 평가위원단을 구성하는 경우에 이해관계인을 평가위원에서 제외하는 등 장애인구강진료센터 지정의 객관성과 공정성을 유지하여야 한다.
⑤ 제1항부터 제4항까지에서 규정한 사항 외에 위탁기관 지정 시 평가기준 및 평가절차 등에 관하여 필요한 사항은 보건복지부장관이 정한다.

**[규칙]제12조의4(권역·지역장애인구강진료센터의 설치·운영의 위탁 기준·방법 및 절차)** ① 법 제15조의2제3항에 따라 시·도지사가 권역장애인구강진료센터의 설치·운영을 위탁할 수 있는 기관은 「의료법」 제3조제2항제3호나목·바목에 따른 치과병원 또는 종합병원으로서 장애인 구강환자의 전문 진료 및 진료지원을 할 수 있는 시설·장비 및 인력을 갖춘 기관이어야 한다. 〈개정 2023. 1. 26.〉
② 법 제15조의2제3항에 따라 시·도지사가 지역장애인구강진료센터의 설치·운영을 위탁할 수 있는 기관은 다음 각 호의 어느 하나에 해당하는 기관으로서 장애인 구강환자의 일반진료를 할 수 있는 시설·장비 및 인력을 갖춘 기관이어야 한다. 〈개정 2023. 1. 26.〉
1. 「공공보건의료에 관한 법률」 제2조제3호의 공공보건의료기관
2. 「의료법」 제3조제2항제1호나목의 치과의원 또는 같은 항 제3호나목의 치과병원
③ 권역장애인구강진료센터 또는 지역장애인구강진료센터의 설치·운영을 위탁받으려는 치과병원, 종합병원 또는 제2항 각 호의 어느 하나에 해당하는 기관은 별지 제4호서식의 권역장애인구강진료센터 또는 지역장애인구강진료센터 위탁기관 지정신청서(전자문서를 포함한다)에 다음 각 호의 서류(전자문서를 포함한다)를 첨부하여 시·도지사에게 제출해야 한다. 〈개정 2023. 1. 26.〉
1. 의료기관의 시설·장비 및 인력 등의 현황
2. 권역장애인구강진료센터 또는 지역장애인구강진료센터 운영계획서
④ 시·도지사는 제3항에 따른 지정신청서를 제출받은 경우에는 민간위원을 포함한 5명 이상의 평가위원단의 심사를 거쳐 위탁기관을 지정하고, 별지 제5호서식의 권역장애인구강진료센터 또는 지역장애인구강진료센터 위탁기관 지정서를 발급하여야 한다.
⑤ 시·도지사는 제4항에 따른 평가위원단을 구성할 때에는 이해관계인을 평가위원에서 제외하는 등 장애인구강진료센터 선정의 객관성과 공정성을 유지하여야 한다.
⑥ 제1항부터 제5항까지에서 규정한 사항 외에 위탁기관 지정 시 평가기준 및 평가절차 등에 관하여 필요한 사항은 시·도지사가 정한다.

> **제15조의3(장애인구강진료센터에 관한 정보 제공)** 국가와 지방자치단체는 장애인이 장애인구강진료센터의 구강 진료를 쉽게 이용할 수 있도록 장애인에게 장애인구강진료센터에 관한 정보를 제공하여야 한다.

**[영]제15조(노인구강보건사업의 범위)** ① 법 제15조제2항에 따라 국가와 지방자치단체가 실시하는 노인 구강보건사업의 범위는 다음 각 호와 같다.
1. 노인 구강보건교육사업
2. 노인 구강검진사업

3. 그 밖에 노인의 구강건강증진에 필요하다고 인정되는 사업

② 제1항에 따른 노인 구강보건교육사업 및 노인 구강검진사업의 내용은 별표 1과 같다.

**[영]제16조(장애인구강보건사업의 범위)** ① 법 제15조제2항에 따라 국가와 지방자치단체가 실시하는 장애인 구강보건사업의 범위는 다음 각 호와 같다.

1. 장애인 구강보건교육사업
2. 장애인 구강검진사업
3. 그 밖에 장애인의 구강건강증진에 필요하다고 인정되는 사업

② 제1항에 따른 장애인 구강보건교육사업 및 장애인 구강검진사업의 내용은 별표 1과 같다.

**참고**

[별표 1]

**노인 및 장애인의 구강보건교육사업 및 구강검진사업의 내용 (제15조제2항 및 제16조제2항 관련)**

| 구 분 | 내 용 |
|---|---|
| 1. 구강보건교육사업 | 가. 치아우식증의 예방 및 관리<br>나. 치주질환의 예방 및 관리<br>다. 치아마모증의 예방과 관리<br>라. 구강암의 예방<br>마. 틀니 관리<br>바. 그 밖의 구강질환의 예방과 관리 |
| 2. 구강검진사업 | 가. 치아우식증 상태<br>나. 치주질환 상태<br>다. 치아마모증 상태<br>라. 구강암<br>마. 틀니 관리<br>바. 그 밖의 구강질환 상태 |

**제16조(모자 · 영유아 구강보건사업)** ① 특별자치시장·특별자치도지사 또는 시장·군수·구청장은 「모자보건법」 제9조에 따라 모자보건수첩을 발급받은 임산부와 영유아를 대상으로 구강보건교육과 구강검진을 실시하고, 그 결과를 모자보건수첩에 기록·관리하여야 한다.

② 「영유아보육법」 제31조에 따라 실시하는 영유아의 건강진단에는 구강검진을 포함하여야 한다.

③ 제1항 및 제2항에 따른 구강보건교육과 구강검진 등에 필요한 사항은 보건복지부령으로 정한다.

**[규칙]제13조(모자보건수첩의 기재사항)** 법 제16조제1항에 따라 특별자치시장, 특별자치도지사 및 시장·군수·구청장이 모자보건수첩에 기록하여야 하는 사항은 다음 각 호와 같다.

1. 임산부의 산전 및 산후의 구강건강관리에 관한 사항
2. 임산부 또는 영유아의 정기 구강검진에 관한 사항

3. 영유아의 구강발육과 구강관리상의 주의사항
4. 구강질환 예방진료에 관한 사항
5. 그 밖에 임산부 및 영유아의 구강건강관리에 필요한 사항

**[규칙]제14조(임산부 · 영유아 구강보건교육)** 특별자치시장, 특별자치도지사 및 시장·군수·구청장은 법 제16조제1항에 따라 임산부 및 영유아에 대하여 다음 각 호의 사항이 포함된 구강보건교육계획을 수립하여 매년 실시하여야 한다.

1. 치아우식증(충치)의 예방 및 관리
2. 치주질환(잇몸병)의 예방 및 관리
3. 그 밖의 구강질환의 예방 및 관리

**[규칙]제15조(임산부 · 영유아 구강건강진단 내용)** 특별자치시장, 특별자치도지사 및 시장·군수·구청장은 법 제16조제1항에 따라 임산부 및 영유아에 대하여 실시하는 구강검진에는 다음 각 호의 사항이 포함되어야 한다.

1. 임산부
   가. 치아우식증(충치) 상태
   나. 치주질환(잇몸병) 상태
   다. 치아마모증 상태
   라. 그 밖의 구강질환 상태
2. 영유아
   가. 치아우식증(충치) 상태
   나. 치아 및 구강발육 상태
   다. 그 밖의 구강질환 상태

**[규칙]제16조(영유아 구강검진 내용 등)** ① 법 제16조제2항에 따라 실시하는 구강검진에는 제15조제2호 각 목의 내용이 포함되어야 한다.

② 특별자치시장, 특별자치도지사 및 시장·군수·구청장은 법 제16조제2항에 따라 어린이집의 장이 영유아에 대하여 구강보건교육과 구강검진을 실시하는 경우에는 그에 필요한 인력을 지원할 수 있다.

**제17조** 삭제 〈2015.5.18.〉

**제17조의2(보건소의 구강보건시설 설치 · 운영)** 특별자치시·특별자치도 또는 시·군·구(자치구를 말한다)의 보건소에는 구강질환 예방 및 진료를 위하여 보건복지부령으로 정하는 바에 따라 구강보건실 또는 구강보건센터를 설치·운영하여야 한다.

**[규칙]제16조의2(보건소의 구강보건실 또는 구강보건센터의 업무 등)** ① 법 제17조의2에 따라 설치·운영하여야 하는 구강보건실은 다음 각 호의 업무를 수행한다.

1. 구강건강증진을 위한 교육·홍보
2. 구강질환 예방을 위한 불소 용액 양치 및 불소 도포, 치아 홈 메우기, 스케일링

3. 구강검진, 노인 틀니 사업
4. 수돗물 불소 농도 조정 사업

② 법 제17조의2에 따라 설치·운영하여야 하는 구강보건센터는 다음 각 호의 업무를 수행한다.

1. 제1항제1호부터 제4호까지의 업무
2. 지역 내 구강건강증진 관련 민간 협력체계 구축
3. 노인·장애인 및 취약계층의 구강질환 예방 및 진료

③ 구강보건센터의 시설 및 장비 기준은 별표와 같다.

**참고**

[별표] 〈개정 2023. 1. 26.〉

**구강보건센터의 시설 및 장비 기준**(제16조의2제3항 관련)

| 시 설 | 면적 | 장 비 | 비 고 |
|---|---|---|---|
| 1. 구강진료실 | 40㎡ 이상 | 가. 치과용 유닛 체어 2대<br>나. 진료용의자<br>다. 공기압축기, 석션기<br>라. 멸균기<br>마. 구내 X-ray 촬영기<br>바. 치석제거기<br>사. 광중합기<br>아. 진료물품 보관 냉장고<br>자. 냉난방기 | 유닛 체어 2대(장애인 유닛 체어 포함) 이상을 이용하여 구강질환 예방·치료 등의 1차 진료를 할 수 있는 정도의 시설장비 |
| 2. 구강보건교육실 | 33㎡ 이상 | 가. 교육용 칫솔모형<br>나. 교육용 치아모형<br>다. 칫솔질용 세면대<br>라. 간이 위상차 현미경<br>마. 컴퓨터<br>바. 모니터<br>사. 구강카메라<br>아. 교육 상담용 탁자<br>자. 교육물품 보관장<br>차. 냉난방기 | |
| 3. 구강보건사업실 | 27㎡ 이상 | 가. 컴퓨터, 프린터<br>나. 전화기, 팩스<br>다. 사무용 책상, 의자<br>라. 회의용 탁자, 의자<br>마. 복사기 | |

# 제6장 보 칙

**제18조(구강관리용품의 관리 등)** ① 보건복지부장관은 국민의 구강건강 증진을 위하여 구강관리용품을 관리하여야 한다.

② 보건복지부장관은 구강관리용품 생산을 위한 연구·개발을 하는 기관, 단체 등에 재정적 지원을 할 수 있다.

**제18조(구강관리용품의 연구 · 개발 지원)** 보건복지부장관은 「위생용품 관리법」 제2조제1호라목에 따른 구강관리용품의 생산을 위한 연구 · 개발을 하는 기관, 단체 등에 재정적 지원을 할 수 있다.

[전문개정 2023. 6. 13.]

**[시행일: 2025. 6. 14.] 제18조**

**제18조의2(구강보건산업 진흥)** 보건복지부장관은 구강보건을 위하여 불소를 포함하는 제품 등이 활성화될 수 있도록 지원을 할 수 있다.

**제19조(대한구강보건협회)** ① 구강보건교육 및 홍보 등의 업무를 수행하기 위하여 대한구강보건협회(이하 "협회"라 한다)를 둔다.

② 협회의 회원이 될 수 있는 사람은 협회의 설립 취지와 그 사업에 찬성하는 사람으로 한다.

③ 협회는 법인으로 한다.

④ 협회에 관하여 이 법에서 규정된 사항을 제외하고는 「민법」 중 사단법인에 관한 규정을 준용한다.

**[영]제17조(협회의 업무)** 법 제19조제1항에 따른 대한구강보건협회(이하 "협회"라 한다)의 업무는 다음 각 호와 같다.

1. 구강질환 예방대책 및 조사에 관한 사항
2. 구강건강에 대한 교육 및 홍보에 관한 사항
3. 치아건강식품섭취의 교육 및 홍보에 관한 사항
4. 그 밖에 구강보건증진을 위하여 필요하다고 인정되는 사항

**[영]제18조(협조)** 보건복지부장관은 협회에 구강보건사업의 수행에 필요한 사항에 관하여 협조를 요청할 수 있다.

**제20조(구강보건연구기관의 설치)** 국가는 국민의 구강건강 증진을 위하여 구강보건에 관한 연구 · 조사를 하는 전문 연구기관을 설치 또는 지정 · 운영하여야 한다.

**제21조(교육훈련)** ① 보건복지부장관은 구강보건사업과 관련되는 인력의 역량강화를 위하여 교육훈련을 실시할 수 있다.
② 보건복지부장관은 구강보건사업과 관련되는 인력의 교육훈련에 필요한 교육프로그램 및 업무지침을 마련하여 보급하여야 한다.
③ 보건복지부장관은 제1항에 따른 교육훈련을 전문 관계 기관에 위탁할 수 있다.
④ 제1항 및 제3항에 따른 교육훈련과 위탁에 필요한 사항은 보건복지부령으로 정한다.

**[규칙]제17조(교육훈련 위탁대상 전문관계기관)** 법 제21조제3항에 따라 보건복지부장관이 구강보건사업과 관련되는 인력의 자질향상을 위한 교육훈련을 위탁할 수 있는 전문 관계 기관은 다음 각 호와 같다.
1. 시·도지방공무원교육원
2. 구강보건전문연구기관
3. 구강보건사업을 하는 법인 또는 단체

**제22조(권한의 위임·위탁)** ① 이 법에 따른 보건복지부장관의 권한은 대통령령으로 정하는 바에 따라 그 일부를 시·도지사 또는 시장·군수·구청장에게 위임할 수 있다.
② 보건복지부장관은 이 법에 따른 업무의 일부를 대통령령으로 정하는 바에 따라 구강보건사업을 하는 관련 기관 또는 단체에 위탁할 수 있다.
③ 시·도지사 또는 시장·군수·구청장은 제1항에 따라 보건복지부장관으로부터 위임받은 사무의 일부를 대통령령으로 정하는 바에 따라 구강보건사업을 하는 관련 기관 또는 단체에 위탁할 수 있다.
④ 보건복지부장관, 시·도지사 또는 시장·군수·구청장은 제2항 또는 제3항에 따라 업무를 위탁하였을 때에는 수탁 기관 또는 단체에 그 비용의 전부 또는 일부를 보조할 수 있다.

**[규칙]제18조** 삭제 〈2020.12.31.〉

### 부칙 <법률 제18894호, 2022. 6. 10.>

이 법은 공포 후 1년이 경과한 날부터 시행한다.

## 구강보건법 시행령

### 부칙 <대통령령 제31013호, 2020. 9. 11.> (보건복지부와 그 소속기관 직제)

**제1조(시행일)** 이 영은 2020년 9월 12일부터 시행한다.

**제2조** 생략

**제3조(다른 법령의 개정)** ①부터 ⑬까지 생략

⑭ 구강보건법 시행령 일부를 다음과 같이 개정한다.

제4조제5항 중 "보건복지부장관"을 "질병관리청장"으로 한다.

⑮부터 ㉜까지 생략

## 구강보건법 시행규칙

### 부칙 <보건복지부령 제935호, 2023. 1. 26.>

이 규칙은 공포한 날부터 시행한다.

# 2. 구강보건법 요약

## 제1장 총 칙

### 1. 목적 (법1조)

1) 국민의 구강보건(口腔保健)에 관하여 필요한 사항을 규정함
2) 구강보건사업을 효율적으로 추진
3) 국민의 구강질환을 예방하고 구강건강을 증진

### 2. 정의 (법2조)

1) 구강보건사업 : 구강질환의 예방·진단, 구강건강에 관한 교육·관리 등을 함으로써 국민의 구강건강을 유지·증진시키는 사업
2) 수돗물불소농도조정사업 : 치아우식증(충치)의 발생을 예방하기 위하여 상수도 정수장 또는 수돗물 저장소에서 불소화합물 첨가시설을 이용하여 수돗물의 불소농도를 적정수준으로 유지·조정하는 사업 또는 이와 관련되는 사업
3) 구강관리용품 : 구강질환 예방, 구강건강의 증진 및 유지 등의 목적으로 제조된 용품으로서 보건복지부장관이 정하는 것
4) 초등학생 치과주치의사업 : 초등학생의 구강건강관리를 위하여 구강검사, 구강질환 예방진료, 구강보건교육 등을 지원하는 사업

### 3. 국가와 지방자치단체의 책무 (법3조)

1) 국민의 구강건강 증진을 위하여 필요한 계획을 수립 · 시행
2) 구강보건사업과 관련된 자료의 조사 · 연구, 인력 양성 등 그 사업 시행에 필요한 기술적 · 재정적 지원

### 4. 국민의 의무 (법4조)

1) 구강보건사업이 효율적으로 시행되도록 협력
2) 스스로의 구강건강 증진을 위하여 노력

### 4-2. 구강보건의 날 (법4조의2)

1) 구강보건의 날 : 매년 6월 9일
2) 국가와 지방자치단체는 구강보건의 날의 취지에 부합하는 행사 등 사업을 시행할 수 있다.

# 제2장 구강보건사업계획 수립 등

## 5. 구강보건사업기본계획의 수립 (법5조)

1) 구강보건사업기본계획 수립 : 보건복지부장관
2) 기본 계획 수립 시기 : 매 **5년**마다
3) 기본계획에 포함될 내용

- 구강보건에 관한 조사·연구 및 교육사업
- 수돗물불소농도조정사업
- 학교 구강보건사업(초등학생 치과주치의사업 포함)
- 사업장 구강보건사업
- 노인·장애인 구강보건사업
- 임산부·영유아 구강보건사업
- 구강보건 관련 인력의 역량강화에 관한 사업
- 그 밖에 구강보건사업과 관련하여 대통령령으로 정하는 사업

4) 기본계획을 수립하거나 변경하려는 경우에는 관계 중앙행정기관의 장과 미리 협의. 다만, 대통령령으로 정하는 경미한 사항을 변경하는 경우에는 협의를 하지 않음

## 6. 구강보건사업 세부계획 및 시행계획의 수립·시행 (법6조)

1) 특별시장·광역시장·특별자치시장·도지사·특별자치도지사는 매년 기본계획에 따라 구강보건사업에 관한 세부계획을 수립·시행
2) 시장·군수·구청장(자치구의 구청장을 말한다. 이하 같다)은 매년 기본계획 및 세부계획에 따라 구강보건사업에 관한 시행계획을 수립·시행
3) 세부계획 및 시행계획을 수립·시행하는 경우 학교 구강보건사업에 관하여는 해당 교육감 또는 교육장과 미리 협의

## 7. 구강보건사업의 시행 (법7조)

1) 시행자 : 보건복지부장관, 시·도지사 또는 시장·군수·구청장
2) 특별자치시 · 특별자치도 또는 시·군·구의 보건소(보건의료원 포함)에는 「지역보건법」 제16조에 따라 치과의사 및 치과위생사를 둔다.
3) 구강보건사업의 시행을 위하여 필요하면 관계 기관 또는 단체에 인력, 기술 및 재정 지원을 하거나 협조를 요청

## 8. 구강보건사업 시행 결과의 평가 (법8조)

1) 시장·군수·구청장은 해당 시행계획의 시행 결과를 시·도지사에게 제출
2) 시·도지사는 1)에 따라 받은 시행 결과를 평가하고, 그 평가 결과와 해당 세부계획의 시행 결과를 보건복지부장관에게 제출
3) 보건복지부장관은 2)에 따라 받은 세부계획과 시행계획의 평가 및 시행 결과를 평가

- 시장·군수·구청장 : 구강보건사업집행계획의 시행결과를 시행이 완료되는 연도의 다음 연도 1월 31일까지 관할 시 · 도지사에게 제출
- 시 · 도지사 : 시 · 군 · 구의 구강보건사업집행계획의 시행결과의 평가결과와 당해 시 · 도의 구강보건사업세부계획의 시행결과를 시행이 완료되는 연도의 다음 연도 2월 말일까지 보건복지부장관에게 제출
- 보건복지부장관 및 시 · 도지사
  ① 구강보건사업집행계획 및 구강보건사업세부계획의 시행결과를 평가하는 때에는 해당 계획 및 그 추진실적에 기초하여 평가
  ② 필요하다고 인정하는 경우에는 해당 계획에 의하여 변화된 다음 각호의 사항을 조사하여 평가에 포함시킬 수 있음.
  가. 당해 시 · 도 또는 시 · 군 · 구의 주민의 구강건강에 대한 지식 · 태도 및 행동
  나. 당해 시 · 도 또는 시 · 군 · 구의 주민의 구강질환의 증감 등 구강건강상태

## 9. 구강건강실태조사 (법9조)

1) **질병관리청장**은 보건복지부장관과 **협의**하여 국민의 구강건강상태와 구강건강의식 등 구강건강실태를 **3년**마다 조사하고 그 결과를 공표
2) 장애인의 구강건강실태에 대하여는 별도로 계획을 수립하여 조사할 수 있다.
3) 질병관리청장은 구강건강실태조사를 위하여 관계 기관 · 법인 또는 단체의 장에게 필요한 자료의 제출 또는 의견의 진술을 요청할 수 있다.(정당한 사유가 없으면 이에 협조)
4) 구강건강상태조사에 포함되어야할 사항(영4조)
   ① 치아건강상태 ② 치주조직건강상태
   ③ 틀니보철상태 ④ 기타 치아반점도 등 구강건강상태에 관한 사항
5) **구강건강의식조사**에 포함되어야할 사항(영4조)
   ① 구강보건에 대한 지식 ② 구강보건에 대한 태도
   ③ 구강보건에 대한 행동 ④ 기타 구강보건의식에 관한 사항
6) 조사방법 : 표본조사 (영4조)
   ① 구강건강상태조사 - 직접 구강검사
   ② 구강건강의식조사 - 면접설문조사

# 제3장 수돗물불소농도조정사업

## 10. 수돗물불소농도조정사업의 계획 및 시행 (법10조)

1) 시행자 : 시 · 도지사, 시장 · 군수 · 구청장 또는 한국수자원공사 사장
2) 사업계획 수립 내용
   (1) 정수시설 및 급수 인구 현황

(2) 사업 담당 인력 및 예산
(3) 사용하려는 불소제제(弗素製劑) 및 불소화합물 첨가시설
① 불소제제 : 불화나트륨, 불화규산 및 불화규소나트륨
② 불화물첨가시설 : 정량불화물첨가기
(4) 유지하려는 수돗물 불소농도 : 0.8피피엠 (최대 1.0피피엠, 최소 0.6피피엠)
(5) 그 밖에 보건복지부령으로 정하는 사항
① 수돗물불소농도조정사업 대상 국민의 안전관리에 관한 사항
② 수돗물불소농도조정사업의 발전방안에 관한 사항
③ 수돗물불소농도조정사업계획의 평가에 관한 사항
④ 기타 보건복지부장관이 수돗물불소농도조정사업계획의 수립 및 시행에 필요하다고 인정하는 사항

3) 공청회나 여론조사 등을 통하여 관계 지역주민의 의견을 적극 수렴하고 그 결과에 따라 수돗물불소농도조정사업을 시행 또는 중단할 수 있다.
4) 보건복지부장관 : 사업계획의 수립 · 시행에 필요한 기술적 · 재정적 지원을 할 수 있다.

## 11. 수돗물불소농도조정사업의 관리 (법11조)

- 불소화합물 첨가시설의 설치 및 운영
- 불소농도 유지를 위한 지도 · 감독
- 불소화합물 첨가 인력의 안전관리
- 불소제제의 보관 및 관리에 관한 지도 · 감독

1) **일반수도사업을 하는 사업소의 장**(상수도사업소장, 한국수자원공사의 경우에는 상수도시설의 운영자) 또는 **보건소장**으로 하여금 행하게 할 수 있는 업무

► 불소농도 측정 및 기록
► 불화물첨가시설의 점검
► 수돗물불소농도조정사업에 대한 교육 및 홍보

# 제4장 학교 구강보건사업

## 12. 학교 구강보건사업 (법12조)

1) 유치원 및 학교의 장은 다음 각 호의 사업을 하여야 한다.
① 구강보건교육
② 구강검진
③ 칫솔질과 치실질 등 구강위생관리 지도 및 실천
④ 불소용액 양치와 치과의사 또는 치과의사의 지도에 따른 치과위생사의 불소 도포
⑤ 지속적인 구강건강관리

⑥ 그 밖에 학생의 구강건강 증진에 필요하다고 인정되는 사항

2) 학교의 장은 학교 구강보건사업의 원활한 추진을 위하여 그 학교가 있는 지역을 관할하는 보건소에 필요한 인력 및 기술의 협조를 요청

### 13. 학교 구강보건시설 (법13조)

1) 학교의 장이 학교 구강보건사업을 시행하기 위하여 설치하는 구강보건시설

- ► 집단잇솔질을 위한 수도시설
- ► 지속적인 구강건강관리를 위한 구강보건실
- ► 불소용액양치를 위한 구강보건용품 보관시설

2) **국가**와 **지방자치단체**는 구강보건시설을 설치하려는 학교의 장에게 필요한 비용의 전부 또는 일부를 지원할 수 있다.

## 제5장 사업장 구강보건사업 등

### 14. 사업장 구강보건사업 (법14조)

1) 사업장의 사업주가 보건교육과 건강진단을 실시할 때에는 **구강보건교육**과 **구강검진**을 함께 실시하여야 한다.

### 15. 노인·장애인 구강보건사업 등 (법15조)

1) 국가와 지방자치단체는 건강진단과 보건교육에 구강검진과 구강보건교육을 포함하여야 한다.
2) 국가와 지방자치단체는 노인복지시설 및 장애인복지시설을 이용하거나 입소하여 생활하는 노인 및 장애인 또는 재가(在家) 노인 및 장애인을 대상으로 구강보건사업을 실시하여야 한다.
3) 국가와 지방자치단체는 홀로 사는 노인의 구강건강을 위하여 노력하여야 한다.

### 15-2. 장애인구강진료센터의 설치 등 (법15조의2)

1) **보건복지부장관**은 장애인의 구강보건 및 구강건강증진에 관한 다음 업무를 수행하기 위하여 중앙장애인구강진료센터를 설치·운영하여야 한다.

- 권역장애인구강진료센터 및 지역장애인구강진료센터의 진료지침 및 방향설정
- 권역장애인구강진료센터 및 지역장애인구강진료센터와의 정보의 공유 및 협력
- 장애인 구강환자의 진료

2) **시·도지사**는 장애인의 구강진료 등 구강보건 및 구강건강증진을 효율적으로 추진하기 위하여 권역장애인구강진료센터 및 지역장애인구강진료센터를 설치·운영할 수 있다.
3) 보건복지부장관과 시·도지사는 중앙장애인구강진료센터, 권역장애인구강진료센터 및 지역장애인구강진료센터의 설치·운영을 업무에 필요한 전문인력과 시설을 갖춘 기관에 위탁할 수 있다.

4) 보건복지부장관과 시·도지사는 중앙장애인구강진료센터, 권역장애인구강진료센터 및 지역장애인구강진료센터를 위탁·운영하는 자에게 위탁·운영에 필요한 경비의 전부 또는 일부를 보조할 수 있다.

## 15-3. 장애인구강진료센터에 관한 정보 제공 (법15조의3)

국가와 지방자치단체는 장애인이 장애인구강진료센터의 구강 진료를 쉽게 이용할 수 있도록 장애인에게 장애인구강진료센터에 관한 정보를 제공하여야 한다.

## 16. 모자·영유아 구강보건사업 (법16조)

1) 시행 : 특별자치시장 · 특별자치도지사 또는 시장·군수·구청장
2) 대상 : 모자보건수첩을 발급받은 임산부와 영유아
3) 구강보건교육과 구강검진을 실시하고, 그 결과를 모자보건수첩에 기록·관리
4) 영유아의 건강진단에는 구강검진을 포함하여야 한다.

- 모자보건수첩의 기재사항
  ① 임산부의 산전 및 산후의 구강건강관리에 관한 사항
  ② 임산부 또는 영유아의 정기 구강건강진단에 관한 사항
  ③ 영유아의 구강발육과 구강관리상의 주의사항
  ④ 구강질환 예방진료에 관한 사항
  ⑤ 기타 임산부 및 영유아의 구강건강관리에 필요한 사항
- 임산부 · 영유아 구강보건교육 : 시장 · 군수 · 구청장은 임산부 및 영유아에 대하여 구강보건교육계획을 수립하여 매년 실시
  ① 치아우식증(충치)의 예방 및 관리　② 치주질환(잇몸병)의 예방 및 관리
  ③ 그 밖의 구강질환의 예방 및 관리
- 임산부 · 영유아 구강건강진단 내용 : 시장 · 군수 · 구청장이 임산부 및 영유아에 대하여 실시하는 구강건강진단 내용
  ① 임산부

| | |
|---|---|
| ► 치아우식증(충치) 상태 | ► 치주질환(잇몸병) 상태 |
| ► 치아마모증 상태 | ► 그 밖의 구강질환 상태 |

  ② 영유아

| | |
|---|---|
| ► 치아우식증(충치) 상태 | ► 치아 및 구강발육 상태 |
| ► 그 밖의 구강질환 상태 | |

## 17. 보건소의 구강보건시설 설치·운영 (법17조의2)

특별자치시·특별자치도 또는 시·군·구(자치구를 말한다)의 보건소에는 구강질환 예방 및 진료를 위하여 구강보건실 또는 구강보건센터를 설치·운영

# 제6장 보 칙

## 18. 구강관리용품의 관리 등 (법18조) : 보건복지부장관

1) 국민의 구강건강 증진을 위하여 구강관리용품을 관리하여야 한다.
2) 구강관리용품 생산을 위한 연구·개발을 하는 기관, 단체 등에 재정적 지원을 할 수 있다.

## 18-2. 구강관리용품의 관리 등 (법18조의2)

보건복지부장관은 구강보건을 위하여 불소를 포함하는 제품 등이 활성화될 수 있도록 지원

## 19. 대한구강보건협회 (법19조)

1) 구강보건교육 및 홍보 등의 업무를 수행
2) 협회의 회원 : 협회의 설립 취지와 그 사업에 찬성하는 사람
3) 협회는 법인
4) 협회에 관하여 이 법에서 규정된 사항을 제외하고는 사단법인에 관한 규정을 준용

## 20. 구강보건연구기관의 설치 (법20조) : 국가

국민의 구강건강 증진을 위하여 구강보건에 관한 연구 · 조사를 하는 전문 연구기관을 설치 또는 지정·운영하여야 한다.

## 21. 교육훈련 (법21조)

1) 보건복지부장관은 구강보건사업과 관련되는 인력의 역량강화를 위하여 교육훈련을 실시
2) 보건복지부장관은 구강보건사업과 관련되는 인력의 교육훈련에 필요한 교육프로그램 및 업무지침을 마련하여 보급
3) 교육훈련을 위탁할 수 있는 전문관계기관

► 시 · 도지방공무원교육원
► 구강보건사업을 하는 법인 또는 단체
► 구강보건전문연구기관

## 22. 권한의 위임·위탁 (법22조)

1) 보건복지부장관의 권한은 그 일부를 시 · 도지사 또는 시장 · 군수 · 구청장에게 위임할 수 있다.
2) 보건복지부장관은 이 법에 따른 업무의 일부를 구강보건사업을 하는 관련 기관 또는 단체에 위탁할 수 있다.
3) 시 · 도지사 또는 시장 · 군수 ·구청장은 1)에 따라 보건복지부장관으로부터 위임받은 사무의 일부를 구강보건사업을 하는 관련 기관 또는 단체에 위탁할 수 있다.
4) 보건복지부장관, 시·도지사 또는 시장·군수·구청장은 2) 또는 3)에 따라 업무를 위탁하였을 때에는 수탁 기관 또는 단체에 그 비용의 전부 또는 일부를 보조할 수 있다.

# Ⅶ.

# 기타 의료관계법령

1. 의료관계행정처분규칙
2. 성매개감염병 및 후천성면역결핍증 건강진단규칙
3. 식품위생 분야 종사자의 건강진단 규칙

# 1. 의료관계행정처분규칙

[시행 2020. 12. 31.] [보건복지부령 제773호, 2020. 12. 31., 타법개정]

**제1조(목적)** 이 규칙은 「의료법」 및 「의료기사 등에 관한 법률」의 위반에 관한 행정처분의 기준을 정함으로써 그 처분의 적정을 기함을 목적으로 한다.

**제2조(적용범위)** 「의료법」 및 「의료기사 등에 관한 법률」(이하 "의료관계법령"이라 한다)을 위반한 의료인 · 간호조무사 · 의료유사업자 · 의료기사 · 보건의료정보관리사 및 안경사(이하 "의료인등"이라 한다)와 의료기관 · 치과기공소 · 안경업소 · 접골시술소 및 침구시술소(이하 "의료기관등"이라 한다)에 대한 행정처분을 할 때에는 이 규칙에서 정하는 바에 따른다.

**제3조(행정처분기관)** ① 의료인 · 간호조무사 · 의료유사업자 · 의료기사 · 보건의료정보관리사 및 안경사에 대한 행정처분은 보건복지부장관이 한다.

② 의료기관 · 접골시술소 및 침구시술소에 대한 행정처분은 보건복지부장관 또는 시장 · 군수 · 구청장(자치구의 구청장을 말한다. 이하 같다)이 하고, 치과기공소 및 안경업소에 대한 행정처분은 특별자치시장 · 특별자치도지사 · 시장 · 군수 · 구청장이 한다.

**제4조(행정처분기준)** 「의료법」 제68조와 「의료기사 등에 관한 법률」 제25조에 따른 행정처분기준은 별표와 같다.

**제5조(처분의 통지)** ① 제3조와 제4조에 따라 의료인등 또는 의료기관등에 대하여 행정처분을 하는 기관(이하 "행정처분기관"이라 한다)이 처분을 한 경우에는 지체 없이 해당 의료인등 또는 의료기관등에 서면으로 통지하여야 한다.

② 제1항에 따라 행정처분기관이 처분을 통지하는 경우에는 행정심판을 청구할 수 있다는 뜻과 행정심판을 청구하는 경우의 재결청(裁決廳), 경유절차 및 청구기간을 알려야 한다.

③ 제3조와 제4조에 따라 의료인등에 대하여 면허자격정지 이상의 처분을 하거나 의료기관등에 대하여 업무정지 이상의 처분을 한 행정처분기관은 그 처분 내용을 보건복지부장관, 특별시장 · 광역시장 · 특별자치시장 · 도지사 또는 특별자치도지사, 건강보험심사평가원, 국민건강보험공단 및 근로복지공단에 각각 통보하여야 한다.

**제6조** 삭제 〈2020.12.31.〉

## [별표]

### 행정처분기준(제4조 관련)

1. 공통기준

가. 동시에 둘 이상의 위반사항이 있는 경우에는 다음의 구분에 따라 처분한다.

1) 가장 중한 위반행위에 대한 처분의 기준이 면허자격취소, 허가취소, 등록취소 또는 의료기관 폐쇄인 경우에는 면허자격취소, 허가취소, 등록취소 또는 의료기관 폐쇄처분을 한다.

2) 각 위반행위에 대한 처분의 기준이 면허자격정지와 면허자격정지, 업무정지와 업무정지, 영업정지와 영업정지인 경우에는 그 중 더 중한 처분기준에 나머지 처분기준의 2분의 1을 각각 더하여 처분한다.

3) 2)의 규정에도 불구하고 다음의 경우에는 개별 위반행위에 대한 행정처분기준 중 더 중한 행정처분기준을 적용하여 처분하고 행정처분기준을 합산·가중하여 처분하지 아니한다.

가) 제2호가목15)의 위반행위를 하여 진료기록부 등을 보존하지 아니한 자가 제2호가목5), 6) 또는 11)의 위반행위를 한 경우

나) 제2호가목15)의 위반행위를 하여 진료기록부 등을 거짓으로 작성한 자가 제2호가목38)의 위반행위를 한 경우

나. 제2호 각 목의 행정처분기준란에 규정된 경고처분을 받은 의료인등 또는 의료기관등이 그 처분일부터 1년 이내에 같은 위반사항(제2호 각 목에 열거된 위반사항을 기준으로 한다. 이하 같다)을 다시 위반하거나 6개월 이내에 경고처분에 해당하는 다른 위반행위를 한 경우에는 1개월의 면허자격정지처분 또는 1개월의 업무정지처분을 한다. 다만, 같은 위반사항에 대하여 제2호 각 목의 행정처분기준에 2차 처분기준이 있는 경우에는 그 처분기준에 따른다.

다. 위반사항의 횟수에 따른 행정처분(가중처분)의 기준은 최근에 행한 행정처분을 받은 후 1년(제2호가목16)의 위반행위는 5년) 이내에 다시 개별기준의 같은 위반행위를 하여 행정처분을 행하는 경우에 적용한다. 이 경우 기준 적용일은 같은 위반사항에 대하여 최근에 실제 행정처분의 효력이 발생한 날(업무정지처분에 갈음하여 과징금을 부과하는 경우에는 최근에 과징금처분을 한 날)과 다시 같은 위반행위를 적발한 날을 기준으로 한다.

라. 행정처분기관은 의료관계법령의 위반행위가 다음 각 호의 어느 하나에 해당하면 이 규칙에서 정하는 행정처분기준에도 불구하고 그 사정을 고려하여 해당 처분의 감경기준 범위에서 감경하여 처분할 수 있다. 다만, 제2호가목8)·10)과 같은 호 다목7)의 위반행위가 다음 2)에 해당하거나 같은 호 가목16)의 위반행위가 다음 1)부터 3)까지의 규정에 해당하는 경우에는 해당 처분을 감경할 수 없다.

| 감경대상 | 감경기준 | | |
|---|---|---|---|
| | 자격정지·업무정지 또는 영업정지 | 면허취소 | 허가취소·등록취소 또는 폐쇄 |
| 1) 해당 사건에 관하여 검사로부터 기소유예의 처분을 받은 경우 | 해당 처분기준의 2분의 1의 범위에서 감경하되, 최대 3개월까지만 감경 | 4개월 이상의 자격정지처분 | 4개월 이상의 업무정지 또는 영업정지 처분 |
| 2) 해당 사건에 관하여 법원으로부터 선고유예의 판결을 받은 경우 | 해당 처분기준의 3분의 1의 범위에서 감경하되, 최대 2개월까지만 감경 | 6개월 이상의 자격정지처분 | 6개월 이상의 업무정지 또는 영업정지 처분 |
| 3) 농어촌 등의 의료기관으로서 그 지역주민이 이용할 수 있는 의료기관이 1개소만 있는 경우 또는 그 밖에 행정처분기관이 보건의료 시책상 필요하다고 인정하는 경우 | 1차 위반 : 면제<br>2차 위반 : 해당 처분기준의 2분의 1의 범위에서 감경 | 1차 위반 : 면제<br>2차 위반 : 4개월 이상의 자격정지처분 | 1차 위반 : 면제<br>2차 위반 : 4개월 이상의 업무정지 또는 영업정지 처분 |
| 4) 다음의 위반행위가 발각되기 전에 수사기관 또는 감독청에 위반행위를 자진하여 신고하고, 관련된 조사 | | | |

| | | | |
|---|---|---|---|
| · 소송 등에서 진술·증언하거나 자료를 제공한 경우 | | | |
| 가) 의료기관 개설자가 될 수 없는 자에게 고용되어 의료행위를 한 경우 | 1차 위반: 면제<br>2차 위반: 해당 처분기준의 2분의 1의 범위에서 감경 | | |
| 나) 「의료법」 제4조제4항을 위반하여 면허증을 빌려준 경우 | | 1차위반: 면제<br>2차위반: 6개월 이상의 자격정지 처분 | |
| 다) 「의료법」 제23조의3을 위반하여 부당한 경제적 이익등을 받은 경우 | 해당 처분기준의 3분의 2의 범위에서 감경 | | |
| 5) 의료인등이 국민의료에 기여한 공로를 인정받아 「상훈법」 또는 「정부표창규정」에 따라 훈장, 포장 또는 표창을 받고, 위반행위의 발생일을 기준으로 수여일부터 5년이 지나지 아니한 경우(위반행위가 여러 날에 걸쳐 이루어진 경우에는 위반행위가 최초로 발생한 날을 기준으로 한다). 다만, 제2호가목3), 19), 20), 31), 32), 34), 35), 36), 38), 같은 호 나목, 같은 호 다목2), 4), 10), 14) 및 같은 호 라목은 제외한다. | | | |
| 가) 훈장 또는 포장을 받은 경우 | 1차 위반: 해당 처분기준의 3분의 2 범위에서 감경 | | |
| 나) 대통령 표창 또는 국무총리 표창을 받은 경우 | 1차 위반: 해당 처분기준의 2분의 1 범위에서 감경 | | |
| 다) 보건복지부장관 표창을 받은 경우 | 1차 위반: 해당 처분기준의 3분의 1 범위에서 감경 | | |

마. 간호조무사 및 의료유사업자에 대한 처분기준에 관하여는 의료인에 대한 처분기준을, 접골시술소 및 침구시술소에 대한 처분기준에 관하여는 의료기관에 대한 처분기준을 각각 준용한다.

바. 행정처분을 하기 위한 절차가 끝나기 전에 반복하여 같은 사항을 위반한 경우에는 그 위반 횟수를 기준으로 그 중 더 중한 처분기준에 나머지 처분기준의 2분의 1을 더하여 처분한다.

사. 자격정지·업무정지 또는 영업정지기간의 일수를 산정하는 경우 그 소수점 이하의 기간은 버린다.

2. 개별 기준

가. 의료인이 「의료법」(이하 이 표에서 "법"이라 한다) 및 「의료법 시행령」(이하 이 표에서 "영"이라 한다)을 위반한 경우

| 위반사항 | 근거법령 | 행정처분기준 |
|---|---|---|
| 1) 법 제4조제4항을 위반하여 면허증을 빌려준 경우 | 법 제65조제1항제4호 | 면허 취소 |
| 1)의2 법 제4조제6항을 위반하여 일회용 주사 의료용품을 한 번 사용한 후 다시 사용하여 사람의 생명 또는 신체에 중대한 위해를 발생하게 한 경우 | 법 제65조제1항제6호 | 면허 취소 |
| 1)의3 법 제4조제6항을 위반하여 일회용 주사 의료용품을 한 번 사용한 후 다시 사용한 경우[1)의2에 해당하는 경우는 제외한다] | 법 제66조제1 항제2호의2 | 자격정지 6개월 |

| | | |
|---|---|---|
| 1)의4 법 제8조 각 호의 어느 하나의 결격사유에 해당된 경우 | 법 제65조제1항제1호 | 면허취소 |
| 2) 법 제11조제1항에 따른 면허의 조건을 이행하지 아니한 경우 | 법 제65조제1항제3호 | 면허취소 |
| 3) 법 제15조를 위반하여 정당한 사유 없이 진료 또는 조산(助産)의 요청을 거부하거나 응급환자에 대한 응급조치를 하지 아니한 경우 | 법 제66조제1항제10호 | 자격정지 1개월 |
| 4) 법 제17조제1항 또는 제2항을 위반하여 진단서·검안서·증명서 또는 처방전을 발급한 경우 | 법 제66조제1항제10호 | 자격정지 2개월 |
| 5) 법 제17조제1항 또는 제2항에 따른 진단서·검안서 또는 증명서를 거짓으로 작성하여 발급한 경우 | 법 제66조제1항제3호 | 자격정지 3개월 |
| 6) 법 제17조제3항 또는 제4항을 위반하여 정당한 이유 없이 진단서·검안서 또는 증명서의 발급 요구를 거절한 경우 | 법 제66조제1항제10호 | 자격정지 1개월 |
| 7) 법 제18조를 위반하여 처방전을 환자에게 발급하지 아니한 경우 | 법 제66조제1항제10호 | · 1차 위반 : 자격정지 15일<br>· 2차 위반(1차 처분일부터 2년 이내에 다시 위반한 경우에만 해당한다) : 자격정지 1개월 |
| 8) 법 제19조를 위반하여 의료·조산 또는 간호를 하면서 알게 된 다른 사람의 비밀을 누설하거나 발표하여 선고유예의 판결을 받거나 벌금형의 선고를 받은 경우 | 법 제66조제1항제10호 | 자격정지 2개월 |
| 9) 법 제20조를 위반하여 태아의 성 감별 행위 등을 한 경우 | 법 제66조제1항제4호 | 자격정지 3개월 |
| 10) 법 제21조제2항을 위반하여 환자에 관한 기록의 열람, 사본 발급 등 그 내용을 확인할 수 있게 하여 선고유예의 판결을 받거나 벌금형의 선고를 받은 때 | 법 제66조제1항제10호 | 자격정지 2개월 |
| 11) 법 제21조제3항을 위반하여 환자에 관한 기록 열람, 사본 발급 등 그 내용 확인 요청에 따르지 아니한 경우 및 법 제21조의2제1항을 위반하여 진료기록의 내용확인 요청이나 진료경과에 대한 소견 등의 송부 요청에 따르지 아니하거나 환자나 환자보호자의 동의를 받지 않고 진료기록의 내용을 확인할 수 있게 하거나 진료경과에 대한 소견 등을 송부한 경우 | 법 제66조제1항제10호 | 자격정지 15일 |
| 12) 법 제21조의2제2항을 위반하여 응급환자의 내원 당시 작성된 진료기록의 사본 등을 이송하지 아니한 경우 | 법 제66조제1항제10호 | 경고 |
| 13) 법 제22조제1항을 위반하여 진료기록부등을 기록하지 아니한 경우 | 법 제66조제1항제10호 | 자격정지 15일 |
| 14) 법 제22조제1항을 위반하여 진료기록부등에 서명하지 아니한 경우 | 법 제66조제1항제10호 | 경 고 |
| 15) 법 제22조를 위반하여 진료기록부등을 거짓으로 작성하거나 고의로 사실과 다르게 추가기재·수정한 경우 또는 진료기록부등을 보존하지 아니한 경우 | 법 제66조제1항제3호 및 제10호 | 자격정지 1개월 |

| | | |
|---|---|---|
| 16) 법 제23조의3을 위반하여 부당한 경제적 이익등을 받은 경우 | 법 제66조제1항제9호 | 부표 2와 같음 |
| 16)의2 법 제24조의2제1항 및 제2항에 따라 환자의 동의를 받은 수술등에 참여하는 주된 의사, 치과의사 또는 한의사를 변경하면서 같은 법 제4항에 따라 환자에게 서면으로 알리지 않은 경우 | 법 제66조제1항제10호 | 자격정지 6개월 |
| 17) 법 제25조에 따른 신고를 하지 아니한 경우 | 법 제66조제4항 | 면허정지<br>(신고할 때까지) |
| 18) 법 제26조를 위반하여 변사체를 신고하지 아니한 경우 | 법 제66조제1항제10호 | 경 고 |
| 19) 법 제27조제1항을 위반하여 의료인이 아닌 자로 하여금 의료행위를 하게 하거나 의료인이 면허된 것 외의 의료행위를 한 경우 | 법 제66제1항제5호 및 제10호 | 자격정지 3개월 |
| 20) 법 제27조제3항을 위반하여 영리를 목적으로 환자를 의료기관이나 의료인에게 소개·알선, 그 밖에 유인하거나 이를 사주하는 행위를 한 경우 | 법 제66조제1항제10호 | 자격정지 2개월 |
| 21) 법 제30조제3항에 따른 보수교육을 받지 아니한 경우 | 법 제66조제1항제10호 | · 1차 위반 : 경고<br>· 2차 위반(1차 처분일부터 2년 이내에 다시 위반한 경우에만 해당한다)<br>: 자격정지 7일 |
| 22) 법 제33조제1항을 위반하여 의료기관을 개설하지 아니하고 의료업을 하거나 의료기관 외에서 의료업을 한 경우, 법 제35조제1항을 위반하여 부속 의료기관을 개설하지 아니하고 의료업을 한 경우, 법 제33조제8항을 위반하여 의료기관을 개설·운영한 경우 | 법 제66조제1항제10호 | 자격정지 3개월 |
| 23) 법 제33조제6항을 위반하여 조산원 개설자가 지도의사를 정하지 아니한 경우 | 법 제66조제1항제10호 | 경 고 |
| 24) 삭제 〈2012.8.7〉 | | |
| 25) 삭제 〈2012.8.7〉 | | |
| 26) 삭제 〈2012.8.7〉 | | |
| 27) 삭제 〈2012.8.7〉 | | |
| 28) 법 제66조에 따른 자격정지처분기간 중에 의료행위를 하거나 3회 이상 자격정지처분을 받은 경우 | 법 제65조제1항제2호 | 면허취소 |
| 29) 법 제77조제2항을 위반하여 전문의의 자격인정을 받지 아니한 자가 전문과목을 표시한 경우 | 법 제66조제1항제10호 | 경고 |
| 30) 삭제 〈2018. 8. 17.〉 | | |
| 31) 학문적으로 인정되지 아니하는 진료행위를 한 경우 | 법 제66조제1항제1호 및 영 제32조제1항제1호 | 자격정지 1개월 |
| 32) 비도덕적 진료행위를 한 경우<br>가) 진료행위 중 「성폭력범죄의 처벌 등에 관한 특례법」 제2조제1항제3호의 죄를 범한 경우 | 법 제66조제1항제1호 및 영 제32조제1항제2호 | 자격정지 12개월 |

| | | |
|---|---|---|
| 나) 「마약류 관리에 관한 법률」제32조제1항을 위반하여 처방전에 따르지 아니하고 마약 또는 향정신성의약품을 투약 또는 제공한 경우 | | 자격정지 3개월 |
| 다) 「약사법」에 따른 허가나 신고를 받지 않은 의약품을 사용하거나, 변질·오염·손상되었거나 유효기한 또는 사용기한이 지난 의약품을 사용한 경우 | | 자격정지 3개월 |
| 라) 형법 「제270조」를 위반하여 낙태하게 한 경우 | | 자격정지 1개월 |
| 마) 그 밖의 비도덕적 진료행위를 한 경우 | | 자격정지 1개월 |
| 33) 불필요한 검사·투약·수술 등 과잉 진료를 한 경우 | 법 제66조제1항제1호 및 영 제32조제1항제4호 | 경 고 |
| 34) 부당하게 많은 진료비를 요구한 경우 | 법 제66조제1항제1호 및 영 제32조제1항제4호 | · 1차 위반 : 자격정지 1개월<br>· 2차 위반 : 자격정지 3개월 |
| 35) 전공의 선발 등 직무와 관련하여 부당하게 금품을 수수한 경우 | 법 제66조제1항제1호 및 영 제32조제1항제5호 | 자격정지 2개월 |
| 36) 의료기관의 개설자가 될 수 없는 자에게 고용되어 의료행위를 한 경우 | 법 제66조제1항제2호 | 자격정지 3개월 |
| 37) 의료기사가 아닌 자에게 의료기사의 업무를 하게 하거나 의료기사에게 그 업무의 범위를 벗어나게 한 경우 | 법 제66조제1항제6호 | 자격정지 15일 |
| 38) 관련 서류를 위조·변조하거나 속임수 등 부정한 방법으로 진료비를 거짓 청구한 경우 | 법 제66조제1항제7호 | 부표와 같음 |

나. 의료기관이 「의료법」(이하 이 표에서 "법"이라 한다) 및 「의료법 시행규칙」(이하 이 표에서 "규칙"이라 한다)을 위반한 경우

| 위반사항 | 근거법령 | 행정처분기준 |
|---|---|---|
| 1) 종합병원·상급종합병원·전문병원이 각각 법 제3조의3제1항, 법 제3조의4제1항 및 법 제3조의5제2항에 따른 요건에 해당하지 아니하게 된 경우 | 법 제63조 | 시정명령 |
| 2) 법 제16조제2항을 위반하여 세탁물을 적법하게 처리하지 아니한 경우 | 법 제63조 | 시정명령 |
| 3) 법 제27조제1항을 위반하여 의료인이나 의료기관 종사자가 무자격자에게 의료행위를 하게 하거나 의료인에게 면허사항 외의 의료행위를 하게 한 경우 | 법 제64조제1항제2호 | 업무정지 3개월 |
| 4) 법 제33조제2항제3호부터 제5호까지의 규정에 따라 의료기관을 개설한 의료법인·비영리법인·준정부기관·지방의료원 또는 한국보훈복지의료공단이 그 설립허가가 취소되거나 해산된 경우 | 법 제64조제1항 제4호 | 허가취소 또는 폐쇄 |
| 5) 법 제33조제3항 및 제4항에 따른 의료기관의 개설신고 또는 개설허가를 한 날부터 3개월 이내에 정당한 사유 없이 그 업무를 시작하지 아니한 경우 | 법 제64조제1항제1호 | 허가취소 또는 폐쇄 |
| 6) 법 제33조제5항을 위반하여 신고하거나 허가받지 아니하고 개설장소를 이전하거나 개설신고 한 사항 또는 허가받은 사항을 변경한 경우 | 법 제64조제1항제5호 | 경 고 |
| 7) 법 제35조제2항을 위반하여 부속 의료기관의 운영에 관하여 정한 사항을 지키지 아니한 경우 | 법 제63조 | 시정명령 |

| | | |
|---|---|---|
| 8) 법 제36조를 위반하여 의료기관의 종류에 따른 시설·장비의 기준 및 규격, 의료인의 정원, 그 밖에 의료기관의 운영에 관하여 정한 사항을 지키지 아니한 경우 | 법 제63조 | 시정명령 |
| 9) 법 제37조를 위반하여 의료기관에 진단용 방사선 발생장치를 설치·운영하면서 다음의 어느 하나에 해당하게 된 경우<br>가) 신고하지 아니하고 설치·운영한 경우<br>나) 안전관리기준에 맞게 설치·운영하지 아니한 경우<br>다) 안전관리책임자를 선임하지 아니한 경우<br>라) 정기적으로 검사와 측정을 받지 아니한 경우<br>마) 종사자에 대한 피폭관리를 실시하지 아니한 경우 | 법 제63조 | 시정명령 |
| 10) 법 제40조제1항을 위반하여 휴업한 뒤 신고하지 아니한 경우 | 법 제64조제1항제5호 | 경 고 |
| 11) 법 제40조제1항을 위반하여 폐업한 뒤 신고하지 아니한 경우 | 법 제64조제1항제5호 | 허가취소 또는 폐쇄 |
| 12) 법 제40조제2항을 위반하여 진료기록부 등의 이관이나 보관 등의 조치를 아니한 경우 | 법 제64조제1항제5호 | 경 고 |
| 13) 법 제41조를 위반하여 병원에 당직의료인을 두지 아니한 경우 | 법 제63조 | 시정명령 |
| 14) 법 제42조를 위반하여 의료기관의 명칭 표시를 위반한 경우 | 법 제63조 | 시정명령 |
| 15) 법 제43조를 위반하여 의료기관의 진료과목 표시를 위반한 경우 | 법 제63조 | 시정명령 |
| 16) 법 제45조를 위반하여 다음의 어느 하나에 해당하게 된 경우<br>가) 환자 또는 환자의 보호자에게 비급여 진료비용을 고지하지 아니한 경우<br>나) 제증명수수료의 비용을 게시하지 아니한 경우<br>다) 비급여 진료비용의 고지 방법을 위반하거나 제증명수수수료 비용의 게시 방법을 위반한 경우<br>라) 고지·게시한 금액을 초과하여 징수한 경우 | 법 제63조 | 시정명령 |
| 17) 법 제46조를 위반하여 다음의 어느 하나에 해당하게 된 경우<br>가) 「선택진료에 관한 규칙」 제4조제1항을 위반하여 선택진료 담당 의사 등을 지정한 경우<br>나) 「선택진료에 관한 규칙」 제4조제2항 각 호에 해당하는 자를 선택진료 담당 의사 등으로 지정한 경우<br>다) 「선택진료에 관한 규칙」 제4조제3항을 위반하여 추가비용을 징수하지 아니하는 의사 등을 진료과목별로 1명 이상 두지 아니하거나 보건복지부장관이 지정하여 고시하는 필수진료과목에 전 진료시간 동안 추가비용을 징수하지 아니하는 의사 등을 1명 이상 두지 아니하는 경우<br>라) 「선택진료에 관한 규칙」 제6조를 위반하여 선택진료의료기관의 장이 안내문을 게시 또는 비치하지 아 | 법 제63조 | 시정명령 |

| | | |
|---|---|---|
| 니하거나 선택진료 신청서의 사본을 발급해 주지 아니하는 경우<br>마) 「선택진료에 관한 규칙」 제7조를 위반하여 선택진료의료기관의 장이 신청서 등의 서류를 보존기간까지 보존하지 아니한 경우<br>바) 「선택진료에 관한 규칙」 제8조를 위반하여 선택진료 담당 의사 등의 지정 내용 등을 건강보험심사평가원장에게 통보하지 아니한 경우 | | |
| 18) 법 제46조제1항 후단을 위반하여 특별한 사유 없이 환자 또는 그 보호자의 선택진료 요청을 거부한 경우 | 법 제63조 | 시정명령 |
| 19) 법 제46조제2항을 위반하여 선택진료를 받는 환자 또는 그 보호자의 선택진료의 변경 또는 해지 요청에 따르지 아니한 경우 | 법 제63조 | 시정명령 |
| 20) 법 제56조제2항(제7호와 제9호는 제외한다)을 위반하여 의료광고를 한 경우 | 법 제64조제1항제5호 | 업무정지 1개월 |
| 21) 법 제56조제2항제9호를 위반하여 의료광고의 내용 및 방법 등에 대하여 사전에 보건복지부장관의 심의를 받지 아니하거나 심의받은 내용과 다른 내용의 광고를 한 경우 | 법 제64조제1항제5호 | ·1차 위반 : 경고<br>·2차 위반 : 업무정지 15일<br>·3차 위반 : 업무정지 1개월 |
| 22) 법 제56조제3항(제56조제2항제7호를 포함한다)을 위반하여 거짓된 내용의 광고를 한 경우 | 법 제64조제1항제5호 | 업무정지 2개월 |
| 23) 법 제56조제3항(제56조제2항제7호를 포함한다)을 위반하여 과장된 내용의 광고를 한 경우 | 법 제64조제1항제5호 | 업무정지 1개월 |
| 24) 법 제56조제4항을 위반하여 의료광고를 한 경우 | 법 제64조제1항제5호 | 업무정지 1개월 |
| 25) 법 제59조에 따른 명령을 이행하지 아니하거나 정당한 사유 없이 그 명령을 거부한 경우 | 법 제64조제1항제3호 | 업무정지 15일 |
| 26) 법 제61조에 따른 보고명령을 이행하지 않거나 관계 공무원의 검사 등을 거부한 경우 | 법 제64조제1항제3호 | |
| 가) 법 제33조제2항 · 제10항 위반 여부에 관한 조사임을 명시한 경우 | | 업무정지 6개월 |
| 나) 가)에 해당하는 경우를 제외한 경우 | | 업무정지 15일 |
| 27) 법 제63조에 따른 명령을 위반하거나 그 명령을 이행하지 아니한 경우 | 법 제64조제1항제3호 및 제6호 | 업무정지 15일 |
| 28) 「약사법」 제24조제2항을 위반하여 담합행위를 한 경우 | 법 제64조제1항제7호 | · 1차 위반 : 업무정지 1개월<br>· 2차 위반(1차 처분일부터 2년 이내에 다시 위반한 경우에만 해당한다) : 업무정지 3개월<br>· 3차 위반(2차 처분일부터 2년 이내에 다시 위반한 경우에만 해당한다) : 허가취소 또는 폐쇄 |
| 29) 의료기관의 개설자가 거짓으로 진료비를 청구하여 금고 이상의 형을 선고받아 그 형이 확정된 경우 | 법 제64조제1항제8호 | 허가취소 또는 폐쇄 |

다. 의료기사·의무기록사 및 안경사(이하 이 표에서 "의료기사등"이라 한다)가 「의료기사 등에 관한 법률」(이하 이 표에서 "법"이라 한다) 및 「의료기사 등에 관한 법률 시행령」(이하 이 표에서 "영"이라 한다)을 위반한 경우

| 위반사항 | 근거법령 | 행정처분기준 |
|---|---|---|
| 1) 의료기사등의 업무범위를 벗어나는 행위를 한 경우 | 법 제22조제1항제1호 및 영 제13조제1호 | |
| 가) 의사 또는 치과의사의 지시에 따라 업무범위를 벗어나는 행위를 한 경우 | | 자격정지 15일 |
| 나) 의사 또는 치과의사의 지시에 따르지 아니하고 업무범위를 벗어나는 행위를 한 경우 | | 자격정지 3개월 |
| 2) 의료기사등의 업무를 하면서 학문적으로 인정되지 아니하거나 윤리적으로 허용되지 아니하는 방법으로 한 경우 | 법 제22조제1항제1호 및 영제13조제3호 | 자격정지 1개월 |
| 3) 의료기사등의 업무를 하면서 검사결과를 사실과 다르게 판시한 경우 | 법 제22조제1항제1호 및 영 제13조제4호 | 자격정지 2개월 |
| 4) 의료기사가 의사 또는 치과의사의 지도를 받지 아니하고 업무를 한 경우 | 법 제22조제1항제1호 및 영 제13조제2호 | 자격정지 2개월 |
| 5) 법 제5조제1호부터 제4호까지의 규정에 해당하게 된 경우 | 법 제21조제1항제1호 | 면허취소 |
| 6) 법 제9조제3항을 위반하여 타인에게 의료기사등의 면허증을 빌려준 경우 | 법 제21조제1항제3호 | 면허취소 |
| 7) 법 제10조를 위반하여 의료기사등이 그 업무상 알게 된 비밀을 누설하여 선고유예의 판결을 받거나 벌금형의 선고를 받은 경우 | 법 제22조제1항제3호 | 자격정지 2개월 |
| 8) 법 제11조를 위반하여 의료기사등이 그 실태와 취업상황을 신고하지 아니한 경우 | 법 제22조제1항제3호 | 경 고 |
| 9) 법 제12조제3항을 위반하여 안경사가 안경업소 개설등록을 하지 아니하고 그 업무를 한 경우 | 법 제22조제1항제3호 | 자격정지 3개월 |
| 10) 법 제14조제2항을 위반하여 영리를 목적으로 특정 안경업소 또는 안경사에게 고객을 알선·소개 또는 유인하는 행위를 한 경우 | 법 제22조제1항제3호 | 자격정지 2개월 |
| 11) 법 제15조제1항을 위반하여 치과기공소 또는 안경업소의 개설자가 보고명령을 이행하지 아니하거나 검사를 거부·기피 또는 방해한 경우 | 법 제22조제1항제3호 | 자격정지 15일 |
| 12) 법 제20조에 따른 보수교육을 받지 아니한 경우 | 법 제22조제1항제3호 | · 1차 위반 : 경고<br>· 2차 위반(1차 처분일부터 2년 이내에 다시 위반한 경우에만 해당한다) : 자격정지 7일 |
| 13) 법 제22조제1항에 따른 면허자격정지기간 중에 의료기사등의 업무를 하거나 3회 이상 면허자격정지처분을 받은 경우 | 법 제21조제1항제4호 | 면허취소 |
| 14) 치과기공소 또는 안경업소의 개설자가 될 수 없는 사람에게 고용되어 치과기공사 또는 안경사의 업무를 한 경우 | 법 제22조제1항제2호 | 자격정지 3개월 |
| 15) 치과기공사가 치과진료를 행하는 의료기관이나 법 제11조의2제3항에 따라 등록한 치과기공소가 아닌 | 법 제22조제1항제2호의2 및 제2호의3 | 자격정지 3개월 |

| 위반사항 | 근거법령 | 행정처분기준 |
|---|---|---|
| 곳에서 치과기공사의 업무를 하거나 법 제11조의2제3항을 위반하여 개설등록을 하지 아니하고 치과기공소를 개설·운영한 경우 | | |
| 16) 법 제11조의3제1항을 위반하여 치과의사가 발행하는 치과기공물제작의뢰서에 따르지 아니하고 치과기공물제작등 업무를 한 경우 | 법 제21조제1항제3호의2 | 면허취소 |
| 17) 법 제11조의3제2항을 위반하여 치과기공물제작의뢰서를 보존하지 아니한 경우 | 법 제22조제1항제2호의4 | 자격정지 1개월 |
| 18) 법 제11조의3제3항을 위반하여 치과기공물 제작의뢰를 한 치과의사의 확인에 응하지 아니한 때 | 법 제22조제1항제2호의5 | 자격정지 15일 |

라. 치과기공소 또는 안경업소가 「의료기사 등에 관한 법률」(이하 이 표에서 "법"이라 한다)을 위반한 경우

| 위반사항 | 근거법령 | 행정처분기준 |
|---|---|---|
| 1) 법 제11조의2제2항 또는 제12조제2항을 위반하여 2개 이상의 치과기공소 또는 안경업소를 개설한 경우 | 법 제24조제1항제1호 | 등록취소 |
| 2) 법 제11조의2제4항 또는 제12조제4항에 따른 시설 및 장비를 갖추지 아니한 경우 | 법 제23조 | 시정명령 |
| 3) 법 제13조를 위반하여 치과기공소 또는 안경업소의 개설자가 폐업을 하거나 등록사항을 변경한 후 신고하지 아니한 경우 | 법 제23조 | 시정명령 |
| 4) 법 제13조를 위반하여 치과기공소 또는 안경업소의 개설자가 폐업신고를 하지 아니하여 시정명령을 받고도 시정하지 아니한 경우 | 법 제24조제1항제6호 | 등록취소 |
| 5) 법 제14조제1항을 위반하여 치과기공소 또는 안경업소가 거짓 광고를 한 경우 | 법 제24조제1항제2호 | 영업정지 2개월 |
| 6) 법 제14조제1항을 위반하여 치과기공소 또는 안경업소가 과대 광고를 한 경우 | 법 제24조제1항제2호 | 영업정지 1개월 |
| 7) 법 제23조에 따른 시정명령을 받고도(폐업신고를 하지 아니하여 시정명령을 받은 경우는 제외한다) 시정하지 아니한 경우 | 법 제24조제1항제6호 | 영업정지 15일 |
| 8) 치과기공사 또는 안경사의 면허가 없는 자로 하여금 치과기공사의 업무를 하게 하거나 안경의 조제 및 판매를 하게 한 경우 | 법 제24조제1항제3호 및 제5호 | 영업정지 3개월 |
| 9) 영업정지처분을 받은 치과기공소 또는 안경업소의 개설자가 영업정지기간 중에 영업을 계속한 경우 | 법 제24조제1항제4호 | 등록취소 |

[부표 1]

## 진료비를 거짓청구한 경우의 처분기준

(단위 : 월)

| 월평균 거짓청구금액 | | 거짓청구비율 | | | | | |
|---|---|---|---|---|---|---|---|
| 의료기관 | 보건의료원,<br>보 건 원,<br>보건지소,<br>보건진료소 | 0.5% 이상 1% 미만 | 1% 이상 2% 미만 | 2% 이상 3% 미만 | 3% 이상 4% 미만 | 4% 이상 5% 미만 | 5% 이상 |
| 12만원 미만 | 4만원 미만 | - | - | 1 | 2 | 3 | 4 |
| 12만원 이상<br>20만원 미만 | 4만원 이상<br>7만원 미만 | - | 1 | 2 | 3 | 4 | 5 |
| 20만원 이상<br>40만원 미만 | 7만원 이상<br>10만원 미만 | 1 | 2 | 3 | 4 | 5 | 6 |
| 40만원 이상<br>160만원 미만 | 10만원 이상<br>20만원 미만 | 2 | 3 | 4 | 5 | 6 | 7 |
| 160만원 이상<br>700만원 미만 | 20만원 이상<br>35만원 미만 | 3 | 4 | 5 | 6 | 7 | 8 |
| 700만원 이상<br>2,500만원 미만 | 35만원 이상<br>50만원 미만 | 4 | 5 | 6 | 7 | 8 | 9 |
| 2,500만원 이상 | 50만원 이상 | 5 | 6 | 7 | 8 | 9 | 10 |

비고

1. 월평균 거짓청구금액은 조사의 대상이 된 기간 동안 관련 서류를 위조·변조하거나 거짓 또는 그 밖의 부정한 방법으로 국민건강보험공단 또는 의료보장기관에 진료급여비용을 거짓으로 청구한 금액과 가입자·피부양자 또는 수급권자에게 본인부담액을 거짓으로 청구한 금액을 합산한 금액을 조사의 대상이 된 기간의 월수로 나눈 금액으로 한다.
2. 거짓청구비율(%)은 (총 거짓청구금액/진료급여비용총액)×100으로 산출한다. 다만, 총 거짓청구금액은 확정되었으나 진료급여비용총액을 산출할 수 없는 경우에는 총 거짓청구금액을 기준으로 처분하되, 그 행정처분기준은 다음 표와 같다.

| 총 거짓청구금액 | 행정처분기준 |
|---|---|
| 2,500만원 이상 | 자격정지 10개월 |
| 1,700만원 이상 ~ 2,500만원 미만 | 자격정지 9개월 |
| 1,200만원 이상 ~ 1,700만원 미만 | 자격정지 8개월 |
| 800만원 이상 ~ 1,200만원 미만 | 자격정지 7개월 |
| 550만원 이상 ~ 800만원 미만 | 자격정지 6개월 |
| 350만원 이상 ~ 550만원 미만 | 자격정지 5개월 |
| 200만원 이상 ~ 350만원 미만 | 자격정지 4개월 |
| 100만원 이상 ~ 200만원 미만 | 자격정지 3개월 |
| 30만원 이상 ~ 100만원 미만 | 자격정지 2개월 |
| 30만원 미만 | 자격정지 1개월 |

3. 진료급여비용 총액은 조사의 대상이 된 기간 동안 건강보험심사평가원이나 근로복지공단에서 심사·결정하여 국민건강보험공단 또는 의료보장기관에 통보한 진료급여비용을 모두 합산한 금액으로 한다.

[부표 2]

## 부당한 경제적 이익등을 받은 경우의 행정처분기준

| 위반차수 | 수수액 | 행정처분기준 |
|---|---|---|
| 1차 | 2,500만원 이상 | 자격정지 12개월 |
| | 2,000만원 이상 ~ 2,500만원 미만 | 자격정지 10개월 |
| | 1,500만원 이상 ~ 2,000만원 미만 | 자격정지 8개월 |
| | 1,000만원 이상 ~ 1,500만원 미만 | 자격정지 6개월 |
| | 500만원 이상 ~ 1,000만원 미만 | 자격정지 4개월 |
| | 300만원 이상 ~ 500만원 미만 | 자격정지 2개월 |
| | 300만원 미만 | 경고 |
| 2차 | 2,500만원 이상 | 자격정지 12개월 |
| | 2,000만원 이상 ~ 2,500만원 미만 | 자격정지 12개월 |
| | 1,500만원 이상 ~ 2,000만원 미만 | 자격정지 10개월 |
| | 1,000만원 이상 ~ 1,500만원 미만 | 자격정지 8개월 |
| | 500만원 이상 ~ 1,000만원 미만 | 자격정지 6개월 |
| | 300만원 이상 ~ 500만원 미만 | 자격정지 4개월 |
| | 300만원 미만 | 자격정지 1개월 |
| 3차 | 2,500만원 이상 | 자격정지 12개월 |
| | 2,000만원 이상 ~ 2,500만원 미만 | 자격정지 12개월 |
| | 1,500만원 이상 ~ 2,000만원 미만 | 자격정지 12개월 |
| | 1,000만원 이상 ~ 1,500만원 미만 | 자격정지 12개월 |
| | 500만원 이상 ~ 1,000만원 미만 | 자격정지 8개월 |
| | 300만원 이상 ~ 500만원 미만 | 자격정지 6개월 |
| | 300만원 미만 | 자격정지 3개월 |
| 4차 이상 | - | 자격정지 12개월 |

# 2. 성매개감염병 및 후천성면역결핍증 건강진단규칙

[시행 2021. 7. 19.] [보건복지부령 제820호, 2021. 7. 19., 일부개정]

**제1조(목적)** 이 규칙은 「감염병의 예방 및 관리에 관한 법률」 제19조에 따른 성매개감염병에 관한 건강진단, 「후천성면역결핍증 예방법」 제8조제1항 및 제2항제2호에 따른 후천성면역결핍증에 관한 검진의 실시에 필요한 사항을 규정함을 목적으로 한다.

**제2조(정의)** 이 규칙에서 "성매개감염병"이란 「감염병의 예방 및 관리에 관한 법률」 제2조제10호에 따른 성매개감염병으로서 매독, 임질, 연성하감, 클라미디아, 성기단순포진 및 첨규콘딜롬을 말한다.

**제3조(정기 건강진단)** 「감염병의 예방 및 관리에 관한 법률」 제19조, 「후천성면역결핍증 예방법」 제8조제2항제2호 및 같은 법 시행령 제10조에 따라 성매개감염병 및 후천성면역결핍증에 관한 건강진단을 받아야 하는 직업에 종사하는 사람과 그 진단 항목 및 횟수는 별표와 같다.

[별표]

**성매개감염병 및 후천성면역결핍증 건강진단대상자 및 건강진단 항목 및 횟수(제3조 관련)**

| 성매개감염병 및 후천성면역결핍증 건강진단 대상자 | 건강진단 항목 및 횟수 | | |
|---|---|---|---|
| | 매독검사 | HIV검사 | 그 밖의 성매개감염병 검사 |
| 1. 「청소년보호법 시행령」 제6조제2항제1호에 따른 영업소의 종업원 | 1회/6개월 | 1회/6개월 | 1회/6개월 |
| 2. 「식품위생법 시행령」 제22조제1항에 따른 유흥접객원 | 1회/3개월 | 1회/6개월 | 1회/3개월 |
| 3. 「안마사에 관한 규칙」 제6조에 따른 안마시술소의 종업원 | 1회/3개월 | 1회/6개월 | 1회/3개월 |
| 4. 특별자치도지사·시장·군수·구청장이 불특정 다수를 대상으로 성매개감염병 및 후천성면역결핍증을 감염시킬 우려가 있는 행위를 한다고 인정하는 영업장에 종사하는 사람 | 1회/3개월 | 1회/6개월 | 1회/3개월 |

**제4조** 삭제 〈2013.3.23〉

**제5조(수시 건강진단)** 특별자치도지사·시장·군수·구청장(자치구의 구청장을 말한다. 이하 같다)은 성매개감염병 및 후천성면역결핍증에 감염되어 타인을 감염시킬 우려가 있다고 인정되는 사람에게는 「감염병의 예방 및 관리에 관한 법률」 제19조, 「후천성면역결핍증 예방법」 제8조제1항 및 같은 법 시행령 제12조에 따라 건강진단을 받을 것을 통지하여야 하며, 그 통지를 받은 사람은 지체 없이 성매개감염병 및 후천성면역결핍증에 관한 건강진단을 받아야 한다.

**제6조(건강진단의 실시)** 이 규칙에 따른 건강진단은 「지역보건법」에 따른 보건소(이하 "보건소"라 한다)와 「의료법」에 따른 종합병원 · 병원 또는 의원(이하 "의료기관"이라 한다)에서 실시한다.

**제7조(감염병환자의 발생 신고 등)** 의료기관의 장은 제6조에 따라 건강진단을 실시한 결과 감염병환자가 발생한 경우에는 「감염병의 예방 및 관리에 관한 법률」 제11조에 따라 관할 보건소장에게 신고하고, 「의료법」 제22조에 따라 진료기록부 등을 기록 · 보존하여야 한다.

**제8조** 삭제 〈2013.3.23〉

# 3. 식품위생 분야 종사자의 건강진단규칙

[시행 2024. 1. 8.] [총리령 제1919호, 2023. 12. 7., 일부개정]

**제1조(목적)** 이 규칙은 「식품위생법」 제40조제1항 및 제4항에 따른 건강진단의 실시에 필요한 사항을 규정함을 목적으로 한다.

**제2조(건강진단 항목 등)** ① 「식품위생법」(이하 "법"이라 한다) 제40조제1항 본문에 따른 건강진단(이하 "건강진단"이라 한다)의 항목은 다음 각 호와 같다. 〈개정 2023. 12. 7.〉

1. 장티푸스
2. 파라티푸스
3. 폐결핵

② 법 제40조제1항 본문 및 같은 법 시행규칙 제49조제1항 본문에 따른 영업자 및 그 종업원은 매 1년마다 건강진단을 받아야 한다. 〈개정 2023. 12. 7.〉

③ 건강진단의 유효기간은 1년으로 하며, 직전 건강진단의 유효기간이 만료되는 날의 다음 날부터 기산한다. 〈신설 2023. 12. 7.〉

④ 건강진단은 건강진단의 유효기간 만료일 전후 각각 30일 이내에 실시해야 한다. 다만, 식품의약품안전처장 또는 특별자치시장 · 특별자치도지사 · 시장 · 군수 · 구청장은 천재지변, 사고, 질병 등의 사유로 건강진단 대상자가 건강진단 실시기간 이내에 건강진단을 받을 수 없다고 인정하는 경우에는 1회에 한하여 1개월 이내의 범위에서 그 기한을 연장할 수 있다. 〈신설 2023. 12. 7.〉

⑤ 제4항에도 불구하고 식품의약품안전처장이 「감염병의 예방 및 관리에 관한 법률」에 따른 감염병의 유행으로 인하여 제3조에 따른 실시 기관에서 정상적으로 건강진단을 받을 수 없다고 인정하는 경우에는 해당 사유가 해소될 때까지 건강진단을 유예할 수 있다. 〈신설 2022. 4. 28., 2023. 12. 7.〉

⑥ 제5항에 따른 건강진단의 유예기간 및 방법 등에 관하여 필요한 사항은 식품의약품안전처장이 정하여 공고한다. 〈신설 2022. 4. 28., 2023. 12. 7.〉

**제3조(건강진단 실시)** ① 이 규칙에 따른 건강진단은 「지역보건법」에 따른 보건소(이하 "보건소"라 한다), 「의료법」에 따른 종합병원 · 병원 또는 의원(이하 "의료기관"이라 한다)에서 실시한다. 다만, 영업자가 요청하는 경우에는 의료기관의 의료인이 해당 영업소에 방문하여 건강진단을 실시할 수 있다. 〈개정 2018. 12. 31., 2023. 12. 7.〉

② 제1항에 따라 건강진단을 실시한 의료기관은 별지 서식의 식품위생 분야 종사자 건강진단 결과서를 발급해야 한다. 〈신설 2023. 12. 7.〉

**제4조(감염병환자의 발생 신고 등)** 의료기관의 장은 제3조에 따라 건강진단을 실시한 결과 감염병환자가 발생한 경우에는 「감염병의 예방 및 관리에 관한 법률」 제11조에 따라 관할 보건소장에게 신고하고, 「의료법」 제22조에 따라 진료기록부 등을 기록·보존하여야 한다.

**제5조(수수료)** 보건소에서 제2조에 따른 건강진단을 받으려는 사람은 수수료 3천원을 내야 한다.

> **제5조(수수료)** 보건소에서 제2조에 따른 건강진단을 받으려는 사람은 해당 보건소를 관할하는 지방자치단체의 조례로 정하는 수수료를 내야 한다. 〈개정 2018. 3. 28., 2023. 11. 22.〉
> **[시행일: 2024. 11. 23.] 제5조**

# 의료관계법규

2024년 3월 05일 초판인쇄
2024년 3월 10일 초판발행

**지은이** / 의료관계법규교육연구회

**펴낸이** / 이상태
**펴낸곳** / 청구문화사
**주 소** / (03706) 서울특별시 서대문구 성산로11길 15
**전 화** / 02) 332-0541 **팩 스** / 02) 337-9577
**등 록** / 1990년 11월 2일 제9-247호

정가 30,000원

ISBN 978-89-5616-925-5 93510